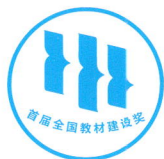

全国优秀教材一等奖

国家卫生健康委员会"十三五"规划教材
全国高等学校教材
供口腔医学类专业用

口腔颌面外科学

第 8 版

主　　编　张志愿

副 主 编　石　冰　张陈平

编　　者　（以姓氏笔画为序）

于　擎（空军军医大学口腔医学院）	张　伟（北京大学口腔医学院）
马绪臣（北京大学口腔医学院）	张　益（北京大学口腔医学院）
王　兴（北京大学口腔医学院）	张志愿（上海交通大学口腔医学院）
王大章（四川大学华西口腔医学院）	张陈平（上海交通大学口腔医学院）
王佐林（同济大学口腔医学院）	张震康（北京大学口腔医学院）
王国民（上海交通大学口腔医学院）	尚政军（武汉大学口腔医学院）
王慧明（浙江大学医学院附属口腔医院）	季　彤（上海交通大学口腔医学院）
石　冰（四川大学华西口腔医学院）	周　诺（广西医科大学口腔医学院）
龙　星（武汉大学口腔医学院）	郑家伟（上海交通大学口腔医学院）
卢　利（中国医科大学口腔医学院）	胡开进（空军军医大学口腔医学院）
卢晓峰（上海交通大学口腔医学院）	胡勤刚（南京大学医学院附属口腔医院）
刘宝林（空军军医大学口腔医学院）	俞光岩（北京大学口腔医学院）
刘彦普（空军军医大学口腔医学院）	祝颂松（四川大学华西口腔医学院）
汤　炜（四川大学华西口腔医学院）	郭传瑸（北京大学口腔医学院）
孙　坚（上海交通大学口腔医学院）	黄洪章（中山大学光华口腔医学院）
李吉辰（哈尔滨医科大学口腔医学院）	蒋灿华（中南大学湘雅医院）
李金荣（武汉大学口腔医学院）	韩正学（首都医科大学附属北京口腔医院）
杨　驰（上海交通大学口腔医学院）	蔡志刚（北京大学口腔医学院）
邱蔚六（上海交通大学口腔医学院）	廖贵清（中山大学光华口腔医学院）
何　悦（上海交通大学口腔医学院）	潘　剑（四川大学华西口腔医学院）
沈国芳（上海交通大学口腔医学院）	

主编助理　白　果（上海交通大学口腔医学院）

人民卫生出版社

图书在版编目（CIP）数据

口腔颌面外科学/张志愿主编. —8 版. —北京：
人民卫生出版社,2020
第 8 轮口腔本科规划教材配网络增值服务
ISBN 978-7-117-29388-4

Ⅰ.①口… Ⅱ.①张… Ⅲ.①口腔颌面部疾病-口腔
外科学-医学院校-教材 Ⅳ.①R782

中国版本图书馆 CIP 数据核字（2020）第 025607 号

| 人卫智网 | www.ipmph.com | 医学教育、学术、考试、健康，购书智慧智能综合服务平台 |
| 人卫官网 | www.pmph.com | 人卫官方资讯发布平台 |

口腔颌面外科学
第 8 版

主　　编：张志愿
出版发行：人民卫生出版社（中继线 010-59780011）
地　　址：北京市朝阳区潘家园南里 19 号
邮　　编：100021
E - mail：pmph @ pmph.com
购书热线：010-59787592　010-59787584　010-65264830
印　　刷：人卫印务（北京）有限公司
经　　销：新华书店
开　　本：889×1194　1/16　印张：28
字　　数：845 千字
版　　次：1980 年 11 月第 1 版　　2020 年 9 月第 8 版
　　　　　2025 年 9 月第 8 版第 15 次印刷（总第 64 次印刷）
标准书号：ISBN 978-7-117-29388-4
定　　价：95.00 元

打击盗版举报电话：010-59787491　E-mail：WQ @ pmph.com
质量问题联系电话：010-59787234　E-mail：zhiliang @ pmph.com

国家卫生健康委员会"十三五"规划教材
全国高等学校五年制本科口腔医学专业
第八轮　规划教材修订说明

1977年，卫生部召开了教材建设工作会议并成立了卫生部教材办公室，决定启动第一轮全国高等医学院校本科口腔医学专业卫生部规划教材编写工作，第一轮教材共5种，即《口腔解剖生理学》《口腔组织病理学》《口腔内科学》《口腔颌面外科学》和《口腔矫形学》。自本套教材第一轮出版40多年来，在原卫生部、原国家卫生和计划生育委员会及国家卫生健康委员会的领导下，在教育部支持下，在原卫生部教材办公室的指导下，在全国高等学校口腔医学专业教材评审委员会的规划组织下，全国高等学校五年制本科口腔医学专业教材已经过七轮修订、一轮数字化升级，形成了课程门类齐全、学科系统优化、内容衔接合理、结构体系科学的由规划教材、配套教材、网络增值服务以及数字出版组成的立体化教材格局，已成为我国唯一一套长期用于我国高等口腔医学院校教学的历史最悠久、内容最权威、结构最优化、形式最经典、质量最上乘的口腔医学专业本科精品教材。老一辈医学教育家和专家们亲切地称本套教材是中国口腔医学教育的"干细胞"教材。

2012年出版的第七轮全国高等学校本科口腔医学专业卫生部规划教材共15种，全套教材为卫生部"十二五"规划教材，全部被评为教育部"十二五"普通高等教育本科国家级规划教材。

2017年本套第八轮教材启动修订，当时正是我国进一步深化医教协同之际，更是我国医疗卫生体制改革和医学教育改革全方位深入推进之时。在全国医学教育改革发展工作会议上，李克强总理亲自批示"人才是卫生与健康事业的第一资源，医教协同推进医学教育改革发展，对于加强医学人才队伍建设、更好保障人民群众健康具有重要意义"，并着重强调，要办好人民满意的医学教育，加大改革创新力度，奋力推动建设健康中国。

教材建设是事关未来的战略工程、基础工程，教材体现了党和国家的意志。人民卫生出版社紧紧抓住深化医教协同全面推动医学教育综合改革的历又发展机遇期，以全国高等学校五年制本科口腔医学专业第八轮规划教材全面启动为契机，以规划教材创新建设，全面推进国家级规划教材建设工作，服务于医改和教改。第八轮教材的修订原则，是积极贯彻落实国务院办公厅关于深化医教协同、进一步推进医学教育改革与发展的意见，努力优化人才培养结构，坚持以需求为导向，构建发展以"5+3"模式为主体的口腔医学人才培养体系；强化临床实践教学，切实落实好"早临床、多临床、反复临床"的要求，提高医学生的临床实践能力。

为了全方位启动国家卫生健康委员会"十三五"规划教材建设工作，经过近1年的调研，在国家卫生健康委员会、教育部的领导下，全国高等学校口腔医学专业教材评审委员会和人民卫生出版社于2017年启动了本套教材第八轮修订工作，得到全国高等口腔医学本科院校的积极响应。经过200多位编委的辛勤努力，全国高等学校第八轮口腔医学专业五年制本科国家卫生健康委员会"十三五"规划教材现成功付梓。

本套教材修订和编写特点如下：

1. 教材编写修订工作是在国家卫生健康委员会、教育部的领导和支持下，由全国高等医药教材建设研究学组规划，口腔医学专业教材评审委员会审定，院士专家把关，全国各医学院校知名专家教师编写，人民卫生出版社高质量出版。

2. 教材编写修订工作是根据教育部培养目标、国家卫生健康委员会行业要求、社会用人需求，在全国进行科学调研的基础上，借鉴国内外医学人才培养模式和教材建设经验，充分研究论证本专业人才素质要求、学科体系构成、课程体系设计和教材体系规划后，科学进行的。

3. 教材编写修订工作着力进行课程体系的优化改革和教材体系的建设创新——科学整合课程、淡化学科意识、实现整体优化、注重系统科学、保证点面结合。继续坚持"三基、五性、三特定"的教材编写原则，以确保教材质量。

4. 本套教材共 17 种,新增了《口腔医学人文》《口腔种植学》,涵盖了口腔医学基础与临床医学全部主干学科。读者对象为口腔医学五年制本科学生,也可作为七年制、八年制等长学制学生本科阶段参考使用,是口腔执业医师资格考试推荐参考教材。

5. 为帮助学生更好地掌握知识点,并加强学生实践能力的同步培养,本轮编写了 17 种配套教材。同时,继续将实验(或实训)教程作为教学重要内容分别放在每本教材中编写,使各学科理论与实践在一本教材中有机结合,方便开展实践教学工作,强化实践教学的重要性。

6. 为满足教学资源的多样化,实现教材系列化、立体化建设,本套教材以融合教材形式出版,将更多图片以及大量视频、动画等多媒体资源以二维码形式印在纸质教材中,扫描二维码后,老师及学生可随时在手机或电脑端观看优质的配套网络数字资源,紧追"互联网 +"时代特点。

获取网络数字资源的步骤

1 扫描封底红标二维码,获取图书"使用说明"。

2 揭开红标,扫描绿标激活码,注册 / 登录人卫账号获取数字资源。

3 扫描书内二维码或封底绿标激活码随时查看数字资源。

4 登录 zengzhi.ipmph.com 或下载应用体验更多功能和服务。

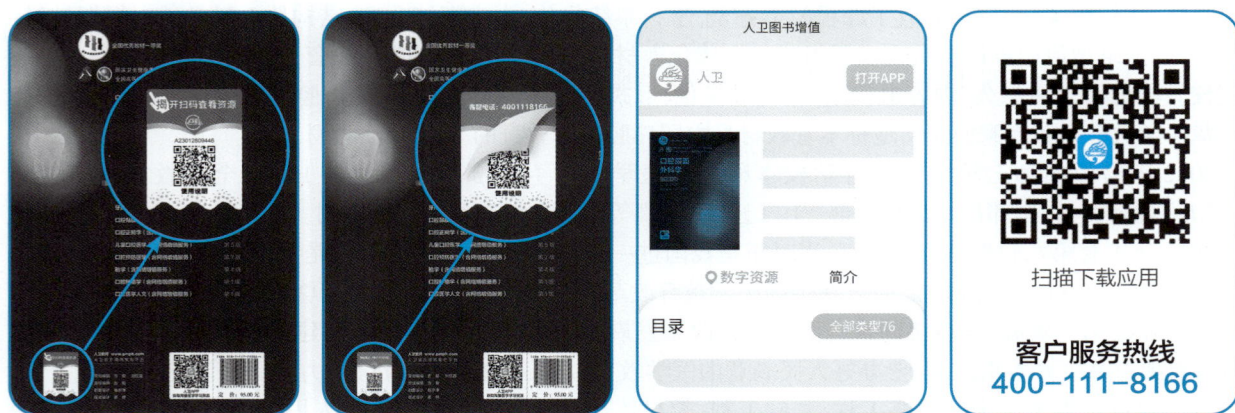

7. 本套教材采用大 16 开开本、双色或彩色印刷,彩图随文编排,铜版纸印刷。形式活泼,重点突出,印刷精美。

为进一步提高教材质量,请各位读者将您对教材的宝贵意见和建议**发至"人卫口腔"微信公众号(具体方法见附件)**,以便我们及时勘误,同时为下一轮教材修订奠定基础。衷心感谢您对我国口腔医学本科教育工作的关心和支持。

人民卫生出版社

2019 年 11 月

附件

1. 打开微信,扫描右侧"人卫口腔"二维码并关注"人卫口腔"微信公众号。

2. 请留言反馈您的宝贵意见和建议。

注意:留言请标注"口腔教材反馈 + 教材名称 + 版次",谢谢您的支持!

第八轮全国高等学校五年制本科口腔医学专业规划教材目录

序号	教材名称	版次
1	口腔解剖生理学（含网络增值服务）	第8版
2	口腔组织病理学（含网络增值服务）	第8版
3	口腔颌面医学影像诊断学（含网络增值服务）	第7版
4	口腔生物学（含网络增值服务）	第5版
5	口腔临床药物学（含网络增值服务）	第5版
6	口腔材料学（含网络增值服务）	第6版
7	牙体牙髓病学（含网络增值服务）	第5版
8	口腔颌面外科学（含网络增值服务）	第8版
9	口腔修复学（含网络增值服务）	第8版
10	牙周病学（含网络增值服务）	第5版
11	口腔黏膜病学（含网络增值服务）	第5版
12	口腔正畸学（含网络增值服务）	第7版
13	儿童口腔医学（含网络增值服务）	第5版
14	口腔预防医学（含网络增值服务）	第7版
15	牙合学（含网络增值服务）	第4版
16	口腔种植学（含网络增值服务）	第1版
17	口腔医学人文（含网络增值服务）	第1版

中国医学教育题库（口腔医学题库）

序号	题库名称	题量	
		一类试题*	二类试题**
1	口腔解剖生理学	2 000	6 000
2	口腔组织病理学	2 000	6 000
3	口腔颌面医学影像诊断学	900	2 700
4	口腔生物学	800	2 400
5	口腔临床药物学	800	2 400
6	口腔材料学	900	2 700
7	牙体牙髓病学	2 500	7 500
8	口腔颌面外科学	3 000	9 000
9	口腔修复学	3 000	6 000
10	牙周病学	1 000	3 000
11	口腔黏膜病学	800	2 400
12	口腔正畸学	1 500	4 500
13	儿童口腔医学	1 000	3 000
14	口腔预防医学	800	2 400
15	𬌗学	800	2 400
16	口腔种植学	800	2 400

　* 一类试题：包含客观题与主观题，试题经过大规模实考测试，参数稳定，试题质量高，保密性强，主要为各院校教务管理部门提供终结性教学评价服务，适用于组织学科期末考试、毕业综合考试等大型考试。

　** 二类试题：包含客观题与主观题，题型丰富，覆盖知识点全面，主要为教师提供日常形成性评价服务，适用于日常教学中布置课前预习作业、开展课堂随堂测试、布置课后复习作业以及学生自学、自测、自评等。

前 言

流金岁月，与时俱进。我和俞光岩教授从恩师邱蔚六院士、张震康教授手中接过接力棒，主编了第7版《口腔颌面外科学》。一转眼5年过去了，俞光岩教授另有重任。第8版由我、石冰教授、张陈平教授担纲。感谢全国高等学校口腔医学专业教材评审委员会和人民卫生出版社对我们的信任和重托，感谢俞光岩教授、赵怡芳教授在第7版教材所付出的辛劳。更要感谢邱蔚六、王大章和刘宝林三位前辈恩师，王兴教授、人卫社编辑冒着严寒参加教材定稿会，他们对教材内容审校严谨的科学态度、一丝不苟的工作作风，深刻地感染了每一位编委，使大家进一步认识到编写一本合格教材的重要性、必要性和严肃性。

根据人民卫生出版社对教材编写的精神和要求，纸质版字数有所压缩，每章均配有二维码，内容包括：①从纸质版压缩的部分文字；②介绍一些比较成熟的新知识、新技术，拓宽学生的知识面；③手术分解图、高清视频和图像，加强学生理解。根据对第7版教材的调研及随着科技的发展、医疗市场的需求，第8版又重新恢复了第6版的设置，共18章。第十七章为睡眠呼吸障碍疾病，第十八章为口腔颌面微创外科。同时，为了加快人才培养，以及更好地体现教材的普遍性和代表性，第8版新增5所院校、14位在教学一线的优秀中青年专家编委。

对前辈恩师的悉心指导和教诲表示衷心的感谢和崇高的敬意。对本版各位编委的齐心协作，深表谢忱！本版由房笑、白果、刘剑楠同志协助整理，在此致谢！

由于编写水平和知识面的限制，建材中难免有不尽完善之处，我们诚挚地希望广大师生和同道提出宝贵意见和建议，以求再版时改进和完善。

张志愿

2019 年 12 月

目　录

附录 ··· 404

中英文名词对照索引

第一章　绪　论

> **》》导言**
>
> 通过本章的学习,使得学生对口腔颌面外科学的发展简史、学习内容及其与口腔医学、临床医学各学科之间的交融整体关系有所了解和掌握;同时,要让学生认识掌握科学的学习方法的重要性。通过全书 18 章的学习,使得学生逐渐重视和热爱口腔颌面外科学的学习,培养更多更好的既有扎实基础知识、又对专业技术精益求精的口腔颌面外科医师。

口腔颌面外科学是在口腔外科学(oral surgery)与颌面外科学(maxillofacial surgery)相结合后发展起来的一门交叉学科。口腔颌面外科学(oral and maxillofacial surgery)是一门以外科治疗为主,以研究口腔器官(牙、牙槽骨、唇、颊、舌、腭、咽等)、面部软组织、颌面诸骨(上颌骨、下颌骨、颧骨等)、颞下颌关节、唾液腺以及颈部某些疾病的防治为主要内容的学科,是口腔医学的一个重要组成部分,也是外科学的分支之一。

在医学领域中,口腔颌面外科学虽是一门较年轻并亟需发展的学科,但是,有关口腔颌面外科疾病防治的实践却已有几千年的历史。我国从事医药工作的先驱者们和患者在同疾病作斗争的过程中,在这方面积累了不少宝贵的经验。公元前 3 世纪,我国最早的医书《内经》中就有过口腔生理、病理及其与全身关系的记述。西晋朝史书(公元 265—公元 316 年)就有关于唇裂修复术的记载,且已为国外著名整形外科专家 D. Ralph Millard 将其收入他的专著 *Cleft Craft* 中,被认为是世界文献中所记载的第一例唇裂修复。在那么古老的时期就有唇裂修补术的记载,无疑是一个相当大的成就。唐朝孙思邈所著医书《备急千金要方》(652 年)对口腔脓肿早有切开引流的记述;对颞下颌关节脱位整复手法的介绍,则基本上符合现代解剖生理学的解释。宋朝《太平圣惠方》叙述了"治牙非时脱落,令牢铜末散封牙上,日夜三度,三五日后牢定,一月内不得咬着硬物,"这是我国最早牙再植的记录。回顾这些历史,可以清楚地看到,我国的医学科学工作者在同疾病作斗争的实践中,对口腔颌面外科学的发展作出了应有的贡献。

国外有关口腔颌面外科学的内容,在古埃及、古印度、阿拉伯等国家医学专著中也都有所记载,但是,只有到了近代,伴随着西方产业革命和工业技术的发达,才得到更为广泛的发展。无疑,现代西方医学的经验总结,即美国的 Garretson 于 19 世纪中叶编著 *System of oral surgery*(《口腔外科大全》),大大丰富了口腔颌面外科学的实践和理论方面的内容,推动着口腔颌面外科的发展和进步。

1949 年前,我国根本没有口腔颌面外科的专业设置,有关口腔颌面外科的疾病被分散在牙科、普外科以及耳鼻咽喉科中。1952 年,华西大学(现四川大学)内正式设立独立的口腔颌面外科病房,上海第二医学院(现上海交通大学医学院)和北京医学院(现北京大学医学部)于 1953 年和 1955 年先后成立了口腔颌面外科病房。目前,在多数医学院及省市的口腔医院都有口腔颌面外科这一专科设置。1959 年,夏良才教授主编了我国第一本《口腔颌面外科学》。

50 多年来,由于广大医务工作者的共同努力,我国的口腔颌面外科事业取得了一些十分可喜的成就,例如,由于贯彻了预防为主的方针,牙病防治工作的逐渐深入开展;中医学的理论和实践在感染、损伤、肿瘤等疾病的防治中被研究和应用;我国自己研制、生产的各种药物以及诊断、治疗,外科等各种新技术、新疗法的临床实践,手术方法的不断创新,都为口腔颌面外科疾病的防治增添了新的方法和手段,促进着我国口腔颌面外科更快地发展,更快地前进。

ER1-1

图片:ER1-1
Dr. Ralph Millard

学习笔记

ER1-2

图片:ER1-2
孙思邈

ER1-3

图片:ER1-3
夏良才

20世纪80年代改革开放以来,我国的口腔颌面外科学界加强了与国外同行的广泛交流,已走向世界,并业已成为国际口腔颌面外科医师协会(International Association of Oral and Maxillofacial Surgeons,IAOMS)中的重要一员。2009年,首次在中国上海召开了第19届国际口腔颌面外科学术大会,来自于78个国家、1 000多名外籍专家参会,进一步确立了我国口腔颌面外科在国际上的地位。2010年,国际口腔颌面外科医师协会确定在上海和北京建立了两个国际专科医师培训基地,进一步促进了中国的口腔颌面外科的国际化。

现代医学发展的趋势是既要有较细的分科,这有利于对某些专题的深入研究和探讨,有利于培养专门家;又要有分科之间的紧密配合与协作,这有利于一些新理论、新疗法的诞生,特别是有利于一些新兴的边缘学科的建立和重大医学问题的创新和突破。因此,必须从医学是一个整体的概念出发来认识口腔颌面外科在医学中的地位,才能正确处理好分科与协作的关系;才能更好地完成口腔颌面外科疾病的防治工作;才能在今后的工作中把口腔颌面外科学提高到一个更新、更高的水平。

我国口腔颌面外科的业务内容,除传统的牙及牙槽外科、修复前外科、颞下颌关节病、颌面损伤、唾液腺疾病等外,还包括颌面整复外科、正颌外科、显微外科以及头颈肿瘤外科等。而且我国还有独特的传统医学——中医学的结合与参与,曾被国际友人友好地赞誉为"中国式的口腔颌面外科学"。从临床诊治水平来看,我国口腔颌面外科在不少方面已步入世界先进行列,然而在科学研究,无论是临床,抑或基础研究方面与世界先进水平比较仍有一定差距,对此应有清楚的认识。

口腔颌面外科学的内涵涉及口腔医学与临床医学的多个方面。具体来说,作为口腔医学的一部分,口腔颌面外科学与口腔黏膜病学、牙体牙髓病学、牙周病学、口腔正畸学和口腔修复学等有着密切的、不可分割的关系。例如,口腔颌面部感染性疾病绝大多数涉及龋病、牙周病的防治问题;某些口腔黏膜病可能是全身疾病的局部表现或属口腔癌的癌前病损;现代外科在处理唇腭裂以及某些颌骨畸形病例手术前后的正畸治疗,常是不可缺少的环节;而肿瘤手术后遗留的巨大缺损的整复,有时则非颌面赝复技术莫属。因此,作为口腔临床医师或口腔专业学生,在学习口腔颌面外科学的同时,也一定要学好和掌握牙体牙髓病学、牙周病学、口腔黏膜病学、口腔修复学以及口腔正畸学等方面的基本知识。

根据专业的特点,作为一名口腔颌面外科专科医师的培养,在学习口腔颌面外科学的同时,除应学习临床医学中的普通外科学、麻醉学、内科学、儿科学等有关临床各科知识外,还应具备一些更为专门而且十分重要的分科知识,诸如眼科学、耳鼻咽喉科学、整形外科学、肿瘤学等。只有这样,才能在口腔颌面外科临床工作中适应诊治需要。例如,口腔颌面外科常见的牙拔除术后并发症——拔牙后出血,除局部因素外,还可能由出血性疾病所引起,这就要求我们应具有内科知识;一个颈部的淋巴结肿大,除炎症外,还有可能是鼻咽癌或甲状腺癌转移,也可能是恶性淋巴瘤,这要求我们不但要有耳鼻咽喉科和普外科的知识,还要具有肿瘤学的知识;口腔颌面畸形和缺损的患者,常要借助整复外科技术,以恢复其正常功能和外形,这就要求必须熟悉整复外科的基本原则及操作方法。至于一般外科基础(如围手术期处理、外科基本操作、水与电解质平衡、麻醉知识等)则更是作为一名口腔颌面外科医师所必须掌握的内容。

总之,必须认识到,作为现代的医师或医学生,除一门专业外,必须有丰富而扎实的普通医学基础和临床医学基础知识,才能更有利于本专业的提高和发展,真正做到有所发现、有所发明、有所创造、有所前进。

无论是作为临床医师或是医学生,在学习和临床工作中都必须注重培养自己的思维方法,特别是辩证思维与批判思维,认识对立与统一的规律和树立对事物一分为二的观点。为此在学习口腔颌面外科学时,应注意处理好以下几个关系:①作为医学科学的一部分必须处理好局部与整体的关系,因此,要加强整体观念;②应从临床各种主诉(主观症状)及体征(客观症状)中去探寻疾病的本质,而不能被表面现象所迷惑;③医学是一门实践性很强的学科,作为一名外科医师,不要成为不会开刀的医师;但是,没有理论的指导也不能进一步提高,因此,也不要成为不懂、不学理论只会开刀的医师。应强调在实践中加强能力(包括理论自学能力)的培养,努力成为一名学术型的外科医师(academic surgeon)。

　　随着我国法规、制度的不断完善,特别是《中华人民共和国执业医师法》的实施,在医、教、研的工作中都必须遵守法规和专业规范,其中特别要重视和尊重患者的生命健康权、知情同意权以及隐私权等。

　　目前,口腔颌面外科业务领域内还存在着一些没有解决的课题,防治水平也需进一步提高,特别是在基础理论研究及一些新兴的科学技术(分子生物学、生物医学工程学等)方面与世界水平还有较大差距,还需要进行大量而艰苦的工作。我们应该根据我国国情的特点,一方面学习国外的先进经验;另一方面进一步挖掘中国医药学这一宝库,坚持古为今用、洋为中用的原则,把我国的口腔颌面外科学提高到一个更新的水平。

　　科学发展的轨迹表明,21世纪将是生命科学的时代,也是以遗传与基因等研究为主的分子生物学时代,口腔颌面外科领域内的有关疾病都要参与和融合到这一领域的研究中去。

　　21世纪的对外科疾病的治疗模式和目标将会全面转向以协作组(team approach),多学科(multidisciplinary)为基础的综合序列治疗,以确保不但要提高患者的治愈率或生存率,还要更好地保证患者的生存(活)质量(quality of life)。

　　21世纪将更加速从单纯生物学治疗模式转变为"环境、社会、生物、心理和工程"医学模式的进程。口腔颌面外科医师除了要有高尚的医德与精湛的医疗技术外,还必须要有服务的艺术,懂得患者的心理需要;必须学习心身医学(psychosomatic medicine)及心理卫生方面的知识,以适应这一医学模式的转变。

　　21世纪还将是4P医学的时代,即预防性(preventive)、预测性(predictive)、个体化(personalized)以及患者的参与性(particepatory)。预防医学愈是发展,即使是新的传染性疾病也可以得到良好的控制;人们将愈是长寿,老年人群必将更进一步增加;老年病学包括老年口腔颌面外科学的发展也将寓于必然之中。

　　21世纪是高科技时代,先进的治疗设备带来了外科医疗技术上的革新。功能性外科(functional surgery)、微创外科(minimally invasive surgery,MIS)和数字外科(digital surgery)应是21世纪口腔颌面外科发展的主流。MIS一般是指用腔镜外科和/或内镜外科替代传统外科(开放性手术),以达到微创、高效、省时和保存功能的目的;在口腔颌面部,微创手术已被用于颞下颌关节外科、唾液腺外科、神经外科、创伤外科、正颌外科、肿瘤外科以及鼻窦外科等领域。随着生物医学工程学的飞速进步,再生医学(regenerative medicine)的进展,特别是生物材料、人工器官(人工牙、人工骨)以及组织工程(tissue engineering)技术的研究和应用将会对口腔颌面外科治疗技术产生重大的影响。

　　人类是群体,人与人之间的个体差异(包括基因、性格、反应性等)始终是存在的。除群发疾病外,临床医疗的任务主要是面对患者个体。在疾病诊治总的原则指导下,每个人之间的诊治方案也会因人而异。加之近年来基因及信号传导等研究的进步;数字科技,特别是应用计算机辅助设计及计算机辅助制造(computer aided design and computer aided manufacturing,CAD/CAM)发展起来的快速原型(rapid prototyping,RP)和反求工程(reverse engineering,RE)技术,在口腔颌面外科领域内得到广泛的应用,"个体化"治疗,或是说针对个体的"量体裁衣"(custom made)或"度身定做"(custom design)概念将会在21世纪得到进一步地深化和发展。随着近年来,二代基因测序、生物信息分析、大数据采集等先进科学技术的发展,使得揭示人类生命的遗传信息和疾病的发生、发展规律,以资实现对疾病的个体化治疗和健康保健成为可能。

　　21世纪的医院应更重视和发展科学研究;教学医院将逐步向"研究型"医院发展。将科研成果应用到临床,将临床问题在实验室进一步深入研究,以促进"转化医学"的实现。"研究型"医院必须解决好医、教、研、患四方面的关系;特别要保护患者的利益,严格按医学伦理学原则和赫尔辛基宣言从事临床医学科研工作。

　　总结过去,展望未来,有利于我们加强对基础知识的学习和对新知识的渴求;也是学习口腔颌面外科学所必须具备的正确思维和基本方法。

(张志愿　邱蔚六)

第二章

口腔颌面外科基础知识与基本操作

》》导言

　　基本知识和基本操作是医学生必须掌握的最基础知识,是未来的立业之本,也是执业医师考试的重点内容。通过本章学习和实验教学,须掌握口腔颌面外科门诊及住院病史记录的要求和书写方法,掌握口腔颌面部各种检查方法,掌握口腔颌面外科常用的手术操作方法,熟悉手术器械、手术者和手术区的消毒方法,熟悉各类创口的处理方法,为正确诊断和处理口腔颌面外科常见疾病、进行一般的中小型手术操作,奠定良好的外科基础。

　　基础知识与基本操作是进行临床医疗实践的重要基础。基本知识掌握的程度与基本操作熟练与否,直接影响到疾病治疗的成败和质量的好坏。因此,口腔医学生一定要掌握扎实的口腔颌面外科基本理论、基本知识和基本技能("三基")。

　　一般医学的基础知识和基本操作对各专科都是适用的,但由于解剖部位、生理特点、疾病性质等的不同,各专科的基础知识与基本操作要求又各有所异,本章着重介绍与口腔颌面外科有关的"三基"内容。

第一节　口腔颌面外科病史记录

　　病史记录(medical record,亦称病历、病案记录)是医务人员在医疗活动过程中形成的文字、符号、图表、影像、切片等资料的总和,包括门(急)诊病历和住院病历。病历书写是医务人员通过问诊、查体、辅助检查、诊断、治疗、护理等医疗活动获得有关资料,通过归纳、分析、整理形成医疗活动记录的行为。病历书写应当客观、真实、准确、及时、完整、规范,文字通顺,并按一定的次序排列。

一、住院病历书写要求

　　根据原卫生部《病历书写基本规范》的要求,住院病历(admission history,inpatient medical record)内容应包括住院病历首页、入院记录、病程记录、手术同意书、麻醉同意书、输血治疗知情同意书、特殊检查(特殊治疗)同意书、病危(重)通知书、医嘱单、辅助检查报告单、体温单、医学影像检查资料及病理资料等。

　　患者入院后的医疗活动过程应予以详细记录,以准确反映患者的病情变化、治疗结果,并作为处理医疗纠纷的法律依据。住院病历记录的项目众多,十分繁杂,应按照相关规定按时准确填写。

二、入院记录

　　入院记录(admission record,inpatient medical record)是指患者入院后,由经治医师通过问诊、查体、辅助检查获得有关资料,并对这些资料归纳分析书写而成的记录。通常由一般项目、主诉、现病史、既往史、个人史、婚育史、月经史、家族史、体格检查(全身检查与专科检查)、实验室与影像学检查、诊断、治疗计划、小结和签名等部分构成。可分为一般入院记录、再次或多次入院记录、24 小时内入出院记录、24 小时内入院死亡记录等。

　　入院记录、再次或多次入院记录应于患者入院后 24 小时内完成,24 小时内入出院记录应于患者出院后 24 小时内完成,24 小时内入院死亡记录应于患者死亡后 24 小时内完成。

(一)一般项目

一般项目包括姓名、性别、年龄、籍贯、民族、婚姻状况、职业、入院日期、门(急)诊诊断、居住地址和电话、工作单位与电话。病史采集日期、时间、供史者(可靠程度),入院诊断,病史记录者,小儿患者应写明父母姓名、职业、工作单位及电话。

(二)病史

1. 主诉 患者就诊时陈述的主要症状(或体征)、部位及持续时间。

2. 现病史 指患者本次疾病的发生、演变、诊疗等方面的详细情况,应按时间顺序书写。内容包括发病情况、主要症状特点及其发展变化情况、伴随症状、发病后诊疗经过及结果、睡眠和饮食等一般情况的变化,以及与鉴别诊断有关的阳性或阴性资料等。

(1)发病情况:记录发病时间、地点、起病缓急、前驱症状、可能的原因或诱因。

(2)主要症状特点及发展变化情况:按发生的先后顺序描述主要症状的部位、性质、持续时间、程度、缓解或加剧因素,以及演变情况。

(3)伴随症状:记录伴随症状,描述伴随症状与主要症状之间的相互关系。

(4)发病以来诊治经过及结果:记录患者发病后到入院前,在院内、外接受检查与治疗的详细经过及效果。对患者提供的药名、诊断和手术名称需加引号(" ")以示区别。

(5)发病以来一般情况:简要记录患者发病后的精神状态、睡眠、食欲、大小便、体重等情况。

另外,与本次疾病虽无密切关系、但仍需治疗的其他疾病情况,可在现病史后另起一段予以记录。

3. 既往史 指患者过去的健康和疾病情况。内容包括既往一般健康状况、疾病史、传染病史、预防接种史、手术外伤史、输血史、食物或药物过敏史等。

4. 个人史 记录出生地及长期居留地,生活习惯及有无烟、酒、药物等嗜好,职业与工作条件及有无工业毒物、粉尘、放射性物质接触史,有无冶游史。

5. 婚育史、月经史 婚姻状况、结婚年龄、配偶健康状况、有无子女等。女性患者记录初潮年龄、行经期天数、间隔天数、末次月经时间(或闭经年龄),月经量、痛经及生育等情况。

6. 家族史 父母、兄弟、姐妹健康状况,有无与患者类似疾病,有无家族遗传倾向的疾病。

(三)体格检查

体格检查分为全身检查和专科检查两部分。

1. 全身检查 除一般项目(包括营养发育状态、体位、神志、体重、血压等)和胸(心、肺)、腹(肝、脾)、四肢、脊柱、神经系统等须按常规进行外,应着重检查和记录与口腔颌面外科疾病有关的内容,突出专科特点。

(1)皮肤:躯体皮肤常是口腔颌面部皮肤移植的供皮区,因此,应着重检查记录供皮区的色泽、质地、有无瘢痕以及估计可用量等。

(2)淋巴结:面颈部淋巴结应列入专科检查范围。如疑为淋巴造血系统病变(如恶性淋巴瘤)时,应对全身各组淋巴结(如腋下、腹股沟等)作详细检查记录。

(3)头部:口腔颌面部损伤、肿瘤或类肿瘤疾病(如骨纤维异常增殖症、浆细胞肉瘤、朗格汉斯细胞组织增生症等)患者,头部检查应较详尽。先天性畸形患者,应注意记录囟门闭合情况以及有无其他头颅畸形。

(4)五官:眼、耳、鼻、咽喉与口腔颌面外科关系甚为密切,有时可成为专科检查内容的一部分。

1)眼:视力、瞳孔大小、形状、对光反射以及眼球运动,有无复视等对口腔颌面部炎症(并发眶周蜂窝织炎、海绵窦血栓性静脉炎时)、损伤(上颌骨高位骨折以及并发颅脑损伤时)、肿瘤(眶内或球后侵犯时)都有重要意义,应仔细检查记录。

2)耳:除外耳畸形或缺损外,耳道有无分泌溢液,听力如何等对判断有无颅中窝损伤、颞下颌关节病以及颞下窝、翼腭窝肿瘤都有一定帮助。

3)鼻:有无鼻阻塞、异常分泌物(血性、脓性或清亮液等),鼻中隔有无穿孔、缺损等对上颌窦炎、上颌窦肿瘤、梅毒以及颅前窝损伤的判断等有较大的参考价值。

4）咽喉：扁桃体及腺样体的情况对腭裂患者尤为重要；涉及舌根的病变往往需记录间接喉镜检查结果；涉及喉返或迷走神经的病变有时还要记录声带检查情况；腮腺深部的肿块，常需记录咽壁的情况。

5）颈部：检查有无畸形、活动范围（有无受限）、有无触压痛，必要时可作肌力检查。颈部淋巴结检查见专科检查。

2. 专科检查　内容与门诊检查基本相同，但要更为详尽，必要时应以图示意。以图示意时，要注意准确性（病变所在位置等）及科学性（各种解剖比例等）。

（四）实验室检查和特殊检查

入院前所作的与本次疾病相关的主要化验检查、影像学检查或其他特殊检查及其结果。应分类按检查时间顺序记录检查结果或所作检查（如在其他医疗机构进行检查，应写明该机构名称及检查号）。

（五）小结

将病史、体格检查、专科检查、实验室检查和特殊检查等主要资料归纳摘录，提出诊断依据。

（六）讨论

就患者及其家属提供的资料和各种检查结果，作诊断和鉴别诊断的讨论。通过综合分析和推理，判断哪些疾病比较接近患者的实际情况，最后按最可能、可能、不太可能疾病的顺序，分别以充分的论据阐明诊断的理由。

（七）初步诊断

经治医师根据患者入院时的病史、临床表现、体格检查和辅助检查，综合分析，作出初步诊断。如初步诊断为多项时，应当主次分明。对待查病例，应列出可能性较大的诊断，要求诊断用语规范。

（八）治疗计划

按顺序提示必要的检查和治疗措施，如需手术者，应初步确定手术方法，估计手术次数及效果等。

（九）签名

上级医师和书写入院记录的医师签名。

三、病程记录

病程记录（record of illness process）是患者入院后，对其病情和医疗过程所作的连续性记录。内容包括患者的病情变化情况、重要的辅助检查结果及临床意义、上级医师查房意见、会诊意见、医师分析讨论意见、所采取的诊疗措施及效果、医嘱更改及理由、向患者及其亲属告知的重要事项等。

（一）首次病程记录

患者入院后由经治医师或值班医师书写的第1次病程记录，应在患者入院8小时内完成。首次病程记录的内容包括病例特点、拟诊讨论（诊断依据及鉴别诊断）、诊疗计划等。

1. 病例特点　应在对病史、体格检查和辅助检查进行全面分析、归纳和整理后写出本病例特征，包括阳性发现和具有鉴别诊断意义的阴性症状和体征等。

2. 诊断依据及鉴别诊断　根据病例特点，提出初步诊断和诊断依据；对诊断不明者，写出鉴别诊断并进行分析，并对下一步诊治措施进行分析。

3. 诊疗计划　提出具体的检查及治疗措施安排。

（二）日常病程记录

日常病程记录指对患者住院期间诊疗过程的经常性、连续性记录。由经治医师书写，也可由实习医务人员或试用期医务人员书写，但应有经治医师签名。书写日常病程记录时，首先标明记录时间，另起一行记录具体内容。对病危患者应当根据病情变化，随时书写病程记录，每天至少1次，记录时间应当具体到分钟。对病重患者，至少2天记录1次。对病情稳定的患者，至少3天记录1次。主治医师首次查房记录应于患者入院48小时内完成。

1. **病情演变**　包括主诉及检查所得,换药和创口的变化,诊断的改变,并发症的发生,请求他科会诊与转科的意见等。

2. **疗效观察**　包括特殊治疗的疗效与反应。

3. **重要辅助检查**　包括 X 线片和病理检查等结果。

4. 手术经过和术后情况。

5. 上级医师查房的诊断、分析与医嘱,经治医师本人对病情的估计、分析或建议。

四、手术记录

手术记录(operation record)是指手术者书写的反映手术一般情况、手术经过、术中发现及处理等情况的特殊记录。特殊情况下由第一助手书写时,应有手术者签名。手术记录应在术后 24 小时内完成。记录内容包括一般项目(患者姓名、性别、科别、病房、床位号、住院病历号或病案号)、手术日期、术前诊断、术中诊断、手术名称、手术者、助手、麻醉方法、手术经过、术中出现的情况及处理等。患者手术在 2 次以上者,应注明第几次手术。

手术情况最好按手术步骤逐一描述,主要内容有:

(1) 切口部位、大小等。

(2) 手术主要步骤及发现,包括手术野探查情况,分离、切除或结扎何种重要组织(神经、血管等),缝合方式,引流方式等,尤其是本次手术中的特殊情况或特殊发现。

(3) 手术患者情况,术中用药、输血、补液种类及量。

(4) 手术结束时的即时效果,此点对整复手术至为重要。例如唇裂整复术,应确切记录两侧唇高是否相等,人中凹是否清晰,鼻孔是否对称,鼻翼是否塌陷等,以便日后随访对比。

(5) 术后标本做病理切片、细菌培养等。

(6) 手术者及记录者签名。

五、出院记录

出院记录(discharge record)指经治医师对患者住院期间诊疗情况的总结,应在患者出院后 24 小时内完成。内容主要包括患者入院日期、出院日期、入院情况、入院诊断、诊疗经过、出院诊断、出院情况、出院医嘱及医师签名等。

六、门诊病史记录

口腔颌面外科门诊患者占绝大多数,因此写好门诊病历十分重要。力求内容完整、简明扼要、重点突出、文字清晰易辨、药名拼写无误。撰写门诊病史记录(outpatient medical record)应注意以下几点:

1. **门诊病历项目**　包括姓名、性别、年龄、婚姻、职业、出生地、民族(国籍)、户口或居住址、电话、工作单位与电话、过敏药物名称、就诊日期与诊断。

(1) 门诊病历封面必须逐项填写。

(2) 每次就诊时必须完整填写就诊日期(危急患者更须加注时、分)和就诊科室,若患者先后就诊 2 个以上科室,则各科分别填写就诊日期和科别。

(3) 完整的门诊病历应包括以下 7 项内容:①主诉;②病史;③体格检查;④实验室检查;⑤初步诊断;⑥处理意见;⑦医师完整签名等,可不必逐项列题。

2. **撰写基本要求**

(1) 门诊初诊病史记录

1) 主诉:为患者就诊要求解决的主要问题,字数应精简,但应包括时间、性质、部位及程度。患者如有 2 种以上的主诉,应记录其最主要者;其他次要的主诉,可以选择性简单记述。

2) 病史:要突出主诉、发病过程、相关阳性症状及有鉴别诊断价值的症状表现,同入院记录要求。

3) 体格检查:以口腔颌面部检查为主;如有全身性疾病,应做必要的体检,如心脏听诊、测量血压、脉搏等,并记录检查结果,详见本章第二节。

4）实验室检查:详细摘录以往及近期的实验室检查或特殊检查结果,以资比较或引用。

5）初步诊断:应按主次排列,力求完整全面,要严格区分确定的或不确定的或尚待证实的诊断。如有疑问,可于其后加"?",或将诊断改为"印象"。

6）处理意见:包括下列内容之一或数项:①提出进一步检查的项目(及其理由);②治疗用药(药名、剂型、剂量、总量、给药方法);③随即(立即)会诊或约定会诊申请或建议;④其他医疗性嘱咐;⑤病休医嘱。

7）医师签名:要求签署与处方权留迹相一致的全名。实习医师必须有上级医师签名,以示负责。

（2）门诊复诊病史记录

1）复诊病史的必需项目与撰写要求原则上与初诊病史一致。

2）同一疾病相隔3个月以上复诊者,原则上按初诊患者处理,但可适当简化。例如,可在一开始即提明原先肯定的诊断。

3）一般复诊病史须写明:①经上次处理后,患者的症状、体征和病情变化情况及疗效;②初诊时各种实验室或特殊检查结果的反馈(转录);③记载新出现的症状或体征(包括治疗后的不良反应);④根据新近情况,提出进一步的诊疗意见;⑤补充诊断、修正诊断或维持原有的诊断;⑥经治医师签名。

4）对于诊断已十分明确,治疗已相对固定,病情已基本稳定的慢性病患者,门诊复诊病史内容包括:①以前已明确的主要诊断;②本次就诊的主要临床情况(症状、体征、治疗不良反应等),简述重要实验室检查结果;③处方记录及医师签名。

（3）门诊会诊的撰写要求:提出会诊申请一方应在处理意见项内写明请求会诊的科室、会诊目的,接受会诊一方在会诊结果前以明显地位冠以"科会诊意见"的标题,会诊建议或处理意见应明确。撰写要求同门诊病史。

七、急诊病史记录

急诊病史记录(emergency medical record)分为初诊病历记录和复诊病历记录。复诊病史可适当简化(如一开始即可提及原先确定的诊断)。同一疾病相隔3个月以上复诊者,原则上按初诊处理。

急诊病史撰写力求客观、真实、准确、及时、完整、重点突出、文字清晰易辨、药名拼写无误。书写过程中出现错字时,应当用双线划在错字上,不得采用刮、粘、涂等方法掩盖或去除原来的字迹。

急诊病历记录应当由接诊医师在患者就诊时及时完成,就诊时间应具体到分钟。抢救危重患者时,应书写抢救纪录。对收入急诊观察室的患者,应书写留院观察期间的观察记录。急诊病史记录主要包括以下内容:

1. **病史**　突出主诉、发病过程、相关阳性症状及有鉴别诊断价值的阴性体征、与本次疾病相关的既往史,特别是以往出院诊断和重要药物治疗史要正确记录。

2. **体格检查**　重点突出,无重要疏漏。除阳性体征外,与疾病有关的重要阴性体征也应记录。

3. **实验室检查**　详细摘录近期实验室检查或特殊检查结果,以资比较或引用。

4. **诊断**　应主次排列,力求完整全面。严格区分确定、不确定或尚待证实的诊断。

5. **处理意见**　①必要的急诊检查项目;②急诊处理意见或抢救措施;③涉及多科室的患者,在病史记录中应有会诊意见或同时处理(抢救)记录,严格按首诊负责制有关规定执行;④医疗性嘱咐;⑤留观或住院的医嘱记录;⑥病休意见;⑦其他,"若出现……意外情况,请及时就医"。

八、电子病历

电子病历(electronic medical record,EMR)是指医务人员在医疗活动过程中使用信息系统生成的文字、符号、图表、图形、数字、影像等数字化信息,并能实现存储、管理、传输和重现的医疗记录,是病历的一种记录形式,包括门(急)诊病历和住院病历。

门(急)诊病历书写内容包括门(急)诊病历首页、病历记录、化验报告、医学影像检查资料等。住院病历书写内容包括住院病案首页、入院记录、病程记录、手术同意书、麻醉同意书、输血治疗知情同意书、特殊检查(特殊治疗)同意书、病危(重)通知单、医嘱单、辅助检查报告单、体温单、医学影像检查报告、病理报告单等。其书写要求与纸质病历相同。

电子病历使用的术语、编码、模板和数据应当符合相关行业标准的要求。操作人员需有身份标识和相应权限,且负责本人身份标识的使用。电子病历系统对操作人员进行身份识别,标记操作时间和操作人员信息,并记录历次操作印痕,确保可查询和可追溯修改痕迹。电子签名与手写签名或盖章具有同等的法律效力。电子病历赋予唯一患者身份标识,采用权威可靠的时间源,以确保患者基本信息及其医疗记录的真实性、一致性、连续性和完整性。

电子病历具有易传输、能共享、便于交流和副本多等特点。目前国家卫生和计划生育委员会实施的电子病历系统功能应用水平分级标准共分为8级,由低到高,分别为0~7级。

电子病历的优点:①可实现自动编目、鉴定:病历信息从产生时起就在自动著录、编目、鉴定系统的控制之下,随着跟踪病历信息运行,由病历信息进入病历信息数据库即为归档操作,鉴定病历信息价值、确立保管期限等;②可实现自动标引:计算机系统根据国际疾病分类(international classification of disease 10, ICD-10),自动进行分类标引与主题标引;③大大节省存储空间,可永久保存,方便患者、家属或医务人员查询。

第二节 口腔颌面部临床检查

正确的临床检查是诊治疾病的前提和基础,是正确进行临床医疗实践的客观依据。临床检查方法的掌握程度与检查结果正确与否,直接关系到疾病的诊疗质量和成败。口腔颌面外科作为外科学的一个分支,有着其他临床学科的共性,但由于解剖生理特点以及疾病类型的差异,其临床检查又有一定的专科特殊性。对于口腔颌面外科临床检查,方法正确、全面细致、客观有序仍是应该遵循的原则。

一、一般检查

除全身系统检查外,口腔颌面外科一般检查包括口腔检查、颌面部检查、颈部检查、颞下颌关节检查和唾液腺检查5个方面。

(一)口腔检查

口腔检查应遵循由外到内、由前至后、由浅入深的顺序进行。必要时,应进行健、患侧对比检查。

1. 口腔前庭检查 依靠视诊和扪诊方法,依次检查唇、颊、牙龈黏膜、唇颊沟以及唇颊系带情况。注意有无颜色异常、质地改变;是否存在瘘管、窦道、溃疡、假膜、组织坏死、包块或新生物;腮腺导管乳头是否红肿、溢脓等。例如,铅、汞等重金属中毒时,牙龈边缘可出现蓝黑色线状色素沉着;慢性颌骨骨髓炎和根尖周炎可见瘘管和窦道;化脓性腮腺炎可有腮腺导管口红肿、溢脓。近年来,由于艾滋病患者不断增加,而艾滋病早期症状又主要是口腔表征,因此对其相关症状如牙龈线形红斑、坏死性牙周炎和口炎、舌缘毛状白斑等应引起足够重视,及时作血清学检查,以便明确诊断。

2. 牙及咬合检查 牙的检查主要依靠探诊和叩诊,以明确牙体硬组织、牙周和根尖周情况。如是否存在探痛、叩痛,有无龋坏、缺损、折裂和牙松动。如果临床上出现多个或成排牙松动,除颌骨广泛性炎症造成的骨组织吸收破坏外,还应考虑肿瘤性病变。

检查咬合关系时,应着重检查咬合关系是否正常。咬合错乱在临床上常与颌骨骨折、颌骨畸形、颌骨肿瘤以及颞下颌关节病有关。

开口度检查主要应明确是否存在开口受限,并对影响开口运动的因素进行分析。开口受限常表示咀嚼肌群(升颌肌)或颞下颌关节受累;也可因骨折移位阻挡,如颧弓骨折阻挡下颌冠突运动,或瘢痕挛缩等原因所致。还须注意面深部间隙恶性肿瘤也可引起开口受限。

开口度指上、下颌切牙间的垂直距离。正常开口度平均为3.7cm,小于3.7cm为受限,大于5.0cm为开口过大。临床上常用双脚规测量(图2-1)。

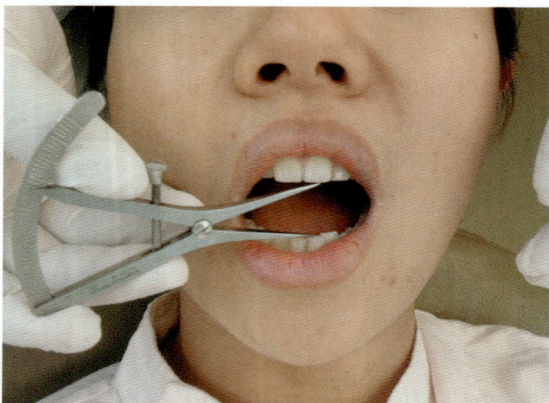

图 2-1 双脚规测量开口度

开口型是指下颌自闭口到张大的整个过程中下颌运动的轨迹。正常成人开口型不偏斜,呈"↓",而颞下颌关节紊乱病患者常出现开口型异常(偏斜或歪曲)。

3. 口腔及口咽检查 除固有口腔外,还包括对腭、舌、口底、口咽的检查。

(1)腭部:应依次检查硬腭、软腭、腭垂黏膜的色泽、质地和形态。观察是否有充血、肿胀、包块、溃疡和坏死;是否存在畸形和缺损;对腭部肿块应仔细检查其颜色、大小、形态、质地和动度。必要时还要检查软腭、腭垂、腭舌弓、腭咽弓的运动,以及咽侧壁、咽后壁和腭咽闭合情况是否正常。

(2)舌部:主要观察舌体、舌根、舌腹黏膜的色泽、舌苔变化、舌形以及舌体大小;注意是否有舌体上抬;检查舌运动情况,观察有无运动障碍和伸舌偏斜;对卷舌音发音不清的患者,应特别注意系带附着是否正常。由于部分面瘫患者可出现舌味觉改变,必要时应对舌的味觉功能进行检查。

(3)口底检查:除黏膜外,应重点检查下颌下腺导管及其开口情况。对于口底占位性病变,主要借助扪诊或口内外双手双合诊进行。

(4)口咽检查:包括咽后壁、咽侧壁、扁桃体、软腭和舌根。由于位置深在,多需借助压舌板、口镜、直接喉镜或间接喉镜进行观察。

对于唇、颊、舌、口底和下颌下区病变,可行双指双合诊或双手双合诊检查,以便准确了解病变范围、质地、动度以及有无压痛、触痛和浸润情况等。检查时以一只手的拇指和示指,或双手置于病变部位上下或两侧进行。前者适用于唇、颊、舌部检查;后者适用于口底、下颌下检查。双合诊应按"由后向前"的顺序进行。

(二)颌面部检查

1. 表情与意识神态检查 颜面部表情和意识神态变化不仅是某些口腔颌面外科疾病的表征,也可是某些全身疾病和全身功能状态的反映。颅脑损伤或功能衰竭常伴有瞳孔和意识神态改变,颜面表情也可反映患者的体质状况和病情轻重。

2. 外形与色泽检查 观察颌面部外形,比较左右是否对称,比例是否协调,有无突出和凹陷。检查颌面部皮肤色泽、质地和弹性变化对某些疾病的诊断具有重要意义。例如肿瘤、外伤和畸形都有外形改变,而炎症、血管瘤、神经纤维瘤、恶性黑色素瘤、白斑、麻风病等则伴有皮肤颜色的改变。

3. 面部其他器官检查 眼、耳、鼻等面部器官与某些颌面部疾病关系密切,应同时检查。

(1)眼:对颌面部外伤,特别要注意瞳孔的改变,如瞳孔大小、对光反射等。瞳孔变化是颅脑损伤的一个重要体征。对于与眼部相关的肿瘤患者,应注意眼球的位置和运动情况、视力如何以及有无复视等。上颌骨骨折累及眶骨时,也可有眼球运动和视力改变,而畸形患者则应检查眼睑动度和睑裂大小。

(2)耳:颌面部外伤如有外耳道流血或渗液,应注意有无颅中窝骨折。耳部邻近部位如颞下颌关节及腮腺区的炎症和肿瘤,应检查听力和耳道。由于眼、耳、鼻的检查具有很强的专业性,必要时应邀请有关专科会诊,协助检查,以期获得正确结论,为临床诊治提供更可靠的依据。

(3)鼻:对颌面部外伤,要注意有无脑脊液鼻漏,这是颅前窝骨折的体征之一。上颌窦癌患者的早期症状之一是患侧鼻阻塞或鼻腔内有血性分泌物。对畸形患者应特别注意缺损部位(鼻翼、鼻尖或其他)及大小。此外,还应注意检查患者的嗅觉。

4. 病变部位和性质检查 对于已发现的病变,应进一步检查、明确病变的确切部位,查清病变所在的解剖区域及涉及的组织层面;同时还应明确其形态、范围、大小以及有无活动、触痛、波动感、捻发音等体征。病变大小可以采用精确的尺度描述或以实物(如米粒、黄豆、蚕豆、核桃等)比拟。

视频:ER2-1
双合诊检查

如病变部位不明确,可通过两侧对比加以确定。对于畸形和两侧不对称患者,应注意区别是一侧肿大、膨隆,还是另一侧萎缩、缺损。

病变可通过扪诊有无压痛,病变软硬程度、是否与周围组织粘连、能否移动,扪之是否光滑、有无结节等体征进行初步判断。一些特殊征象对明确病变性质则有直接提示作用。如脓肿可出现波动感,动脉瘤触摸时可有搏动感,颌骨囊肿触压时可有乒乓球样感,静脉畸形体位移动试验阳性等。对于口腔颌面部瘘管、窦道,可用探针进行探诊。必要时可注入染色剂或行造影检查,以了解其走向和深度。

5. 语音及听诊检查 语音及听诊检查对某些疾病的诊断具有重要意义,如腭裂患者具有很重的鼻音,临床上称为"腭裂语音";舌根部肿块可有"含橄榄语音";动静脉畸形局部听诊可闻及明显的吹风样杂音;颞下颌关节紊乱病患者可在关节区进行听诊,根据关节弹响发生的时间和性质,协助确诊和分型。

(三)颈部检查

1. 一般检查 观察颈部外形、色泽、轮廓、活动度是否异常,有无肿胀、畸形、斜颈、溃疡及瘘管。如有肿块应进一步确定其性质,明确是炎症还是肿瘤,特别应注意肿块与颈部重要神经、血管的关系(必要时可行血管造影等特殊检查),这对确定诊断和治疗方法,以及估计手术难度和预后均有参考价值。颈前正中肿块或瘘管常与发育畸形有关,应做吞咽动作检查,如甲状舌管囊肿可随吞咽动作而上下移动。对于可疑是发育畸形所致的颈侧肿块和瘘管,可行探诊检查,了解走行方向和深浅层次,从而为临床诊治提供依据。

2. 淋巴结检查 对口腔颌面部炎症和肿瘤患者的诊断和治疗具有重要意义。检查时患者取坐位,检查者立于患者的右前或右后方,患者头稍低,略偏向检查侧,以使皮肤、肌群松弛,便于触诊。检查者手指紧贴检查部位,按一定顺序,由浅入深滑动触诊。一般顺序为:枕部、耳后、耳前、腮腺、颊部、下颌下及颏下;顺胸锁乳突肌前后缘、颈前后三角直至锁骨上窝。仔细检查颈深、浅淋巴结。触诊检查淋巴结时,应注意肿大淋巴结所在的部位、大小、数目、硬度、活动度、有无压痛、波动感以及与皮肤或基底部有无粘连等情况。应特别注意健、患侧的对比检查。

(四)颞下颌关节检查

1. 面型及关节动度检查 颞下颌关节与颌骨,特别是与下颌骨关系密切。因此颞下颌关节检查时,应注意观察面部左右是否对称,关节区、下颌角、下颌支和下颌体的大小和长度是否正常,两侧是否对称。此外,还应检查颏点是否居中,面下1/3是否协调等。

髁突动度检查有两种方法:以双手示指或中指分别置于两侧耳屏前方,髁突外侧,让患者作开闭口运动,感触髁突活动度;或将两手小指伸入外耳道内,贴外耳道前壁进行触诊,了解髁突活动度和冲击感,并注意两侧对比,以协助关节疾病的诊断。

2. 咀嚼肌检查 检查颞肌、咬肌等咀嚼肌群的收缩力,触压其是否有疼痛,观察两侧是否对称、协调。在口内可按咀嚼肌的解剖部位,扪触颞肌前份(下颌支前缘向上)、翼外肌下头(上颌结节上方)和翼内肌下部(下颌磨牙舌侧后下方和下颌支内侧面),进行左右对比,检查有无压痛等异常。

3. 下颌运动检查 通过患者的开闭口运动、前伸运动和侧方运动,检查关节功能是否正常,有无疼痛、弹响或杂音;观察弹响发生的时间、性质、次数和响度;两侧关节动度是否一致,有无偏斜;开口度和开口型是否正常,以及在开闭口运动时是否出现关节绞锁等异常现象。

4. 咬合关系检查 咬合异常是颞下颌关节病的病因之一。咬合关系检查时,首先应检查咬合关系是否正常、有无紊乱;覆𬌗、覆盖情况及纵𬌗曲线、补偿曲线是否正常;牙磨耗是否均匀一致,程度如何。此外,还应检查有无龋病、牙周病、牙列缺失和牙倾斜等,以为关节疾病的诊断和治疗提供客观依据。

(五)唾液腺检查

1. 一般检查 检查的重点是三对大唾液腺,但对某些疾病,小唾液腺的检查也不应忽视。唾液腺检查应采用两侧对比,对两侧都有病变的患者,应与正常解剖形态、大小相比较。此外,还应注意导管口和分泌物的情况;必要时,可按摩推压腺体,增加分泌,以便更好地观察分泌情况。检查中

视频:ER2-2 颈部淋巴结检查

视频:ER2-3 髁突动度检查

应特别注意分泌物的颜色、流量和性质,必要时可进行实验室检查。

腮腺和下颌下腺的触诊应包括腺体和导管。腮腺触诊一般以示、中、无名指三指平触为宜,切忌用手指提拉触摸,以免将腺叶误认为腮腺肿块。下颌下腺和舌下腺的触诊则常采用双手双合诊法检查。唾液腺导管的触诊除注意有无结石外,还应注意导管的粗细和质地。对有狭窄的唾液腺导管的检查可采用探诊。探针应钝而细,且应在排除有结石存在可能后方可进行,以免将结石推向深部。在行唾液腺造影、冲洗、注药等检查和治疗时,动作应轻柔、准确,避免刺伤导管、乳头或将药物注射到导管外的软组织中。

2. 分泌功能检查 唾液腺分泌功能检查对唾液腺疾病的诊断有较大帮助。通过分泌功能检查,可以明确疾病是阻塞性病变还是萎缩性分泌抑制,是局部病变的结果还是系统疾病的表征。分泌功能检测主要包括定性检查和定量检查两个方面(详见第九章)。

二、辅助检查

单纯一般检查对明确某些疾病的诊断仍有一定困难时,常需要借助辅助检查才能确诊。随着科学技术的发展,临床上辅助检查手段和设备愈来愈多,新技术和新方法不断涌现,对提高临床诊断和治疗水平起到了极大的推动作用。作为临床医师,除了掌握扎实的基础知识外,不断学习新理论,吸收新知识,学会运用新的检查方法,对提高个人临床技能和诊治能力均有重要意义。

(一)化验检查

化验检查是全面认识疾病的重要辅助手段,对疾病的诊断、治疗和对全身情况的监测均有参考价值。检查内容主要包括临床检验、生化检验、免疫学检验、血液学检验、微生物检验和肿瘤标志物检验等。对口腔颌面外科而言,微生物检验涉及常规需氧菌检验和厌氧菌检验;与免疫有关的疾病应行免疫学检验;与肿瘤有关的疾病应行肿瘤标志物检验;手术前准备则常需进行生化和血液学检验。

(二)穿刺检查

对触诊有波动感或非实质性含液体的肿块,可用注射针作穿刺检查。通过穿刺抽吸肿块内容物,了解内容物的颜色、透明度及黏稠度等性质,进一步协助诊断。穿刺检查的优点是简便、易行、直观,有时可以通过穿刺直接确诊。例如血管瘤或血管畸形可以抽出血液;舌下腺囊肿可以抽出蛋清样黏液;角化囊性瘤抽出液中可含皮脂样物质或镜下可见的胆固醇结晶;脓肿可以抽出脓液等。必要时应将抽出物送病理或涂片检查,以进一步明确其性质。

穿刺应在严格消毒的条件下进行,注意选用适宜的针头。临床上脓肿穿刺多选用外径0.9mm(20G)的粗针,血管性病变选用外径0.7mm(22G)的细针。穿刺检查应掌握正确的操作方法,注意进针的深度和方向,以免损伤重要的组织结构。临床上怀疑颈动脉体瘤或动静脉畸形时禁忌穿刺;怀疑结核性病变时,进针时要注意避免因穿刺形成经久不愈的窦道。

(三)活组织检查

活组织检查是从病变部位取一小块组织制成切片,通过HE染色后,在显微镜下观察细胞的形态和结构,以确定病变性质,肿瘤类型及分化程度。这是目前比较准确可靠的,也是结论性的诊断方法。但也非绝对,必须结合临床和其他检查综合分析,才能更正确地作出诊断。另一方面,活组织检查必须正确掌握,因为不恰当的活组织检查不但增加患者的痛苦,而且可以促进肿瘤转移,影响治疗效果。从原则上讲,应争取诊断和治疗一期完成;必须先行活检明确诊断者,活检时间和治疗时间应尽可能接近。常用的活组织检查方法介绍如下:

1. 切取活组织检查 适用于表浅或有溃疡的肿瘤。可以不用麻醉或在局部阻滞麻醉下进行,浸润麻醉不宜采用。用11号手术刀,最好在肿瘤边缘与正常组织交界处切取1块0.5~1cm楔状组织,立即放入4%甲醛溶液中固定,以备病理检查。局部压迫止血,不必严密缝合。黏膜病变标本取材不应小于0.2cm×0.6cm。对舌根及口咽部肿瘤的钳取组织活检,因一般只能钳取到表面组织,其诊断结论有时不甚可靠,必须结合临床。切取活检时,应尽量减少机械损伤,亦不宜使用染料类消毒剂,以免瘤细胞变形或着色而影响诊断。因电刀可引起细胞内蛋白变性,切取标本时也不应采用。还应注意切取组织宜深,不要在坏死部位切取,以免取到坏死组织,作出错误结论。对于有多处、多种损害的病变,可在不同病变部位多处取材。

需要指出的是,血管性肿瘤或血管畸形、恶性黑色素瘤一般不做活组织检查,以免造成大出血或肿瘤快速转移。

2. **切除活组织检查** 适用于皮肤、黏膜完整,位于深部的可切除的小型肿瘤或淋巴结。其优点是不打开肿瘤,不会造成肿瘤的种植或转移;整块瘤体送检,诊断信息量更多。切除活组织检查时,边界应包括病变周围一定的正常组织。

3. **冷冻活组织检查** 对已决定手术治疗的病变,应争取冷冻活组织检查与手术一期完成。冷冻活组织检查是一种能迅速确诊的病理检查方法,对临床上不易确诊又怀疑有恶性变的肿瘤,常可协助迅速明确肿瘤的性质,从而决定切除的范围;如需判断唾液腺多形性腺瘤有无恶变时,常采用此法。但冷冻活检也有缺点,由于切片较厚,有时对肿瘤的性质及类型不易完全确定。目前,冷冻活检的确诊率在95%以上。冷冻切片不同于石蜡切片对组织标本的要求,冷冻活检需要新鲜标本,送检前不应进行固定。

4. **细针抽吸活检(fine-needle aspiration biopsy,FNAB)或细针抽吸细胞学检查(fine needle aspiration cytology,FNAC)** 从身体特定部位穿刺、抽吸少许活组织进行病理形态学检查,在显微镜下观察细胞形态及细胞之间的关系。可在超声、CT或MRI引导下进行,以增加穿吸部位的准确性。适用于具有一定体积,表面有正常组织覆盖的实性肿瘤。临床上多用22G的细针刺入瘤体,然后回抽注射器芯,造成负压,将瘤组织碎屑吸入空针内,将此微量组织涂于载玻片上,经固定、染色等处理,在显微镜下观察并作出诊断。其操作简便、安全、无需麻醉,对恶性肿瘤的诊断符合率达80%以上。

5. **自动切割针活检(automatic cutting needle biopsy,ACNB)** 具体见二维码ER2-5。

(四)涂片检查

取脓液或溃疡、创面分泌物进行涂片检查,可观察、确定分泌物的性质和感染菌种。必要时可作细菌培养和抗生素敏感试验,以指导临床用药。

(五)超声检查

超声检查是利用超声产生的波在人体内传播,通过示波屏显示体内各种器官和组织对超声的反射和减弱规律来诊断疾病的一种方法。可以确定病变的大小、深浅和性质,优点是无痛、无创、软组织分辨力强、成像迅速、可观察运动的脏器。超声在口腔颌面部主要用于唾液腺、下颌下和颈部肿块的检查,以明确是否有占位性病变,是囊性还是实性等。各型超声检查中,B型超声准确性较高,且能分辨深部肿瘤和邻近重要血管的关系。近年来,彩色超声检查在血管瘤与脉管畸形的鉴别、皮瓣转移血供定位上有较广泛的应用。

(六)X线检查

口腔颌面部X线检查可用于牙体、牙髓、牙周及颌骨病变的诊断。与造影剂联合应用,还可对颌面部软组病变进行检查。颌面部X线检查主要包括X线平片检查、曲面体层摄影检查和造影检查。荧光透视检查(简称透视)目前主要用于脏器运动功能的检查。

(七)CT检查

CT检查是利用X射线束对人体某部一定厚度的层面进行扫描,由探测器接收透过该层面的X射线,转变为可见光后,由光电转换变为电信号,再经模拟数字转换器转为数字,输入计算机处理,形成图像,还可进行三维重建。其对软、硬组织均有较好的显示,尤其对骨组织病变、骨折等的显示优于其他影像学检查,可清楚显示颌骨骨折的立体移位、颌骨畸形骨形态改变、肿瘤的血供状态、血管畸形以及病变与周围解剖结构的关系,有效提高了临床诊断和治疗水平。由于检查时间短,特别适合于不易配合的小儿和危重患者。

锥形束CT(cone-beam CT)是近年来发展起来的新型计算机体层成像技术。其主要优点是采用锥形X线束和二维探测器取代传统的扇形X线束和一维探测器,不仅可一次同时扫描多层组织,而且提高了获取投影数据的速度和X线的利用率,同时重建出的体积图像的轴向分辨率也大大提高。其射线量极低,各向同性空间分辨率高,轴向位图像更清晰,操作简单,费用较低,已在口腔各领域获得广泛应用。

文档:ER2-5
自动切割针活检

学习笔记

（八）磁共振成像检查

磁共振成像（megnetic resonance image,MRI）检查是一种非创伤性检查方法,其特点是显示的解剖结构逼真,病变与解剖结构的关系明确,能使血管显影,且具有三维图像,因而更有利于病变的定位。临床上,凡能够被 CT 检出的肿瘤,都能被 MRI 检出,其软组织对比度更优于 CT。

在口腔颌面外科,MRI 主要用于肿瘤及颞下颌关节疾病的检查诊断,尤其是颅内和舌根部良、恶性肿瘤的诊断和定位,以及脉管畸形的诊断和相关血管显像等。对炎症和囊肿的检查也有临床参考价值。

（九）数字减影血管造影术

数字减影血管造影术（digital subtraction angiography,DSA）是利用计算机处理数字化影像信息,并通过减影技术消除骨骼和软组织影像的新一代血管造影技术。DSA 较常规的血管造影具有诊断敏感性高,造影剂密度低、剂量小,可观察血流动态图像等优点,已被广泛用于心血管系统疾病的诊断和介入治疗;对了解颌面部肿瘤的供养和回流血管及其与周围大血管的关系有重要价值。目前多用于颌面颈部血管,动静脉瘘及血运丰富的良、恶性肿瘤的检查、诊断和治疗,特别是颌面动静脉畸形的介入性栓塞治疗。不足之处是不能显示病变与周围组织的关系,故尚需与其他检查配合使用。

（十）放射性核素检查

放射性核素检查主要用于肿瘤的检查和诊断,亦可用于唾液腺、骨组织疾病的诊断或临床和科研的示踪手段。其中最突出的是闪烁照相的广泛应用,其优点是灵敏度和分辨率高,图片清晰,扫描时间短。目前倾向于应用半衰期短、能量低的核素,如 ^{99m}Tc、^{131}I、^{32}P、^{85}Sr、^{113}In、^{67}Ga 等。甲状腺癌和口腔内异位甲状腺可用 ^{131}I 或 ^{125}I 诊断,^{125}I 分辨率较好。诊断颌骨恶性肿瘤主要用 ^{99m}Tc。唾液腺炎性疾病和部分肿瘤可采用唾液腺核素显像检查,其中对炎性疾病的动态功能检查被认为是唾液腺功能检查中最佳的方法。

（十一）核素发射计算机体层摄影

核素发射计算机体层摄影（emission computed tomography,ECT）是 CT 与核医学示踪原理相结合的产物。根据所使用的核素和成像原理的差异,ECT 可分为正电子发射型计算机体层摄影（positron emission tomography,PET）和单光子发射型计算机体层摄影（single photon emission computed tomography,SPECT）。由于后者应用更广,通常所说的 ECT 均指 SPECT。与 CT 相比,ECT 信息采集量大,示踪剂适应面广,特异性高,化学、物理及放射性负荷低,不干扰机体内环境的稳定,具有定性和定量双重功效,是唯一的活体生理、生化、功能、代谢信息的四维显像方式,故对某些疾病的诊断和对人体重要脏器的功能测定有一定的优越性。

ECT 显像在口腔颌面外科主要用于唾液腺疾病的诊断,肿瘤良、恶性的鉴别诊断以及判断肿瘤有无全身转移病灶等;特别是口腔颌面部肿瘤的骨转移和颈淋巴结转移,SPECT 常能在有 X 线表现之前即可检出。此外,还可用于检查移植组织（骨或软组织瓣）的血运情况以及协助颈部血管性疾病的诊断。

近年来 PET 的应用日趋增多,虽然对肿瘤的诊断很有帮助,但仍有假阳性和假阴性的病例。

（十二）PET-CT 检查

PET 成像空间分辨率较低,使核医学图像上解剖结构的定位存在困难,常需借助解剖显像（CT 或 MRI）的图像。近年来,随着图像融合技术的发展,功能性成像与解剖图像融合成为现实,PET 和 CT 的同机融合技术,极大地提高了核医学影像的定位诊断能力。

PET-CT 是 PET 扫描仪和 CT 扫描仪的集成装置,可同时获取 CT 扫描和 PET 扫描图像。若 PET 和 CT 扫描过程中患者的体位保持不变,重建的 PET 及 CT 图像在空间上具有一致性。PET-CT 同时反映机体的功能和解剖信息,可提高病灶定位和定性诊断的准确性,在临床上可用于肿瘤早期定性诊断、临床分期和疗效评价,心肌细胞活性判断以及脑代谢和神经功能研究。口腔颌面部主要用于良、恶性肿瘤的鉴别和分期,以及恶性肿瘤的复发和转移监测等。

（十三）关节内镜检查

关节内镜在口腔颌面外科主要用于颞下颌关节疾病的检查。诊断性关节镜的临床应用,主要是针对临床上怀疑有关节病,又无法用其他检查手段进行确诊,并且能否确诊将直接影响后续治疗方案的患者。由于关节内镜可以直接获取颞下颌关节的组织结构图像,通过颞下颌关节内镜检查,可以对颞下颌关节结构紊乱、骨关节病、关节滑膜炎、关节粘连、关节运动过度(半脱位和全脱位)等进行确诊。颞下颌关节内镜除可用于关节疾病的诊断外,还可同期完成治疗。需要指出的是,尽管关节内镜属于微创外科,具有损伤小、恢复快的特点,但关节镜检查仍然是一种创伤性检查手段。因此,一般提倡关节内镜检查、治疗同期完成,不提倡仅为诊断用的关节内镜检查。

(十四) 唾液腺内镜检查

唾液腺内镜(sialendoscopy)主要用于唾液腺导管系统疾病的临床检查、诊断和治疗。检查者可利用其微型内镜和高清晰的图像放大系统,直视主导管、腺门及分支导管内的病变并作出准确诊断。

(十五) 手术探查

经过上述各项检查仍不能明确疾病的性质,做不出确切诊断时,可行手术探查。手术探查的目的是了解病变性质、范围及其与周围组织的关系。必要时可在手术台上切取小块病变组织进行病理检查,以求确诊,并根据诊断确定进一步的治疗方案。与常规手术一样,术前也应有认真的讨论和充分的准备,避免盲目的手术探查。

第三节　消毒与灭菌

口腔颌面外科手术多位于口腔和接近眼、耳、鼻、鼻窦、咽等污染区,术后发生感染的机会较多。一旦感染,不仅增加患者的痛苦和延长治疗时间,还可能导致功能障碍及增加面部畸形等不良后果。因此,口腔颌面外科医师必须严格遵循无菌原则,进行彻底的消毒与灭菌,有效防止感染。至于行无菌的整复手术,则消毒、灭菌的要求更高。

一、手术室和手术器材的消毒与灭菌

口腔颌面外科手术室和手术器材的消毒(disinfection)与灭菌(sterilization)要求及原则与一般手术室相同,使用的药品和方法也基本一致。门诊手术室应与治疗室或拔牙室分开,在连续手术时应遵循先清洁、次污染、后感染的原则,以免发生交叉感染。手术室应定期进行空气消毒,一般每天应消毒 1 次,常用的方法有紫外线照射、电子灭菌灯消毒或化学药物加热蒸汽消毒,如过氧乙酸(0.75~1g/m^3)、甲醛溶液(甲醛溶液 10mL/m^3 加高锰酸钾 5g/m^3)等。

1. 手术器械、敷料的消毒与灭菌

(1) 高压蒸汽灭菌(autoclaving steam sterilization under pressure):是将待灭菌的物品放在一个密闭的加压灭菌锅内,通过加热,使灭菌锅隔套间的水沸腾而产生蒸汽,待水蒸气急剧地将锅内的冷空气从排气阀中驱尽,然后关闭排气阀,继续加热。此时,由于蒸汽不能溢出,增加了灭菌器内的压力,从而使沸点增高,得到高于 100℃ 的温度,导致菌体蛋白质凝固变性,从而达到灭菌目的。

压力灭菌器有下排气式及预真空压力灭菌器两种。一般器械、布类、纱布、棉花类及橡胶类等均可使用。灭菌效果可靠,但不同物质的压力和灭菌时间要求不同。

(2) 煮沸灭菌法(boiling sterilization):此方法简单,应用方便,适用于耐热、耐温物品,但可使刀刃的锋利性受损。消毒时间自水煮沸后开始计算,一般需 15~20 分钟。对于肝炎患者污染的器械与物品,应煮沸 30 分钟。加入 2% 碳酸氢钠时,沸点即达 105℃,可缩短消毒时间,效果更佳(金属器械煮沸 5 分钟即可达到灭菌要求),并可防锈。

(3) 干热灭菌法(dry heat sterilization):利用电热或红外线烤箱高热烘烤进行灭菌。适用于玻璃、陶瓷等器具,以及不宜用高压蒸汽灭菌的可吸收性明胶海绵、凡士林、油脂、液状石蜡和各种粉剂等物品。不耐高热的物品,如棉织品、合成纤维、树脂及橡胶制品等不能使用此法灭菌。干热灭菌的温度和维持时间应根据消毒物品导热快慢、包装大小和安放情况而定。一般 160℃ 应持续 120 分钟,170℃ 应持续 90 分钟,180℃ 应持续 60 分钟。

(4) 化学灭菌法(chemical sterilization):利用化学药品杀灭传播媒介上的病原微生物,以达到预防感染、控制传染病的传播和流行。临床上应选择具有杀菌谱广、毒性低、无刺激性、性能稳定、无腐蚀性、作用速度快等优点的化学消毒剂。常用的消毒剂有乙醇、戊二醛、碘伏、甲醛、含氯消毒

剂、过氧乙酸等。

1）乙醇：在醇类中最常用，是良好的皮肤消毒剂。医疗器械消毒，可用 70%～80% 乙醇浸泡，但仅用于一般不进入无菌组织的器械灭菌，浸泡时间为 30 分钟。

2）戊二醛：为一优良广谱消毒剂，能杀灭各种细菌繁殖体、芽胞、真菌与病毒。无色、无刺激，腐蚀性较小。有机物对其消毒效果影响极微。适用于多种医疗器械的消毒。制剂为 2% 碱性戊二醛，用其浸泡器械，在 2 分钟内可杀灭细胞繁殖体，10 分钟内可杀灭真菌、结核杆菌，15～30 分钟可杀灭乙型肝炎病毒，杀灭细菌芽胞则需 4～12 小时。

3）碘伏：是碘与表面活性剂的不定型结合物，可杀灭各种细菌繁殖体与芽胞，以及真菌和病毒。可配成水或乙醇溶液使用，乙醇溶液较水溶液杀菌作用更强。消毒器械时用 1～2mg/mL 的溶液浸泡 1～2 小时。

4）甲醛：具有良好的杀菌作用，可杀灭细菌繁殖体与芽胞、真菌和病毒等。用于外科器械灭菌时，使用 10% 溶液浸泡 60～120 分钟。消毒后的器械在使用时，应以灭菌蒸馏水冲净残留药液。

5）含氯消毒剂：消毒剂溶于水中，可产生次氯酸。目前常用的有漂白粉、次氯酸钙、二氯异氰尿酸钠、氯胺丁等五种。含氯消毒剂杀菌谱广，对细菌繁殖体、病毒、真菌及细菌芽胞均有杀灭作用。

6）过氧乙酸：其气体和溶液均具有较强的杀菌作用。杀灭细菌芽胞用 1% 浓度，5 分钟可奏效；而杀灭繁殖体型微生物仅需 0.01%～0.5% 的浓度，时间 30 秒至 10 分钟即可。对乙肝病毒也有杀灭作用。

2. 特殊器械的消毒与灭菌 微型电动打磨机直机头和电动或风动骨钻机头均可用高压蒸汽或甲醛蒸汽消毒灭菌。钻针用甲醛蒸汽或浸泡消毒法，其不宜消毒部分，如电机三节臂、电源线等可套以消毒布套隔离。甲醛蒸汽消毒的方法是将器械放入内盛 36%～40% 的甲醛密闭消毒器中，40 分钟后即可达到消毒目的。

二、手术者消毒

手术者消毒（disinfection of the surgeons）包括清洁准备（更换手术室衣、裤、鞋、帽及口罩），洗手、穿手术衣及戴橡皮手套等步骤，其原则和方法与外科完全相同。在口腔颌面外科门诊进行拔牙及口腔内其他小手术时，一般只需做好洗手准备即可。这是因为，口腔内手术一般系污染条件下施行；组织血运丰富，愈合及抗感染力均较强。

三、手术区消毒

手术区消毒（operating area disinfection）包括：

（一）术前准备

除急症手术外，患者术前应理发、沐浴、剃净手术区附近的毛发；眼或鼻附近手术，须剪短睫毛或鼻毛。与口腔相通的大手术，应先作牙周洁治、充填龋齿，拔除残根等，并用 3% 过氧化氢液、1∶3 000～1∶5 000 高锰酸钾液或 0.1% 氯己定液含漱或冲洗。取皮区或取骨区，除洗净皮肤污垢外，须刮净切口周围至少 15cm 区内的毛发。取皮区用 75% 乙醇或碘伏消毒包扎；取骨区应在术前 2 天开始准备，每天 1 次，用乙醇消毒包扎，并在手术日晨再消毒 1 次。

（二）消毒药物

目前临床上主要使用碘伏进行消毒，使用浓度为有效碘 2～10g/L。与乙醇和碘酊（碘的乙醇溶液）相比，碘伏对皮肤、黏膜、伤口的刺激性很小，用途广泛，效果确切，着色浅，不易污染衣物。

（三）消毒方法及范围

1. 消毒方法 从术区中心开始，逐步向四周环绕涂布，但感染创口相反。涂药时不可留有空白，并避免药液流入呼吸道和眼内。与口腔相通的手术及多个术区的手术应分别消毒。除涉及额、头皮部手术外，消毒前应先常规戴帽，遮盖头发。

2. 消毒范围 头颈部手术消毒范围应至术区外 10cm，四肢、躯干则需扩大至 20cm，以保证有足够的安全范围为原则。

3. 注意事项 幼儿及全麻患者，在口内、口周、鼻孔附近消毒时，敷料蘸药不可过多，以防药液经咽腔流入呼吸道。在使用有刺激性药液进行眼周消毒时,应先嘱患者轻轻闭眼,再用消毒小敷料遮盖睑裂,以防药液流入眼内。

常见手术消毒范围如表 2-1 所示,不同手术部位的皮肤消毒范围如图 2-2 所示。

表 2-1　口腔颌面部常见手术区域及消毒范围

手术区域	消 毒 范 围
口腔内手术	①全部口腔;②面部(上)眶上缘,(下)颈上线,(两侧)耳前
面部手术	(上)发际,(下)颈上线,(两侧)耳前
腮腺区手术	(上)耳周发际上 5cm,(下)包括颈中部,(前)中线,(后)耳后 5cm,因麻醉或手术需显露口腔者,则应消毒口内及全面部
下颌下腺手术	(上)颧骨至鼻翼上唇,(下)颈下线,(前)过中线,(后)耳后 5cm
颏下区手术	(上)上唇全部,(下)颈下线
颈部手术	(上)下颌角及耳垂,(下)胸部乳头线,(前)过中线 5cm,如双侧或在中线处手术,对侧颈部也应全部消毒,(后)颈后三角、同侧项部及乳突发际上 5cm
口腔癌颌颈联合手术	(上)眶上缘,(下)乳头连线,(两侧)身后 5cm
胸部手术(包括取皮,取肋骨)	(上)两侧乳突线,(下)平脐,(外)腋后线包括全部关节及腋下,(内)过对侧锁骨中线,如双侧,应全部消毒
腹部手术(包括取皮,制备皮管等)	(上)两乳头线,(下)耻骨联合,(外)腋后线,(内)过中线 5cm,如双侧,应全部消毒
股部手术(包括取皮,取筋膜等)	(上)平髋,(下)膝下 5cm
上臂部手术(包括皮管制备等)	(上)全肩部、腋下、前胸侧至乳头线,(下)肘关节下 5cm

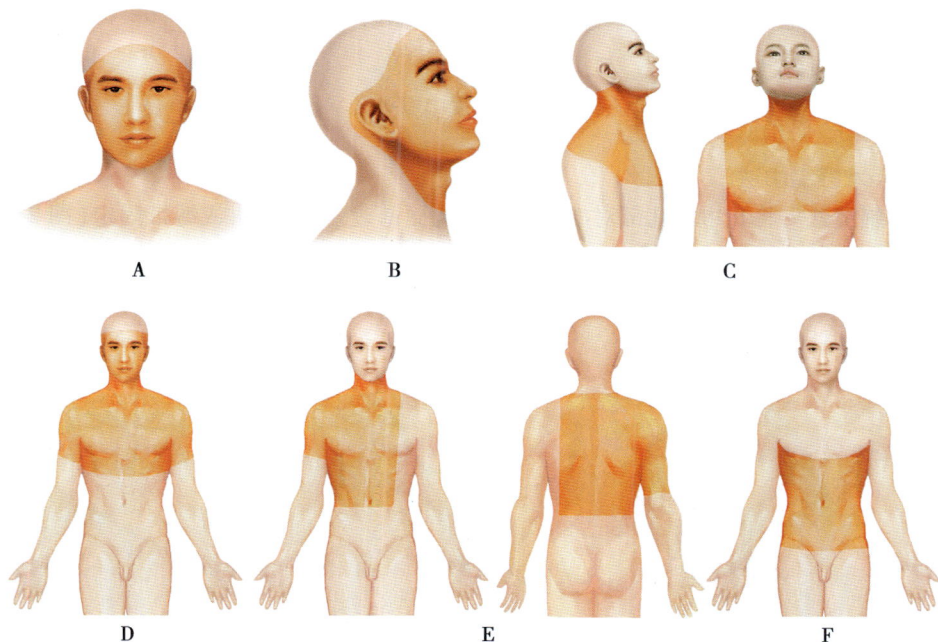

图 2-2　不同手术部位的皮肤消毒范围

A.面部手术　B.腮腺区手术　C.颈部手术　D.口腔癌颌颈联合手术　E.胸部手术　F.腹部手术

四、无菌巾单铺放

口腔颌面部外形不规则,且有腔、道、孔、裂存在,头皮部又有头发,故手术铺巾、单有一定的特殊性。除门诊口腔内小手术外,一般应在消毒前戴帽遮发;消毒后以无菌巾包头,以防污染。常用的无菌巾单铺放(placement of sterile towels)有以下几种方法,应熟练掌握。

（一）无菌巾包头法

请患者或由护士协助抬头,将2块无菌巾重叠铺于头颈下手术台上。待头部放下后,再用双手分别将上层无菌巾根据手术要求,自两侧耳前或耳后区向中央包绕,将头和面上部包于无菌巾内(除眼或额部手术外,眼应包入巾内),用巾钳固定(图2-3)。

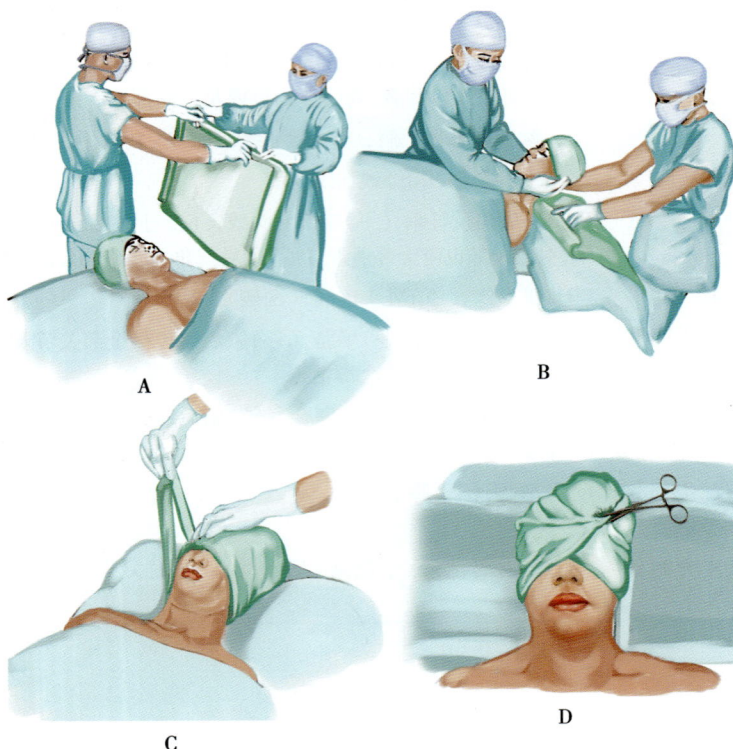

图2-3 无菌巾包头法

（二）手术野铺巾法

1. **孔巾铺置法** 将孔巾的孔部对准术区而将头面部遮盖,以巾钳或缚带固定(图2-4)。此法适用于门诊小手术。

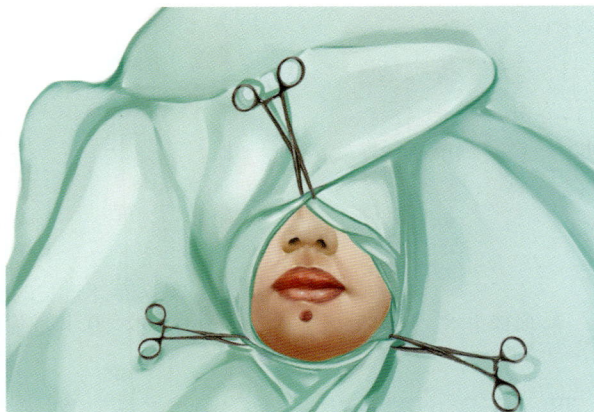

2. **三角形手术野铺巾法** 用3块无菌巾分别铺置,呈三角形遮盖术区周围皮肤,以巾钳固定(图2-5)。此法适用于口腔、鼻、唇及颊部手术。

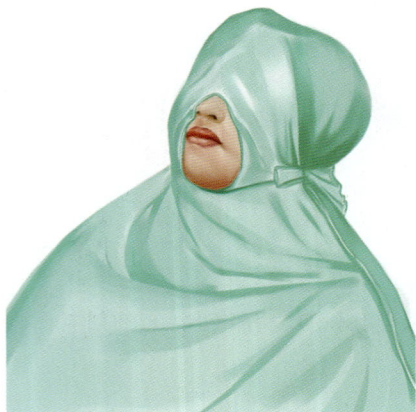

图2-4 孔巾铺置法　　　　图2-5 三角形手术野铺巾法

视频：ER2-6 无菌巾包头法　视频：ER2-7 手术野铺巾法　学习笔记

3. **四边形手术野铺巾法** 以4块无菌巾分别铺置,呈四角形遮盖术区周围皮肤,以巾钳或缝合法固定(图2-6)。此法适用于腮腺区、下颌下区、颈部及涉及多部位的大型手术。

使用三角形或四边形手术野铺巾法均应按手术需要,调整其大小及形状,并保证消毒区大于术野暴露区。在术野周围铺巾后,再用消毒的中单和大单遮盖全身(术区周围最少3~4层,外周至少2层)。大单的孔裂要对准手术区(图2-7)。若术中切开探查或作冷冻切片检查后,有可能扩大手术范围,消毒、铺巾时应有所考虑和准备,避免临时扩大消毒区和重新铺巾。手术区铺巾完毕后,再用一中单将手术区与麻醉区隔开。

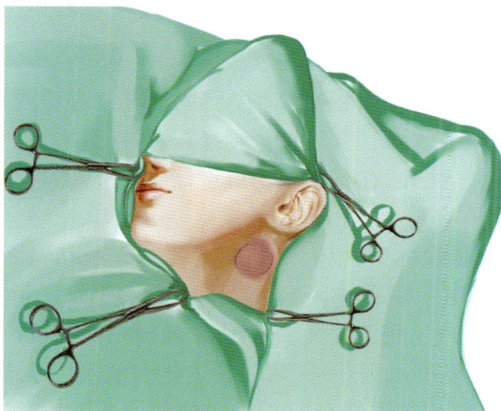

图2-6 四边形手术野铺巾法

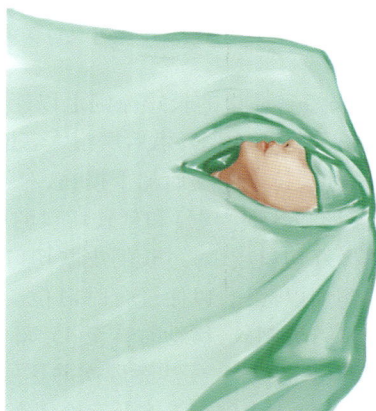

图2-7 大单铺置法

第四节 手术基本操作

口腔颌面部手术的常用器械与其他外科手术器械基本相同,使用方法也基本一致。

与其他外科手术一样,口腔颌面部手术的基本操作也包括显露、止血、解剖分离、打结、缝合和引流6个方面。手术中必须遵循无菌、无瘤和微创等基本原则,尽可能避免手术后感染、肿瘤播散或不必要的组织损伤,以利患者术后康复,提高手术治疗效果。鉴于口腔颌面部的解剖生理特点,在操作时又有其特殊的要求。

一、组织切开

切开(incision)是手术的第一步,也是最基本的手术操作之一。为了更好地显露手术野,常配合使用牵引拉钩和开口器等器械。

(一)切口设计(design of incision)

为保证手术效果,减少术中出血和术后瘢痕畸形,口腔颌面部手术的切口选择,必须全面、综合考虑以下因素:

1. **解剖** 要考虑手术区的神经、血管、腮腺导管等重要组织结构的位置和行径,切口尽量与之平行,以免意外损伤和不必要的牺牲。例如,常用的下颌下切口,宜在下颌骨下缘下1.5cm左右,如此可避免损伤面神经下颌缘支(该支在下颌骨下缘0.3~1.4cm处斜行向上)。

2. **部位** 原则上,切口应选择在病变区之上或其邻近,以获得较好、较直接的显露。但由于颌面部功能和美观的特殊要求,切口须选择在比较隐藏的部位如下颌下、耳前、下颌后区等处(图2-8),以及天然皱褶处,如鼻唇沟等。较小的病变或一定要在面部进行切口时,切口的方向要尽量与皮纹方向一致(因皮肤张力方向与皮纹方向一致),以期获得最小、最轻的瘢痕。活检手术的切口应力求与再次手术的切口一致。近年来,头皮冠状切口(coronal incision)的应用日渐增多,其主要适用于颅面骨多发性骨折的复位固定,肿瘤切除与缺损修复,颅面畸形的手术矫正,前颅底、侧颅底手术,颞下颌关节手术以及涉及颅面区的各种美容手术等。其优点是显露充分,切口隐蔽,不会在面部遗留明显的瘢痕。常见的并发症是面神经额支损伤、毛发丧失和颞部凹陷,应采取相应措施加以防治。

视频:ER2-8
组织切开方法

学习笔记

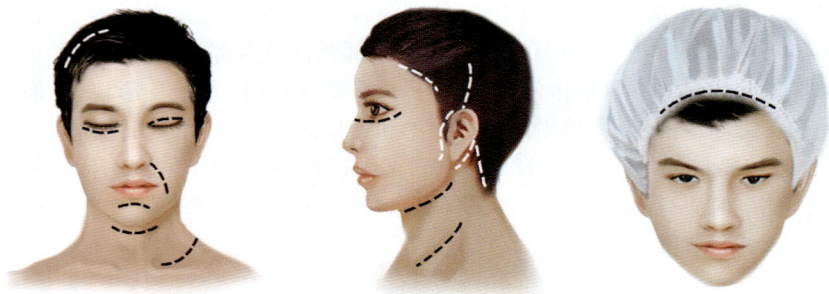

图 2-8 颌面部手术切口的常用部位

3. 长短 切口的长短原则上以能充分显露为宜。设计时视具体情况而定,避免过长或过短。切口过长,损伤组织多,术后瘢痕大,还可导致直线瘢痕收缩;切口过短,则显露不清,易造成意外损伤,且过分牵拉组织反而加重损伤,对创口愈合不利。此外,在行手术切口设计时,还应考虑切口的形状(弧形和 S 形为好)和延长切口的可能性,以留有余地并获得最佳效果。

选择好切口后,对过长的皮肤切口,可以亚甲蓝画线标记,以利切割更为准确。长切口者尚需在其两侧加以标记,以便缝合时对位。切开时,皮肤用手绷紧或固定,手术刀与组织面垂直(起刀时垂直将刀尖刺入,移动时转至 45°角切开皮肤,切完时又使刀呈垂直位),准确、整齐、深度一致地一次切开(图 2-9)。要注意层次并逐层切开(少数整复手术例外)。切忌在皮肤上来回拉锯式切割和斜切,以致造成创缘不齐。一个不整齐的创缘,不仅增加了缝合时正确对位的困难,且可致两侧组织高低不平,愈合后瘢痕也十分明显。

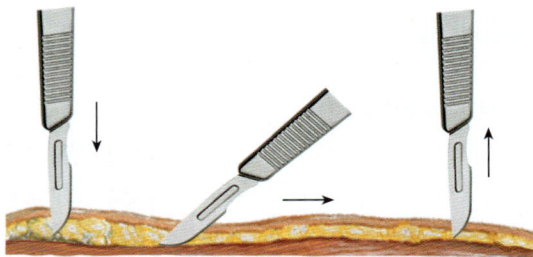

图 2-9 正确的皮肤切开法

除少数整复手术外,各层组织,如皮肤、筋膜、肌肉均应逐层分别切开。

肿瘤手术多采用电刀,也可用光刀。使用电刀或光刀切开时,皮肤层仍宜先用钢刀切开,以减少愈合后形成明显瘢痕。深层组织以及黏膜可直接用电刀或光刀切割。使用电刀时,刀尖移动速度宜稍慢,否则达不到止血效果。

面部整复手术一般使用钢刀而不使用电刀或光刀切割组织。手术中如更换刀片,一般采用持针器夹持刀片完成更换。注意夹持不可放松,用力不可过猛。

(二)体位

体位对某些手术区的显露十分重要。例如,行气管切开及颈外动脉结扎术时,如肩不抬高,头后仰或侧向不够,显露气管和动脉均将十分困难。在这些情况下,体位比切口甚至更重要。因此,口腔颌面外科手术凡涉及颈部时,应常规垫高肩部。

(三)照明

良好的照明可增加手术野的清晰度,利于准确操作和避免意外损伤,这在有重要组织结构和口、咽腔部位手术时尤为必要。例如,断根拔除时,牙槽窝的明视以及腭裂、咽成形术时,照明都非常重要。近年来,由于冷光源的发展,可利用特制的小灯头冷光源直接进入深部手术区照明,大大提高了显露的清晰度。

使用牵引拉钩、开口器等器械时,要注意动作轻柔,不能用暴力,以免损伤正常组织。使用开口器时,还要特别注意避免对牙的损伤。

二、止血

止血(hemostasis)是手术过程中的一个重要环节,对减少术中失血、保持术野清晰、防止重要组织损伤、保证手术安全以及术后创口愈合等均具有重要意义。一个比较干净而出血少的手术野,可使手术速度加快,避免损伤重要组织。头颈部血液循环丰富,出血量一般较多。彻底止血可减少出血量,尽可能做到不输血或少输血;也可预防术后出血、血肿或血清肿,甚至创口感染等并发症。

手术中常用的止血方法包括压迫止血,钳夹、结扎止血,药物止血,电凝止血,低温止血和降压止血等。

（一）压迫止血

使用外力压迫局部,可使微小血管管腔闭塞,从而达到止血效果。对于较大面积的静脉渗血或瘢痕组织及某些肿瘤(如静脉畸形、神经纤维瘤等)切除时的广泛渗血,可用温热盐水纱布压迫止血。对局限性出血又查不到明显出血点的疏松组织出血区,可用荷包式缝合或多圈式缝扎压迫止血。如组织基底移动性差,不能缝合或缝合效果不佳,可转移邻近肌肉或其他组织覆盖、填塞加压止血。骨髓腔或骨孔内的出血,则用骨蜡填充止血。腔窦内出血及颈静脉破裂出血而又不能缝扎时,可用碘仿纱条填塞压迫止血,以后再逐渐分期抽除。对急性动脉出血(手术中或外伤后),可选用手指立即压迫出血点,或压迫供应此区知名动脉的近心端,继而再用钳夹或其他方法止血。

（二）钳夹、结扎止血

钳夹止血是使用最多、最普遍的方法,即用蚊式血管钳对看得见的出血点进行迅速和准确的钳夹。钳夹的组织要少,以免过多损伤正常组织。表浅的微小血管,单纯钳夹即可达到止血目的;而较大的出血点,则需在钳夹后用丝线结扎,称为结扎止血,也可使用电凝止血。浅部组织的结扎不宜过多,过多的结扎线头作为异物长期留在组织中,可造成感染或引起组织排斥反应,影响创口愈合。故在结扎后剪线时,应尽量减短,避免遗留过长线头,这对整形手术和创面植皮尤为重要。

对某些钳夹组织较多、钳夹组织的游离端过短以及钳夹的组织内有明显血管者,为避免结扎线滑脱出血,可采用缝扎止血。对于大块肌束,例如胸锁乳突肌,应采取先钳夹,再剪断,最后缝扎的方法,以减少肌肉中的小血管出血,防止结扎线滑脱。营用的缝扎方法为贯穿缝合法,各种缝扎方法见图2-10。

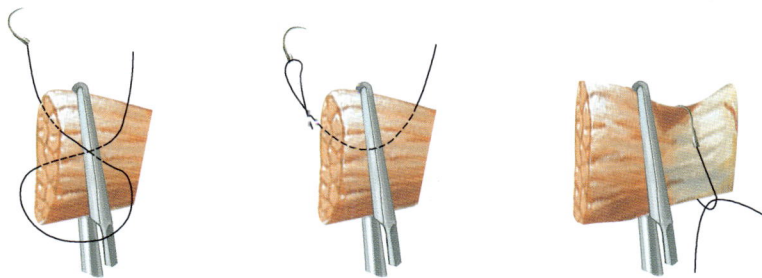

图2-10 各种缝扎方法

1. **知名或较粗血管的结扎止血** 术中处理此类血管时,应顺其长轴,细心将其从血管鞘中解剖分离出来,将两侧钳夹或结扎后剪断,即可达到防止和减少出血的目的。一般知名动、静脉结扎切断后所留下的断端长度,至少应为该血管管径的2倍(图2-11),并应行双重甚至三重结扎,以防滑脱。对较大动脉的第2次结扎,使用贯穿缝合法,则更为稳妥、牢靠。在处理重要部位的血管时,也可在游离血管后,用血管钳或直角钳带线绕血管后壁2次,分别结扎拟切断血管的两端,再从两结扎线之间剪断血管(图2-12)。

2. **颈外动脉结扎术** 颈外动脉是口腔颌面部血液供应的主要来源,因此,阻断结扎或结扎切断颈外动脉主干或其分支,是预防和处理口腔颌面部手术术中出血的重要和有效的方法之一,但要注意其适应证,正确选择。反对将颈外动脉结扎术作为口腔颌面部动静脉畸形的治疗手段。

3. **区域缝扎止血** 对于血液循环十分丰富而又不宜使用一般血管钳钳夹、结扎止血的组织,例如舌、头皮等部位,可采用区域缝扎,预防和处理出血。在切口周围或在切除肿物血供的近心端进行圈式或栅栏式缝扎,即可达到明显减少出血的目的(图2-13)。

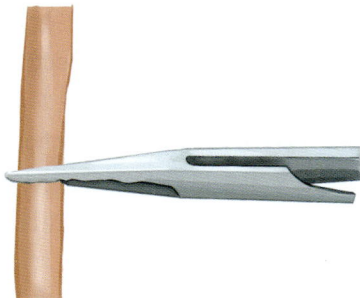

图2-11 知名动、静脉切断所留断端长度

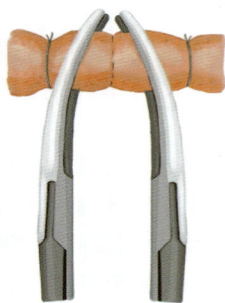

图 2-12 带线结扎血管、钳夹、切断

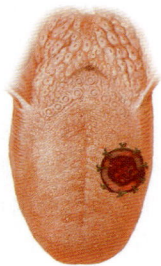

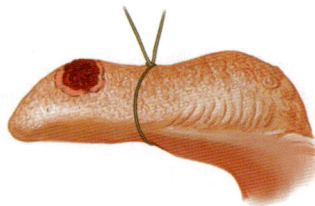

图 2-13 圈式或栅栏式缝扎止血

（三）药物止血

药物止血包括全身用药止血和局部用药止血两类。

1. 全身用药止血 主要用于凝血机制障碍的患者或在大量输血时作为辅助性用药，以增强凝血机制。常用的药物有氨甲苯酸、酚磺乙胺等。

2. 局部用药止血 术中渗血可使用可吸收性明胶海绵、淀粉海绵、止血粉等药物。使用时，先将上述药物敷贴于出血面上，再以盐水纱布轻压片刻，即可取得止血效果。也可用肾上腺素纱条直接压迫止血，常用于头皮手术及腭裂整复术时。但应注意，用量较大时，特别是在小儿，可引起心率增快；药物作用过后，有可能因血管扩张而再发生出血。

（四）电凝止血

电凝止血（hemostasis by electrocoagulation）是指用高频电流凝结小血管而止血，实际上是电热作用使血流凝结，这种方法可使小块组织炭化。常用于表浅部位较广泛的小出血点，有时亦可用于深部止血。其优点是缩短手术时间，减少伤口内线结。但患者有凝血功能障碍时止血效果较差；有伤口污染者，用电凝止血易发生感染，故不宜采用。

（五）低温止血

低温止血是指借助局部低温冷冻技术或全身低温降压麻醉，也可有效减少手术出血。对于不需精细解剖的手术，可用液氮行局部冷冻后再行切除；对于需要精细解剖或面积较大的手术，则以选择低温麻醉为宜。低温麻醉（体温降至 32℃ 左右）可有效减少周围组织的血容量，对机体，特别对中枢神经系统也有保护作用，且能增加机体对休克的耐受性。

（六）降压止血

降压止血是指术中使收缩压降至 10kPa（80mmHg）左右，即可有效减少术中出血量。但时间不能过长，一般以 30 分钟左右为宜，对有心血管疾病的患者禁用。

三、组织分离技术

分离（dissection）是显露组织的解剖部位、保护正常和重要组织、切除病变组织从而完成手术的重要手段。解剖分离应在正常组织层次中进行，即做到手术层次清楚、逐层剖入。解剖分离的方法主要有两种，即锐性分离和钝性分离。

1. 锐性分离（sharp dissection） 用于精细的层次解剖或分离粘连坚实的瘢痕组织，使用的器械为手术刀和手术剪。此法对组织损伤小，动作要求细巧、准确，一般应在直视下进行。

2. 钝性分离（blunt dissection） 用于正常肌肉和疏松结缔组织的分离以及有包膜的良性肿瘤的摘除。主要以血管钳进行，也可使用刀柄、手指、纱布等，可在非直视下进行。对于层次不清又含有重要血管神经的区域，用钝性分离法比较安全，但对组织损伤较大，故操作时更应细致，避免过度用力，以减少组织撕裂伤。

上述两种分离方法在术中常交替和结合使用。但无论使用哪种方法，均应防止粗暴和意外损伤，注意手术的快慢节奏，解剖分离过程中要经常用盐水纱布覆盖和保护创面，避免在空气中长时间暴露。整复手术时对组织更要倍加爱护，避免不必要的牵拉、夹扭和压迫软组织。

四、打结

打结(knot)是重要的手术基本功,是最基本的技术操作之一,主要用于结扎血管和缝合。打结的速度和质量决定着手术时间的长短和效果的好坏。速度过慢常延误手术时间,方法不准确(假结、滑结)、质量不高则结易滑脱,甚至造成术后出血,给患者带来不必要的痛苦。为此,必须苦练打结基本功。

根据结的形态,临床上可分为单结(half hitch)、方结(square knot)、三重结或多重结(extra half hitch on reef knot)、外科结(surgeon knot)、假结(false knot)和滑结(slip knot)等。口腔颌面外科手术中的打结与其他外科手术打结一样,要求扎方结、外科结,防止打滑结,以保证质量,避免返工重打和术后脱结出血。

打结的方法有单手打结、双手打结和持针钳打结三种,口腔颌面外科手术以单手打结和持针器打结最为常用,前者在结扎和一般缝合时便用,后者则多用于口腔内及深部缝合,在缝线过短和缝扎时也常应用。口腔内打结应打三重结,以防松脱。单手打结最好练就左、右手均能打结,以方便手术操作和配合。

打结收紧结扣时,要注意尽量使三点(两手用力点与结扎点)成一线,否则结扎组织容易撕脱或结扎松脱。这一点在表浅部位容易做到,但在深部就比较困难。为了达到这一目的,必须将两手或至少一手示指伸入深部近结扎处,才能使三点尽可能在一条直线上。

打结时,每个结扣都必须是顺的,否则容易断线或结扎不紧。为此,必须经常使用线交叉或手交叉的方法。一般在打第 1 个结扣时多使用线交叉法,以免影响助手扶持血管钳的视野;而在打第 2 个或第 3 个结扣时,则以手交叉法较为方便。

打好第 1 个结扣时,应将 2 根线头引向一侧(图 2-14),再打第 2 个结扣,如此即不易松脱且利于美观。这对牙龈缝合尤为重要。

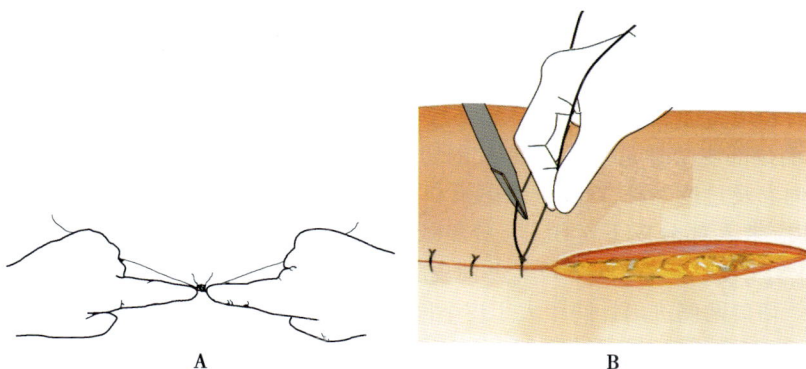

图 2-14　打结方法
A. 两手用力点与结扎点成一直线　B. 打好第 1 个结后,将线引向一侧,防止松脱且利于美观

对深部组织的结扎,用手引线很不方便,可用长血管钳尖头持以游离线(俗称吊鱼线)横过结扎血管钳之尖端,扣住组织后引出,再行打结(图 2-15)。

无论是结扎止血点或是缝合、打结完毕后,术者应两手将线合拢,轻轻提起,然后由助手将线剪断。组织内结扎线头所留长度一般为 1mm 左右,但对较大的血管及大块肌肉束等以粗线结扎时,为防止滑脱可增加到 3~4mm。缝合线若为肠线,因易滑脱,其余留线头长度也应为 3~4mm。皮肤、黏膜的缝合,为拆线时牵引方便,应至少余留 5mm 以上。线头留得较长时,剪线比较容易;留短线时则技术要求稍高,为了提高准确性,可将剪刀微张,以剪刀之一侧紧贴结扎线向下滑动至结扣处,然后向外上方稍加翻转剪断(图 2-16)。如此,可使留下之线头在 1mm 左右。

五、缝合

缝合(suture)的目的是使手术解剖分离开的组织或切除病变后的剩余组织重新对位,促进创口一期愈合。在愈合能力正常的情况下,愈合是否完善,愈合后的瘢痕大小,常取决于缝合的方法

视 频：ER2-9
打结方法

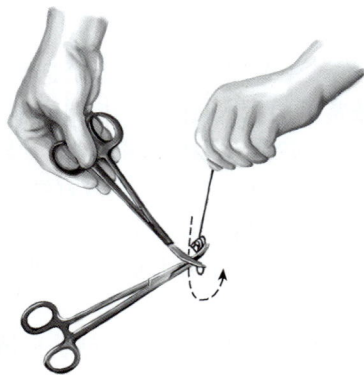

图 2-15 游离线的应用

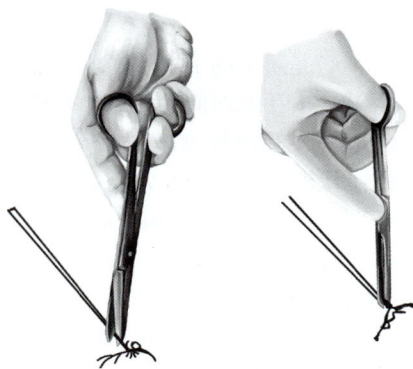

图 2-16 剪线法

和操作技术是否正确,这在整形手术中尤为重要。除某些口内手术后的裸露骨面以及感染创口等特殊情况外,所有创口,特别是软组织创口,均应行初期缝合。

（一）缝合的原则和基本要求

1. 原则 在彻底止血的基础上,自深而浅逐层进行严密而正确的对位缝合,以期达到一期愈合的目的。

2. 基本要求

（1）切口两侧组织要接触良好,正确对位;各层次要分别缝合。

（2）两侧组织应该等量、对称,避免留有死腔,否则将出现积血或积液,不但延迟愈合过程,而且容易导致感染。

（3）应在无张力或最小张力下进行缝合,以免创口裂开和愈合后瘢痕过粗。根据手术性质、部位和术中情况确定合适的针距和边距,整形手术的要求更高。

（4）缝合顺序应是先游离侧,后固定侧,相反则易撕裂组织。这一点在缝合口内黏膜瓣及游离皮片或皮瓣时均应遵循。

（5）缝合面颈部皮肤时,除沿凹陷皱纹的切口可作内卷缝合、使瘢痕与皱纹的深浅一致外,一般要防止创缘内卷及过度外翻,以免导致感染和愈合后瘢痕明显。为此,缝合应包括皮肤全层,皮肤缘较薄时,还应带入部分皮下组织(为避免线头反应,皮下一般可不缝合,或仅作几个定点缝合);进针时,针尖与皮肤垂直(图 2-17),并使皮肤切口两侧进针间距等于或略小于皮下间距,才可达到满意效果。切口两侧进出针间距大于皮下间距,易造成皮肤创缘内卷;相反,进出针间距小于皮下间距,则皮肤创缘呈现过度外翻(图 2-18)。

（6）皮肤缝合进针点离创缘的距离(边距)和缝合间隔密度(针距)应以保持创缘接触贴合而无裂隙为原则,具体要求因手术性质和部位而有所不同。一般整复手术缝合边距 2~3mm、针距 3~5mm;颈部手术缝合边距 3mm、针距 5mm;组织极易撕裂的舌组织缝合时,边距和针距均应增至 5mm 以上。

（7）缝合的组织之间不能夹有其他组织,以免影响愈合。

（8）缝合后打结的松紧要适度,过紧不但压迫创缘,影响血供,导致边缘坏死和术后遗留缝线压迹,而且可造成组织撕裂;过松则使创缘接触不良,出现裂隙,以致发生渗血、感染,还可使组织愈合后瘢痕增粗。

（9）在功能部位(如口角、下睑等)要避免过长的直线缝合,以免愈合后瘢痕直线收缩,导致组织器

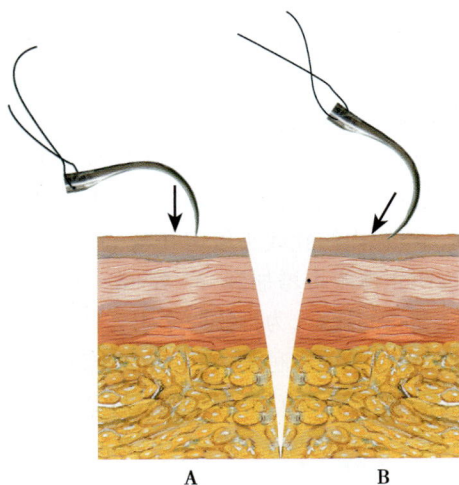

图 2-17 皮肤缝合进针法
A. 正确 B. 错误

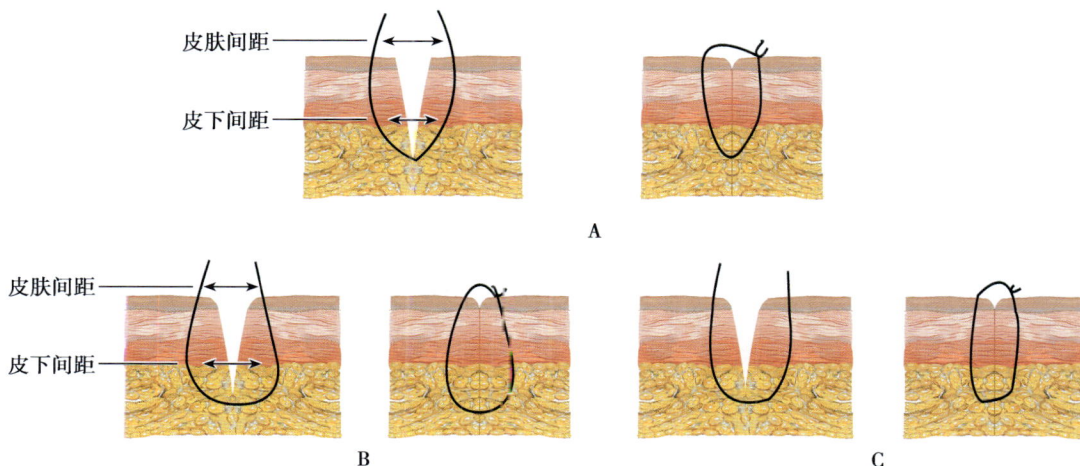

图 2-18 皮肤间距与皮下间距对皮肤缝合后的影响
A. 皮肤间距大于皮下间距——创缘内卷 B. 皮肤间距小于皮下间距——创缘外翻 C. 皮肤间距等于皮下间距——正确对位

官移位,这一点在设计切口时应有所考虑。如缝合时发现切口过长,应按对偶三角瓣法作附加切口,换位呈 Z 形曲线缝合(图 2-19)。张力过大的创口,应进行潜行分离和减张缝合。

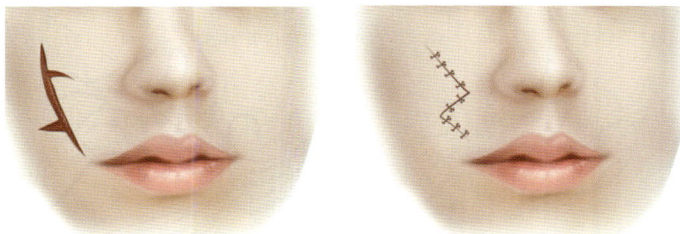

图 2-19 直线切口补充附加切口后曲线缝合

(10)选用合适的缝线,口腔颌面外科常用 1-0、3-0 和 1 号线,应根据不同情况选用。

(二)缝合的基本方法

1. 创口原位缝合法 用于无组织缺损,整齐、无张力的创口复位缝合。

(1)单纯缝合:将切开的组织边缘对正缝合,分为间断缝合和连续缝合两种。在口腔颌面外科手术中,肌肉、筋膜、皮肤等以间断缝合为主。一般用正缝法,即结扣在上;若为缝合皮下,为减少线头对组织愈合的影响,也可采用反缝法,即结扣在下(图 2-20)。双圈式缝合类似一般外科的 8字缝合法,常用于软腭及舌部缝合,比一般的间断缝合更为牢靠,且具有轻度外翻作用。

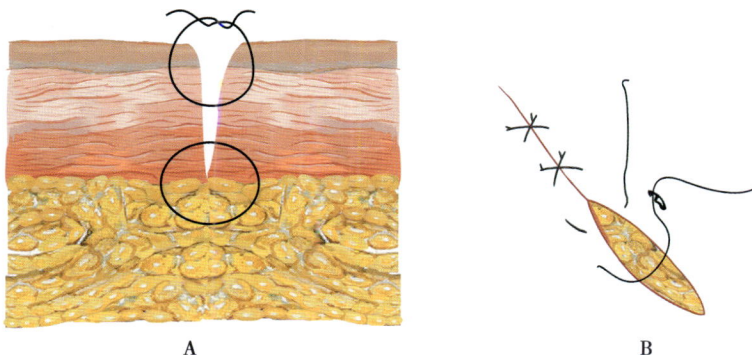

图 2-20 间断缝合法
A. 缝合皮肤时结扣在上,缝合皮下时结扣在下 B. 双圈式缝合

间断缝合的优点是创缘对合整齐,且在万一出现一针断线或松脱时不致影响全局;缺点是缝合速度较慢。

连续缝合又分为单纯连续缝合和连续锁边缝合(图 2-21),前者少用,仅用于移植皮片自身嵌接处和供组织区的缝合,如股外侧取阔筋膜时的皮肤缝合;后者现多用于牙槽黏膜的缝合。连续缝合的优点是速度较快,缺点是可能发生断线引起的缝线松脱,且创口对位较差。

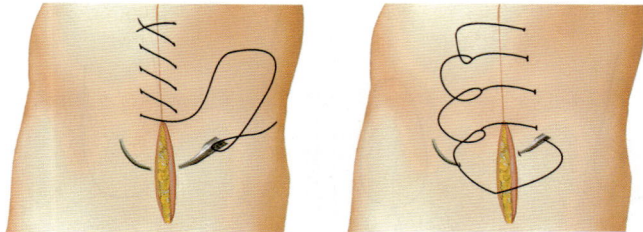

图 2-21 单纯连续缝合及连续锁边缝合

(2) 外翻缝合:亦称褥式缝合,适用于创缘较薄的黏膜、松弛的皮肤以及有内卷现象的创缘缝合。其特点是有更多的创缘组织面外翻接触,以保证创口愈合。口内黏膜缝合时应用很多;整复手术为了某部位的形成要求也常应用,例如唇裂修复时唇红的对缝,用此方法有助于形成更为明显突起的唇珠。

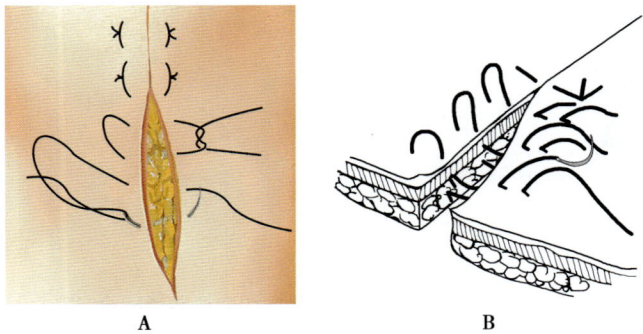

图 2-22 外翻(褥式)缝合法
A. 横式 B. 纵式

外翻缝合包括纵式和横式两种(图 2-22),如应用不当,可使创缘缺血,甚至引起边缘坏死。正确的缝合方法是:一针横式外翻缝合之进出针点间距不宜过宽(一般不超过 3~4mm);针距间隔宜较大,而在二针外翻缝合之间辅以间断缝合(图 2-23)。

选择纵式或横式外翻缝合,还应考虑创缘血供方向,最好使缝线方向与血供方向一致。例如,一般皮肤切口的血供多与创缘垂直,故以采用纵式外翻缝合为宜;腭裂手术时,硬腭部腭瓣的血供

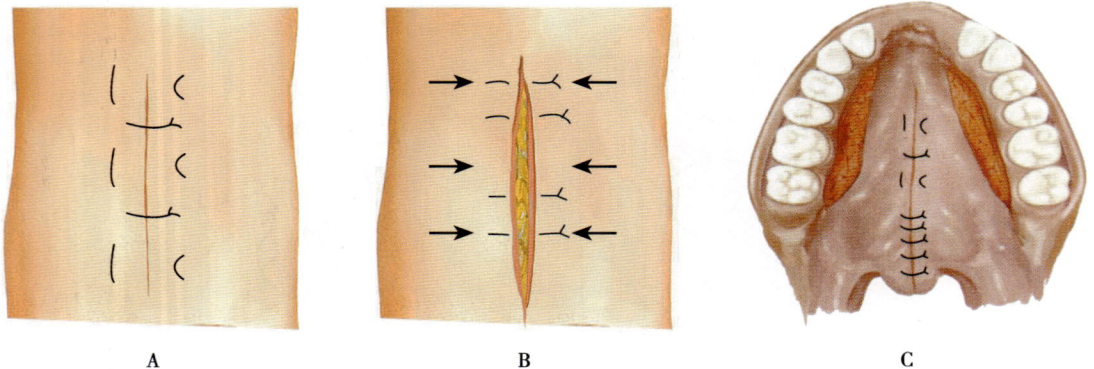

图 2-23 外翻式缝合的正确应用
A. 褥式+间断 B、C. 与血供方向一致

与创缘平行,故以采用横式外翻缝合更为合理(图2-23)。

无论是纵式或横式外翻缝合,还要注意切口两侧的皮肤进针距离要相等,否则会形成创面对合不齐,或导致小部分创面暴露。

(3)皮内缝合:系指真皮层内的缝合,亦分为间断及连续缝合两种(图2-24)。其优点是缝线不穿过皮肤,愈合后遗留的瘢痕最小。但正确对位时要求较高,个别对缝线易感者,有发生皮肤破溃、排出线结的可能。连续皮内缝合的缝线有时虽可抽除,但可发生断线,缝合技巧要求同样很高。如对位不准,或发生线头破溃排除,造成的瘢痕可能更大。因此,除在整齐、无张力、短切口的整复手术外,一般较少应用。

2. **消除张力的创口缝合法** 张力主要发生在有组织缺损时。如不经处理,常因张力过大而导致缝合困难;如勉强缝合,又常因张力过大而在后期发生创口裂开,造成继发感染、愈合不良等问题。因此,对有张力的创口,不能强行拉拢缝合,应尽量进行适当的减张缝合,其方法有潜行分离、辅助减张和附加切口减张。

(1)潜行分离:适用于张力较小的创口。在切口两侧皮下组织层用锐刀、锐剪作潜行分离(图2-25),使皮肤与深层组织分开,利用皮肤的弹性延伸,使创缘相对靠拢,从而在无张力或少张力的情况下缝合。潜行分离范围的大小一般与创口张力大小成正比。

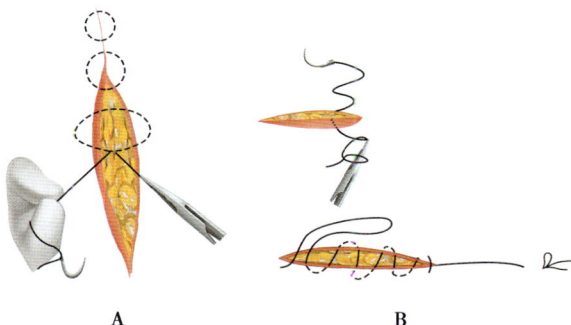

图2-24 皮内缝合法
A.皮内间断缝合 B.L皮内连续缝合

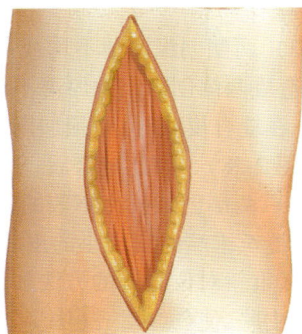

图2-25 创缘两侧潜行分离减张

(2)辅助减张法:有组织缺损的创口经潜行分离措施缝合后仍有一定张力时,可采用辅助减张法。例如,在切口两侧辅加几针减张缝合。这种方法愈合后瘢痕较粗,故一般只限用于非面部供皮创面的直接关闭。唇裂手术后的唇弓固定亦属辅助减张法。目前临床上也有各种类型的减张胶布或免缝胶布供选择使用。

(3)附加切口减张法:当组织缺损过多时,即使行广泛潜行分离或用辅助减张法仍不能达到在无张力或少张力的情况下缝合。这时可应用附加切口,进一步增加潜行分离面积,分散和松弛创缘张力,故附加切口有时也可称为松弛切口,典型的例子是腭裂或腭穿孔手术时应用的松弛切口。对皮肤缺损创面,往往采取局部皮瓣转移减轻或消除张力,关闭创面,保证创口愈合。关于各种皮瓣转移的形式和分类,可参见第十五章。

3. **特殊情况下的缝合法**
(1)组织内死腔缝合法:死腔可造成创口内积液或积血,继而发生感染,故在缝合时应特别注意消灭,以保证创口顺利愈合。其方法是分层将相同组织对位缝合,必要时可带缝深层组织。如组织缺损过多,为消灭死腔,可就近转移一块组织(皮下组织、肌肉组织等)填充缝合。缝合方法见图2-26。

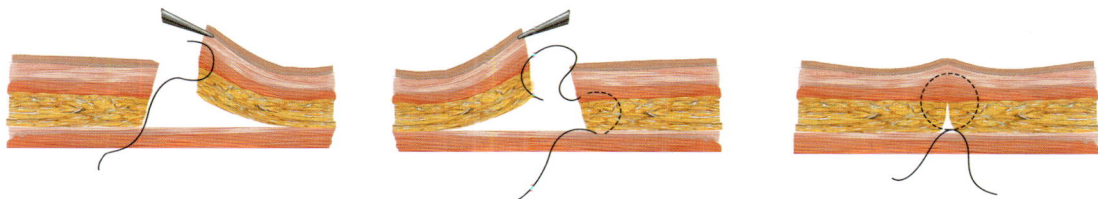

图2-26 皮下死腔缝合法

（2）三角形皮瓣尖端缝合法：整复手术中三角形皮瓣的尖端缝合最为重要，处理不当则影响血运，造成尖端组织坏死。其正确的缝合方法是：三角尖端在 90° 以上者，可直接缝合。如小于 90°，则在缝合尖端时，先从对侧创缘皮肤进针，再穿过尖端的皮下组织，最后从对侧创缘另一侧出针打结，即可使尖端嵌入对侧创缘中（图 2-27）。

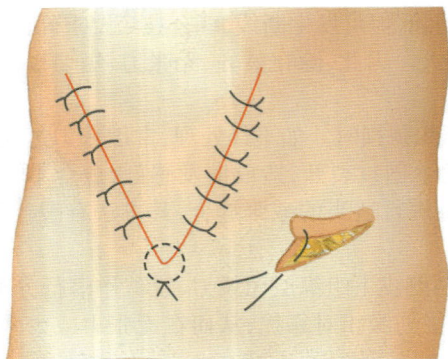

图 2-27　三角皮瓣尖端缝合法

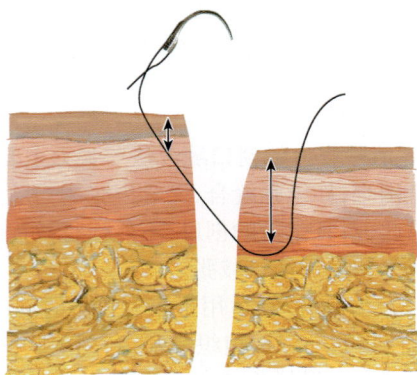

图 2-28　两侧创缘不齐的缝合方法

（3）两侧创缘厚薄不均或高低不等的缝合法：创缘两侧组织切除不等及切开组织时刀锋偏斜，即造成两侧创缘组织厚薄不均。逐层缝合时，深层组织对位不准，则呈现两侧创缘高低不等的现象。在缝合皮肤时，必须加以矫正。其方法是：薄、低侧组织要多而深缝，而厚、高侧组织要少而浅缝（图 2-28）。如此缝合后，创缘两侧即可调整到同一水平面上。

（4）两侧创缘长度不等的缝合法：两侧创缘长度不等多因缝合皮下组织或皮肤时对位不准，致使在缝至末端时出现小的皮肤折叠突起，临床上俗称"猫耳"或"狗耳"。可采用附加切口，游离后转移、重新对位缝合的方法加以解决；也可在创缘末端向长的一侧作一斜形切口，然后剪除 1 块三角形皮肤，使创缘对齐（图 2-29）。

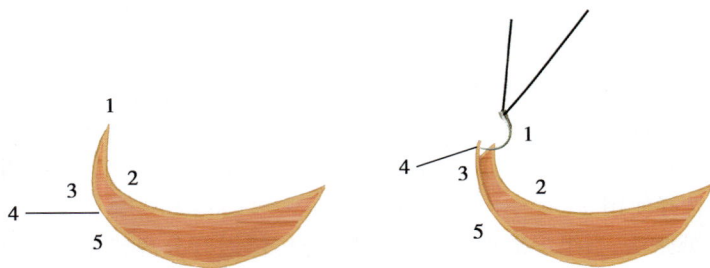

图 2-29　两侧创缘长度不等的缝合方法

（5）三角形创面缝合法：较小的三角形创面，可在潜行分离的基础上作 Y 形缝合；而较大的三角形创面，有时则需作附加切口缝合（图 2-30）。

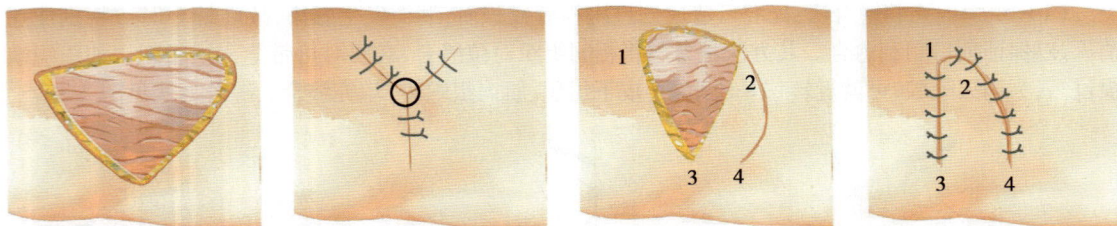

图 2-30　三角形创面缝合法

（6）圆形创面缝合法：较小的圆形创面，通过附加切口，可变为椭圆形创面及三角形创面进行缝合（图 2-31）。手术中需要切除更多一些皮肤。因此，对较大的圆形缺损，以附加切口 Z 形缝合，

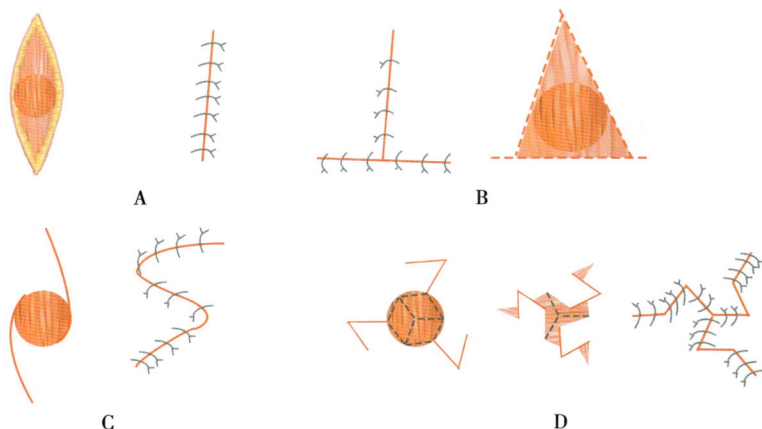

图 2-31　圆形创面缝合法
A. 圆形创面缝合法之一:延伸后改为直线缝合　B. 圆形创面缝合法之二:改为三角形切口缝合　C. 圆形创面缝合法之三:改为交叉瓣换位缝合　D. 圆形创面缝合法之四:改为多个交叉瓣换位缝合

或以分割的多菱形瓣缝合法为佳。这样不仅可避免切除过多组织,还可形成曲线缝合。

(7) 椭圆形创面缝合法及菱形创面缝合法:小的椭圆形创面,大多可在切口两侧皮下作潜行分离后行直接缝合;较大的椭圆形创面,有时可由于增加长轴的长度而形成过长的直线瘢痕,或由于短轴过宽而造成缝合张力过大不能进行缝合。此时往往采用两侧附加切口予以关闭(图 2-32)。

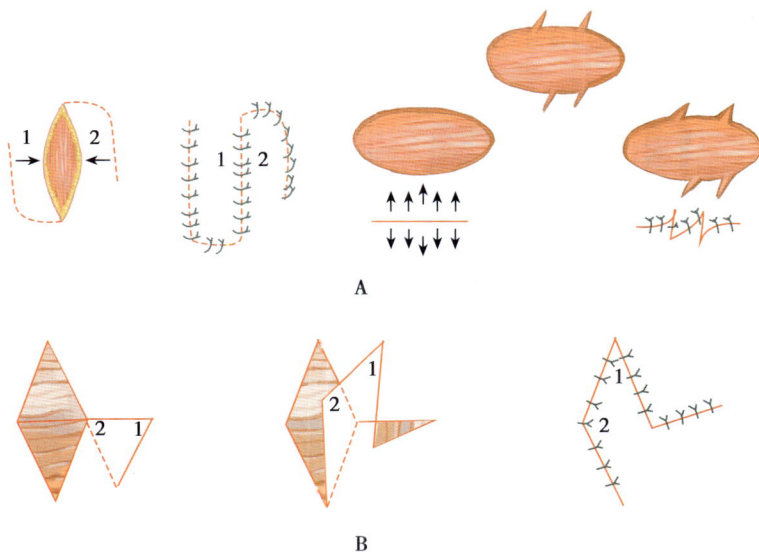

图 2-32　椭圆形及菱形创面缝合法
A. 附加切口缝合法　B. 菱形瓣转移缝合法

菱形缺损与椭圆形缺损有相似之处。由于菱形的边是相等和平行的,因此也可称为"直边椭圆形"。根据这一点,对一些较大的椭圆形缺损创面,也可按菱形缺损设计转移缝合,比一般椭圆形创面附加切口缝合的方法更好。

关于神经、血管等组织的缝合,可参见相关章节内容及有关专著。

六、外科引流

外科引流(surgical drainage)是指将渗出液、坏死组织或其他异常增多的液体,通过引流管或引流条导出体外的技术。不必要和不正确的引流,常导致继发感染,使创口延迟愈合;正确、恰当的引流,则能防止感染的发生和扩散,有利于愈合。

学习笔记

外科引流应遵循以下5项基本原则,即通畅、彻底、对组织损伤或干扰最小、顺应解剖和生理要求、确定病原菌。

(一) 外科引流的适应证

1. 感染或污染创口 感染创口如脓肿切开等必须放置引流物,以使腔内脓液得以不断排出;切口有严重感染或手术本身属于污染创口,为防止感染,也应考虑放置引流;清洁创口,特别是单纯整复手术,一般不放置引流。

2. 渗液多的创口 对范围广泛的大手术及部位深在的中等手术,考虑其术后仍有部分渗血、渗液,应放置引流。

3. 留有死腔的创口 凡术中因组织缺损较大、未能完全消灭死腔的口内、口外创口,必须放置引流。其引流物需放置于死腔底部,才能保证彻底引流。

4. 止血不全的创口 对术中止血不彻底和凝血功能低下的患者,为防止血肿形成,也应放置引流。

(二) 外科引流的分类

外科引流的方式多种,一般分为以下两类:

1. 被动引流和主动引流 按照引流的作用原理,可分为被动引流和主动引流。被动原理通常是靠吸附作用(如纱条引流)或重力作用(如体位引流)而起到引流效果;主动引流通常指借助外力作用的引流,如负压封闭式引流。

2. 治疗性引流和预防性引流 根据引流的目的,可分为治疗性引流和预防性引流。治疗性引流是对已存在的病变通过引流进行治疗(如脓肿切开引流);预防性引流是防止体液积聚或感染的引流(如颈淋巴清扫术后的引流),同时有利于术后观察并发症的发生。

(三) 常用引流物及其应用

口腔颌面外科常用的引流物有片状引流、纱条引流、管状引流和负压引流(图2-33)。

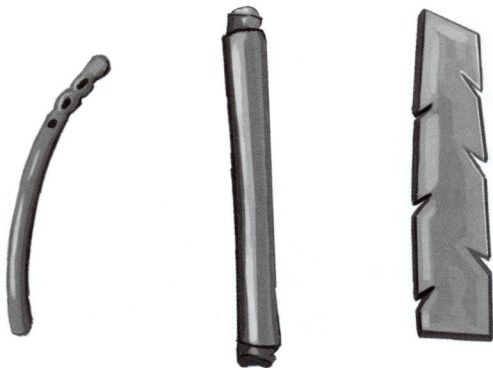

图2-33 各种引流物

1. 片状引流 引流物由废橡皮手套剪成条状制成。主要用于口外创口少量渗液的引流,偶尔用于口腔内创口引流。其形状、长短和宽窄视手术性质、创口的深浅和引流液的多少而定。

2. 纱条引流 多用特制的油纱条和碘仿纱条作为引流物。油纱条具有刺激肉芽组织生长的作用,主要用于脓腔引流;碘仿纱条的防腐、杀菌、除臭作用强,常用于重度和混合感染的创口引流,也用于口腔内创口的引流。

3. 管状引流 由普通细橡皮管或导尿管剪成引流物,因系管状,故具有引流作用强和便于冲洗及可注药的特点,多用于颌面颈部较大创口和脓腔的引流。临床上亦常应用半管引流,引流物系剖开的橡皮管,既保持引流作用强的特点,又减少对创口的刺激。

4. 负压引流 利用细塑料管或橡皮管在创口旁另戳创引出,接于吸引器、吸引球或胃肠减压器上,使创口产生负压,从而达到负压吸引的引流目的。此引流法优点较多,具有较强的引流作用,而且不需加压包扎伤口,患者感觉舒适;因创口内是负压,组织间贴合紧密,利于创口愈合,也不易继发感染。主要用于颌面颈部较大手术的术后引流,例如颈淋巴清扫术、下颌骨切除术、腮腺摘除术等。

上述前三种引流物的创口是开放的,故亦称开放引流;最后一种引流物的创口是封闭的,故亦称闭式引流。

(四) 外科引流的注意事项

1. 引流时间 引流物的放置时间因手术不同而异。引流物为异物,在达到引流目的后,应尽早拔除。污染创口或为防止积血、积液而放置的引流物,多在24~48小时后去除;脓肿或死腔的引流物应放置至脓液及渗出液完全消除为止;负压引流一般在24小时内引流量少于20~30mL时去除;较小的创口(例如下颌下腺、腮腺手术),24小时内引流量少于15mL时去除。

2. 引流部位 开放引流的引流物内端应放置在创口内深处,其外端则应依体位放在创口最低处,以利重力引流。负压引流管应避免放在重要血管、神经的附近,其戳创口也应封闭,才能收到负压效应。引流口的大小要适当,太小引流不畅;太大,将在引流部位形成粗大瘢痕。

3. **引流物的固定** 引流物应妥善固定,以免被推入创口深部或向外脱出。预防上述现象最常用、最牢靠的方法是利用引流口附近的缝线加以缝扎固定(图2-34),也可在引流物外端穿以别针,以防被推入创口内。

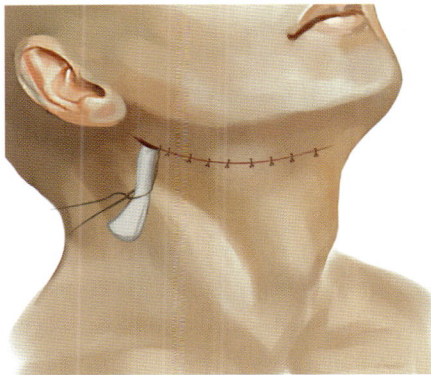

图2-34 引流物缝线固定法

4. **负压引流的装接** 手术结束后将引流管连接于吸引器、吸引球或胃肠减压器上,并认真检查是否产生负压及引流效果。注意管头位置不可接错,以免反将引流物或空气压入创口,引起感染或皮下气肿;同时应观察和记录引流液的色、质、量,发现问题,及时处理。

第五节 创 口 处 理

创口处理(wound management)是外科治疗中一项经常而且重要的工作。要掌握创口愈合的规律和护理知识,换药的原则及基本操作,以促进创口愈合(wound healing),使患者术后顺利康复。

一、创口愈合过程

虽然创口的类型不同、缝合的时间及处理方法亦不尽相同,但创口愈合一般经历局部炎症反应、细胞增殖、结缔组织形成、创口收缩和创口改建等过程。用普通手术刀手术后的创口,在其两缘的缝隙间首先出现炎症反应,充以血液和含有纤维蛋白原的渗出液,并迅速凝集成块。同时,在组织内出现白细胞和巨噬细胞浸润,并侵入凝血块,将死亡的细胞、可能存在的细菌及无活力的组织吞噬消化,以后即进入组织修复阶段。细胞增殖包括2个关键的过程,即血管发生和成纤维细胞增殖。此时,主要靠组织细胞和成纤维细胞等渗入血凝块,组织细胞可分化为成纤维细胞,成纤维细胞具有合成胶原的功能。在结缔组织的间质内,形成胶原纤维,借以连接两侧创缘。同时,增生的毛细血管也长入凝血块内,以供应所需营养。一般这种结缔组织的成熟视不同部位和张力大小,6~10天即达到临床创口的初期愈合。创口愈合后,愈合部位形成瘢痕,瘢痕乃由结缔组织和上皮组成。结缔组织内的纤维细胞和毛细血管逐渐减少,并为致密的胶原纤维束所替代,上皮仅有薄的基底膜和上皮细胞,而无真皮结构及皮肤附件。

创口收缩是指开放性创口通过创缘向中心移动而关闭的过程。其动力来自成纤维细胞和肌成纤维细胞的收缩成分。肌成纤维细胞于伤后1~2周进入创口,含有可收缩的肌动球蛋白(acto-myosin)微丝,其收缩运动类似平滑肌细胞,收缩力的大小与胶原合成无关,但胶原能使创口下组织收缩固位于原处,有利于肌成纤维细胞进一步收缩。创口收缩可持续数月,甚至导致创口挛缩。抗代谢药物、平滑肌拮抗剂、放射线和皮质类固醇可抑制创口挛缩。创面植皮可减少肌成纤维细胞的合成,减轻创口挛缩。全厚皮片几乎能完全抑制创口收缩,而在断层皮肤移植中,创口收缩的程度与皮片厚度呈反比。

创口改建于损伤后3周开始,持续数月至数年。当创口的抗张强度恢复后,愈合的创口弹性丧失,可引起严重的功能损害。目前正致力于研制新型生物材料,以恢复组织器官的功能。

用电刀手术缝合后的创口,早期炎性反应更为明显,创口在第7天出现组织学上的初步愈合;

31

而激光刀手术缝合后的创口创缘,早期主要表现为凝固性坏死,创口在术后第 10 天才有组织学上的愈合。不同手术刀手术创口的愈合过程,对术后确定拆线时间具有指导作用。

感染、局部低氧、营养不良、糖尿病、尿毒症以及某些药物(如皮质类固醇)等,均可影响创口愈合,甚至引起瘢痕增生。

二、创口愈合方式

创口愈合的方式分为两种,即一期愈合和二期愈合。缝合的创口,一般在 7～10 天内全部愈合者,称为一期或初期愈合。未经缝合的创口,其愈合往往经过肉芽组织增生,再为周围上皮爬行覆盖的过程,临床上称为二期或延期愈合。拔牙创口的愈合一般为二期愈合,这种创口愈合后结缔组织较多,在软组织部位,可形成明显的瘢痕甚至瘢痕增生。

三、创口分类

临床上,根据创口是否受到污染或感染而分为清洁创口(clean-wounds)、污染创口(contaminated wounds,包括清洁污染创口,clean-contaminated wounds)和感染创口(dirty or infected wounds)三种。

1. **清洁创口** 指未经细菌侵入的创口,多见于外科无菌切口,早期灼伤和某些化学性损伤已经及时处理者,也可以是清洁创口。口腔颌面外科的清洁创口主要是面、颈部手术创口。

2. **污染创口** 指在非无菌条件下发生的创口,如在与口腔、鼻腔相通或口腔内手术的创口(清洁污染创口);由各种损伤引起的创口,如受伤时间短,细菌未侵入深层组织引起化脓性炎症,也多属污染创口。

3. **感染创口** 凡细菌已经侵入、繁殖并引起急性炎症、坏死、化脓的创口和在此情况下进行手术的创口,均为感染创口,如脓肿切开引流、颌骨骨髓炎病灶清除术等均为感染创口。

四、各类创口的处理原则

(一) 清洁创口处理原则

1. 清洁创口不论有无组织缺损,均应争取作整齐与严密的缝合;有组织缺损者,可采取皮瓣转移和植皮的方法解决。对术后有可能发生感染、疑有污染或术后渗血较多的创口,应放置 24～48 小时的引流物;如死腔过大或渗出物较多,应延长引流时间至 72 小时以上(有时需更换 1 次引流物)。

2. 清洁创口除为拔除引流物及怀疑已有感染者外,一般不轻易打开敷料观察,以避免污染。对确需打开者,应严格遵循无菌原则。

3. 面部严密缝合的创口可早期暴露,并及时以 3% 过氧化氢和 4% 硼酸及 95% 乙醇混合液清除渗出物,切忌渗出物凝聚、结痂、成块,造成感染或影响创口愈合。

4. 面部的清洁创口一般可早期拆线,张力过大或有手术特殊要求者除外。由于面部血液循环丰富,生长力强,可在术后 5 天开始拆线;颈部缝线可在术后 7 天左右拆除;光刀手术的创口,拆线时间应推迟至术后 14 天。

(二) 污染创口的处理

1. 污染创口也应力争进行初期缝合;如为损伤引起,应行清创术后作初期缝合。可能发生感染者,缝合后应放置引流物。引流物放置时间与清洁创口相同。不能缝合者,如腭裂手术后的松弛切口,应覆盖包以碘仿纱条的油纱布,抽出的时间视各类手术要求及创口愈合情况而定。

2. 经缝合后的污染创口,除为拔除引流物或怀疑创口有感染时,一般不宜随意打开检视。

3. 污染创口位于面部经缝合者,也可早期暴露处理。

4. 污染创口的拆线时间,位于口外者与无菌切口相同;位于口内者,应在 7～10 天拆除(腭裂术后的创口缝线应延长至 10 天以上拆除)。对于不合作的小儿患者,口内缝线可不必拆除,任其自行脱落。

5. 污染创口应给予预防感染措施,如使用抗生素等。若怀疑可能出现破伤风杆菌感染,应注射破伤风抗毒血清(TAT)。口腔内应给以各种漱口剂含漱。

(三) 感染创口的处理

1. 感染创口一般不应立即作初期缝合,应在感染被控制或进行手术清除病灶后考虑缝合。缝合时不宜过紧,组织不应太少,并常规放置引流物,引流口要大。引流物的去除视有无脓性渗出而定,一般应在无脓液排出 48 小时后去除;反之应继续引流。脓肿切开后不应缝合,而需放置引流物。

2. 感染创口应覆盖敷料,并定时检视和换药,脓液较多者可每天 2 次。

3. 对肉芽组织创面及有大量脓性分泌物的创口,应予以湿敷。药物可根据致病菌与创口性质来选择:一般细菌感染可用 0.1% 呋喃西林(furacillin)、0.1% 依沙吖啶;厌氧菌感染可用 3% 过氧化氢溶液;铜绿假单胞菌感染可用 1% 醋酸(acetic acid)、2% 苯氧乙醇(phenoxyaethanol)或 0.1% ~ 0.5% 多黏菌素(polymycin)以及 0.2% ~ 0.5% 庆大霉素(gentamycin)溶液。大面积肉芽创面感染已控制,但有残留肉芽水肿时,可用高渗盐水湿敷。经处理后的肉芽创面,应争取早期植皮(自体或异体),使之早期愈合。

4. 有脓腔存在的创口,应保持引流通畅,并以各种消毒及抗生素溶液冲洗脓腔(药物选择原则与局部湿敷使用药物相同)。如遇炎性肉芽组织过度增生,堵塞窦道,应予刮除、剪除或烧灼。

5. 感染创口经处理后缝合者(例如颌骨骨髓炎术后),由于组织炎性浸润变性,容易发生创口裂开,故不宜过早拆线,一般应在 1 周后。

6. 感染创口在愈合过程中可根据具体情况,全身或局部应用抗生素,并加强营养支持和维生素摄入,促使创口早期愈合。

五、换药的基本原则、技术及注意事项

(一) 换药的基本原则

1. 换药的意义与目的 因为不是每一次换药都要在创口周围或创口内应用药物,有时仅仅调换一些敷料,此时,换药(change dressings)也可称为敷料更换。换药的主要目的是保证和促进创口的正常愈合。因此,换药只能在达到上述目的时方可进行。以下几种情况应换药:

(1) 无菌或污染创口为了拔除引流物或怀疑有感染时。

(2) 敷料滑脱不能保护创口时。

(3) 创口有大量脓性分泌或渗出物时。

(4) 创口有渗血或疑有血肿时。

(5) 创口包扎过紧,影响呼吸或疼痛时。

(6) 观察创口愈合情况以及皮瓣营养情况时。

(7) 创口不清洁,有碍正常愈合时。

(8) 其他情况应根据不同手术要求而定。

2. 换药的时间与地点 换药应在早查房前完成,以便于观察前一天创口的变化,从而得到及时处理。换药地点以特设的换药室为最理想,可以保证无菌操作的顺利进行,减少感染机会。不能起床活动的患者,可在床旁换药,但应在病室清洁工作以前或清洁工作完成半小时后进行,避免空气污染。

3. 换药前的准备 进入换药室及换药前后应戴好口罩、帽子。换药用品一般包括消毒药碗、镊子(有齿与无齿各 1 把)、探针、剪刀、乙醇棉球、盐水棉球、纱布、油纱布、胶布、绷带以及其他特殊需用药物等。每次换药前后均应用肥皂洗手,擦干后再涂抹消毒剂。如为绿脓杆菌感染的创口,应戴手套,穿隔离衣。

(二) 换药技术

换药应严格遵守无菌操作原则,即使是感染创口也应如此,否则将造成创口感染、加重感染和混合感染。

1. 换药的一般操作步骤

(1) 以手先除去外层敷料,再以镊去除内层敷料。移除内层敷料时,应顺切口方向揭开,以免撕裂创口。如内层敷料与创口粘连过紧,切勿强拉,可用盐水、0.1% 利凡诺或 3% 过氧化氢溶液浸湿后再行移去。

(2) 用乙醇棉球自创口内缘向外擦拭,已接触外界皮肤后不能再向内擦拭。

(3) 对于有创面的创口,创面只能用盐水棉球或其他消毒液涂拭清洁,不能乙醇棉球搽拭。

学习笔记

（4）应清除创口内外的异物，如线头、坏死组织等。

（5）脓性分泌过多时，应用消毒溶液或抗生素溶液冲洗。如需作细菌培养，在打开创面时即应自创面或脓腔采取标本，或直接将引流物送培养。

（6）换药完毕后，应盖以外敷料（暴露创口例外）。一般至少应有 3~4 层以上纱布，然后用胶布或绷带固定。

2. 拆线(take out stitches)

（1）拆线前，应用碘伏或 75% 乙醇涂擦缝合处，先行消毒。

（2）拆线如果为一次拆完，一般也宜间隔拆线，以防万一创口有裂开倾向时，可及时停止拆除其他缝线（图 2-35）。

（3）拆线时，一手以无齿镊将线头提起，在一端紧贴皮肤处剪断，然后向被剪断侧拉出。如任意在他处剪断后拉出，有使感染被带入深层组织的可能；同样，拉出线头如向非剪断侧，则有使创口裂开的危险（图 2-36）。

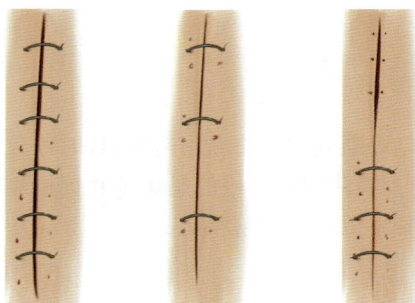

图 2-35 拆线的顺序

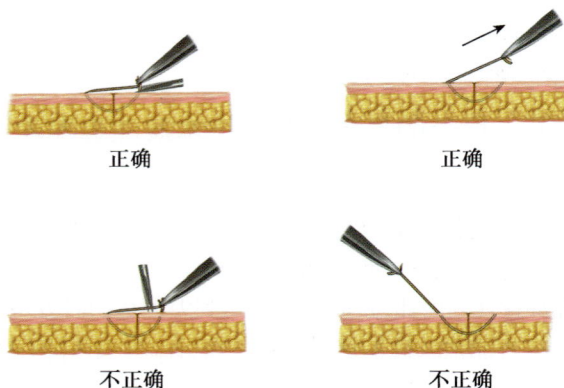

正确　　　　正确

不正确　　　　不正确

图 2-36 拆线方法

（4）拆线完毕，再次清洁和消毒创口。如发现创口张力过大，或有轻度裂开倾向时，可以蝶形或减张胶布牵拉，以减少张力。

3. 换置引流的方法　凡有脓腔存在，或死腔大而有大量分泌物时，均应换置引流。引流物的选择可根据不同需要而定。

（1）橡皮条：引流作用好，但易自创口滑出或潜入腔内，前者多发生在口内创口；后者多发生在口外创口。故应用时可将两侧边缘剪成锯齿状，置入时注意锯齿向外，以避免自腔内滑出；避免潜入腔内的方法是留置腔外的一段须有足够长度。

（2）碘仿纱条及油纱布：引流作用不如橡皮条滑畅，但易于固定。碘仿纱条具有虹吸及杀菌作用，特别适用于口内创口或创口朝上而自然重力引流不畅者。

（3）药线：多用于小切口、瘘管及窦道引流。一般需于药线上加入九一丹、五五丹等中药，以增强提脓生肌作用。

放置引流物时，应强调"一通到底"，即用探针将引流条的一端一直送到脓腔底，而不是间断推进，致使引流物堵塞于创口的开口处，反而妨碍引流；当然对大的开放性创口，则主要采用填塞方法。

放置引流物时，如不了解脓腔、窦道方向，应先用探针探明方向后再放置引流物，以免盲目进行，增加患者痛苦。

4. 死腔的处理　软组织死腔的处理原则是加压，以缩小死腔体积，促进创口愈合。较小的软组织死腔，可在相应部位的表面置以折叠的纱布卷或干棉球，外用纱布、胶布粘贴固定。较大的死腔除用纱布卷、棉球外，还可用印模膏做成相应的形状加压固定，但应注意压力要适当，以免皮肤发生缺血性坏死。骨组织死腔主要以敷料填充，直至长满肉芽为止。

5. 肉芽创面的处理　不健康或有脓性分泌物的大面积肉芽创面应行湿敷。健康的肉芽创面，大者应争取二期植皮；小者可覆盖以油纱布促进愈合。过高的肉芽组织妨碍上皮生长覆盖时，需用剪刀、手术刀或刮匙除去,小的可用硝酸银或电刀烧灼处理。

6. 坏死组织的处理　组织坏死常易并发感染,故首先应严密控制和预防感染的发生。坏死组织分界尚不明确时,应予湿敷,等待分离;如坏死组织分界已明确,应早期将其剪除。一般表皮坏死可任其自行干燥脱落,痂下愈合。强力除去表支坏死痂壳对创面的生长反而不利。

7. 感染线头的处理　个别缝合处出现感染时,应及时拆除该针缝线;如多数缝合处发生缝线感染而不能拆除缝线时,可用消毒针头挑破脓头,然后涂以碘伏。组织内的线头感染引起经久不愈的窦道者,用刮匙搔刮窦道常可刮出感染的线头,以后创口可自行愈合。

(三) 换药的注意事项

换药时应严格遵守无菌操作,即使是感染创口也应如此。

1. 换药的动作应轻巧、细致,切忌粗暴。应用棉球清洁暴露创面时,是"沾"而不是"揩"。对暴露创面,不可用带刺激性的药物涂擦。操作要迅速,勿使创面暴露时间过长。

2. 持镊应在上1/3处,并勿使镊碰及非换药区。应学会双手持镊,一镊接触创区,另一镊接触药碗、敷料。已经用过的棉球等物,不可再置入消毒药碗内,应严格分开。如为绿脓杆菌感染的创口,其换药用过的敷料更应注意不可乱放,要集中焚烧。

3. 换药次序应先换清洁创口,后换污染创口,再换感染创口。每换完一人,都必须重新洗手,以防交叉感染。

六、常用的绷带技术

绷带(bandage)是手术后及换药过程中经常应用而不可缺少的一种包扎敷料,借以固定内层敷料,压迫死腔以及保护创缘,并有制动颌骨的作用。绷带包扎对保证颌面、颈部手术创口的顺利愈合和损伤救治的质量具有重要意义,正确使用绷带包扎技术可起到以下作用:

1. 保护术区和创口,防止污染或继发感染,避免再次受损。
2. 保温、止血,减轻水肿、疼痛。
3. 防止或减轻骨折移位。
4. 固定敷料,防止敷料脱落或移位。

绷带多用纱布或棉布制成,也可加用丝类制成弹性绷带,加石膏粉制成石膏绷带,临床上应根据需要选用。颌面部常用宽8~10cm、长5m左右的绷带。

(一) 绷带包扎的基本原则

1. 包扎绷带应力求严密,稳定、美观、清洁。
2. 压力均匀,并富有弹性。
3. 松紧适度,利于引流。
4. 注意消灭死腔,防止出血。
5. 经常检查,发现绷带松动、脱落时,应及时予以加固或更换。如有脓血外溢或渗出,应酌情加厚或更换。

(二) 注意事项

颌面、颈部创口的包扎,应根据创口所在部位的解剖特点,结合创口的性质和手术要求,综合考虑以下几点:

1. 清洁创口在包扎时,应注意无菌操作,覆盖的无菌纱布,应有一定的厚度和范围。感染创口也要防止其再污染,保持引流通畅。

2. 绷带在包绕下颌下区和颈部时,应特别注意保持呼吸道通畅,防止压迫喉头和气管。

3. 包扎应该平整、贴合、松紧适度。太松达不到预期目的;太紧则影响呼吸、局部血循环,甚至引起疼痛或造成局部坏死。

4. 腮腺区创口的包扎,应施以一定压力,并应富于弹性,以免发生涎瘘。

5. 对于切开引流的创口,第一次包扎应加以适当压力,以利止血。以后换药包扎时,应注意引流通畅,而不宜过紧。

6. 整形手术后的创口包扎,压力不宜过大,以免影响组织血运。游离植皮术后包扎时,覆盖创面的纱布应力求平整,外加疏松纱布和棉垫,再以绷带作适当的加压包扎。

7. 骨折复位后的创口包扎,应注意防止错位。

（三）绷带的选择

绷带的种类较多,常用的有卷带、四头带和三角巾。此外,还有弹性绷带和石膏绷带。绷带的包扎方法有多种,可根据创口的部位、特点等选择适宜的绷带和包扎方法。颌面部最常使用卷带,有时也可用三角巾或毛巾等代替。某些颌骨中、小型手术后,为止血和减轻水肿,常用四头带包扎或加压。四头带也用于鼻、额部创口的包扎固定。上、下颌骨骨折的固定,有时还加用弹性吊颌帽。

（四）常用绷带类型及应用

1. 四头带　亦称四尾带。常用一段绷带,将其两端从中线剪开一定长度,形成每端有二头的四头带。带的长度一般为70cm左右,剪开的长度视需要而定。其用途如下:

（1）包扎鼻部创口:将四头带中份置于鼻部(覆盖敷料,并于鼻孔处剪洞以利呼吸),后方二头自左右分别至枕下打结,另二头自左右反折向上至头顶打结。

（2）包扎下颌、颏部创口:将四头带中份置于并兜住颏部(可垫以棉垫),上方二头分左右绕至枕下打结,下方二头分别向上经下颌部与前者交叉,由耳前上至头顶打结。最后将顶、枕部打结后的头再互相拴结(图2-37)。如此可较稳定地达到下颌骨制动、限制开口的目的。多用于临时性固定颌骨。

（3）压迫术后创口:于四头带中份包入纱布数块,使之卷成圆柱状,使用时将其置于创口外区,带头仍在枕下和头顶打结。如此可起到减轻疼痛、止血、防止或减轻水肿的目的。

2. 十字交叉绷带（cross-cross bandage）　被广泛用于颌面部(例如耳前区、耳后区、腮腺区、下颌下区、颏下区)和上颈部术后和损伤的包扎固定。用绷带先由额部至枕部环绕2周,继而反折自一侧耳前腮腺区向下,再经下颌下、颏部至对侧耳后向上,再经顶部向下至同侧耳后,绕下颌下、颏部至对侧耳前;如此反复缠绕,最后再如前作额枕部环绕,以防止绷带滑脱,止端以胶布固定(图2-38)。缠绕时应注意不要压迫耳根及影响呼吸。

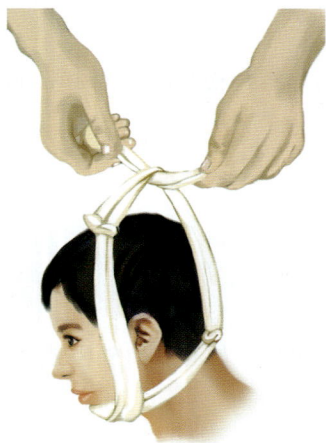

图2-37　四头带包扎法　　　　图2-38　十字交叉绷带包扎法

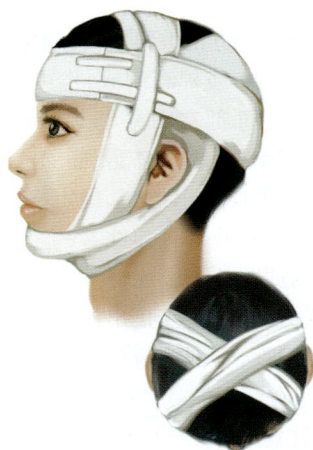

3. 巴唐（Barton）绷带　类似于十字交叉绷带。自顶部开始,经一侧耳前绕颏部至对侧耳前,再越顶部回至同侧耳上反折,行额枕环绕1圈再回至同侧,继续绕枕部经对侧下颌体,包绕颏部再回到同侧枕部(图2-39)。如欲多缠绕几圈加固,则可反复循此途径进行。

巴唐绷带的优点是固定下颌骨比较牢固,缺点是有使下颌骨后移的作用,故对下颌骨骨折以及全麻手术后患者应慎用,以免发生呼吸道压迫。

4. 面部绷带　亦称单眼交叉绷带（bandage over one eye）,于健侧鼻根部先置1块上下斜行的短绷带或纱布条,并在患侧耳周垫以棉垫或纱布,以免包扎时压迫耳廓。绷带自额部开始,先环绕额枕2圈,继而斜经头后绕至患侧耳下并斜行向上,经同侧颊部、眶下至鼻背、健侧眶上,如此环绕数圈,每圈覆盖前一层绷带的1/3~1/2,直至包扎妥善为止;最后再绕头周1圈,以胶布固定,将留置的短绷带或纱布条打结收紧,以暴露健眼(图2-40)。面部绷带常用于上颌骨、面、颊部手术后的创口包扎。

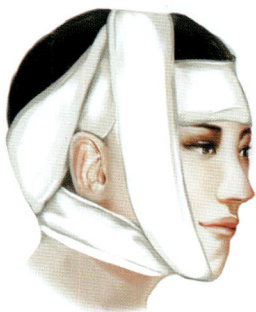

图 2-39　巴唐绷带包扎法　　　　　　图 2-40　面部绷带包扎法

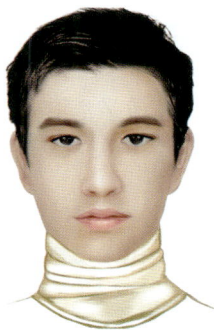

5. 头部绷带　缠绕此绷带时常需2人一同进行。先在额枕部作环行缠绕2圈,然后自头中线一侧之额前开始反折向枕部;至枕部后再反折向前至另一侧额部。按此顺序反复向两侧额枕来回进行。每来回一次后反折的绷带,必须盖住前一次反折绷带的1/2～1/3宽度;每次反折处在额部和枕部应由术者本人及助手(或患者)用一手压住,以免松脱。也可采用2卷绷带,1卷用作额枕来回反折,另1卷作额枕环绕。每来回额枕绷带反折之前,用环绕之绷带将前者压住后再行反折,此法比手压法更为牢固。当整个头部反折包绕完毕时,绷带可于任何一侧再回复到额枕环行包扎,此时正好将额枕部各反折头一并包扎压迫固定。最后以胶布固定绷带末端(图2-41),继之,还可用宽长胶布自一侧横越头顶至另一侧(与冠状切面平行)进行粘贴加固。

头部绷带主要用于头皮部手术,如皮瓣转移、游离植皮以及颅颌根治术后等。目前临床上已有各种型号的成品弹力网帽供选择使用。

6. 颈部绷带　基本上是螺旋形包扎法(图2-42)。这种绷带过紧,极易压迫呼吸道。因此,全麻术后患者应用时要特别注意松紧适度。利用宽胶布从颈后向颈前、胸部作交叉粘贴固定敷料,对颈中、下部手术很适用,但压力稍轻。

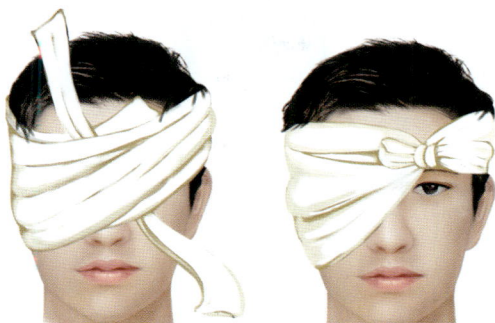

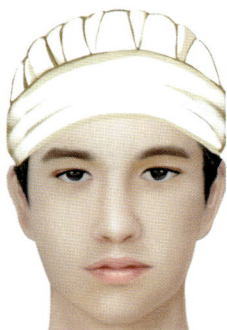

图 2-41　头部绷带包扎法　　　　　　图 2-42　颈部绷带包扎法

7. 颈腋8字绷带　先将绷带于颈部轻轻环绕2圈,然后在患侧颈前跨越锁骨上区至肩胛部,穿过腋下(腋下可垫以棉垫),自前胸壁外侧向上再跨过锁骨上区至颈后(图2-43)。欲多缠绕几圈加固时,可反复循此途径进行。

颈腋8字绷带主要用于颈淋巴清扫术后,特别对压迫锁骨上死腔有效。

8. 医用弹力套(compression garment)　为了方便使用和增加固位的可靠性,近年来陆续推出了各种类型、尺寸的医用弹力面套、下颌套或颏颈套,其由不同面料的弹力绷带和粘贴构成,经特殊工艺处理,压力均衡、抗撕裂、接缝平整,不损伤皮肤、不易变形、超强弹力、超薄、超透气,舒适且弹力持久,戴用方便。有些弹力套内置网袋,可根据术后需要放置冰袋或热水袋进行冷敷或热敷。使用时以颏部为基点,开孔对准并露出双侧耳廓,分别将弹力绷带向头顶、枕部和颈后方向拉

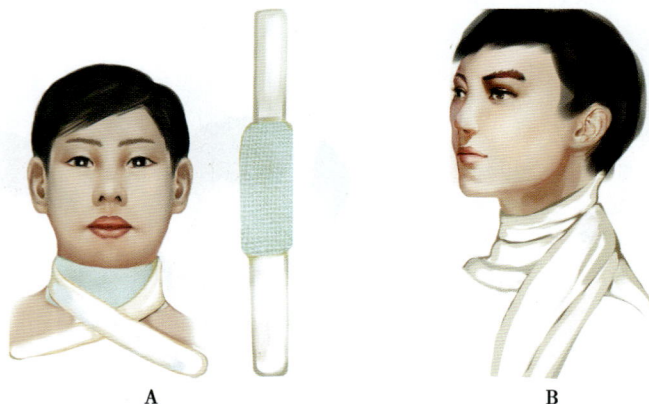

图 2-43　颈腋 8 字绷带包扎法
A. 正面观　B. 侧面观

伸,调整松紧度后粘贴,以达到加压包扎的目的。根据头围和头径,一般有 5 个尺寸可供选择。另外还有更加复杂的全面罩用于不同类型的手术后加压包扎和塑形。

弹力套比绷带减少了术区敷料覆盖,有利于观察术区创口渗液的情况。因不妨碍患者进食,对患者的精神及营养状况改善也有好处。使用弹力套持续压迫,还可减轻瘢痕增生。

（黄洪章　郑家伟）

参考文献

1. 卫生部医政司. 病历书写基本规范. 北京:科学出版社,2010.
2. 上海第二医学院. 口腔颌面外科学. 北京:人民卫生出版社,1980.
3. 邱蔚六. 口腔颌面外科学. 4 版. 北京:人民卫生出版社,2002.
4. 邱蔚六. 口腔颌面外科理论与实践. 北京:人民卫生出版社,1998.
5. 周树夏. 手术学全集·口腔颌面外科卷. 北京:人民军医出版社,1994.
6. 陈孝平,陈义发. 外科手术基本操作. 北京:人民卫生出版社,2002.
7. AASKEL C M. Cancer treatment. 5th ed. Philadelphia:W. B. Sauders Company,2001.
8. HUPP J R,ELLIS Ⅲ E,TUCKER M R. Contemporary Oral and Maxillofacial Surgery. 7th ed. New York:Elsevier,2019.
9. 郑家伟,邱蔚六,张志愿. Z 成形术及 Y-V 推进术的理论探讨. 口腔医学纵横杂志,1998,14(增刊):25-26.
10. 医师资格考试指导用书专家编写组. 口腔执业医师资格考试医学综合指导用书. 北京:人民卫生出版社,2019.

口腔颌面外科麻醉

　　麻醉(anesthesia)是指用药物或其他方法使患者整体或局部暂时失去感觉,以减少或消除患者因各种治疗引起的疼痛。狭义地讲,麻醉学(anesthesiology)也就是研究消除患者手术疼痛,保证患者安全,为手术创造良好条件的一门学科。广义地讲,现代麻醉学是研究临床麻醉、围手术期管理、急救复苏、重症监护及疼痛治疗的一门综合性学科。

　　根据麻醉方法、麻醉药物和麻醉部位不同,口腔颌面外科麻醉分为局部麻醉和全身麻醉。在进行口腔颌面外科手术时,应根据患者的全身状况、疾病的性质、手术的部位、麻药对机体的影响、麻醉的设备和技术水平等,选择安全、有效、方便、经济的麻醉方法。近年来,镇静与镇痛在口腔颌面外科中也日益显得重要,因此本章也一并予以介绍。

第一节　局　部　麻　醉

　　局部麻醉(local anesthesia)简称局麻,是指用局麻药暂时性阻断机体一定区域内神经末梢和纤维的感觉传导功能,从而使该区疼痛消失的麻醉方法。确切的含义应该是局部无痛,即除痛觉消失外,其他感觉如触压觉、温度觉等依然存在,患者仍保持清醒的意识。

　　局部麻醉的优点在于简便易行、安全、患者清醒、并发症少和对患者生理功能影响小。局麻药中加入适量的血管收缩剂,还可减少术区出血,便于手术操作。局麻适用于口腔颌面外科门诊手术、牙拔除术、牙体牙髓病的治疗及固定修复体的牙体预备等。对于不合作的患者(包括小儿患者)及局部有炎症者,局麻的临床应用则会受到一定限制。

一、局麻药

(一) 常用局麻药

　　目前,临床上常用局麻药主要是酰胺类的利多卡因、阿替卡因、丁哌卡因、甲哌卡因和罗哌卡因等,而酯类的普鲁卡因和地卡因已很少应用。几种口腔局部麻醉药物的特点见表3-1。

　　1. **利多卡因**　局麻作用较强、维持时间较长,并有较强的组织穿透性和扩散性,故亦可用作表面麻醉。临床上主要以含有1:100 000肾上腺素的1%~2%利多卡因行阻滞麻醉,是目前口腔科应用最多的局麻药,更是心律失常者的首选。

　　2. **丁哌卡因**　仅阻滞感觉神经,无运动神经阻滞功效。麻醉持续时间是利多卡因的2倍,可达6小时以上。麻醉强度为利多卡因的3~4倍。适用于费时较久的手术。

　　3. **阿替卡因**　组织渗透性极强,毒性较利多卡因低,少见过敏反应。阿替卡因肾上腺素注射液具有用量少、效力高、麻醉时间适宜等特点。适用于成人及4岁以上儿童的浸润麻醉。

表3-1 几种口腔局部麻醉药物的特点比较

口腔局部 麻醉药物	显效时间	麻醉维持 时间	血管作用	神经毒性	过敏反应	一次限量	备注
利多卡因	5min	1.5~2h	扩张	中	少	200mg	严重肝病患者慎用
丁哌卡因	5min	6h	扩张	小	少	200mg	有一定的心脏毒性,出现心跳骤停者复苏困难
阿替卡因	3min	2.4h	微扩张	小	少	200mg	4岁以下儿童禁用
甲哌卡因	2min	2h	微收缩	小	罕见	150mg	3岁以下儿童禁用
罗哌卡因	4min	9h	收缩	小	少	150mg	术后镇痛效果好
普鲁卡因	5min	45~60min	扩张	小	有	1 000mg	易过敏,现少用
地卡因	10min	3h	不扩管	大	有	80mg	仅用于表面麻醉

4. 甲哌卡因 其特点是起效时间快,心血管不良反应少,但麻醉持续时间较短。适用于操作时间较短的口腔治疗及高血压患者。3岁以下儿童禁用。

5. 罗哌卡因 其显著特点是麻醉持续时间长、血管神经副作用低及术后镇痛效果明显。含1:200 000肾上腺素的0.5%罗哌卡因可取代含肾上腺素的丁哌卡因或利多卡因。

6. 地卡因 易溶于水,对黏膜穿透力强,麻醉效力高,但毒性也大。临床上主要用于表面麻醉。

(二)局麻药的过敏试验

有关局麻药过敏反应的报道主要集中于酯类药如普鲁卡因,而酰胺类局麻药的过敏反应极其罕见。局麻药过敏主要与药物代谢产物对氨基苯甲酸有关,也可能由局麻药中的添加剂所致。对于过敏体质的患者,建议作普鲁卡因过敏试验;对普鲁卡因过敏试验阳性或有过敏史者,可改用利多卡因,但也应作过敏试验。方法如下:将0.1mL局麻药(1%普鲁卡因或2%利多卡因)稀释至1mL,皮内注射0.1mL,20分钟后观察反应。局部红肿,红晕直径超过1cm者为阳性。进行过敏试验前,应备好肾上腺素、氧气等急救药物及用品,以防意外。

(三)局麻药中血管收缩剂的应用

一般是将肾上腺素以1:50 000~1:200 000的比例加入局麻药溶液中,即1mL局麻药中含肾上腺素5~20μg。加入血管收缩剂的作用是延缓局麻药吸收、降低毒性反应、延长局麻时间、减少注射部位的出血和保持术野清晰。

注射肾上腺素可引起心悸、头痛、震颤、血压升高、心律失常甚至心室纤颤等不良反应。因此,应严格限制麻药中的肾上腺素浓度和控制好一次注射量:健康人注射含1:100 000肾上腺素的利多卡因每次最大剂量为20mL(肾上腺素0.2mg);有心血管疾病者4mL(肾上腺素0.04mg)。

二、局麻方法

口腔颌面外科临床常用的局麻方法,包括冷冻麻醉、表面麻醉、浸润麻醉和阻滞麻醉,其中冷冻麻醉目前已应用较少。

(一)冷冻麻醉

冷冻麻醉(frozen anesthesia)是应用药物使局部组织迅速散热,使温度骤然降低,以致局部感觉、首先是痛觉消失,从而达到暂时性的浅表麻醉效果。临床上常用药物是氯乙烷,麻醉持续时间约3~5分钟。

本方法仅适用于黏膜下和皮下浅表脓肿的切开引流,以及松动乳牙的拔除。由于氯乙烷对组织(尤其黏膜)的刺激性很大,因此麻醉时要涂布凡士林对术区皮肤、黏膜加以保护。

（二）表面麻醉

表面麻醉（superficial or topical anesthesia）是将麻醉剂涂布或喷射于手术区表面,药物吸收后麻醉末梢神经,使浅层组织的痛觉消失。本法适用于表浅的黏膜下脓肿切开引流,拔除松动的乳牙或恒牙,以及行气管内插管前的黏膜表面麻醉。临床上应用较多的表面麻醉药物是 2%~5% 利多卡因和 0.25%~0.5% 盐酸地卡因。

（三）浸润麻醉

浸润麻醉（infiltration anesthesia）是将局麻药液注入手术区组织内,以作用于神经末梢,使之失去传导痛觉的能力而产生麻醉效果。

1. 骨膜上浸润法（supraperiosteal infiltration） 是将麻醉药注射到牙根尖部位的骨膜浅面（图 3-1）。主要用于上颌及下颌前份的牙及牙槽突手术。

骨膜上浸润麻醉的操作步骤是根据注射部位的要求调整好患者的椅位,用口镜牵引注射处的黏膜使之绷紧。然后在拟麻醉牙的唇颊侧前庭沟进针,当注射针头刺入根尖平面的骨膜上后酌量注射局麻药液 0.5~1mL。一般 2~4 分钟内即显麻醉效果。

2. 牙周膜注射法（periodontal membrane injection） 又名牙周韧带内注射法（intraligamentary injection）。一般采用后装式金属注射器（图 3-2）及短而细的注射针头。将注射针自牙的近中和远中侧刺入牙周膜（图 3-3）,进针深度约 0.5cm,分别注射局麻药液 0.2mL,即可麻醉牙及牙周组织。

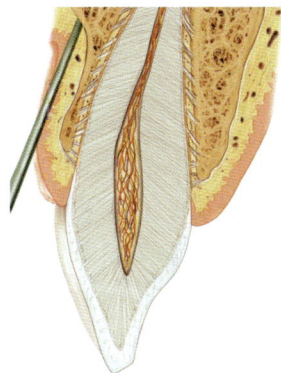

图 3-1 骨膜上浸润麻醉时注射针的位置

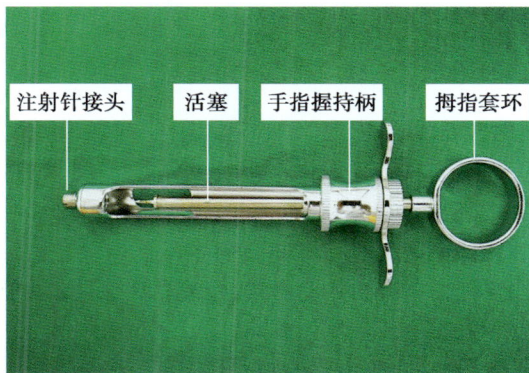

图 3-2 后装式金属注射器

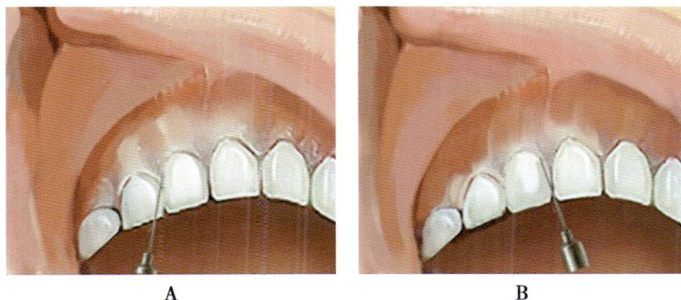

视频：ER3-1 骨膜上浸润法

视频：ER3-2 牙周膜注射法

图 3-3 牙周膜注射法
A. 远中侧注射 B. 近中侧注射

牙周膜注射法的优点包括:①注射所致的损伤很小,适用于血友病和类似的有出血倾向的患者;②可以避免因其他浸润麻醉或神经干阻滞麻醉时容易产生的深部血肿;③当阻滞麻醉镇痛效果不理想时,加用牙周膜注射常可取得较好的镇痛效果。该麻醉方法的缺点是注射时比较痛。

（四）阻滞麻醉

阻滞麻醉（block anesthesia）是将局麻药液注射到神经干或其主要分支附近,以阻断神经末梢传入的刺激,使被阻滞神经分布的区域产生麻醉的方法。相对于浸润麻醉而言,阻滞麻醉不但能收到很好的麻醉效果,还可减少麻药用量和注射次数,也有减少疼痛和避免感染扩散等优点。

进行阻滞麻醉时,必须熟悉口腔颌面局部解剖,掌握三叉神经的行径和分布,注射标志及与有关解剖结构的关系。操作时,应严格遵守无菌原则,以防并发感染。当注射针头到达神经干附近,注射麻药前必须将注射器的内芯微向后抽,观察有无回血;若有回血,应将注射针头后退少许并改变方向后再行刺入,直到回抽无血时方可注射麻醉药。

1. **上颌神经阻滞麻醉**(block anesthesia of maxillary nerve) 上颌神经出圆孔在翼腭窝内分支前行(图3-4),将局麻药注入此区的上颌神经阻滞麻醉,亦称为圆孔注射法或翼腭窝注射法。常用方法有翼腭管注射法及口外注射法。

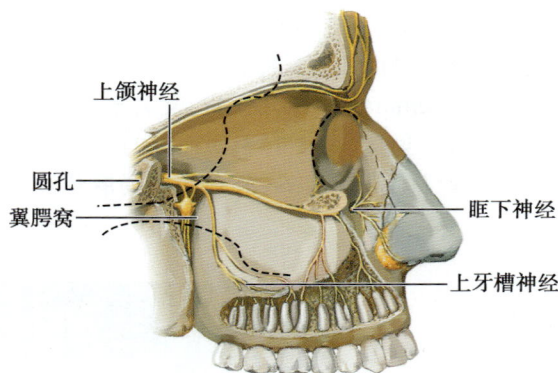

图3-4 上颌神经及其分支走行方向

（1）翼腭管注射法(pterygoplatine canal injection):翼腭管的表面标志为腭大孔,位于上颌第三磨牙腭侧龈缘至腭中线弓形凹面的中点上;在覆有黏骨膜的硬腭上,则为上颌第三磨牙腭侧龈缘至腭中线连线的中外1/3交界处,距硬腭后缘前约0.5cm处(图3-5)。如第三磨牙尚未萌出,则应在第二磨牙之腭侧。

注射时,选用25号细长而坚韧的针头,自对侧斜刺入腭大孔投影的表面标志黏膜凹陷处。注入少量局麻药后将注射器移至同侧,再仔细探刺进入翼腭管。将注射针与上颌牙面成45°角,向上向后缓慢进针约3~4cm(图3-6),回抽无血后注入局麻药2~3mL。

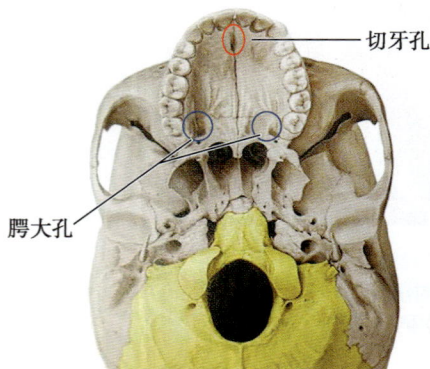

图3-5 腭大孔及切牙孔的位置

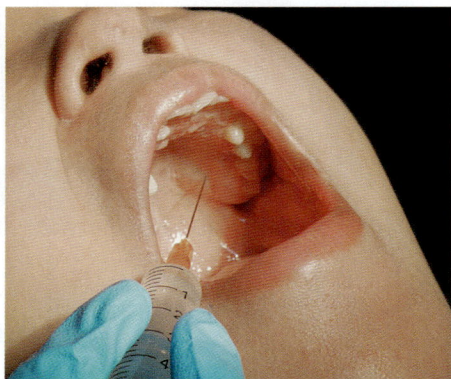

图3-6 上颌神经阻滞麻醉翼腭管注射法

（2）口外注射法(extraoral injection):在下颌骨冠突之后,从颧弓下方进针直达翼腭窝以麻醉上颌神经的方法。选用7.5cm长的25号针头,距针尖5cm处置一消毒橡皮片,作为进针深度的标志。自颧弓与下颌切迹之间的中点进针并注入少量麻药于皮下,然后垂直进针直抵翼外板。此时,调整橡皮片的位置使之距皮肤约1cm,即欲进针至翼腭窝的深度,一般总深度不超过5cm。退针到皮下,针尖重新向上 10°角,向前 15°角进针,直到橡皮片标志处已到达翼腭窝(图 3-7),回抽无血后注射麻药 2~3mL。

麻醉区域及效果:上颌神经阻滞麻醉法一般在注射局麻药后 5~10 分钟,可产生完全的麻醉效果,可维持 2 小时左右。麻醉区域包括同侧上颌骨及同侧鼻、下睑、上唇和软、硬腭,但接近中线部分因有对侧同名神经交叉支配,不能获得理想的麻醉效果(图 3-8)。因此,本方法主要适用于上颌窦手术、高位埋伏第三磨牙拔除术、上颌骨切除术、上颌骨骨折复位术、上颌骨囊肿或骨髓炎刮治术及上颌骨畸形矫治术等。因局部炎症而不宜进行眶下及上牙槽后神经阻滞或浸润麻醉时,也可选用此法。亦可用于鉴别三叉神经第二支神经痛。

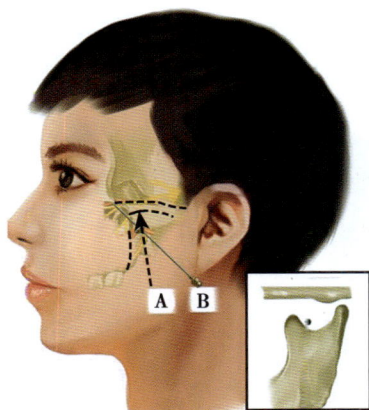

图 3-7　上颌神经圆孔阻滞麻醉口外注射法(冠突后注射法)
A.垂直进针直达翼板　B.向前 15°角,向上 10°角进针至翼腭窝(右下图示进针部位)

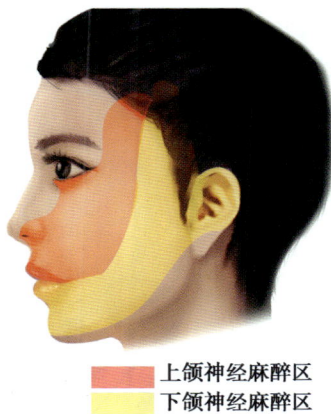

图 3-8　上、下颌神经麻醉区域
■ 上颌神经麻醉区
■ 下颌神经麻醉区

上颌神经阻滞麻醉是一种深部注射麻醉,操作难度较大,临床上采用此法应当慎重。必须选用时,注意事项如下:①口外注射法进针深,应严格掌握注射标志和角度,方能达到准确的部位;②翼腭窝处血管丰富,有时可因损伤血管而造成深部血肿;③如果消毒不严格,容易引起深部感染且后果严重,应予以特别注意;④翼腭管注射时有时很难将注射针推到应有的深度,此时可借渗透作用使局麻药渗出翼腭管而麻醉上颌神经。若进针少许即感受阻,切勿强力推进,以防断针。此外,在注射之前要告知患者保持头位稳定,不能突然摆动头部,否则也容易断针;⑤上颌神经阻滞麻醉可产生较明显的注射疼痛。

2. 上牙槽后神经阻滞麻醉(block anesthesia of posterior superior alveolar nerve)　注射局麻药液于上颌结节,以麻醉上牙槽后神经,又称上颌结节注射法(tuberosity injection)。本法适用于上颌磨牙的拔除以及相应的颊侧牙龈、黏膜和上颌结节部的手术。

一般以上颌第二磨牙远中颊侧口腔前庭沟为进针点;在上颌第二磨牙未萌出的儿童,则以第一磨牙远中颊侧前庭沟为进针点;在上颌磨牙缺失的患者,则以颧牙槽嵴部的前庭沟为进针点。注射时,患者取坐位,头微后仰,上颌牙平面与地面成 45°角,半张口。术者用口镜将口颊向后上方牵开以显露针刺点,注射针与上颌牙长轴成 40°角,向上后内方刺入。进针时针尖沿着上颌结节弧形表面滑动,深约 1.5~1.6cm(图 3-9)。针尖刺入不宜过深,以免刺破上颌结节后方的翼静脉丛引起血肿。回抽无血后注入麻醉药液 1.5~2mL。

麻醉区域及效果:可麻醉同侧磨牙(第一磨牙颊侧近中根除外)、牙槽突及其相应的颊侧软组织。由于第一磨

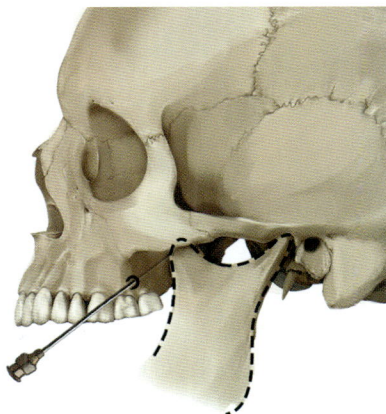

图 3-9　上牙槽后神经阻滞麻醉(○示注射部位)

视频:ER3-4
上牙槽后神经阻滞麻醉

牙的颊侧近中根为上牙槽中神经支配,因此在拔除上颌第一磨牙时尚需在其颊侧近中根相应部位的口腔前庭沟补充浸润麻醉。一般 5~10 分钟后显示麻醉效果,此时用探针刺牙龈组织应无痛觉。

3. 眶下神经阻滞麻醉(block anesthesia of infraorbital nerve)　将局麻药注入眶下孔或眶下管,以麻醉眶下神经及其分支,又称眶下孔或眶下管注射法(infraorbital foramen or canal injection)。

(1) 口外注射法:眶下孔位于眶下缘中点下方 0.5~1cm 处。注射时用左手示指扪出眶下缘,右手持注射器自同侧鼻翼旁约 1cm 处刺入皮肤。注射针与皮肤成 45°角,向上后外进针约 1.5cm,刺入眶下孔并注射麻药约 1mL,3~5 分钟后即可显现麻醉效果。若针尖抵触骨面不能进入管孔,可注射少量麻药,待局部无痛后再移动针尖寻探眶下孔,直到感觉阻力消失,表明已经进入孔内(图3-10)。注意注射针进入眶下管不可过深,以免损伤眼球。

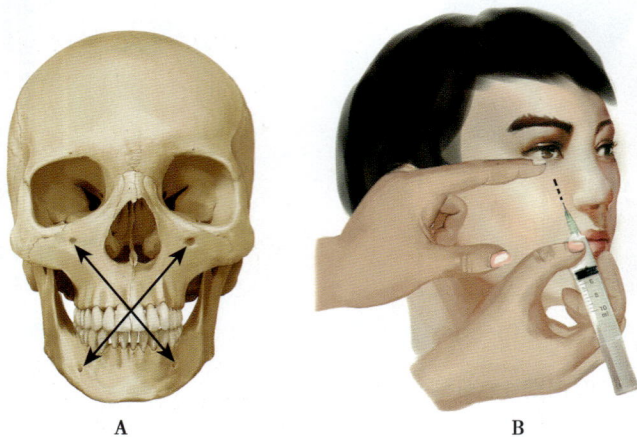

图 3-10　眶下神经阻滞麻醉口外注射法
A. 示进针方向　B. 示进针位置

(2) 口内注射法:牵引上唇向前向上,注射针与上颌中线成 45°角,于侧切牙根尖相应部位的口腔前庭沟刺入,向上后外进针,即可到达眶下孔,但不易进入眶下管(图3-11)。

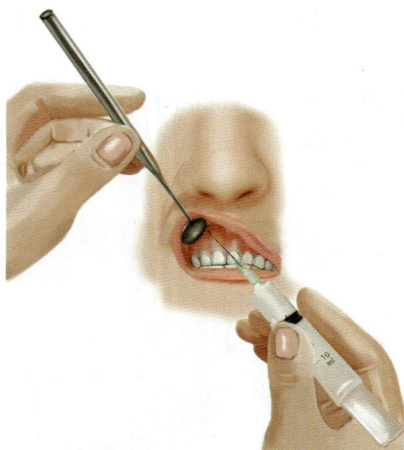

图 3-11　眶下神经阻滞麻醉口内注射法

麻醉区域及效果:可麻醉上牙槽前、中神经支配区域,即同侧下眼睑、鼻、眶下区、上唇、上颌前牙、前磨牙,以及这些牙的唇颊侧牙槽突、骨膜、牙龈和黏膜等组织。主要适用于一侧上颌切牙及前磨牙的拔除术、牙槽突修整术、上颌囊肿摘除术以及唇裂整复术等。

4. 腭前神经阻滞麻醉(block anesthesia of anterior palatine nerve)　将局麻药注射入腭大孔或其附近以麻醉腭前神经,故又称腭大孔注射法(greater palatine foramen injection)。

注射时,患者头后仰,大张口,上颌平面与地面成 60°角。注射针在腭大孔的表面标志稍前处刺入腭黏膜,往上后方推进至腭大孔,注入局麻药 0.3~0.5mL。行腭前神经阻滞麻醉时,注射局麻药不可过量,注射点不可偏后,以免同时麻醉腭中、腭后神经,引起软腭、腭垂麻痹不适而致恶心或呕吐。

麻醉区域及效果:可麻醉同侧磨牙、前磨牙腭侧的黏骨膜、牙龈及牙槽突等组织。腭前神经与鼻腭神经在尖牙腭侧相吻合,如手术涉及尖牙腭侧组织时,应同时作鼻腭神经麻醉或行尖牙腭侧黏骨膜局部浸润麻醉。因此,该方法适用于上颌前磨牙、磨牙拔除术的腭侧麻醉,腭隆突切除及腭裂整复术等,但同时尚需配以其他阻滞麻醉或浸润麻醉。

5. **鼻腭神经阻滞麻醉**（block anesthesia of naso-palatine nerve）　将局麻药注入腭前孔（切牙孔）以麻醉鼻腭神经，又称腭前孔注射法（anterior palatine foramen injection）。

腭前孔位于左右尖牙连线与腭中线的交点上，表面有梭形的腭乳头覆盖。前牙缺失者，以唇系带为准，越过牙槽突往后 0.5cm 即为腭乳头。注射时，患者头后仰，大张口。注射针自腭乳头侧缘刺入黏膜，然后将针头移向中线，使之与中切牙长轴平行，向后上方推进约 0.5cm 即可进入腭前孔（图 3-12）。该处组织致密，注射局麻药时需用较大压力，一般注入量为 0.25~0.5mL。

麻醉区域及效果：两侧尖牙腭侧连线前方的牙龈、腭侧黏骨膜和牙槽突。因尖牙腭侧远中的组织有腭前神经交叉分布，所以该处不能获得完全的麻醉效果，必要时应辅以局部浸润麻醉或腭前神经阻滞麻醉。

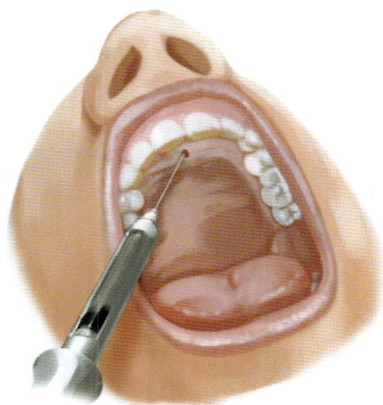
图 3-12　鼻腭神经阻滞麻醉

6. **下颌神经阻滞麻醉**（block anesthesia of mandibular nerve）　将局麻药注入卵圆孔附近以麻醉下颌神经，又称卵圆孔注射法（oval foramen injection）。主要适用于面部疼痛的诊断和鉴别诊断，如非典型面痛、三叉神经痛等。

注射时，用 21 号的长注射针套上消毒橡皮片，以颧弓下缘与下颌切迹中点为刺入点，垂直于皮肤进针至翼外板。将橡皮片固定于距皮肤 1cm 处，标记深度。然后退针至皮下，重新将注射针向后上内偏斜 15°角并推进至标记的深度，针尖即达颞下窝上壁后内份卵圆孔附近（图 3-13），回抽无血后注射麻药 3~4mL。

麻醉区域及效果：可麻醉同侧下颌牙、舌前 2/3、口底、下颌骨及颌周组织、升颌肌群、颞部皮肤及颊部皮肤黏膜等区域（图 3-8，图 3-14）。一般注射麻药 5~10 分钟后，同侧下唇、口角、舌尖出现麻木、肿胀和烧灼感，表示麻醉显效。

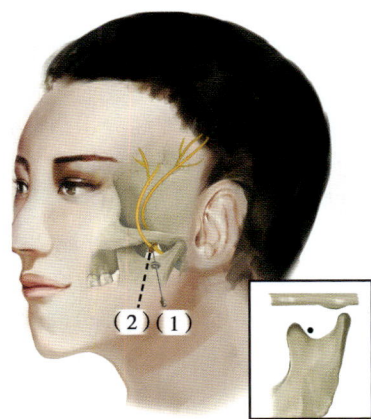
图 3-13　下颌神经阻滞麻醉卵圆孔注射法
（1）垂直进针直达翼板；（2）向后上内方偏斜 15°达卵圆孔（右下图示进针部位）

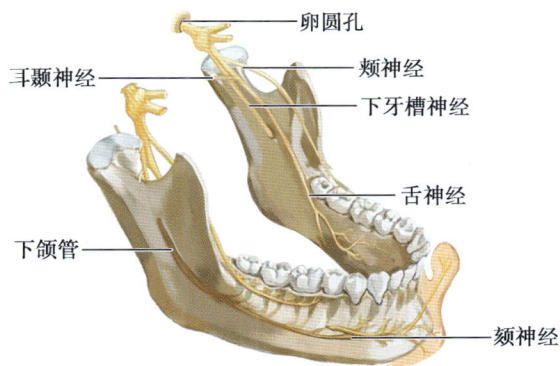
图 3-14　下颌神经分支

7. **下牙槽神经阻滞麻醉**（block anesthesia of inferior alveolar nerve）　是将局麻药注射到翼下颌间隙内下颌小舌平面以上的下颌神经沟附近，局麻药扩散后可麻醉下牙槽神经，故亦称翼下颌注射法（pterygomandibular injection）。

患者大张口时，磨牙后方、腭舌弓前方可见纵行的黏膜皱襞（翼下颌皱襞），其深面为翼下颌韧带。颊部可见脂肪组织突起形成的三角形颊脂垫，其尖端在翼下颌韧带中点偏外处。此两者即为注射的重要标志。对于颊脂垫尖不明显或磨牙缺失的患者，则以大张口时上下颌牙槽突相距的中点线与翼下颌皱襞外侧 3~4mm 的交点作为注射标志（图 3-15）。

注射时,患者大张口,下颌牙平面与地面平行。将注射器放在对侧第一、第二前磨牙之间并与中线成45°角,注射针应高于下颌平面1cm且与之平行,按上述注射标志进针并推进约2~2.5cm左右,可达下颌神经沟附近(图3-16)。回抽无血后注入麻药1~1.5mL。

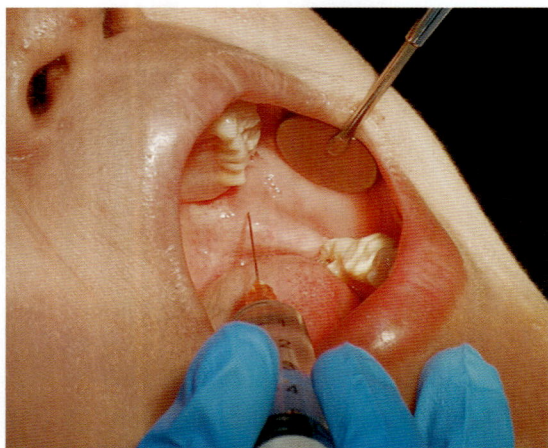

图 3-15　下牙槽神经阻滞麻醉进针标志

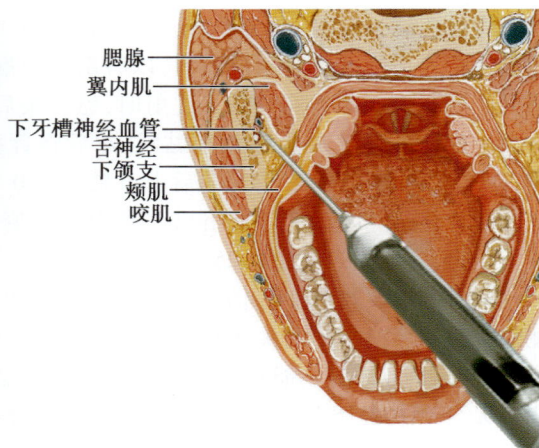

图 3-16　下牙槽神经阻滞麻醉注射针位置及毗邻关系

腮腺
翼内肌
下牙槽神经血管
舌神经
下颌支
颊肌
咬肌

麻醉区域及效果:可麻醉同侧下颌骨、下颌牙、牙周膜、前磨牙至中切牙唇(颊)侧牙龈、黏骨膜及下唇。注射麻药约5分钟后,患者即感同侧下唇口角麻木、肿胀,探刺无痛。

8. 舌神经阻滞麻醉(block anesthesia of lingual nerve)　舌神经自下颌神经分出来后经翼外肌深面至其下缘,于翼内肌与下颌支向前内走行,在下颌神经沟平面位于下牙槽神经的前内方约1cm处。

在行下牙槽神经阻滞麻醉口内法注射后,将注射针退出1cm,注射局麻药0.5~1mL,即可麻醉舌神经;或在退针时,边退边注射麻药,直到针尖退至黏膜下为止。

麻醉区域及效果:可麻醉同侧下颌舌侧牙龈、黏骨膜,口底黏膜及舌前2/3部分。当局麻药显效后,舌尖会有明显的烧灼、肿胀、麻木感。

9. 颊神经阻滞麻醉(block anesthesia of buccal nerve)　颊神经自下颌神经分出后行向前外,经翼外肌两头之间穿出,在冠突的内侧沿下颌支前缘行向前下,在颞肌和咬肌前缘的覆盖下穿过颊脂垫,分布于下颌第二前磨牙及磨牙颊侧牙龈、骨膜和颊部黏膜组织(图3-17)。

由于下牙槽神经阻滞麻醉进针点(翼下颌韧带中点外侧2~3mm处)周围正是颊神经分布的区域,所以在下牙槽神经阻滞麻醉过程中,将针尖退至肌层、黏膜下时注射麻醉药0.5~1mL,即可麻醉颊神经;也可以在拟拔除磨牙远中侧口腔前庭沟处行局部浸润麻醉。

麻醉区域及效果:可麻醉同侧下颌磨牙的颊侧牙龈、黏骨膜、颊部黏膜、肌和皮肤。麻醉显效后,相应区域会有肿胀、麻木感。

10. 咬肌神经阻滞麻醉(block anesthesia of masseteric nerve)　三叉神经的运动支主要分布于咬肌、颞肌、翼外肌和翼内肌,因此又名咀嚼肌神经。麻醉该神经可暂时解除或减轻某些炎症(如智齿冠周炎、牙源性感染等)引起的牙关紧闭,从而改善张口度并有利于病灶牙的早期拔除。咬肌神经封闭还可用于治疗颞下颌关节紊乱病。

注射时,用21号长针在下颌神经阻滞麻醉注射标志点垂直刺入,进针2.5~3.5cm深,注射麻药约2mL(图3-18)。如行封闭疗法,宜注射0.25%~0.5%利多卡因。

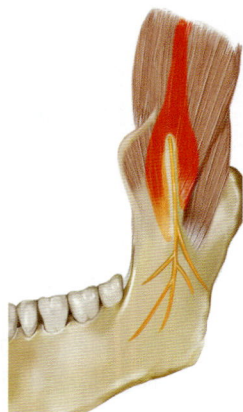

图 3-17　颊神经在下颌支前外侧分布的位置

一般注射麻药5~10分钟后患者同侧面部会有灼热、麻木感,张口度和下颌活动度会有不同程度改善。

11. **下牙槽-舌-颊神经阻滞麻醉**　　下颌小舌前上方是髁突向前下和冠突向后下汇合而成的下颌支内侧隆突,该区域内由前向后分别有颊神经、舌神经、下牙槽神经通过(图 3-19)。将麻药注射到此区域可以同时阻断下牙槽-舌-颊神经感觉传导,因此该方法亦称下颌支内侧隆突注射法(injection on internal ramus prominence)。

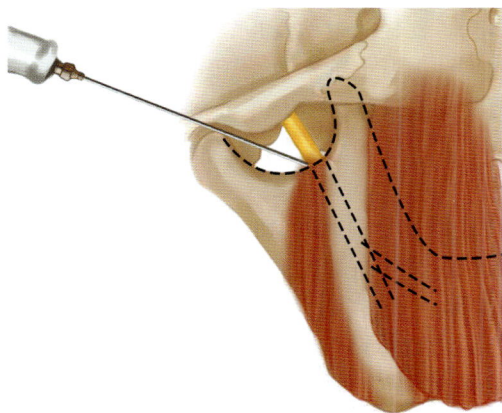

図 3-18　咬肌神经阻滞麻醉

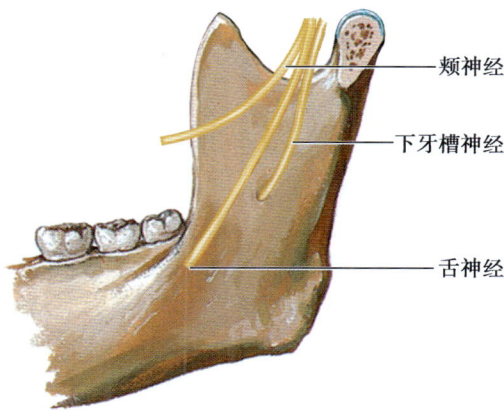

図 3-19　下颌支内侧隆突处神经的解剖关系

颊神经

下牙槽神经

舌神经

注射时,患者保持大张口,以使下颌支内侧隆突可随下颌骨的运动移向下前,而不致被上颌骨后缘所遮挡。将注射器置于对侧口角处并尽量后推,使针体与患侧颊黏膜接近垂直。在翼下颌皱襞外侧、上颌第三磨牙下方 0.5cm 处进针;若上颌无牙,则在第三磨牙牙槽嵴下 1.5cm 处进针。进针深度约 2cm,待针尖触及骨面且回抽无血后注入麻药 1.5~2mL。然后将注射针退回少许,再注入麻药 0.5mL。如此,即可同时麻醉下牙槽、舌、颊三条神经。

12. **颏神经(切牙神经)阻滞麻醉(block anesthesia of mental and incisive nerves)**　　将麻药注射到颏孔附近以麻醉颏神经和切牙神经的方法,亦称颏孔注射法(mental foramen injection)。颏孔位于下颌第一前磨牙和第二前磨牙根尖的下方,距下颌骨下缘上方约 1cm 处(图 3-20)。颏神经、切牙神经是下牙槽神经的终末支,出颏孔后颏神经分布到下唇黏膜、皮肤和颏部;口内分布至第一前磨牙、尖牙和切牙的颊(唇)侧牙龈及黏骨膜。切牙神经分布到第一前磨牙、尖牙和切牙的牙髓、牙槽突和牙周膜。

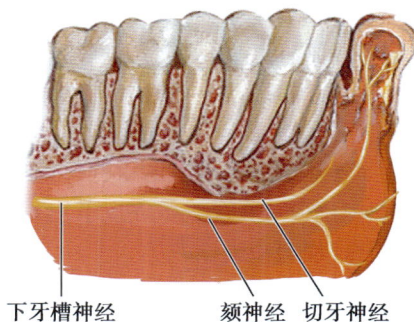

下牙槽神经　　　颏神经　切牙神经

図 3-20　颏神经和切牙神经的分布

(1) 口内法:用口镜向外牵拉口角,在下颌第二前磨牙相对应的口腔前庭沟黏膜处进针,向前下内方寻找并刺入颏孔后注射麻药 0.5~1mL。

(2) 口外法:自下颌第二前磨牙根尖部稍后处皮肤进针,注入少量麻药后继续进针至骨面,再向前下内方寻找并刺入颏孔,注入麻药 0.5~1mL。

三、局麻并发症

(一) 晕厥

晕厥(syncope)是一种突发性、暂时性意识丧失,多由一时性中枢缺血所致。多因恐惧、饥饿、疲劳、疼痛、体位不良及全身健康较差等引起,是最常见的并发症。

临床表现:前驱症状有头晕、胸闷、面色苍白、全身冷汗、四肢厥冷无力、脉快而弱、恶心和呼吸困难。未经处理则可出现心率减慢、血压急剧下降、短暂性意识丧失。

防治措施:尽量消除患者紧张情绪,避免空腹时进行麻醉。一旦发生晕厥,应立即停止注射,迅速放平治疗椅,置患者于头低位;松解衣领,保持呼吸通畅;芳香氨乙醇或氨水刺激呼吸;针刺人中穴;氧气吸入和静脉补液等。

（二）过敏反应

局麻药物过敏并不常见,但仍有发生的可能。局麻药过敏反应分为延迟反应和即刻反应:前者表现为血管神经性水肿,偶见荨麻疹、药疹、哮喘和过敏性紫癜;后者表现为立即发生极严重的类似中毒的症状,突然惊厥、昏迷、呼吸心搏骤停而死亡。

防治措施:对过敏体质患者应作利多卡因过敏试验。较轻的过敏反应,给予吸氧并肌注或静注脱敏药物如钙剂、异丙嗪、糖皮质激素。严重者应立即注射肾上腺素,给予吸氧;出现抽搐或惊厥时,应迅速静注地西泮 10~20mg,或分次静注 2.5% 硫喷妥钠,每次 3~5mL,直到惊厥停止;如呼吸心跳停止,则按心肺复苏方法迅速抢救。

（三）中毒反应

中毒反应是指单位时间内进入血液循环的局麻药量超过分解速度,血内浓度过高时出现的中毒症状,常因单位时间内注射麻药量过大,或局麻药被快速注入血管而造成。

中毒反应可分为兴奋型与抑制型:兴奋型表现为烦躁不安、多话、颤抖、恶心、呕吐、气急、多汗及血压上升,严重者出现抽搐、缺氧、发绀;抑制型则迅速出现脉搏细弱、血压下降、神志不清,随即呼吸心跳停止。局麻药中毒的早期典型症状之一是口周麻木。

防治措施:应了解常用局麻药的毒性及一次最大用药量。尽量使用含有适量肾上腺素的局麻药。要坚持回抽无血,再缓慢注射麻药。对于老年、小儿、体质衰弱、心脏病、肾病、糖尿病、严重贫血及维生素缺乏等患者,应适当控制麻药用量。一旦发生中毒反应,应立即停止注射麻药。中毒轻微者,置患者于平卧位,松解颈部衣扣,使呼吸畅通。重者采取给氧、补液、抗惊厥、应用激素及升压药等抢救措施。

（四）疼痛

疼痛最常见的原因是麻醉药液变质或混入杂质或未配成等渗溶液,注射针头钝而弯曲,或有倒钩均容易损伤组织或神经。

防治措施:注射前认真检查麻醉剂和器械,注射过程中注意消毒隔离,并避免同一部位反复注射。发生疼痛、水肿、炎症时,可局部热敷理疗、封闭或给予消炎、止痛药物。

（五）血肿

注射针刺破血管所致的血肿,多见于上牙槽后神经、眶下神经阻滞麻醉。尤其在刺伤静脉丛后,组织内出血可在黏膜下或皮下出现紫红色瘀斑或肿块。数日后,血肿处颜色逐渐变浅呈黄绿色,并缓慢吸收、消失。

防治措施:注射针尖不能有倒钩;注射时避免反复穿刺。局部出现血肿,立即压迫止血、冷敷,同时酌情给予抗生素及止血药物。48 小时后局部热敷或理疗,可促使血肿吸收。

（六）感染

注射针被污染、消毒不严或注射针穿过感染灶,均可将感染带入深层组织,引起颞下、翼下颌间隙、咽旁间隙等感染。一般在注射后 1~5 天局部红、肿、热、痛明显,甚至有张口受限或吞咽困难,偶尔引起全身症状。

防治措施:注射器械及注射区域的消毒一定要严格;防止注射针污染和避免穿过或直接在炎症区注射。已发生感染者,应按炎症的治疗原则处理。

（七）黏膜溃疡

口腔麻醉后偶尔在注射部位出现多个疱疹性小溃疡。较多见于腭部,常伴有疼痛,尤其是遇食物刺激时较明显。

防治措施:避免使用含 1:50 000 肾上腺素的局麻药,并避免注射过程中造成局部组织过度苍白或注入药液过多。对这种黏膜病变的处理包括局部应用止痛及促进组织愈合的药物,避免过热及其他刺激食物。

（八）注射针折断

注射针的质量差,锈蚀,缺乏弹性等,均可发生断针。行上牙槽后神经或下牙槽神经阻滞麻醉时,常因进针较深或操作不当使针过度弯曲而折断;注射针刺入韧带、骨孔、骨管时,用力不当或患者躁动也可造成断针。

防治措施:注射前一定要检查注射针的质量;按照注射的深度选用适当长度的注射针,注射时至少应有 1cm 长度保留在组织之外;遇有阻力时,不应强力推进;改变注射方向时,不可过度弯曲注射针。若发生断针,立即嘱患者保持张口状态,勿作下颌运动。若有部分针体露在组织外,可用有齿钳或镊子取出;若针已完全进入组织内,应先作 X 线定位片,待确定断针位置后再行手术取出。切忌盲目探查,以免断针向深部移位,更加难于取出。

（九）暂时性面瘫

暂时性面瘫多见于不准确的下牙槽神经阻滞麻醉。由于注射针偏向内后不能触及骨面或偏上越过下颌切迹,容易致麻药注入腮腺内,麻药走行于腺体内的 5 条面神经分支而发生暂时性面瘫。表现为患侧不能皱眉、眨眼、口角下垂。这种情况只是暂时性的,通常持续 1 小时后即可恢复。治疗包括心理安慰和眼部防护,直到动眼反射恢复。

（十）感觉异常

注射针刺入神经或注入混有乙醇、防腐剂的溶液,可能造成神经损伤,出现感觉异常。较易发生感觉异常的神经是下牙槽神经和舌神经。临床上,多数神经损伤是暂时性、可逆性的病变,一般数日后即可恢复;术后麻木症状不能自行恢复者,应早期给予激素、维生素 B_1 或 B_{12} 等治疗,同时辅以针刺或理疗,促进神经功能的完全恢复。

（十一）牙关紧闭

牙关紧闭可发生于下牙槽神经阻滞麻醉口内法注射后,较罕见。常因麻醉药注入翼内肌或咬肌内,使肌肉暂时停滞于收缩状态而出现牙关紧闭。除感染所致牙关紧闭外,一般都是暂时性的,大多在 2~3 小时内自行恢复。

（十二）暂时性复视或失明

暂时性复视或失明可见于下牙槽神经阻滞麻醉口内法注射后,由于注射针误入下牙槽动脉且未回抽,推注的局麻药可逆行经脑膜中动脉、眼动脉或其主要分支入眶,引起眼肌、视神经麻痹而出现暂时性复视或失明。一般在局麻药作用消失后,眼运动和视力即可恢复。推注局麻药前,坚持回抽是预防这种并发症的有效方法。

第二节　全身麻醉

全身麻醉(general anesthesia)简称全麻,是指麻醉药经呼吸道吸入、静脉或肌内注射进入体内后,暂时性抑制中枢神经系统并产生可逆性全身痛觉和意识的消失,同时伴有反射抑制及骨骼肌松弛的一种状态。全身麻醉常用于颌面部中、大型手术及儿童的手术。

一、口腔颌面外科手术全麻特点

（一）麻醉与手术相互干扰

口腔颌面部邻近呼吸道,手术与麻醉操作往往相互干扰。在口腔颌面严重出血伴有窒息或严重缺氧时,麻醉气管插管等急救措施与手术止血争分夺秒地同时进行,两者既相互影响又缺一不可。一般情况下,要求麻醉气管内插管的径路、麻醉机管道、监护仪等装置摆放尽可能远离手术区域,以方便手术操作;若手术中患者出现异常情况,手术则应该服从或有利于麻醉急救处理。这就要求手术者应熟悉和掌握与麻醉有关的基础知识,并在手术过程中主动观察患者,在麻醉安全的情况下顺利完成手术。

（二）维持气道通畅难度较大

口腔颌面外科患者常因颌面部炎症、瘢痕挛缩、肿瘤、放疗或小下颌等因素导致不同程度张口受限,致使麻醉诱导和气管内插管均有一定的困难和危险,也增加了麻醉苏醒期呼吸道发生危险的概率。若手术中出血、分泌物或胃内容物反流误吸进入呼吸道,容易导致呼吸阻塞、窒息、吸入性肺炎、肺不张等并发症。此外,手术中气管导管脱出或扭转也能引起急性呼吸道问题。

为了维持呼吸道通畅,麻醉前应认真检查和评估,麻醉诱导用药、方法的选择也要谨慎。对困难气道患者,可在患者清醒或半清醒状态下用盲探法或在光导纤维镜引导下进行气管内插管,或

视频:ER3-9
经鼻腔气管内插管(全身麻醉)

先行预防性气管切开。气管插管成功后,应予以缝扎固定,以防术中气管导管意外脱出。气管插管成功后,将气管导管的气囊充气或用纱布条填塞于咽腔,使口腔内手术区与呼吸道完全隔离,则可以有效防止误吸。

(三) 小儿及老年患者比例高

在口腔颌面外科的手术患者中,小儿与老年患者占有较高比例。小儿的呼吸、循环、神经等系统在解剖生理和药代动力学方面,与成人相比都有较大差别。例如,先天性唇腭裂患儿常伴有呼吸道慢性感染、营养不良和先天性心脏畸形。若术前未予恰当处理,麻醉过程中易出现急性喉(支气管)痉挛、充血性心力衰竭和肺水肿。

许多老年人罹患隐性心脑血管疾病,手术麻醉中或术后均有可能发生致命性的并发症。因此,术前必须认真询问病史,通过相关检查进一步明确潜在的心、脑、肾等疾病的程度或受累器官的功能状态;对严重的高血压、心律失常、糖尿病、缺血性心脏病以及近期发作的脑血管疾病患者,术前必须经过妥善治疗,待病情得到控制后再接受手术。

(四) 手术失血较多

口腔颌面部血供丰富,手术过程中出血量较大,多见于血管畸形、神经纤维瘤、上颌骨肿瘤以及牙颌面畸形等手术。因此,手术前要精确估计失血量,麻醉中应加强循环功能监测;必要时采取控制性降压并及时补充血容量,以防发生失血性休克。

(五) 麻醉恢复期呼吸道并发症多

颌面部间隙感染、口腔颌面部的严重损伤及肿瘤切除游离皮瓣移植术后,局部过度肿胀或分泌物滞留往往影响正常呼吸;上下颌骨骨折术后颌间固定过早、气管套管脱落或移位、手术切除颌骨及其附着的肌肉、麻醉后体位和头位摆放不当及清醒不够等,也有碍于患者保持呼吸道通畅。在麻醉恢复期,上述情况若处理不当易引发一系列呼吸道并发症,应予以重视。必要时,应在手术结束后行预防性气管切开。

二、口腔颌面外科常用的全麻方法

口腔颌面外科全麻包括术前准备、全麻诱导、气管内插管、麻醉维持、麻醉苏醒和气管拔管等几个阶段。根据给药途径的不同,口腔颌面外科常用全麻方法可分为吸入麻醉、静脉麻醉和复合麻醉。不同的麻醉方法或全麻各有优缺点、适应证和禁忌证,临床上应依据手术特点、患者性别、年龄及患者自身要求等进行选择。

(一) 吸入麻醉

吸入麻醉(inhalation anesthesia)是指挥发性麻醉药或麻醉气体经由呼吸道吸入、通过肺-脑血液循环,从而抑制中枢神经系统并产生全身麻醉的方法。

目前,用于吸入麻醉的药物有氟烷、安氟烷、异氟烷、七氟烷、氧化亚氮等,其中最常用的是七氟烷、异氟烷和氧化亚氮(笑气)。乙醚是广为知晓的吸入麻醉剂,但是由于其不稳定性和易燃易爆等特点,现已被弃用。吸入麻醉药在体内代谢、分解少,大部分从肺排出体外,因此吸入麻醉具有较高的可控性、安全性及有效性。

吸入麻醉根据给药的方法可以分为开放式点滴、充气法、半紧闭半开放式以及紧闭式。紧闭式吸入麻醉是目前常用的方法,给氧量一般为 0.3~0.5L/min。其优点是呼出和吸入的气体与大气隔绝,麻醉呼吸机内设有 CO_2 吸收器,呼吸气完全受麻醉装置的控制,有利于手术过程中呼吸管理。吸入麻醉中要求经鼻或口腔插入气管导管,再与麻醉装置连接并实施机械呼吸,以便保持患者在麻醉过程中的有效通气,防止手术创口血液、分泌物流入呼吸道,引起气道阻塞。

(二) 静脉麻醉

静脉麻醉(intravenous anesthesia)是指将麻醉药物经静脉注射进入体内,通过血液循环作用于中枢神经系统而产生全身麻醉的方法。

按照给药方式的不同,静脉麻醉分为单次给药法、分次给药法、持续给药法和靶控输注(target-controlled infusion,TCI)给药法。靶控输注是根据不同静脉麻醉药物的药代动力学以及药效学,结合患者的性别、年龄和体重,通过调节相应的目标血药浓度以达到控制麻醉深度的计算机自动给药系统。因其具有操作简单、安全有效及麻醉深度可控等优点,是目前静脉麻醉中最为合理的一种给药方式。

静脉麻醉多用于吸入全麻诱导、辅助吸入全麻、基础麻醉以及比较小的手术,其优点是起效迅速、患者舒适。常用的静脉麻醉药及其辅助药主要有以下三类:

(1) 静脉全麻药:代表性的药物是异丙酚、硫喷妥钠、咪唑安定、依托咪酯和氯胺酮等。异丙酚是目前最常用的药物,其优点是作用时间短易于调节麻醉深度,长时间使用无明显蓄积效应,而且清醒质量较高。

(2) 阿片类镇痛药物:常用的有芬太尼、舒芬太尼、阿芬太尼、瑞芬太尼。阿片药物有很强的镇痛效果,可以有效地抑制手术造成的应激反应,维持心血管功能的稳定,但是剂量过大时往往会引起术后呼吸抑制。因此,超短效的瑞芬太尼最适宜使用。

(3) 骨骼肌松弛药:主要有去极化肌松药琥珀胆碱及非去极化肌松药维库溴铵、泮库溴铵等。这类药物可以松弛肌肉,提供良好的手术视野,但是需要呼吸机控制呼吸。近年来,随着一系列超短效静脉麻醉药物的开发应用和静脉自动给药技术的问世,全凭静脉麻醉(total intravenous anesthesia,TIVA)也逐步成为麻醉中的主要方法,多强调联合用药。

(三) 复合麻醉

复合麻醉(combined anesthesia)又称平衡麻醉(balanced anesthesia),是指同时或先后应用两种以上的全身麻醉药物或麻醉技术,以达到镇痛、遗忘、肌松、自主反射抑制并维持生命体征稳定的麻醉方法。

静吸复合麻醉(intravenous-inhalation combined anesthesia)是指同时或者先后使用静脉全麻和吸入全麻的麻醉方法,是复合麻醉的典型代表,也是现今临床麻醉中使用最多的技术。由于静脉麻醉起效快、诱导平稳,而吸入麻醉便于管理且麻醉深浅容易控制,因此静脉麻醉诱导后用吸入麻醉或静吸复合麻醉维持在临床麻醉工作中占主要地位。若以吸入麻醉为主,通常要吸入较高浓度的挥发性麻醉药,如2%~3.5%安氟醚或1.5%~3%异氟醚;当以吸入麻醉为辅时,要同时静脉输注异丙酚或氯胺酮、芬太尼、非去极化肌松药等;还可根据需要加用神经安定药。静吸复合麻醉的优点在于能避免单一药物用量过大、清醒较快。时间较长的口腔颌面外科手术,例如口腔癌联合根治术、上下颌骨肿瘤切除术、严重颌面畸形矫正术、微血管吻合术等,均采用这种麻醉方法。

除上述三种全身麻醉方法外,口腔颌面外科全麻手术中经常会用到两种辅助性麻醉技术,即控制性降压(controlled hypotension)和全身低温(whole-body hypothermia)。控制性降压是指全麻期间采用降压药物使动脉血压降低并控制在一定水平(基础血压的70%),以达到减少术区出血和降低重要器官缺血缺氧性损害的一种方法。其适用于口腔颌面血管瘤切除术、正颌手术以及颅颌面恶性肿瘤切除术等,常用的药物有硝普钠、硝酸甘油和艾司洛尔。控制性降压应选择出血较多的手术时段进行,降压期间要求麻醉平稳,准确估计失血量和及时补充血容量,并连续监测 SpO_2、心电图、心率、脉压、中心静脉压、尿量等。

全身低温又称低温麻醉(hypothermic anesthesia),是指在全麻的基础上用物理降温法将体温下降到一定程度的一种方法。在颅颌面联合切除术、双侧颈淋巴清扫术等特大口腔颌面手术中,可以采用体表降温法将体温降至30~34℃,其目的在于降低机体代谢率和氧耗量,提高组织细胞对缺氧以及血流阻断的耐受能力,从而在一定程度上保护中枢神经细胞,消除颅内压过高所致的严重后果。低温麻醉时必须严密观察心电图,放置直肠微变温度计连续监测中心体温,同时常规监测血压、心率、SpO_2、中心静脉压、血细胞比容及血气等。

三、口腔颌面外科全麻术后复苏管理

口腔颌面外科全麻手术后,由于手术麻醉期间发生的循环、呼吸、代谢功能紊乱未彻底纠正,全麻药物的残余作用尚未消失,患者保护性反射尚未完全恢复,容易发生呼吸道梗阻、通气不足、恶心呕吐、误吸或循环功能不稳定等各种并发症。简单或麻醉时间较短的手术,可以在手术室进行复苏;对危重疑难、老年、术前有合并症以及复杂手术患者,应在麻醉后监测治疗室(PACU)进行复苏。为了保证患者安全,全麻复苏期应注意以下几个方面:

(一) 呼吸道管理

拔除气管导管时,应注意以下几点:

1. 拔管的指征是吞咽、咳嗽反射恢复,清醒程度和肌张力恢复满意。如果患者口底或咽旁软组织明显肿胀、苏醒延迟、肌张力及反射恢复较差,则需延长拔管时间。

2. 拔管前应调整好体位和头位,并将口腔内的各种异物、唾液、血凝块、纱布块甚至脱落牙齿等及时清除,防止拔管后患者将异物误吸至气管内;拔管前正压通气、面罩给氧并监测血氧饱和度,估计是否存在气道梗阻或通气不足的现象。

3. 小儿拔管期间容易发生喉及支气管痉挛,必须加压给氧和强制通气,以防缺氧。

4. 拔管前后,若呼吸功能恢复差又无禁忌者,可静脉注射催醒药或拮抗药;适量应用皮质激素和雾化吸入有利于减轻呼吸道水肿。

5. 患者床边一般要备有气管切开器械、加压给氧装置、钢丝剪、吸引器等,做好再次气管内插管或气管切开的准备。

（二）意识观察

麻醉苏醒所需时间和麻醉苏醒的质量常与麻醉药物的种类、药物的剂量、患者的体质、手术时间长短及是否使用了麻醉催醒药等有关。停止麻醉后有极少数患者可能会再次意识消失和反射迟钝,常见于患者体质较差、血容量不足、大量使用了麻醉性镇痛药(如芬太尼、哌替啶及肌松药)等。麻醉结束后如苏醒延迟,应密切观察意识状态,必要时可使用特异性和非特异性催醒药进行拮抗。

（三）不良反应处理

全麻后可能发生的其他不良反应包括苏醒期恶心呕吐、锥体外系反应、高热、躁动及认知功能障碍等,应予以对症处理。

1. **苏醒期恶心呕吐** 与麻醉药物的不良反应和胃肠道受到不良刺激有关,可致误吸、窒息、呼吸暂停,可伴有缺氧、迷走神经反射性喉痉挛、心跳骤停。处理措施是静注催醒药和镇吐药、放置好头位、吸氧和及时吸除口咽部异物,监测 SpO_2、心电图及心率等变化。

2. **锥体外系反应** 小儿特别是婴幼儿在使用氟哌利多、氯胺酮等麻醉药之后,苏醒期或苏醒后 12~48 小时内可以发生锥体外系反应,表现为哭闹、面肌痉挛、肢体僵直或抽搐等,可用小剂量地西泮进行处理。

3. **低温与高热** 全麻恢复期发生的体温降低一般与环境温度有关,其次为血容量不足。预防和处理低体温的措施主要是加强保暖,注意有无失血过多。对于高热者(特别是小儿),当体温超过 38.5~39℃ 以上时,应及时冰敷或乙醇擦浴进行物理降温。

4. **躁动与认知功能障碍** 全麻苏醒后的躁动可能与疼痛、刺激、寒冷以及药物有关;认知功能障碍则可能与高龄、酗酒、精神疾患、长期服用某些药物等有关。轻中度躁动患者可采用约束带约束,严重躁动者可用小量氟哌啶醇治疗;出现认知功能障碍者,可给予镇静、催眠处理。

四、全麻手术复苏后的监护

在全麻手术复苏后,如果患者苏醒、循环呼吸状况恢复良好,可以转送至普通病房继续进行监护和治疗。对于一些病情危重、手术复杂、老年、术前有合并症或术后行预防性气管切开的患者,则需要转送至重症观察室(有条件的单位也可在 ICU)继续进行监护和治疗。监护内容包括以下几个方面:

1. **循环呼吸功能监测** 包括:①心电图监测:对于重症患者或手术麻醉患者,心电监护能够早期发现心电图异常;②血压监测:一般采用监护仪进行无创血压监测(NIBP),必要时也可进行有创血压监测(IBP);③中心静脉压(CVP)监测:口腔颌面部特大型手术、失血性休克及各种危重病情,一般在术中经股静脉或锁骨下静脉穿刺插入中心静脉导管,术后亦可通过监测中心静脉压了解循环血容量水平、判断心肺功能、快速输液输血、指导抢救用药等;④血氧饱和度(SpO_2)监测:一般通过心电监护仪进行测量,其优点是能够及时、敏捷、连续和无创伤地反映患者的血液氧合情况;⑤动脉血气分析:有动脉氧分压、动脉二氧化碳分压、动脉血氧饱和度等,主要用于危重患者的呼吸功能监测。一旦发现循环呼吸功能异常,应予以及时处理;出现呼吸心跳骤停者,应按心肺复苏程序进行抢救。

2. **酸碱及电解质平衡监测** 对危重患者要定期监测酸碱变化,记录24小时出入量。由于 K^+、Na^+、Cl^-、HCO_3^- 等电解质含量变化直接影响酸碱平衡,故需要定时检测上述电解质,并根据尿量和红细胞比容(HCT)等调节水钠平衡。

3. **血糖监测**　手术麻醉后由于应激反应、各种感染、胰岛素用量不足、水摄入不足和低钾血症等原因,可以导致血糖升高、糖尿病酮症酸中毒。因此,对糖尿病患者和老年人在口腔颌面部手术后必须定期监测血糖,以便及时诊断和正确处理。

4. **肝肾功能监测**　对危重患者要尽可能做到定期观察和检测肝肾功能,通过监测血清蛋白、球蛋白、血清肌酐、尿素氮、24 小时尿量、尿比重等,判断肝肾功能状况。

5. **神经系统监测**　颌面部复合伤、颅颌面肿瘤手术及以往存在严重心、脑血管病的手术患者,术后必须观察记录意识、反射及瞳孔变化,必要时行 CT、MRI、颅内压、血常规、血生化指标和脑脊液的检查。

6. **预防感染**　口腔颌面外科全麻手术患者最容易发生呼吸道感染,尤其是气管切开的患者;其次为静脉炎、尿路感染。严重的细菌感染可以造成多器官受损、胃肠道应激反应、内毒素性休克和多器官功能衰竭。因此对危重患者应加强感染预防,必要时进行细菌培养和药敏试验,正确合理地使用抗生素,降低感染发生率。

第三节　镇静与镇痛

镇静(sedation)与镇痛(analgesia)是指应用药物或非药物手段减轻或消除患者疼痛,减轻或预防患者焦虑和躁动,催眠并诱导顺行性遗忘的治疗方法。镇痛与镇静治疗并不等同,对于同时存在疼痛因素的患者,应首先实施有效的镇痛治疗;镇静是在去除疼痛因素基础上帮助患者克服焦虑,诱导睡眠和遗忘的进一步治疗。

一、镇静

应用药物使患者紧张情绪、恐惧心理得到改善或消除,达到精神放松、生命体征平稳,有利于配合诊疗的方法称为镇静。在口腔科疾病诊疗过程中,约 30%~40% 人群存在不同程度的心理紧张,严重者可称为牙科恐惧症(dental anxiety),尤以小儿患者多见。镇静术能使这部分患者得到较为满意的舒适治疗。此外,一部分存在较严重机体或精神残障的患者,往往需要深镇静或全身麻醉才能完成口腔治疗。

(一)镇静特点

镇静有以下特点:①患者意识存在,能服从各种指令,生理反射基本正常;②用药后呼吸、循环等生命体征变化小;③几乎没有镇痛作用,但能加强局麻药物的镇痛效果;④深度镇静或过度镇静可达到全麻的程度,患者的呼吸和循环功能可受到明显干扰,没有适当准备时临床风险也随即加大。

(二)镇静深度

镇静深度一般与用药量有关,当药量过大时能表现过度镇静,患者出现意识模糊或短暂全麻状态,呼吸道生理性保护能力减弱;用药量不足时,则不能达到镇静效果。镇静的深度大致分浅镇静和深镇静。浅镇静时,患者意识基本清楚,但有嗜睡,无焦虑不安,可服从各种指令,呼吸道反射基本正常,而痛觉存在;深镇静时,患者意识模糊,强刺激时才能唤醒,不能服从各种指令,呼吸道反射减弱,痛觉迟钝。浅镇静既可以消除焦虑不安,又可维持呼吸道的反射能力,还能维持正常的呼吸、循环功能,适用于口腔内的手术操作。深镇静时,患者配合能力差,有发生呼吸道误吸的潜在危险,一般情况下不宜使用。

(三)镇静方法

对于精神紧张、轻度焦虑而诊疗操作刺激性不大的患者,可于术前 30 分钟口服地西泮 10mg,也可给予地西泮 10mg 或苯巴比妥钠 0.1~0.2g 肌内注射。对诊疗操作极度恐惧不安、配合能力差及血压升高的患者,则静脉注射用药的镇静效果确切:①地西泮 0.2mg/kg,缓慢静脉注射,镇静持续时间可达 30~60 分钟;②咪达唑仑 0.05~0.1mg/kg,缓慢静脉注射,镇静持续时间可达 20~40 分钟;③异丙酚 200mg,芬太尼 0.1mg,生理盐水稀释至 50mL,用微量泵连续输注,速度为 25~80μg/(kg·min)。异丙酚起效快,单次使用维持时间短、不良反应少,适用于连续静脉注射。

近年来,30%~50%氧化亚氮(笑气)和氧混合吸入镇静在口腔颌面外科中也广为使用。其优点是操作简单,镇静深度易调节,安全可靠。特别适合于口腔门诊外科拔牙、小手术、种植牙、注射治疗以及不配合的小儿患者,但对含气闭合腔如气胸、肠梗阻以及中耳疾病的患者应禁用。注意吸入笑气的浓度始终≤70%,氧浓度≥30%,防止缺氧及过度镇静,而且操作过程中应常规监测SpO_2和心电图等。

二、镇痛

疼痛(pain)是与实质上或潜在组织损伤相关的一种令人不快的主观感觉或情感体验。规范化疼痛处理(good pain management,GPM)是目前倡导的镇痛治疗新观念,其原则是有效消除疼痛,最大限度地减少不良反应,将疼痛治疗所带来的心理负担降低至最低,全面提高患者的生活质量。对于口腔颌面部的创伤(炎症)性疼痛、神经源性疼痛、癌性疼痛以及手术后疼痛,常用的镇痛治疗方法如下:

(一)药物镇痛

镇痛药物主要为对乙酰氨基酚、非甾体抗炎药以及阿片类镇痛药,抗抑郁药、镇静催眠药、糖皮质激素等可作为辅助用药。

1. 非麻醉性镇痛药　包括阿司匹林、对乙酰氨基酚、布洛芬、萘普生、吲哚美辛和吡罗昔康等解热镇痛抗炎药。这类药物的镇痛作用是主要是抑制炎症部位的前列腺素合成,可用于缓解轻度到中度疼痛,对与骨转移肿瘤有关的疼痛有明显疗效。常用剂量:阿司匹林每次0.3~0.6g,每日3次,口服;布洛芬每次0.2~0.4g,每日3次,口服。患消化道溃疡或食管炎的患者不宜应用,患出血性疾病的患者应慎用。

2. 麻醉性镇痛药　主要包括阿片碱类及其合成代用品,适用于中度及重度疼痛。常用的药物有:

(1)吗啡:是麻醉性镇痛药的典型代表,镇痛作用非常强。单次皮下注射5~10mg可维持4~5小时。不良反应包括便秘、恶心、呕吐,严重并发症为呼吸抑制和成瘾性。

(2)芬太尼:是手术后最常用的麻醉性镇痛药之一。一般经静脉注射100μg,维持时间17分钟至2小时。其优点是血浆药物浓度较恒定、起效迅速、镇痛效果可靠,缺点是药物的蓄积性,并可导致致命性的呼吸抑制。

(3)哌替啶:又名杜冷丁,为半合成麻醉性镇痛药,是临床上应用最广泛的强效阿片类药。与吗啡相比,镇痛效果较弱,作用时间较短(2~4小时)。常用方法为每次50~100mg肌注,主要用于创伤和手术后镇痛。

对癌性疼痛的治疗,宜采用WHO推荐的三阶梯镇痛疗法(three-step analgesic ladder),即轻度癌痛者首选非甾体类抗炎药,常用药物有阿司匹林、布洛芬、芬必得、吲哚美辛等;中度疼痛给予弱阿片类药物,例如可待因、曲马多等;重度疼痛则给予强阿片类药物,例如吗啡、哌替啶等。糖皮质激素、抗抑郁药、维生素类等药物可以作为治疗中、重度癌痛的辅助药,既能减少止痛药的剂量,又能起到良好的止痛效果。

3. 其他药物　包括抗抑郁药、镇静催眠、抗焦虑药以及糖皮质激素和维生素类等药物。例如口服阿米替林和多塞平(每次25mg,每日3次)等三环类抗抑郁药,可用于治疗慢性疼痛;口服司可巴比妥(每次0.1~0.2g)或苯巴比妥(每次0.03~0.06g)等镇静催眠药则有利于慢性疼痛患者的睡眠和休息;口服苯二氮䓬类抗焦虑药地西泮(每次2.5~5mg)可作为疼痛治疗的辅助药物;应用糖皮质激素类药物(泼尼松龙0.5mL+2%普鲁卡因1mL混悬液)作局部封闭,对颞下颌关节后区损伤等引起的疼痛有很好的治疗效果;亦可将维生素B_1 100mg或维生素B_{12} 500μg加入局麻药液中,通过神经阻滞治疗神经痛;葛根汤(葛根7g,麻黄5g,桂枝、芍药、甘草各4g,大枣3枚、生姜5g)对头痛、三叉神经痛有一定疗效。此外,卡马西平、苯妥英钠等抗癫痫药也是治疗三叉神经痛的常用药物。

(二)放疗或化疗

放疗可减轻或缓解因肿瘤引起的疼痛,其中对肿瘤侵犯骨质引起的疼痛疗效最好,对神经受累引起的疼痛疗效较差,对软组织肿块所致的疼痛疗效则最差。疼痛缓解的可能性还取决于能够

学习笔记

应用的有效照射量和肿瘤的放疗敏感性。肿瘤的组织学类型及部位对放疗效果有影响。采用姑息性放疗可以有效缓解骨转移癌引起的疼痛。因脑转移癌引起的头痛,给予 20~30Gy 放疗配合应用皮质激素治疗常有较好镇痛效果。

化疗药物对癌性疼痛也有一定的缓解作用,但是对放疗不敏感的肿瘤(如恶性黑色素瘤、腺癌、肉瘤)和侵犯神经的恶性肿瘤,采用抗癌药物化疗则难以控制疼痛,应选用镇痛药、神经阻滞或手术镇痛。

(三) 针刺镇痛

针刺镇痛是指利用金属制的毫针、三棱针等在体表的腧穴上进行针刺而达到缓解疼痛的目的。采用针刺治疗疼痛时,可选取有疼痛或压痛点的局部腧穴。如三叉神经第二支痛选四白、颧髎,第三支痛选下关、颊车;颌面部手术后疼痛、神经痛、牙痛,可选取手阳明大肠经的迎香穴,远端循本经取合谷穴。针刺镇痛较安全、效果较好,但有时出现晕针、滞针、血肿等不良反应。

(四) 经皮神经电刺激疗法

经皮神经电刺激疗法是根据疼痛的脊髓闸门控制理论,将电脉冲波刺激仪的双电极放置在身体疼痛区域皮肤上,借助低压电流透过皮肤对机体神经末梢进行温和的刺激,以达到提高痛阈、缓解疼痛的一种方法。常用于缓解手术后疼痛、神经痛、关节痛。该疗法的疗效常随时间降低,在治疗的头几天慢性疼痛减轻 60%~80%,至 1 年疼痛缓解率仅约 20%~30%。

(五) 神经阻滞法

神经阻滞法是通过阻断疼痛的传导途径实现镇痛的神经阻滞疗法,可采用局麻药或神经破坏性药物。对诊断性或判断预后的阻滞,应用短效麻醉剂;对于治疗性阻滞(镇痛)则应用长效麻醉剂,如 0.25%~0.5%的布比卡因。半月神经节注射适用于某些顽固性癌痛或严重的三叉神经痛;单独阻滞三叉神经上颌支或下颌支,可以用于在癌痛、三叉神经痛以及非典型面痛的鉴别诊断;对于累及下颌区和上颈部的癌痛患者,也可阻滞第 2、第 3 颈神经;枕神经、舌咽神经和迷走神经阻滞可用于治疗上述神经分布区的疼痛。神经破坏性药物无水乙醇或 8%~12%的酚甘油行神经阻滞,可用于治疗癌痛和三叉神经痛等顽固性疼痛。

(六) 其他

对于发作频繁、疼痛剧烈、非手术疗法无效的舌咽神经痛,可行颅内或颅外舌咽神经切断术。治疗三叉神经痛可采用三叉神经周围支撕脱术、射频温控热凝术或微血管减压术(详见第十一章)。此外,物理疗法或心理疗法对口腔颌面部慢性疼痛有一定疗效。

(尚政军 郭传瑸)

参考文献

1. BASSETT K B,DIMARCO A C,NAUGHTON D K. Local anesthesia for dental professionals. New Jersey:Pearson Education,INc.,2010.

2. BOYNES S G,LEMAK A L,CLOSE J M. General dentists'evaluation of anesthesia sedation education in U. S. dental schools. J Dent Educ,2006,70(12):1289-1293.

3. MALAMED S F. Handbook of local anesthesia. 4th ed. St. Louis:Mosby-Year Book,1997.

4. MALAMED S F. Sedation:a guide to patient management. 4th ed. St. Louis:Mosby INc.,2003.

5. 邱蔚六. 口腔颌面外科理论与实践. 北京:人民卫生出版社,1998.

6. 朱也森. 现代口腔颌面外科麻醉. 济南:山东科学技术出版社,2001.

7. GARISTO G A,GAFFEN A S,LAWRENCE H P,et al. Occurrence of paresthesia after dental local anesthetic administration in the United States. J Am Dent Assoc,2010,141(7):836-844.

8. HILLERUP S,JENSEN R H,ERSBØLL B K. Trigeminal nerve injury associated with injection of local anesthetics:Needle lesion or neurotoxicity? J Am Dent Assoc,2011,142(5):531-539.

9. KASABA T,ONIZUKA S,TAKASAKI M. Procaine and mepivacaine have less toxicity in vitro than other clinically used local anesthetics. Anesth Analg,2003,97(1):85-90.

10. LYRATZOPOULOS G,BLAIN K M. Inhalation sedation with nitrous oxide as an alternative to dental general anesthesia for children. J Public Health Med,2003,25(4):303-312.

第四章　牙及牙槽外科

>> 导言

　　牙及牙槽外科作为口腔医师执业所应掌握的基本技术,要求通过理论学习和操作实践,掌握牙拔除术的适应证选择,掌握通过对全身状况的评估筛选禁忌证;掌握各类牙拔除术的基本要点,掌握阻生牙拔除的基本方法;掌握对牙拔除术并发症的诊断和处理。

第一节　牙　拔　除　术

　　牙及牙槽外科(dental and alveolar surgery)是口腔颌面外科最基础和常用的部分,也是口腔科医师必须掌握的基本技术。牙拔除术(exodontia)是某些牙病的终末治疗手段,也是治疗口腔颌面部牙源性疾病或某些相关全身疾病的外科措施。

　　牙拔除术在造成局部软、硬组织损伤的同时也可引发不同程度的全身反应,并可能激发某些全身系统疾病加重或诱发严重的全身并发症。牙拔除术对患者还可产生明显的心理影响。医师应当对患者局部和全身状况作出充分地评估,对牙拔除术可能引发的各种并发症及对全身疾病的影响有深入的了解,调控患者的心理状况,把握术前、术中、术后的各个环节,最终圆满完成这一外科手术。

　　作为外科手术,牙拔除术的准备和操作应遵循无痛、无菌、微创等外科原则。尽管手术是在口腔内污染环境下进行,但无菌操作的基本原则仍应坚决地执行。疼痛控制是手术顺利完成的必要条件,也是医者人文关怀的重要体现。作为医师应尽的职责要以最小损伤,换取手术的成功。如何减轻拔牙的创伤,减少牙槽骨的丢失,关注牙龈软组织,从而维持牙槽嵴的宽度和高度,为后续的修复奠定基础已成为牙拔除术发展的方向。

一、适应证

　　牙拔除术的适应证是相对的。随着口腔医学的发展,口腔治疗设备和技术的提高,口腔微生物学和药物学的进展,口腔材料和口腔修复手段的不断改进,拔牙适应证正在不断变化。必须强调,口腔医师的责任首先是保存牙齿,最大限度地恢复其功能和美观;决定是否拔牙要十分慎重。

　　1. **牙体病损**　牙体组织龋坏或破坏严重、用现有的修复手段已无法恢复和利用者可拔除。

　　2. **根尖周病**　根尖周病变不能用根管治疗、根尖切除等方法治愈者可拔除。应当注意的是根尖周病变的恢复需要一定的时间,应慎重判断。

　　3. **牙周病**　晚期牙周病,牙周骨组织支持大部丧失,采用常规和手术治疗已无法取得牙的稳固和功能者。

　　4. **牙折**　冠折通常经过治疗处理是可以保留的。冠根折应依据断面位于龈下的位置、松动度、牙周组织状况、固定条件等综合考虑是否保留;也可经冠延长等手术改良条件后留存患牙。根中 1/3 折断一般为拔牙适应证。根尖 1/3 折断可经治疗后观察。脱位或半脱位的牙,如牙体组织基本完整,均应复位保留。

　　5. **错位牙**　影响功能、美观、造成邻近组织病变或邻牙龋坏,不能用正畸等方法恢复正常位置者均可考虑拔除。

6. **额外牙** 常会引起正常牙的萌出障碍或错位,造成错𬌗畸形,常为拔牙适应证。

7. **埋伏牙、阻生牙** 引起邻牙牙根吸收、冠周炎、牙列不齐、邻牙龋坏均应拔除。青少年患者的阻生恒牙,有条件的可采用正畸治疗。部分阻生牙也可采用牙移植的方法加以利用。

8. **滞留乳牙** 影响恒牙萌出者应当拔除。如成人牙列滞留的乳牙,但对应恒牙先天缺失或无法就位,可暂保留。

9. **治疗需要** 因正畸治疗需要进行减数的牙;因义齿修复需要拔除的牙;囊肿或良性肿瘤累及的牙,可能影响治疗效果者均为拔牙适应证。恶性肿瘤放疗前,为减少并发症的发生,拔牙适应证可适当放宽。

10. **病灶牙** 引起颌骨骨髓炎、牙源性上颌窦炎等局部病变的病灶牙为拔除适应证。内科疾病的病灶感染学说认为在极少数情况下,口腔内患牙的局部病变可能会成为远处组织、器官疾病的致病因素,可能会引发亚急性心内膜炎、某些肾炎、虹膜睫状体炎、视神经炎、视网膜炎等。在相关科医师的要求下可慎重考虑拔除。

11. **颌骨骨折** 颌骨骨折线上的牙或牙槽突骨折所累及的牙,应根据牙本身的情况决定,尽可能保留。

二、术前评估与禁忌证

牙拔除术需要在手术前,对患者口腔颌面部既往病史、局部病况、全身状况等相关情况充分了解掌握,对各种可能发生的问题和处理考虑周全,才能安全、稳妥地完成手术。

拔牙术前评估所要达到的目的,是要明确患牙该不该拔;能不能拔;什么时候拔;如何拔;需要采取哪些辅助治疗和监测。

（一）**术前检查与评估**

1. **病史采集与全身状况评估** 对于符合拔牙适应证的患者详细地询问病史是对其全身状况进行判断的开端。在关注患牙局部症状的同时,必须对可能影响拔牙手术实施及预后的各种系统疾病作出深入的了解。

基本的体格检查是必要的,必要时应当记录血压、脉率等重要生命体征并应作心电图、血液生化检查。

2. **口腔检查与患牙评估** 拔牙前对口颌系统检查时应注意口腔黏膜、颞下颌关节的情况。对将要拔除的牙要判断牙体组织的破坏程度、牙周组织状态、有无窦道、是否存在增生物。口腔检查还要对邻牙的状况,特别是大充填体、隐裂给予关注。对所拔患牙的检查将决定手术的路径、器械的选择、技术手法的运用。

3. **术前影像学检查** X线片除用于判定牙根的情况、根周病变、牙槽骨密度、有无牙根固连外,也是了解患牙与周围重要解剖结构、邻牙相互关系的主要手段。锥形束CT（cone-beam CT）能够更好地显示颌骨、牙槽突、牙及周围病变和重要解剖结构的关系,从三维的各种断面反映局部的细节,成为极具临床价值的检查手段。

在复杂的局部病情和全身背景交织的情况下,应详细、全面地收集病情资料,会同各有关科室医师共同商讨,审慎地决定可否拔牙。如决定进行手术则应周密准备,术前采用调控、预防措施,术中准确判断病情变化,以娴熟轻柔的动作快捷完成手术,术后不能放松监控和预防,应杜绝完成手术即可终止责任的想法,也应将牙拔除术按标准外科手术进行围手术期管理,以保障在充分防治并发症的前提下,创口顺利愈合。

（二）**系统疾病对牙拔除术的影响及拔牙禁忌证**

对于大多数患有系统疾病的患者来说,牙拔除术是可以承受的。在对病情充分了解、掌控的前提下,减小不良刺激,尽力减轻手术创伤,以及准确合理的围手术期用药,可使牙拔除术平稳地完成。

牙拔除术的禁忌证亦具有相对性。禁忌证受全身系统状况、口腔局部情况、患者精神心理状况、医师水平、设备药物条件等因素的综合影响。在一定程度上,拔牙的禁忌证是可以转化的。某些疾病经综合处理后,在一定的监控条件下可以实施拔牙手术。

有系统疾病的患者所承受的对手术的精神心理压力一般较正常人要高,而患者对手术的忧虑、紧张、恐惧会成为诱发或加重全身疾病并发症的重要原因。对这类患者精神心理疏导的重要性不容忽视。

1. **心脏病**　一般而言,心脏病患者如心功能尚好,为Ⅰ或Ⅱ级,可以耐受拔牙及其他口腔小手术。但必须保证镇痛完全;尽力消除患者的恐惧或紧张。

心血管病患者使用的局麻药物以2%利多卡因为宜。但如有Ⅱ度以上传导阻滞则不宜使用。近期的研究普遍认为加用血管收缩剂对于心血管病患者的局部麻醉是利大于弊,但应控制剂量,主张成人每30分钟周期内,注入含1∶100 000去甲肾上腺素的局麻药不要超过4mL。注射速度也应当控制。

冠心病、高血压性心脏病、肺心病、心律失常患者可因拔牙而诱发急性心肌梗死、房颤、室颤、心衰等严重并发症,应注意预防。

拔牙操作可能引起一过性的菌血症。多数报道拔牙造成菌血症的发生率可达50%~80%。与牙周组织状况、拔牙数目、手术持续时间和口腔卫生状况有关。大多情况下不会引起严重不良后果,而对心血管瓣膜受损类疾病、极度衰竭的患者则可能造成严重威胁。风湿性心脏病和其他获得性瓣膜功能不全;多数先天性心脏畸形;人工心脏瓣膜置换术和瓣膜手术后的患者;有细菌性心内膜炎病史者是菌血症引发细菌性心内膜炎的易感人群。引起细菌性心内膜炎的重要因素之一是绿色链球菌(甲型溶血性链球菌)菌血症。此细菌对青霉素高度敏感,但24小时后即可产生耐药株,且消失慢,2周后仍可存在。

预防性使用抗生素是心脏瓣膜疾病患者接受口腔有创处理前所必需的。对于心瓣膜病患者应改善口腔卫生情况后,术前按药物血浆浓度峰值产生时间使用青霉素族抗生素(无过敏史者)。但近14天内使用过青霉素者,则不得使用青霉素预防心内膜炎。为便于临床应用,可以使用阿莫西林胶囊(成人2g,儿童50mg/kg)术前1小时口服为标准预防用药。对于青霉素过敏的患者可以使用大环内酯类的抗生素。

以下情况应视为拔牙禁忌证或暂缓拔牙:

(1) 有近期心肌梗死病史者。有人主张在经治疗好转后6个月,临床症状及心电图变化皆已稳定后方可考虑拔牙。疼痛、恐惧、紧张等可诱使再次发生心梗,极为危险。如必须拔牙,需经专科医师全面检查并密切合作。

(2) 近期心绞痛频繁发作。

(3) 心功能Ⅲ~Ⅳ级或有端坐呼吸、发绀、颈静脉怒张、下肢水肿等症状。

(4) 心脏病合并高血压者,应先控制其高血压后拔牙。

(5) 有三度或二度Ⅱ型房室传导阻滞、双束支阻滞、阿斯综合征(突然神志丧失合并心传导阻滞)病史者。

心血管病患者拔牙时,消除紧张情绪、无痛操作的保障、轻柔快速的手术、完善的术后处理至关重要;有条件的可在心电监护下完成牙拔除术。

2. **高血压**　如为单纯性高血压病,在无心、脑、肾并发症的情况下,一般对拔牙有良好的耐受性。手术的激惹必然造成血压的骤然升高,如术前血压较高,可能导致高血压脑病或脑血管意外等危象。如血压高于180/100mmHg,则应先控制后再行拔牙。在注意血压值的同时,还应注意患者的自觉症状、既往血压最高值和近期血压的波动情况,如患者有头痛头晕症状、血压在既往最高水平、近来血压波动较大,即使当日血压未达前述值也应暂缓拔牙。

如为异常血压,最好在监护下行牙拔除术。拔牙前应尽量控制血压并使之平稳。可采用缓解焦虑的措施,术前也可给予适量的镇静剂,有条件时可使用镇静术(sedation)。手术时必须保证无痛,有研究表明对高龄高血压患者在术前血压控制在160/90mmHg情况下,使用复方阿替卡因局部浸润麻醉对血压和心率没有明显影响。术后应继续控制血压,防止拔牙后出血。

3. **造血系统疾病(血液病)**

(1) 贫血:血红蛋白在80g/L并且血细胞比容在30%以上,一般可以拔牙。慢性贫血者因机体已有良好适应性和代偿功能,即使血红蛋白较低,也能耐受一般手术。但老年或动脉硬化者,血红蛋白应先保持在 100g/L 左右,以防止术中术后出血。

（2）白血病:急性白血病为拔牙的禁忌证。慢性白血病患者经治疗而处于稳定期者,如必须拔牙,应与专科医师合作,并预防感染及出血。

（3）恶性淋巴瘤:恶性淋巴瘤低度恶性者经合理治疗可有较长的生存期,可在有关专科医师合作下拔牙;高度恶性者预后差,拔牙应慎重。

（4）出血性疾病:拔牙或手术最好在血小板计数高于 $100×10^9/L$ 时进行。血小板质和量的异常与手术出血的关系密切。必要时行专科会诊检查,与专科医师合作拔牙。

总之,患有造血系统疾病患者拔牙时应当特别关注的问题是出血和感染。因此,在控制原发病的同时,手术应力求减小创伤,彻底去除炎性肉芽组织,拔牙后拉拢缝合牙龈,缩小创口,拔牙创内填塞止血药物。口腔清洁和合理使用抗生素是预防术后感染的有力措施。

4. 糖尿病　作为内分泌代谢疾病,糖尿病患者手术后发生感染的可能性高于正常人,伤口的愈合因蛋白合成障碍可能延迟。

一般拔牙或小手术用局麻者,特别是术后能进食者,对糖尿病的影响较小,对糖尿病原有的治疗方案不必改变。拔牙时,空腹血糖以控制在 8.88mmol/L。未控制而严重的糖尿病,应暂缓拔牙。

糖尿病患者接受胰岛素治疗者,拔牙最好在早餐后 1~2 小时进行,因此时药物作用最佳。术后应注意进食情况,尽量不影响正常进食时间,继续控制血糖,可考虑预防性使用抗生素。

5. 甲状腺功能亢进　手术之精神刺激及感染可能引起甲状腺危象,有危及生命的可能。通常选择性手术应当在甲状腺功能正常的情况下进行,因此拔牙应在本病控制后,静息脉搏在 100 次/min 以下,基础代谢率在 +20% 以下方可进行。注意减少对患者的精神刺激,力求使之不恐惧、不紧张。麻药中勿加肾上腺素。术前、术中、术后应监测脉搏和血压,注意预防术后感染。

6. 肾脏疾病　各类急性肾病均应暂缓拔牙。对各种慢性肾病,应判定肾的损害程度。如处于肾功能代偿期,即内生肌酐清除率>50%,血肌酐<132.6μmol/L（1.5mg/dL）,临床无症状,则拔牙无问题。但应注意预防感染,因其可使肾功能恶化。对于慢性肾衰竭接受透析治疗的患者,患牙作为病灶具有较大危害时,可在完成一次透析后进行手术,应避免使用可能加重肾负担的药物,如某些抗生素、非甾体类抗炎止痛药。

7. 肝炎　急性肝炎期间应暂缓拔牙。慢性肝炎肝功能有明显损害者,患者可因凝血酶原及其他凝血因子的合成障碍,拔牙后易出血。故术前应作凝血功能检查。异常者应于术前 2~3 天开始,给予足量维生素 K 及维生素 C,并给其他保肝药物;术后继续给予。术中还应加用局部止血药物。

对肝炎患者实施手术应注意病毒防护,避免医院内感染。

肝硬化患者如处于肝功能代偿期,肝功能检查在正常范围内或仅有轻度异常,拔牙为非禁忌证,但应注意出血的可能性。

8. 妊娠　对于引起极大痛苦、必须拔除的牙,在健康正常者的妊娠期间皆可进行。但对选择性手术则应全面衡量。在怀孕的第 4~6 个月期间,进行拔牙或手术较为安全。对有流产、早产史者,更应注意。拔牙时应解除患者顾虑及恐惧,麻药中不加肾上腺素。

9. 月经期　月经期一般认为应暂缓拔牙。但必要时,简单的拔牙仍可进行,但要注意防止出血。

10. 感染急性期　在感染的急性期拔牙应根据感染的部位、波及的范围、病程的发展阶段、细菌的种类和毒力、拔牙创伤的大小、患者的全身状况、有无并发症等因素综合考虑。如感染是牙源性的,已控制局限,拔牙有利于去除病灶和引流,未发生全身并发症,且易于拔除的牙,可在有效的抗生素控制下拔除。术后应严密观察。

11. 恶性肿瘤　恶性肿瘤患者,如牙位于恶性肿瘤中或已被肿瘤累及,单纯拔牙可能激惹肿瘤并引起扩散,应视为禁忌。一般应与肿瘤一同切除。

放射治疗前,位于照射部位的患牙,应在放射治疗前至少 7~10 天拔除或完成治疗。放射治疗后,对位于照射区内的患牙拔除,应持慎重态度。一般认为,在放疗后 3~5 年内不应拔牙,否则可引起放射性骨坏死。必须拔牙时,要力求减少创伤,术前术后给予抗菌药物预防感染。也有学者提出放射性骨坏死的发生与拔牙并非必然联系,而是放射线对骨组织直接损害造成的,这类患者无法经保守治疗保留的牙,在尽量减少手术创伤、密切观察下亦可拔除,对手术创伤大、全身状况差者可预防性使用抗菌药物。

12. 长期抗凝药物　治疗陈旧性心肌梗死、冠心病合并高血脂、血黏滞性增高、持续性房颤、或有脑血栓病史的患者现多采用抗凝剂降低血液黏滞度、防止血栓形成,以预防复发。对长期服用抗血小板药物,如小剂量阿司匹林者,如考虑停药的风险比拔牙后出血的危害更大,拔牙前通常可以不停药,如需停药应在术前 3~5 天开始,术后拔牙创内可置入碘仿海绵等止血药,并密切观察 30 分钟后,无活动性出血方可离开。术后次日无活动性出血,即可恢复血小板抑制类药物的服用。对长期使用肝素的患者,如停药,药效需在 5 个半衰期后方可消失,通常肝素静脉注射 6 小时后、皮下注射 24 小时后,方可进行手术。使用华法林(warfarin),如停药应至少在术前 3~5 天,通常需要 1 周前停药。如停药可能导致血栓形成因而不能停药的情况下,凝血酶原时间国际正常化比值(international normalized ratio,INR)应控制在 1.5~2 方可考虑拔牙。

13. 长期肾上腺皮质激素治疗　此种患者的机体应激反应能力及抵抗力均降低,如发生感染、创伤、手术等应激情况时,可导致危象的发生,必须及时抢救。术后 20 小时左右是发生危象最危险的时期。此类患者在拔牙前应与专科医师合作,术前迅速加大皮质激素用量,并需注意减少创伤、消除患者顾虑及恐惧、保证无痛及预防感染。

三、术前准备

术前准备就是依据手术目的制订计划,在手术前对患者的身体状态作出必要的调整,对手术人员、手术器械、手术场地进行必要准备和检查,对手术野进行必要的清洁和预备,以保证手术安全顺利地完成。

(一) 患者的准备

对所患疾病的忧虑和焦躁,对拔牙手术的紧张恐惧是普遍存在的心理状态。根据国内的统计,拔牙患者牙科焦虑症患病率为 38%,精神心理状态的变化可导致机体生理功能的变化,对于有全身系统疾病的患者其影响尤为明显。术前心理准备的目的是:增强患者对治疗的信心,取得与医师的配合;减少情绪波动对生理功能的影响,使手术顺利平稳地完成。

为达到调整患者心理状态的目的,首先应与患者做好良好的沟通。通过适当的解释,安慰性的语言取得患者的信赖;避免使用刺激性的字眼。对于恐惧严重的患者可以使用放松、分散注意力、呼吸放松疗法等椅旁调整缓解方法。目前国际上在牙科治疗中已广泛采用镇静术,获得了良好的效果。

在术前谈话中应向患者和家属说明手术的必要性;局麻下可能出现的术中感受;如何配合医师;术中及术后可能出现的问题和并发症;以及术后注意事项,使患者对手术有充分的了解和信心。对复杂、困难的牙拔除术应与患者及家属签署手术知情同意书。

术前对于有全身系统疾病的患者应当在内科医师的参与下对所患疾病进行适当的调控,使全身状态为手术应激奠定较好基础。手术开始前还可以合理地选用短效药物,对血压、心律、脉搏进行临时性调整。为防止一过性菌血症可能造成的并发症,术前可给予一定量的抗菌药物。

(二) 手术医师的准备

手术医师首先应当对患者的病情、患牙情况有全面细致的掌握,制订恰当的手术预案。对于各项准备工作进行认真的审查,以冷静、平和、自信的心态去迎接手术。

手术医师应当戴好手术帽和口罩,按照标准手法使用洗手液和流动水洗手。

(三) 患者体位

患者取半坐位。拔除上颌牙时,患者头部应稍后仰,使张口时上颌牙的平面约与地平面成 45° 角,患者的上颌与术者的肩部约在同一水平,便于上臂用力,避免疲劳。拔除下颌牙时,应使患者大张口时下颌牙的平面与地面平行,下颌与术者的肘关节在同一高度或下颌略低。术者通常位于患者的右前方,如反握牙钳或用牙挺拔右侧下颌后牙等情况,术者也可位于患者的右后方。

(四) 手术区准备

在术前准备时,有条件时应先完成牙周龈上洁治;术前口腔冲洗或含漱是有效减少细菌量的方法,可用 0.05%氯己定溶液;拔牙术区使用 1%碘伏消毒,较为复杂的口腔手术还应消毒口周和面部皮肤,然后用无菌孔巾遮盖面部。

(五) 器械准备

根据患牙位于牙列中的位置、牙冠大小、牙根的数目和形态、牙体组织破坏程度、周围骨质状况选择合理、适用、效率高的拔牙器械,牙龈分离器和刮匙也是必备器械。同时根据手术步骤的需要准备相应的辅助器械,如手术刀、骨膜分离器、牵引拉钩、骨凿、持针器、手术剪、缝针缝线、涡轮机、吸引器等。

四、拔牙器械

(一) 牙钳

牙钳(forceps)是牙拔除术所使用的最基本器械,也是造成创伤最小的拔牙器械,因此牙钳应作为牙拔除术的首选器械。通常某种特定形态的牙钳适合用于拔除某个特定位置的牙。熟练掌握各类牙钳的特点后,可按照牙钳的结构结合自己的临床经验,根据所拔患牙情况选择牙钳,而不必教条地沿用某种牙钳只能拔除某个牙,或某个牙必须用某种牙钳拔除,适合就是准则。

1. 牙钳的结构 各种牙钳的基本设计结构是相同的,即由钳柄(handle)、关节(hinge)和钳喙(beak)构成。

钳柄是使用者握持的部位,它有各种形态,以适应牙钳避让邻近组织而探入口腔内患牙部位的要求,并能舒适牢固地握持。钳柄的长度可增加人力的机械效益。

牙钳关节的设计目的是使钳喙、柄自由开合,在夹持患牙时不会夹住唇、颊等邻近组织。

钳喙是牙钳夹持患牙的部分。为与所要夹持患牙的形态、大小、牙根数目和分布相适应,钳喙有多种形态。多数牙钳采用通用型钳喙,其形态是对称的。钳喙为外凸内凹。内凹面使牙钳与牙根成面与面的接触;锐利喙缘可在插放牙针时使牙龈附着进一步分离,并使牙钳更稳固地夹住牙根。

2. 牙钳的类型

(1) 按形态分可分为直钳、反角式钳、刺枪式钳和直角鹰嘴式钳。

(2) 按钳喙形态分可分为对称型和非对称型,非对称型是为拔上颌磨牙设计的,左、右各一。特点是颊侧钳喙中部有一角形突起,以伸入上颌磨牙两颊根分歧处更紧密地夹持磨牙。

(3) 牙钳按牙位分为下颌前牙钳、上颌前磨牙钳和上颌根钳等。此分类有利于初学者识别牙钳,待熟练掌握后,选择使用牙钳时则不必拘泥于其名称的限制。

3. 牙钳的使用 牙钳的握持一般多为右手握钳,将钳柄置于手掌,以示指和中指把握一侧钳柄,另一侧钳柄紧贴掌心,而拇指按于关节上,无名指与小指深入两钳柄之间,以便分开钳柄。在钳住牙冠后,将无名指和小指退出两钳柄之间,和示指、中指同居一侧再紧握钳柄,即可开始拔牙动作。也可采用反向握钳法,其动作与正握法的区别是右手拇指位于钳柄末端一侧。反握法夹持及摇动力度较大,多用于拔除牢固的牙。牙钳持握时,应注意握持区尽量靠钳柄的末端区,以增大牙钳的杠杆机械效率。

牙钳的安放一般应与患牙的长轴平行,以防断根及伤及邻牙。在拔牙的全过程应始终夹紧患牙,以完成各种拔牙动作,并向根方推进。力量的控制极为重要,绝不允许使用未受控制的暴力,操作中力的控制依靠正确的患者体位、术者合理的位置、以上臂和肩作前臂及手的控制点、正确的握钳、适宜的力度。

使用牙钳时应注意保护。拔上颌牙,术者可用左手两指捏触患牙和邻牙;拔下颌牙用左手拇指扶于钳喙与钳柄交界区,起到辅助加力和防止伤及对颌牙,其他手指托住下颌下缘,起固定颌骨及减小对颞下颌关节损伤的作用。

(二) 牙挺

牙挺(elevator)也是拔牙主要的器械。对牢固的或无法直接夹持的患牙,牙挺常为首选使用的器械。牙挺对牙槽突的创伤较大,术中要与牙钳配合使用。当所拔患牙松动后,应使用牙钳拔除,以达到最小创伤下拔除患牙,并可防止牙滑脱造成误吸。

ER4-2

视 频:ER4-2
拔牙钳的握持

1. **牙挺的构成**　牙挺由刃(blade)、柄(handle)和杆(shank)三部分构成。

挺刃是作用于患牙的部分,它的形状及大小随使用目的而有所不同。挺刃多数中间有稍倾斜的纵行凹槽,刃端为圆弧状锐利边缘。也有的末端成尖状者。

挺柄是术者握持的部分。有直柄和横柄两种。直柄的牙挺,柄与中轴在一条直线上。横挺挺柄和挺杆的中轴约成90°角。

挺杆是挺刃和挺柄的连接部分。多为直型,也有因功能不同而成曲折状的,其角度因功能要求而不同。

2. **牙挺的类型**　按形状分为直挺、弯挺和三角挺;按挺刃的宽窄和功能分为牙挺、根挺和根尖挺。

3. **牙挺的工作原理**

(1) 杠杆原理:牙挺可被视为一个杠杆。根据力学公式:力×力臂＝重×重臂,力臂比重臂越长,所获得的机械效率越大。牙挺使用时以牙槽骨为支点的撬动,挺刃抵于牙槽突的转动,都产生杠杆力(图4-1)。

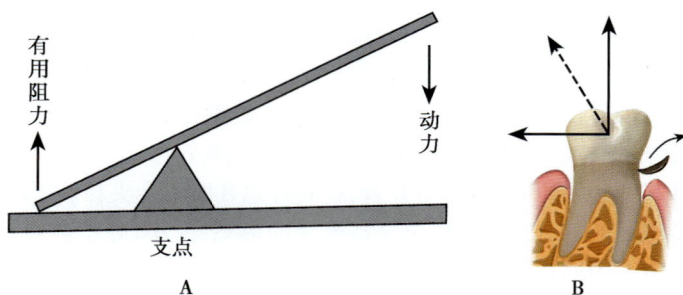

图 4-1　牙挺使用杠杆原理
A. 一类杠杆原理示意图　B. 用于拔牙时力的分布情况

(2) 楔的原理:临床上使用的根挺及根尖挺都有楔形的挺刃,当插入牙根与牙槽骨之间时,由楔产生斜面的机械效益,可将牙根自牙槽窝内挤出(图4-2)。

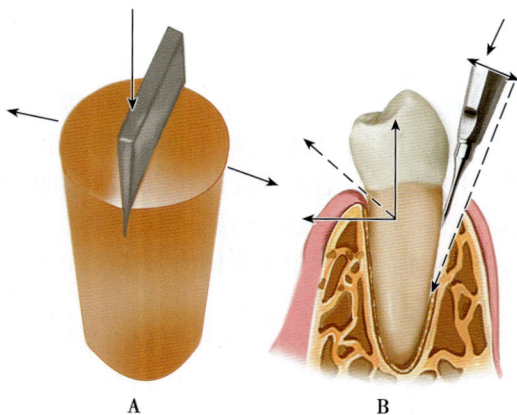

图 4-2　牙挺使用楔力原理
A. 楔力原理示意图　B. 用于拔牙时力的分布情况

(3) 轮轴原理:其公式为:力×轮半径＝重×轴半径。轮半径比轴半径越大越省力。临床上挺刃、特别是三角挺的旋转使用的就是轮轴原理(图4-3)。

在通常情况下,牙挺使用三种力学原理的组合性动作,以达到高效、低创伤的结果。过于使用单一的施力方式,特别是撬动的杠杆力,可能导致暴力的产生,引发较大的创伤乃至严重并发症。

4. **牙挺的使用**　牙挺的握法有两种,即以掌握持及以指握持。掌握法所产生的力量较大;指握法的感觉更为敏锐。

水平插入法:牙挺使用时,挑选挺刃宽窄及弧度与牙根相适应的牙挺,先选择一个切入点,继而寻求支点。通常完整牙可由患牙的近、远中轴角切入,以牙槽突顶为支点;残根、断根可从断面高的一侧切入。将牙挺插入牙周间隙,旋转牙挺,结合小幅度的撬动,扩大牙槽窝并撕裂牙周膜;同时向根尖方向推进,利用楔的原理,辅助牙向殆方脱位;在患牙松动或可用牙钳夹持时,应使用牙钳完成脱位动作。

垂直插入法:将直牙挺与牙轴垂直向插入。插入点在所拔牙的近中,其支点在牙槽中隔,挺刃凹面向远中;向殆面方向旋转,同时推进结合撬动,牙的脱位方向是殆面远中。此法常用于拔除阻

ER4-3
画廊:ER4-3
三角挺的握持

ER4-4
画廊:ER4-4
牙挺的握持

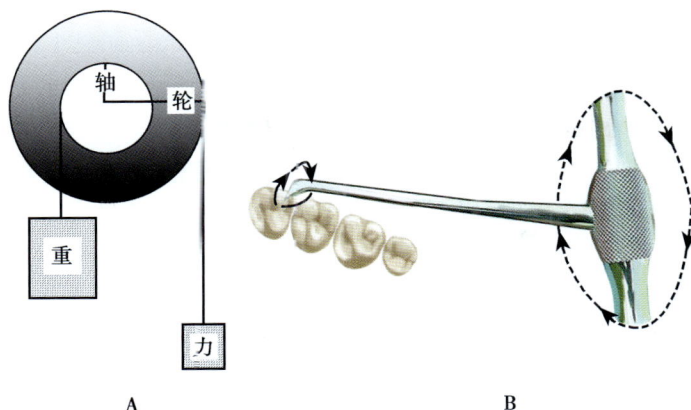

图 4-3 牙挺使用的轮轴原理
A.轮轴原理示意图　B.用于拔牙时力的分布情况

生第三磨牙。本法因力量大和支点落于邻牙的可能性大,可用于邻牙也需同时拔除时。

术者左手同时扶触患牙和邻牙,既可感知患牙的松动进展,也可发现邻牙是否受到影响,并可为右手作辅助支点,限制牙挺的活动范围。

5. 牙挺使用时的注意事项　恒用牙挺时可伤及甚至将邻牙挺松。在拔除下颌阻生第三磨牙时,有发生意外骨折的可能。如保护或使用不当,牙挺易突然滑脱,刺伤软组织,或用挺时位置不当,将牙根推入上颌窦或下颌管;或穿过舌侧骨板,将牙根推入咽旁间隙等。故使用时,必须遵循下列原则:

（1）绝不能以邻牙作支点,除非邻牙亦需同时拔除。

（2）除拔除阻生牙或颊侧需去骨者外,龈缘水平处的颊侧骨板一般不应作为支点。

（3）龈缘水平处的舌侧骨板,也不应作为支点。

（4）操作中应注意保护。必须以手指保护,以防牙挺滑脱伤及邻近组织。

（5）用力必须有控制,不得使用暴力,挺刃的用力方向必须准确。

（三）刮匙

刮匙(curette)有直、弯两种,常用的是弯刮匙。

刮匙的首要作用是探查。持握刮匙应为持笔式,轻握,不要急于搔刮拔牙创而应以敏锐的手感进行探查,如确认有残余的肉芽组织、根尖周肉芽肿或根尖周囊肿再用力刮净。根周组织健康的牙拔除后避免过度搔刮牙槽窝骨壁。

（四）牙龈分离器

作为专用的分离牙龈器械,应为拔牙必备。它的设计曲度更适于贴近牙体组织外形,更彻底地分离牙周组织的附着,而不会造成牙龈被撕裂或片切等过大损伤。

（五）口腔动力系统

牙槽外科使用的动力系统按照动力的来源可以分为气动、电动和超声传动。按照手机形态有直机头、弯机头、大角度机头。工作端有球钻、裂钻、锯等。气动机头主要是指外科专用涡轮手机。由治疗椅提供动力源。切割能力强,振动小。它的机头与手柄成120°角,且手柄长。这种结构可以使手机进入口腔后部,并且有利于钻针阻生牙的去骨和截冠。标准口腔科手机对于拔除前部牙齿也可以使用。拔牙使用的涡轮机钻针一般长25~30mm,长于其他口腔科钻针,以保证对低位阻生牙齿可以横断切割。目前的涡轮机已经可以多孔柱状喷水,末端无气体喷出,避免了气肿的产生。具有防回吸装置,防止交叉感染。光纤手机可以保障深部操作的照明。

电动机头需要专门的动力集成单元,扭矩大。钻头选择性好。可使用无菌生理盐水作为冷却液。

超声骨刀通过超声换能器将动能传输到工作端。配有各种不同磨削目的的特异型工作端。因可以避免损伤口腔黏膜、上颌窦黏膜和神经,在特殊部位具有无可比拟的优势。

五、拔牙的基本步骤

牙根、牙周组织及牙槽骨牢固地连接在一起。牙拔除术就是通过外科手术操作将它们之间的连接完全分离,扩大牙槽窝后将患牙取出的过程。

在完成术前各项准备工作后,根据所拔患牙的位置和难易程度,选择适宜的麻醉方法进行麻醉;麻醉起效前,要严密观察患者的反应,不可离去;经检查,确认麻醉起效,认真核对应拔患牙的牙位后,按以下步骤进行:

(一)分离牙龈

分离牙龈的目的是安放牙钳时,为钳喙插入龈沟下提供空间,防止夹伤牙龈;避免拔牙动作连带造成牙龈撕裂。

持笔式握持牙龈分离器,自牙的近中或远中,紧贴牙面插入龈沟,直达牙槽突顶(器械与骨接触),沿龈沟分离至牙的另一侧。先完成唇(颊)和舌侧,再分离邻面。

(二)挺松患牙

对于牢固的牙、死髓牙、牙冠有大的充填体、冠部破坏大的牙齿,可先用牙挺将牙挺松后,改用牙钳拔除。

(三)安放牙钳

合理地选择合适的牙钳,张开钳喙,沿牙面插入已被完全分离的龈沟间隙内,推进至牙颈部外形高点以下,尽量向根方推入,保持钳喙与牙长轴平行一致,夹紧患牙,必须再次核对牙位。

对于某些额外牙、错位牙无法从唇(颊)和舌(腭)面夹持时,可从近、远中方向安放牙钳。

(四)患牙脱位

牙钳夹紧后,使牙脱离牙槽窝的运动力,主要有三种,即摇动、扭转和牵引。

1. **摇动** 是使牙松动的主要方式。主要适用于扁根的下颌前牙、前磨牙和多根的磨牙。目的是通过缓慢反复的摇动,利用牙槽骨的弹性和韧性,将牙槽窝逐步扩大,并撕断牙周膜。摇动次序是先向弹性大、阻力小、牙槽骨比较薄的一侧进行,而后沿唇(颊)-舌(腭)方向另一侧摇动;摇动应通过敏锐的手感,在不使牙根折断的限度内,逐渐加大运动的幅度,直至感到牙根已完全松动;切忌使用暴力,或摇动幅度过大、动作过急。

2. **扭转** 主要适用于圆锥形的单根牙,如上颌中切牙和尖牙。扭转是通过沿牙根纵轴方向作反复的旋转,而达到撕断牙周膜、扩大牙槽窝的目的。扭转角度应逐步加大;多根牙、扁根牙、弯根牙不能进行扭转,否则将出现断根。

3. **牵引** 是使患牙自牙槽窝中脱出必需的、直接的力量,一般是使患牙脱位的最后步骤,适用于任何类型的牙。牵引运动应在牙有一定的松动度后开始,并应继续与摇动或扭动结合进行;牵引方向与牙根形态和牙槽骨阻力有关,最终脱位方向沿阻力最小路线进行,应"顺势力导"完成。直根牙可作直线牵引,弯根牙可沿与根相近的弧线进行,多根牙向各根阻力合力最小的方向牵引。在牙最终松动之前,切忌使用暴力牵拉,以免发生断根和对颌牙损伤。

以上三种基本动作,在拔牙过程中一般不单独施行,而需根据不同牙位的解剖形态在拔牙过程中有机组合,以顺利完成手术。

(五)拔牙后的检查及拔牙创处理

牙拔除后,首先检查牙根是否完整、数目是否符合该牙的解剖规律,如发现有残缺,视情况而进一步处理。检查牙龈有无撕裂,明显撕裂者应予缝合,避免术后出血。用刮匙探查拔牙窝(socket),去除异物(牙石、牙片、骨片)、炎性肉芽组织、根端小囊肿等。检查牙槽骨有无折断,折断骨片大部有骨膜附着者应予复位,基本游离者则取出。过高牙槽中隔、骨嵴或牙槽骨壁,可引起疼痛、妨碍创口愈合,并可能影响义齿修复,应加以修整。连续拔除多个牙时,牙龈可能游离外翻应拉拢缝合。对可能选择种植修复的牙,拔牙后应当彻底清除牙槽窝内的各种肉芽组织及病变,必要时可以充填具有骨引导再生功能的物质或覆盖具有屏障功能的生物膜,以维持牙槽嵴的形态。

经上述处理后,在拔牙创表面,用消毒的纱布棉卷横架于两侧牙槽突,嘱患者咬紧,30分钟后弃除。有出血倾向者,经检查无活动性出血后方可离院。

（六）拔牙后注意事项

拔牙后24小时内不可刷牙或漱口。拔牙当日应进软食,食物不宜过热。避免患侧咀嚼;勿用舌舔创口,更不可反复吸吮。这样做的目的是保护对拔牙创愈合至关重要的血凝块,以保证伤口愈合、防止术后出血。

六、各类牙拔除术

在拔除不同部位的病牙时,除按照一般牙拔除术的基本方法和步骤外,还要结合各类牙的牙体解剖形态和周围牙槽突的解剖特点灵活应用各种手法。

（一）上颌切牙

上颌中切牙牙根较直,近圆锥形单根,唇侧牙槽骨弹性较腭侧大且壁薄。拔除时应先作扭转动作,如较牢固应配合适度的摇动,一定程度的松动后作直线牵引即可拔出(图4-4)。

上颌侧切牙牙根稍细,两侧面略扁平,根尖微弯向远中。拔除以摇动为主,扭转幅度要小于中切牙,牵引方向宜向下前并逐渐偏向远中。

（二）上颌尖牙

上颌尖牙牙根的横断面为椭圆形并略成三角形,牙根粗大,是口腔中最长的,唇侧骨板较薄。拔除时先向唇侧使用摇动,结合扭转但幅度要小,最后向唇侧向牵引拔出。应注意该牙拔除时,易发生唇侧牙槽骨骨折和牙龈撕裂(图4-5)。

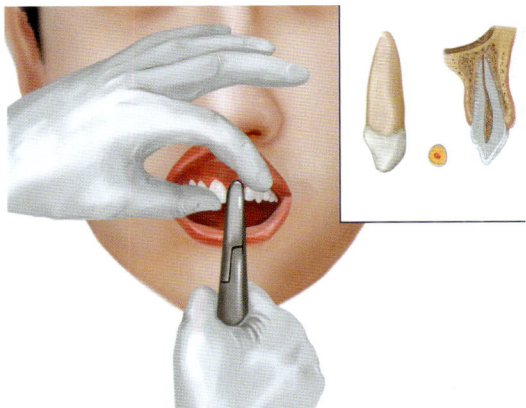

图 4-4 左侧上颌切牙拔除术   图 4-5 左侧上颌尖牙拔除术

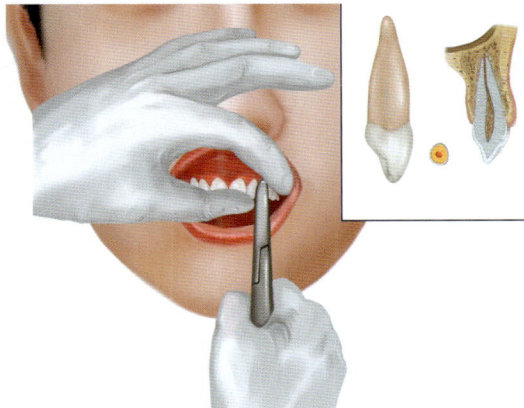

（三）上颌前磨牙

上颌前磨牙是扁根,断面呈颊腭径宽的哑铃状。上颌第一前磨牙常在根尖1/3或1/2处分为颊、腭两个较细易断的根;第二前磨牙多为单根,颊侧骨壁较腭侧薄。拔除时先向颊侧小幅度摇动,感到阻力较大后,转向腭侧,逐渐增大幅度,同时向颊侧远中牵引。该牙拔除不宜使用扭转力,以免断根(图4-6)。

（四）上颌第一、第二磨牙

上颌第一磨牙比较坚固,有三根,根分叉大,腭侧根最大,圆锥形,近中颊根多为扁平,远中颊根多为圆形较细;第二磨牙多为三根,但较第一磨牙略细,也有颊侧两个根或三根完全融合者。上颌第一、第二磨牙周围骨质坚实,颊侧稍薄,但第一磨牙的颊侧又有颧牙槽嵴的加强。拔除上颌第一、第二磨牙时,如比较牢固,可先用牙挺挺松,再用牙钳先向颊侧,后向腭侧缓慢摇动,待牙松动到一定程度,沿阻力小的方向,向下、远中、颊侧牵引拔出。切勿使用暴力(图4-7)。

（五）上颌第三磨牙

上颌第三磨牙根变异较大,但多数为单根或颊、腭两根,一般向远中弯曲,周围的骨质疏松,远中为上颌结节,拔除相对较易。可用牙挺向后、下、外方施力,多可拔除;用牙钳在摇动的基础上,向下、远中颊侧牵引。应注意防止断根及上颌结节骨折(图4-8)。

视频:ER4-5
上颌前牙拔除

学习笔记

视频:ER4-6
上颌前磨牙拔除

视频:ER4-7
上颌磨牙拔除

65

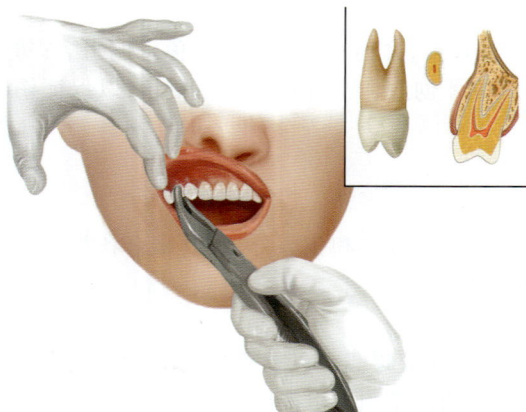

图 4-6　右侧上颌前磨牙拔除术

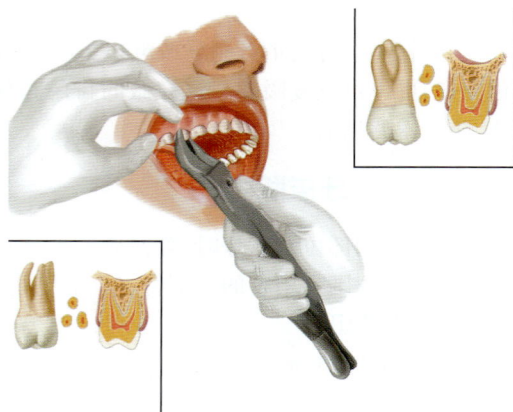

图 4-7　右侧上颌第一、第二磨牙拔除术

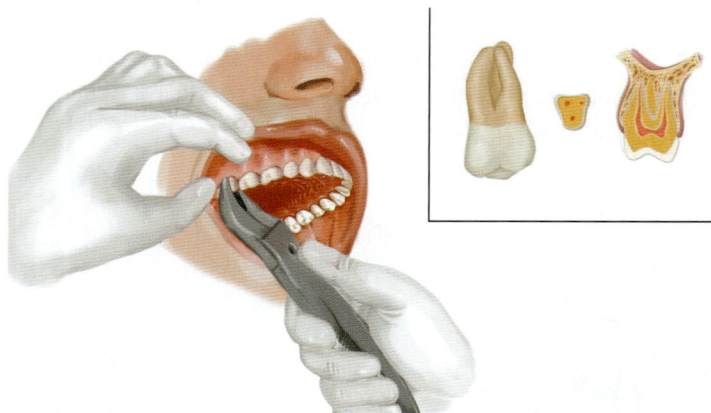

图 4-8　右侧上颌第三磨牙拔除术

（六）下颌切牙

下颌切牙牙冠小，牙根扁平而细短，近远中径小。多为直根，唇及舌侧骨板均薄，尤以唇侧更甚。脱位运动先摇动后，向唇侧上方牵引。不宜使用扭转。牵引时应用左手拇指控制牙钳，防止碰伤对颌牙（图 4-9）。

（七）下颌尖牙

下颌尖牙为单根牙，根较长略粗，横断面近似三角形，根尖有时向远中略弯，唇侧骨板较薄。拔除时，先向唇侧，后向舌侧反复摇动，可配合小幅度的扭转，最后向上、向唇侧牵引（图 4-10）。

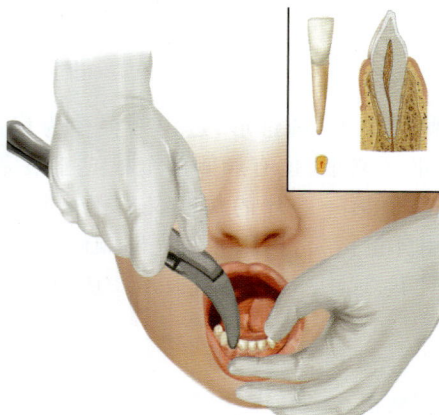

图 4-9　右侧下颌侧切牙拔除术

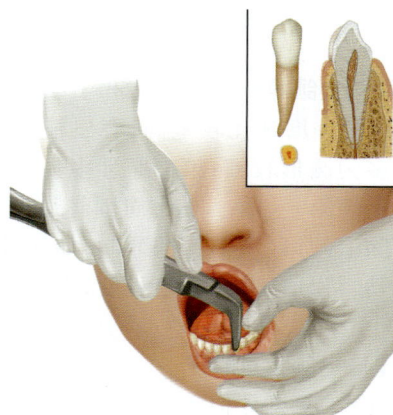

图 4-10　左侧下颌尖牙拔除术

（八）下颌前磨牙

下颌第一、第二前磨牙解剖形态近似，均为锥形单根，有时根尖向远中略弯，横断面为颊舌径大的扁圆形，颊侧骨板较薄。拔牙动作主要为颊舌向摇动，辅以小幅度的扭转，最后向上、颊侧、远中方向牵引（图 4-11）。

（九）下颌磨牙

下颌第一磨牙多为近中及远中两根，其颊舌径大，扁平粗壮，略弯远中。有时远中可分为颊、舌两根，远中颊根扁圆，与近中根相似，但稍小；远中舌根细而圆，略呈沟状弯曲，断面为圆形，术中易折断并遗留。第二磨牙多为两根，与第一磨牙相似，有时为一个融合的粗大牙根。颊、舌侧骨板坚厚，颊侧还有外斜线加强。下颌第三磨牙变异大，阻生多，将作专门论述。

拔下颌磨牙，用颊、舌向摇动力量扩大牙槽窝，松动后向颊侧上方牵引；有时舌侧骨板薄，术中应注意感知，此时可向舌侧加大力量，并向舌侧牵引脱位（图 4-12）。

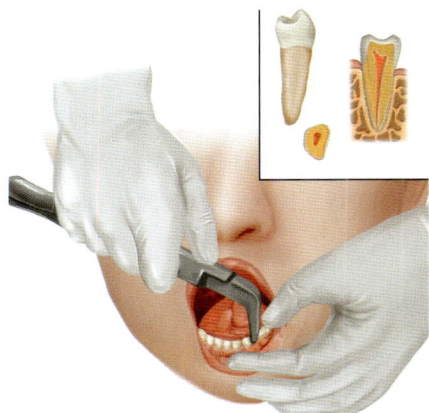

视频：ER4-9
下颌前磨牙拔除

视频：ER4-10
下颌磨牙拔除

图 4-11 左侧下颌前磨牙拔除术

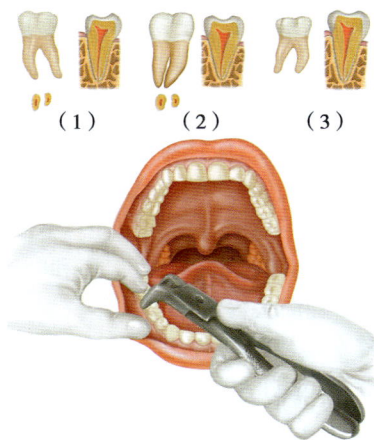

图 4-12 右侧下颌磨牙拔除术

下颌第一磨牙如冠部破坏大，一般下颌磨牙钳不易夹紧，且易夹碎，此时可以选用牛角钳。将钳喙角尖插入根分歧，以牙槽突作支点，握紧钳柄可将患牙自牙槽窝楔出。即使不能楔出也可起到分根的作用，为下一步工作创造条件。

七、牙根拔除术

牙根拔除术是指将牙冠已破坏遗留于牙槽骨内的残根和牙拔除术中折断的断根取出的方法。

造成术中的断根原因有操作不当、牙体组织条件差，以及解剖因素。

牙根拔除前应仔细检查分析，判定牙根的数目、大小、部位、深浅、断端斜面情况、拔除时可能的阻力部位、与周围重要组织的相邻位置关系等。情况不明者必须拍摄 X 线片检查。根据全面的检查结果，制订手术方案，选择合适的手术器械。并应向患者说明情况，以取得患者的理解和配合。

顺利取出断根的前提是清晰辨别断面，特别是牙与骨的交界面。术中应避免急躁情绪，忌用暴力，防止出现断根的进一步移位。

（一）牙根拔除术的指征

对于残根、断根，特别是根周组织有各种病变者，原则上都应拔除。遗留牙根可能妨碍拔牙创的愈合，引起炎症和疼痛，或可成为慢性病灶，造成局部感染，引起疼痛、溢脓、窦道等症状。

如断根短小（指 5mm 以下），根周组织无明显病变，继续取根创伤过大，或可能引起神经损伤、上颌窦穿孔等并发症，可考虑不拔除，注意观察即可。对于全身状况不良、耐受性差、手术复杂时间长者，可考虑暂缓拔除断根。

（二）根钳取根法

对高位的残根、断根可用根钳直接拔除。断面在牙颈部或更高时，可选用根钳或钳喙宽窄与之相适应的牙钳,将牙龈分离后,插入牙钳夹牢牙根,按拔除单根牙的手法多可拔出。只有当牙根断面低于牙槽突过多,无法钳夹时才配合使用牙挺或采取翻瓣去骨法。

(三)牙挺取根法

牙挺是牙根拔除术重要的器械之一。选择挺刃的大小、宽窄要与牙根的表面曲度相适应,挺刃过宽不易插入根周间隙,还会增加创伤;挺刃过窄力量小,不能挺松较大的牙根。高位断根选择直牙挺;低位断根使用根挺;根尖 1/3 折断选用根尖挺。弯挺适用于后牙。

挺牙根时,支点应放在牙槽中隔、牙槽窝壁或腭侧骨板。上下颌前牙的唇侧骨板较薄,不可作支点,否则会使唇侧骨板折裂,甚至造成牙龈撕裂。

使用根挺拔除断根的关键是将挺刃插入牙根与牙槽骨板之间。

如牙根断面是斜面,根挺应从斜面较高的一侧插入。插挺的最初阶段应试探性用力以找到突破口,不要受限于一点,可多点多方向试探。挺插入后,主要使用楔力结合小幅的旋转撬动,在向根尖推进的同时,逐步加大旋转幅度,将牙根挺松并取出。牙周间隙小或骨粘连可以使用超声骨刀或动力系统制造入路。楔入挺刃后渐次深入,挺出牙根。如断根为根尖,可使用根尖挺,方法与上述相同。对于多根牙,可使用动力系统分根,再分别取出的方法。

牙根取出后,应仔细检查清理牙槽窝。龈缘常会粘连牙碎片,要注意清理。

在取根过程中,应注意不可将器械顶在根断面上,向根尖方向垂直施力,以防断根移位。在取上颌前磨牙及上颌磨牙,尤其是上颌第一磨牙的腭侧根时,要防止将断根推入上颌窦。下颌磨牙,特别是低位的下颌第三磨牙应注意下颌管的位置。下颌第三磨牙的舌侧骨板薄,有时根尖骨质几乎缺如,应注意防止将根推入口底和咽旁。

(四)翻瓣去骨法

翻瓣术是牙槽外科的基本技术之一。除用于取根外,广泛用于阻生牙、埋伏牙的拔除、牙槽突修整、颌骨囊肿刮治等手术中。所谓"瓣"指的是运用外科手法切开、分离掀起部分黏骨膜而形成带蒂、保持自身血液供应的软组织瓣,显露下方骨壁,为后面的手术创造通路,从而显露牙根及病变组织,达到去骨、取根、去除病灶的目的;完成手术后,能够再将其复位缝合于原来的位置。

翻瓣去骨法可用于任何用根钳和牙挺取根法无法拔出的牙根。对牙根粗大或弯曲,根端肥大,牙体组织脆而易碎,牙根与牙槽骨病理性粘连,根尖深在,断根距上颌窦等重要结构过近,或断根已发生移位的情况均可采用。但此方法对组织创伤大,且去除牙槽骨会导致牙槽突变窄、变低,不利于义齿的修复,故不应滥用。

1. 切口　切口的选择和设计是翻瓣术的关键所在。在切口设计时,首先要考虑好手术需暴露的部位和范围,以决定切口位置和长度,瓣要有足够的大小,才能有效暴露下方的术野,便于器械的进入和使用,避免牵拉张力过大造成软组织的撕裂。为保证瓣能够正常愈合,要注意确保血液供应,瓣的基底必须比游离缘宽大;有学者提出其基底长度与游离长度之比一般不要超过 2:1。应事先预测可能的去骨范围,切口的位置要保证瓣复位缝合后下方有骨支持,切口距术后骨创缘至少 6~8mm,否则创口可能因塌陷、裂开而延迟愈合。

下颌前磨牙区设计瓣时,应避免伤及颏神经。下颌磨牙后区的切口,也应注意勿太偏舌侧,以免损伤舌神经。上颌者应注意由腭大孔及切牙孔穿行之血管神经束,后者必要时可切断,因出血不多,且神经再生迅速。

常用的切口有梯形、角形和弧形。各种瓣的蒂都要放在龈颊沟侧。一般不要超过龈颊沟底,否则易出血,术后肿胀重。梯形切口和角形切口是龈缘连续切口的改型,通过在龈缘切口的末端作附加松弛切口,可扩大瓣翻开暴露的范围,或减小龈缘切开的长度。附加切口应位于牙面的近中或远中轴角,与龈缘约成 45°角。不应在龈乳头作纵切口,避免破坏乳头形态;也不要切在牙面的颊侧,否则可能在颊侧附着龈形成小缺损(图 4-13)。

2. 翻瓣　牙槽突的软组织瓣应为全厚黏骨膜瓣。这是由于骨膜是牙槽骨创区愈合的有利条件;同时口腔内黏膜与骨膜之间连接紧密,强行分离会造成出血和过大创伤。所以切开时必须切透骨膜,从骨膜下,紧贴骨面掀起。翻瓣要从两切口相交处开始,先剥离附着龈,然后向移行沟推

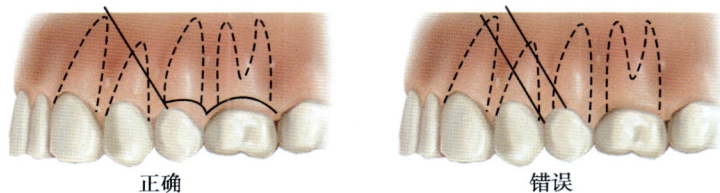

正确　　　　　　　　　错误

图 4-13　黏膜瓣附加切口

进。骨膜分离器应有良好支点,应贴骨面向前推动,而不可强行揭起黏骨膜瓣。在下颌前磨牙区翻瓣要注意避开颏神经。

3. **去骨**　去骨可使用骨凿、牙钻、涡轮机、超声骨刀和其他外科动力系统。使用动力系统去骨部位和骨量易于准确掌握。去骨量不宜过多,以暴露牙根,能插入牙挺或根钳可以夹持为度,去骨宽度切不可暴露或伤及邻牙牙根。

4. **拔出牙根**　暴露牙根后,视具体情况按前述原则,用根钳和牙挺取出。牙根取出后,应去除锐利不规则的骨缘、骨突和过高的牙槽中隔,并使之光滑移行。彻底清理、冲洗创口(图 4-14)。

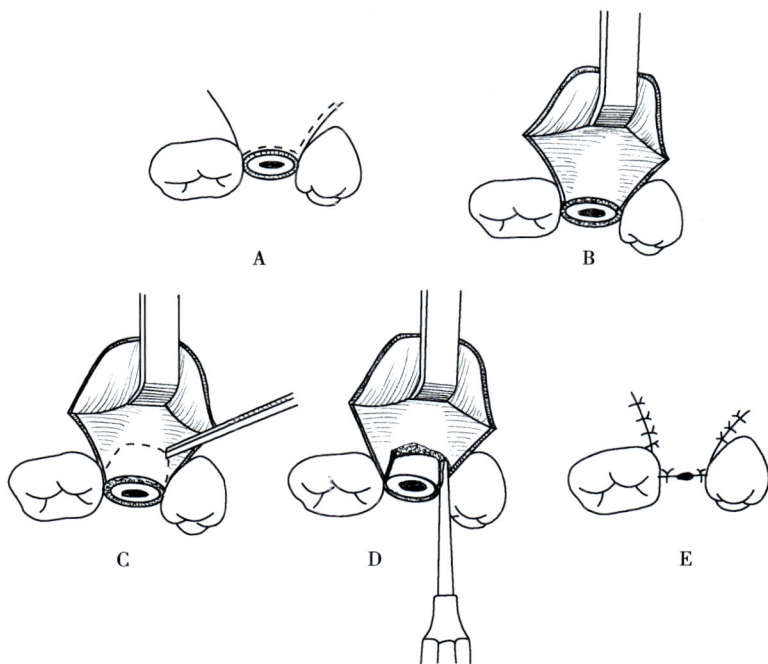

图 4-14　翻瓣去骨牙根拔除术
A. 切口(虚线为角形切口)　B. 翻瓣　C. 凿骨　D. 挺出牙根　E. 缝合

(五) 进入上颌窦的牙根取出方法

上颌窦处于上颌后牙的上方,其大小的变异很大。窦底与牙根之间的骨质,可能极薄,甚至仅靠黏膜与窦腔隔开,由此形成了牙根易移位的薄弱点。

牙根进入上颌窦易发生在拔牙器械直接顶于牙根断面并向上施力时。多发生于上颌第一、第二磨牙,特别是第一磨牙的腭侧根和第二磨牙的近中颊根。在牢固牙、死髓牙、根尖病变致窦底骨质缺如等情况下更容易发生。

牙根进入上颌窦后可能出现以下三种情况:

1. **牙根完全进入上颌窦**　表现为阻力突然消失,牙槽窝内不见牙根,窝底出血;根尖上方探及大空腔;鼻腔鼓气时,出现牙槽窝漏气征象;X 线检查可见牙根位于窦腔内。

2. **窦底已穿破而牙根黏附于窦底黏膜上**　一般是有慢性炎症的较少断根,可能出现牙槽窝漏气现象;X 线检查牙根位于窦底穿通处的边缘,未远移。

3. **牙根移至窦底黏膜下方,未穿破黏膜**　检查时可发现牙根向深方移动,但无牙槽窝漏气征象;X线检查牙根未超越上颌窦底。

对于进入上颌窦的牙根可使用翻瓣去骨法取出,方法是在颊侧做一较大的梯形瓣,去除颊侧骨板至窦底水平;如牙根未完全进入窦腔内,此时通常可直视下发现并取出;如在窦底水平未找到牙根,可向上去除窦前壁骨板,前壁开窗要尽量小,直至找到牙根。

取出牙根后,窦底穿孔大者按口腔上颌窦瘘处理,穿孔小者可与一般拔牙后处理相同。术后应使用抗生素和滴鼻剂防止上颌窦感染。

对于已完全进入上颌窦内的断根,应用内镜技术可大大减小创伤,特别是可以降低对牙槽嵴的破坏。但设备要求高,需专门培训技术人员。

第二节　阻生牙拔除术

阻生牙(impacted teeth)是指由于邻牙、骨或软组织的阻碍而只能部分萌出或完全不能萌出,且以后也不能萌出的牙。引起牙阻生的主要原因是随着人类的进化,颌骨退化与牙量退化不一致,导致骨量相对小于牙量(牙弓的长度短于所有牙的近远中径之和),颌骨缺乏足够的空间容纳全部恒牙。

常见的阻生牙为上、下颌第三磨牙,其次是上颌尖牙和下颌第二前磨牙。由于第三磨牙是最后萌出的牙齿,因此最容易因萌出空间不足而导致阻生;因下颌第二前磨牙是在尖牙和第一磨牙之后萌出,上颌尖牙是在侧切牙和第一前磨牙之后萌出,如果萌出空间不足,也会导致阻生。

阻生牙拔除难度随着年龄的增长而增加,如果延迟拔除,不但可能会导致阻生牙局部组织发生病变、邻牙及邻近骨组织缺损(缺失),还会增加拔牙时损伤相邻重要结构的风险等许多问题,因此在没有拔牙禁忌证的情况下应及时处理符合拔除适应证的阻生牙。

一、适应证和禁忌证

(一)适应证

对有症状和病变或可能引起邻近组织产生症状和病变的阻生牙均应拔除。

1. 引起冠周炎的阻生牙。
2. 阻生牙龋坏或导致邻牙龋坏者。
3. 阻生牙引起食物嵌塞者。
4. 阻生牙压迫导致邻牙牙根吸收者。
5. 因阻生牙压迫导致邻牙牙周组织破坏者。
6. 阻生牙导致牙源性囊肿或肿瘤者。
7. 因正畸治疗需要拔除的阻生牙。
8. 可能为颞下颌关节紊乱病诱因的阻生牙。
9. 因完全骨阻生而被疑为原因不明的神经痛或病灶牙者。
10. 正颌手术需要拔除者。
11. 预防下颌骨骨折。

(二)禁忌证

阻生牙拔除的禁忌证与一般牙拔除术禁忌证相同,当阻生第三磨牙处于下列情况时可考虑保留:

1. 正位萌出达邻牙𬌗平面,经切除远中覆盖的龈瓣后,可暴露远中冠面,并可与对颌牙建立正常咬合关系者。
2. 当第二磨牙已缺失或因病损无法保留时,如阻生第三磨牙近中倾斜角度不超过45°角,可保留做为修复用基牙。
3. 虽邻牙龋坏可以治疗,但因骨质缺损过多,拔除阻生牙后可能导致邻牙严重松动,可同时保留邻牙和阻生牙。

4. 第二磨牙拔除后,如第三磨牙牙根未完全形成,可自行前移替代第二磨牙,与对颌牙建立正常咬合。

5. 完全埋伏于骨内无症状的阻生牙,与邻牙牙周无相通,可保留观察。

6. 阻生牙根尖未发育完成,其他牙齿因病损无法保留时,可将其拔出后移植于其他牙齿处。

7. 第一磨牙龋坏无法保留,如第三磨牙非颊舌位(最好是前倾位),拔除第一磨牙后,间隙可能因第二、第三磨牙的自然调整而消失,配合正畸治疗,可获得更好的𬌗关系。

8. 如果阻生牙的拔除会造成其周围神经、牙齿或原有修复体的损伤,可将其留在原位观察。

二、阻生牙拔除术前准备

(一) 临床检查

阻生牙拔除术前必须进行详细的病史询问、全面的体格检查、实验室检查和口腔检查。

1. **病史询问**　包括年龄、有无系统性疾病史、手术史、服药史等。

2. **体格检查**　包括面型、面色、表情、颊部皮肤有无红肿或窦道,颈部淋巴结是否肿大、有无压痛,关节区有无弹响、压痛,下唇感觉有无异常,张口型、张口度有无异常等。对患有全身疾病的患者还需进行生命体征检查。

3. **实验室检查**　对患有全身疾病的患者需根据具体情况进行心电图、血常规、肝肾功、血糖、凝血功能、甲状腺功能等检查。

4. **口腔检查**　阻生牙在颌骨中的位置、方向、与邻牙的关系,远中龈瓣的韧性、覆盖牙冠的范围、有无红肿、压痛或糜烂,盲袋内是否有脓性分泌物,牙冠有无龋坏,邻牙的松动度、牙周状况,有无龋坏、折裂、充填体或修复体等,对检查结果要告知患者并详细记录在病历上。

(二) 影像学检查

不同的阻生牙在拔除时难易程度也有所不同,为了在术前预测拔除难度,需制订阻生牙分类标准和拔除难度标准,通过这些标准预测手术难度及术中、术后可能发生的并发症,并可使手术井井有条地进行。现行主要的分类系统和难度评估都是基于对影像学分析得来的,因此拔除阻生牙前需要进行全面的影像学检查。

最常用的方法是拍摄全口牙位曲面体层片,它可提供颌面部大部分信息,如下颌阻生牙与下牙槽神经的关系、上颌阻生牙与上颌窦的关系等,避免了因仅拍摄局部 X 线片而发生漏诊的可能。另外根据需要还可增加其他检查方法,如根尖片可了解阻生牙局部更多的细节;咬合片可了解阻生牙颊舌向位置和结构的变化。

拍摄 X 线片应注意投照角度差异造成的影像重叠和失真。例如下颌管与牙根影像重叠时,易误认为根尖已突入管内,此时,应观察牙根的牙周膜和骨硬板是否连续,重叠部分的下颌管是否比牙根密度高、有无变窄等,以判断牙根是否已进入下颌管内。下颌阻生第三磨牙常位于下颌支前下缘内侧,在下颌骨侧位片和第三磨牙根尖片上,牙冠常不同程度地与下颌前缘重叠,形成骨质覆盖的假象,故判断冠部骨阻力时,主要应根据临床检查和探查,尤其是术中所见牙位的高低。

锥形束 CT 用于阻生牙检查优势明显:可避免 X 线平片因影像重叠和投照角度偏差而造成的假象;可直观并量化下颌管在不同层面和方位上与下颌第三磨牙的距离关系;通过调节窗将其他组织图像去除,只留下密度较高的牙齿图像,辅以轴位和其他层面图像可以精确地了解埋伏牙的形态、位置、与邻牙的关系以及邻牙有无移位或根吸收等。但锥形束 CT 需专用设备,花费较大,临床应用受到限制。

(三) 阻生牙的分类与拔牙难度评估

1. **下颌阻生第三磨牙的分类**　下颌阻生第三磨牙可通过以下三条标准进行分类:

(1) 阻生牙阻生的角度:是指第三磨牙牙体长轴与第二磨牙牙体长轴所成的角度。根据阻生牙的长轴与第二磨牙长轴的关系分成垂直、近中、水平、倒置、远中、舌向、颊向阻生七类(图 4-15)。

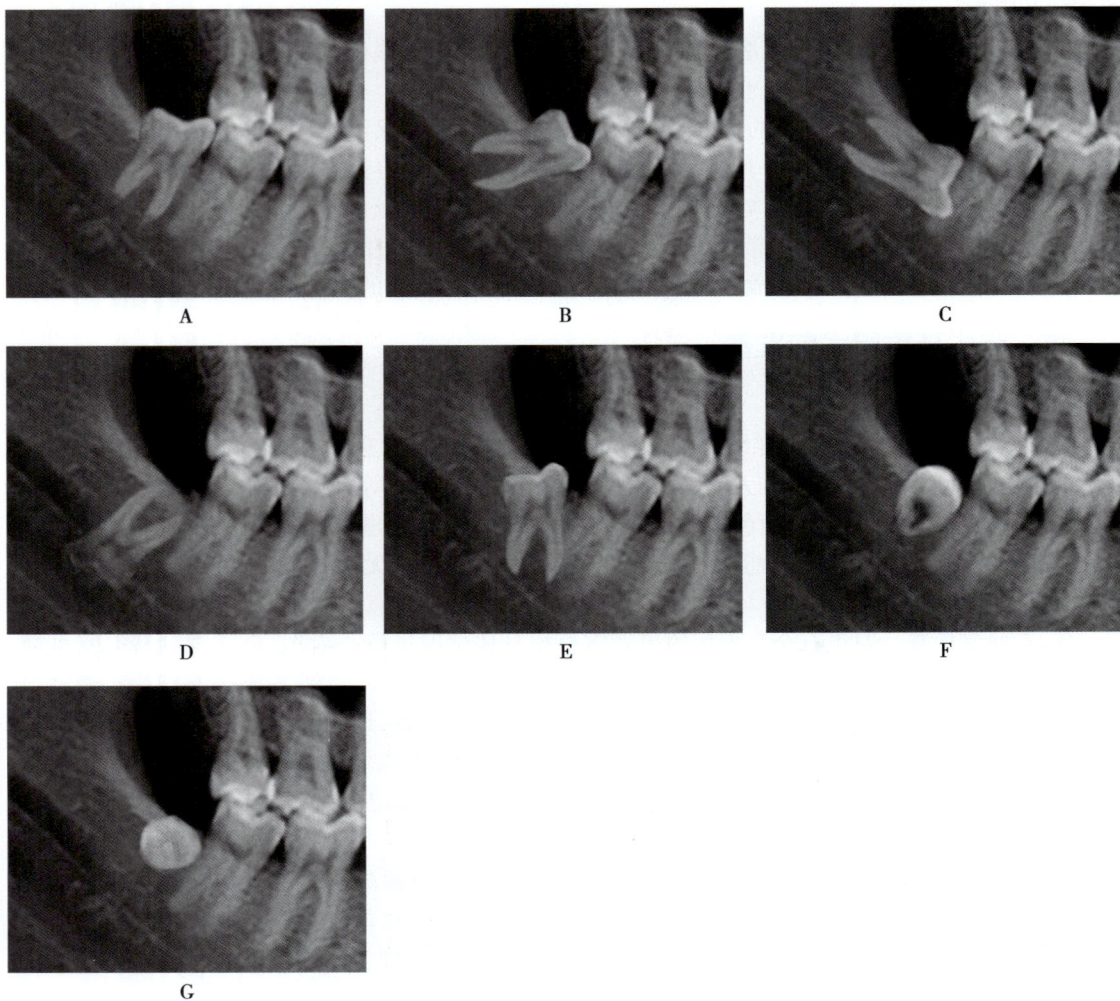

图 4-15　下颌阻生第三磨牙 Winter 分类
A.垂直阻生　B.近中阻生　C.水平阻生　D.倒置阻生　E.远中阻生　F.舌向阻生　G.颊向阻生

阻生牙除与第二磨牙长轴有成角关系外，牙冠还可能向颊或舌向倾斜，如果阻生牙已萌出至牙弓，大多数牙冠是舌向倾斜的。如果阻生牙未萌出，可通过拍摄咬合片确定咬合面是朝向颊（舌）侧或颊（舌）向阻生，大多数牙冠位于牙弓偏颊处。

垂直阻生最常见，近中阻生多见，水平阻生较多见，其他阻生类型少见。近中和垂直阻生（除低位垂直）的拔除难度相对较低，水平和远中阻生的拔除难度较高，倒置阻生的拔除难度最高。

（2）阻生牙与下颌支前缘的关系：根据阻生牙和下颌支前缘相对位置关系分为以下三类：

Ⅰ类：阻生牙牙冠的近远中径完全位于下颌支前缘的前方。

Ⅱ类：一半以内的阻生牙牙冠的近远中径位于下颌支内。

Ⅲ类：一半以上的阻生牙牙冠的近远中径位于下颌支内。

分类越高，牙齿的拔除难度越大。

（3）阻生牙与𬌗平面的关系：根据阻生牙相对于第二磨牙𬌗平面的位置关系分为以下三种（图 4-16）：

高位阻生：牙的𬌗平面到达或高于第二磨牙的𬌗平面。

中位阻生：牙的𬌗平面位于第二磨牙的𬌗平面和牙颈线之间。

低位阻生：牙的𬌗平面低于第二磨牙的牙颈线。

牙拔除的难度随阻生牙埋伏的深度增加而增大。

2. 三分类法在上颌阻生第三磨牙的应用　三分类法在上颌阻生第三磨牙中的应用与下颌几

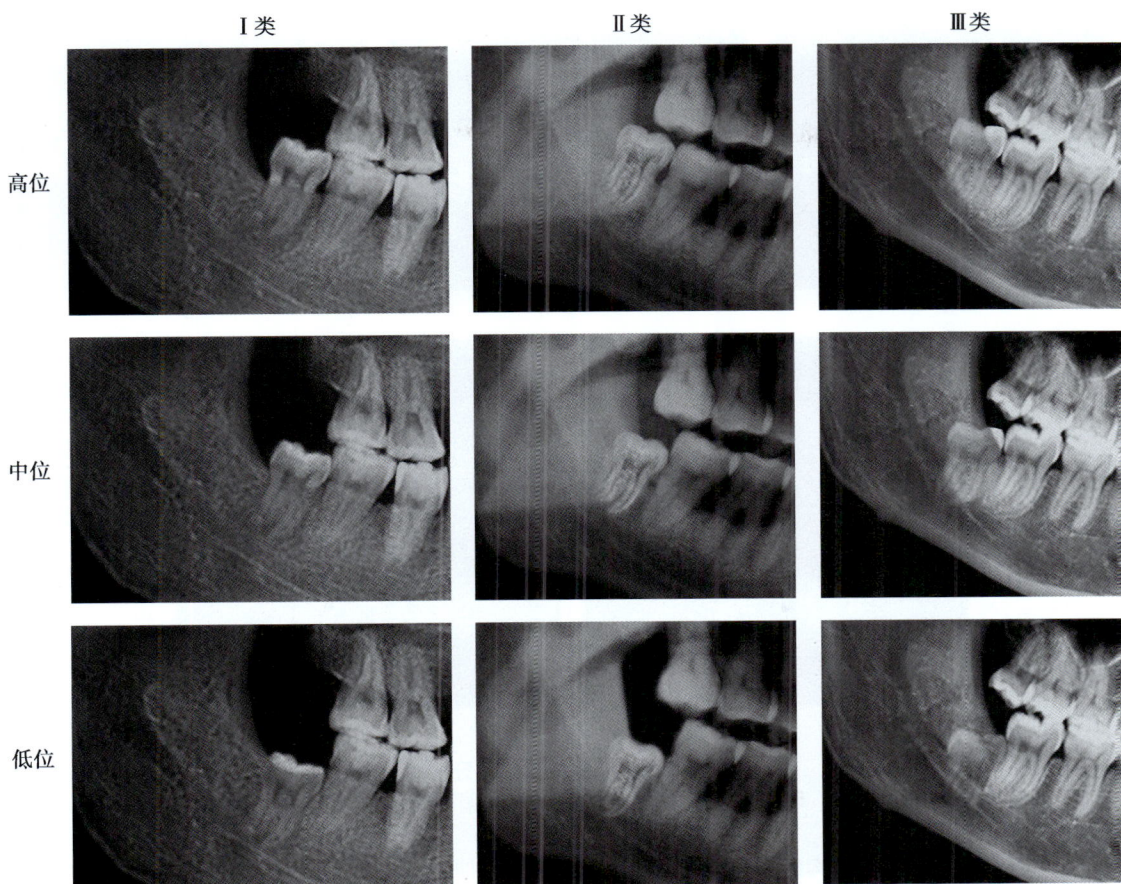

图 4-16　下颌阻生第三磨牙 Pell & Gregory 分类

乎一样,但需考虑以下因素:

（1）阻生牙阻生的角度:垂直阻生最常见、远中阻生常见、近中阻生少见、颊腭向及水平阻生比较罕见(图 4-17)。角度分类对上颌阻生牙拔除难度的影响刚好相反,垂直和远中阻生相对简单,而近中阻生拔除困难。

（2）阻生牙颊舌向的位置:偏颊向的阻生牙(占多数),因颊侧骨板薄而拔除容易;而偏向腭侧的阻生牙拔除难度大。

（3）阻生牙与𬌗平面的关系:上颌阻生牙的拔除难度同样随着埋伏深度的增加而增加。

（四）其他影响阻生牙拔除难度的因素

1. 牙根形态　与阻生牙拔除难度之间有非常密切的关系。总体来说,拔除阻生牙最佳时机是牙根已形成 1/3~2/3 时,此时牙根形态是圆钝的,拔除时很少会断根,而且牙根距离重要解剖结构较远。如果牙根完全形成后,拔除难度就会增加(并且随着年龄的增大而增加)。如果在牙根尚未形成的牙胚期拔除,因术中牙胚在牙槽窝内旋转,难以找到合适支点将其挺出,拔除也较困难。另外需注意牙根弯曲的方向,如果牙根弯曲的方向(向远中弯曲)与牙齿脱位的方向一致,拔除相对简单;如果牙根向近中弯曲,则发生断根概率很大,需分块拔除。

2. 牙周膜或牙囊的宽度　阻生牙拔除的难度与牙周膜或牙囊的宽度有关,越宽拔除越容易。由于牙周膜或牙囊随年龄的增加而逐渐变窄,所以年轻患者的拔牙难度较年长患者低。尤其是 40 岁以上的患者,由于牙周膜间隙几乎消失,拔除更困难。

3. 周围骨密度　阻生牙拔除难度与周围骨密度有关。骨密度与患者年龄有关,年轻患者骨密度相对低,牙槽骨扩展性大,患牙易于拔除,35 岁以上患者的骨密度高,柔性及扩展性下降,骨阻力增加,拔除难度增大,拔除上颌第三磨牙时,可导致上颌结节骨折。

4. 与邻牙的关系　如果阻生牙与邻牙之间有间隙则拔除较容易,如果紧靠邻牙,需注意避免损伤邻牙,如果邻牙有龋坏或大面积修复体时更要格外小心。

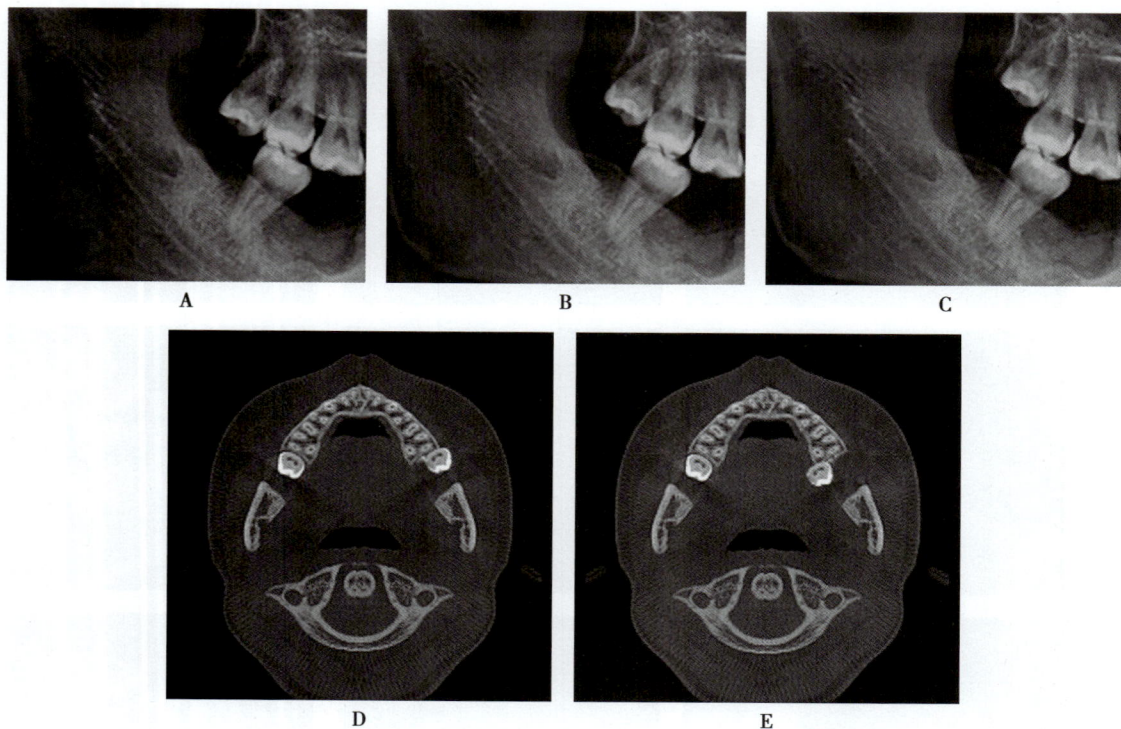

图 4-17　上颌阻生第三磨牙分类
A. 高位阻生　B. 中位阻生　C. 低位阻生　D. 偏颊向阻生　E. 偏腭向阻生

5. 与周围重要解剖结构的关系　如果牙根离下牙槽神经、鼻腔或上颌窦很近,应注意避免损伤神经、鼻腔和上颌窦。

（五）拔牙器械准备

拥有标准的器械可使操作顺利进行,并可减少并发症的发生。阻生牙拔除的常用器械包括:15号刀片及刀柄、骨膜分离器、颊拉钩、牙挺、持针器、线剪、缝合针及缝线（可吸收或不可吸收）、外科专用切割手机和外科专用切割钻。

（六）知情同意

术前必须告知患者拔除阻生牙的风险以及可能出现的并发症,如:局麻可能发生药物过量或过敏反应,可能会引起血肿或深部组织感染,针尖刺中下牙槽神经可导致暂时性下唇麻木,腭大神经麻醉可能会导致暂时性咽部异物感、恶心;术中需要切开牙龈、去骨、分牙、缝合切口,可能会出现不适感;如果邻牙有龋坏、填充体、修复体或有严重牙周病,术中可能会损害邻牙或修复体;术后疼痛也可能由邻牙牙髓炎引起;拔除上颌第三磨牙、尖牙或额外牙（也称多生牙）可能会引起上颌结节骨板折裂、患牙或牙根进入上颌窦,可能会损伤上颌窦或鼻腔,导致术后口腔上颌窦瘘或口鼻瘘;拔除下颌第三磨牙或尖牙有可能损伤下牙槽神经、颏神经和舌神经,导致一侧下唇或舌体暂时性或永久性麻木;术后可能会发生出血、肿痛、张口受限、干槽症;术中、术后可能需使用抗菌及止痛药物等。

知情同意是医疗实践中的一个重要环节,尽量做到术前告知义务,医护人员有义务应用自己的知识给患者讲解、引导其对病情作出合理的治疗决定,这样可最大限度地保证医疗安全。当患者遭受到一个没有事先告知的意外并发症时,会引起患者和医护之间不必要的争执。

（七）麻醉及体位

由于阻生牙拔除难度较大,耗时较长,所以长效、足量、完全的麻醉效果非常重要。医护和患者的手术体位同普通牙拔除。由于整个手术过程可能对部分焦虑和牙科畏惧症的患者存在不适的噪音和感觉,对这些患者可在术前控制焦虑,术中配合使用镇静方法等。

三、下颌阻生第三磨牙拔除

（一）阻力分析与手术设计

下颌阻生第三磨牙位于下颌骨体后部与下颌支交界处,由于阻生牙的阻生状况和形态不同,拔除难度也各不相同,但无论何种类型和形态的阻生牙,将其顺利拔除的关键是有效解除阻生牙的各种阻力,因此阻力分析是拔除下颌阻生第三磨牙的必要步骤之一。下颌阻生第三磨牙拔除阻力有:

1. **冠部阻力**　包括软组织和骨组织阻力。

（1）软组织阻力来自阻生牙上方覆盖的龈瓣,该龈瓣质韧并保持相当的张力包绕牙冠,对阻生牙殆向和远中向脱位形成阻力。此阻力通过切开、分离软组织即可解除。

（2）骨阻力来源于包裹牙冠的骨组织,主要是牙冠外形高点以上的骨质。冠部骨阻力仅从X线判断常有误差,应结合临床检查进行判断。垂直阻生的冠部骨阻力多在远中,近中或水平阻生的冠部骨阻力多在远中和颊侧。该阻力可通过分切牙冠或/和去骨的方法解除。

2. **根部阻力**　来自牙根周围的骨组织,是主要的拔牙阻力,其阻力大小与以下情况有关:

（1）阻生牙倾斜度:垂直阻生牙牙根与拔除脱位方向一致,根部阻力较小;近中阻生牙倾斜度较大,与拔除脱位方向不一致,需要转动角度,所以根部阻力较大;水平阻生牙倾斜度约90°角,与拔除脱位方向更不一致,需更大的转动角度,所以根部阻力更大;倒置阻生牙牙根倾斜度超过90°角,冠、根部阻力均最大,拔除时需大量去骨后再将牙分割成多块才能拔除,所以拔除最困难。

（2）牙根形态:融合根、特短根、锥形根的根部阻力小,用挺出法即可拔除;双根且根分叉较高、两根间距较大者,根部阻力较大,需用分根法解除根部阻力;多根牙、根分叉较低且牙颈部有较大骨倒凹者、肥大根、U形根、特长根的根阻力大,常需去骨达根长1/3甚至1/2以上才能解除根部阻力。

（3）根尖形态:正常根尖、根尖弯向远中、根尖发育未完成者,根尖部阻力很小,拔除较容易;根尖弯向近中、颊舌侧或根尖弯曲方向不一致、根端肥大者,根尖阻力较大,拔除较困难。

（4）周围骨组织密度:年轻人根周骨密度疏松,牙周间隙明显,比中老年人容易拔除;根周骨组织因慢性炎症而出现明显骨吸收者,根阻力小,容易拔除;如因慢性炎症导致骨硬化或根周骨粘连,则根阻力变大,拔除较困难,该情况多见于年长患者。

去除根部骨阻力的方法有分根、去骨、增隙。单纯去骨创伤较大,应多采用分根、增隙等多种方法综合应用解除牙根阻力。

3. **邻牙阻力**　是指第二磨牙产生的妨碍阻生牙拔除脱位的阻力。其阻力大小视阻生牙与第二磨牙的接触程度和阻生的位置而定,该阻力可通过分冠和去骨的方法解决。

要根据阻力分析、器械设备条件和术者经验设计合理的手术方案。手术方案包括:麻醉方法和麻醉药物的选择、切口的设计、解除阻力的方法、去骨部位和去骨量、分割冠根的部位、牙脱位的方向。由于手术方案主要根据影像结果而制订,如果术中出现与临床实际情况不相符时,应及时调整术前设计的方案。

（二）拔除步骤

下颌阻生第三磨牙拔除术是一项较为复杂的手术,手术本身包含对软组织和骨组织的处理,要严格遵守无菌原则(图4-18)。

1. **麻醉**　通常选择下牙槽神经、舌神经、颊长神经一次性阻滞麻醉。为减少术中出血、保证术野的清晰和方便操作,可在阻生牙颊侧及远中浸润注射含血管收缩剂(肾上腺素)的麻药。

2. **切口**　因下颌阻生第三磨牙位于口腔最后部而导致操作视野有限,通常需切开、翻瓣以提供清晰的视野。高位阻生一般不需切开,或仅在远中切开、分离牙龈即可;中低位阻生最好选用袋型瓣切口,也可选用三角瓣切口。袋型瓣切口从阻生牙颊侧外斜嵴开始,向前切开至第二磨牙远中偏颊处,再沿第二磨牙颊侧龈沟向前切开至第二磨牙近中(短袋型切口)或继续沿龈沟向前扩展至第一磨牙近中(长袋型切口),龈乳头保留在组织瓣上,切开时刀刃应直达骨面,全层切开黏骨膜。

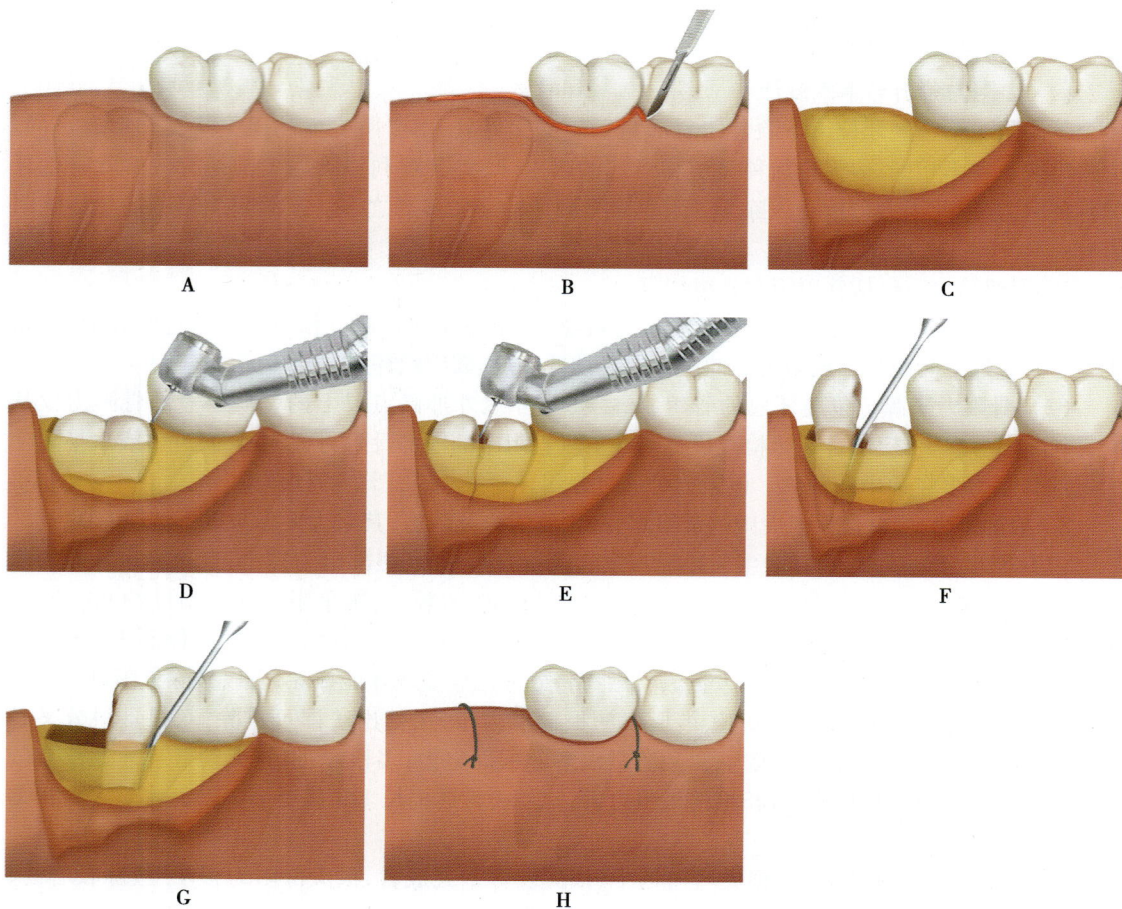

图 4-18　下颌阻生第三磨牙拔除步骤

A.下颌阻生第三磨牙　B.切口　C.翻瓣　D.增隙　E.分牙　F.拔除远中部分　G.拔除近中部分
H.缝合后

　　如果阻生牙埋伏很深,也可选用三角瓣切口,该切口是在袋型切口的基础上,在第二磨牙近中或远中颊面轴角处附加一个向前下斜行与龈缘约成45°角的减张切口,附加切口与龈沟内切口必须保持钝角以保证基部足够宽(提供足够的血供),长度不能超过前庭沟底。

　　3. **翻瓣**　将骨膜分离器刃缘朝向骨面插入到骨膜与牙槽骨之间,从切口前端开始,先旋转分离龈乳头,再沿牙槽嵴表面向后推进,要确保组织瓣全层分离,如遇因未完全切开而导致分离困难时,应再次切开,避免因强行剥离引起组织撕裂。分离、翻瓣的范围原则上以显露术区即可,颊侧不要超过外斜嵴,舌侧不要越过牙槽嵴,以免引起过重的术后肿胀,组织瓣翻开后将颊拉钩置于组织瓣与术区之间,使组织瓣得以保护并可充分显露术区。

　　4. **去骨**　翻瓣后应根据影像学检查和临床实际的骨质覆盖状况决定去骨部位和去骨量,选用外科专用切割手机和钻去骨。去骨的一般原则是显露牙冠的最大周径;尽量保持颊侧骨皮质高度;根据患牙拔除难度以及切割牙冠方式确定去骨量。

　　去骨的目的是暴露牙冠,包括去除全部𬌗面和部分颊侧、远中的牙槽骨,为保持牙槽骨高度,去除颊侧及远中牙槽骨时可仅磨除贴近患牙的部分牙槽骨,这样既显露了牙冠,又达到了增隙的目的。

　　舌侧及近中牙槽骨原则上不能去除,因为这样可能会伤及舌神经、第二磨牙及第二磨牙牙周骨质。由于舌神经位于舌侧软组织内,可能平行于牙槽嵴顶行走,为避免损伤神经,在远中去骨时尽量不要超过中线,将分离器置于远中骨板周围进行保护,确保切割钻不伤及软组织。

　　5. **增隙**　是在患牙的颊侧和远中骨壁磨出沟槽(在临床实际操作中,该步骤大多已在去骨时完成),将磨出的沟槽作为牙挺的支点。沟槽宽度约2mm,该宽度既可容纳牙挺又不会因太宽导致牙挺失去支点在沟槽内打转。增隙时,将牙钻与牙体长轴平行,在患牙表面去骨磨出一小沟,从小沟开始向近远中磨除患牙颊侧和/或远中表面骨质,将患牙和骨壁分离,沟的深度达牙颈部以下(通常与切割钻的长度相当,不会影响颌骨的机械强度),注意不要伤及下牙槽神经管。

6. 分切患牙　包括截冠和分根。其目的是解除邻牙阻力、减小根部骨阻力。其优点是减小创伤、减少操作时间、降低并发症。最常用的方法是用钻从患牙牙冠颊侧正中向舌侧进行切割,深度达根分叉以下,将牙分成近中和远中两部分(由于有的患牙舌侧面非常接近舌侧骨板,而且舌侧骨板较薄,为避免损伤舌侧软组织及舌神经,通常切割至余留患牙舌侧少部分牙体组织即可,不可将整个患牙颊舌向贯穿磨透,然后用直挺插入沟槽底部旋转将患牙折裂成理想比例的近中、远中两部分)。

有时近中部分仍存在邻牙阻力时,可在近中部分釉牙骨质界处做一横断切割,将其分割为牙冠和牙根两部分,先取出牙冠,然后挺出牙根。如是多根牙可将牙根分割成多个单根后再分别挺出。

7. 拔出患牙　当完全解除邻牙阻力、基本解除骨阻力后,根据临床具体情况,选择合适的牙挺,分别将患牙分割后的各个部分挺松或挺出,挺松部分用牙钳将其拔除,以减少牙挺滑脱和牙体被误吸、误吞的可能。使用牙挺时切忌使用暴力,应注意保护邻牙及骨组织(用手指接触患牙及邻牙并抵压于舌侧,感知两牙的动度,控制舌侧骨板的扩张幅度),以免造成舌侧骨板、相邻第二磨牙、下颌骨的损伤或患牙移位。

对分割拔出的患牙,应将拔除的牙体组织进行拼对,检查其完整性,如有较大缺损,应仔细检查拔牙窝,避免遗留。

8. 处理拔牙窝　用生理盐水对拔牙窝进行清洗和/或用强吸的方法彻底清理拔牙时产生的碎片或碎屑,对粘连在软组织上的碎片可用刮匙刮除,但不能过度搔刮牙槽窝,以免损伤残留牙槽骨壁上的牙周膜而影响伤口愈合。

在垂直阻生牙的远中部分、水平阻生或近中阻生牙冠部的下方常存在肉芽组织,X线显示为月牙形的低密度区,如探查为脆弱松软、易出血的炎性肉芽组织,应予以刮除;如探查为韧性、致密的纤维结缔组织,则对愈合有利,不必刮除。低位阻生的牙冠常有牙囊包绕,多与牙龈相连,应将其去除,以免形成残余囊肿。

压迫复位扩大的牙槽窝,修整锐利的骨缘,取出游离的折断骨片。为预防出血,可在拔牙窝内放入胶原塞等止血材料。

9. 缝合　缝合的目的是将组织瓣复位以利愈合、防止术后出血、缩小拔牙创、避免食物进入、保护血凝块。缝合不宜过于严密,既要达到缝合目的,又可使伤口内的出血和反应性产物得以引流,从而减轻术后肿胀和血肿的形成。

缝合切口时,要先缝合组织瓣的解剖标志点,如切口的切角和龈乳头,因为拔牙后有些解剖结构发生了变化,这样可以避免缝合时组织瓣移位。缝合完成后用消毒棉卷覆盖拔牙创并嘱患者咬紧加压止血。

10. 术后医嘱　同一般牙拔除术。由于下颌阻生牙拔除损伤较大,术后可适当使用抗生素和止痛药。

(三) 各类下颌阻生牙的拔除方法

1. 垂直阻生　如果患牙已完全萌出,根部骨阻力不大时,可分离牙龈后用牙挺直接拔除;如果患牙未完全萌出,存在较大软组织阻力时,可将患牙殆面及远中龈瓣切开、翻瓣,完全消除软组织阻力后再用牙挺拔除。将牙挺置于患牙近中,以牙槽突为支点,以楔力为主,逆时针向远中转动,使患牙获得向后上的脱位力。

如果患牙牙冠有较大的骨阻力时,需去除牙冠殆面全部骨质和远中部分骨质后再拔除患牙。如果患牙根分叉大而导致根部骨阻力较大时,应用钻将患牙垂直分割成近、远中两瓣后分别拔除。对于低位、骨阻力大者应采用去骨、增隙、分根等联合方法。

2. 近中阻生　对邻牙和根部阻力不大的高位近中阻生牙(近中部分位于第二磨牙牙冠外形高点或以上),多可直接挺出。操作时应压紧邻牙进行保护,如患牙牙冠下方有新月形(非炎症性骨

视频:ER4-11
下颌垂直阻生
第三磨牙拔除

吸收)或三角形(炎症性骨吸收)间隙存在时,则更有利于牙挺的插入和施力。

大多数近中阻生牙的邻牙阻力较大,为保证患牙牙冠及牙根有足够的脱位空间,需用钻将患牙分割成几部分。如患牙牙根阻力不大,可使用近中分冠法解除邻牙阻力即可;如患牙牙根阻力较大,需在解除邻牙阻力的同时解除或减小患牙根部骨阻力,应使用正中分冠法,将患牙分成近中和远中两部分后再依次挺出。

3. **水平阻生** 高位水平阻生可采用正中分冠法拔除,先在患牙颊侧和远中增隙,用钻正中垂直切割牙冠至根分叉以下将患牙分成近中和远中两部分,先挺出远中部分,再挺出近中部分,如果近中部分因邻牙阻挡不能被挺出,可在其釉牙骨质界处进行横断切割,将近中部分再切割成冠和根两部分,先取出冠部,再取出根部。

中、低位水平阻生通常邻牙阻力很大,首先需去除覆盖患牙牙冠的骨质、并在牙冠的颊侧及远中增隙以显露牙冠,再从牙冠最大周径处将其横断、分离,被分离的牙冠应上宽下窄,以利于取出。取出牙冠后再将其他部分挺出,如分离的牙冠无法整体取出,可再切割分块后取出,如牙根分叉较大,需分根后依次拔除。

4. **远中阻生** 由于下颌支对远中阻生患牙的阻力较大,必须通过去除患牙牙冠或远中部分牙冠,消除患牙远中阻力后,才能将患牙完全拔除;如果患牙牙根阻力较大时,可通过分根的方法解决。

5. **倒置阻生** 倒置阻生第三磨牙往往深埋在下颌骨及下颌支内,并与第二磨牙毗邻,拔除相当困难。首先去除覆盖患牙牙根上方的骨质,并在患牙牙根及牙冠周围增隙,然后沿患牙长轴方向分割患牙,最后将分割成块的患牙依次取出。如果患牙牙冠阻力较大时,可先分块取出牙根,再分块取出牙冠。

6. **牙胚** 因牙胚没有牙根,其周围均有大量的骨质,为减少创伤,可用钻仅去除牙胚殆面少量骨质,开窗显露牙胚,再将牙胚分切成几部分后分块取出即可。

四、上颌阻生第三磨牙及其他阻生牙拔除

(一) 上颌阻生第三磨牙拔除

上颌阻生第三磨牙与下颌阻生第三磨牙相比拔除难度低,拔除方法也有很多相同点,具体步骤如下:

1. **切口** 由于上颌阻生第三磨牙的颊侧和远中没有重要解剖结构,而且无论是袋型瓣切口或三角瓣切口(注意在缝合松弛切口时需要一定的手术技巧)其术后反应均较轻,因而除高位阻生患牙使用袋型瓣切口外,为了获得良好的手术视野,低位或埋伏阻生患牙均可使用三角瓣切口。

切口起于上颌结节前面微偏颊侧,向前至第二磨牙的远中,再沿着第二和第一磨牙龈沟向前延伸,如选用三角瓣切口,可在第二磨牙近中或远中颊侧附加松弛切口。

2. **翻瓣** 同下颌阻生牙拔除。但在分离腭侧瓣时要完全游离,范围要超过腭侧牙槽嵴,以免阻挡患牙的脱位。

3. **去骨、增隙** 上颌骨质比较疏松,去骨时要注意尽量保存骨质,一般只需去除患牙颊侧和殆面的骨质,暴露牙冠即可。

4. **分牙、挺松、拔除** 上颌第三磨牙垂直阻生约63%,远中阻生约25%,近中阻生约12%,其他位置极少。

由于上颌牙槽骨较疏松,弹性较大,因而拔除垂直和远中阻生患牙时一般不需分牙,将牙挺插入患牙近颊侧牙周膜间隙,以牙槽嵴间隔为支点将患牙向远颊殆或颊殆方向挺出即可。操作时要注意施力的大小和方向,避免向上和向后使用暴力,因为如果患牙与周围骨质粘连严重或牙根阻力较大时,向后使用暴力可导致患牙远中牙槽骨或上颌结节折裂;如果向上用力插入牙挺时,挺刃未能进入患牙牙周间隙,而是直接作用于患牙,有可能将患牙推入上方的上颌窦或翼下颌间隙。

当整体挺出患牙有困难时,需分析原因,如果是骨质粘连引起,可在患牙腭侧和远中去骨、增隙;如果是根阻力较大,可采用分根的方法解决;为避免将患牙推入上方,可将颊拉钩置于上颌结节后方,这即可感知作用力的方向,阻挡患牙向上方移位,还可通过抵挡产生的楔力使患牙向殆方

脱位。

拔除近中阻生患牙时,由于第二磨牙限制了其向远中及殆方脱位,可采用磨冠法解除邻牙阻力后拔除。

拔除水平阻生患牙时,需去除较多骨质后显露患牙,再将患牙分割成若干块后,分块拔除。

5. 清理牙槽窝与缝合 同下颌第三磨牙。因上颌第三磨牙根尖部贴近上颌窦,搔刮时要避免穿通上颌窦。

6. 术后医嘱 同下颌第三磨牙。由于上颌阻生牙拔除手术损伤小,术后恢复要比下颌阻生牙快,通常可以不用止痛药和抗生素。

（二）阻生尖牙拔除

尖牙对牙颌系统的功能和美观甚为重要,故对其拔除应持慎重态度。术前应与口腔正畸医师商讨,如能通过手术助萌、正畸、移植等方法,则可不拔除。如决定拔除,术前要拍摄定位或 CT 片,确定患牙在牙槽骨中的位置、邻牙阻力、牙根形态和弯曲度,并确定与鼻底及上颌窦的关系。尖牙阻生好发于上颌,由于阻生下颌尖牙的处理方法基本与上颌一致,故下面仅讨论上颌阻生尖牙。

1. 切口及翻瓣 根据患牙位于颌骨的位置确定手术入路。通常患牙牙冠位于唇侧较位于腭侧或中央容易拔除,牙冠位于唇侧,选择唇侧入路,位于腭侧,则选择腭侧入路,位于中央的话,可以选择唇、腭两侧入路翻瓣。切口可选袋型、三角型或梯型。如阻生位置高可采用牙槽嵴弧形切口。翻瓣方法同前。

2. 去骨 用钻磨除覆盖患牙牙冠的骨组织,显露牙冠最大周径。

3. 分割、拔除患牙 如果埋藏尖牙有牙囊滤泡包裹,则用牙挺挺出即可;如果骨阻力较大或牙根弯曲,难以整体挺出,则用钻在患牙牙冠最大周径处将牙冠横断,分别挺出牙冠和牙根。

4. 清理拔牙窝、缝合 同下颌第三磨牙,注意要彻底清除牙囊。

（三）上颌前部埋伏额外牙（也称多生牙）拔除

上颌前部是额外牙的好发部位,埋伏额外牙常在替牙期因恒牙迟萌或错位行 X 线检查时被发现。埋伏额外牙除造成错殆畸形、邻牙牙根吸收、影响正畸治疗外,还是引发牙源性囊肿和肿瘤的原因,需及早拔除。拔除方法如下:

1. 麻醉 可选用局部浸润麻醉,对埋伏较深、位置较高的额外牙可采用眶下神经和鼻腭神经阻滞麻醉。儿童患者需配合镇静方法。

2. 切口及翻瓣 额外牙位于牙弓或牙弓唇侧,可选择唇侧入路,采用袋型或三角型切口,对于埋伏位置较高、患牙大部分位于邻牙根尖上方、无论患牙偏向牙弓唇侧或腭侧均可选用牙槽突弧型切口。如位于牙弓腭侧,通常选用腭侧袋型切口。翻瓣方法同前。

3. 去骨、显露患牙 同上颌阻生尖牙,需注意保护邻牙。

4. 挺出患牙 同阻生尖牙。

5. 清理牙槽窝及缝合 同阻生尖牙。

（四）其他埋伏阻生牙的拔除

除上述介绍的常见阻生牙,还有上颌前磨牙、上颌切牙阻生等,如果不能通过手术助萌、正畸、移植等方法恢复其牙弓内的位置,则应将其拔除。

同上颌前部埋伏额外牙一样,埋伏阻生牙拔除的关键是术前通过影像学确定患牙在颌骨内的位置,从而决定手术入路、去骨部位、去骨量及分割患牙的部位,合理解除拔牙阻力,避免损伤邻牙及重要解剖结构。具体拔除同上。

（胡开进）

第三节 拔牙创的愈合

牙拔除后,机体会立即启动拔牙创软硬组织的修复程序。由于除了影像学的评价,很难从人体直接研究拔牙创的实时组织愈合过程,很多学者便从不同种类动物的实验研究中来获得相关数据供参考。综合实验研究和临床观察的结果,可将拔牙创的正常愈合分为 5 个主要阶段。

（一）拔牙创出血和血凝块形成

拔牙后即刻，由于根尖血管和牙周组织的撕裂，牙槽窝内出血。15~30分钟后出血停止，形成血凝块封闭创口。此血块的存在有保护创口、防止感染、促进创口正常愈合的功能。如果血块脱落、形成不良或无血块形成，则创口愈合缓慢，出现牙槽感染、疼痛等并发症的可能性大大增加。

（二）血块机化、肉芽组织形成

拔牙后数小时，牙龈组织收缩保护血块。约24小时后，来自牙槽骨壁的成纤维细胞向血块内生长；同时来自邻近血管的内皮细胞增殖，形成血管芽，并逐渐连成毛细血管网。约7天血块被肉芽组织所替代，这时牙槽突开始破骨性吸收。

（三）结缔组织和上皮组织替代肉芽组织

拔牙后3~4天更成熟的结缔组织开始替代肉芽组织，至20天左右基本完成。术后5~8天开始形成新骨，不成熟的纤维状骨逐渐充填拔牙窝。在牙槽突的尖锐边缘骨吸收继续进行，当拔牙窝充满骨质时，牙槽突的高度将降低。拔牙后3~4天上皮自龈缘开始向血凝块表面生长，但在24~35天乃至更长的时间内，上皮组织的生长仍未完成。

（四）原始的纤维样骨替代结缔组织

约38天后，拔牙窝的2/3被纤维样骨质充填，3个月后才能完全形成骨组织。这时骨质的密度较低，X线检查仍可看到牙槽窝的影像。

（五）成熟的骨组织替代不成熟骨质

尽管人为将拔牙窝的愈合分为5个阶段，但实际上其中许多变化是同时交织进行的。牙槽突的功能性改建早在术后3天就开始了。40天后愈合区内逐渐形成多层骨小梁一致的成熟骨，并有一层骨密质覆盖这一区域。牙槽骨受到功能性压力后，骨小梁的数目和排列顺应变化而重新改造。拔牙后牙槽嵴在三维形态上变化特点为颊、舌侧均发生吸收，但以颊侧更明显；宽度的丧失多于高度的丧失。3~6个月后重建过程基本完成，出现正常骨结构。之后牙槽骨的外形维持趋于平稳，但改建持续终生。

以上是拔牙创正常愈合的基本过程，此过程因拔牙的情况不同和牙槽突的不同而变化很大，与局部解剖位置、组织修复能力、机体代谢功能和局部创伤大小等因素有关。

第四节　牙拔除术的并发症

牙拔除术可能在术中和术后出现一些并发症。并发症重在预防，要求手术医师术前仔细、全面地检查掌握应拔患牙及周围组织情况，制订详尽的手术方案，术中坚持外科原则进行操作，及时发现并处理预先未考虑到的问题。术后医嘱交代明确。如已发生并发症，则应及时完善处理。

一、牙拔除术中并发症

（一）晕厥

拔牙术中患者由于恐惧、疼痛等原因有时会发生晕厥。其发生原因、临床表现和防治原则与局部麻醉时发生者相同。医护人员要重视患者所表述出来的所有不适，并及时处理。晕厥患者经适当处理恢复后，一般仍可继续手术。

（二）牙根折断、牙及断根移位

牙根折断是拔牙术中常出现的并发症。造成牙根折断的原因和处理方法在前文中已有详细阐述。需要强调的是并非所有的断根均需取出。经综合分析患者状况、断根及根周情况、创伤大小、可能发生的更严重并发症等多个因素后，如对患者有利，可以不取。

断根移位通常是由于根尖周区域解剖上存在薄弱点，加上取根过程盲目操作，器械顶在断根的断面上，并向根尖方向施力造成的。移位后的断根成为组织内的异物，原则上均应术中或者择期取出。

上颌磨牙区甚至前磨牙区的上方有上颌窦,如上颌窦底位置低或根尖病变破坏了窦底骨质即易发生断根移入上颌窦(图4-19A)。进入上颌窦的牙根可按前述方法取出。也有报道牙根进入无炎症的上颌窦未取出并未发生不良反应。

下牙槽突舌侧骨板愈向后愈薄弱,故下颌磨牙的断根甚至整个牙(多为阻生第三磨牙)会因操作不当被推向舌侧,进入下颌骨舌侧骨膜下,或穿破骨膜进入舌下间隙、咽旁间隙(图4-19B)。断根如在黏膜下,一般可触及,用左手手指向上向颊侧推挤,有时可使之退入牙槽窝;也可去除部分舌侧骨板后,左手手指固定牙根,用止血钳或刮匙将其取出。如牙根远离牙槽窝,先要摄X线片定位,然后根据牙根所在的位置选择牙槽窝入路、舌侧翻瓣入路、或直接黏膜切开入路等方法取出。术中动作要稳准,避免将牙根进一步推向深部。

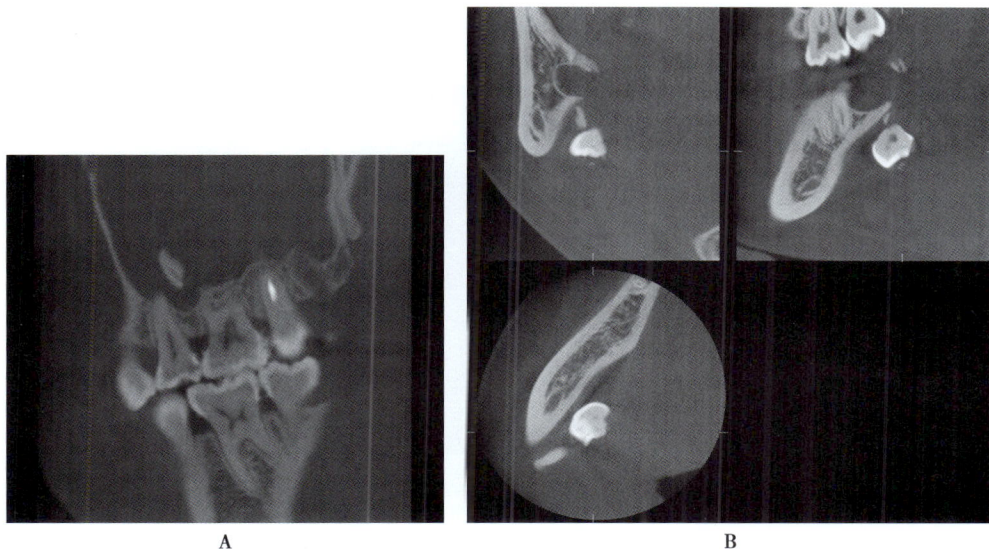

图4-19 牙或牙根移位
A.牙根进入上颌窦 B.牙进入下颌下间隙

拔除上颌阻生前牙时,偶可发生牙或牙根进入鼻腔。将其取出的手术不难。但要注意防止口鼻腔瘘。拔除上颌埋伏阻生第三磨牙时,如果牙脱位的殆方软硬组织阻力松解不够,有可能将该牙挺入颞下间隙。因为颞下间隙内有上颌动静脉和翼静脉丛,盲目探查时会引起出血。所以,对进入该间隙的移位牙主张观察2~3周待其顺重力下移至上颌结节黏膜转折处时再取出。

(三)软组织损伤

1.牙龈损伤 牙龈损伤多为撕裂伤。主要发生于拔牙安放牙钳时,将牙龈夹入钳喙与牙之间;或因牙龈分离不彻底,牙与牙龈仍有连接的状况下,随牙拔出而发生牙龈撕裂。

牙龈撕裂是术后出血的主要原因之一。为避免牙龈损伤,操作中要按规范进行,安放牙钳应有插钳动作,发现牙龈与患牙仍有粘连应及时分离。已撕裂的牙龈应复位缝合。

2.邻近软组织损伤 患者在局部麻醉状态下,下唇感觉迟钝,被牙钳柄夹住或摩擦没有察觉造成损伤。骨凿、牙挺使用时,支点不牢、用力过大、保护不到位导致器械滑脱,会刺伤腭、口底等邻近组织。黏骨膜瓣设计过小,术野暴露不充分,强行牵拉可致黏骨膜瓣的撕裂。使用钻,尤其是高速涡轮钻,如保护隔离不当,会将软组织缠卷损伤。软组织损伤后,会引起组织的出血、肿胀、疼痛,甚至感染。操作时保持可靠的支点,使用有控制的力,稳妥有效的保护,避免过度的牵拉是防止发生软组织损伤的要点。软组织撕裂伤应视具体情况复位缝合或者观察。

(四)骨组织损伤

1.牙槽突骨折 牙槽突骨折多因拔牙用力不当、牙根与牙槽骨粘连或牙根形态异常所致。拔除上颌第三磨牙时,如挺出方向不当,向远中施力过大,易造成上颌结节骨折(图4-20A)。拔除下颌第三磨牙挺出时,可造成舌侧骨板骨折。上颌尖牙拔除时,容易发生唇侧骨板骨折。牙槽突骨折后可引起术后出血,较严重的肿胀及疼痛,且常伴有牙龈的撕裂。预防牙槽突骨折的方法在于术前充分估计拔牙的困难程度,操作中勿使用突然的暴力,逐步加力扩大牙槽窝。对于牙根分叉大、根肥大的牙以及牙槽骨粘连紧密的牙齿,应采取动力系统辅助分牙分根的方法拔除。

发现牙槽突骨折后,如骨折片与牙根粘连,不可强行将牙拔出,应用分离器仔细分离黏骨膜后再取出,避免牙龈撕裂。如牙已拔出,骨片一半以上无骨膜附着,应取出骨片,修整锐利边缘后缝合。若骨片大部有骨膜附着,可将其复位,牙龈拉拢缝合。

2. 下颌骨骨折 拔牙造成下颌骨骨折的并发症极罕见,且发生几乎皆在拔除下颌第三磨牙时(图4-20B)。暴力是发生骨折的直接原因,在埋伏位置极深的阻生牙,或诸如骨质疏松症、囊肿、甲状旁腺功能亢进等病理情况下更易发生。术前仔细地分析阻生牙的位置和骨质情况,避免术中暴力,可防止骨折的发生。一旦发生下颌骨骨折,要及早发现,按颌骨骨折的处理原则及时处置。

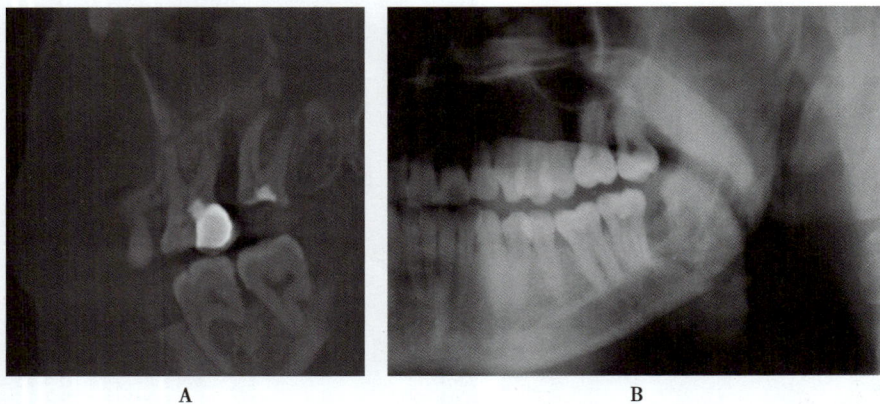

图4-20 拔牙导致的牙槽突和下颌骨骨折
A. 上颌结节骨折 B. 下颌角骨折

(五)邻牙、对颌牙损伤

邻牙损伤是由于所用牙钳的钳喙过宽或安放牙钳未与牙长轴一致造成,也可因牙挺使用不当,以邻牙作支点造成。也可能是在拔除阻生牙时邻牙阻力没有去除彻底。选择合适的牙钳,遵循牙钳、牙挺的使用原则是避免邻牙损伤的关键。同时,术前必须认真检查邻牙,对有大充填体、全冠修复者,应向患者说明发生修复体脱落、邻牙牙体损伤的可能性。

对颌牙损伤易发生在拔下颌前牙时。拔下颌牙最终脱位力是向上,如使用过大的垂直向上牵引力而未加保护,牙钳在牙脱位的瞬间突然挑起击伤上颌牙。因此拔下颌牙时,要待牙充分松动后再牵引,并注意用左手保护。

(六)神经损伤

拔牙时可能损伤的神经有颏神经、舌神经、鼻腭神经、颊神经和下牙槽神经。鼻腭神经和颊神经不易损伤,如果发生损伤多是因为手术暴露术野的需要在翻瓣时被切断,但它们一般不产生影响,其所支配区域的软组织麻木症状会随着周围神经的再支配而逐渐痊愈。颏神经损伤发生在下颌前磨牙区手术时,多由于切开翻瓣或器械滑脱造成;如为牵拉或触压造成,可能在数月后才恢复功能。

下牙槽神经损伤90%是由拔下颌阻生第三磨牙引起。文献报道发生率为0.5%~5.3%。其发生原因与下颌第三磨牙和下颌管解剖上邻近密切相关,也与拔牙难易、拔牙方法、拔牙技术有关。根尖距下颌管近、拔牙困难、创伤大、使用牙钻分牙过深,以及取深部断根时,下牙槽神经损伤的发生率高。下牙槽神经损伤后,出现下唇及颏部皮肤不完全性麻木或兼有烧灼、刺痛、蚁走等异常感。为预防下牙槽神经的损伤,应术前仔细观察X线片,了解牙根与下颌管的关系;术中尽量减少对根尖方向的施力;深部取根要避免盲目操作,估计取出困难者可留置不取。或采用冠切除术(coronec-tomy)的治疗方案,主要目的就是避免损伤下牙槽神经。治疗下牙槽神经损伤可使用减轻水肿、减压的药物,如地塞米松、地巴唑;促进神经恢复药物,如维生素 B_1、B_6、B_{12} 等;亦可用理疗。下牙槽神经损伤多可在半年内恢复;但也有相当一部分不能恢复,不能恢复者的麻木区域会缩小,部分痛觉可恢复。

舌神经损伤发生率较低,易发生于舌侧骨板折断或器械滑脱的情况下。损伤主要表现为分布区域的感觉异常,如麻木、感觉迟钝、味觉障碍等。有人认为舌神经损伤后的恢复较下牙槽神经慢。

(七) 颞下颌关节损伤

颞下颌关节可能因开口过大、时间过长而发生脱位,尤其是既往有颞下颌关节脱位史的患者。拔下颌牙的摇动、锤凿,会引起颞下颌关节的不适、疼痛甚至开口受限,有颞下颌关节疾病者更为明显。因此,术中固定托住下颌十分重要。

(八) 术中出血

拔牙术涉及的软硬组织层次表浅且不复杂,但是术中有时仍会发生出血过多的情况。通过术前评估,因凝血功能异常引起的全创面渗血的情况是应该避免的。拔牙术中的软组织出血最常见于下颌阻生第三磨牙翻起黏骨膜瓣时,在切口范围内存在小血管、或者是切口超过颊侧前庭沟底,切断了面动脉的颊部分支所致,这种出血必须结扎血管。牙槽窝的出血来自于牙槽骨内的无名小血管,需要骨蜡填塞出血口,如果是牙槽窝底部明显出血,需要填塞可吸收性明胶海绵、甚至需要填塞碘仿纱条止血。

(九) 口腔上颌窦交通

口腔上颌窦交通(oroantral communications)多发生于上颌磨牙取根致牙根移入上颌窦,窦底穿孔;也可因磨牙根尖病变致窦底骨质缺如,搔刮病变时穿破窦底。这种穿孔一般较小。口腔上颌窦交通可引起上颌窦感染,或以后形成口腔上颌窦瘘。

已有交通时,处理方法决定于交通口的大小。如直径 2mm 左右小的穿孔,可按拔牙后常规处理,待其自然愈合。术后特别注意保护血凝块,除常规注意事项外,嘱患者切忌鼻腔鼓气、吸食饮料、吸烟,避免强力喷嚏,并预防感染。直径 2~6mm 中等大小穿孔也可按上述方法处理,如将两侧牙龈拉拢缝合,进一步固定保护血凝块,更有利于自然愈合。滴鼻剂的使用能降低上颌窦炎的发生,避免发生口腔上颌窦瘘。交通口大于 7mm,需用邻位组织瓣关闭创口。可将颊侧牙槽突适当降低后,利用颊侧梯形组织瓣关闭(图 4-21)。也可使用腭侧黏骨膜舌形瓣转移封闭创口(图 4-22)。组织瓣封闭交通口的关键是组织缝合区有足够的新鲜创面接触,且下方有骨支持;必须做到无张力缝合。

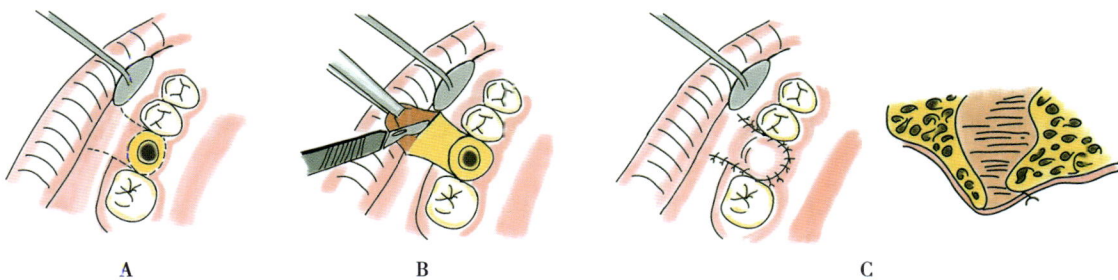

图 4-21　颊侧梯形瓣关闭口腔上颌窦交通
A. 切口　B. 示横断骨膜　C. 缝合后

拔牙造成的口腔上颌窦交通,按上述方法处理后,通常愈合良好。在追踪复查时,近期可有小孔遗留,但多可自愈。如口腔上颌窦交通,同侧上颌窦存在明显的慢性炎症,愈合常受影响,导致口腔上颌窦瘘,需后期手术修补。

(十) 其他并发症

1. 牙及异物的误吞、误吸　在牙拔除过程中,整个牙或部分牙体组织在取出时可能脱离医师控制而被患者误吞或误吸。其他被患者误吞或者误吸的还有拔牙过程中使用到的一些小器械如脱落的车针、缝合针等。

每一个患者都应被当作存在异物进入呼吸道或消化道的潜在危险者对待。比起气道,异物更

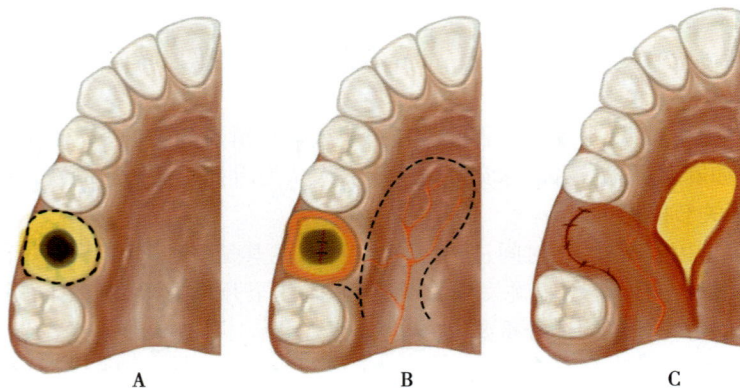

图 4-22　腭侧黏骨膜瓣关闭口腔上颌窦交通
A.瘘口周围黏骨膜瓣的设计　B.翻起黏骨膜瓣,缝合封闭瘘口内衬　C.腭部黏骨膜瓣修复瘘口外层

容易进入食管。进行操作前,医师应告知患者,若感觉有异物掉落在舌上则举手示意,应该尽量抑制吞咽反射,等待医师将其取出,切忌剧烈咳嗽、吞咽、随意仰头乱动;若感觉异物已进入机体,要保持冷静,根据医师指导配合检查操作。如无呼吸困难等急症,首先应做呼吸系统、胃肠系统的放射检查,依情况决定下一步治疗,胃肠道异物无症状者密切观察定期复查;呼吸道异物需气管镜手术取出异物,如出现气短、呼吸困难等急症,需立刻进行急救。

2. 器械折断　牙拔除术中可能发生牙挺、外科车针、缝合针等器械的折断。牙挺的折断多发生在阻力大的患牙拔除过程中,在牙根阻力或者骨阻力削减不充分时强行施力,会造成牙挺挺刃薄弱部分折断,甚至可能在挺杆与挺柄结合处折断。预防的方法是要尽量减小患牙的阻力,操作中拒绝暴力拔牙。

外科车针折断主要发生于切割牙体组织或者骨组织过程中,车针角度突然改变或者扭力过大造成的。折断的钻针如果嵌顿于牙体组织、骨组织、牙与骨之间,好定位也比较容易取出,如果车针折断后飞出嵌入邻近软组织甚至误吞误吸,给定位和取出带来困难,要按照异物取出原则和程序处理。

二、拔牙后反应和并发症

拔牙后反应是指拔牙术对组织的创伤所引发的疼痛或肿胀,它是组织正常的应激反应。而疼痛或肿胀又往往是各类并发症的首发或主要症状之一,应当认真加以鉴别。

(一)拔牙后反应性疼痛

牙拔除时,创伤造成的代谢分解产物和组织应激反应产生的活化物质刺激神经末梢,引起疼痛。除创伤外,过大的拔牙创血块易分解脱落,使牙槽骨壁上的神经末梢暴露,受到外界刺激,也可引起疼痛。

一般牙拔除术后,常无疼痛或仅有轻度疼痛,通常可不使用止痛剂。创伤较大的拔牙术后,特别是下颌阻生智齿拔除后,常会出现疼痛。原北京医科大学口腔医院的统计表明,拔除下颌阻生第三磨牙后,常会出现较为明显的疼痛,严重者需要使用镇痛药物。

(二)术后肿胀反应

术后肿胀反应多在创伤大时,特别是翻瓣术后出现。易发生于下颌阻生牙拔除术后,多出现在前颊部。此类肿胀个体差异明显,与翻瓣时的创伤、瓣的切口过低或缝合过紧也有关。

术后肿胀开始于术后 12~24 小时,3~5 天内逐渐消退。肿胀松软而有弹性,手指可捏起皮肤,因而可与感染性浸润鉴别。此外,要与麻药的局部过敏反应、血肿相鉴别。为防止术后肿胀,黏骨膜瓣的切口尽量不要越过移行沟底;切口缝合不要过紧,以利渗出物的排出;术后冷敷、或加压包扎。

(三)术后开口困难

术后的单纯反应性开口困难主要是由于拔除下颌阻生牙时,颞肌深部肌腱下段和翼内肌前部受创伤及创伤性炎症激惹,产生反射性肌痉挛造成的。应注意与术后感染、手术致颞下颌关节病发作鉴别。用去骨法拔牙时,切口及翻瓣大小应适度,尽量减轻磨牙后区的创伤。明显的开口受限可用热含漱或理疗帮助恢复正常开口度。

（四）拔牙后出血

拔牙后出血可分为原发性出血和继发性出血。原发性出血为拔牙后当日,取出压迫棉卷后,牙槽窝出血未止,仍有活动性出血。继发性出血是拔牙出血当时已停止,以后因创口感染等其他原因引起的出血。

拔牙后出血常为局部因素或护理不当引起,少数为全身因素。全身因素引起的出血应在术前对可能引起出血的疾病采取措施来预防。一旦发生亦应从全身和局部两方面处理。常见的局部因素有牙槽窝内残留炎性肉芽组织、软组织撕裂、牙槽突骨折、牙槽内小血管破裂以及较大知名血管(下牙槽血管、上牙槽后血管)破裂等。血块因保护不良而脱落,也会引起出血。

对拔牙后出血就诊的患者,首先应注意患者的全身情况,了解出血情况,估计出血量,测量脉搏、血压等生命体征;出血量大或反复出血者应作血液相关检查。局部检查常见有高于牙槽窝的松软血凝块,并可见有活动性出血。进一步检查必须在麻醉下进行,去除表面的血块,仔细查找出血部位,判定出血原因,为下一步止血处理提供依据。

对有全身背景的出血,在积极局部处理的同时,必须结合全身的处理,必要时可输液、输血。残余肉芽组织、软组织撕裂等原因引起出血者,可采用搔刮、缝合的方法解除。对广泛的渗血,可在拔牙窝内置入碘仿海绵、止血纱布,加水平褥式缝合两侧牙龈,结合纱卷压迫止血。如出血未止,且明确出血来自牙槽内者可用碘仿纱条自牙槽窝底紧密填塞,多可达到止血目的。1周后取出碘仿纱条,松散放入新的碘仿纱条,保护创面,至骨面有肉芽组织生长,停止换药,待自行愈合。

拔牙后伤口内渗血的患者,血液如流入邻近组织间隙中,特别是皮下,会于前颊部、下颌下区甚至颈部出现瘀斑。渗血量大时,会在流入组织间隙之低位水平,例如前颊部、咽峡前间隙形成血肿。瘀斑和血肿一般可不作特殊处理,较大血肿应使用抗菌药物预防感染。理疗可促进其吸收。

（五）拔牙术后感染

常规拔牙术后急性感染少见,多为牙片、骨片、牙石等异物和残余肉芽组织引起的慢性感染。发生拔牙创慢性感染时,患者常有创口不适;检查可见创口愈合不良,充血,有暗红色、疏松、水肿的炎性肉芽组织增生,可有脓性分泌物;X线片检查常可显示牙槽窝内有高密度的残片影像。局麻下,彻底搔刮冲洗,去除异物及炎性肉芽组织,使牙槽窝重新形成血凝块而愈合。预防拔牙创慢性感染的要点是牙拔除后,应仔细检查清理拔牙创。

拔牙后急性感染主要发生在下颌阻生第三磨牙拔除后,特别是急性炎症期拔牙选择、处理不当时。拔牙后急性感染会引起颌面部间隙感染,尤其应当注意的是咽峡前间隙感染。咽峡前间隙位于下颌第三磨牙的舌侧下后方,是疏松的黏膜下间隙(图4-23)。

咽峡前间隙感染的主要症状是开口受限和吞咽疼痛。因位置隐蔽,常被当作术后反应而误诊,使病情久拖不愈。对术后开口受限严重伴吞咽痛者,应注意检查。如发生咽峡前间隙感染,下颌角内侧有明显压痛;强行张口后,口内检查第三磨牙的舌侧下后方红肿,有明显压痛,穿刺可有脓。治疗为沿舌神经走行方向切开黏膜,分离达脓腔,引流脓液;结合使用抗菌药物。

（六）干槽症

干槽症(dry socket)一词为Crawford于1896年首先提出。此后因对疾病特征、病因、病理的看法不同提出了多种命名。目前应用较广泛的是干槽症及纤维溶解性牙槽炎(fibrinolytic alveolitis)。

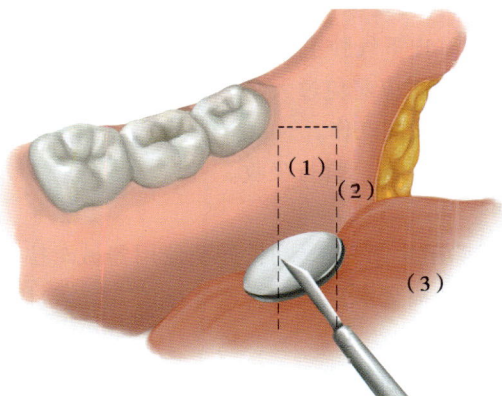

图4-23　咽颊前间隙·位置
(1)咽颊前间隙;(2)腭舌弓;(3)舌体

学习笔记

由于采用的诊断标准不一,文献报道的干槽症发生率不一。下颌阻生第三磨牙拔除后干槽症的发生率为 0.5%~68.4%,多数报道为 25%~30%。干槽症多见于下颌后牙,占 58%~92%,发生率依次为:下颌第三磨牙、下颌第一磨牙、下颌第二磨牙,其他牙少见,前牙发生率最低。

干槽症在组织病理学上主要表现为牙槽骨壁的骨炎或轻微的局限性骨髓炎。最初为血块分解、破坏、脱落,以致骨壁暴露并发生多处小的坏死。周围的骨髓腔内有典型的轻度急性或亚急性骨髓炎,出现炎性细胞浸润和血管栓塞。主要表现为牙槽窝骨壁的感染。随之而来的是修复过程,在坏死骨组织被破骨细胞分解并脱离之后出现。愈合开始时,有成纤维细胞及毛细血管由牙槽骨壁上的小孔长入牙槽窝,形成肉芽组织;同时,白细胞亦由血管渗出,起抗感染作用。肉芽组织的形成和生长从牙槽窝底部开始,逐渐充满牙槽窝;然后有骨小梁形成,上皮生长并覆盖表面,其过程与拔牙创的愈合相似。

干槽症有剧烈疼痛的原因有不同的解释,有人认为是由于神经末梢暴露受到各种刺激引起;有人认为是激肽产生并作用于血管周围的化学感受器而引起;有人认为是神经炎造成的。

干槽症的病因有多种学说,包括感染学说、创伤学说、解剖因素学说以及纤维蛋白溶解学说等。这些学说目前均不能全面解释干槽症的发病及临床表现。还有许多病因被提出,如全身因素、吸烟等。目前认为干槽症的病因是综合性的,是多因素的作用结果。

干槽症的诊断标准为拔牙 2~3 天后有剧烈疼痛,并可向耳颞部、下颌区或头顶部放射,一般镇痛药物不能止痛;拔牙窝内空虚,或有腐败变性的血凝块,腐臭味强烈。

干槽症的治疗原则是通过彻底的清创及隔离外界对牙槽窝的刺激,以达到迅速止痛、促进愈合的目的。治疗方案是通过传导阻滞麻醉,在完全无痛的情况下彻底清创。使用 3% 过氧化氢溶液棉球反复擦拭,以去除腐败坏死物质,直至牙槽窝清洁,棉球干净无臭味;不要用刮匙反复搔刮牙槽骨壁,只在有大块腐败坏死物时用刮匙。用生理盐水冲洗牙槽窝。将碘仿纱条(可加丁香油和 2% 丁卡因)填入拔牙创,先将纱条的一端填入牙槽窝底部,再依次叠列严密填满牙槽窝,松紧适度,最后将纱条末端塞入牙槽窝深部避免松脱,也可缝合两侧牙龈。经上述处理后,绝大多数可完全或基本止痛。如无明显疼痛,次日可不再换药。10 天后去除碘仿纱条,此时牙槽窝虽空虚,但骨壁表面有一层肉芽组织覆盖,不需再放新碘仿纱条。牙槽窝待 1~2 个月后才能长满结缔组织。

预防干槽症的发生应重视减少手术创伤,保护血凝块,注意口腔卫生和术后适当休息。目前除术中处理外,主要的预防思路是在拔牙创内填塞各类抗感染、保护血凝块、减小拔牙创体积的物质,均取得了一定的效果。比较简便易行的方法是牙槽窝内置入碘仿海绵(可吸收性明胶海绵浸入 10% 碘仿液,晾干后剪成小块),使用后干槽症发生率为 0%~1.2%。

(七)皮下气肿

皮下气肿的发生可能由于在拔牙过程中,反复牵拉已翻开的组织瓣,使气体进入组织中;使用高速涡轮机时,喷射的气流导致气体进入组织;术后患者反复漱口、咳嗽或吹奏乐器,使口腔内不断发生正负气压变化,使气体进入创口,导致气肿产生。皮下气肿主要表现为局部肿胀,无压痛,有捻发音。发生在颊部、下颌下及颈部较多。为预防其发生,应避免过大翻瓣。使用涡轮机时,应使组织瓣敞开。术后嘱患者避免做鼓气等造成口腔压力加大的动作。

皮下气肿发生后要安抚患者,不需特殊处理,待其 3~4 天后自行吸收。

(八)口角糜烂

牙齿的拔除需在大张口的情况下进行,尤其是拔除阻生第三磨牙时,还要使用器械牵拉口角,被牵拉的组织血供减少,加上器械的机械摩擦,有些患者拔牙术后嘴角会糜烂破溃,术前口周涂抹凡士林膏、唇膏、或者眼膏等可减少摩擦损伤。

口角的糜烂破溃在拔牙后第 2 天或者第 3 天出现,多发生在那些张口度小的患者,或者口角本来就容易皲裂的患者,局部疼痛,张口时加重,患处涂抹眼膏待其慢慢修复即可,一般 7~10 天方能痊愈。

第五节　牙　槽　外　科

一、修复前外科

（一）概述

修复前外科(preprosthetic surgery)是指为使义齿取得良好的固位和稳定,有效地行使咀嚼功能的外科技术。牙是口颌系统的重要组成部分,各种原因导致的牙缺失可对人体的咀嚼、消化、语言功能造成损害,影响容貌;有时还可能诱发精神心理障碍,必须进行适宜的修复。牙缺失后,因生理和病理因素的影响,牙槽突乃至颌骨必将发生不同程度的吸收和萎缩。口腔各种组织的形态、质地、相对位置会发生不利于义齿修复的改变。又靠义齿修复技巧,无法解决全部口腔条件不良造成的修复难题。修复前外科技术是在口腔外科医师和修复科医师的配合下,按照义齿修复的需要,采用外科手段改造口腔软硬组织状况,为义齿修复创造理想条件,因而受到口腔外科和修复科医师的共同关注。

义齿修复对口腔骨组织和软组织的要求应具备以下条件:骨组织有足够的软组织覆盖;无倒凹、无悬突、无锐利的嵴突或骨尖;舌、唇颊沟有足够的深度;上下颌牙槽突关系良好;无妨碍义齿就位的肌纤维、系带、瘢痕、软组织皱襞或增生。

为达到上述要求,手术可根据进行的时间不同而分为两组,即初期准备手术和二期准备手术。初期准备手术在拔牙时或拔牙后修复前进行,可分为矫正软组织缺陷和矫正骨组织缺陷两类。软组织准备手术包括系带矫正、瘢痕切除、高附着的肌矫正,以及重新准备牙槽突表面和新的软组织覆盖等手术。硬组织准备手术包括牙槽突修整术、骨隆突修整术等。此外,还有软硬组织的联合准备手术,如上颌结节修整术。二期准备手术含矫正长期配戴义齿引起的牙槽突过度萎缩、瘢痕组织形成,因牙槽突及覆盖组织形态改变而发生的损伤等。本组手术也可分为软组织及硬组织准备手术两类,包括增生物的切除、瘢痕切除、唇颊沟的加深、牙槽突增高等手术。随着口腔修复对美学效果要求的提高,修复前外科除创造义齿修复的基本条件之外,牙龈成形外科(gingival plastic surgery)也取得了较快的发展。在义齿修复前,首先恢复缺牙区牙槽突的丰满度,整复牙龈组织畸形,修复角化的附着牙龈越来越多地受到口腔修复科和口腔外科医师的重视。

由于种植技术的飞速发展,所有修复前外科技术均可作为种植前外科技术的基础,由于植入种植体的部位需要足够的骨量。为达到增加局部骨量的目的,相继出现了各种局部软组织增量技术及上颌窦底提升植骨、引导骨再生、牵张成骨局部硬组织增量技术等先进、有效的手段。

（二）牙槽突修整术

牙槽突修整术的目的是矫正牙槽突各种妨碍义齿戴入和就位的畸形;去除牙槽突区突出的尖或嵴,防止引起局部疼痛;去除突出的骨结节或倒凹;矫正上颌前牙牙槽突的前突。手术应在拔牙后2~3个月、拔牙创基本愈合、牙槽突改建趋于稳定时进行。对拔牙时即发现有明显骨突者,应在拔牙同时进行修正。

根据手术范围,选用局部浸润或阻滞麻醉。

孤立的小骨尖,可用钝器垫以纱布,直接锤击将其挤压平复。

小范围的修整术,作蒂在牙槽底部的弧型切口;较大范围的修整可选用角形切口;无牙颌大范围牙槽突修整术可选用梯形切口,沿牙槽突顶作长弧型切口,在两侧磨牙区颊侧作纵行附加切口。所有牙槽突顶部的切口均应位于牙槽突顶偏唇颊侧,这既有利于暴露骨突,又可避免修剪软组织时去除过多的承托区角化黏膜,行纵行附加切口时注意不要损伤颏神经,勿越过口腔前庭沟,以减少术后水肿。

由于牙槽突顶多有瘢痕组织粘连,为防止组织瓣的穿通和撕裂,应从唇颊侧骨板光滑处开始翻瓣,尽量少暴露正常骨面,骨膜剥离器要伸入骨膜下,行骨膜下黏骨膜的全层剥离。

去除骨尖、骨突、骨嵴时,可使用咬骨钳或钻。去骨量应适度,仅去除过高尖的骨质,在尽量不降低牙槽突高度的基础上,必须保持牙槽突顶的圆弧状外形。去骨后,用钻或锉平整骨面,清理碎屑,瓣的底部碎屑容易积聚,清理时要特别注意。将软组织瓣复位后在组织瓣的表面触摸检查骨面是否平整。过多的软组织应当修剪,然后缝合伤口(图4-24)。术后1周拆线。

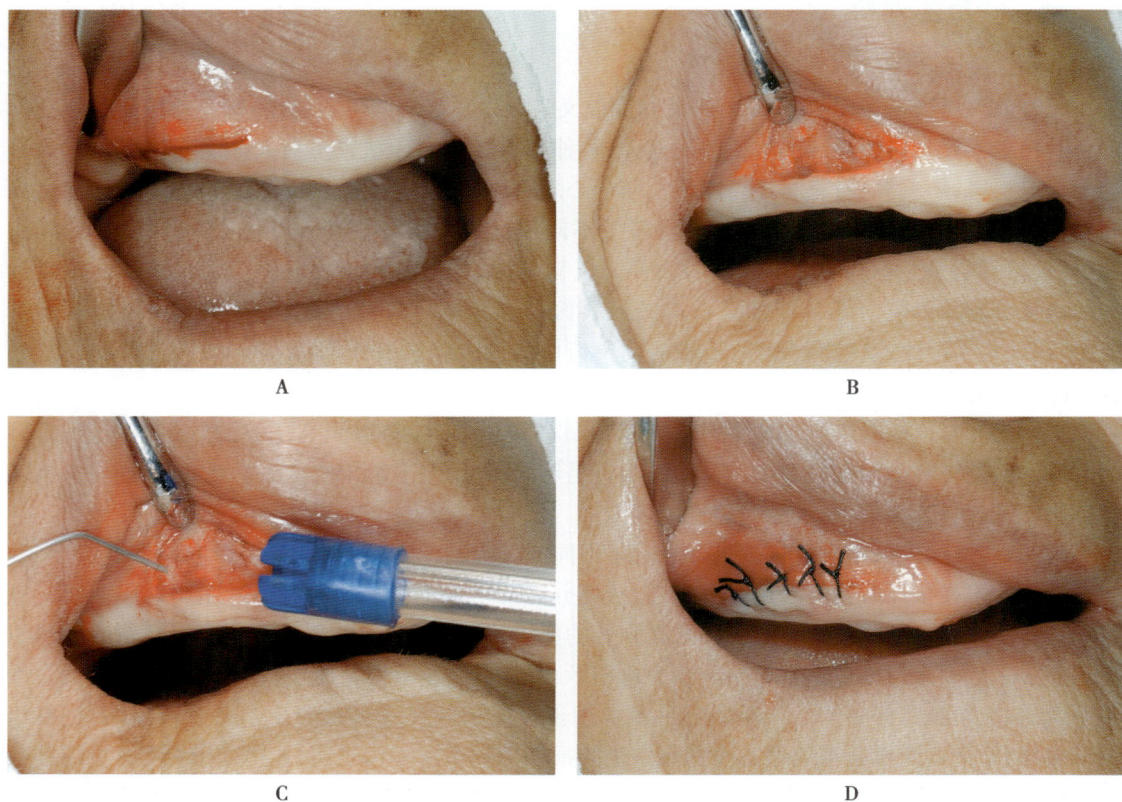

图 4-24 牙槽突修整术
A. 切口　B. 翻瓣、去骨　C. 锉平　D. 缝合后

存留时间较长的孤立牙,其唇(颊)和舌(腭)侧的根周骨质多明显突出,应在拔牙后即刻加以修正。

多个牙拔除后轻度上颌前突,可在拔牙后将牙槽中隔去除,然后将唇侧骨板凿断,向腭侧压迫,即可矫正。

(三) 腭隆突修整术

腭隆突位于硬腭正中,表面覆有较薄的黏膜。过高、过大的腭隆突会造成义齿就位困难、翘动、压痛等问题,应予以平整。术前应摄上颌正位体层片,了解腭隆突至鼻腔的距离,避免造成口鼻痿。

手术切口自中线切开,前后两侧均行松弛切口。因为腭隆突处黏膜很薄,翻瓣时要小心,以免撕裂黏膜瓣。整块凿除腭隆突易穿通鼻腔,应先将整块腭隆突用钻呈十字纵型分割成多个小块后,再用单面骨凿分次去除小块骨质(最好用钻磨除),使用骨凿时斜面应与腭板平行相贴。去骨后,用较大的球钻平整骨创面。修剪缝合黏膜瓣。可用碘仿纱布打包压迫或使用腭托压迫,防止血肿(图4-25)。

(四) 下颌隆突修整术

下颌隆突位于下颌尖牙及前磨牙的舌侧,大小不一,可为单个或多个。沿舌侧龈缘切开,不作减张切口;翻黏骨膜瓣,为减小术后肿胀翻瓣范围尽量不向口底延伸,至隆突下缘即可,由于隆突处黏膜较薄,应避免剥破黏骨膜瓣而导致术后疼痛和伤口延缓愈合;用拉钩将黏膜瓣牵开、保护,用钻从隆突上缘与下颌骨骨壁临界处磨一沟槽间隙,将牙挺或骨膜分离器插入间隙旋转即可折裂突出的隆突;取出折裂的骨块,用骨锉或较大的球钻磨平骨面(图4-26)。

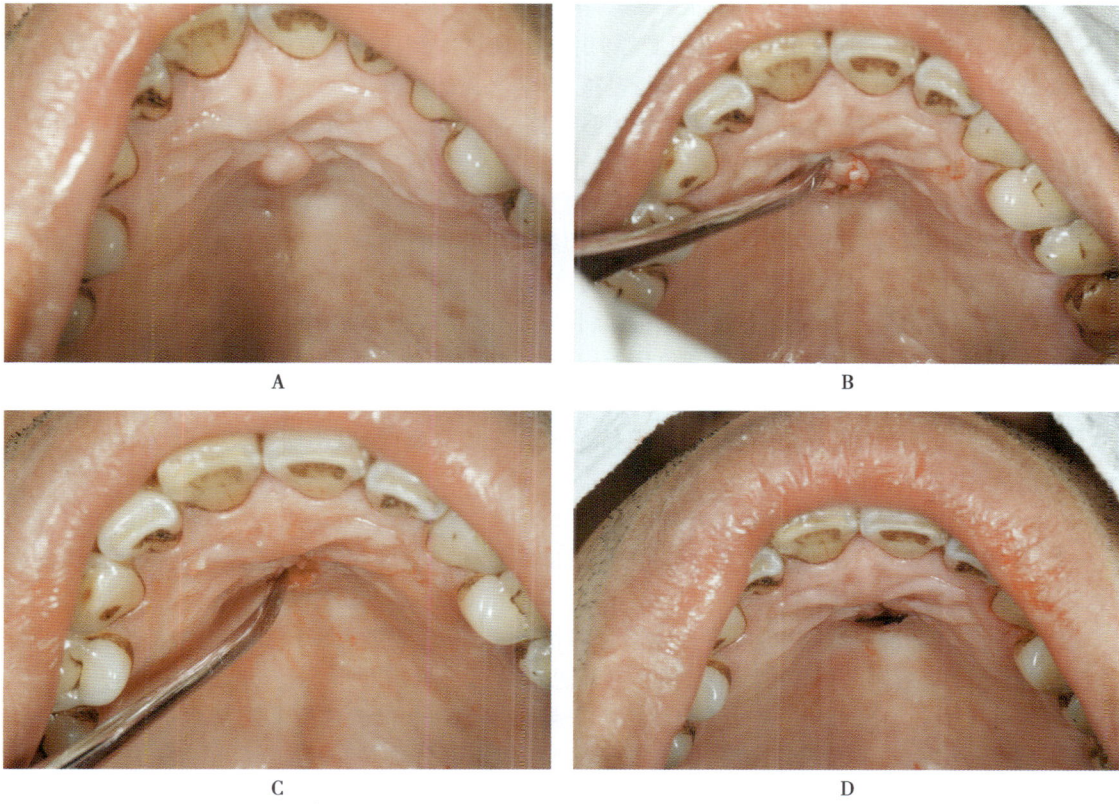

图 4-25 腭隆突修整术
A. 示腭隆突 B. 去骨 C. 锉平 D. 缝合后

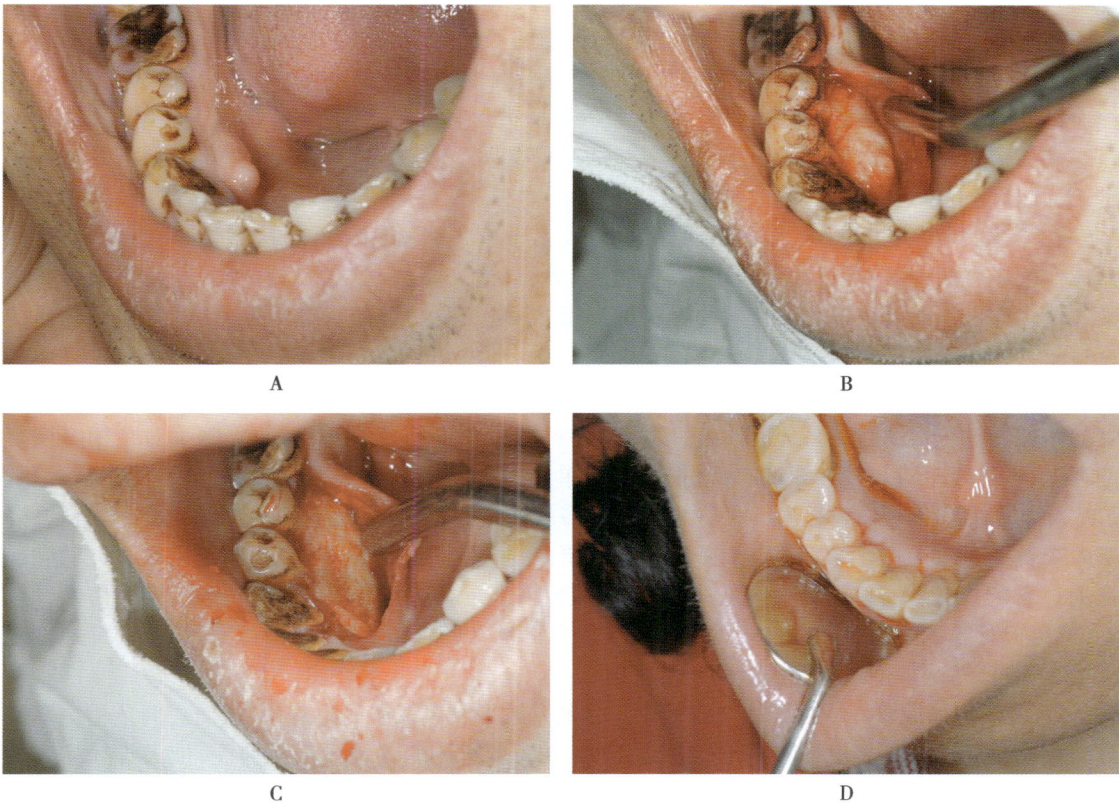

图 4-26 下颌隆突修整术
A. 示下颌隆突 B. 翻瓣、去骨 C. 锉平 D. 愈合后

（五）上颌结节肥大修整术

上颌结节肥大可同时伴有纤维组织肥厚，由此出现过大倒凹或垂直向增生，使得上下颌间咬合距离减小，导致没有足够的空间容纳义齿基板，影响义齿的戴入。

对于伴有纤维组织肥厚者，可采用牙槽突顶入路，将顶部软组织楔形切除达骨面，切口两侧组织则做黏膜下切除，去除过多的骨组织和倒凹，平整、冲洗、修剪后缝合。

如软组织无过度肥厚，可采用侧方入路。侧方入路的优点是能保存较多的牙槽突的角化黏膜，有利于牙槽突承压，还可将整个带有角化层的黏骨膜瓣滑行到颊侧，加深颊沟。切口位于颊侧，平行骀面，由后向前通过颧牙槽突下方切达骨面；切口两侧向下做松弛切口达牙槽突顶，掀起整个黏骨膜瓣；亦可在黏膜下切除部分软组织；去除骨质；从横切口上方游离，加深颊沟；将整个黏骨膜瓣滑行向上缝合，这样颊沟黏膜也覆有角化上皮；术后应立即戴上边缘已延伸的义齿，以维持颊沟的深度。

上颌结节修整通常先修整一侧，且应保持足够的牙槽突宽度，以不妨碍义齿戴入为准。避免双侧修整后，出现义齿固位不良。

（六）牙槽突重建术和唇颊沟加深术

1. 牙槽突重建术 通过牙槽突重建再造，增加颌骨体的高度和宽度，在提供支持硬组织的同时，恢复颌间距离和理想面容。

（1）自体骨牙槽突加高术：采用自体髂骨移植较多，但远期吸收率较高。近来提出进行颅骨外板移植，愈合能力强，远期骨吸收少，但不易被患者接受。

自体骨牙槽突加高术的适应证是：①上颌牙槽突完全吸收，口腔前庭与腭呈水平状；②下颌体高度不足 10mm，尤其是因颌骨肿瘤、创伤致下颌下缘以上部分缺损者。

自体骨移植时应将骨块固定，用螺钉固定使移植骨块稳定是骨移植成功的关键。保证有足够的软组织在无张力状况下严密缝合。应严格消毒，选择适宜的抗生素并使用足够的时间。及时进行（一般为术后 4 个月）唇颊沟成形及义齿修复，使植入骨表面生成骨皮质，以减小骨吸收。

另一种利用自体骨增高牙槽突的方法是夹层植骨，在下颌骨的牙槽突处水平骨切开，舌侧黏骨膜与水平骨切开线以上的骨块相连，以保证骨块血运，将牙槽突骨块上移，在牙槽突骨块与颌骨体之间植入髂骨，固定缝合。此类手术的优点是可大幅度增高牙槽突（一般可增高 1cm），因有舌侧血供，不易感染，术后远期骨吸收轻微，恢复的牙槽突形态位置良好。

夹层植骨牙槽突成形术适用于：55 岁以下；牙槽突明显吸收的无牙颌；下颌体高度在 13mm 以上；下颌管位于牙槽突顶下者。

（2）生物材料人工骨植入牙槽突重建：人工骨植入，不需取自体骨，创伤小，患者易接受。具体作法亦有两种：一是将颗粒状生物材料植入骨膜下，二是块状生物材料植入。后者既可作贴敷式植入亦可作夹层法植入。植入的材料种类很多，但一般使用羟基磷灰石（HA）为基础物质的材料。

但目前这种方法也存在一些问题，例如，在使用颗粒状材料时，塑形困难，且不易使材料保持在初始位置；由于骨膜致密，延展性差，填塞的材料多易发生创口裂开，因而限制了对牙槽突恢复的程度；虽然羟基磷灰石有一定的骨引导性，但单纯填入的羟基磷灰石较多时，常不能完全骨化，形成纤维包裹。不少作者提出解决这些问题的多种改进方法，如使用羟基磷灰石-胶原复合物、羟基磷灰石-纤维蛋白复合物、羟基磷灰石-骨形态蛋白复合物等复合材料，以提高黏附性、可塑性，或增加材料的成骨量，缩短成骨时间；也有先按照拟恢复牙槽突的形态，制作硅橡胶模块植入骨膜下，待形成骨膜下隧道后，取出硅橡胶，再填入复合材料，以保证充填材料的稳定位置，较好地恢复牙槽突形态，并减少创口裂开造成的手术失败。

2. 唇颊沟加深术 或称牙槽突延伸术。目的是改变黏膜及肌的附着位置，使之向牙槽突基底方向移动，加深唇颊沟，相对增加牙槽突的高度，让义齿基托能有较大范围伸展，加大与牙槽突的接触面积从而增加义齿的稳定和固位。这种手术要求牙槽骨具有一定的高度才能实施。否则，在下颌，由于颏神经、颊肌和下颌舌骨肌位置的改变，将使手术难以完成；而在上颌，前鼻棘、鼻软骨、颧牙槽突等的移位也会影响手术结果。

唇颊沟加深术应遵循的原则是裸露的软组织应有上皮组织覆盖,以防术后的收缩;局部软组织不足(或手术目的不能达到,或不能在无张力状态下覆盖缺损部)时,应采用组织移植(腭黏膜及皮片游离移植);应预计术后的组织收缩程度,特别是使用游离移植或局部瓣时,一般应在手术时作一定量的过矫正;断层皮片移植时,皮片越厚,收缩越小。

（七）引导骨再生术

当牙齿被拔除后,由于失去了咬合力通过牙周膜传导至牙槽骨的功能刺激,骨的吸收与再生平衡失调,牙槽骨将发生严重的吸收。拔牙后 3~12 个月内,牙槽骨的吸收可达到 30%~50%。由于牙槽骨严重吸收导致的牙槽突萎缩,影响了常规义齿的固位和稳定,同时也增大了种植修复的难度和风险。近年来多种技术和生物材料的应用可以克服拔牙后产生的骨吸收,帮助牙槽骨重建。牙槽窝植骨术目的是最大程度地保存拔牙区牙槽突的高度、厚度和宽度,牙槽窝放置植骨材料引导骨再生是一项可普遍使用且预后较好的手术方法。适用于牙齿拔除后牙槽突缺损的患者,尤其适合后期患者选择种植修复者及牙齿拔除后预防牙槽骨吸收而导致修复固位或种植困难的患者。

二、其他牙槽外科手术

（一）唇系带矫正术

小儿上唇系带附着于牙槽突中切牙间,影响牙的正常排列;老年人因牙齿缺失后牙槽嵴吸收,唇系带附着过度接近牙槽嵴顶部,妨碍义齿的固位。

唇系带矫正术常用 V 形切除术。在局部浸润麻醉下,用一直止血钳平行贴于牙槽骨唇面,并推进至前庭沟夹住系带。将上唇向外上拉开,使之与牙槽突成直角,用另一直止血钳平贴上唇,与已夹住系带的止血钳成直角相抵夹住系带。在两止血钳外侧面切除系带。潜行游离创口后,拉拢缝合。也可用 Z 成形术或 V-Y 成形术。

（二）舌系带矫正术

舌系带过短或其附着点前移,有时颏舌肌过短,两者可同时或单独存在,导致舌运动受限。先天性舌系带过短主要表现为舌不能自由前伸运动,勉强前伸时舌尖成 W 形;同时舌尖上抬困难;出现卷舌音和舌腭音发音障碍。在婴幼儿期可因舌前伸时系带与下颌切牙切缘经常摩擦,发生褥疮性溃疡。在婴儿期乳牙未萌出前,系带前部附着可接近于牙槽突顶,随着年龄增大和牙的萌出,系带会逐渐相对下降移近口底,并逐渐松弛。因此,先天性舌系带异常的矫正术在 2 岁后进行为宜。

无牙颌患者下颌牙槽突的吸收和萎缩,使舌系带或颏舌肌的附着接近牙槽突顶,常妨碍义齿的就位和固位。

手术可在局麻下进行,以舌钳或缝线通过舌中央距舌尖约 1.5cm 处,向上牵拉舌尖,使舌系带保持紧张,用刀片或剪刀从舌系带中央垂直切开。切开线从前向后,与口底平行,长度约 2~3cm,或切开至舌尖在开口时能接触到上颌前牙的舌面为止,如有必要可剪断颏舌肌。拉拢缝合横行切开出现的菱形创面,使之成为纵行线状的缝合创口(图 4-27)。

术中应注意避免损伤下颌下腺导管和开口处的乳头。肌纤维不可切断过多,以免因术后瘢痕再度导致舌运动受限。同时,不可损伤舌腹部的静脉。

学习笔记

ER4-17

视频:ER4-17
舌系带矫正术

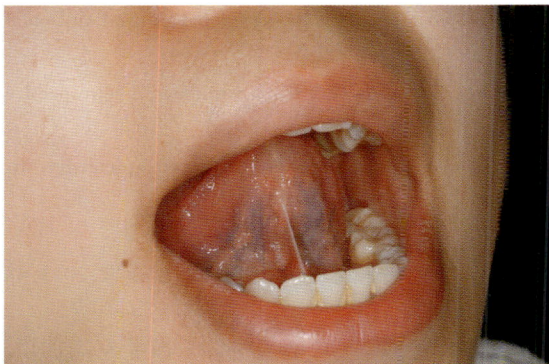
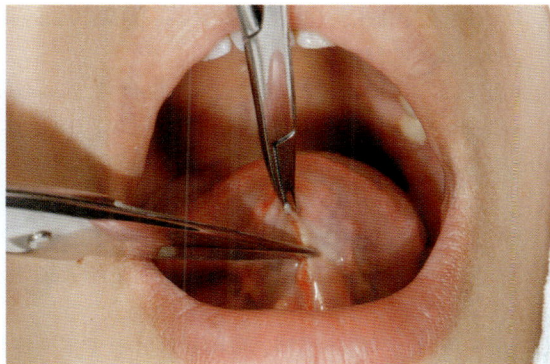

| A | B |

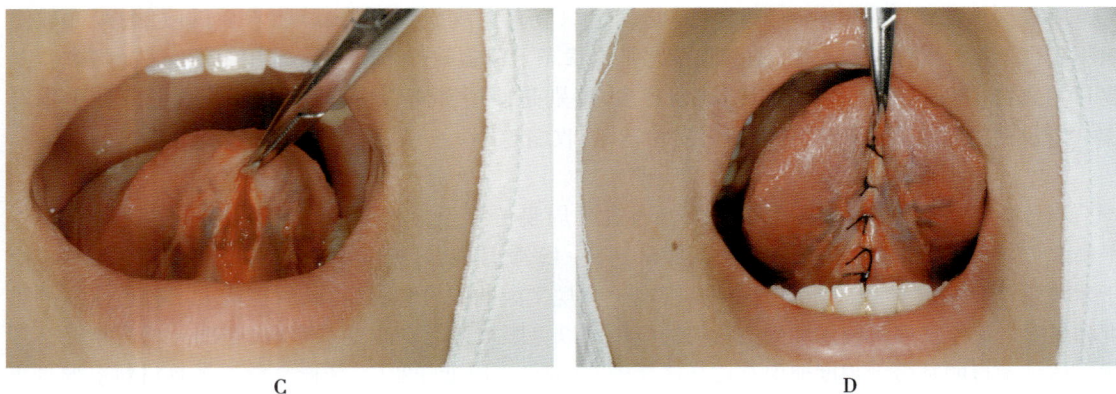

图 4-27　舌系带矫正术
A.示舌系带过短　B.切开　C.形成菱形创面　D.缝合后

（三）口腔上颌窦瘘

口腔上颌窦瘘多是因拔牙术中牙根移位造成，或在即刻修补口腔上颌窦交通后创口裂开；也可能出现于上颌囊肿术后。

新发生的口腔上颌窦交通已有前述。

如口腔上颌窦交通形成慢性瘘管，即口腔上颌窦瘘，应首先控制上颌窦感染。可经瘘口行上颌窦冲洗，同时给以滴鼻剂和抗生素。选用抗生素时，应考虑有厌氧菌感染的可能。

治疗后瘘口常缩小，可用硝酸银或三氯醋酸液烧灼瘘管上皮，也可用器械削刮去除上皮，重复进行可使其自然愈合。仍不愈合者，可用前述颊或腭瓣关闭瘘口。术中应先确定骨缘位置，距骨缘2~3mm切开软组织，形成新鲜创面，转移瓣缝合后，下方应有骨支持。如切开的瘘口周围软组织能翻转相对缝合则成为衬里，与转移瓣相贴合；不易拉拢时也可切除，行单层修补。转移瓣必须无张力缝合。

术后注意事项同口腔上颌窦交通。

（张伟　胡开进　潘剑）

参考文献

1. 邱蔚六. 口腔颌面外科理论与实践. 北京：人民卫生出版社，1998.
2. 张震康，俞光岩. 实用口腔科学. 3 版. 北京：人民卫生出版社，2009.
3. 邱蔚六. 口腔颌面外科学. 上海：上海科学技术出版社，2008.
4. LAUREN L P，MICHAEL G. The ADA Practical Guide to Patients with Medical Conditions. 2nd ed. New Jersey：Wiley-Blackwell，2016.
5. LARS A. Oral and Maxillofacial Surgery. Oxford：Wiley-Blackwell，2010.
6. FONSECA R J，MARCIANI R D，TURVEY T A. Oral and Maxillofacial Surgery. 2nd ed. St Louis，Mo. ：Saunders/Elsevier，2009.
7. HUPP J R，ELLIS Ⅲ E，TUCKER M R. Contemporary Oral and Maxillofacial Surgery. 6th ed. New York：Elsevier，2013.
8. DARBY I，CHEN S，DE POI R. Ridge preservation：what is it and when should it be considered，Australian Dental journal，2008，53（1）：11-21.
9. BERTL K，KUKLA E B，ALBUGAMI R，et al. Timeframe of socket cortication after tooth extraction：A retrospective radiographic study. Clin Oral Impl Res，2018，29：130-138.
10. PATEL V，MOORE S，SPROAT C. Coronectomy-oral surgery's answer to modern day conservative dentistry. Br Dent J，2010，209（3）：111-114.
11. 胡开进. 牙及牙槽外科学. 北京：人民卫生出版社，2016.
12. 王文英，崔念晖，王恩博，等. 华法林对老年人拔牙术后出血影响的临床观察. 中华口腔医学杂志，2013，48（7）：385-387.
13. 王文英，崔念晖，王恩博，等. 阿司匹林对老年人拔牙术后出血影响的临床观察. 中华口腔医学杂志，2013，48（5）：262-265.

第五章 口腔种植外科

>> **导言**

口腔种植外科为口腔种植学中涉及外科的内容。通过本章学习,要求掌握口腔种植适应证、手术的原则、步骤;熟悉骨量不足处理方法、种植手术的并发症及种植义齿成功的标准;了解颌骨缺损种植功能重建的适应证、手术要点。复习颌面部解剖特点,将口腔种植学与基本外科学知识相结合,有助于熟悉和掌握种植外科的基本理论和知识。

第一节 概　　论

一、口腔种植学的发展简史

口腔种植学(oral implantology)是 20 世纪 30 年代发展起来的一门独立的新兴分支学科,涉及口腔颌面外科学、口腔修复学、牙周病学、口腔影像学以及口腔材料学等多个学科,涉及外科的内容被称为种植外科(implant surgery)。

口腔种植体(oral implant)亦称牙种植体(dental implant),是指起支持、固位作用的植入物。牙种植体的出现可追溯到古埃及,人们在出土的人类颌骨化石中发现镶有宝石或黄金雕成的牙形植入物,是牙种植体的原始雏形。真正牙种植体的历史应从 20 世纪 30 年代开始,早期的代表性学者 Formiggini,被誉为现代口腔种植学的奠基人。但由于当时的临床应用明显超前于基础研究的发展速度,导致临床上出现了大量问题,使尚且十分幼稚的牙种植术陷入低谷;20 世纪 60 年代,瑞典学者 Brånemark 经过 10 年的基础及临床研究,于 1965 年首次提出“骨结合”(osseointegration)理论,并在 1982 年的多伦多“临床牙医学骨结合”(Osseointegration in Clinical Dentistry)国际会议上得到公认。王大章教授参加了此次会议并最早在国内杂志和学术会议上介绍了会议精神。在骨结合理论的指导下,口腔种植学得到了迅猛发展,牙种植体系统层出不穷,形成了独立的种植外科体系及其理论,并随学科发展而不断完善。

我国口腔种植起步较晚,从 1980 年起始被列入高等医学院校卫生部规划教材内容之中。1995年,《中华口腔医学杂志》的主编张震康教授在珠海主持召开了首次种植义齿工作研讨会,成立了全国口腔种植义齿协作组,为口腔种植健康发展奠定了基础。2002 年,成立了中华口腔医学会口腔种植专业委员会。此后,经过不断的国际交流、学习和实践,口腔种植学在我国得到飞速发展并走向成熟。

二、口腔种植材料

实现骨结合是种植体行使功能的基本生物学保障,要求种植材料应同时具备良好的生物相容性和生物力学性能,缺一不可。1952 年瑞典学者 Brånemark 将钛制观察窗植入骨内以观察骨愈合过程中的微循环状况,却偶然发现钛与骨形成了牢固地结合,由此开始了将钛用于牙种植的研究。

钛及钛合金由于具有良好的生物学性能和理想的力学性能,是目前应用最广、最受青睐的一种金属。在化学性能方面,钛是一种活泼元素,当暴露于空气中时,瞬间即可在材料表面形成一层菲薄的氧化膜,这层氧化膜惰性程度高,能有效防止钛被进一步氧化和腐蚀,确保了其良好的生物相容性;在

文档:ER5-1
口腔种植体分类

学习笔记

93

机械强度方面,钛的密度低,机械强度高,弹性模量与其他医用金属相比更接近骨组织,具有理想的生物力学相容性及良好的机械加工性能。因此,钛或钛合金仍是目前种植体产品的主要材料。

三、口腔种植外科手术器械

为确保牙种植体实现骨结合,种植手术需配套专用器械并应做到:避免异种金属元素污染种植体;种植窝制备过程产热少、创伤小;种植窝的直径和方向精确;种植体植入后初期固位良好等。现以纯钛两段式螺旋型牙种植体为例,按种植手术分期予以简单介绍:

(一)第一期种植体植入术器械

1. 种植机 主要由主机、马达和机头三部分组成,应保证快慢两种基本输出的转速和扭矩,快速为≤2 000r/min、慢速为≤20r/min。

2. 钛质种植工具 由钛或钛合金制成,包括种植体钛钳、钛镊、连接器、方向指示器、长度测量尺等。主要用于手术过程中抓取、连接种植体以及测量种植窝深度、标明种植窝方向等一切与种植体接触的操作,以防止异种金属元素污染及由此造成的对种植体生物相容性的影响。

3. 钻头 包括球钻、一号裂钻、定向钻、二号裂钻、肩台钻、丝锥。钻头的直径逐级增大,保证种植窝制备的过程中产热小,对周围骨组织无明显的热灼伤,同时结合导航(定向)器的应用,使种植窝的直径、方向精确,确保种植体植入后固位良好。

4. 其他器械 由钛或不锈钢制成,包括种植体旋入扳手、旋入器、种植体固定扳手、各种大小的螺丝扳手等。

(二)第二期种植体-基台连接术器械

此期手术是将种植体愈合基台(基台)连接在已实现骨结合的牙种植体上,将牙种植体穿出牙龈,接入口腔内。除前述钛质种植工具外,其他专用器械还包括:牙龈环切刀、骨旋刀、小骨膜剥离器、小骨凿、牙龈厚度测量尺以及各种螺丝扳手等显露种植体及连接基台的器械。

第二节 口腔种植的生物学基础

天然牙的牙周组织包括牙周膜、牙槽骨和牙龈,它们共同完成支持牙齿的功能。牙龈结合上皮紧密附着于牙表面,牙周膜靠各组织纤维支持牙齿,并富含神经和末梢感受器,以调节和缓冲咀嚼力。牙周膜不断更新和改建,其丰富的血供既营养牙周膜,也营养牙骨质和牙槽骨。

种植义齿的周围组织与天然牙虽有区别,但种植体与周围牙龈及牙槽骨也应有良好的龈结合和骨结合。

一、种植体与骨组织间的界面

(一)骨结合理论

骨结合(osseointegration)理论是指牙种植体与具有活性的骨组织产生持久性的骨性接触,界面无纤维介入,并将其定义为"负载的种植体表面与周围发育良好的骨组织之间在结构和功能上的直接结合"。

根据动物实验、组织学研究及临床观察,种植体在骨内的组织反应分为以下三个阶段:

第一阶段:种植体植入后表面被血块包绕,随后,由于骨髓内蛋白质、脂质、糖蛋白等生物高分子吸附,形成适应层(conformation layer),骨髓内细胞散在其外侧。

第二阶段:术后7天,已经能见到部分成骨细胞活动,骨吸收与骨形成同时进行,但总体仍以创伤修复为主。

术后1个月,由于钻骨切削引起的骨损伤,植入时对骨的压力而使骨组织部分吸收,多成为种植体松动的原因。而此时的组织学表现是组织破坏与增生同时发生的修复期。

巨噬细胞和其他吞噬细胞吞噬吸收了适应层,一些骨髓内细胞聚集在种植体表面,形成种植体-细胞间的有机结合。此时,在生物活性材料的适应层内,诱发磷灰石的化学析出,形成化学性钙化层,以此为基础向成骨细胞分化,随即开始生物学骨化,此过程与第三阶段有混杂。

第三阶段：术后 3 个月，种植体周开始形成胶原纤维，随后形成网状纤维结构，逐步完成骨结合。

（二）种植体骨结合状态的确认方式

1. 临床检查 种植体无松动，用金属杆叩击时发出清脆声音。有条件者可采用共振频率分析（resonance frequency analysis，RFA）。

2. X 线检查 显示种植体与骨组织紧密贴合无透射间隙。

3. 动物实验的组织学结果 成骨细胞的突起包绕附着于种植体表面，骨细胞成熟，界面无结缔组织。

二、种植体与软组织间的界面

（一）龈界面

龈界面即牙龈软组织与种植体接触形成的界面。上皮细胞黏附在种植体表面形成生物学封闭，又称袖口（cuff）。种植体的成功与牙龈封闭的质量有直接关系。牙龈上皮细胞通过其表面特殊的蛋白多糖与种植体表面血清蛋白的吸附层相互黏附，上皮细胞分泌细胞外基质，然后在细胞膜和钛氧化膜之间形成半桥粒（hemidesmosome）附着结构，其具体机制目前尚无定论。

半桥粒的典型结构是质膜下胞质中有一个由蛋白质构成的盘状附着板，其上有许多张力原纤维附着，板内侧伸出更细的丝，钩住并连接这些纤维，张力原纤维在附着板处返折成袢，并向细胞质方向散开，横穿细胞内部形成网状结构，就像是细胞内张力原纤维的抛锚点，将细胞锚定于基底上（图 5-1）。

此外，种植体接龈部分的物质表面微形态与龈附着也有很大关系。一般认为，此处要求非常光洁。粗糙表面不但不利于种植体与牙龈的结合，而且容易堆积菌斑和附着牙结石，引起牙龈炎症，以致破坏生物封闭状态。

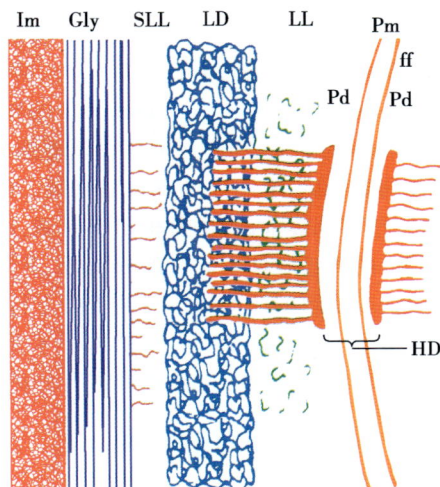

图 5-1 半桥粒

Pm. 细胞质膜；HD. 半桥粒；Pd. 末梢致密体；ff. 微丝；LL. 透明层；LD. 致密层；SLL. 亚透明层；Gly. 氨基多糖；Im. 种植体

（二）种植体周生物学宽度

与天然牙相似，种植体周由屏障上皮和结缔组织附着共同构成种植体的生物学宽度（biological width，BW），即从屏障上皮最冠方到牙槽嵴顶之间长度的总和，约 3～4mm 的距离，也称为生物学屏障（biological barrier）。在正常生理条件下，种植体周围生物学的宽度是相对恒定的，当屏障上皮向根方迁移时，则也会引起牙槽嵴的相应吸收。

三、影响种植体骨结合的因素

（一）手术创伤

制备种植窝时产热过高可使周围已分化和未分化的间叶细胞坏死。为避免对骨产生热灼伤，要求术者严格控制产热和散热，钻孔时的速度不能超过 2 000r/min，并以 4℃ 生理盐水注水降温。

（二）患者自身条件差

患者全身及局部的健康状况、牙槽骨的质量和形态以及口腔卫生习惯等都是影响种植体骨结合的重要因素，应严格把握种植手术的适应证。

（三）种植体材料生物相容性差

生物相容性好可以促进骨-种植体界面形成骨结合，并保证种植体的长期稳定性。

（四）种植体外形设计不合理

包括种植体的自身强度、与骨组织的结合面积、应力的分布、缓冲装置以及种植体表面不应有锐角的加工工艺等。

（五）种植体的应力分布不合理

种植体植入的部位、数量和方向，及骨结合后种植义齿的修复方式均会直接影响应力的分布。

（六）种植体早期过度负载

种植体植入后，应保证足够的骨愈合时间，待骨结合完成后再行修复。近来种植义齿即刻负重已有成功报道，但仍应严格掌握适应证。

第三节　口腔种植外科的应用解剖

一、缺牙后牙槽突的改变

咬合力通过天然牙的牙周膜传递到牙槽突是一种生理性刺激，可调节并平衡骨吸收与再生。长期缺牙后则失去该生理性刺激，牙槽突出现不同程度的萎缩或吸收，且通常为多因素参与，如无牙颌患者唇、颊及舌肌的压应力；活动义齿基托压迫产生的病理性刺激；某些全身因素，如绝经后妇女雌激素降低而导致骨疏松。另外，某些激素如甲状旁腺素（parathyrin，PTH）、降钙素（calcitonin，CT）、前列腺素（prostaglandin，PG）的异常，以及人体某些微量元素如钙、锌、铜、锰、镁和氟等以及维生素 D 的缺乏，均是促使牙槽嵴萎缩的因素。

牙列缺失后，上颌牙槽突长轴唇倾，牙槽基部位置靠后，唇侧骨板比腭侧薄；下颌牙槽突长轴内倾，牙槽基部靠前，舌侧骨板薄于唇侧，因此骨吸收结果造成上下颌弓之间呈现反𬌗趋势。

严重的骨吸收使下颌骨的外斜线、下颌舌骨嵴、颏孔及颏隆凸等可与牙槽嵴顶接近或平齐，形成刀刃状或平坦的牙槽嵴。下颌管的走行位置也由下颌体中央移至接近上缘。

牙槽嵴形态改变给种植体植入手术及种植义齿设计制作带来困难。因此，有必要从解剖学、组织学的角度对缺牙后的牙槽嵴进行分类评估，以便采取相应的措施。

二、牙槽嵴萎缩的分类

（一）形态学分类

牙槽嵴的吸收、萎缩因局部和全身因素不同而有个体差异。基于临床诊断和修复前外科适应证选择的需要，根据临床和 X 线表现及牙槽嵴吸收程度，学者们提出了不同的分类。下面介绍有代表性的 Lekholm 和 Zarb 分类，如图 5-2 所示。

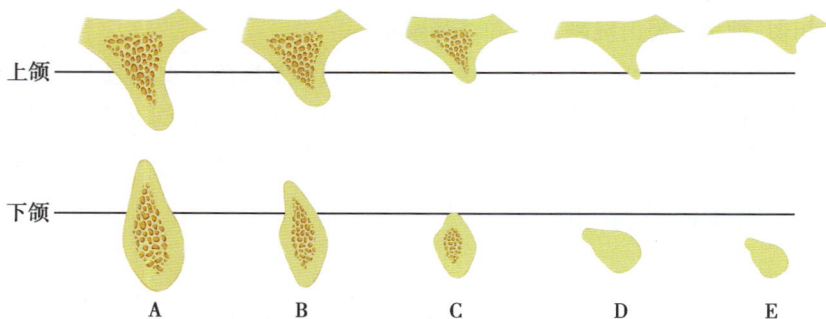

图 5-2　牙槽骨萎缩的 Lekholm 和 Zarb 分类
A. 大部分牙槽嵴尚存　B. 发生中等程度的牙槽嵴吸收　C. 发生明显的牙槽嵴吸收，仅基底骨（basal bone）尚存　D. 基底骨已开始吸收　E. 基底骨已发生重度吸收

（二）骨的质量分类

根据骨密质与骨松质的含量比例及骨松质疏密程度，将颌骨质量分为 4 级（图 5-3）。骨密质有利于种植体的稳定，骨松质有利于其血供。骨密质与骨松质骨量相当者为最理想的植入床。颌骨严重萎缩时，应慎重制订手术方案，必要时需考虑植骨。

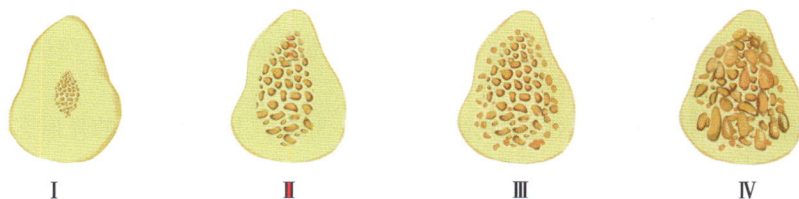

图 5-3 颌骨质量分类

Ⅰ级：颌骨几乎完全由均质的骨密度结构；Ⅱ级：厚层的骨密质包绕骨小梁
密集排列的骨松质；Ⅲ级：薄层的骨密质包绕骨小梁密集排列的骨松质；Ⅳ
级：薄层的骨密质包绕骨小梁疏松排列的骨松质

临床上通过肉眼判读 X 线片并不能对以上分类进行准确判断,因此有条件者可进行螺旋 CT 断层扫描、锥形束 CT(cone-beam CT,CBCT)检查及骨密度测量。

三、下颌骨种植的应用解剖

下颌骨由两侧垂直的下颌支和中央水平的下颌体组成。绝大多数情况下,下颌的种植术在下颌体区进行。

下颌体呈弓形,分为内、外两面及上、下两缘。内面正中线处有两对突起分别称为上颏嵴和下颏嵴,自颏嵴斜向后上方的骨嵴称为内斜线(或内斜嵴),将下颌骨分为上下两部分。下颌体外面正中隆起部分称为正中联合,是下颌骨发育过程中左右两部分融合留下的痕迹。正中联合两侧近下颌骨下缘处各有一隆起称颏结节,由此伸向后上方与下颌支前缘相连的骨嵴,称为外斜线(或外斜嵴)。在相当于第一、第二前磨牙下方、下颌体上下缘之间的稍上方,有颏孔开口向后上方。下牙槽神经在分出颏神经后向前变细至尖牙及切牙,下颌体两颏孔间无横行的神经干。

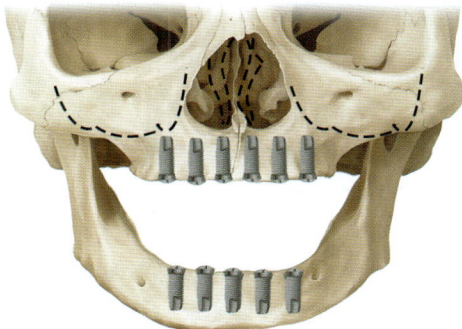

图 5-4 上下颌种植的安全区

下颌骨下缘称为下颌缘,外形圆钝,较上缘厚实,特别是前部,是下颌骨最坚实的部位,种植体末端植入此处有利于固定。

下颌骨骨质较致密,且有上下骨皮质,种植体初期固位好。两颏孔之间骨质较多,种植手术不会损伤下牙槽神经,此处为种植安全区(图5-4)。

下颌种植需注意的解剖结构是下颌管和颏孔。下颌管的后 2/3 部分偏向下颌支及下颌体的内侧面。下颌管由后向前走行,越近磨牙后方越靠近舌侧,在第一磨牙处横断面上位于近舌侧 1/3 处。下颌管在下颌体中的三维解剖位置与种植关系密切,行下颌磨牙种植时,为避免损伤下牙槽神经,种植体根端应距下颌管上缘至少 2mm。

下颌种植时,种植体可穿出下颌骨下缘骨皮质 1~2mm,根冠比例应在 3∶2 以上,倾斜角度在 25°~30° 以内。

颏孔是下颌种植手术的重要标志。种植体应与颏孔有 2~3mm 的间隔,以免损伤颏神经。全口缺牙下颌骨吸收严重者,下颌管表面仅有一层薄骨板覆盖,此类患者行磨牙种植时,可采用解剖神经血管束后再植入种植体。严重下颌骨萎缩致颏孔位于表面时,术中应注意保护颏神经。

四、上颌骨种植的应用解剖

上颌骨的解剖形态不规则,由上颌骨体和额突、颧突、牙槽突、腭突组成。种植手术主要涉及牙槽突及上颌骨体。

上颌骨骨质比下颌骨疏松,其骨密质也薄。上颌骨体部中心为空腔,称上颌窦,开口于中鼻道。上颌窦形似底朝下的锥状,四周由较薄的骨板构成拱形结构,其下壁与上颌牙槽突相连,底部盖过上颌前磨牙或第一、第二磨牙的根尖,其间相隔的骨质厚度变异很大,有的根尖与上颌窦底之间没有骨质间隔而仅覆以上颌窦黏膜。通常,上颌第一磨牙根尖距上颌窦下壁最近,上颌第二磨牙次之,上颌第三磨牙及第二前磨牙稍远些。

缺牙后牙槽突发生萎缩,磨牙区的平均高度只有 5~8mm。上颌磨牙区的骨形态可参考 X 线确认,如上颌后牙区骨量不足,应行上颌窦底提升术以增加骨量。

上颌牙槽突自上颌体向下方伸出,自上颌结节向前至正中与对侧相连,形成马蹄形的上颌牙槽骨弓。牙槽突前部较窄,后部较宽,内、外骨板为骨皮质,中间为丰厚的骨松质。上颌牙槽窝的唇、颊侧骨板较薄,腭侧较厚,只有上颌第一磨牙区的颊侧骨板因有颧牙槽嵴而增厚。上颌前牙区牙槽突并非垂直伸向下方,而是略向唇侧倾斜。上颌切牙及尖牙的根尖上方为鼻底,与鼻腔相邻。两中切牙之间稍后方为腭乳头,深面即切牙孔,由此向上通切牙管,内有鼻腭神经血管束走行。在上颌种植手术时应注意上述解剖结构,避免种植体穿通鼻腔或上颌窦,导致感染使种植失败,同时应注意防止损伤血管、神经等结构。

切牙区牙槽嵴至鼻底间、尖牙区鼻腔与上颌窦之间通常骨量较充足,被视为种植安全区。

上颌前牙区种植时应注意的是,因牙槽嵴的唇侧骨壁通常较薄,牙槽嵴基底向腭侧下陷,与尖牙窝延续。如与邻牙方向一致植入种植体时,易导致唇侧骨壁穿通。

第四节　口腔种植手术

一、适应证及禁忌证

(一)适应证

1. 部分或个别缺牙,邻牙健康不愿作为基牙者。
2. 磨牙缺失或游离端缺牙的修复。
3. 牙列缺失,传统全口义齿修复固位不良者。
4. 活动义齿固位差、无功能、黏膜不能耐受者。
5. 对义齿修复效果要求较高,而常规义齿又无法满足者。
6. 种植区应有足够高度及宽度的健康骨质。
7. 口腔黏膜健康,种植区有足够宽度的附着龈(attached gingiva)。
8. 肿瘤或外伤所致单侧或双侧颌骨缺损,需功能性修复者。
9. 耳、鼻、眼-眶内软组织及颅面缺损的颌面赝复体固位。

(二)禁忌证

1. 全身情况差或因严重系统疾病不能承受手术者。
2. 严重糖尿病,血糖过高或已有明显并发症者,应在糖尿病得到控制后方可手术。
3. 口腔内有急、慢性炎症者,如牙龈、黏膜、上颌窦炎症等,应在治愈后手术。
4. 口腔或颌骨内有良、恶性肿瘤者。
5. 某些骨疾病,如骨质疏松症、骨软化症及骨硬化症等患者。
6. 严重习惯性磨牙症患者。
7. 口腔卫生差者。
8. 精神病患者。

二、治疗程序

以两段式两次法骨水平种植体(bone level implant)为例,在进行种植义齿修复前,需经种植专科门诊检查诊断并签署手术知情同意书;通过先后两次手术植入牙种植体及连接其上部结构,最后完成种植义齿修复。

(一)第一期手术

种植体植入缺牙部位的牙槽骨内。术后 7~10 天拆线。

（二）第二期手术

一期手术后3~4个月（上颌4个月,下颌3个月）种植体完成骨结合后,即可安装穿龈的愈合基台（healing abutment）。第二期手术后14~30天即可取模,制作种植桥架及义齿（图5-5）。

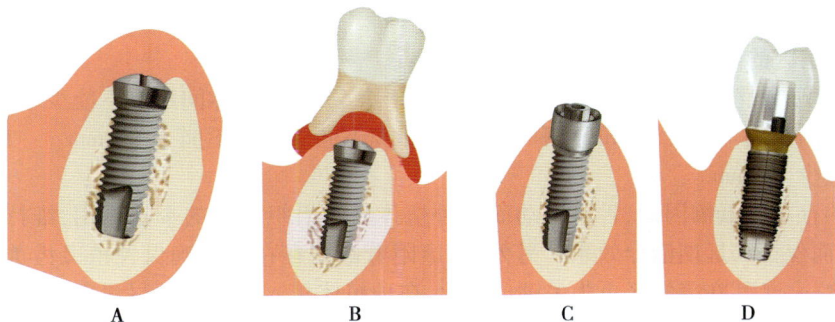

图5-5　两段式种植义齿修复的治疗程序
A.第一期种植体植入术后　B.第一期术后的骨愈合期　C.第二期基台连接术后
D.完成种植义齿修复

（三）复诊

种植义齿修复后,第1年每3个月复查1次,以后每年至少复查2次。

三、手术原则

（一）手术微创性

手术对种植床周围骨组织的损伤主要包括机械创伤及热灼伤。适当的机械刺激是骨愈合过程的启动因素,但较大的创伤势必降低周围骨组织的成骨能力,甚至造成种植体周骨原细胞的坏死,实验证明制备种植窝时骨床的温度不应超过47℃。

（二）牙种植体表面无污染

1. **细菌污染**　同外科手术基本的无菌原则。

2. **脂类及异种蛋白污染**　牙种植体的生物相容性除取决于植入材料的生物学特性以外,材料表面对组织较强的亲和性将有利于体内各种细胞因子、生物大分子以及细胞在种植体表面贴附,进而有利于成骨。如果有异体蛋白存在,则会出现排异反应。

钛种植体如果受到异体蛋白污染,肉芽组织则包围种植体,不会实现骨结合;如果受到脂质污染,种植体的组织亲和性将大大降低,影响细胞及生物大分子的贴附,严重时将妨碍骨结合的正常进行。

因此,种植专用手术器械在消毒灭菌前,应采取物理化学净化处理,如:以三氯乙烯、无水乙醇彻底超声清洗,去除脂质和异体蛋白,提高种植体的骨结合。术中则应防止种植体表面污染,避免与口腔唾液、皮肤汗渍等接触。

3. **异种金属元素污染**　钛是目前绝大多数牙种植体系统采用的金属材料,在它表面生成的稳定、类陶瓷特性的钛氧化膜是确保其良好生物相容性的基础。而异种金属元素的接触会在局部形成电化学腐蚀,故与种植体相接触的器械均采用钛质专用器械。

（三）牙种植体的初期稳定性

牙种植体的初期稳定是界面实现骨结合的基本愈合环境。在制备种植窝时应采用逐级扩大的方法,在同一轴线上垂直提拉钻头,避免摆动,一方面保证种植窝与种植体匹配的精确性,使之获得足够的初期稳定性,为实现骨结合创造良好条件;另一方面也防止因种植体与周围骨床之间间隙过大对骨愈合产生不利影响。种植体旋入的扭力≥0.35N·m时视为初期固位良好,低于此值应采用埋入式植入或延长愈合期。

（四）种植体愈合的无干扰性

指牙种植体在骨愈合过程中不受口腔微生物环境及过早负载等不利因素的影响。要求种植体植入骨内后牙龈黏膜严密缝合,使种植体与口腔隔绝;同时种植体亦不应过度高于骨面,防止因直接或间接承受咬合力而对成骨造成不利影响,这是经典牙种植两次法的基本原则。

不过,有临床资料及基础实验表明种植体早期与口腔内隔绝并非影响种植体成功的先决条件,这为种植一次法奠定了理论基础,但早期负载仍被视为影响骨结合的创伤因素。即使是一次法种植也一般是在愈合 1 个月后才开始逐渐负载。种植体旋入扭力>0.35N·m,且术后控制其微动(50~150μm),是进行即刻负重的重要先决条件。

（五）受植区的要求

种植体唇颊、舌腭侧骨质应健康且厚度不能少于 1.5mm,种植体间距离不能少于 3mm,种植体与天然邻牙间的距离不能少于 2mm。种植体根端距离下颌管上缘不能少于 2mm。一般情况下,种植体长度不应少于 8mm。

附着龈的存在可抵御因颊、舌肌运动而对种植体周软组织产生的牵拉作用,维持种植体健康的龈结合,从而保证其远期治疗效果。另外,健康附着龈的存在还是确保种植义齿美学修复效果的重要因素之一,尤其在美学区更为关键。因此,在种植体植入过程中要尽量保留牙龈组织,特别是附着龈。

四、术前准备

（一）患者全身情况检查

全身情况检查主要包括血常规、出血凝血时间、血糖、心血管系统、肝、肾功能检查及传染性疾病筛查等。检查应在术前 1 天或几天之内进行,了解患者近期的身体状况。

（二）口腔检查

口腔检查包括缺牙间隙、颌弓形态,邻牙和对颌牙列健康状况、咬合关系、术区软组织厚度、附着龈宽度以及口腔卫生状况等。

（三）影像学检查

通过影像学检查可了解颌骨骨量、骨密度、上颌窦内有无炎症、窦底位置、颏孔及下颌管等重要解剖结构位置等。

（四）植骨时检查

植骨时检查包括植骨区黏膜软组织厚度、植骨愈合情况、余留骨的健康状况、植骨块宽度及厚度等。

（五）牙周治疗

种植术前进行全口牙周洁治,确保口腔卫生状况良好,牙周无活动性炎症。

（六）患者签署术前知情同意书

种植术前应向患者讲述种植手术治疗方案、手术步骤、手术效果和费用,可能发生的并发症,如下牙槽神经损伤、上颌窦黏膜穿孔、种植体失败等,及术中可能发生的无法预期的情况及处理方法,征得患者同意并签署手术知情同意书。

（七）获取术前口腔内资料

使用专业的照相机记录患者口内情况,包括口腔内正、侧面咬合像和缺失牙列的𬌗面像,缺牙较多的患者还应记录其正面像和侧面像。

制取研究模型,转移颌位关系,设计确定种植体的植入方向、位置、数目及分布等,确定种植义齿修复后应达到的效果。制作种植定位定向导板。

（八）术前用药

对于接受口腔种植手术但感染风险高的患者,可术前口服抗生素以降低风险。

（九）术区消毒

术区消毒包括口腔周围皮肤消毒和口腔内消毒。口腔周围皮肤消毒范围上至眶下,下至上颈部,两侧至耳前;多采用碘伏或氯己定溶液。口腔内消毒多采用消毒漱口液,范围应遍布口腔前庭、固有口腔和口咽部等处。

五、麻醉及体位

牙种植术主要采用口内局部浸润麻醉方法。根据手术及切口设计的范围,将药物缓慢注射于唇颊侧、舌腭侧和牙槽嵴骨膜下方。麻醉药目前多采用阿替卡因肾上腺素注射液。

患者一般取仰卧位,术者、助手以及手术器械护士的位置可根据术者习惯而定。骨缺损髂骨移植、游离腓骨移植时,患者取平卧位,头偏向健侧,取髂骨侧臀部垫高。

六、常用的牙种植手术

（一）全口缺牙下颌牙种植术

牙列缺失患者由于牙槽嵴萎缩常导致下颌全口义齿固位差,因此下颌无牙颌患者多选择种植义齿修复。

1. 术前设计　下颌全口种植修复通常可采取以下修复设计形式:

（1）尖牙区各植入 1 枚种植体,覆盖义齿修复。

（2）颏孔间植入 4~6 枚种植体,覆盖义齿或固定义齿修复。

（3）除颏孔间种植外,两侧前磨牙及磨牙区各植入 1~2 枚种植体,覆盖义齿或固定义齿修复。

2. 手术步骤　以下颌植入螺旋型骨水平种植体(bone level implant)进行下颌全口种植义齿修复为例,种植体植入手术分两期完成。

（1）一期手术:种植体植入术

1）切开翻瓣:切口类型可选择牙槽嵴顶切口或偏离牙槽嵴顶的切口。剥离切口两侧黏骨膜瓣,充分暴露种植区骨面(图 5-6),用缝线缝合边缘作为牵引,防止黏膜损伤。

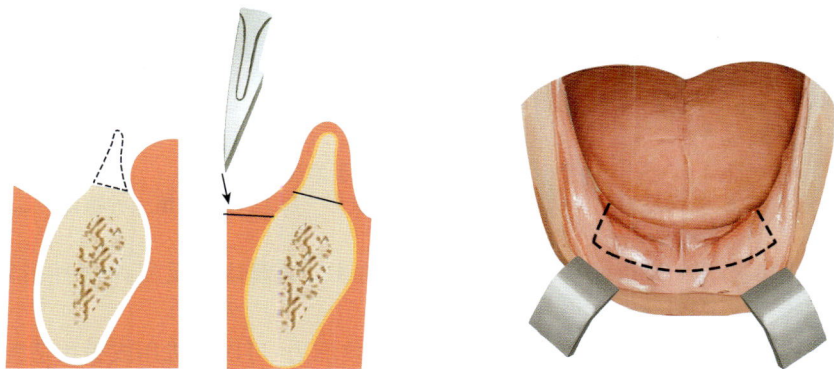

图 5-6　切口

2）修整牙槽骨:用刮匙或球钻去净骨表面粘连的软组织及拔牙后可能残留的肉芽组织。如软组织未清除干净,可能造成种植体纤维性愈合。种植区骨面的过锐骨尖可采用球钻或咬骨钳修平,以免影响种植窝袖口形态和黏膜愈合。修整时避免损伤龈乳头下骨组织,并保存骨皮质以利于保持种植体初期稳定性。

3）预备种植窝(图 5-7):步骤如下:

第一步:定位。用直径 3mm 左右的球钻(<2 000r/min)在设计的种植体中心位置对应的骨面上钻磨,预备出浅凹。

第二步:导向。使用直径 2.2mm 左右的先锋钻按预定方向制备种植窝,确定种植方向及深度。

第三步:扩孔。依照逐级扩大的原则,由小到大依次用不同直径的扩孔钻进行种植窝直径的扩大,并达到预定深度。预备时应采取垂直向提拉的方式扩大种植窝,以便将骨屑带出种植窝,减少因骨屑堆积而致产热过高。软组织水平种植体的颈部一般位于邻牙釉牙骨质界根方 2mm,骨水平种植体的颈部一般位于邻牙釉牙骨质界根方 3~4mm。

第四步:颈部成形。颈部成形钻的外形和种植体领口的外形一致。颈部成形后允许种植体领口植入稍深,可以起到两个作用:①降低穿龈高度,增强美学效果;②使种植窝颈口接近于倒锥形,与种植体领口密合,具有机械锁合力,可达到良好的稳定效果,为即刻负重创造条件。

第五步:螺纹成形。当种植区骨质密度较高时,可以采用攻丝钻在种植窝内壁形成螺纹形状,以方便种植体顺利旋入。

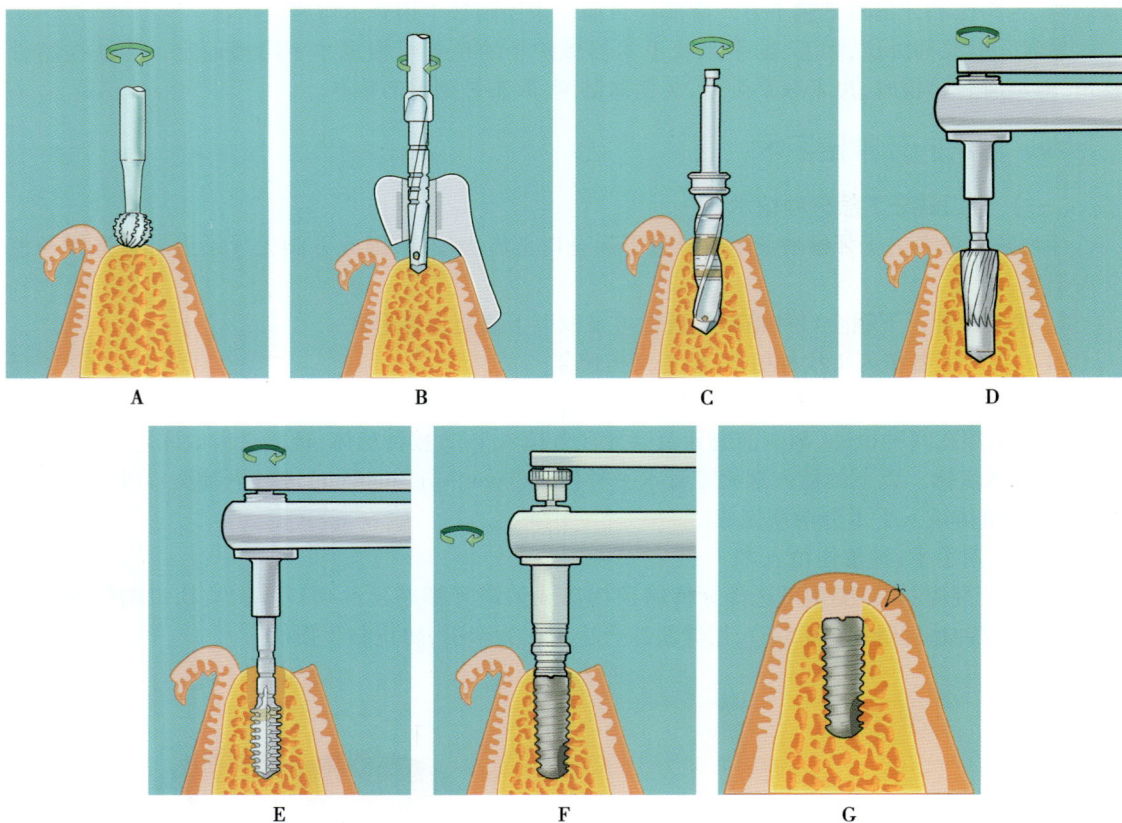

图5-7 牙种植体植入手术过程

A.球钻定位　B.先锋钻导向　C.扩孔　D.种植窝成形　E.攻丝　F.植入种植体　G.缝合

第六步：冲洗和吸引。种植体植入前用冷藏后的4℃生理盐水反复冲洗种植窝，降低局部温度。

4）植入种植体：种植体表面的螺纹具有一定的自攻能力，可以用机用或手用适配器顺时针旋入种植体。种植体植入后，逆时针方向取下连接体。

5）安装覆盖螺丝：用螺帽扳手将覆盖螺丝拧入种植体上端螺孔，并确认其严密到位，埋入式种植术应将黏骨膜瓣复位，软组织不足时可进行移植或转瓣等处理，无张力严密缝合创口。

6）缝合：种植外科常用的缝合方法有间断缝合法（interrupted sutures）、水平褥式缝合法（horizontal mattress sutures）和垂直褥式缝合法（vertical mattress sutures）等。缝合后应检查是否完全无张力封闭，有无活动性出血（图5-8）。

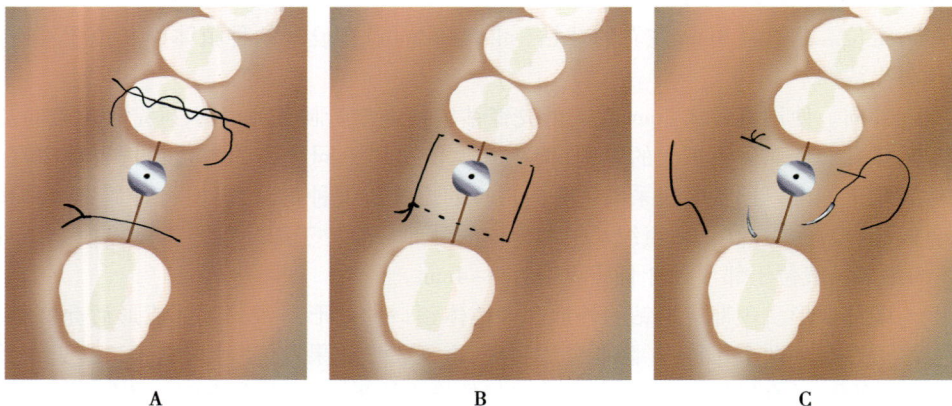

图5-8 种植手术常用的缝合方法

A.间断缝合　B.水平褥式缝合　C.垂直褥式缝合

（2）二期手术:种植体-基台(abutment)连接术:第一期手术后3~4个月,待种植体与骨组织完成骨结合后,再行二期手术,安装基台。

1）切开、剥离:局麻下环切或横行切开覆盖螺丝表面龈黏膜及骨膜(图5-9),显露覆盖螺丝。

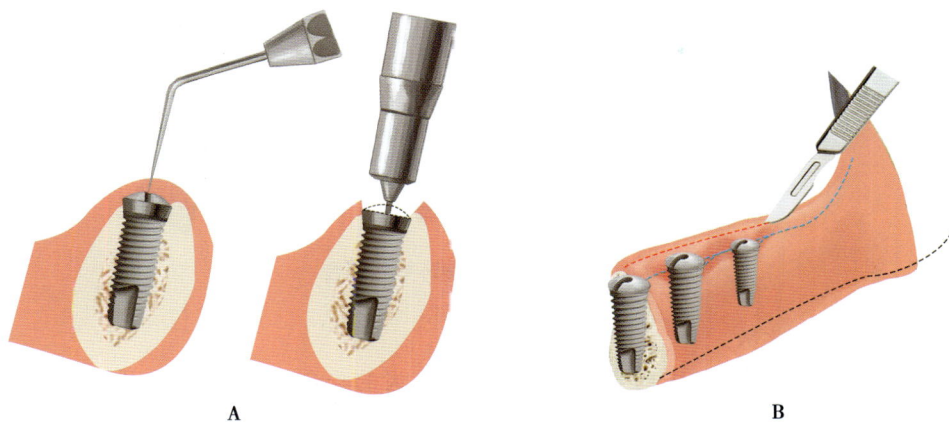

图5-9　二期手术切口
A. 环形切开龈黏膜　B. 横行切开龈黏膜

2）安装基台:旋下覆盖螺丝,清除种植体表面的骨和软组织。测量种植体表面牙龈厚度(图5-10),据此选择相应的修复基台或愈合基台,并应结合患者颌间距离的大小调整基台的长度,以符合义齿修复的要求。

基台就位后旋紧中心螺丝(图5-11),用金属器械敲击基台,如发出清脆的金属音,证明衔接就位良好。

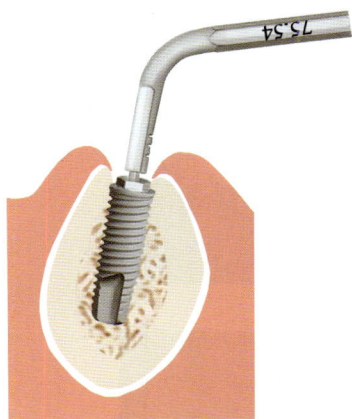

图5-10　测量牙龈厚度

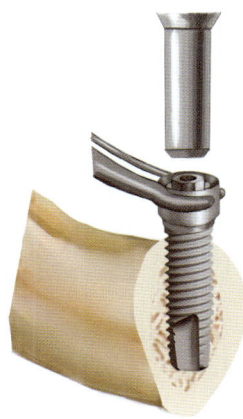

图5-11　安装基台旋紧中心螺丝

3）安装愈合螺帽:旋入愈合螺帽以保护基台中心螺丝,不需过紧,以防在卸除愈合螺帽时影响中心螺丝的固位。

4）缝合创口:切口较小或采用软组织环切时,无需缝合。切口较大时,通常在基台两侧行环抱式缝合(图5-12)。

5）术后处理:5~7天拆线。

3. 注意事项

（1）切开下颌黏膜时注意勿损伤颏神经,尤其当下颌牙槽嵴严重萎缩时。

（2）下颌种植体的固位可利用上下两端骨皮质,但不宜穿出下颌下缘过多。上颌牙槽嵴萎缩可尽量利用上颌窦底及鼻底骨质相对较致密的区域,种植体可穿出窦底及鼻底,但绝对不能穿破

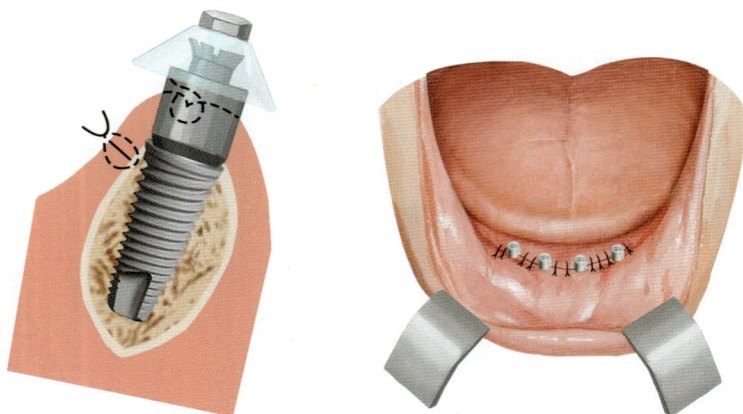

图 5-12　基台两侧环抱式缝合

黏膜,否则会因感染而失败。

（3）种植体植入的部位和方向要考虑到修复后义齿的咬合、覆盖关系以及能否获得共同就位道。

（4）制备种植窝时,骨钻要锋利,转速低于 2 000r/min,并用等渗生理盐水不断冲洗降温,以使局部产热不超过 47℃。

（5）两段式螺旋型钛种植体系统是一套可分解组合的装置,基台与种植体固位钉之间不能有任何物质间隔;各组件连接之前,必须去除所有软硬组织干扰,以保证各金属配件紧密旋紧,避免由于咬合负载而松脱,以致影响组织愈合。

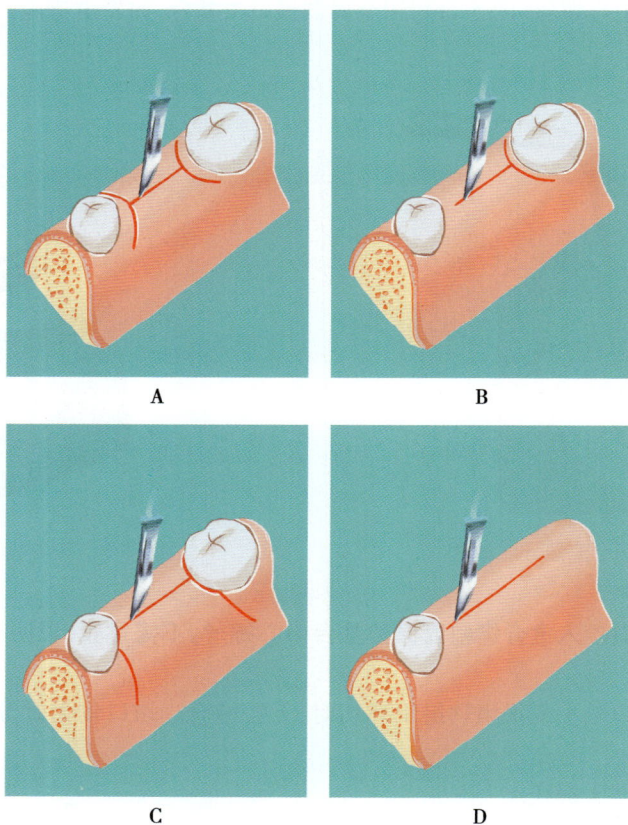

图 5-13　牙种植体植入术常用的手术切口
A. H 形切口　B. T 形切口　C. 梯形切口　D. 一字形切口

（二）单颗牙种植术（以上颌切牙种植为例）

种植义齿是单颗牙缺失的理想修复方式。种植体植入的手术步骤及术后处理同前，这里以上颌切牙种植手术为例，着重介绍手术特点。

1. **切口** 牙槽嵴顶切口（crestal incision）是常用的切口，可分为 H 形、T 形、角形或梯形、一字形切口等（图 5-13）。

2. **种植体植入部位及方向** 种植入口应稍偏腭侧，以便可从种植义齿腭侧进行螺丝固位，植入方向应与邻牙长轴基本平行，并居牙槽骨唇腭侧之正中（图 5-14）。上颌前牙区种植应特别注意牙槽嵴唇-腭厚度，必要时需植骨，以免唇侧骨壁穿通。

3. **基台安装** 基台穿龈不能超过 2mm，以便恢复良好的龈边缘形态。

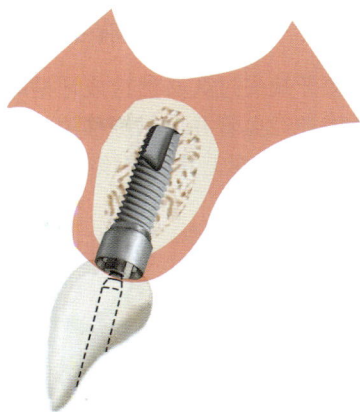

图 5-14 植入方向应与邻牙长轴基本平行

第五节 种植牙区骨量不足的处理

一、引导骨再生术

引导骨再生（guided bone regeneration，GBR）术基于引导组织再生（guided tissue regeneration，GTR）技术发展而来。Buser 等于 1993 年率先提出了 GBR 的概念。其原理是根据各类组织细胞迁移速度不同的特点，将屏障膜置于软组织和骨缺损之间建立生物屏障，创造一个相对封闭的组织环境，阻止结缔组织细胞和上皮细胞进入骨缺损区，允许有潜在生长能力、迁移速度较慢的前体成骨细胞优先进入骨缺损区，优势生长，同时保护血凝块，减缓压力，实现缺损区的骨再生。

屏障膜可分为不可吸收（生物不降解）与可吸收（生物降解）两大类。不可吸收膜以膨体聚四氟乙烯膜（expanded polytetrafluoroethylene，ePTFE，又称 Gore-Tex 膜）为代表，它又分为两种类型：一种为中央区致密，有金属加强网，可以维持骨缺损空间，并阻止上皮细胞、成纤维细胞通过，边缘柔软，有 0.45μm 微孔，孔内允许结缔组织长入，使生物膜固定；另一种为膜中加钛网支架或聚丙烯网架，以保持骨缺损间隙。可吸收膜目前有聚乳酸膜、聚乙烯酯膜、共聚物膜及胶原膜等。

GBR 技术在以下几方面应用广泛：①牙槽嵴水平向、垂直向骨量不足；②即刻种植及早期种植；③种植失败后的治疗；④牙槽嵴保存。

GBR 技术不仅能引导骨缺损的再生、减缓牙槽骨吸收，还能使骨量增加，恢复吸收的骨组织（图 5-15）。

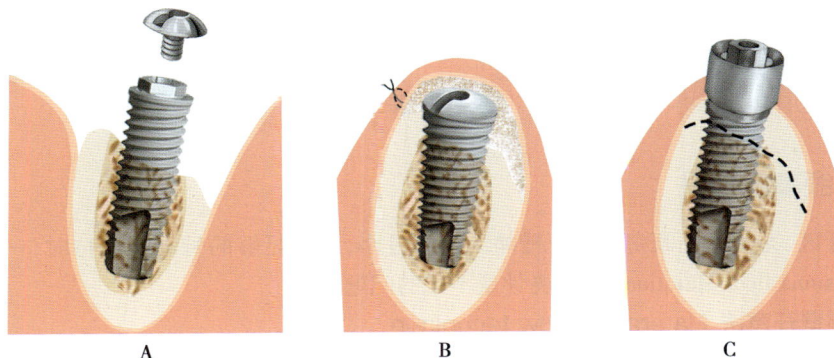

A   B   C

图 5-15 种植骨缺损植入引导骨再生膜

A.种植体旁侧骨缺损 B.植骨覆盖屏障膜 C.骨缺损已修复

二、下牙槽神经解剖移位

磨牙缺失过久必然造成牙槽嵴吸收,下颌管以上骨高度不足 8mm 者,可行颊侧开窗解剖游离下牙槽神经血管并向颊侧移位,再从嵴上植入种植体;如骨吸收严重,颏孔、下颌管仅位于骨表面时,可行骨表面上开窗将该神经血管解剖移位进行种植(图 5-16~图 5-18)。

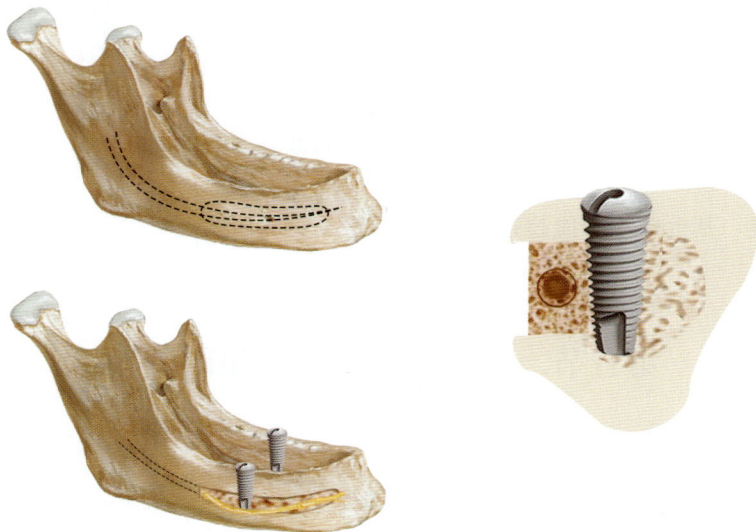

图 5-16　颊侧开窗解剖下牙槽神经血管束牙种植

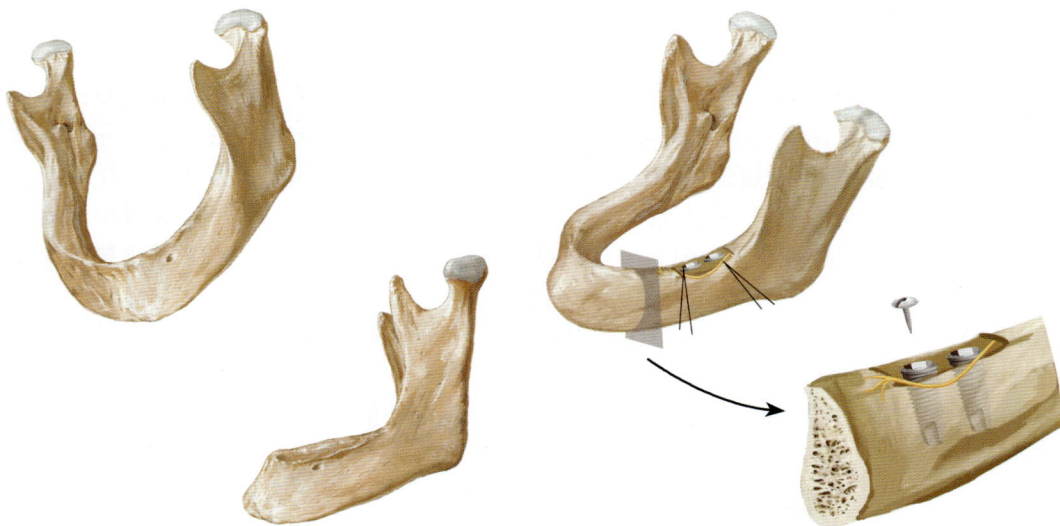

图 5-17　牙槽严重萎缩颏孔位于牙槽顶部

图 5-18　下颌骨牙槽顶开窗解剖下牙槽神经血管束牙种植

三、上颌窦底提升

上颌磨牙区,尤其是上颌窦底到牙槽嵴的距离过小,缺乏足够的骨组织支持时,一般采用上颌窦底提升术(sinus floor elevation)来解决骨量不足的问题。

(一)侧壁开窗法(lateral window technique)

1. 适应证

(1)磨牙、前磨牙缺失,牙槽嵴极度萎缩,上颌窦底至牙槽嵴之间骨量不足3mm 而需在该区植入种植体者。

（2）上下颌牙槽嵴顶间的颌间距离在义齿修复允许范围内，如颌间距离过大需牙槽嵴上植骨；颌间距离过大且上颌后缩前牙反𬌗者，则需 Le Fort I 型截骨下降-前移，间隙内植骨。

2. 手术方法及要点（图 5-19）

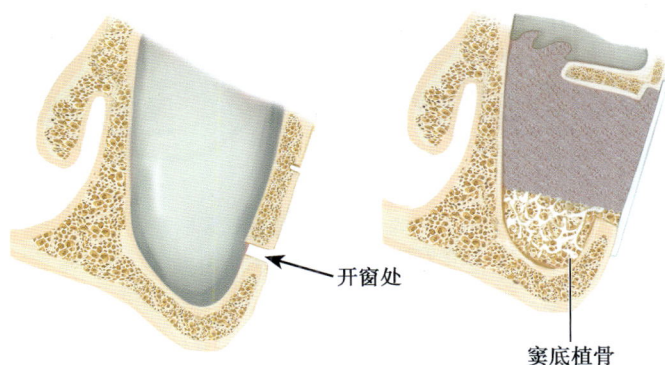

图 5-19 侧壁开窗法上颌窦底提升

（1）切口：从上颌尖牙到第一磨牙龈颊沟横行切口，切开黏骨膜，分离翻起黏骨膜瓣，显露上颌窦外壁骨面，勿伤及眶下神经。

（2）开窗：用球钻在相当于窦底的位置轻轻磨除前壁骨质，当"透蓝"时即可确定窦底，继而在骨面上按窦腔大小用直径 2mm 球钻开一矩形窗口。钻孔时只穿透骨壁，勿损伤黏膜。除窗口上边界外，其余三个边用小骨凿或微型骨锯使其连通。

（3）分离上移骨黏膜瓣：自上颌窦底起始，用一弯度适宜的鼻黏膜剥离子贴骨壁仔细分离、上推窦黏膜直至植骨的高度。一般上移不要超过 1.5cm，切勿穿通上颌窦膜。

（4）在窦底与提升的骨板之间植入人工骨或自体骨屑。

（5）术后 8 个月待新骨愈合后再行牙种植。

（二）骨凿冲顶法（osteotome technique）

1. 适应证 窦底剩余骨高度>5mm，需要提升的高度<5mm；牙槽嵴有足够宽度的个别牙种植。

2. 手术方法及要点（图 5-20） 行牙槽嵴顶切口，剥离黏骨膜并暴露牙槽嵴顶。球钻定位，直径 2mm 钻确定种植方向，深度至上颌窦底下方 1~2mm 处。根据骨质情况，采用不同直径的钻制备窝洞，选用顶端为凹槽的骨冲压器轻轻敲击，造成窦底骨壁青枝骨折。连同上颌窦底黏膜向上抬起 2~5mm，随即植入相应长度的种植体。如骨质较疏松，则采用差级备洞法，骨挤压器逐级扩大，把疏松的骨挤压为相对致密的骨，以增加种植体的初期稳定性。

术中应注意：此法提升上颌窦底如遇窦底有分隔及骨嵴，易造成上颌窦底黏膜撕裂，可将 1cm×1cm 胶原膜用骨扩张器送到上颌窦底，再植入牙种植体。

3. 术后处理 术后给予抗生素 1 周，局部抗生素滴鼻，禁止擤鼻，7~10 天拆线。

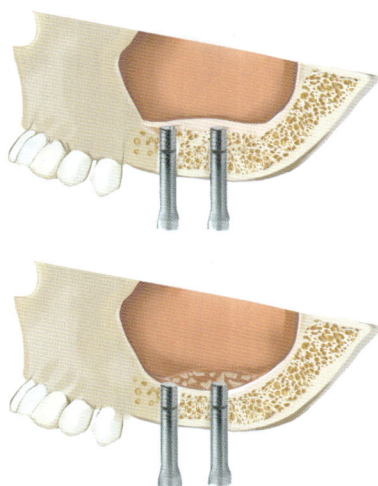

图 5-20 骨凿冲顶法上颌窦底提升

四、牵张（牵引）成骨

牵张（牵引）成骨术（distraction osteogenesis，DO）是在肢体长骨牵张成骨技术的基础上发展起来的新技术，已被引入牙槽外科。除常规牵张器之外，还有以种植体作为牵张器的设计（图 5-21，图 5-22）。

其治疗过程可分为四个阶段，即骨切开、延迟期、牵张期与固定期。具体要求见第十四章。

视频：ER5-3 骨凿冲顶法上颌窦底提升

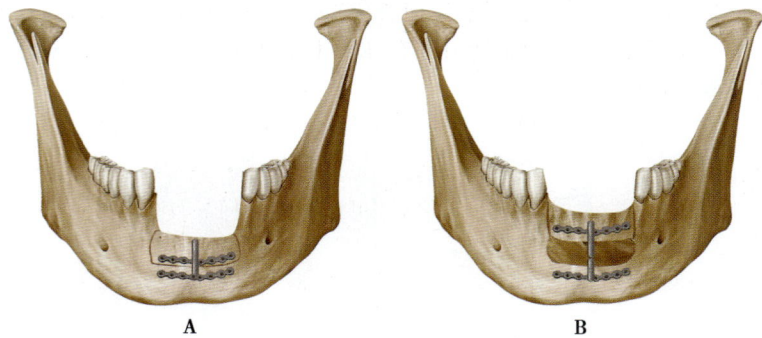

图 5-21　口内牵张器垂直延长牙槽嵴
A. 截骨安装牵张器　B. 牵张结束

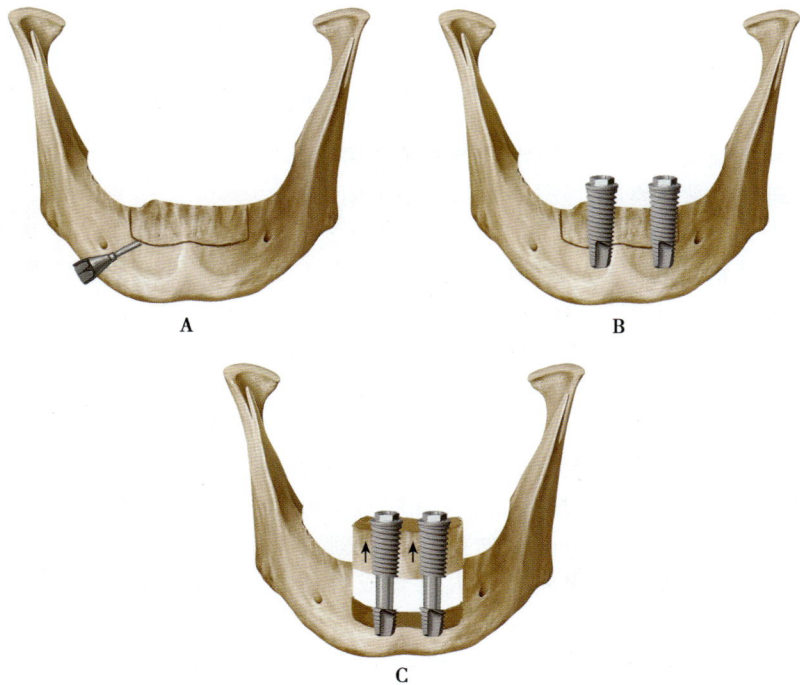

图 5-22　种植体式牵张器垂直延长牙槽嵴
A. 骨切开　B. 植入牵张式种植体　C. 牙槽嵴垂直延长

第六节　颌骨缺损种植功能重建

本节以常见和典型的上下颌骨缺损为例,重点介绍常用的修复重建方式。为避免重复,仅简述要点。

一、下颌骨缺损游离髂骨移植即刻牙种植修复术

过去基于"爬行替代"学说理论,认为游离骨移植必须待其完全置换后才能植入种植体,否则会影响种植体的骨结合。1914 年,Phemister 对"爬行替代"(creeping substitution)学说定义为游离自体植骨块上的大部分骨细胞死亡形成死骨,它仅作为新细胞向内生长的支架,最后被新骨完全替代。20 世纪 80 年代以来,Moore、Mazur、Zehr、Stevenson 等人先后对此学说提出质疑。争论焦点为新骨形成细胞是来源于植骨块还是来源于受植床?1997 年,金航晴、邱蔚六的"下颌骨血管化与非血管化骨移植的比较研究"证实两者骨愈合并无差别。刘宝林等通过实验研究和临床验证认为:非血管化游离骨移植同期牙种植重建术适用于髂骨移植且植骨床健康、血供良好者。由于其

存在大量骨松质的网织骨结构,在周围血管长入之前,植骨块内部存活的成骨细胞即表现出一定的成骨功能;但植骨块的离体时间应控制在 40 分钟以内,以保存尽量多的存活成骨细胞。

（一）适应证

1. 恶性肿瘤手术所致体部缺损,2 年后无复发者,均可在植骨同时植入种植体,以重建牙颌外形及功能,提高其生存质量。

2. 局部植骨床血运良好并有充足的软组织包绕。

（二）禁忌证

1. 疑有肿瘤复发或转移者。

2. 放疗后短期植骨受植床血供不良者或缺乏软组织包绕者。

3. 全身情况差,不能耐受手术者。

（三）手术要点

按常规行下颌骨缺损游离髂骨移植术,牙种植手术步骤同"全口缺牙下颌牙种植术"。术中关键是争取在尽量短的时间内(40 分钟内)完成骨移植,术前应做好模型外科,按模拟设计预制与重建下颌骨外形弧度、高度一致的钢板或树脂模板,并设定种植体植入的数目、部位和轴向,以便按模板快速塑形;移植骨高度应尽量靠近原有牙槽嵴水平,植骨块形成的下颌牙槽弓应位于相对上颌牙槽弓的稍舌侧,以便种植义齿与上颌牙保持正常咬合关系。

术后常规给予抗生素预防感染,鼻饲 5~7 天,24~48 小时去除引流条,7 天拆线。术后 6~8 个月行种植体第二次手术及义齿修复。

（四）术中注意事项

1. 黏膜伤口应严密关闭,至少应作黏膜及黏膜下双重缝合,以免术后与口腔相通而导致感染。

2. 植骨块塑形时应与种植方向一致,并缩短骨块离体缺血时间。

3. 植骨块周围软组织应作包绕缝合,尽量消灭无效腔。

4. 种植体植入部位及方向的设计,要符合上下颌正常的咬合关系。

5. 植骨块固定应确切可靠,避免因骨块移位而导致种植体轴位改变,影响种植义齿的修复。

（五）主要并发症

1. **感染** 多因伤口裂开或黏膜破损,造成与植骨创口相通,可致植骨块感染坏死。

2. **植骨块移位** 主要是植骨块与下颌骨断端固定不牢引起,如钢丝或接骨钢板松脱。

3. **畸形** 可因植骨块过多或过少而导致下颌前突或短小畸形。

4. **种植体松动** 因种植体植入反损伤、早期暴露、感染而致骨结合失败。

二、下颌骨缺损血管化腓骨（髂骨）移植同期牙种植修复术

（一）适应证

1. 一侧或双侧下颌骨体部缺损,而肿瘤无复发和转移者。

2. 局部放疗后 6 个月以上,不宜用游离骨移植者。

3. 下颌下区面动脉及面前、后静脉或面总静脉正常者,或者有正常的甲状腺上动脉及颈外静脉者。

4. 具备明确的腓动静脉或旋髂深血管,且供骨发育良好者。

（二）禁忌证

1. 肿瘤切除不彻底,或易复发的下颌骨恶性肿瘤。

2. 下颌骨缺损区有炎症感染者。

3. 下颌下受区无正常动、静脉能作为血管吻合者。

4. 供区髂骨已切取或旋髂深血管不正常者。

（三）术前准备

1. 确定肿瘤范围,正确测量下颌骨缺损的部位、范围及大小。

2. 术前用超声多普勒仪探测受区及供区动脉行径及强弱。

3. 准备术后植骨固定装置,如不锈钢钢丝、小型钢板螺钉等。

4. 根据植骨块长度及宽度设计并选择骨内种植体,确定植入部位、数目及长度。

（四）手术要点

以双侧下颌骨体部肿瘤切除即刻修复为例,重点介绍与牙种植相关的内容。

1. **常规切除肿瘤** 供、受区血管显露。

2. **移植骨块塑形** 切取的髂骨一般呈弧形,腓骨为长管状骨,与马蹄形下颌骨体部形状不符。按术前制备的骨移植模板塑形。要求肌肉血管蒂在舌侧,塑形时应避免伤及。塑形后用弧度一致的微型钢板固定,骨缝隙中植入碎骨松质（图5-23）。

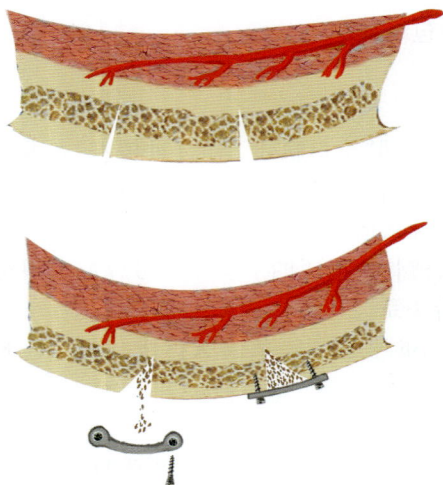

图 5-23 移植骨块塑形

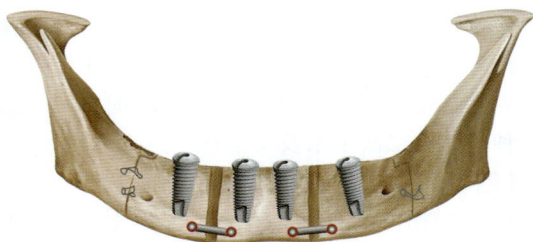

图 5-24 植骨块就位固定

3. **植骨及种植体植入** 将髂骨移至下颌骨缺损区,首先行供、受区血管吻合。创面止血要彻底。然后在下颌骨两断端及植骨块两端用高速钻钻孔,以钢丝穿过,试行就位,随后将植骨块移开,逐一植入种植体,种植步骤同前。

4. **植骨块固定** 种植体植入后,彻底冲洗伤口。口腔黏骨膜创缘相对缝合,并需作黏膜下骨膜双重缝合,严密关闭口腔创口。随即将植骨块就位,固定（图5-24）。

5. **缝合关闭伤口** 彻底冲洗伤口,去净骨屑及异物,分层缝合骨膜、皮下及皮肤,置橡皮半管引流。

（五）术后处理

1. 术后一般血管化骨移植常规处理。

2. 10天后,基托组织面缓冲处理后可配戴原有义齿。

3. 4~6个月行种植二期手术及义齿修复。

4. 腓骨为管状骨,横径较小,必要时可在移植骨愈合后6个月先行牵张延长术,增加骨的垂直高度,改善种植义齿的冠根比。

（六）注意事项

1. 种植体植入部位及方向的设计,要符合上下颌正常的咬合关系。

2. 植骨块固定应确切可靠。

3. 肿瘤切除的同时牙龈及附着龈也一并被切除,义齿修复前应在其周围移植上腭黏膜。

三、上颌骨缺损植骨种植功能重建术

对于单侧上颌骨缺损,利用牙种植可以较好地完成功能重建。即首先通过牙种植修复健侧牙列,再以健侧牙列作为赝复体固位基础完成修复。

对于双侧上颌骨缺损,可采用颧骨种植磁附着修复完成功能重建（图5-25~图5-27）。也可采用血管化带皮岛的腓骨移植重建上颌骨,但需注意与下颌牙弓的协调,并需通过附加植骨同时恢复上颌骨的鼻额突及颧突两个支柱,以保持咬合功能的稳定性（图5-28）。

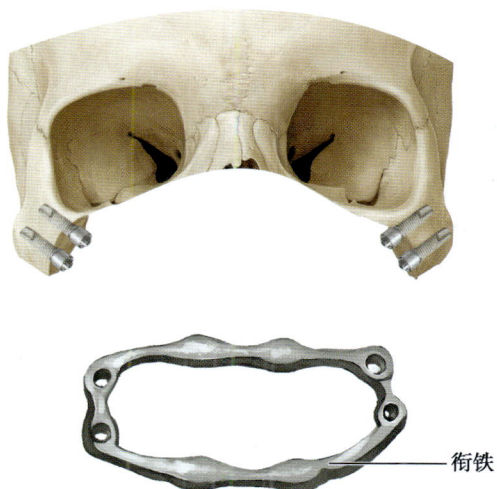

衔铁

图 5-25　全上颌缺损颧骨种植及带衔铁固位支架

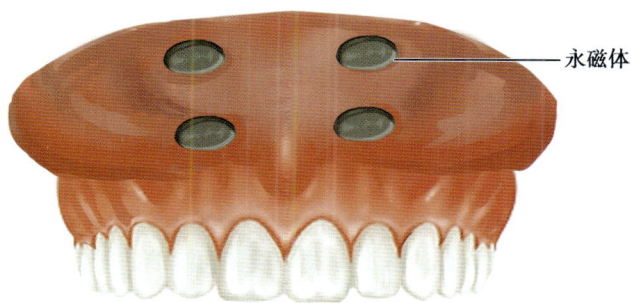

永磁体

图 5-26　与衔铁对应位置装有永磁体的义颌

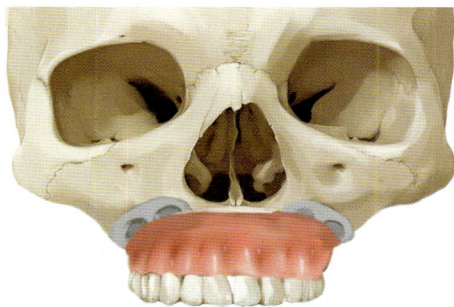

图 5-27　全上颌缺损种植义颌重建

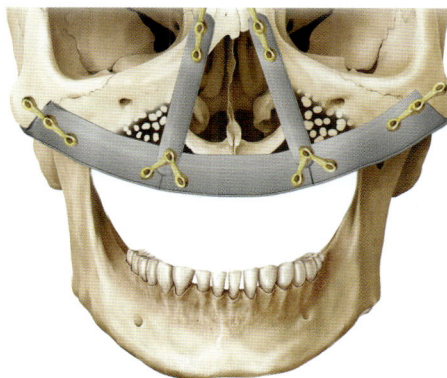

图 5-28　全上颌缺损血管化腓骨移植

第七节　即刻种植

即刻种植（immediate implant placement）是指在牙拔除后立即进行种植体植入的方法。

一、即刻种植的适应证

1. 种植位点无急性根尖周病和牙周病。

2. 无法保留的患牙根尖区有根尖周肉芽肿但范围局限。

3. 牙槽窝根方有至少 3~5mm 骨量，保证种植体能获得足够的初期稳定性。

4. 尤其适用于单根牙拔除后。

二、即刻种植的外科程序

1. **切口**　根据牙槽窝骨壁的完整性以及牙槽骨高度是否合适,决定是否需要切开翻瓣。如需翻瓣,设计切口时应尽可能减少创伤并尽量保存龈乳头。

2. **微创拔牙**　遵循无创拔牙原则拔除患牙,注意保护牙槽骨壁,并刮净牙槽窝。

3. **种植窝制备及种植体植入**　根据骨质情况进行逐级或级差备洞,种植体植入深度应在牙槽窝根方以下至少 3mm,备洞时钻头应紧贴腭侧骨板,避免对唇侧骨板施加任何压力。

4. **骨缺损的处理**　当种植窝骨壁完整且与种植体之间的跳跃间隙小于 2mm 时,可不予处理。当种植窝骨壁缺损或种植体与骨壁之间的跳跃间隙大于 2mm 时,需采用 GBR 技术修复骨缺损或填补间隙。

5. **关闭创口**　埋入式即刻种植较难拉拢缝合,常需游离移植黏膜瓣或局部转瓣封闭创口。非埋入式种植可通过即刻临时修复关闭创口,缝合时保证不暴露植骨材料即可。

第八节　数字化技术在种植外科中的应用

随着 CT 精度不断提高,计算机辅助种植设计软件和 3D 打印设备的开发与完善,数字化技术在口腔种植治疗中的应用日臻成熟。尤其是数字化种植外科导板的应用,有助于医师精确控制种植体植入的位置、方向、角度以及深度,极大地提高了种植术的精确度,减小了手术创伤,缩短了手术时间。

根据支持方式不同,数字化种植外科导板可分为:①牙支持式导板:利用口内部分天然牙固位,固位力和稳定性好,导板体积小;②黏膜支持式导板:直接固位于软组织黏膜表面,由于黏膜具有弹性,常需要定位固定装置辅助固位以保证导板位置的稳定;③骨支持式导板:直接与骨组织表面接触,需要分离黏骨膜瓣后才能使之就位,临床应用较少。

目前,数字化种植外科导板已广泛应用于不翻瓣种植、美学区种植、即刻种植、无牙颌种植等复杂病例的治疗中。虽然由于设计和制作各个环节中所产生的累积误差,导致数字化导板的精度仍有待提高,但是随着计算机技术及虚拟现实技术的不断发展,数字化技术在口腔医学领域展现出良好的应用前景。

第九节　种植手术并发症

一、术中并发症

（一）术中出血
手术切开黏膜、翻瓣和备洞时会有少许出血,如果术区有明显出血,可能原因为:①翻开黏骨膜瓣时损伤血管未给予缝扎处理;②高血压没有控制;③患者长期服用波立维、阿司匹林等抗凝血药物;④备孔或去骨时伤及血管。术中出血的处理主要是针对出血来源予以止血。严重的术中出血多发生在备孔时钻头穿出下颌舌侧骨板,伤及舌侧骨膜下走行的血管,导致口底血肿,严重时可致窒息。

（二）窦腔黏膜穿孔
上颌种植骨量不足时,由于操作不当或解剖因素影响,容易穿通上颌窦黏膜或鼻底黏膜,如造成种植体周感染,应及时去除。

（三）神经损伤
因切割、牵拉、压迫及其他医源性原因致使神经的完整性或功能受到破坏。种植手术时有可能损伤的神经包括下牙槽神经、颏神经、下颌切牙神经和舌神经,其中最常见的是下牙槽神经损伤。神经损伤后的主要症状是其支配区域的皮肤黏膜麻木。

文档:ER5-4
种植义齿的成功标准

（四）邻牙损伤及侧壁穿孔

种植体与邻牙及侧壁必须保持至少 1.5mm 间距，如备孔时方向偏斜，有可能造成邻牙损伤或侧壁穿孔。

（五）全身并发症

因手术和麻醉引起的全身并发症，如心脑血管意外、麻醉意外等。一旦发生，后果严重。

二、术后并发症

（一）术后急性感染

术后急性感染主要表现为：种植区肿胀、疼痛、创口红肿，有分泌物渗出，后期可有脓肿或窦道形成。严重时可伴张口受限和头痛，也可能伴有发热和区域淋巴结肿大。

（二）种植体骨结合不良

种植体骨结合不良指种植体在植入后至修复前，种植体和骨组织之间的骨结合不完整，或没有骨结合，只有纤维结合，造成种植体松动或脱落。

（三）术后出血及皮下瘀斑

种植手术后 24 小时若仍有持续性的活动性出血或明显的血块形成，则属于术后出血（postoperative bleeding），要及时止血。皮下瘀斑（ecchymosis）一般在手术后 1~2 天内出现。

（四）创口裂开

缝合不当、患者年龄过大、附着龈缺乏、创口感染、过渡性义齿的压迫、术区有瘢痕组织以及吸烟与酗酒等不良生活习惯等都是引起创口裂开的风险因素。创口裂开后要加强口腔卫生，根据裂口大小和是否伴有感染决定是否重新缝合。

（刘宝林　王佐林）

参考文献

1. 金行晴,邱蔚六,林国础.血管化和非血管化骨移植种植体与骨结合的比较.华西口腔医学杂志,1993,11（3）:163-166.

2. 黄云飞,周磊,宋光保.上颌窦内提升植骨及同期牙种植术中中空钻的应用.中华口腔医学杂志,2004,39（2）:153-154.

3. 刘宝林.肿瘤术后颌骨缺损的功能重建.中华口腔医学杂志,2003,38（1）:1-4.

4. 刘宝林.口腔种植学.北京:人民卫生出版社,2011.

5. 林野,李健慧,邱立新,等.口腔种植修复临床效果十年回顾研究.中华口腔医学杂志,2006,41（3）:131-135.

6. 王兴.我国口腔种植学发展的十年.中华口腔医学杂志,2006,41（3）:129-130.

7. 张志勇.种植与颌骨功能性重建.中华口腔医学杂志,2006,41（3）:154-157.

8. BRÅNEMARK P I,ZARB G,ALBREKTSSON T. Tissue-Integrated Prostheses:Osseointegration in Clinical Dentistry. Chicago:Quintessence,1985,11-71.

9. CHIN M,TOTH B A. Distraction osteogenesis in maxillofacial surgery using internal devices:review of five cases. J Oral Maxillofac Surg,1996,54（1）:45-53

10. CONSOLO U,BERTOLDI C,URBANI G,et al. Clinical evaluation,radiologic and histologic analysis in mandibular alveolar distraction procedures. Preliminary study. Minerva Stomatol,2000,49（10）:475-484.

11. GAGGL A,SCHULTES G,KÄRCHER H. Vertical alveolar ridge distraction with prosthetic treatable distractors:a clinical investigation. Int J Oral Maxillofac Implants,2000,15（5）:701-710.

12. MOORE J B,MAZUR J M,ZEHR D,et al. A biomechanical comparison of vascularized and conventional autogenous bone grafts. Plast Reconstr Surg,1984,73（3）:382-386.

13. PHEMISTER D B. The fate of transplanted bone and regenerative power of its various constituents. Surg Gynecol Obstet,1914,19:303-333.

14. TIDEMAN H,SAMMAN N,CHEUNG L K. Immediate reconstruction following maxillectomy:A new meth od. Int J Oral Maxillofac Surg,1993,22（4）:221-225.

15. WATZEK G,ZECHNER W,CRISMANI A,et al. A distraction abutment system for 3-dimensional distraction osteogenesis of the alveolar process:technical note. Technical note. Int J Oral Maxillofac Implants,2000,15（5）:731-737.

第六章　口腔颌面部感染

>> 导言

　　口腔颌面部感染以牙源性感染最常见。通过本章学习,重点掌握口腔颌面部感染的临床表现、诊断、处理原则和抗菌药物的合理使用;掌握口腔颌面部感染的病原菌种类、感染途径、智齿冠周炎;熟悉各种间隙感染、颌骨骨髓炎、颌面部疖痈的诊断和治疗;了解急性淋巴结炎以及特异性感染的临床特点与诊治原则。

第一节　概　　论

　　感染(infection)是指由各种生物性因子在宿主体内繁殖及侵袭,在生物因子与宿主相互作用下,导致机体产生以防御为主的一系列全身及局部组织反应的疾患。

　　口腔颌面部感染具有以下特点:

　　1. 颜面部血液循环丰富,鼻唇部静脉又常无瓣膜,致使在鼻根至两侧口角区域内发生的感染易向颅内扩散,而被称为面部的"危险三角区"。

　　2. 口腔颌面部正常时即有大量微生物存在,当遭受损伤、手术或全身抵抗力下降时会导致正常微生物生态失调的内源性或外源性感染发生。

　　3. 颜面及颌骨周围存在较多相互连通的潜在性筋膜间隙,其间含疏松的结缔组织(又称蜂窝组织),形成感染易于蔓延的通道。

　　4. 面颈部感染可以通过颈深筋膜中层沿气管前间隙、内脏血管隙和内脏血管后隙向颈部和纵隔扩散,形成更为广泛和严重的颈部及纵隔脓肿。

　　5. 随着广谱抗生素的广泛使用,颌面部感染病原菌耐药的情况越来越普遍。

一、口腔颌面部感染的途径及病原菌

(一)口腔颌面部感染的途径

口腔颌面部感染的途径主要有以下几种:

　　1. **牙源性**　病原菌通过病变牙或牙周组织进入体内发生感染。

　　2. **腺源性**　面颈部淋巴结既可继发于口腔、上呼吸道感染,引起炎症改变;淋巴结感染还可穿过淋巴结被膜向周围扩散,引起筋膜间隙的蜂窝织炎。

　　3. **损伤性**　继发于损伤后发生的感染。

　　4. **血源性**　机体其他部位的化脓性病灶通过血液循环引起的口腔颌面部化脓性病变。

　　5. **医源性**　医务人员操作时未严格遵守无菌技术造成的继发性感染称为医源性感染。

(二)病原菌

　　导致口腔颌面部感染的病原菌主要为口腔内的正常菌群,通常为金黄色葡萄球菌、溶血性链球菌、大肠杆菌等,这些细菌可以导致龋病、龈炎和牙周炎等疾病。当它们通过病变的牙髓或者牙周组织进一步侵入深层时,就会导致牙源性颌面部感染。几乎所有的口腔颌面部感染均是由多种细菌引起。此外,牙源性感染大多由需氧和厌氧菌混合感染造成。由单纯需氧菌引起的颌面部感

染约为5%,由单纯厌氧菌引起的感染约为35%,而由混合性需氧和厌氧菌引起的感染可达60%。绝大多数口腔颌面部感染起初由链球菌引起,随着厌氧菌的加入,感染变得持续并且复杂。此外,近期发现,耐药菌株引起的感染日益趋多,如耐甲氧西林金黄色葡萄球菌(MRSA)、耐万古霉素肠球菌(VRE)、耐万古霉素葡萄球菌(VRSA)等。

口腔的生态环境极为复杂。新生儿口腔一般无菌,与外界接触后可导致细菌定植。研究证实,早期定植的是唾液链球菌,随着乳牙萌出的生态环境变化,其他需氧或厌氧菌相继出现;约10岁时,菌种的定植过程基本完成,并进入成人菌群阶段。通常,菌群与宿主之间维持一种动态平衡而不引起宿主的不良反应。对口腔颌面部感染的原因,一般认为可能是外源性细菌感染所致;也可因机体的内外环境变化,导致口腔正常菌群失调而发生内源性感染。

口腔内的正常菌群或外来病原菌的污染,不一定会发生感染;只有当人体局部或全身的防御功能削弱,或病原菌数量、毒力过大时才会发病。急性感染发生后,若机体抵抗力强,并得到及时合理治疗,则感染可被局限,通过自行吸收或形成脓肿引流后痊愈。当机体抵抗力与病原菌毒力处于相持之势,或处理不当时,则感染可转为慢性过程。如细菌毒力超过人体抵抗力,或抗菌药物使用不力或无效时,感染可向周围组织蔓延,并通过淋巴管及血循环扩散,引起淋巴管炎、淋巴结炎或发生菌血症、转移性脓肿、海绵窦血栓性静脉炎、中毒性休克等严重并发症。

因病原菌不同,口腔颌面部感染可分为化脓性及特异性两大类,后者指结核、梅毒、放线菌等引起,其临床过程和治疗均有别于化脓性感染。

有些口腔颌面部感染并非细菌性,可由病毒、真菌等引起,如疱疹性口炎、念珠菌性口炎及HIV感染引起的口腔表现等。

二、口腔颌面部感染的临床表现

(一) 局部症状

化脓性炎症急性期,局部表现为红、肿、热、痛和功能障碍、引流区淋巴结肿痛等典型症状,但其程度因发生的部位、深浅、范围大小以及病程早晚而有差异。炎症累及咀嚼肌可导致不同程度的开口受限;病变位于口底、舌根、咽旁可有进食、吞咽、言语,甚至呼吸困难。腐败坏死性蜂窝织炎的局部皮肤呈弥漫性水肿,紫红色或灰白色,无弹性,有明显凹陷性水肿,由于组织间隙有气体产生可触及捻发音。当急性炎症局限为脓肿后,由于主要感染菌种的不同,其脓液性状也有差异,例如,金黄色葡萄球菌为黄色黏稠脓液;链球菌一般为淡黄或淡红稀薄脓液,有时由于溶血而呈褐色;铜绿假单胞菌的典型脓液为翠绿色,稍黏稠,有酸臭味;混合性细菌感染则为灰白或灰褐色脓液,有明显的腐败坏死臭味。感染的慢性期,由于病变组织有大量单核细胞浸润,正常组织被破坏,由增生的纤维结缔组织代替,因此局部形成较硬的炎性浸润块,并出现不同程度的功能障碍。有的脓肿形成未及时治疗而自行溃破,则形成长期排脓的窦(瘘)口。当机体抵抗力减弱或治疗不彻底时,慢性感染可再度急性发作。

(二) 全身症状

全身症状因细菌毒力及机体抵抗力不同而有差异,其表现有轻重之分。局部反应轻微的炎症可无全身症状;反之,局部炎症反应较重的,全身症状也较明显。全身症状包括畏寒、发热、头痛、全身不适、乏力、食欲减退、尿量减少等。实验室检查可见白细胞总数增高,中性粒细胞比例上升,核左移。病情较重而时间长者,由于代谢紊乱,可导致水、电解质失衡、酸中毒,甚或伴肝、肾功能障碍。严重感染伴败血症或脓毒血症时,可发生中毒性休克。患者全身反应低下,多器官功能衰竭,如脉搏微弱、血压下降、体温和白细胞计数不升高或低于正常时,均提示病情重笃。慢性炎症患者多表现为局部炎症久治不愈,长期排脓或反复发作,可伴有持续低热。因长期处于慢性消耗状态,患者可表现为全身衰弱和营养不良。

三、口腔颌面部感染的诊断

根据发病因素、临床表现,大多能作出正确诊断。如诊断及时,治疗得当,对缩短病程、防止感染扩散和加重均有重要意义。

炎症初期,感染区的红、肿、热、痛、功能障碍等是主要表现,也是诊断局部感染的基本依据。在炎症局限形成脓肿后,波动感又是诊断浅部脓肿的重要特征(图6-1)。深部脓肿,尤其是位于筋膜下层的脓肿,一般很难查到波动感,但压痛点比较明显,按压脓肿区的表面皮肤常出现凹陷性水肿。

对深部脓肿,为确定有无脓肿及具体部位,可用穿刺法协助诊断;必要时还可借助B超或CT;并且可在B超或CT引导下行深部脓肿穿刺或局部药物注入。进行脓液涂片、细菌培养及药敏试验,以选择合适的抗菌药物。如怀疑菌血症时,可行多次血培养。血

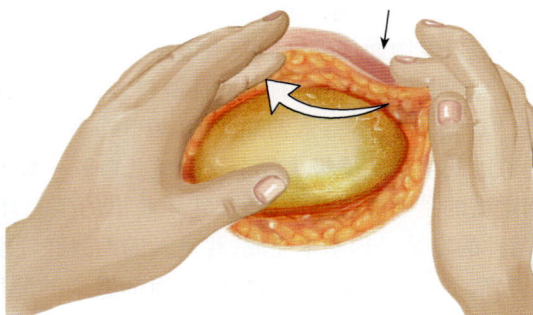

图6-1　脓肿波动感的检查方法

常规中白细胞检测是观察感染进展的基本方法,在重度感染或大量抗菌药物应用下,白细胞计数可无明显增加,但有核左移及中毒性颗粒出现。影像学检查对颌骨骨髓炎的诊断、病变范围、死骨形成等都能提供可靠依据。

四、口腔颌面部感染的治疗

口腔颌面部感染的治疗要从全身和局部两个方面考虑,但对轻度感染,仅用局部疗法即能治愈。对于严重的口腔颌面部感染,治疗应遵循以下原则:

(1) 务必仔细检查并判断感染的严重程度:感染的严重程度主要取决于感染的部位、波及范围以及是否有造成呼吸道阻塞的可能等因素。仅涉及口腔前庭部或皮下的感染,一般多为轻度感染。中度感染患者有可能会阻塞气道并造成插管困难等,如颌周的感染会使舌体抬高、会厌水肿,造成插管困难。严重的感染直接挤压呼吸道,并损伤重要的正常结构,如侵入颅内等。间隙感染严重程度的分级见表6-1。

表6-1　深筋膜间隙感染的严重程度及相应的解剖位置

严重程度	解剖位置
轻度	前庭区、腭部、皮下、颊间隙
中度	下颌下间隙、颏下间隙、舌下间隙、翼下颌间隙、咬肌间隙、颞浅间隙、颞深间隙、眶下间隙
重度	咽旁间隙、咽后间隙、气管前间隙
极重	纵隔、颅内感染

(2) 评估患者的全身状况:糖尿病、长期类固醇激素使用、器官移植、慢性肾病、血液疾病、恶性肿瘤、化疗、全身营养状况不良、酗酒以及艾滋病等可使患者抗感染能力下降,易引起感染扩散。糖尿病患者感染扩散较快且难以控制,应给予足够重视。此外,患者的心血管、呼吸系统和代谢性疾病在抗感染治疗中必须加以考虑。

(3) 局部外科处理:是治疗口腔颌面部感染的关键。其目的是确保呼吸道通畅,建立良好的引流,清除感染源。

(4) 全身支持治疗:包括充足的营养、维持水电解质平衡、控制血糖、血压、心脏病和肺部疾病等。

(5) 抗菌药物的合理使用:尽可能使用窄谱、低毒性、低副作用的抗菌药物,尽可能用灭菌而非抑菌。考虑费用。

(6) 及时评估患者的全身、局部情况和疗效,及时调整治疗方案。

关于口腔颌面部感染的治疗,具体见下述内容。

(一) 局部治疗

保持局部清洁,减少局部活动度,避免不良刺激,特别对面部疖、痈应严禁挤压,以防感染扩散。

(二) 手术治疗

手术治疗可达到脓肿切开和清除病灶两个目的。

1. 脓肿切开引流术　炎性病灶已化脓并形成脓肿,或脓肿已自溃而引流不畅时,都应进行切开引流或扩大引流术。局部炎症明显,病情发展迅速,如腐败坏死性蜂窝织炎,或全身有明显中毒症状者,也可早期切开,以达到减轻局部压力、阻止炎症继续扩散的目的。

（1）切开引流的目的

1）使脓液和腐败坏死物迅速排出体外,以达消炎解毒的目的。

2）解除局部疼痛、肿胀及张力,以防发生窒息(如舌根部、口底间隙脓肿)。

3）颌周间隙脓肿引流,以免并发边缘性骨髓炎。

4）预防感染向颅内和胸腔扩散或侵入血循环,并发海绵窦血栓性静脉炎、脑脓肿、纵隔炎、败血症等严重并发症。

（2）切开引流的指征

1）局部疼痛加重,并呈搏动性跳痛;炎性肿胀明显,皮肤表面紧张、发红、光亮;触诊时有明显压痛点、波动感,呈凹陷性水肿;或深部脓肿经穿刺有脓液抽出者。

2）口腔颌面部急性化脓性炎症,经抗菌药物控制感染无效,同时出现明显的全身中毒症状者。

3）颌周蜂窝织炎,如炎症已累及多间隙,出现呼吸困难或吞咽困难,可以早期切开减压,以迅速缓解呼吸困难及防止炎症继续扩散。

4）结核性淋巴结炎,经局部及全身抗结核治疗无效,皮肤发红已近自溃的脓肿,必要时可行切开引流。

（3）切开引流的要求

1）为达到体位自然引流的目的,切口位置应在脓腔的低位,以使引流道短、通畅、容易维持。

2）切口应尽量选择在愈合后瘢痕隐蔽的位置,切口长度取决于脓肿部位的深浅与脓腔的大小,以能保证引流通畅为原则;一般首选经口内引流。颜面脓肿应沿皮纹方向切开,勿损伤重要解剖结构,如面神经、血管和唾液腺导管等。

3）一般切开至黏膜下或皮下即可,按脓肿位置用血管钳直达脓腔后再用钝分离扩大创口。避免在不同组织层次中形成多处腔隙或通道,减少感染扩散,保证引流通畅。

4）手术操作应准确轻柔;颜面危险三角区的脓肿切开后,严禁挤压,以防感染向颅内扩散。

（4）建立引流:根据脓肿位置、深浅、脓腔大小,选用不同的引流方法。一般口内用碘仿纱条或橡皮片引流;口外脓肿可用盐水纱条或橡皮片、乳胶管,但均应注意引流材料的固定。每天更换敷料 1~2 次。脓腔大、范围广、脓液黏稠时,在更换敷料时,应选用 1%~3% 过氧化氢溶液、生理盐水或抗菌药物液冲洗。

2. 清除病灶　由牙源性感染引起的炎症治疗好转后,去除病灶牙是一个重要问题。颌骨骨髓炎应在急性期好转后,及早进行死骨及病灶清除术。

（三）全身治疗

全身治疗包括全身支持治疗和抗菌药物的合理使用。口腔颌面部感染并发全身中毒症状,都应在局部处理的同时,给予全身支持治疗,并及时有针对性地给予抗菌药物。对已发生菌血症、海绵窦血栓性静脉炎、全身其他脏器继发性脓肿形成、中毒性休克等严重并发症时,更应早期行全身治疗。

近年来,口腔颌面部感染出现了一些新的变化。有些患者开始仅仅为简单的牙周、根尖感染;颌面部的疖肿,以及简单口腔科手术后,感染却顽固难以治愈,并很快地发展、蔓延,变成严重感染,除广泛的颌面部、颈部多间隙感染外,常扩散形成海绵窦血栓性静脉炎、纵隔脓肿,全身脓毒血症、发生感染性休克。其主要原因为:①病原体多样化,混合性感染趋于复杂;②个体免疫力下降或有全身基础性疾病;③抗菌药物不规范使用,细菌耐药性增加。

为了制订有效的、合理的个体化用药方案,临床医师必须根据《抗菌药物临床应用指导原则》(2015 年版),熟悉各种抗菌药物的性能,掌握各种抗菌药的适应证和联合用药原则,预防可能发生的不良反应,避免长期、无针对性的大剂量广谱抗菌药物的滥用,抗菌药物治疗性应用的基本原则是:①诊断为细菌性感染者,方有指征应用抗菌药物;②尽早查明感染病原,根据病原种类及药物敏感试验结果选用抗菌药物;③抗菌药物的经验治疗。对于临床诊断为细菌性感染的患者,在未获知细菌培养及药敏结果前,或无法获取培养标本时,可根据患者的感染部位、基础疾病、发病情况、发病场所、既往抗菌药物用药史及其治疗反应等推测可能的病原体,并结合当地细菌耐药性监测数据,先给予抗菌药物经验治疗。待获知病原学检测及药敏结果后,结合先前的治疗反应调整用药方案;对培养结果阴性的患者,应根据经验治疗的效果和患者情况采取进一步诊疗措施;④按照药物的抗菌作用及其体内过程特点选择用药;⑤综合患者病情、病原菌种类及抗菌药物特点制订抗菌治疗方案。根据病原菌、感染部位、感染严重程度和患者的生理、病理情况及抗菌药物药效学和药动学证据制订抗菌治疗方案,包括抗菌药物的选用品种、剂量、给药次数、给药途径、疗程及联合用药等。

第二节　智齿冠周炎

智齿冠周炎(pericoronitis)是指智齿(第三磨牙)萌出不全或阻生时,牙冠周围软组织发生的炎症,临床上以下颌智齿冠周炎多见。

【病因】　人类种系发生和演化过程中,随着食物种类的变化,带来咀嚼器官的退化,造成颌骨长度与牙列所需长度的不协调。下颌第三磨牙是牙列中最后萌出的牙,因萌出位置不足,可导致程度不同的阻生。智齿在萌出过程中,牙冠可部分或全部为龈瓣覆盖,龈瓣与牙冠之间形成较深的盲袋,食物及细菌极易嵌塞于盲袋内(图6-2);加之冠部牙龈常因咀嚼食物而损伤,形成溃疡。当全身抵抗力下降、局部细菌毒力增强时,可引起冠周炎的急性发作。

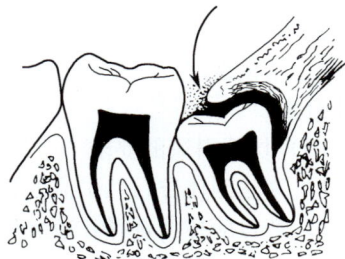

图6-2　阻生牙引起的盲袋

【临床表现】　智齿冠周炎常以急性炎症形式出现。冠周炎急性发作初期,一般全身无明显症状,患者自觉患侧磨牙后区胀痛不适,进食咀嚼、吞咽及开口运动时疼痛加重。如病情继续发展,局部可呈自发性跳痛或放射性痛。若炎症侵及咀嚼肌,可引起肌的反射性痉挛而出现不同程度的开口受限,甚至出现"牙关紧闭"。由于口腔不洁,出现口臭、舌苔变厚、患牙龈袋处有咸味分泌物溢出。

全身症状可有不同程度的畏寒、发热、头痛、食欲减退、大便秘结等。实验室检查可见白细胞总数增高,中性粒细胞比例上升。

慢性冠周炎在临床上多无明显症状,仅出现局部轻度压痛、不适。

口腔局部检查,多数患者可见智齿萌出不全,如为低位阻生或牙冠被肿胀的龈瓣全部覆盖时,需用探针探查,才可在龈瓣下检查出未全萌出的智齿。智齿周围软组织及牙龈红肿,龈瓣边缘糜烂,有明显触痛,龈袋内可挤压出脓液。病情严重者,炎性肿胀可波及腭舌弓和咽侧壁,并伴开口受限。化脓性炎症局限后,可形成冠周脓肿,有时可自行溃破。相邻的第二磨牙可有叩痛。有时第二磨牙远中颈部可因阻生牙等局部因素导致龋坏。此外,通常有患侧下颌下淋巴结肿胀、压痛。

冠周炎可直接蔓延或由淋巴管扩散,引起邻近组织器官或筋膜间隙的感染,具体如下:

1. 智齿冠周炎常向磨牙后区扩散,形成骨膜下脓肿。脓肿向外穿破,在咬肌前缘与颊肌后缘间的薄弱处发生皮下脓肿。穿破皮肤后,可形成经久不愈的面颊瘘。

2. 炎症沿下颌骨外斜线向前,可在相当于下颌第一磨牙颊侧黏膜转折处的骨膜下形成脓肿或破溃成瘘。

3. 炎症沿下颌支外侧或内侧向后扩散,引起相应间隙的感染(图6-3)。

【诊断】　根据病史、临床症状和检查,一般不难作出正确诊断。用探针检查可触及未萌出或阻生的第三磨牙牙冠。X线片检查可帮助了解未全萌出或阻生牙的生长情况;在慢性冠周炎的X线片上,有时可发现牙周骨质阴影(病理性骨袋)的存在。

必须注意的是,在下颌智齿冠周炎合并面颊瘘或下颌第一磨牙颊侧龈瘘时,可被误认为第一磨牙的炎症,特别是在第一磨牙及其牙周组织存在病变时,更易误诊。此外,应与第二磨牙远中颈部深龋引起的根尖周炎、第三磨牙区牙龈的恶性肿瘤相鉴别。

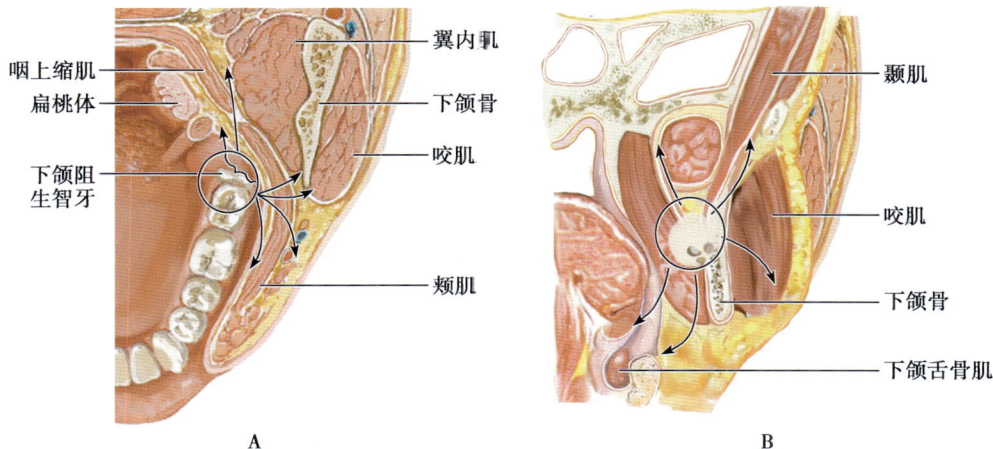

咽上缩肌
扁桃体
下颌阻
生智牙

翼内肌
下颌骨
咬肌
颊肌

颞肌
咬肌
下颌骨
下颌舌骨肌

A   B

图 6-3 智齿冠周炎的感染扩散途径
A. 向前、后、外、内向扩散（水平面观） B. 冠状面观：向上、下方向扩散

【治疗】智齿冠周炎发病初期仅有轻微症状,常被患者忽视而延误治疗,致使炎症迅速发展,甚至引起严重并发症。因此,早期诊断、及时治疗非常重要。

治疗原则是急性期消炎、镇痛、切开引流、增强全身抵抗力为主。当炎症转入慢性期后,若为不可能萌出的阻生牙应尽早拔除。

（一）急性期

1. **局部冲洗** 常用生理盐水、1%～3%过氧化氢溶液、0.1%氯己定溶液等反复冲洗龈袋,至溢出液清亮。局部擦干后,探针蘸碘甘油或少量碘伏液入龈袋内,每天1～3次,并用温热水等含漱剂漱口。

2. 根据局部炎症、全身反应程度以及有无其他并发症等,选择抗菌药物及全身支持治疗。

3. **切开引流** 如龈瓣附近形成脓肿,应及时切开并放置引流条。

（二）慢性期

1. **冠周龈瓣切除术** 急性炎症消退后,对有足够萌出位置且牙位正常的智齿,可在局麻下行冠周龈瓣切除,以消除盲袋。

2. **下颌智齿拔除术** 下颌智齿牙位不正;无足够萌出位置;相对的上颌第三磨牙位置不正或已拔除者,以及为避免冠周炎的复发,均应尽早予以拔除。伴有面颊瘘者,在拔牙的同时应切除瘘道,刮尽肉芽,缝合面部皮肤瘘口。

第三节 口腔颌面部间隙感染

口腔、颜面、颈部深面的知名解剖结构,均有致密的筋膜包绕。在这些解剖结构的筋膜之间,有数量不等而又彼此连续的疏松结缔组织填充。由于感染常沿这些阻力薄弱的结构扩散,故将其视为感染发生和扩散的潜在间隙。根据解剖结构和感染常见部位,将其分为不同的间隙。口腔颌面部间隙感染均为继发性,常见为牙源性或腺源性感染,损伤性、医源性、血源性较少见。感染多为需氧和厌氧菌引起的混合感染,也可为葡萄球菌、链球菌等引起的化脓性感染,或厌氧菌等引起的腐败坏死性感染。感染累及潜在筋膜间隙内结构,初期表现为蜂窝织炎;在脂肪结缔组织变性坏死后,则可形成脓肿。化脓性炎症可局限于一个间隙内,也可波及相邻的几个间隙,形成弥散性蜂窝织炎或脓肿;甚至可沿神经、血管扩散,引起海绵窦血栓性静脉炎、脑脓肿、败血症、纵隔炎等严重并发症。在感染发生、发展过程中表现出程度不同的全身症状。

颌面部间隙感染的处理原则与概论所述相同。如经过抗感染治疗或脓肿切开引流后临床表现仍无好转,肿胀继续增大,应排除恶性肿瘤继发感染的可能。

由于解剖部位各异,感染涉及间隙的多少不一,以及感染来源和病原菌的不同,每个患者的局部及全身表现也各具特征,治疗方法也各有侧重,临床上需区别对待,以下就各间隙的临床特点及局部处理原则分别叙述。

一、眶下间隙感染

眶下间隙(infraorbital space)位于眶下方、上颌骨前壁与面部表情肌之间。间隙中有从眶下孔穿出之眶下神经、血管以及眶下淋巴结。此外,尚有行走于肌间的内眦动脉、面静脉及其与眼静脉、眶下静脉、面深静脉的交通支(图6-4)。

【感染来源】多来自上颌尖牙、第一前磨牙和上颌切牙的根尖化脓性炎症和牙槽脓肿;此外,可因上颌骨骨髓炎的脓液穿破骨膜,或上唇底部与鼻侧的化脓性炎症扩散至眶下间隙引起。

【临床特点】眶下区肿胀范围常波及内眦、眼睑、颧部皮肤。肿胀区皮肤发红、张力增大,眼睑水肿、睑裂变窄、鼻唇沟消失。脓肿形成后,眶下区可触及波动感,口腔前庭龈颊沟处常有明显肿胀、压痛、易扪得波动感;少数可由此自行穿破,有脓液溢出。感染期由于肿胀及炎症激惹眶下神经,可引起不同程度的疼痛。

眶下间隙感染可向眶内直接扩散,形成眶内蜂窝织炎;亦可沿面静脉、内眦静脉、眼静脉向颅内扩散,并发海绵窦血栓性静脉炎。

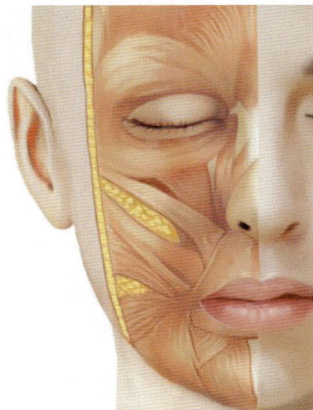

图6-4 眶下间隙的解剖位置

【治疗】眶下间隙蜂窝织炎阶段可全身应用抗菌药物;一旦脓肿形成,应及时作切开引流。按低位引流原则,常在口内上颌尖牙及前磨牙唇侧口腔前庭黏膜转折处作切口(图6-5);横行切开黏骨膜达骨面,用血管钳向尖牙窝方向分离脓肿,使脓液充分引流,生理盐水冲洗脓腔,留置橡皮引流条。待炎症控制后,应立即处理病灶牙。

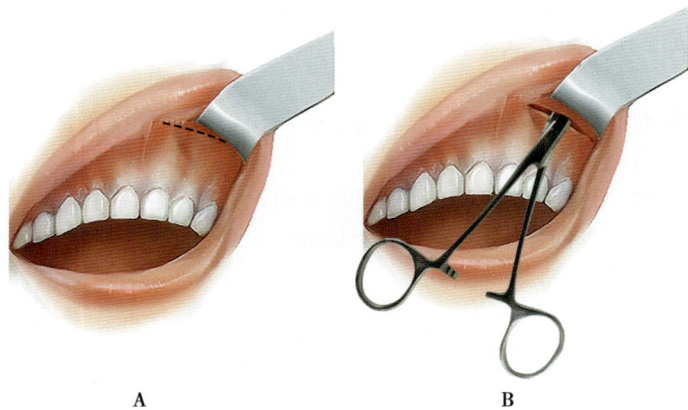

A　　　　　　　　　　**B**

图6-5 眶下间隙脓肿切开引流术
A.口内切口线 B.分离脓腔

二、颊间隙感染

颊间隙(buccal space)有广义和狭义之分。广义的颊间隙指位于颊部皮肤与颊黏膜之间颊肌周围的间隙。间隙内除含蜂窝结缔组织及颊脂垫外,尚有面神经分支、腮腺导管、面动脉、面静脉通过,颊淋巴结、颌上淋巴结等位于其中(图6-6)。狭义的颊间隙指咬肌与颊肌之间的一个狭小筋膜间隙,颊脂垫位于其中,此间隙亦称为咬颊间隙(masseteric-buccal space)。

颊间隙借血管、颊脂垫突及脂肪结缔组织与颞下间隙、颞间隙、咬肌间隙、翼下颌间隙、眶下间隙相通,成为感染相互扩散的通道。

【感染来源】颊间隙感染常来自上、下颌磨牙的根尖周脓肿或牙槽脓肿穿破骨膜,侵入颊间

ER6-2

动画:ER6-2
眶下间隙感染

学习笔记

ER6-3

动画:ER6-3
颊间隙感染

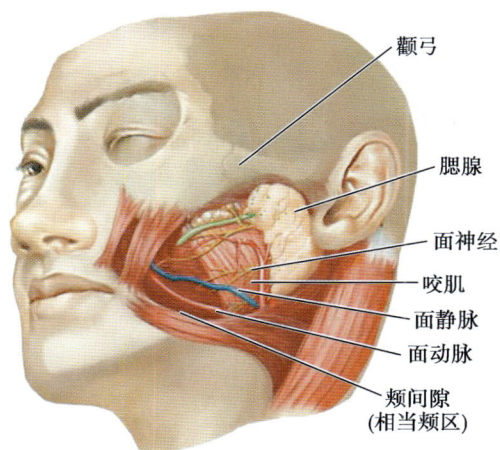

图 6-6　颊间隙的解剖位置

隙;也可因颊部皮肤损伤、颊黏膜溃疡继发感染,或颊、颌上淋巴结的炎症扩散所致。

【临床特点】 临床特点取决于脓肿形成的部位,在颊部皮下或黏膜下的脓肿,病程进展缓慢,肿胀及脓肿的范围较为局限。但感染波及颊脂垫时,则炎症发展迅速,肿胀范围波及整个颊部,并可向相邻间隙扩散,形成多间隙感染。

【治疗】 脓肿形成后,应按脓肿部位决定由口内或从面部作切开引流。口内切口应在脓肿低位,即口腔前庭、下颌龈颊沟之上切开(图 6-7)。颊部皮下脓肿可在脓肿浅表皮肤沿皮肤皱折线切开。广泛颊间隙感染则应从下颌骨下缘以下 1~2cm 处作平行于下颌骨下缘的切口,从切开的皮下向上潜行钝分离,进入颊部脓腔。注意避免损伤面神经下颌缘支及面动脉、面静脉等(图 6-8)。

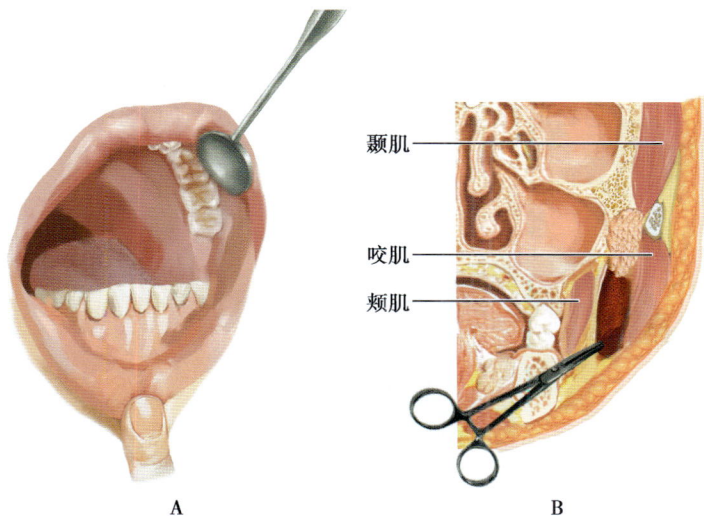

图 6-7　颊间隙脓肿口内切开引流术
A. 口内切口线　B. 分离脓腔

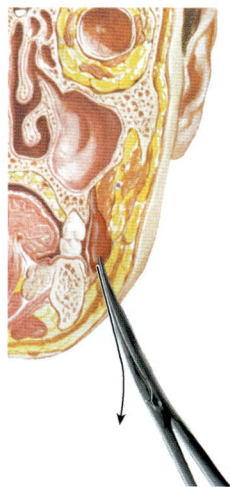

图 6-8　颊间隙脓肿口外切开引流术

三、颞间隙感染

颞间隙(temporal space)位于颧弓上方的颞区,借颞肌分为颞浅与颞深两个间隙;借脂肪结缔组织与颞下间隙、咬肌间隙、翼下颌间隙、颊间隙相通(图 6-9)。

【感染来源】 颞间隙感染常由咬肌间隙、翼下颌间隙、颞下间隙、颊间隙感染扩散引起。耳源性感染(化脓性中耳炎、颞乳突炎)、颞部疖痈以及颞部损伤继发感染也可波及颞间隙。

【临床特点】 取决于是单纯颞间隙感染,或是伴有相邻多间隙感染,肿胀范围可仅局限于颞部或同时有腮腺咬肌区、颊部、眶部、颧部等区广泛肿胀。病变区有凹陷性水肿,压痛、咀嚼痛和不同程度的开口受限。脓肿形成后,颞浅间隙脓肿可触及波动感,颞深间隙脓肿则需借助影像学检查或穿刺抽出脓液才能明确诊断。

颞肌坚厚,颞筋膜致密,深部脓肿难以自行穿破,脓液长期积存于颞骨表面,可引起颞骨骨髓炎。颞骨鳞部骨壁薄,内、外骨板间板障少,感染可直接从骨缝或通过进入脑膜的血管蔓延,导致脑膜炎、脑脓肿等并发症。

【治疗】 继发于相邻间隙感染的颞间隙蜂窝织炎,在其他间隙脓肿切开引流后,颞间隙的炎症也随之消退。但颞间隙脓肿形成后则需切开引流,根据脓肿的深浅、脓腔的大小而采用不同切口:

ER6-4

动画:ER6-4
颞间隙感染

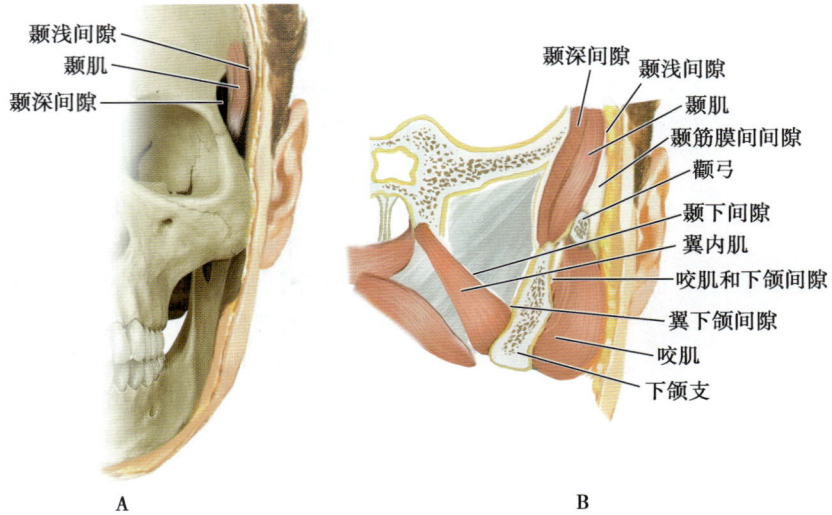

图 6-9 颞间隙的解剖位置
A.颞间隙的局部解剖　B.颞间隙的毗邻解剖关系

浅部脓肿可在颞部发际内作单个皮肤切口;深部脓肿可作两个以上与颞肌纤维方向一致的直切口;当疑有颞骨骨髓炎时,可沿颞肌附着作弧形皮肤切口,切开颞肌附着,由骨面翻起颞肌,使颞鳞部完全敞开引流。注意行弧形切口时,切忌在颞肌上作与肌纤维相交的横行切口,因为切断颞肌可损伤颞肌的神经、血管,破坏颞肌的功能(图 6-10)。如为多间隙感染,还应在下颌下区另作切口,行上下贯通式引流(图 6-11)。

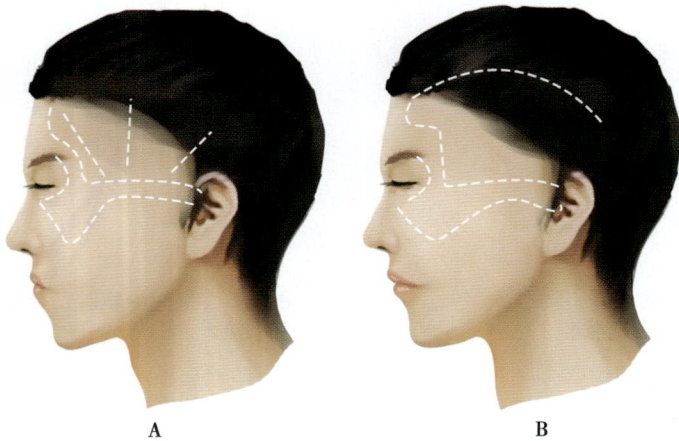

图 6-10 颞间隙脓肿切开引流术切口
A.直切口　B.弧形切口

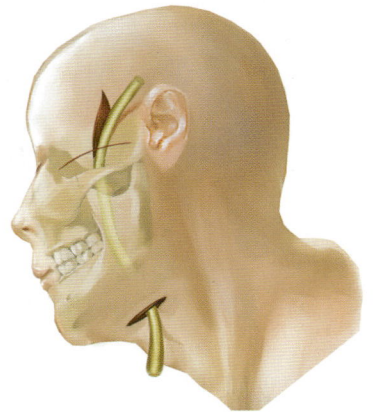

图 6-11 颞间隙及颞下间隙脓肿的贯通式引流

颞间隙脓肿切开引流后,如肿胀不消,脓液不减,探得骨面粗糙,经影像学检查确定已发生骨髓炎时,应积极行死骨及病灶清除术,以免进一步发生颅内感染。

四、颞下间隙感染

颞下间隙(infratemporal space)位于颅中窝底。该间隙中的脂肪组织、上颌动静脉、翼静脉丛、三叉神经上、下颌支的分支分别与颞、翼下颌、咽旁、颊、翼腭等间隙相通;还可借眶下裂、卵圆孔和棘孔分别与眶内、颅内通连,借翼静脉丛与海绵窦相通(图 6-12)。

【感染来源】 可从相邻间隙,如翼下颌间隙等感染扩散而来;也可因上颌结节、卵圆孔、圆孔阻滞麻醉时带入感染;或由上颌磨牙的根尖周感染或拔牙后感染引起。

【临床特点】 颞下间隙位置深在、隐蔽,感染发生时外观表现常不明显,仔细检查可发现颧弓上、下及下颌支后方微肿,有深压痛,伴有不同程度的开口受限。但颞下间隙感染常存在相邻间隙感染,因此可伴有颞部、腮腺咬肌区、颊部和口内上颌结节区肿胀,出现相应症状。临床表现有同侧眼球突出、眼球运动障碍、眼睑水肿、头痛、恶心等症状时,应警惕海绵窦静脉炎的可能性。

【治疗】 及时应用有效抗菌药物治疗。若症状缓解不明显,经口内(上颌结节外侧)或口外(颧弓与下颌切迹之间)途径穿刺有脓时,应及时切开引流。

切开引流途径可由口内或口外进行。口内在上颌结节外侧前庭黏膜转折处切开,以血管钳沿下颌支冠突内侧向后上分离至脓腔。口外切开多用沿下颌角下作弧形切口,切断颈阔肌后,通过下颌支后缘与翼内肌之间进入脓腔(图 6-12)。若伴有相邻间隙感染,原则上应与相应间隙贯通一并引流。

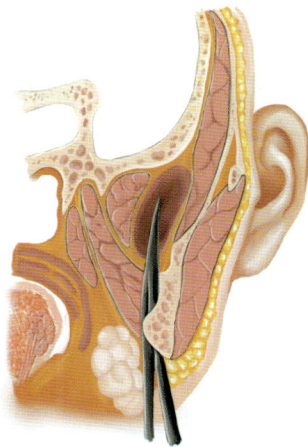

图 6-12　颞下间隙的解剖位置及口腔下颌角区切开引流术

五、咬肌间隙感染

咬肌间隙(masseteric space)位于咬肌与下颌支外侧骨壁之间。由于咬肌在下颌支及其角部附着宽广紧密,故潜在性咬肌间隙存在于下颌支上段的外侧部位,借颊脂垫、咬肌神经、血管与颊、翼下颌、颞、颞下等间隙相通(图 6-13)。咬肌间隙感染为最常见的颌面部间隙感染之一。

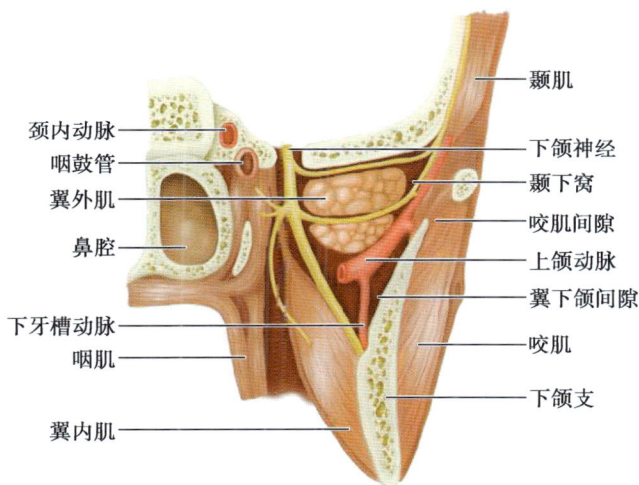

图 6-13　咬肌间隙的解剖位置

【感染来源】 主要来自下颌智齿冠周炎、下颌磨牙的根尖周炎、牙槽脓肿,亦可因相邻间隙如颞下间隙感染的扩散,偶有因化脓性腮腺炎波及者。

【临床特点】 典型症状是以下颌支及下颌角为中心的咬肌区肿胀、变硬、压痛伴明显开口受限。由于咬肌肥厚坚实,脓肿难以自行溃破,也不易触到波动感。若炎症持续 1 周以上,压痛点局限或有凹陷性水肿,经穿刺有脓液时,应行切开引流;否则,由于长期脓液蓄积,易形成下颌支的边缘性骨髓炎。

【治疗】 除全身应用抗菌药物外,局部可用物理疗法;一旦脓肿形成,应及时引流,临床上常用口外途径切开引流。口外切口从下颌支后缘绕过下颌角,距下颌下缘 2cm 处切开,切口长约 3～5cm。逐层切开皮下组织、颈阔肌以及咬肌在下颌角区的部分附着,用骨膜剥离器由骨面推起咬肌进入脓腔,引出脓液。冲洗脓腔后,建立充分引流(图 6-14)。如有边缘性骨髓炎,在脓液减少后应早期行病灶刮除术,术中除重点清除骨面死骨外,不应忽略咬肌下骨膜面附着之病灶小碎片及坏

动画:ER6-6
咬肌间隙感染

学习笔记

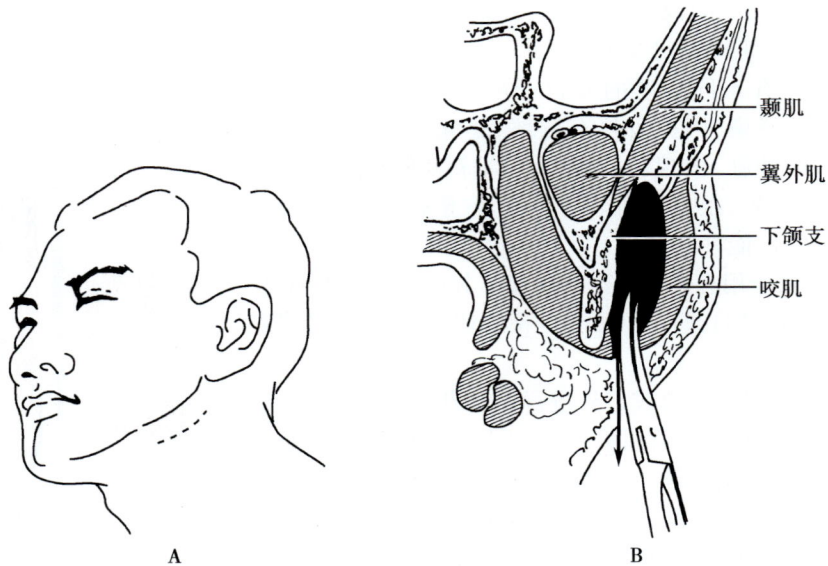

图 6-14　咬肌间隙脓肿口外切开引流术

A.口外切口线　B.分离进入脓腔

死组织,以利创口早期愈合。

咬肌间隙感染缓解或被控制后,应及早对引起感染的病灶牙进行治疗或拔除。

六、翼下颌间隙感染

翼下颌间隙(pterygomandibular space)位于下颌支内侧骨壁与翼内肌外侧面之间。此间隙中有从颅底卵圆孔出颅之下颌神经分支及下牙槽动、静脉穿过,借蜂窝组织与相邻的颞下、颞、颊、下颌下、舌下、咽旁、咬肌等间隙相通;经颅底血管、神经还可通入颅内(图 6-15)。

【感染来源】 常见为下颌智齿冠周炎及下颌磨牙根尖周炎症扩散所致;下牙槽神经阻滞麻醉时消毒不严或拔下颌第三磨牙时创伤过大,也可引起翼下颌间隙感染;此外,相邻间隙,如颞下间隙、咽旁间隙炎症也可波及。

【临床特点】 常是先有牙痛史,继而出现开口受限,咀嚼食物及吞咽疼痛;口腔检查可见翼下颌皱襞处黏膜水肿,下颌支后缘稍内侧轻度肿胀、深压痛。由于翼下颌间隙位置深在,即使脓肿已形成,亦难由临床直接触及波动,多需穿刺才可确定,因而常易延误诊断,致使炎症向邻近间隙扩散,形成颞下、咽旁、下颌下、颌后等多间隙感染,导致病情复杂。

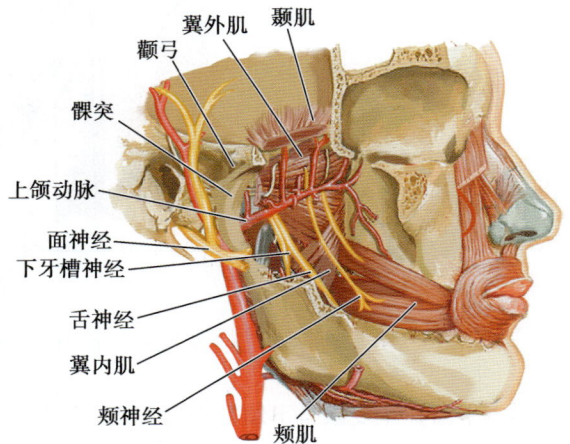

图 6-15　翼下颌间隙的解剖位置

【治疗】 感染初期应全身用抗菌药物,以控制炎症的发展和扩散。脓肿切开引流可从口内或口外进行。口内切开因受开口度的限制较少采用,口外途径具有易于暴露间隙及有利于姿势引流的优点。口内切口在下颌支前缘稍内侧,即翼下颌皱襞稍外侧,纵行切开 2~3cm,用血管钳钝性分开颊肌后,即可沿下颌支内侧进入翼下颌间隙(图 6-16)。

口外切口与咬肌间隙切口相似,在分离暴露下颌角下缘时,在其内侧切开部分翼内肌附着及骨膜,用骨膜分离器剥开翼内肌后进入间隙,放出脓液,冲洗脓腔后建立充分引流(图 6-17)。

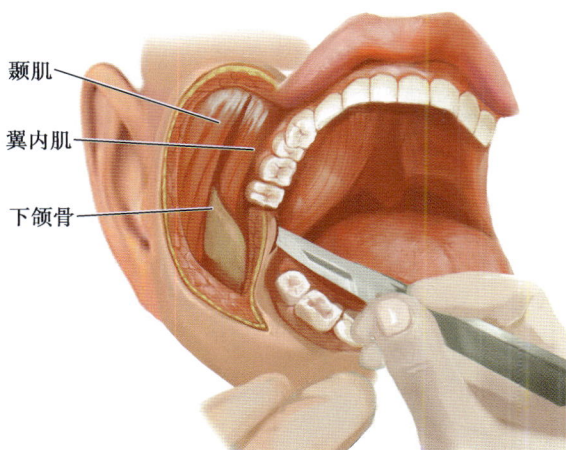

图 6-16　翼下颌间隙脓肿口内切开引流术

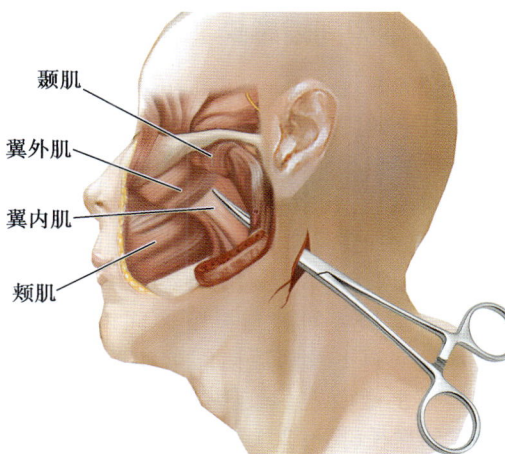

图 6-17　翼下颌间隙脓肿口外切开引流术

七、舌下间隙感染

舌下间隙(sublingual space)位于舌和口底黏膜之下,下颌舌骨肌及舌骨舌肌之上。由颏舌肌及颏舌骨肌将舌下间隙分为左右两部,两者在舌下肉阜深面相连通。舌下间隙后上与咽旁间隙、翼下颌间隙相通,后下通入下颌下间隙(图 6-18)。

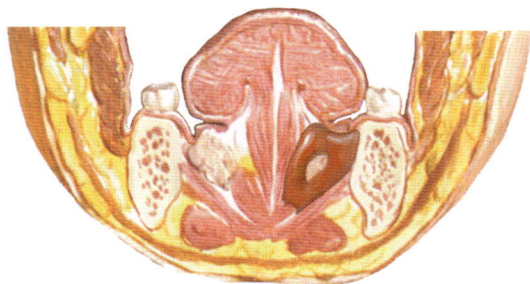

图 6-18　舌下间隙的解剖位置

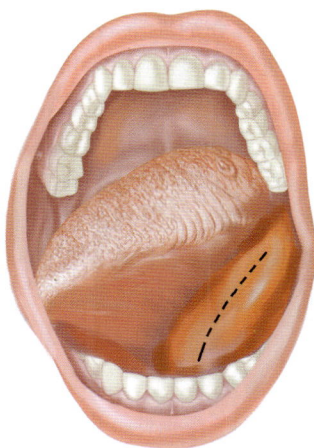

图 6-19　舌下间隙脓肿口内切开引流切口

【感染来源】　下颌牙的牙源性感染,口底黏膜损伤、溃疡以及舌下腺、下颌下腺导管的炎症均可引起舌下间隙感染。

【临床特点】　舌下间隙感染不多见,临床表现为一侧或双侧舌下肉阜或颌舌沟区口底肿胀,黏膜充血,舌体被挤压抬高、推向健侧、运动受限,言语、进食、吞咽出现不同程度的困难和疼痛。感染向口底后份扩散时,可出现开口受限和呼吸不畅。脓肿形成后,在口底可扪及波动;如自发穿破,则有脓液溢出。如感染为唾液腺来源,下颌下腺导管口可有脓液排出。相邻间隙受累时,出现相应颌周及下颌下脓肿的临床症状。

【治疗】　脓肿形成后,一般在口底肿胀最明显或波动区,与下颌体平行切开黏膜,钝分离进入脓腔引流。注意勿损伤舌神经、舌动脉、下颌下腺导管。对已溃破者,沿溃破口稍加扩大,置入引流条即可(图 6-19)。

舌下间隙感染易于由下颌舌骨肌后缘借下颌下腺体进入下颌下间隙。一旦形成下颌下脓肿,仅从口底引流效果不好,应及时由下颌下区作切开引流。

ER6-8

动画:ER6-8
舌下间隙感染

学习笔记

八、咽旁间隙感染

咽旁间隙（parapharyngeal space）位于咽腔侧方的咽上缩肌与翼内肌和腮腺深叶之间。由茎突及附着其上的诸肌将该间隙分为前、后两部，前部为咽旁前间隙，后部为咽旁后间隙。前间隙小，其中有咽深动、静脉及淋巴、蜂窝组织；后间隙大，有出入颅底的颈内动、静脉，第9～第12对脑神经及颈深上淋巴结等。咽旁间隙与翼下颌间隙、颞下、舌下、下颌下及咽后诸间隙相通。血管神经束上通颅内，下连纵隔，可成为感染蔓延的途径（图6-20）。

【感染来源】 多为牙源性，特别是下颌智齿冠周炎，腺源性如腭扁桃体炎以及相邻间隙感染的扩散。偶而继发于腮腺炎、耳源性炎症和颈深上淋巴结炎。

【临床特点】 局部症状主要表现为咽侧壁红肿、腭扁桃体突出，肿胀可波及同侧软腭、腭舌弓和腭咽弓，腭垂被推向健侧；如伴有翼下颌间隙、下颌下间隙炎症时，则咽侧及颈上部肿胀更为广泛明显。

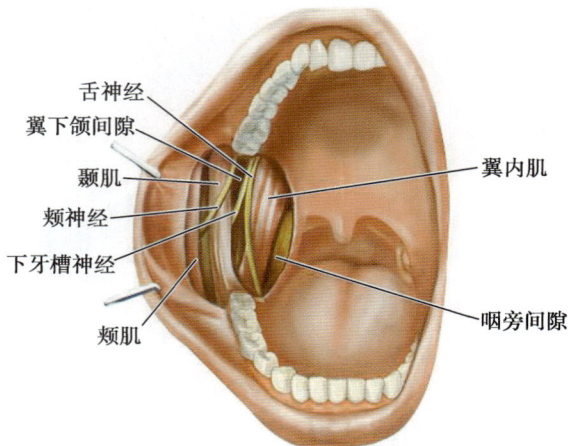

图 6-20 咽旁间隙的解剖位置

患者自觉吞咽疼痛、进食困难、开口受限；若伴有喉水肿，可出现声音嘶哑，以及不同程度的呼吸困难和进食呛咳。咽旁间隙内富含疏松结缔组织，血管丰富，感染如处理不及时，感染性坏死物质极易扩散和吸收，可引起难以控制的致命性全身脓毒菌血症。若感染累及咽后、咽旁、下颌下间隙等处的颈深筋膜间隙时，感染易通过筋膜间隙的平面扩散，并因呼吸、胸内负压及重力的作用，向下蔓延而形成纵隔脓肿。临床上应注意与局部表现相类似的疾病，如咽侧部发展迅速的恶性肿瘤、囊性病变继发感染相鉴别。诊断时应重视询问病史，如出现胸痛、呼吸困难，全身中毒症状明显时，要考虑纵隔感染。胸部 X 线片、胸部 CT 检查以及食管造影对诊断有重要价值；尤其是 CT 检查，能有效显示早期纵隔感染。

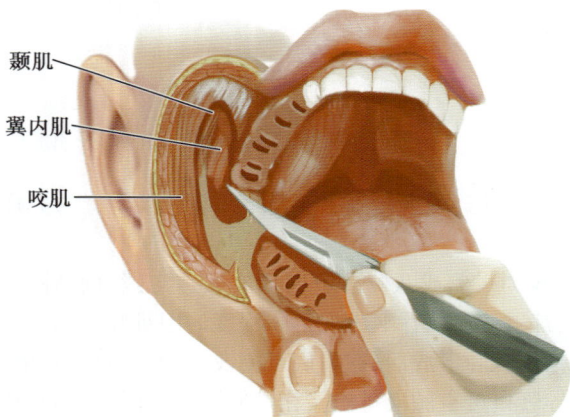

图 6-21 咽旁间隙脓肿口内切开引流术

【治疗】 咽旁间隙位置深在，脓肿形成与否一般采用穿刺方法确诊。穿刺系经口内翼下颌皱襞内侧进入咽上缩肌与翼内肌之间，抽出脓液后，立即行切开引流。

口内途径切开引流术：开口无明显受限的患者，可在翼下颌皱襞稍内侧，纵行切开黏膜层，黏膜下用血管钳顺翼内肌内侧钝性分离进入脓腔。黏膜切口不宜过深，以防误伤大血管和神经（图6-21）。

口外途径切开引流术：以患侧下颌角为中心，距下颌骨下缘 2cm 作约 5cm 长的弧形切口；分层切开皮肤、皮下、颈阔肌后，顺翼内肌之内侧，用血管钳向前、上、内方向钝性分离进入咽旁间隙；放出脓液后冲洗脓腔，建立充分引流。

九、下颌下间隙感染

下颌下间隙（submandibular space）位于下颌下三角内，周界与下颌下三角相同。间隙内包含下颌下腺和下颌下淋巴结，并有面动脉、面静脉、舌神经、舌下神经通过。该间隙向上经下颌舌骨肌后缘与舌下间隙相续;向后内毗邻翼下颌间隙、咽旁间隙;向前通颏下间隙;向下借疏松结缔组织与颈动脉三角和颈前间隙相连。因此,下颌下间隙感染可蔓延成口底多间隙感染(图6-22)。

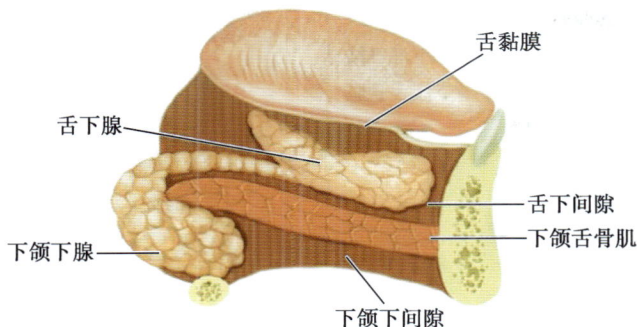

图 6-22 下颌下间隙的解剖位置

【感染来源】 多见于下颌智齿冠周炎、下颌后牙根尖周炎、牙槽脓肿等牙源性感染或下颌下淋巴结炎的扩散。化脓性下颌下腺炎有时亦可继发下颌下间隙感染。

【临床特点】 多数下颌下间隙感染以下颌下淋巴结炎为其早期表现。临床表现为下颌下区丰满,检查有明确边界的淋巴结肿大、压痛。化脓性下颌下淋巴结炎向结外扩散形成蜂窝织炎。下颌下间隙蜂窝织炎临床表现为下颌下三角区肿胀,下颌骨下缘轮廓消失,皮肤紧张、压痛,按压有凹陷性水肿。脓肿形成后,中心区皮肤充血,可触及明显波动。下颌下间隙因与舌下间隙相续,感染极易向舌下间隙扩散(图6-23),此时可伴有口底后份肿胀、舌运动疼痛、吞咽不适等症状。

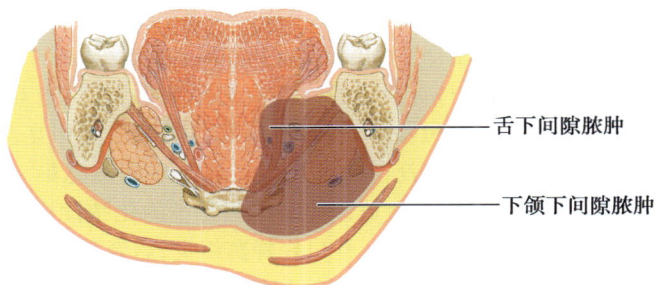

图 6-23 下颌下间隙脓肿引起舌下间隙脓肿的解剖关系

下颌下间隙感染应注意与化脓性淋巴结炎和因导管阻塞引起的潴留性下颌下腺炎相鉴别。

【治疗】 下颌下间隙形成脓肿时范围较广,脓腔较大,但若为淋巴结炎引起的蜂窝织炎,脓肿可局限于一个或数个淋巴结内,切开引流时必须分开形成脓肿的淋巴结包膜;才能达到引流的目的。

下颌下间隙切开引流的切口部位、长度应参照脓肿部位、皮肤变薄的区域决定。一般在下颌骨体部下缘以下2cm作与下颌骨下缘平行切口,切开皮肤、颈阔肌后,用血管钳钝性分离进入脓腔。如系淋巴结内脓肿,应分开淋巴结包膜,同时注意多个淋巴结脓肿的可能,术中应仔细检查,分别予以引流。

十、颏下间隙感染

颏下间隙(submental space)位于舌骨上区,为以颏下三角为界的单一间隙。间隙内有少量脂肪组织及淋巴结,此间隙借下颌舌骨肌、颏舌骨肌与舌下间隙相隔。两侧与下颌下间隙相连,感染易相互扩散(图6-24)。

【感染来源】 多来自于淋巴结炎症。下唇、颏部、舌尖、口底舌下肉阜、下颌前牙及牙周组织的淋巴回流可直接汇于颏下淋巴结,故以上区域的各种炎症、溃疡、损伤等均可引起颏下淋巴结炎,然后继发颏下间隙蜂窝织炎。

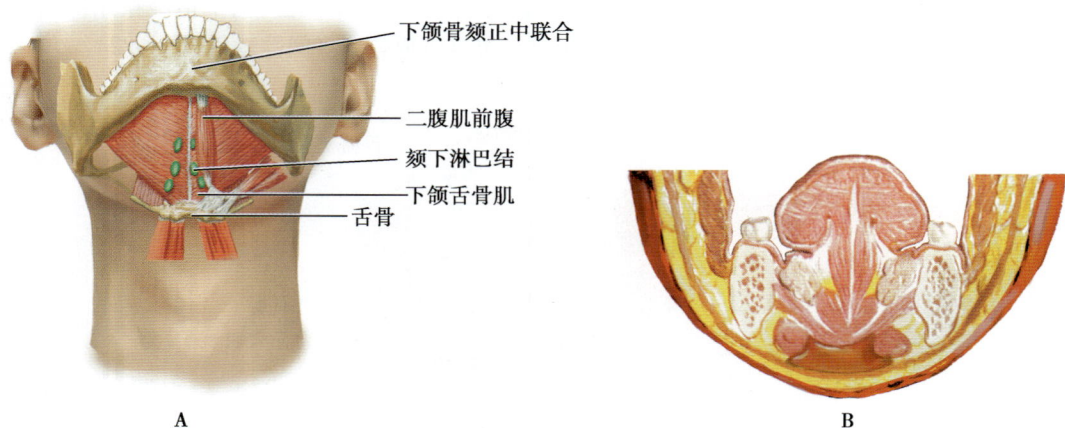

图 6-24　颏下间隙的解剖位置及脓肿形成
A. 解剖位置　B. 示脓肿形成区

【临床特点】由于颏下间隙感染多为淋巴结炎扩散引起，故病情一般进展缓慢，早期仅局限于淋巴结肿大，临床症状不明显。当淋巴结炎症扩散至结外后，才引起间隙蜂窝织炎。此时，肿胀范围扩展至整个颏下三角区，皮肤充血、发红，有压痛。脓肿形成后，局部皮肤呈紫红色，扪压有凹陷性水肿及波动感。感染向后波及下颌下间隙时，可表现出相应的症状。

【治疗】脓肿形成后，可在颏下肿胀最突出处作横行皮肤切口，分开颈阔肌达颏下间隙，建立引流。

十一、口底多间隙感染

口底多间隙感染又称为口底蜂窝织炎（cellulitis of the floor of the mouth），被认为是颌面部最严重而治疗最困难的感染之一。下颌骨与舌及舌骨之间有多组肌群，其行走互相交错，在肌与肌之间，肌与下颌骨之间充满着疏松结缔组织及淋巴结，使口底各间隙之间相互连通（图 6-25）。一个间隙感染，很容易向各间隙蔓延而引起广泛的蜂窝织炎。口底多间隙感染一般指双侧下颌下、舌下以及颏下间隙同时受累。其感染可能是金黄色葡萄球菌为主的化脓性口底蜂窝织炎；也可能是厌氧菌或腐败坏死性细菌为主引起的腐败坏死性口底蜂窝织炎，后者又称为路德维希咽峡炎（Ludwig's angina），临床上全身及局部反应均甚严重。当口底多间隙感染没有得到及时控制时，感染可沿颈深筋膜间隙向下扩散至颈部甚至到达纵隔，形成更为严重的颈部多间隙感染或纵隔脓肿（图 6-26）。近年来，急性下行性纵隔脓肿的临床报道有增加趋势，由于是一种发展迅速的致死性疾病，应引起临床重视。

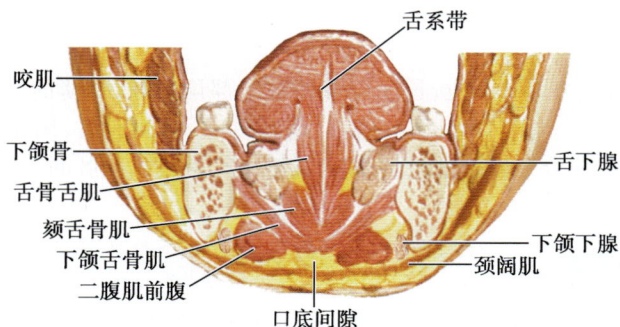

图 6-25　口底间隙的解剖位置

【感染来源】口底多间隙感染可来自下颌牙的根尖周炎、牙周脓肿、骨膜下脓肿、冠周炎、颌骨骨髓炎的感染扩散，或下颌下腺炎、淋巴结炎、急性扁桃体炎，口底软组织和颌骨损伤等。

【临床特点】化脓性病原菌引起的口底蜂窝织炎，病变初期肿胀多在一侧下颌下间隙或舌下

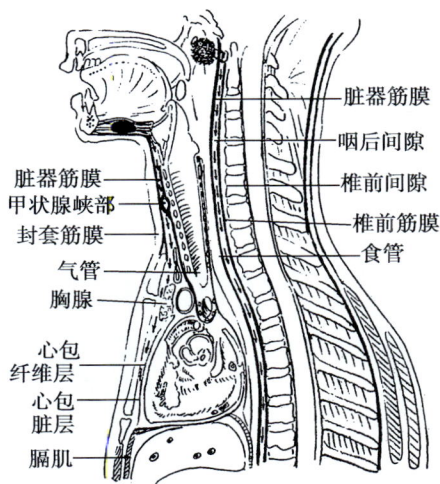

图 6-26 口底多间隙感染脓肿与纵隔相通

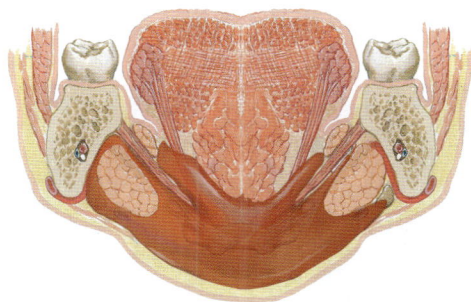

图 6-27 口底间隙蜂窝织炎及脓肿形成部位

间隙。因此,局部特征与下颌下间隙或舌下间隙蜂窝织炎相似。如炎症继续发展,扩散至整个口底间隙时,则双侧下颌下、舌下口底及颏部均有弥漫性肿胀(图 6-27)。

腐败坏死性病原菌引起的口底蜂窝织炎表现为软组织的广泛副性水肿。颌周有自发性剧痛、灼热感,皮肤表面略粗糙而红肿坚硬。肿胀区皮肤呈紫红色、压痛、明显凹陷性水肿、无弹性。随着病变发展,深层肌组织发生坏死、溶解,有液体积聚而出现波动感。皮下因有气体产生,可扪及捻发音。切开后有大量咖啡色、稀薄、恶臭、混有气泡的液体,并可见肌组织呈棕黑色,结缔组织为灰白色,但无明显出血。病情发展过程中,口底黏膜出现水肿,舌体被挤压抬高,舌尖可推至上、下颌前牙之间。舌下肉阜区黏膜出血,可见青紫色瘀斑。由于舌体僵硬、运动受限,常使患者言语不清、吞咽困难。如肿胀向舌根发展,则可出现呼吸困难,以致患者不能平卧;严重者烦躁不安,呼吸短促、口唇青紫、发绀,甚至出现"三凹"征,此时有发生窒息的危险。

个别患者的感染可沿颈深筋膜间隙或食管后间隙向纵隔扩散,表现出纵隔感染的相应症状。纵隔脓肿往往伴有高热、咽喉痛、颈部活动受限、胸痛、吞咽及呼吸困难;还可出现胸骨上窝饱满、胸锁关节处压痛、胸前壁皮肤下捻发音等,甚至出现中毒性休克。胸部 X 线片检查可发现纵隔内局限性阴影或纵隔增宽,胸部 CT 检查更有助于诊断。严重者尚可并发心包积液、胸腔积液及上腹壁脓肿。

口底多间隙感染的全身症状常很严重,但在腐败坏死性蜂窝织炎时,由于全身中毒,体温反而不升。患者呼吸短浅,脉搏频弱,甚至血压下降,出现休克。

【治疗】 口底蜂窝织炎的治疗宜遵守以下原则:

1. 做好呼吸道管理 为保证呼吸道通畅,口底蜂窝织炎宜积极早期行切开减压及引流术。对于婴幼儿,即使没有明显呼吸困难,也要做好气管切开的准备。如有呼吸困难或窒息,应及早行气管切开。

2. 早期积极使用抗菌药物 应首先按照经验性用药选择抗菌药物,然后根据细菌培养及药物敏感试验,再调整抗菌药物。由于细菌培养前应用了多种抗菌药物,因此培养的阳性率有时不高,但不能因此而放弃细菌培养。长期应用广谱抗菌药物,需谨防肠道菌群失调。

3. 早期行广泛切开引流 切开引流时,一般根据肿胀范围或脓肿部位,从口外选择皮肤发红、有波动感的部位切开。如局部肿胀呈弥漫性或有副性水肿,而且脓肿在组织深层难以确定,也可先行穿刺,确定部位后再行切开。如肿胀范围广泛,或已有

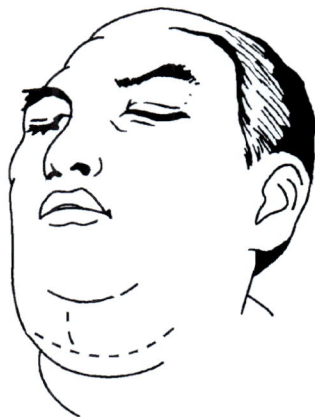

图 6-28 口底间隙蜂窝织炎广泛切开的倒 T 形切口

呼吸困难,则应作广泛切开。其切口可在双侧下颌下、颏下作与下颌骨平行的衣领形或倒T形切口(图6-28)。术中除应将口底广泛切开外,还应充分分离口底肌群,使口底各个间隙的坏死组织及脓液得到充分引流。如为腐败坏死性病原菌引起的口底蜂窝织炎,肿胀一旦波及颈部及胸前区,皮下又触到捻发音时,应按皮纹行多处切开,达到敞开创口,改变厌氧环境和充分引流的目的。如感染已扩散至纵隔,发展成纵隔脓肿,应及早在增强CT导航下,经颈部切口将引流管精准插入纵膈内脓腔启动负压引流。操作时,避免损伤上腔静脉导致大出血严重并发症(图6-29)。

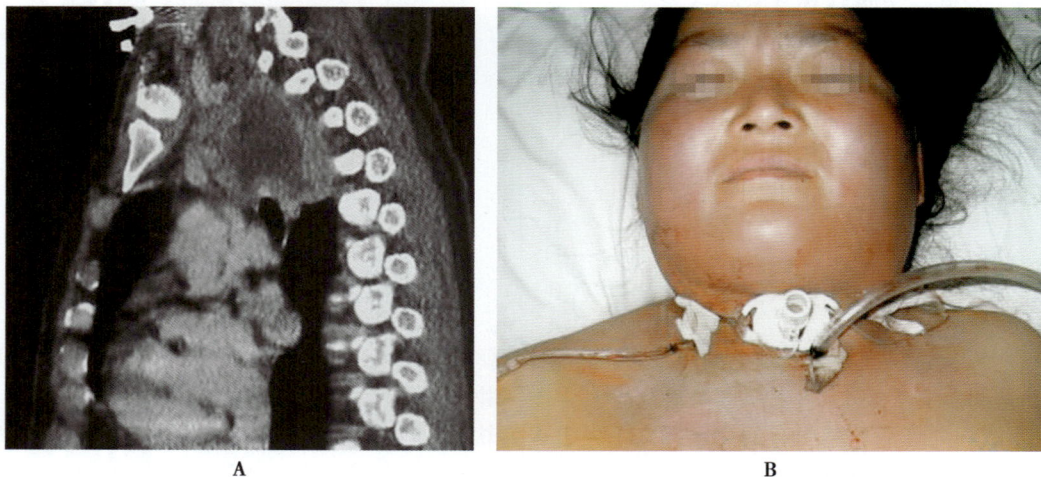

图6-29　纵隔脓肿形成及切开引流
A. 增强CT下显示纵隔脓肿形成　B. 纵隔脓肿切开引流及负压吸引

4. 积极进行全身支持治疗　对于严重的多间隙感染合并颈部及纵隔感染的患者,由口腔颌面外科、胸外科、内科、麻醉科、急诊科等多学科联合治疗,能更有效合理地利用多种措施,降低死亡率。

第四节　颌骨骨髓炎

颌骨骨髓炎(osteomyelitis of the jaws)是由细菌感染以及物理或化学因素使颌骨产生的炎性病变。颌骨骨髓炎的含义并不单纯限于骨髓腔内的炎症,而指包括骨膜、骨皮质、骨髓以及骨髓腔内的血管、神经等整个骨组织发生的炎症过程。

颌骨骨髓炎可分为化脓性颌骨骨髓炎与特异性颌骨骨髓炎。临床上以牙源性感染引起的化脓性颌骨骨髓炎最多见,特异性骨髓炎(结核、梅毒等)较少。近年来,物理性和化学性因素包括药物引起的颌骨坏死有日益增多的趋势,应引起口腔颌面外科临床的高度重视。

一、化脓性颌骨骨髓炎

化脓性颌骨骨髓炎(pyogenic osteomyelitis of jaws)约占各类型颌骨骨髓炎的90%以上。主要发生于下颌骨,婴幼儿化脓性颌骨骨髓炎则以上颌骨最多见。

【感染来源】病原菌主要为金黄色葡萄球菌,其次是溶血性链球菌,以及肺炎双球菌、大肠杆菌、变形杆菌等。临床上多为混合性细菌感染。

感染途径主要有以下几种:

1. **牙源性感染**　临床上最为多见,占化脓性颌骨骨髓炎的90%左右。一般常见在机体抵抗力下降和细菌毒力强时由急性根尖周炎、牙周炎、智齿冠周炎等牙源性感染直接扩散引起。

2. **损伤性感染**　因口腔颌面部软硬组织损伤或异物存留,导致细菌侵入颌骨内,引起损伤性颌骨骨髓炎。

3. **血源性感染**　临床上多见于儿童,感染经血行扩散至颌骨发生的骨髓炎,一般都有颌面部或全身其他部位化脓性病变或菌血症史。

【临床表现】 根据感染的原因及病变特点,临床上将化脓性骨髓炎分为两类,即中央性(型)颌骨骨髓炎及边缘性(型)颌骨骨髓炎。

1. **中央性颌骨骨髓炎** 多在急性化脓性根尖周炎及根尖周脓肿的基础上发生。炎症先在骨髓腔内发展,再由颌骨中央向外扩散,可累及骨密质及骨膜。化脓性中央性颌骨骨髓炎绝大多数发生在下颌骨,这与颌骨局部解剖有密切关系。因上颌骨有窦腔,骨组织疏松,骨板薄,血管丰富,侧支循环多,有感染时易穿破骨壁向低位的口腔引流,骨营养障碍及骨组织坏死的机会少,死骨形成的区域也小,不易发展成弥散性骨髓炎。而下颌骨骨外板厚、致密,单一血管供应,侧支循环少,炎症发生时不易穿破引流,血管栓塞后可造成大块骨组织营养障碍,导致死骨形成(图6-30)。

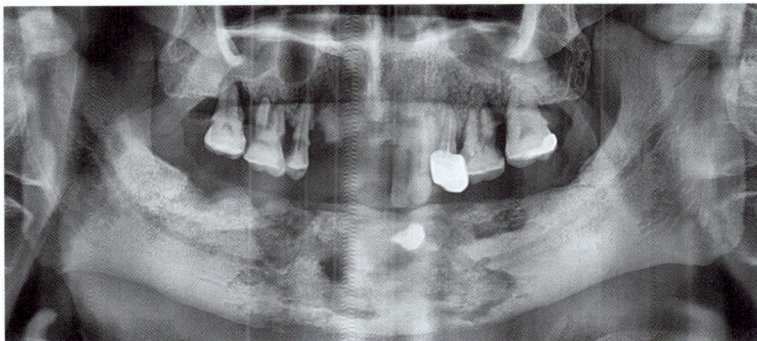

图6-30 全景片示下颌骨中央性颌骨骨髓炎

中央性颌骨骨髓炎按临床发展过程分为急性期和慢性期。

(1) 急性期:由于细菌的毒性、全身状态、炎症发展的严重程度与病变的范围不同,其临床表现也有明显差异。

骨髓炎发病的初期,炎症常局限于牙槽突或颌骨体部的骨髓腔内。因为炎症被致密骨板包围,不易向外扩散,患者自觉病变区牙有剧烈疼痛,疼痛可向半侧颌骨或三叉神经分布区放射。受累区牙松动,有伸长感,不能咀嚼。

中央性颌骨骨髓炎在急性期如未及时控制,可见受累部位牙龈明显丰满、充血,有脓液从松动牙的龈袋溢出。炎症继续发展,破坏骨板,溶解骨膜后,脓液始由口腔黏膜和面部皮肤溃破。若骨髓腔内的感染不断扩散,可在颌骨内形成弥散型骨髓炎。

下颌骨中央性颌骨骨髓炎可沿下牙槽神经管扩散,波及一侧下颌骨,甚至越过中线累及对侧下颌骨;下牙槽神经受到损害时,可出现下唇麻木。如果病变波及下颌支、髁突及冠突时,翼内肌、咬肌等受到炎症激惹而出现不同程度的开口受限。在少数患者,炎症还可能向颅底或中耳蔓延。

上颌骨中央性颌骨骨髓炎罕见,很少形成广泛的骨质破坏。在炎症波及整个上颌骨体时,常伴有化脓性上颌窦炎,致鼻腔也有脓液外溢。如炎症突破骨外板,可向眶下、颊、翼腭窝或颞下等部位扩散,或直接侵入眼眶,引起眶周及球后脓肿。

炎症在急性期内未能得到控制,可因颌骨内的血管栓塞,导致营养障碍与坏死,形成死骨,并进入慢性期。

(2) 慢性期:颌骨骨髓炎常在发病2周后由急性期转为慢性期,并逐步进入死骨形成及分离阶段。其临床特点主要是口腔内及颌面部皮肤形成瘘管,大量炎性肉芽组织增生,触之易出血,长期排脓;有时随脓液排出死骨片。如有大块死骨或多数死骨形成,在下颌骨可发生病理性骨折,出现咬合错乱与面部畸形。如不进行及时有效的治疗,病情可延续很久而不愈,造成机体慢性泪耗与中毒、消瘦、贫血等症状。从口腔黏膜瘘管排出的脓液,不断进入消化道,有时可引起明显的胃肠道症状。

儿童化脓性颌骨骨髓炎多由于上颌乳牙牙髓坏死,引起根尖周炎而发生上颌骨骨髓炎。病变过程可破坏颌骨内的牙胚组织,导致恒牙不能正常萌出或缺失,产生咬合错乱,影响患侧颌骨的正常发育,从而导致面部严重畸形。

2. **边缘性颌骨骨髓炎** 指继发于骨膜炎或骨膜下脓肿的骨皮质的炎性病变,常在间隙感染基础上发生。下颌骨为好发部位,其中又以下颌支及下颌角部居多(图6-31)。边缘性颌骨骨髓炎的发病过程也有急性与慢性之分,病变可以是局限型或弥散型。

边缘性骨髓炎的感染来源与中央性骨髓炎一样,多为牙源性,其中又以下颌智齿冠周炎为最多。感染途径是首先累及咬肌间隙或翼下颌间隙,然后侵犯下颌骨骨膜,发生骨膜炎,形成骨膜下脓肿(即咬肌或翼下颌间隙脓肿),以后再损害骨皮质。当骨膜被溶解后,造成血管栓塞,引起该区骨密质营养障碍,发生皮质软化,似蜡状,伴小片状死骨形成,骨面粗糙,有脓性肉芽。边缘性骨髓炎如不及时治疗,病变可继续向深层髓腔内发展。

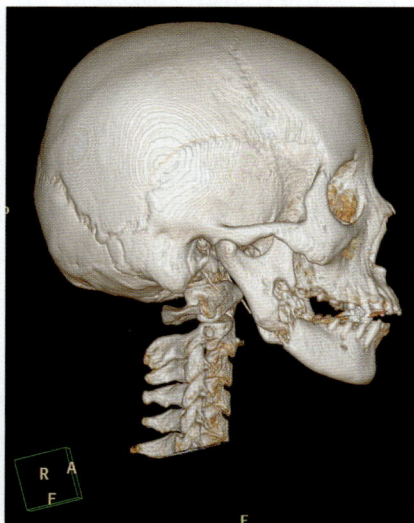

图6-31 三维 CT 示下颌骨边缘性颌骨骨髓炎

急性期边缘性骨髓炎的临床特点与颌周间隙如咬肌间隙、翼下颌间隙感染相似。而慢性期病程延续较长而不缓解,或缓解后再反复发作。由于炎症侵犯咬肌,多有不同程度的开口受限和进食困难。

根据骨质损害的病理特点,边缘性骨髓炎可进一步分为骨质增生型与骨质溶解破坏型。

(1)增生型:多见于青年人。由于患者身体抵抗力较强,致病的病原菌毒力较弱,骨质破坏不明显,主要呈增生型病变。组织病理学检查可见骨密质增生,骨松质硬化;骨膜反应活跃,有少量新骨形成(图6-32)。

增生型的主要特点是全身症状不明显,局部病变发展缓慢。患侧下颌支及腮腺咬肌区肿硬,皮肤无急性炎症,局部压迫有不适感或轻微疼痛。下颌骨 X 线片见有明显的骨皮质增生,呈致密影像。

(2)溶解破坏型:多发生在急性化脓性颌周间隙蜂窝织炎之后。骨膜、骨皮质已被溶解、破坏,常在骨膜或黏膜下形成脓肿,一旦自溃或切开引流,则遗留瘘管,常久治不愈(图6-33)。

溶解破坏型 X 线片可见病变区骨密质破坏,骨质疏松脱钙,形成不均匀的骨粗糙面。由于病程长,局部骨质逐渐软化,肉眼观很像蜡样骨质,伴有脓性肉芽组织及小块薄片状死骨形成。死骨与周围正常骨质有时不能完全分离,而表现边界不清,很少有大块死骨形成。如果病情未能得到控制,虽为慢性炎症,但可反复急性发作,病变逐渐向颌骨内扩展而波及骨髓腔,形成广泛的骨坏死。

【诊断】 根据病史、病因、临床表现及 X 线片检查等,对颌骨骨髓炎一般能作出正确诊断。

急性颌骨骨髓炎的主要诊断依据是全身及局部症状明显,与间隙感染急性期表现相似。病灶牙以及相邻的多数牙出现叩痛、松动,甚至牙槽溢脓。患侧下唇麻木是诊断下颌骨骨髓炎的有力证据。上颌骨骨髓炎波及上颌窦时,可有上颌窦炎的症状,有时从患侧的鼻腔溢脓。

慢性颌骨骨髓炎的主要诊断依据是局部口内或口外溢脓;死骨形成后,可随脓液排出小片死骨;用探针检查瘘或窦口可触及骨面粗糙。全身症状不明显。慢性期中央性颌骨骨髓炎与慢性期边缘性颌骨骨髓炎在影像学上的区别主要是:中央性颌骨骨髓炎慢性期 X 线可见大块死骨形成,周围骨质分界清楚或伴病理性骨折;边缘性颌骨骨髓炎慢性期 X 线可见骨皮质疏松脱钙或骨质增生硬化,或有小死骨块,与周围骨质无明显分界。

增生型下颌边缘性骨髓炎应与骨肉瘤及纤维骨瘤相鉴别;下颌骨中央性颌骨骨髓炎应注意与下颌骨中心性癌相鉴别,诊断上颌骨骨髓炎时应排除上颌窦癌的可能。

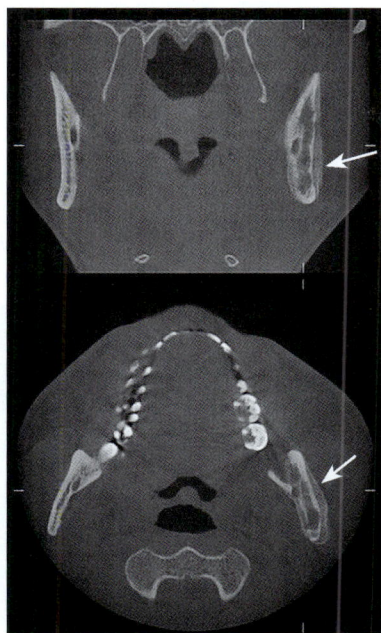

图 6-32　边缘性骨髓炎（增生型）

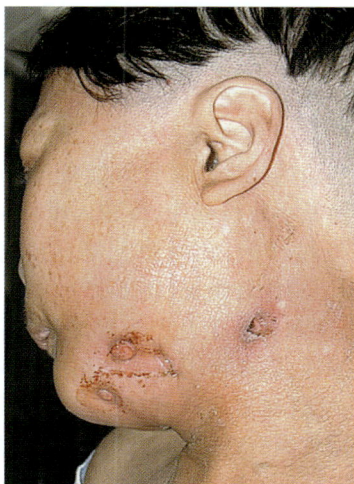

图 6-33　下颌骨边缘性颌骨骨髓炎皮肤瘘口

【治疗】

1. 急性颌骨骨髓炎的治疗原则，与一般急性炎症相同。但急性化脓性颌骨骨髓炎一般都来势迅猛，病情重，并常有引起血行感染的可能。因此，应首先注意全身支持及药物治疗，同时配合必要的手术治疗。

（1）外科治疗：其目的是引流脓液及去除病灶。急性中央性颌骨骨髓炎，一旦判定骨髓腔内有化脓性病灶，应及早拔除病灶牙及相邻的松动牙，引流脓液。这样既可防止脓液扩散，又能通过减压而减轻疼痛。如经拔牙未能达到引流目的，症状也不减轻时，则应考虑凿去部分骨外板，以达到敞开髓腔、充分排脓、迅速解除疼痛的效果。如果颌骨内炎症自行穿破骨板，形成骨膜下脓肿或颌周间隙蜂窝织炎，可根据脓肿部位从低位切开引流。

（2）药物治疗：颌骨骨髓炎的急性期，尤其是中央性颌骨骨髓炎，应根据临床表现，细菌培养及药物敏感试验结果，给予足量、有效的抗菌药物，以控制炎症的发展，同时注意全身必要的支持疗法。物理疗法对急性炎症初期有一定效果，可用超短波缓解疼痛。

2. 慢性颌骨骨髓炎的手术治疗　当颌骨骨髓炎进入慢性期有死骨形成时，必须用手术去除已形成的死骨和病灶，手术时应同时拔除病灶牙。由于中央性颌骨骨髓炎及边缘性颌骨骨髓炎的颌骨损害特点不同，故手术方法及侧重点也不尽一致。

中央性骨髓炎死骨已分离，除摘除死骨外，尚应刮除不健康的炎性肉芽组织。如病灶尚未穿破颌骨外板或穿孔甚小，骨皮质变薄，可见骨皮质呈暗红色，骨组织疏松且稍隆起，此时应用骨凿或咬骨钳去除病变区的骨皮质，充分暴露手术野，将死骨清除干净（图 6-34）。分散的多个病灶要仔细地分别刮除。儿童手术时还应注意勿损伤健康牙胚；如牙胚已感染，也应同时摘除。

慢性边缘性骨髓炎受累区骨皮质变软，仅有散在的浅表性死骨形成，故常用刮除方式清除。手术时可见骨面粗糙，失去正常色泽，骨质疏松、软化，用刮匙可一层层刮下似黄蜡状的骨质。有

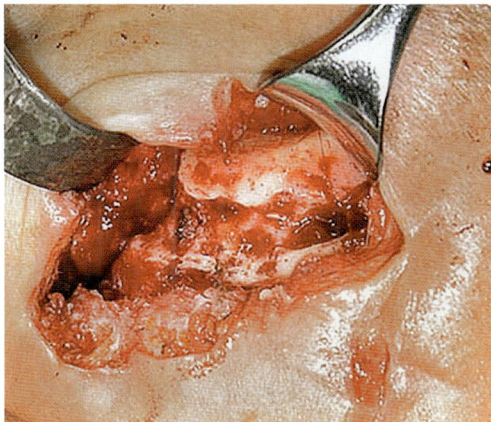

图 6-34　下颌骨死骨

133

时亦可见骨密质上有小块片状死骨或沙石状死骨。术中应注意下颌支、髁突颈部及掀起的组织内不能有死骨及感染肉芽遗留,宜仔细反复刮除。当感染侵入骨松质时,骨外板可呈腔洞状损害,有的呈单独病灶,有的呈数个病灶互相通连;病灶腔洞内充满大量炎性肉芽组织,此时手术应以刮除病理性肉芽组织为主。

二、新生儿颌骨骨髓炎

新生儿颌骨骨髓炎(osteomyelitis of the jaw in the neonate)一般指发生在出生后 3 个月以内的化脓性中央性颌骨骨髓炎。口腔颌面外科临床上很少见到初治的新生儿颌骨骨髓炎,因初发病时大多在产科及小儿科就诊,待转入慢性期后始到口腔颌面外科诊治,此时患儿早已度过新生儿期,可称为婴幼儿骨髓炎(图 6-35)。

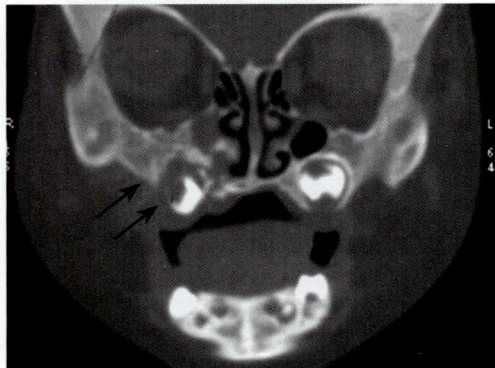

图 6-35　新生儿颌骨骨髓炎

【感染来源】　新生儿上颌骨骨髓炎的感染来源多为血源性,但亦可因牙龈损伤或母亲患化脓性乳腺炎,哺乳时使病原菌直接侵入而引起。泪囊炎或鼻泪管炎有时也可伴发上颌骨骨髓炎。

【临床表现】　主要发生于上颌骨。患儿早期主要出现面部、眶下及内眦部皮肤红肿;以后病变迅速向眼睑周围扩散,甚至出现眼睑肿胀、结膜外翻或眼球外突。

由于新生儿的上颌骨发育不成熟,上颌窦未完全形成,故感染很快波及上颌牙槽突而出现上牙龈及硬腭黏膜红肿。脓液也常从龈缘、腭部及鼻腔破溃溢出,形成瘘口。新生儿上颌骨骨髓炎可导致上颌骨及牙颌系统发育障碍,死骨排出后的骨质缺损,伴发眶下区的瘢痕形成,可导致下睑外翻、颧面部塌陷等继发畸形。

【治疗】　新生儿上颌骨骨髓炎发病急、病情重、全身症状变化快,应采取积极而有效的治疗。临床上首先应合理使用抗菌药物,同时应注意患儿全身情况的变化,给予必要的对症及支持治疗,并根据细菌培养及药物敏感试验结果调整抗菌药物的应用。一旦眶周、牙槽突或腭部形成脓肿,要及早切开引流,注意防止脓液误吸,引起肺部并发症。如果全身中毒症状明显,局部虽未进入化脓期,必要时施行早期切开引流。

如病情转入慢性期,虽已形成死骨,死骨清除术亦不急于进行。因新生儿或婴幼儿上颌骨壁较薄,骨质松软,死骨片均较小,往往可随脓液从瘘口排出而自愈。如死骨较大不能排出,手术摘除时也要尽量保守,仅摘除已分离的死骨。

三、放射性颌骨坏死(骨髓炎)

由放射线引起颌骨坏死,出现骨面外露,创口不愈而长期溢脓等症状,称为放射性颌骨坏死(radionecrosis of jaws),继发感染者称为放射性颌骨骨髓炎(radioactive osteomyelitis of jaws)(图 6-36)。选用放射治疗时,应充分考虑其发生的可能性,并采取预防和减少其发生的相应措施。

【病因】　放射性颌骨坏死(骨髓炎)与射线种类、个体耐受性、照射方式、局部防护,特别是照射剂量和分次照射方案均有一定关系。口腔软组织对射线平均耐受量约为 6 ~ 8 周内给予 60 ~ 80Gy。牙源性、损伤性感染可为放射性骨髓炎的感染诱发因素。关于放射性骨坏死的原因,血管栓塞学说认为,放射线早期造成血管内膜肿胀,引起血供减少;晚期造成血管狭窄和闭塞,引起局部营养障碍。"三低"学说认为,放射线损伤血管和骨细胞,造成细胞低活性、血管低密度、低氧含量。

【临床表现】　放射性颌骨骨坏死病程发展缓慢,往往在放射治疗后数月乃至十余年才出现症状。放射性颌骨骨坏死病程长,患者呈慢性消耗性衰竭,常表现为消瘦及贫血。发病初期呈持续性针刺样剧痛,由于放疗引起黏膜或皮肤破溃,致牙槽突、颌骨骨面外露,呈黑褐色;继发感染后,在露

ER6-14

视频:ER6-14
放射性颌骨坏死

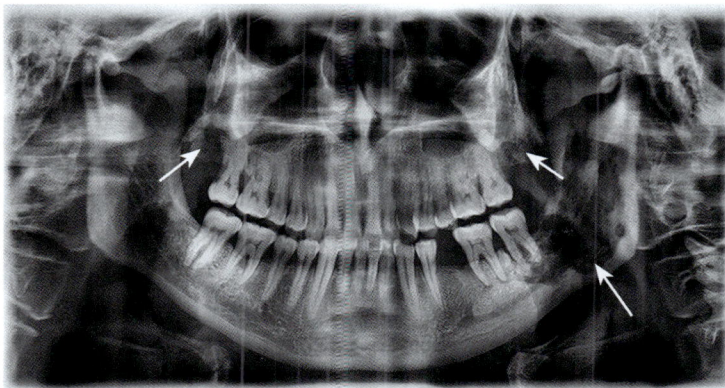

图 6-36　放射性颌骨坏死

出骨面的部位长期溢脓,久治而不愈。病变发生于下颌支时,因肌萎缩及纤维化,可出现明显的牙关紧闭。放射后颌骨的破骨细胞与成骨细胞再生能力低下,致死骨分离的速度非常缓慢。因此,死骨与正常骨常常界限不清。口腔及颌面部软组织同样受到放射线损害,局部血运有不同程度障碍,故极易因感染而造成组织坏死,形成口腔和面颊部久治不愈的溃疡或形成洞穿缺损畸形。

【治疗】放射性骨坏死或骨髓炎与化脓性骨髓炎不同,虽已形成死骨,却无明显界限,而且是慢性进行性发展。因此,治疗应考虑全身及局部两个方面。

1. **全身治疗**　应用抗菌药物控制感染,疼痛剧烈时对症给予镇痛剂。同时应积极增强营养,必要时给输血、高压氧等治疗,以待死骨分离。

2. **局部治疗**

(1) 放射性骨坏死或骨髓炎的死骨在未分离前,为控制感染,每天应使用低浓度过氧化氢溶液进行冲洗。对已露出的死骨,可用骨钳分次逐步咬除,以减轻对局部软组织的刺激。

(2) 手术将已分离的死骨予以摘除,但必须将健康侧骨端残留病灶彻底清除,否则仍有病变再发的可能。如已经确定为放射性骨髓炎,不必待死骨完全分离,应在健康骨质范围内施行死骨切除术,可收到预防病变扩大的效果;遗留的组织缺损,可待二期整复。也可采用带蒂或吻合血管的复合组织瓣行立即整复。

【预防】放射性骨坏死预防的关键在于,根据肿瘤对射线敏感度及放疗在综合治疗中的地位,确定选择指征;在放射源、照射方式、分次照射方案以及剂量选择等方面全面安排治疗计划,其中剂量的正确掌握又是最主要的因素。

1. **放疗前准备**　放疗前应常规行牙周洁治,注意口腔卫生。对口腔内可引起感染的病灶牙要进行处理:对仍能保留的龋患、牙周炎等患牙应先予治疗;而无法治愈的患牙应予以拔除。放射前应取出口腔内已有的金属义齿;活动义齿需在放射疗程终止,经过一段时期后再配戴,以免造成黏膜损伤。

2. **放疗过程中及时治疗口腔溃疡,防止感染**　局部应用氟化物有预防放疗后继发龋的效果。对非照射区应用屏障物予以隔离保护。

3. 放疗后一旦发生牙源性炎症,必须进行手术或拔牙时,应尽量减少手术损伤;加强伤口管理,以避免可能发生的继发感染。由于颌骨已经坏死,即使采取上述措施,有时也很难完全避免不发生感染,或使潜伏的感染暴发出来。因此,放疗前对患牙的处理远胜于术后发生问题时再行处理,对这些应有充足的认识。

4. 近年来,肿瘤"精确"放疗快速发展,通过精确肿瘤定位、个性化方案设计、剂量计算及尖端加速器技术,"高精度、高剂量、高疗效、低损伤"的精确放疗,大大降低了放射性颌骨坏死发生的几率。

四、化学性颌骨坏死

化学性因素引起的颌骨坏死以前多见为牙髓失活剂三氧化二砷应用不当所致。自 2003 年首次报道使用注射用唑来膦酸导致颌骨坏死以来,唑来膦酸等双膦酸盐性颌骨坏死在国际上引起了广泛重视(图6-37),2007年美国口腔颌面外科医师协会(AAOMS)制定了双膦酸盐性颌骨坏死(bisphosphonate-related osteonecrosis of the jaws)的诊断标准及治疗指南,并在2009年对其进行了更新。2014年美国口腔颌面外科医师协会将抗骨吸收药物(如唑来膦酸和地诺单抗)和抗血管生成药物(如贝伐珠单抗)引起的颌骨坏死统一命名为药物相关性颌骨坏死(medication-related osteonecrosis of the jaw,MRONJ)。

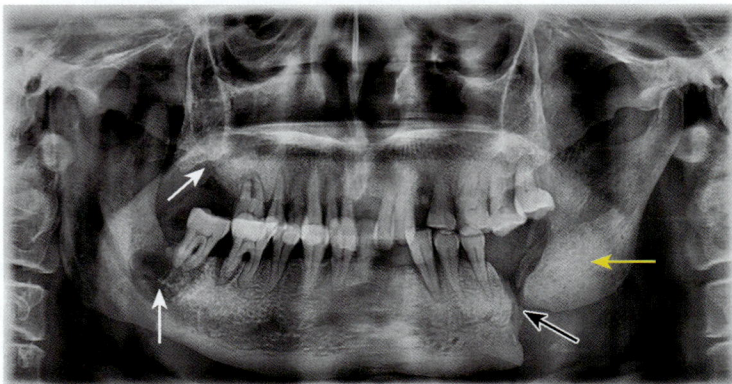

图6-37　双膦酸盐性颌骨坏死

【病因】　药物相关性颌骨坏死的发病机制目前尚不明确。骨坏死的情况仅限于颌骨,因此,可能与颌骨特殊的解剖结构和生理功能有关。颌骨的骨改建过程最快,约为髂骨的20倍,因此,药物更多在此处沉积而发挥作用。此外,颌骨血运丰富,双膦酸盐类药物和其他抗血管生成药物可抑制骨骼血流和血管生长,容易造成局部缺血而增加骨坏死的危险性。双膦酸盐和地诺单抗抑制了破骨细胞的活性,使死骨组织无法及时被清除而过度聚集,老化骨组织的细微损伤无法被修复,对外界创伤和感染侵入的防御功能降低。口腔细菌也可能参与了MRONJ的发病过程,当受到外界创伤或侵入性口腔科操作时,骨骼极易暴露在致病菌下而感染。

【临床表现及诊断】　好发于下颌骨,约为上颌骨病变的2倍,也可上、下颌骨同时发病。主要表现为疼痛、牙龈肿胀、牙槽骨暴露、口腔感染伴反复排脓、口内外相通的瘘管形成,甚至发生病理性骨折,严重影响生活质量。X线片显示下颌骨质不规则破坏影像,可见散在死骨,与正常骨质无明显界限。MRONJ的诊断需同时满足以下3个条件:①目前或既往使用过抗骨吸收药物或抗血管生成药物;②持续8周以上的颌面部死骨暴露,或深达骨面的口内外相通的瘘管;③颌骨既往未曾接受放射治疗,或明显的颌骨转移性疾病。

【治疗】　治疗目的是控制疼痛及继发感染,预防出现邻近区域骨组织的坏死。首先,停止使用相关药物,给予全身抗感染、止痛治疗;局部对症处理,行广泛的外科清创,去除死骨及病变的软组织,部分病例甚至需行颌骨部分切除术。

【预防】　由于目前尚无有效治疗方法,故应重视预防。在行相关药物治疗前,积极处理口腔疾病,减少局部刺激因素。

第五节　面颈部淋巴结炎

面颈部淋巴结炎与口腔及牙源性感染的关系密切,主要表现为下颌下、颏下及颈深上群淋巴结炎,有时也可见面部、耳前、耳下淋巴结炎(图6-38)。

【感染来源】　面颈部淋巴结炎以继发于牙源性及口腔感染最多见,也可来源于颜面部皮肤的损伤、疖、痈等。小儿大多数由上呼吸道感染及扁桃体炎引起。由化脓性细菌如葡萄球菌及链球菌等引起者称为化脓性淋巴结炎,由结核杆菌造成的感染称为结核性淋巴结炎。

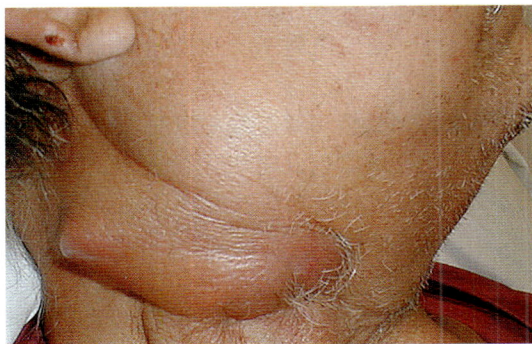

图 6-38　颈部淋巴结炎

【临床表现】

1. 化脓性淋巴结炎临床上一般分为急性和慢性两类。

急性淋巴结炎多见于幼儿。急性化脓性淋巴结炎的经过主要表现为由浆液性逐渐向化脓性转化。浆液性炎症的特征是局部淋巴结肿大变硬,自觉疼痛或压痛;病变主要在淋巴结内出现充血、水肿。因此,淋巴结尚可移动,边界清楚,与周围组织无粘连。全身反应甚微或有低热。感染发展成脓肿后,局部疼痛加重,淋巴结包膜化脓、溶解、破溃后,侵及周围软组织则出现炎性浸润块;浅表皮肤充血、肿、硬,此时淋巴结与周围组织粘连,不能移动。脓肿形成时,皮肤有局部明显压痛点及凹陷性水肿;浅在的脓肿可查出明显波动感。临床上儿童的病情比成人更严重,必须提高警惕。

慢性淋巴结炎多发生在患者抵抗力强而细菌毒力较弱的情况下。临床常见于慢性牙源性及咽部感染,或急性淋巴结炎控制不彻底,转变成慢性。病变常表现为慢性增殖性过程。临床特征是淋巴结内结缔组织增生形成微痛的硬结,淋巴结活动、有压痛,但无明显全身症状;如此可持续较长时间,当机体抵抗力下降时,可反复急性发作。增生长大的淋巴结,即使原发感染病灶清除,也不可能完全消退。

2. 20 世纪 90 年代后,口腔颌面部结核的主要变化在于淋巴结核,表现为女性、青壮年和腮腺淋巴结结核患者比例上升,临床表现不典型,系统症状少见和单发结节型肿块明显增多。引起这一变化的原因,可能是结核杆菌自身变异和耐药性增加。有学者提出,免疫抑制的宿主为结核杆菌提供了培养基,在国外以人类免疫缺陷病毒(human immunodeficiency virus,HIV)携带者多见。但恶性肿瘤患者的免疫抑制现象是公认的,故恶性肿瘤患者中结核的筛选也应受到重视。

结核性淋巴结炎轻者仅有淋巴结肿大而无全身症状;重者可伴有体质虚弱、营养不良或贫血、低热、盗汗、疲倦等症状,并可有肺、肾、肠、骨等器官的结核病变或病史。局部临床表现,最初可在下颌下或颈侧发现单个或多个成串的淋巴结,缓慢肿大,质较硬,无疼痛,与周围组织无粘连;病变继续发展,淋巴结中心因有干酪样坏死,组织溶解液化变软。炎症波及周围组织时,淋巴结可彼此粘连成团,或与皮肤粘连,但皮肤表面无红、热及明显压痛,扣之有波动感。此种液化现象称为冷脓肿。颈部淋巴结结核可发生于一侧或双侧,脊副淋巴结为好发部位,也可位于胸锁乳突肌前、后缘或沿颈内静脉分布的淋巴结,并因此而形成颈深部冷脓肿。脓肿破溃后,形成经久不愈的窦或瘘。

【诊断】　根据病史、临床表现可确定诊断。化脓性淋巴结炎与结核性淋巴结炎形成脓肿后,可借抽吸出的脓液进行鉴别诊断。冷脓肿的脓液稀薄污浊,暗灰色似米汤,夹杂有干酪样坏死物;而化脓性淋巴结炎,抽吸物多是淡黄或桃花样黏稠脓液。

化脓性下颌下淋巴结炎应与化脓性下颌下腺炎相鉴别,后者可因损伤、导管异物或结石阻塞而继发感染。双手触诊检查时,下颌下腺较下颌下淋巴结的位置深而固定,导管口乳头有红肿炎症,并可挤出脓液。

结核性淋巴结炎应与恶性淋巴瘤、唾液腺多形性腺瘤以及颈部转移性癌相鉴别,必要时,可手术摘除淋巴结作病理检查,以明确诊断。

由于口腔颌面部结核临床特征不典型,造成首诊诊断困难,目前误诊的主要原因有以下几点:①解剖部位的影响:下颌下区和腮腺区是多形性腺瘤的好发部位,其特点是肿块光滑、质硬、与周围组织无粘连,这与单灶性淋巴结结核早期表现近似;②实验室检查:细菌学包括涂片检查以及病理学检查仍然是最基础的检查方式,结核杆菌纯蛋白的衍生物(PPD)试验、γ 干扰素释放试验、PCR-TB 试验等是结核病分型与耐药性分析的有效途径。

近年来,由于饲养宠物者渐多,临床可见由猫抓、咬、舔等造成皮肤或黏膜破损而引致的猫抓病(cat-scratch disease)病例。该病的病原是一种杆菌属的生物原性致病体。除引起发热等感染症

图片:ER6-15
干酪样坏死

图片:ER6-16
猫抓病淋巴结的组织病理学表现

状外,可出现相应破损区引流淋巴结的肿大,并呈慢性淋巴结炎表现。在头颈部,出现下颌下淋巴结肿大的几率最高。为此,如临床上出现慢性淋巴结炎症状,而又原因不明时,询问有无与猫的亲密接触史,对诊断十分重要。病理检查可以最后确诊。

【治疗】炎症初期,患者需要安静休息,全身给予抗菌药物,慎用肾上腺皮质激素,局部用物理疗法(湿热敷、超短波等),或用中药六合丹等外敷治疗。已化脓者应及时切开引流,同时进行原发病灶(如病灶牙等)的处理。对慢性淋巴结炎一般不需治疗,但有反复急性发作者应寻找病灶,予以清除,如淋巴结肿大明显或需行鉴别诊断时,也可采用手术摘除。

结核性淋巴结炎应注意全身治疗,加强营养支持。常用抗结核药物包括异烟肼、利福平等。对于局限的、可移动的结核性淋巴结,或虽属多个淋巴结但经药物治疗效果不明显者,可予以手术摘除。诊断尚不肯定,为了排除肿瘤,也可摘除淋巴结,送病理检查。对已化脓的淋巴结结核或小型潜在的冷脓肿,皮肤未破溃者可以施行穿刺抽脓,同时注入异烟肼。每次穿刺时,应从脓肿周围的正常皮肤进针,以免造成脓肿破溃或感染扩散。

猫抓病引起的淋巴结肿大,急性期可给抗菌药物治疗。由于本病有自限性,慢性淋巴结炎也不强求手术治疗。

第六节　面部疖痈

面部皮肤是人体毛囊及皮脂腺、汗腺最丰富的部位之一,又是人体的暴露部分,接触外界尘土、污物、细菌机会多,易发生损伤。单一毛囊及其附件的急性化脓性炎症称为疖(furuncle),其病变局限于皮肤浅层组织(图6-39)。相邻多数毛囊及其附件同时发生急性化脓性炎症者称痈(carbuncle),其病变波及皮肤深层毛囊间组织时,可顺筋膜浅面扩散,波及皮下脂肪层,造成较大范围的炎性浸润或组织坏死(图6-40)。

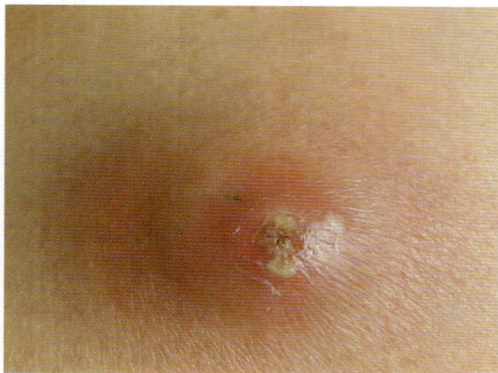

图6-39　面部疖

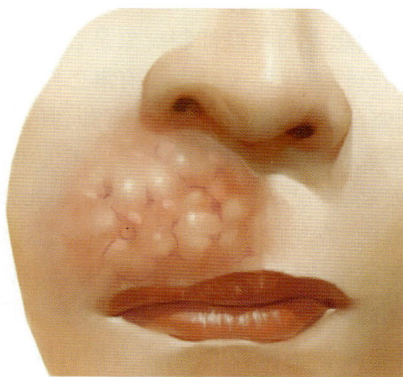

图6-40　上唇痈

【病因】颜面部疖痈的病原菌主要是金黄色葡萄球菌。正常的毛囊及其附件内常有细菌,但只有在局部因素影响或全身抵抗力下降时,细菌才开始活跃。皮肤不洁或剃须等原因引起皮肤损伤,均可成为局部诱因;全身衰竭、患消耗性疾病或糖尿病的患者,也易发生疖痈。

【临床表现】疖初期为皮肤上出现红、肿、热、痛的小硬结,呈锥形隆起,有触痛;2~3天内硬结顶部出现黄白色脓栓,周围为红色硬结,患者自觉局部瘙痒、烧灼感及跳痛,以后脓栓破溃,排出少许脓液后疼痛减轻,炎症逐渐消退,创口自行愈合。病程中除引流区淋巴结可伴轻度肿痛外,一般无明显全身症状。疖若处理不当,如随意搔抓或挤压排脓、热敷、药物烧灼腐蚀以及不恰当的切开等,都可促使炎症扩散。如位于上下唇、鼻部的疖,可因此导致局部红、肿、痛范围增大,伴发蜂窝织炎或演变成痈;甚至并发海绵窦血栓性静脉炎、菌血症或脓毒症。

痈好发于唇部(唇痈),上唇多于下唇,男性多于女性。感染的范围和组织坏死的深度均较疖严重并伴剧烈的疼痛。当多数毛囊、皮脂腺及其周围组织发生急性炎症与坏死时,可形成迅速增大的紫红色炎性浸润块;其后皮肤上出现多数黄白色脓栓,破溃后溢出脓血样分泌物;继之脓头周围组织亦有坏死,坏死组织溶解排出后,可形成多个蜂窝状腔洞。感染可波及皮下筋膜层及肌组织,引起皮下组织坏死,致使整个痈的病变区组织呈酱紫色浸润块;痈周围和深部的组织则呈弥散性水肿。

唇痈患者因唇部极度肿胀、疼痛、开口受限而致进食、言语困难。局部区域淋巴结肿大、压痛。全身中毒症状明显,如畏寒、高热、头痛、食欲减退、白细胞计数及中性粒细胞比例升高。唇痈较疖更易伴发颅内海绵窦静脉炎、菌血症、脓毒症以及中毒性休克和水电解质紊乱,从而导致较高的死亡率。

【并发症】　在口腔颌面部感染中,面部疖痈最易发生全身并发症。这是由于疖痈的病原菌毒力较强;上唇与鼻部"危险三角区"内的静脉常无瓣膜,以及颜面表情肌和唇部的生理性活动易使感染扩散等因素所致。

当感染侵入面静脉发生静脉炎及血栓形成时,静脉回流受阻,可出现颜面广泛水肿、疼痛。感染引起海绵窦血栓性静脉炎。表现为患侧眼睑水肿、眼球突出、眼压增高、运动受限、视力减退、畏光流泪以及结膜下水肿或瘀血,全身高热、头痛,甚至神志不清。若同时发生脑膜炎、脑脓肿,则出现剧烈头痛、恶心、呕吐、项强直、血压升高、呼吸深缓、惊厥、昏迷等脑膜激惹、颅内高压和颅内占位性等表现。细菌随血循环扩散,可引起菌血症或脓毒症,表现为高热(常在39℃以上)、烦躁、谵妄或神情淡漠、反应迟钝、嗜睡,甚至昏迷,皮肤有出血点或小脓点,白细胞总数及中性粒细胞比例明显增高。出现中毒性休克时,则有血压下降、脉搏细速,应及时处理。在脓毒症时,尚可出现重要脏器(如肝、肺等)及躯干、四肢的转移性脓肿。

【治疗】　面部疖痈的治疗应局部与全身治疗相结合。在炎症早期,无显著全身症状时应以局部治疗为主,同时选择必要的药物治疗。

局部治疗宜保守,避免损伤,严禁挤压、挑刺、热敷或用苯酚、硝酸银烧灼,以防止感染扩散。唇痈还应限制唇部活动,如言语及咀嚼等。进食可用管饲或鼻饲流质。

疖初起时,可用2%碘酊涂擦局部,每天1次,并保持局部清洁。痈的局部治疗宜用高渗盐水纱布等局部持续湿敷,可促进早期痈的局限、软化和穿破。在急性炎症得到控制、局部肿胀局限、并已形成明显的皮下脓肿而又久不溃破时,可考虑在脓肿表面中心、皮肤变薄的区域作保守性切开,引流脓液,切忌挤压脓腔。已溃破或切开引流后,局部仍应以高渗盐水纱布持续湿敷,已脓污的盐水纱布应及时更换。湿敷一般应持续到脓液消失、创面趋于平复为止。过早停止湿敷,可因脓道阻塞而使病情反复加重。有时,脓栓一时难以排出,可使用镊子轻轻钳出;但对未分离的脓栓或坏死组织切不可勉强牵拉,以防撕伤,促使感染扩散。

对面部疖伴有局部蜂窝织炎和面痈患者应结合全身抗菌药物治疗,最好从脓栓处取脓做细菌培养及药敏试验,以供正确选用抗菌药物。疑有菌血症、脓毒症或海绵窦静脉炎等全身化脓性感染并发症时,应反复作血细菌培养,根据结果选择用药。如致病菌一时未能确定,可暂时选用对金黄色葡萄球菌敏感的药物。以后根据治疗效果、病情演变及细菌培养结果,调整药物种类。抗菌药物应用剂量宜大,疗程应足够,以防病情反复。

第七节　口腔颌面部特异性感染

口腔颌面部特异性感染主要指由结核、梅毒、放线菌等引起的感染,其临床过程和治疗均有别于化脓性感染。

一、颌面部结核

口腔颌面部结核包括软组织结核和颌面骨结核(tuberculosis of facial and jaw bones)。软组织结核除淋巴结核外(见本章第五节),还包括口腔黏膜的结核感染等。

颌面骨结核多由血源播散所致,也可以是开放性肺结核导致口腔黏膜结核并累及颌骨。常见于儿童和青少年,因骨发育旺盛时期骨内血供丰富,感染机会较多。好发部位在上颌骨颧骨结合部和下颌支。骨结核早期一般为无症状的渐进性发展,偶有自发痛和全身低热,表现为病变部位的软组织弥漫性肿胀,但表面皮肤或黏膜常无化脓性感染的充血表现,骨质被缓慢破坏,感染穿透

图片:ER6-18
面静脉与颅内
海绵窦的交通

骨皮质侵及软组织时,可在黏膜下或皮下形成冷脓肿,继而形成经久不愈的窦道,可见稀薄脓性分泌物溢出,间或随脓液有死骨小碎块排出,脓液涂片可查见抗酸杆菌。继发化脓性感染时,可伴发化脓性骨髓炎的相关症状。X线片表现为边缘清晰而不整齐的局限性骨破坏,但死骨及骨膜增生均少见。此外,全身其他部位可有结核病灶及相应体征表现。颌面骨结核无论全身其他部位是否合并结核病灶,均应进行全身支持、营养疗法和系统正规的抗结核治疗。对颌骨病变处于静止期而局部已有死骨形成者,应行死骨及病灶清除术。由于患者多为青少年,应尽可能避免造成术后骨缺损。

二、颌面部放线菌病

放线菌病(actinomycosis)是由放线菌引起的慢性感染性肉芽肿性疾病,以20~45岁的男性多见。放线菌病脓液中常含有浅黄色放线菌丝,称为放线菌颗粒(actinomycosis granules)或硫黄颗粒(sulphur granules)。颌面部放线菌病主要发生于面部软组织,以腮腺咬肌区为多,其次是下颌下、颈、舌及颊部;颌骨的放线菌病则以下颌角及下颌支多见。病变侵入颌骨中心,造成严重骨质破坏时,可在颌骨内形成囊肿样膨胀,称为中央性颌骨放线菌病(central actinonmycosis of jaws)。颌面部放线菌病的诊断,主要根据临床表现及细菌学检查。组织呈硬板状;多发性脓肿或瘘孔;从脓肿或从瘘孔排出的脓液中可查见硫黄颗粒;涂片可发现革兰氏阳性、呈放射状的菌丝。不能确诊时,可做活体组织检查。临床上应与结核病变相鉴别。中央型颌骨放线菌病X线片显示的多囊性改变,需排除颌骨成釉细胞瘤及黏液瘤等肿瘤性疾病的可能。颌面部软组织放线菌病以抗菌药物治疗为主,必要时配合手术。

三、颌面部梅毒

梅毒(syphilis)系由梅毒螺旋体(treponema pallidum,TP)引起的一种慢性传染病。梅毒从感染途径可分为后天梅毒和先天(胎传)梅毒。后天梅毒在口腔颌面部的主要表现有三:依病程分别分为口唇下疳、梅毒疹和树胶样肿(梅毒瘤)。前两者的临床特点将在《口腔黏膜病学》中详加叙述。梅毒树胶样肿除累及软组织外,还可累及颌面骨及骨膜组织。临床上以硬腭最常见,其次为上颌切牙牙槽突、鼻中隔。间或可见于颧骨、下颌角部。腭部树胶样肿波及鼻中隔、鼻骨、上颌骨,可在颜面部表现为鼻梁塌陷的鞍状鼻(saddle nose)。梅毒破坏软、硬组织可造成相应区域组织缺损及凹陷畸形。如树胶样肿波及颧骨,可在眶外下部出现瘘孔,形成内陷畸形。晚期先天梅毒多发生于儿童及青春期。除有早期先天梅毒的遗留特征外,一般与后天三期梅毒相似。可出现结节型梅毒疹及树胶样肿,从而导致软、硬腭穿孔,鼻中隔穿孔及鞍状鼻。因梅毒性间质性角膜炎出现的角膜混浊、损害第8对脑神经的神经性聋,以及哈钦森牙,被称为先天性梅毒的哈钦森三征(Hutchinson triad)。诊断应根据详细而正确的病史、临床发现、实验室检查及X线检查综合分析判断,损害性质不能确定时,可行组织病理检查。颌面部梅毒损害无论胎传或后天感染,均为全身性疾病的局部表现,因此应行全身性治疗。驱梅治疗药首选青霉素G等。必须在全身及局部的梅毒病变基本控制以后,才考虑病变遗留组织缺损和畸形的整复。

(胡勤刚 汤炜)

参考文献

1. 邱蔚六. 口腔颌面外科理论与实践. 北京:人民卫生出版社,1998.
2. 王翰章,周学东. 中华口腔科学. 北京:人民卫生出版社,2001.
3. PETERSON L J. Contemporary Oral and Maxillofacial Surgery. St Louis:C. V. Mosby Co. ,1998.
4. 邱蔚六. 口腔颌面外科学. 上海:上海科学技术出版社,2008.
5. HUPP J R,ELLIS Ⅲ E,TUCKER M R. Contemporary Oral And Maxillofacial Surgery. 6th ed. New York:Elsevier,2019.
6. CAO J,LIU Z,MA D,et al. Modified usage of negative pressure wound therapy for the management of severe deep fascial space infections in the head and neck. Infect Drug Resist,2020,13:781-788.
7. REGA A J,AZIZ S R,ZICCARDI V B,et al. Microbiology and antibiotic sensitivities of head and neck space infections of odontogenic origin. Journal of Oral and Maxillofacial Surgery,2006,64(9):1377-1380.

第七章 口腔颌面部损伤

>> **导言**

口腔颌面损伤是口腔颌面部常见病多发病,也是口腔颌面外科学的重点内容。口腔颌面损伤虽然与全身损伤有共性之处,但口腔颌面损伤有其鲜明的特点,处理方法也有很大不同,因此学习中要结合全身损伤的共性知识,了解口腔颌面损伤的流行病学特征,全面掌握口腔颌面部损伤的基本特点和紧急救治处理方法,掌握软组织伤和颌骨骨折的基本特点、分类和检查方法、处理原则和各类软硬组织伤的处理特点,特别是要掌握软组织伤的清创缝合方法,上、下颌骨骨折的分类、移位原理、骨折固定方法和选择。了解鼻骨骨折、颌面战创伤等内容。

本章的学习需结合口腔颌面部局部解剖知识、相关学科如创伤学的知识,才能深入理解口腔颌面损伤特别是颌骨骨折的发生机制和特点,理解现代颌骨骨折处理方法的变迁与进展。

第一节 概 论

口腔颌面部损伤(oral and maxillofacial injuries)平时多因工伤、运动损伤、交通事故和生活中的意外伤害所致,战争时期则以火器伤为主。随着汽车和交通事业的飞速发展,交通事故伤已成为平时口腔颌面伤的主要损伤原因,根据国内外近十余年口腔颌面创伤伤因调查结果,交通事故所占比例已经达到60%。从近几次局部战争的战伤统计资料表明,随着战争中大量使用高速小口径武器和高能爆炸性武器,使得口腔颌面部战伤的发生率有逐渐随战事增加而增加的趋势,在全身部位伤中,口腔颌面战伤的发生率已升至15%以上。

在诊治口腔颌面部损伤时,要注意可能伴发的其他部位损伤和危及生命的并发症。对患者应作全面检查,并迅速作出伤情判断,根据其轻重缓急,决定救治的先后步骤,优先处理危及患者生命的部位伤。

在救治口腔颌面损伤时应注意多处伤、多发伤、复合伤等几个概念:"多处伤(multiple site injuries)"是指同一解剖部位或脏器的两处或两处以上的损伤,如面部多处软组织伤、下颌骨两处以上的骨折、全面部骨折(panfacial fractures)等。"多发伤(associated injuries)"是指除口腔颌面部损伤以外,还存在颅脑伤、胸腹伤或四肢伤等。"复合伤(combined injuries)"则是指两个或两个以上的不同致伤因素引起的创伤,如撞击伤与烧伤或与辐射伤并存。口腔颌面部血液循环丰富,上接颅脑,下连颈部,是呼吸道和消化道起端。口腔颌面部骨骼及腔窦较多,有牙附着于颌骨上,口内则含有舌;面部有表情肌和面神经;还有颞下颌关节和唾液腺。它们行使着表情、语言、咀嚼、吞咽及呼吸等功能。了解这些解剖和生理的知识,有助于掌握和理解口腔颌面部损伤的特点。

1. **口腔颌面部血液循环丰富在损伤时的利与弊** 由于血液循环丰富,伤后出血较多,容易形成血肿;组织水肿反应快而重,如口底、舌根或下颌下等部位损伤,可因水肿、血肿压迫而影响呼吸道通畅,甚至引起窒息。另一方面,由于血运丰富,组织抗感染与再生修复能力较强,创口易于愈合。因此,清创术中应尽量保留组织,减少缺损,争取初期缝合。

2. **牙在损伤时的利与弊** 口腔颌面部损伤时常伴有牙损伤。尤其在火器伤时,被击碎的牙碎片还可向邻近组织内飞溅,造成"二次弹片伤",并可将附着于牙上的结石和细菌等带入深部组织,引起创口感染。颌骨骨折线上的龋坏牙有时可导致骨断端感染,影响骨折愈合。另一方面,牙列的移位或咬合关系错乱是诊断颌骨骨折的最重要体征之一,而恢复正常的咬合关系又是治疗颌骨骨折的重要指标。在治疗牙及牙槽骨或颌骨骨折时,常需利用牙或牙列作结扎固定的基牙,是颌间牵引固定的重要基础。

3. 易并发颅脑损伤　口腔颌面部上接颅脑,遭受撞击力后容易传导到颅脑,因此,上颌骨或面中 1/3 部位损伤容易并发颅脑损伤,包括脑震荡、颅内血肿、脑挫伤和颅底骨折等。其主要临床特征是伤后有昏迷史。颅底骨折时可伴有脑脊液从鼻孔或外耳道流出。

4. 有时伴有颈部伤　颌面部下连颈部,为大血管和颈椎所在。下颌骨损伤容易并发颈部伤,要注意有无颈部血肿、颈椎损伤或高位截瘫。颈部钝器伤及颈部大血管时,有时可能在晚期形成颈动脉瘤、假性动脉瘤和动静脉瘘。

5. 易发生窒息　口腔颌面部位于呼吸道上端,损伤时可因组织移位、肿胀及舌后坠、血凝块和分泌物的堵塞而影响呼吸或发生窒息。救治患者时应首先注意保持呼吸道的通畅,防止窒息。

6. 影响进食和口腔卫生　口腔是消化道入口,损伤后或由于治疗需要作颌间牵引时可能会影响张口、咀嚼、语言或吞咽功能,妨碍正常进食。需要选用适当的食品和喂食方法,以维持患者的营养,进食后应注意清洗口腔,注意口腔卫生,预防创口感染。

7. 易发生感染　口腔颌面部腔窦多,有口腔、鼻腔、鼻窦、上颌窦及眼眶等。这些腔窦内存在着大量细菌,如与创口相通,则易发生感染。在清创处理时应尽早关闭与这些腔窦相通的创口,以减少感染的机会。

8. 可伴有其他解剖结构的损伤　口腔颌面部有唾液腺、面神经及三叉神经分布,如腮腺受损,可并发涎瘘;如损伤面神经,可发生面瘫;颧骨颧弓骨折可引起眼球和视神经损伤;而三叉神经损伤时则可在相应分布区域出现麻木感。

9. 面部畸形　颌面部受损伤后,常有不同程度的面部畸形,可能造成患者严重的心理伤害,治疗时应尽早恢复其外形和功能,减少畸形的发生。

第二节　口腔颌面部损伤患者的急救

口腔颌面部损伤患者在首诊时可能出现一些危及生命的并发症,如窒息、出血、休克、颅脑损伤及胸腹伤等,应及时抢救或请相关科室协助抢救。

一、防治窒息

(一) 窒息的原因
窒息(asphyxia)可分为阻塞性窒息和吸入性窒息两类。

1. 阻塞性窒息(obstructive asphyxia)
(1) 异物阻塞咽喉部:损伤后如口内有血凝块、呕吐物、碎骨片、游离组织块及其他异物等,均可堵塞咽喉部或上呼吸道造成窒息,尤其是昏迷患者更易发生。
(2) 组织移位:上颌骨横断骨折时,骨块向后下方移位,可堵塞咽腔,压迫舌根而引起窒息。下颌骨颏部粉碎性骨折或双发骨折时,由于口底降颌肌群的牵拉,可使下颌骨前部向后下移位,引起舌后坠而阻塞呼吸道(图 7-1)。
(3) 肿胀与血肿:口底、舌根、咽侧及颈部损伤后,可发生血肿或组织水肿,进而压迫呼吸道引起窒息。

2. 吸入性窒息(inspiratory asphyxia)　主要见于昏迷患者,直接将血液、唾液、呕吐物或其他异物吸入气管、支气管或肺泡内而引起窒息。

(二) 窒息的临床表现
窒息的前驱症状为患者的烦躁不安、出汗、口唇发绀、鼻翼煽动和呼吸困难。严重时在呼吸时出现"三凹"(锁骨上窝、胸骨上窝及肋间隙明显凹陷)体征。如抢救不及时,随之发生脉搏减弱、加

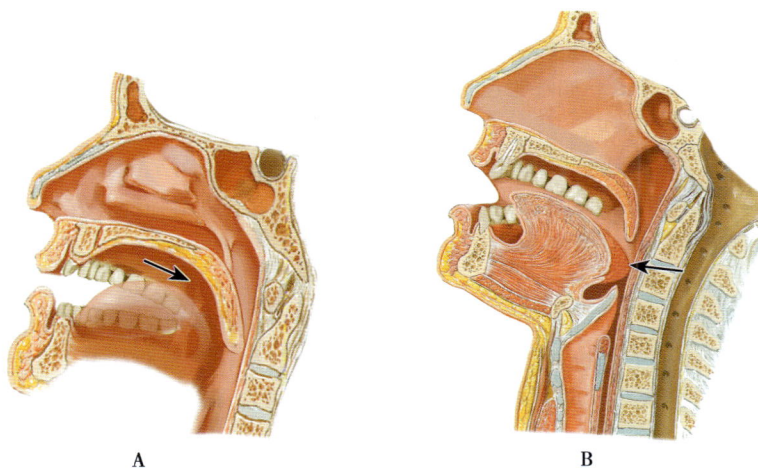

图 7-1　组织移位致阻塞性窒息
A.上颌骨骨折后软腭堵塞咽腔　B.下颌骨骨折后舌后坠

快、血压下降及瞳孔散大等危象以致死亡。

（三）窒息的急救处理

防治窒息的关键在于及早发现和及时处理,在窒息发生之前仔细观察并作出正确判断,如已出现呼吸困难,更应分秒必争,进行抢救。

1. 阻塞性窒息的急救　应根据阻塞的原因采取相应的急救措施。

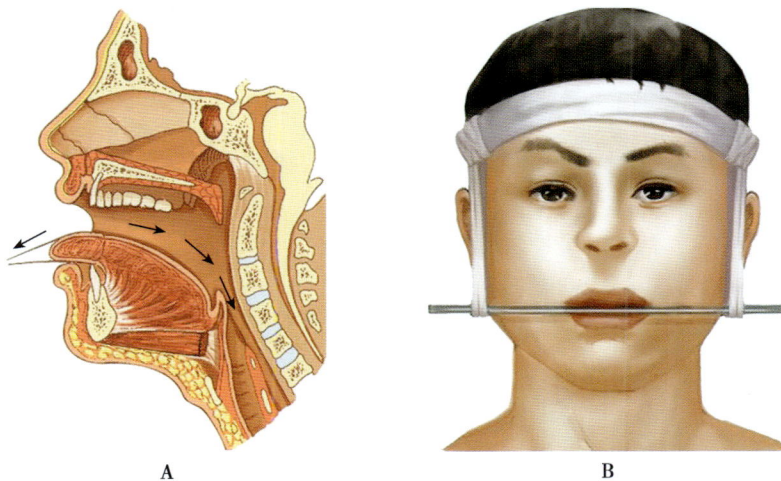

图 7-2　阻塞性窒息的急救
A.将舌向前拉出　B.悬吊上颌骨

（1）及早清除口、鼻腔及咽喉部异物:迅速用手指或器械掏出或用吸引器吸出堵塞物,保持呼吸道通畅。

（2）将后坠的舌牵出:可在舌尖后约 2cm 处用大圆针和 7 号线穿过舌的全厚组织,将舌拉出口外,并使患者的头部垫高,偏向一侧或采取俯卧位,便于唾液或呕吐物的引流,彻底清除堵塞物,解除窒息(图 7-2A)。

（3）悬吊下坠的上颌骨骨块:当上颌骨折块下坠大,出血多,可能引起呼吸道阻塞或导致误吸时,在现场可临时采用筷子、压舌板等物品横放于上颌双侧前磨牙位置,将上颌骨骨折块向上悬吊,并将两端固定于头部绷带上。有条件时,也可用手法将上颌骨骨折块向上托住,迅速用便携式电钻在梨状孔和颧牙槽嵴处骨折线的两侧钻孔,拧入颌间结扎钛钉,用金属丝作钉间结扎,使上颌骨骨折复位并起到止血作用(图 7-2B)。

（4）插入通气导管保持呼吸道通畅：对于咽部和舌根肿胀压迫呼吸道的患者,可经口插入通气导管,或置入气管导管,以解除窒息。如情况紧急,又无适当导管时,可用1~2根粗针头作环甲膜穿刺,随后改行气管切开术。如呼吸已停止,可紧急作环甲膜切开术进行复苏,随后改行常规气管切开术。

2. 吸入性窒息的急救　应立即行快速气管切开术,通过气管导管,充分吸出进入下呼吸道的血液、分泌物和其他异物,解除窒息。这类患者术后要特别注意防治肺部并发症。

环甲膜切开术

环甲膜切开术(thyrocricotomy)系在环状软骨与甲状软骨间横行切开其膜状连接而进入声门下区的术式。此法只能作为紧急抢救患者的临时措施,不能长期代替气管切开。插管不宜超过48小时。套管留置过久,常导致环状软骨软化,继发喉狭窄,故应在48小时内行常规气管切开术后,缝合环甲膜切开创口。

【手术方法】患者取头后仰位,紧急情况下可不用麻醉,先摸清甲状软骨和环状软骨间的凹陷,用手指夹持并固定该部位气管,然后沿环状软骨上缘,用尖刀横行切开皮肤、皮下组织和环甲膜,以刀柄或撑开器撑开切口,先吸出呼吸道内的分泌物、血液,解除呼吸困难,随即插入气管套管或较硬的橡皮管,保持呼吸道通畅,气管套管应予以妥善固定,橡皮管可用缝合或妥善的方法固定于皮肤上(图7-3),以免滑脱或进入气管。

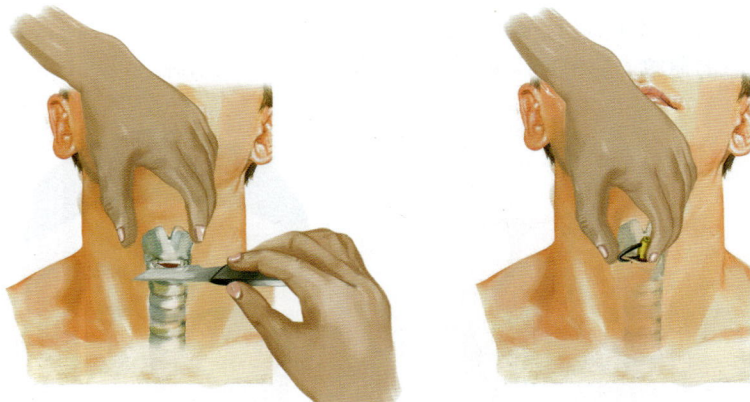

图7-3　环甲膜切开术

气管切开术

气管切开术(tracheotomy)是从颈部切开气管前壁,插入气管套管,以解除窒息的一种手术。

【区域解剖】具体见二维码ER7-1。

【手术步骤】

1. 体位　取仰卧位,肩部垫高,头部尽量后仰。使气管向前突出并保持正中位(图7-4A)。在有部分阻塞的情况下,头后仰可能会增加呼吸困难,故消毒铺巾时,可将头抬高,在手术开始时再将头后仰,但不宜过度,并迅速进行手术。

2. 麻醉　自甲状软骨下至胸骨上缘,行中线局部浸润麻醉。

3. 切口　在颈部正中摸清环状软骨,由环状软骨下方向胸骨切迹作4~5cm长皮肤切口,(图7-4B)。

4. 显露气管

（1）分离舌骨下(颈前)肌群:切开皮肤、皮下组织和颈阔肌,用皮肤拉钩向两侧对称性拉开切口,保持正中位置,此时可见到纵行的颈白线,然后用血管钳或组织剪自此插入。术者与助手交替钝性分离颈深筋膜中层,将胸骨舌骨肌和胸骨甲状肌向两侧分开。此过程中应经常探摸气管前壁的位置,防止分离偏离气管;当颈部水肿或血肿压迫造成气管偏离中线时,更应注意分离方向。分

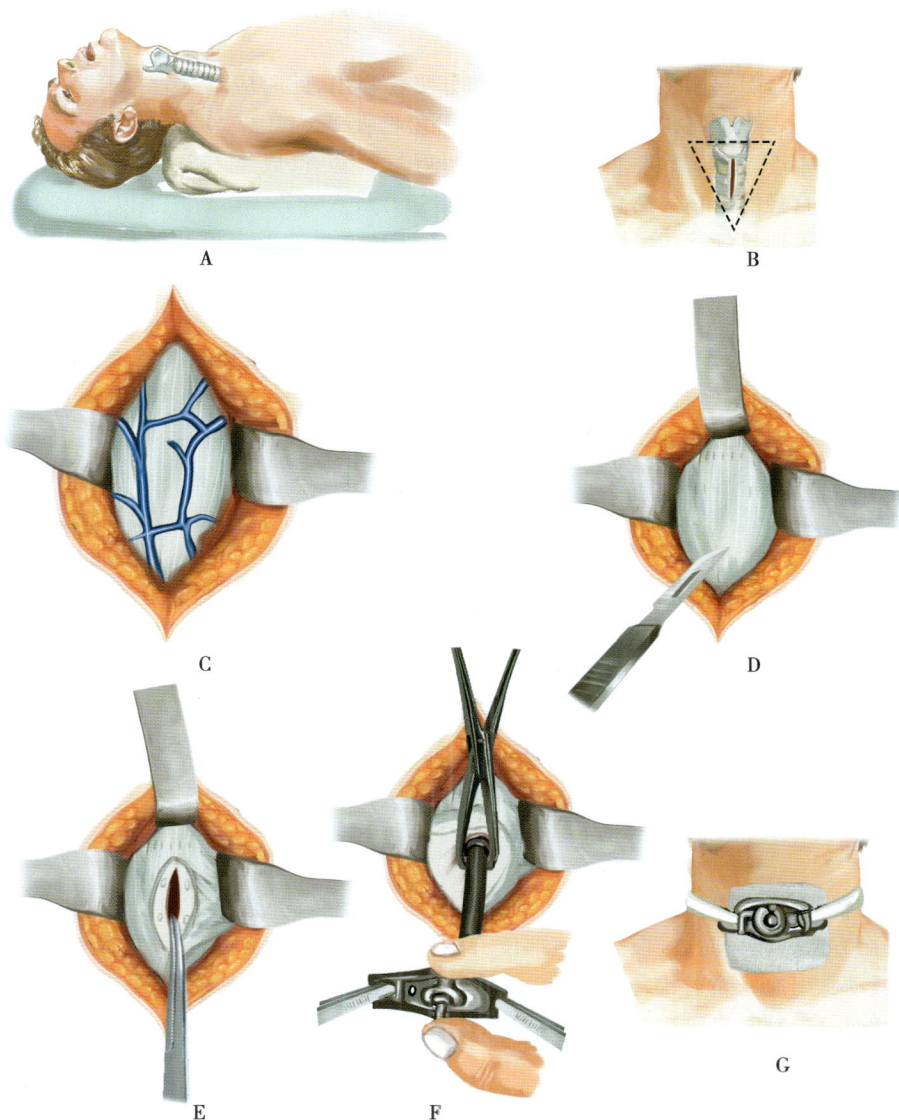

图 7-4　气管切开术

A. 体位　B. 皮肤切口(在两侧舌骨下肌群之间插入拉钩后,向两侧牵拉暴露图 C 和图 D)
C. 颈前静脉　D. 显露气管前壁　E. 切开气管　F. 插入气管导管　G. 固定导管

离时如遇颈前静脉横支跨过,应予以切断、结扎并分离到两侧,避免出血(图 7-4C)。注意在胸骨上缘不要向下分离太深,以免进入纵隔而造成气肿,也不要向两侧、下方作过多分离而损伤胸膜顶,造成气胸。

(2) 处理甲状腺峡部:自中线分离开舌骨下肌群后,即可见甲状腺峡部覆盖于气管前壁。它的位置一般在第 2~3 气管环之前。多数情况下甲状腺峡部不宽,稍加分离后,可用拉钩将其向上拉开,即可显露足够的气管前壁,以便切开(图 7-4D)。如遇甲状腺峡部太宽或位置偏低,气管显露不佳,虽然也可以用力将其向上拉开,但切开气管后插入外管时,由于甲状腺峡部的回缩,有可能会遮盖气管切口而妨碍外套管插入,甚至有发生窒息的危险。因此,对于这种情况最好先作气管切开,解除呼吸道梗阻后可将甲状腺峡部在中线分离、切断并结扎,便于外套管插入和术后内套管更换。

(3) 确认气管:透过筋膜可以隐约看到气管环,可用手指探摸加以确认,如有可疑,可用空针刺入气管,如有空气抽出,即可确认是气管。

(4) 气管切开:在充分止血且视野清晰的情况下,用尖刀片(最好是弧形尖刀片),刀刃向上,自中线在相应的气管环下缘插入,由下向上,自内向外挑开第 4、3 气管环或第 3、2 气管环(图 7-

145

4E)。由于气管后壁缺少软骨环支持,咳嗽和呼吸时后壁可向前突出,因此在挑开气管环时,刀尖不宜过深,以免损伤气管后壁,甚至损伤食管。

气管切开后,常会引起剧烈咳嗽并有血液和分泌物喷出,此时应以气管撑开器或血管钳将气管切口撑开,迅速插入吸引管,将气管内的血液及分泌物吸净。

(5)插入及固定气管套管:根据气管大小选择好气管套管,成年人一般选用 8~10mm 内径的套管,小儿则选小直径的套管。插套管前,应拔去内管并放入管芯。然后一手以撑开器撑开气管切口,一手将套管顺弧形自气管切口插入气管内(图 7-4F),并迅速取出撑开器和管芯。如有分泌物和气流自套管口喷出,即证明套管已进入气管。也可以棉花丝放在套管口外,观察是否随呼吸飘动,如无气流进出,则表明未进入气管,应查明原因重插。插入气管套管后,将套管固定带绕至颈后部,打结并妥善固定;固定带的松紧以能插入一横指为宜,不能过松,以防套管滑出,亦不可过紧而造成颈部水肿。妥善固定气管套管后,插入套管内管。

(6)切口处理:切口如果不大,可不缝合,在创口周围松松的填以油纱布即可。如切口长,可缝合 1~2 针,但不能缝合过紧,以减少皮下气肿和引流不畅。然后将无菌纱布剪开一半,夹绕着气管套管插入,垫于套管托和皮肤切口之间(图 7-4G)。纱布要垫平,以免套管前端顶伤气管壁。

【术后护理】气管切开术后,要注意保持气管套管的清洁、通畅。定时清洗或更换内套管。气管套管口可覆盖湿纱布,增加吸入空气的湿度。及时吸出分泌物,保持呼吸道通畅。经常检查套管固定带的松紧。如发生皮下气肿,应拆除缝线,在气肿区外以宽胶布加压,以防止气体继续蔓延。

上呼吸道梗阻症状完全解除后,即可考虑拔管。针对传统的金属套管,拔管前先堵塞套管外口,经过 24 小时观察无呼吸困难后,即可拔管。如有困难,可用先半堵管,再完全堵管的方法,逐渐过渡至 24 小时无呼吸困难后,再行拔管。取出套管后,创口覆盖以油纱条及纱布,创口较大时,可用蝶形胶布拉拢粘贴,其外再覆盖纱布,一般 5~7 天后即可自行愈合。

二、止血

出血的急救,应根据损伤的部位、出血的来源和程度(动脉、静脉或毛细血管)以及现场条件采用相应的止血方法。止血时,应根据出血部位,首先判断可能是什么血管损伤,是动脉出血还是静脉出血,一般动脉出血呈喷射状,血色鲜红,而静脉出血呈漫出状,血色较暗红。止血时还应结合患者生命体征的观察,判断出血量,并及时补充血容量,纠正出血性休克。

(一)压迫止血

压迫止血是一种不确切而且临时的止血方法,对于较大血管的出血,还需要作进一步的处理。

1. 指压止血法 是用手指压迫出血部位知名供应动脉的近心端,适用于出血较多的紧急情况,作为暂时性止血,然后再改用其他确定性方法作进一步止血。如在咬肌止端前缘的下颌骨面上压迫面动脉;在耳屏前压迫颞浅动脉等。在口腔、咽部及颈部严重出血时,可直接压迫患侧颈总动脉:用拇指在胸锁乳突肌前缘、环状软骨平面将搏动的颈总动脉压闭至第 6 颈椎横突上(图 7-5)。压迫颈总动脉时,持续时间一般不超过 5 分钟,也禁止双侧同时压迫,否则会导致脑缺血。

2. 包扎止血法 可用于毛细血管、小静脉及小动脉的出血,或创面渗血。方法是先清理创面,将软组织复位,然后在损伤部位覆盖或填塞可吸收性明胶海绵,覆盖多层纱布敷料,再用绷带行加压包扎。注意包扎的压力要合适,不要造成颈部皮肤过度受压缺血,也不要加重骨折块移位和影响呼吸道通畅(图 7-6)。

3. 填塞止血法 可用于开放性和洞穿性创口,也可用于窦腔出血。紧急情况时,可将纱布块填塞于创口内,再用绷带行加压包扎,常规填塞时可用碘仿纱条或油纱条。在颈部或口底创口填塞纱布时,应注意保持呼吸道通畅,防止发生窒息。

(二)结扎止血

结扎止血是常用而可靠的止血方法。如条件许可,对于创口内活跃出血的血管断端都应以血管钳夹住作结扎或缝扎止血。在战时或大批患者等待的紧急情况下,可先以止血钳夹住血管断端,连同止血钳一起妥善包扎并后送患者。口腔颌面部较严重的出血如局部不能妥善止血时,可考虑结扎颈外动脉。

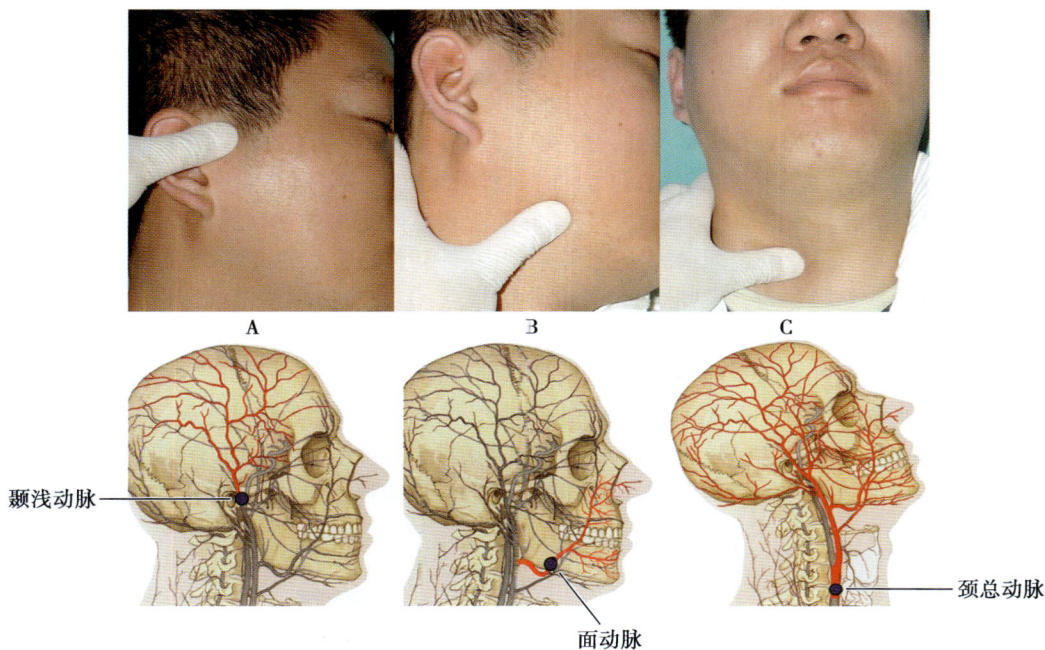

颞浅动脉

面动脉

颈总动脉

图 7-5 挡压止血法

A.压迫颞浅动脉 B.压迫面动脉 C.压迫颈总动脉

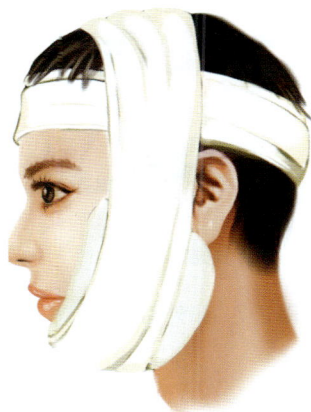

图 7-6 包扎止血法

（三）药物止血

药物止血适用于创面渗血、小静脉和小动脉出血。常用的止血药物有各种中药止血粉、止血纱布、止血海绵等。使用时可将药物直接置于出血处，然后外加干纱布加压包扎。全身可辅助使用卡巴克洛（肾上腺色腙、安络血）、酚磺乙胺（止血敏）等药物。

颈外动脉结扎术

颈外动脉结扎术（ligation of external carotid artery）是口腔颌面外科常用手术之一。

【区域解剖】 具体见二维码 ER7-2。

【手术步骤】

1. **体位与麻醉** 取仰卧位，垫肩并使头偏向健侧，使动脉位置接近表浅。麻醉采用局麻。

2. **切口** 一般采用的切口是自下颌角的平面起，沿胸锁乳突肌前缘作一长约 5~6cm 的皮肤纵切口。也有采用颈部横切口者。

文档：ER7-2 颈外动脉结扎术相关的区域解剖

学习笔记

147

3. **显露颈外动脉**　切开皮下组织、颈阔肌及筋膜,分离胸锁乳突肌前缘,用深部拉钩将胸锁乳突肌向外牵开,此时多可见面总静脉横越颈外动脉进入颈内静脉。为便于显露颈外动脉,避免面总静脉破裂出血,一般将面总静脉分离、结扎并切断。也可将其牵开而不切断。切口上部的二腹肌后腹和舌下神经可向上方牵开。在显露颈外动脉前,宜在颈血管鞘内注入少量1%普鲁卡因,以防止颈动脉窦反射。然后用血管钳仔细分开颈血管鞘,即可同时显露颈外动脉、颈内动脉和颈总动脉分叉处。

4. **鉴别颈外动脉与颈内动脉**　结扎颈外动脉的主要危险是将颈内动脉误认为颈外动脉而结扎,造成患者脑缺血、偏瘫,甚至死亡。所以,鉴别颈内、外动脉是手术的关键,不能疏忽大意。为避免误结扎的危险,应熟悉颈内、外动脉的位置和分支特点:①颈外动脉位于浅部前方,而颈内动脉位于深部后方;②在颈动脉窦上方,颈外动脉位于内侧,而颈内动脉位于外侧;③两动脉有无分支是鉴别的重要方法,颈外动脉有多个分支,颈内动脉则没有分支。

5. **结扎颈外动脉**　颈外动脉结扎的部位一般在甲状腺上动脉和舌动脉之间,将颈外动脉分离出一段后,用弯血管钳带过7号丝线,准备结扎。在临结扎前,再作一次鉴别,将结扎线提起闭锁颈外动脉,同时触摸颞浅动脉的搏动,如无搏动,则证实是颈外动脉,此时即可结扎1~2道,最后分层缝合创口(图7-7)。

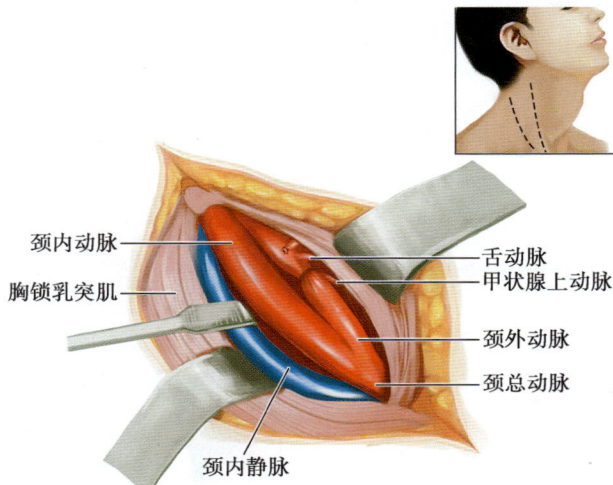

图 7-7　颈外动脉结扎术

三、抗休克

口腔颌面部损伤患者发生休克者比例不大,常因伴发身体其他部位严重损伤而引起,是造成患者死亡的重要原因之一。主要为创伤性休克和失血性休克两种。口腔颌面外科遇到的休克多为出血性休克。出血性休克的早期表现为:轻度烦躁,口渴,呼吸浅快,心率加快,皮肤苍白,此时一般血容量丢失在15%以下,机体可以代偿;但随着休克的发展,患者常常意识淡漠,脉搏细速,脉压变小,四肢湿冷,尿少等表现,一旦出现收缩压下降,表明血容量丢失达到20%以上,是机体失代偿的表现。临床判断休克的主要指征包括:血压、脉搏、皮肤色泽与温度、尿量等,休克早期心率的变化是重要的指标,正常成人的心率上限如达到120次/min,结合四肢皮肤的变化,是早期诊断休克较可靠的指征。

抗休克治疗的目的是恢复组织灌流量。创伤性休克的处理原则为安静、镇痛、止血和补液,可用药物协助恢复和维持血压。对失血性休克则以补充有效血容量、彻底消除出血原因,制止血容量继续丢失为根本措施。对休克早期或处于代偿期患者,应迅速建立输液通道,快速补充血容量,可输入晶体液和胶体液,成人首剂量一般为2 000mL(小儿20mL/kg),在此初步处理的基础上,观察血压和全身状况变化,再作进一步处理。如能在30分钟内纠正低血压,使血压达到80mmHg以上,患者常有较好预后。中度休克者则以输全血为主,适当补充其他液体,第1小时可输血1 000mL,然后根据患者的临床表现、对失血量的估计和血细胞比容等,调整补充其他液体。对于血压低于70mmHg的重度休克患者,要在10~30分钟内快速输入全血1 500mL,以后根据需要调整输血、补液的量和速度。

四、颌面伤伴发危及生命紧急情况急救应注意的问题

（一）注意正确判断颅脑损伤伤情与处理时机

口腔颌面部邻近颅脑,常常伴发颅脑创伤,如果处理不当或不及时,可能危及患者生命或导致严重并发症。颅脑损伤包括脑震荡、脑挫裂伤、颅内血肿、颅骨及颅底骨折和脑脊液漏等。脑震荡是头面部外伤后即刻发生的短暂性意识障碍,是轻度的脑损伤,诊断标准是:明确的颅脑外伤史、短暂的(30分钟内)意识丧失、神经体征检查阴性和逆行性健忘。口腔颌面外科医师最常遇到的是颅脑外伤,包括硬膜外血肿、硬膜下血肿、脑内血肿、脑室内血肿及颅后窝血肿。其次是颅骨及前颅底骨折。

对伴有昏迷的患者,应重点了解患者昏迷的时间及昏迷期间有无清醒及再昏迷的病史,如果出现昏迷-清醒-再昏迷的情况,则提示有硬膜外血肿的可能。有些患者就诊时不一定出现昏迷,而在就诊过程中逐渐出现昏迷,这提示可能存在亚急性颅内血肿,因此对于损伤部位在颌面部,特别是面中部的患者,严密观察瞳孔的变化是非常重要的,同时观察神智、脉搏、呼吸、血压及瞳孔的变化,瞳孔的变化常能反映颅内损伤的程度,如一侧瞳孔变大,并伴有意识障碍,常提示同侧颅内有血肿或水肿的可能。如出现典型的"两慢一高"的库欣(Cushing)综合征,即血压升高、脉搏徐缓有力、呼吸慢而深时,表明存在急性颅内血肿的可能。上述情况存在时或诊断困难时,应及时拍摄CT或MRI以了解颅脑损伤的情况,必要时会同神经外科医师共同诊治。

在抢救颅脑伤的同时,颌面部伤可作简单包扎处理,昏迷的患者严禁作颌间结扎固定。

脑脊液鼻漏应自引流,并用抗生素预防感染。多在3~7天内逐渐减少或停止,如长期漏液不止,应请神经外科会诊,作硬脑膜裂口修补术。

颌面伤常伴有鼻孔或外耳道脑脊液漏出,这表明前颅底或中颅窝有骨折,处理原则是禁止作外耳道或鼻腔的填塞与冲洗,以免引起颅内感染。对于昏迷的患者,要特别注意保持呼吸道通畅,防止误吸和窒息的发生,必要时作气管切开术,随时清除呼吸道的血液或分泌物。对烦躁不安的患者,可给予适量镇静剂,但禁用吗啡,以免抑制呼吸,影响对瞳孔变化的观察以及引起呕吐,使颅内压增高等。对于伴有脑水肿、颅内压增高的患者应给予脱水治疗,可同时使用利尿剂与激素。如长时间使用脱水剂和利尿剂,应同时补钾,适当补钠,防止电解质紊乱。如昏迷后一度意识清醒或好转,随后又转入嗜睡、昏迷,伤侧瞳孔散大,对光反射消失,呼吸、脉搏变慢,血压升高时,则是硬脑膜外血肿的典型表现,应立即请神经外科医师会诊,经CT检查确诊后行开颅减压,待颅脑伤情平稳后再处理颌面伤。

（二）注意专科治疗的先后顺序

作为首诊专科医师,要学会全面评估患者的全身状态,并作出正确判断,充分估计并判断颅脑损伤和胸腹损伤的可能性,而不是急于进行颌面外科专科手术。患者初诊时通过了解患者的意识状态、出血量,观察患者的血压、脉搏、呼吸、心率,特别是瞳孔等生命体征的变化,了解颅脑和脏器损伤的状态,通过必要的多学科会诊,作出优先治疗判断,防止出现因错误判断而出现的治疗失误。

（三）注意救治患者的专科间有序衔接

治疗颌面伤的原则是危及生命的专科优先治疗,但首诊医师应注意专科间的治疗衔接,危及生命的专科治疗后应及时转入其他专科的治疗,防止由于其他专科治疗过久,耽误颌面伤处理的最佳时机,造成骨与软组织的畸形愈合及关节强直的现象,给后续治疗带来困难。

五、防治感染

口腔颌面部损伤的创口常被细菌和尘土等污染,易导致感染而增加损伤处理的复杂性。颌面部战伤的感染率更高,约为20%。因此,防治感染是初期救治中的重要问题。其中最重要的手段是尽早清创,一般颌面伤感染的发生率低于其他部位,因此清创时间没有其他部位伤要求6~8小时内进行那样严格,有条件时应尽早进行清创缝合术,无条件时应将创口包扎,防止外界细菌继续污染。伤后应及早使用广谱抗生素,特别是对颌面部火器伤,伤后3小时使用可以推迟感染发生的时间,提高组织愈合的能力。对于一些特异性抗感染情况,如注射破伤风抗毒素预防破伤风,动物

咬伤后要注意发生狂犬病的可能,并预防性注射狂犬病疫苗。

六、口腔颌面部损伤严重度评分法

具体见二维码 ER7-3。

七、包扎和后送

（一）包扎

包扎的作用有:①压迫止血;②暂时固定骨折,减少活动,防止进一步移位;③保护并缩小创口,减少污染。

头面部创口常用的包扎方法有:单眼包扎法,四尾带包扎法和十字绷带包扎法(图 7-8)。目前出现的一些新型创面敷料和包扎材料也可选用。但无论采用何种包扎法,都应注意包扎松紧度适当,不要压迫颈部以免影响呼吸,十字绷带包扎时颏部不要过紧,以免皮肤血液循环不良,引起水疱。

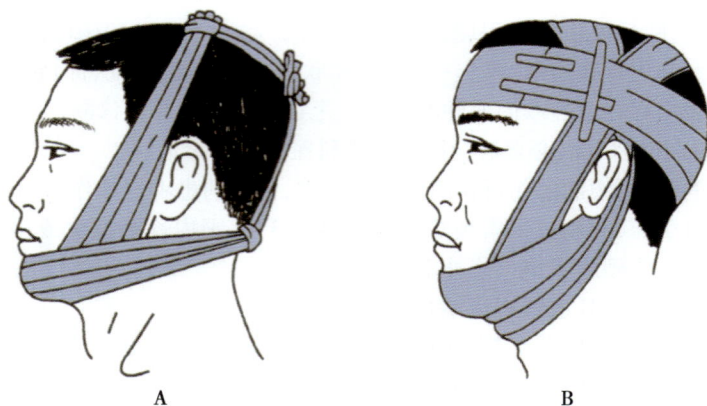

图 7-8　常用的包扎法
A. 四尾带包扎法　　B. 十字绷带交叉包扎法

（二）后送

运送患者时应注意保持呼吸道通畅。昏迷患者可采用俯卧位,额部垫高,使其口鼻悬空,有利于唾液外流和防止舌后坠。一般患者可采取侧卧位或头偏向一侧,避免血凝块及分泌物堆积在口咽部(图 7-9)。后送途中,应随时观察伤情变化,防止窒息和休克的发生。搬动可疑颈椎损伤的患

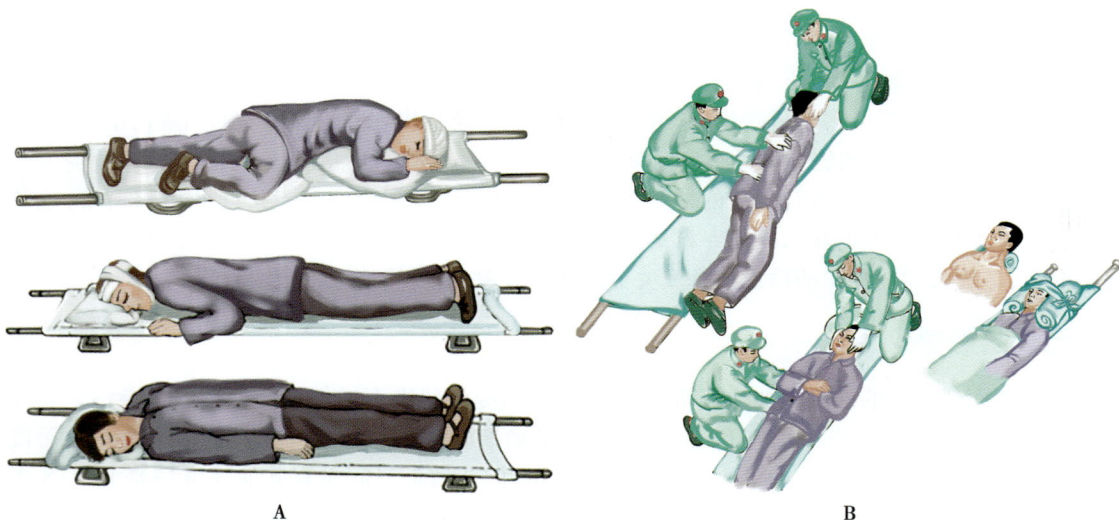

图 7-9　运送患者的体位和搬运方法
A. 颌面部患者后送时的体位　　B. 伴颈椎骨折的双人搬运法

学习笔记

者时,应多人同时搬运,一人稳定头部并加以牵引,其他人以协调的力量将患者平直整体移动,抬到担架上。颈部应放置小枕,头部两侧加以固定,防止头部的摆动。

第三节 口腔颌面部软组织损伤

一、损伤类型

口腔颌面部软组织伤可以单独发生,也可以与颌骨骨折同时发生。据统计资料,单纯颌面部软组织损伤的发生率约占颌面部损伤的 60%~65% 左右。根据损伤原因和伤情的不同可分为擦伤、挫伤、切割伤、刺伤、挫裂伤、咬伤及火器伤等。各类损伤的临床症状和处理方法也各有其特点,如普通创伤、动物咬伤和火器伤的处理是不尽相同的。

（一）擦伤

擦伤(abrasion wound)的特点是皮肤表层破损,创面常附着泥砂或其他异物,有点片状创面或少量点状出血。由于皮肤感觉神经末梢暴露,痛感明显。擦伤的治疗主要是清洗创面,去除附着的异物,防止感染。可用无菌凡士林纱布覆盖,或任其干燥结痂,自行愈合。

（二）挫伤

挫伤(contused wound)是皮下及深部组织遭受力的挤压损伤而无开放性创口。伤区的小血管和淋巴管破裂,常有组织内渗血而形成淤斑,甚至发生血肿。主要特点是局部皮肤变色、肿胀和疼痛。挫伤的治疗主要是止血、止疼、预防感染、促进血肿吸收和恢复功能。早期可用冷敷和加压包扎止血。如血肿较大,可在无菌条件下用粗针头将淤血抽出,然后加压包扎。已形成血肿者,可先行冷敷,3~5 天后用热敷、理疗或中药外敷,促进血肿吸收及消散。血肿如有感染,应予切开,清除脓液及腐败的血凝块,建立引流,应用抗生素控制感染。

（三）刺伤、割伤

刺伤、割伤(incised and punctured wound)的皮肤和软组织有裂口,刺伤的创口小而伤道深,多为盲管伤。刺入物可将砂土和细菌带入创口深处。切割伤的创缘整齐,伤及大血管时可引起大量出血。如切断面神经则发生面瘫。刺、割伤的治疗应早期行外科清创术。颌面部由于重要结构较多,清创时应注意探查面神经分支和腮腺导管有无断裂,防止漏诊。

（四）撕裂或撕脱伤

撕裂或撕脱伤(lacerated wound)为较大的机械力作用于组织,当超过组织的耐受力时,将组织撕裂甚至撕脱。如经常见到头发卷入机器中而导致大块头皮撕裂或撕脱,甚至整个头皮连同耳廓、眉毛及眼睑同时撕脱。动物致伤也常导致撕脱伤。撕脱伤的伤情重,出血多,疼痛剧烈,易发生休克。创口边缘多不整齐,皮下及肌肉组织均有挫伤,常有骨面裸露,时有组织缺损。撕裂的组织如与正常组织相连,应及时清创,将组织复位缝合。与正常组织少量相连或基本脱落的组织,如位于鼻翼、眼睑及耳垂等重要部位,仍不能放弃游离移植的可能,因为颌面部血运好,愈合能力强,仍有可能再植成功。如完全撕脱的组织有血管可行吻合者,应即行血管吻合组织再植术。如无血管可供吻合,伤后 6 小时内将撕脱的皮肤在清创后,切削成全厚或中厚皮片再植术。如撕脱的组织瓣损伤过重,伤后已超过 6 小时,组织已不能利用时,则在清创后切取皮片游离移植,消灭创面。如有组织缺损可早期使用皮瓣技术修复缺损。

（五）咬伤

咬伤(bite wound)在城市及农村中均可见到,有狗咬伤、其他宠物咬伤,偶见鼠咬伤。农村及山区还可见狼、熊等野兽咬伤。亦可见到人咬伤。大动物咬伤可造成面颊部或唇部组织撕裂、撕脱或缺损,常有骨面裸露,外形和功能毁损严重,污染较重。处理咬伤时应根据伤情,清创后将卷缩、移位的组织复位、缝合。如有组织缺损则用邻近皮瓣及时修复。缺损范围较大者,先作游离植皮消灭创面,待后期再行整复。如有骨面裸露且无软组织可供覆盖者,可行局部湿敷,控制感染,待肉芽组织覆盖创面后,再作游离植皮或皮瓣修复。对狗咬伤的病例,应预防狂犬病。

二、口腔颌面部损伤清创术

口腔颌面部损伤患者只要全身情况允许，或经过急救后全身情况好转，条件具备，即应对局部创口进行早期外科处理，即清创术(debridement)。清创术是预防创口感染和促进组织愈合的基本方法。一般原则是伤后越早进行越好，总的原则是6~8小时内进行，对于颌面部创口，由于血液循环丰富、组织抗感染能力强，因此可以不拘泥于这个时间，超出这个时间的创口仍可以做清创处理和早期缝合创口。清创术主要有以下步骤：

（一）冲洗创口

细菌在进入创口6~12小时以内，多停留在损伤组织的表浅部位，且尚未大量繁殖，容易通过机械的冲洗予以清除。先用消毒纱布盖住创口，然后用肥皂水、大量外用盐水洗净创口周围的皮肤，如有油垢，可用汽油或洁净剂擦净干净，然后在局部麻醉下用大量生理盐水和1%过氧化氢液交替冲洗创口，也可以用低浓度碘伏擦洗或浸泡创口，同时用纱布反复擦洗创面，尽可能清除创口内的细菌、泥沙、组织碎片和异物。在清洗创口的同时，可进一步检查组织损伤的范围和程度。

（二）清理创口

创口冲洗后，作皮肤消毒、铺巾，进行清创处理。清创的原则是尽可能保留受伤组织。除确已坏死的组织外，一般仅将创缘略加修整即可，可根据损伤组织的色泽、质地、有无出血方法判定损伤组织的预后。但对唇、舌、鼻、耳及眼睑等重要部位的撕裂伤，即使大部分游离或完全离体，只要没有感染和坏死，也应尽量保留，争取缝回原位，仍有成活的可能。对于枪伤、爆炸伤创口，由于组织损伤比平时伤严重，可在清创时对损伤组织作少量切除，以利于创口愈合。

清理创口时应尽可能去除异物。可用刮匙、刀尖或止血钳去除嵌入组织内的异物。组织内如有金属异物，表浅者可用磁铁吸出，深部者要通过X线片或插针X线定位后取出，有条件者可借助手术导航仪取出。如创口有急性炎症、异物位于大血管旁、定位不准确、术前准备不充分或异物与伤情无关者，可暂不摘除。

口腔颌面部重要结构较多，清创时应注意探察有无面神经损伤、缺损、腮腺导管损伤以及有无骨折发生等，特别是面颊部及腮腺咬肌区损伤时，如有这些结构的损伤，应争取在清创后一期进行修复，如行神经吻合术、神经移植术、腮腺导管重建及骨折内固定术，防止漏诊。

（三）缝合

由于口腔颌面部血运丰富，组织再生能力强，即使在伤后24~48小时以内，均可在清创后严密缝合。甚至可超过48小时，只要创口没有明显化脓感染或组织坏死，在充分清创后仍可以作严密缝合。对估计有可能发生感染者，可在创口内放置引流物。已发生明显感染的创口不应作初期缝合，可采取局部湿敷，待感染控制后再行处理。

缝合创口时，要先关闭与口、鼻腔和上颌窦等腔窦相通的创口。对裸露的骨面应争取用软组织覆盖。创口较深者要分层缝合，消灭无效腔。面部皮肤的缝合要用小针细线，创缘要对位平整，缝合后创缘要略外翻。尤其在唇、鼻、眼睑等部位，更要细致地缝合。

如有组织缺损、移位或因水肿、感染，清创后不能作严密缝合时，可先作定向拉拢缝合，使组织尽可能恢复或接近正常位置，待感染控制和消肿后再作进一步缝合。这种定向拉拢缝合法常用纽扣褥式减张缝合(图7-10)。

三、口腔颌面部各类软组织损伤的处理特点

（一）舌损伤

舌损伤(lingual injury)的处理有以下原则：

1. 舌组织有缺损时，缝合创口应尽量保持舌的长度，将创口按前后纵行方向进行缝合。不要将舌尖向后折转缝合，防止因舌体缩短而影响舌的发音功能。

2. 如舌的侧面与邻近牙龈或舌腹与口底黏膜都有创面时，应分别缝合各自的创口。如不能封闭所有创面时，应先缝合舌的创口，以免日后发生粘连而影响舌的活动。

3. 舌组织较脆，活动度大，损伤后肿胀明显，缝合处易于撕裂，故应采用较粗的丝线(4号以上

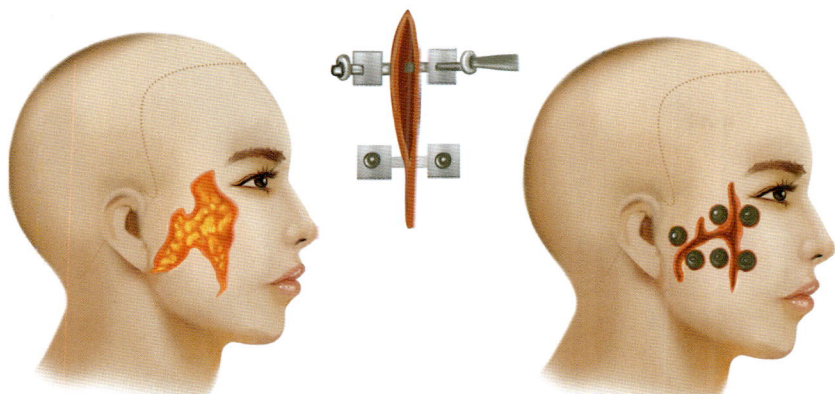

图 7-10　纽扣褥式定向缝合法

缝线)进行缝合,进针距创缘要大(>5mm),深度要深,最好加用褥式缝合,力争多带组织,打三叠结并松紧适度,以防止因肿胀而使创口裂开或缝线松脱。

(二) 颊部贯通伤

颊部贯通伤(penetrating injury of cheek)的治疗原则是尽量关闭创口和消灭创面。

1. 无组织缺损或缺损较少者,可将口腔黏膜、肌肉和皮肤分层缝合。

2. 口腔黏膜无缺损或缺损较少而皮肤缺损较大者,应严密缝合口腔创口,隔绝与口腔相通。颊部皮肤缺损可行皮瓣转移或游离皮瓣修复,或作定向拉拢缝合,遗留的缺损待后期修复。

3. 较大的面颊部全层洞穿型缺损,可直接将创缘的口腔黏膜与皮肤相对缝合,消灭创面。遗留的洞穿缺损待后期进行修复。但伤情条件允许时,也可在清创后用带蒂皮瓣、吻合血管的游离皮瓣及植皮术早期修复洞穿缺损。

(三) 腭损伤

腭损伤(palatal injury)的处理应根据不同情况进行:硬腭软组织撕裂作黏骨膜缝合即可。软腭贯通伤应分别缝合鼻腔侧黏膜、肌肉和口腔黏膜。如硬腭有组织缺损或与鼻腔、上颌窦相通者,可在邻近转移黏骨膜瓣,封闭瘘口和缺损,或在硬腭缺损两侧作松弛切口,从骨面分离黏骨膜瓣后,向缺损处拉拢缝合(图 7-11)。松弛切口骨面裸露处可打包固定,使其自行愈合。如腭部创面过大,不能立即修复者,可作暂时腭护板,使口、鼻腔隔离,以后再行手术修复。

(四) 唇、舌、耳、鼻及眼睑断裂伤

对唇、舌、耳、鼻及眼睑断裂伤,如离体组织尚完整,伤后时间不超过 6 小时,应尽量设法缝回原处,以减轻因组织丢弃给日后修复带来的困难。缝合前,离体组织应充分冲洗,并浸泡于抗生素溶液中备用。伤区创面彻底清创,并修剪成新鲜创面,用细针细线将离断组织作细致的缝合。术后妥善固定,注意保温,全身应用抗生素,有条件者可加用高压氧和高氧液治疗,以增加成活的几率。如修复失败,可在瘢痕软化以后采用其他外科技术修复。

(五) 腮腺、腮腺导管损伤

面颊部及腮腺区经常遭受切割伤或撕裂伤,导致腺体暴露、导管断裂和面神经损伤,首诊时要注意对该部位的检查,尤其是导管与面神经的损伤。

对于单纯腮腺腺体损伤(parotid gland injury),清创后对暴露的腺体作缝扎,然后分层缝合创口。为避免涎瘘的发生,术后伤区作绷带加压包扎 7 天左右,其间可辅助抗唾液腺分泌药物。

对于腮腺导管损伤(parotid duct injury),如清创中发现导管断裂,可用5-0 至 7-0 缝合线作端端吻合。如果有导管破损而不能拉拢缝合时,可就近在耳屏前作小切口,取一段颞浅静脉作移植重建,如清创时未发现导管断裂或未进行吻合,最终将形成涎瘘,可在后期进行处理。具体方法请参见第九章。

(六) 面神经损伤

面神经损伤(facial nerve injury)原则上应争取早期处理(3 个月以内);后期处理(1 年以上)疗效多不理想。具体处理方法请参见第十章。

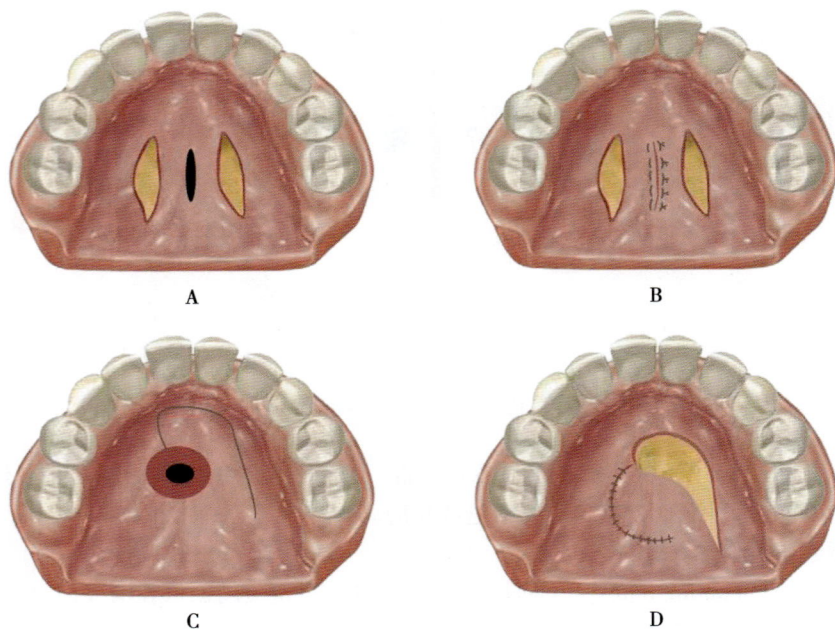

图 7-11 腭部贯通伤缝合法
A.两侧松弛切口 B.向中部推移缝合 C.旋转黏骨膜瓣切口 D.黏骨膜瓣转移修复

第四节 牙和牙槽突损伤

牙和牙槽突损伤(injuries of teeth and alveolar process)在平时、战时都较常见。可以单独发生,也可以伴发于颌面部及其他部位的损伤,一般前牙及上颌牙槽突损伤几率较多,多见于跌打损伤和意外损伤。

一、牙损伤

牙损伤可分为牙挫伤、牙脱位及牙折三类,单纯牙损伤常见于跌打和碰撞等原因。具体内容请参见《牙体牙髓病学》教材。

二、牙槽突骨折

牙槽突骨折(fracture of alveolar process)常是外力(如碰撞)直接作用于牙槽突所致,多见于上颌前部。可单独发生,也可与颌面部其他损伤同时发生。可以是线形骨折,也可以是粉碎性骨折。

临床上牙槽突骨折常伴有唇和牙龈组织的撕裂、肿胀、牙松动、牙折或牙脱落。当摇动损伤区的牙时,可见邻近数牙及骨折片随之移动。骨折片可移位而引起咬合错乱。

治疗应在局麻下将牙槽突及牙复位到正常解剖位置,然后利用骨折邻近的正常牙列,采用牙弓夹板、金属丝结扎、正畸托槽方丝弓和接骨板等方法固定骨折。注意牙弓夹板和正畸托槽的放置均应跨过骨折线至少 3 个牙位,才能固定可靠。

牙槽突骨折常伴有牙脱位及牙髓坏死,应由牙髓病专科医师共同处理。

第五节 颌 骨 骨 折

颌骨骨折(fractures of the jaws)有一般骨折的共性,如出血、肿胀、疼痛、骨折移位、感觉异常和功能障碍等。但由于颌骨的解剖结构和生理特点，其临床表现和诊治方法与身体其他部位骨折又大不相同，最大的不同是由于上、下颌骨形成咬合关系，骨折时处理不当，会影响咀嚼功能。

颌骨骨折的发生率约占颌面损伤的 35%~40%。平时损伤的原因多由于交通事故、工伤事故、跌打损伤及运动损伤所致，少部分可由于医源性(如阻生牙劈冠)损伤;其中交通事故引起的颌骨骨折比例逐年增高，成为颌骨骨折的主要原因。而战时多由于弹片或破片所致。从骨折的类型看，平时伤多为线形骨折，战时多为粉碎性骨折。

【颌骨骨折的解剖因素】下颌骨占据面下 1/3 及两侧面中 1/3 的一部分，位置突出，易遭受损伤而导致骨折发生率高。下颌骨发生骨折的部位常与解剖结构有关，有些部位在结构上和力学上属于薄弱区域，如正中联合部、颏孔区(下颌骨体部)、下颌角及髁突颈部均属于薄弱区，因此成为骨折的好发区。此外还可以发生冠突和下颌支骨折。

直接打击髁突部可发生直接骨折，当正中联合部或体部受打击时，髁突部由于应力集中，形成间接骨折，临床上容易漏诊。

下颌骨有较强大的升颌肌群和降颌肌群附着，骨折时，常常受附着在骨块上的肌肉牵引力方向和打击力的方向的综合影响，使骨折块发生移位，导致各种形式的咬合错乱。

上颌骨是面中部最大的骨骼，主要占据面中 1/3，左右各一，在中线相连，参与构成鼻腔外侧壁。上颌骨上方与颅骨中的额骨、颞骨、筛骨及蝶骨相连;上颌骨两侧与颧骨、鼻骨和泪骨相连，参与构成部分眼眶;上颌骨的后面与腭骨相连参与构成口腔的顶部。由于上颌骨主要维持面中部的外形并邻近颅脑，因此，骨折时常影响眼、鼻、咬合与容貌，严重时可并发颅脑损伤与颅底骨折。

上颌骨及其周围骨骼通过骨缝构成垂直的支柱结构。如颧上颌支柱、鼻上颌支柱、翼上颌支柱等，而牙弓、眶下缘及颧骨颧弓、眶上缘则构成水平支柱，在解剖上它们维持面部的外形，如高度、弧度和突度，在生物力学上它们起着分散咀嚼力，抵抗外力的作用。当上颌骨受到轻度外力时，外力常被这些支柱结构消散而不引起骨折;但当遭受较大外力打击时，上颌骨与其他骨骼的连接遭到破坏，可形成多个骨骼和多个结构的损伤。根据打击的力量和方向，常形成高、中、低位骨折。

上下颌骨通过咬合关系行使功能，当咬合关系紧密接触时，颌骨可耐受相当大的打击力，拳击运动员戴牙套就是这个道理，但上下颌失去咬合关系的锁结时，受到打击时则容易发生骨折。

【颌骨骨折的临床表现】

（一）下颌骨骨折(fractures of the mandible)

1. 骨折段移位 影响下颌骨骨折后骨折段移位的因素有:骨折的部位、外力的大小和方向、骨折线方向和倾斜度、骨折段是否有牙以及附着肌肉的牵拉作用等，其中各咀嚼肌的牵拉起到了重要作用。常因不同部位骨折、不同方向的肌肉牵拉而出现不同情况的骨折段移位。

（1）正中联合部骨折(fractures of the symphysis):单发的正中联合部骨折，由于骨折线两侧肌群牵拉力相等，常无明显移位;有时仅可见骨折线两侧的牙高低不一致。如为正中联合部两侧双发骨折，正中骨折段可因降颌肌群的作用而向后下方移位。如发生粉碎性骨折或有骨质缺损，两侧骨折段受下颌舌骨肌的牵拉可向中线移位，使下颌牙弓变窄，受颏舌骨肌和颏舌肌的牵拉，口间骨折端发生向后移位。后两种骨折均可使舌后坠，可引起呼吸困难，甚至窒息的危险(图 7-12)。

（2）颏孔区骨折(fractures of mental foramen):又称下颌骨体部骨折。一侧颏孔区骨折时，前骨折段因降颌肌群的牵拉作用而向下方移位，并稍偏向外侧。后骨折段则因升颌肌群的牵拉，向上前方移位，且稍偏向内侧，两骨折段可以有错位。双侧颏孔区骨折时，两侧后骨折段因升颌肌群牵拉而向上前方移位，前骨折段则因降颌肌群的作用而向下后方移位，可致颏后缩及舌后坠(图 7-13)。

（3）下颌角骨折(fractures of mandibular angle):骨折线正位于下颌角，且骨折线两侧都有咬肌与翼内肌附丽时，骨折段可不发生移位(图 7-14)。如骨折线位于这些肌肉附着处之前，前骨折段因降颌肌群的牵拉而向下内移位，后骨折段则因升颌肌群的牵拉而向前上移位。

（4）髁突骨折(fractures of condyle):髁突骨折多发生在翼外肌附着下方的髁突颈部。折断的髁突由于受翼外肌的牵拉而向前、内移位，但仍可留在关节囊内。如打击力过大，髁突可撕破关节囊从关节窝内脱出，向内、向前、或向外移位，其移位的方向和程度与外力撞击的方向及大小有关。

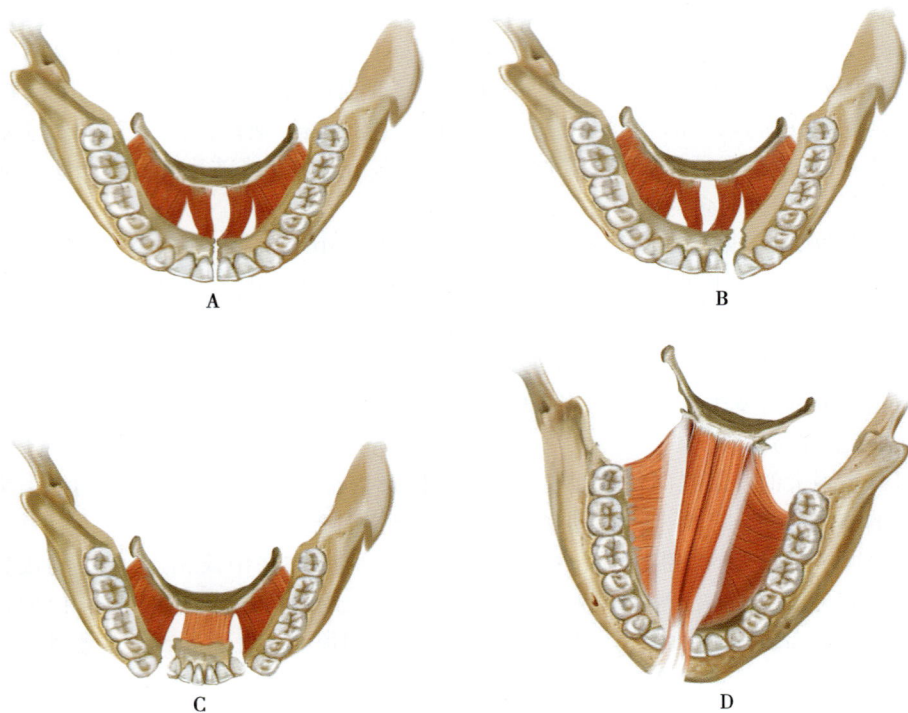

图 7-12 下颌骨正中联合部骨折的移位方向

A. 正中骨折无移位　B. 斜行骨折有移位　C. 正中联合双发骨折,骨折段向后移位　D. 粉碎性骨折,牙弓变窄

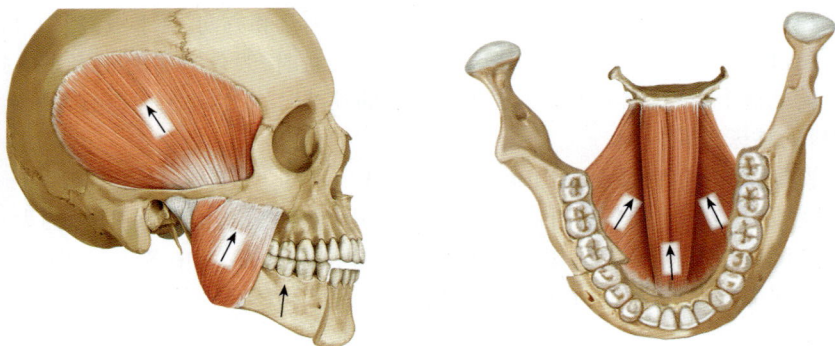

图 7-13 颏孔区骨折时骨折段的移位方向

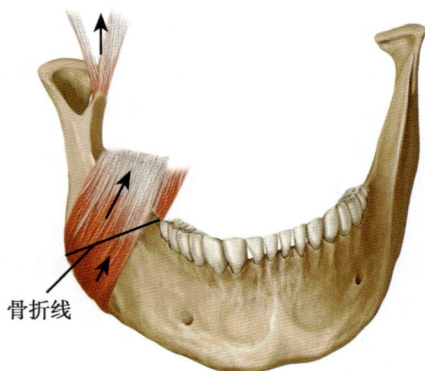

图 7-14 下颌角骨折

骨折线在咬肌内,可不发生移位

个别情况下,髁突可被击入颅中窝。

髁突骨折后,骨折线一般有以下三种情况:如骨折发生在翼外肌附着的上方,仅在关节面上发生骨折或损伤,则不受翼外肌牵拉的影响,而不发生移位,又称为囊内骨折或脱帽骨折。多数情况可出现髁突的矢状骨折,髁突骨折段可发生向前下内的移位。当骨折线位于关节囊以外,翼外肌附着以下称为髁突颈部骨折。位于下颌切迹水平的骨折称为髁突基部骨折。

单侧髁突颈骨折时,患侧下颌支向外侧及上方移位,不能作侧运动。由于下颌支变短以及升颌肌群的牵拉,致使后牙早接触,前牙及对侧牙可出现开殆(图7-15A)。双侧髁突颈部骨折者,下颌不能作前伸运动,由于升颌肌群的牵拉,下颌支向后上移位,导致后牙早接触,前牙开𬌗更明显(图 7-15B),侧方𬌗运动受限。局部肿、痛及功能障碍程度较单侧髁突颈部骨折为重,还可能合并不同程度的脑震荡。

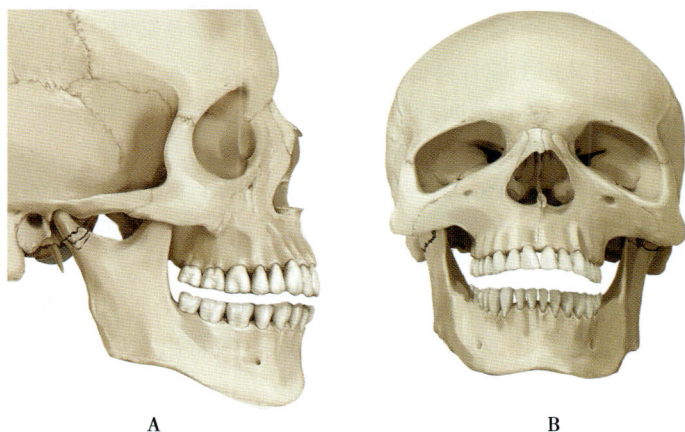

图 7-15　髁突及颈部骨折的骨折段移位
A. 单侧髁突骨折　B. 双侧髁突骨折前牙开𬌗

　　髁突及髁突颈部骨折常累及关节盘,使关节盘随髁突骨折段发生移位或破裂。如不处理,可能会发生关节强直。

　　2. **咬合错乱**　咬合错乱是颌骨骨折最常见的体征,对颌骨骨折的诊断与治疗有重要意义。即使骨折段仅有轻度移位,也可出现咬合错乱而影响功能。可能有早接触、开𬌗、反𬌗及锁𬌗等多种情况。

　　3. **骨折段异常动度**　正常情况下下颌骨运动时是整体运动,只有在发生骨折时才会出现异常活动,常常是骨折的体征。

　　4. **下唇麻木**　下颌骨骨折时,突然的撕裂或牵拉常会损伤下牙槽神经,出现下唇麻木。

　　5. **张口受限**　由于疼痛和升颌肌群痉挛,多数下颌骨骨折患者存在不同程度的张口受限症状。

　　6. **牙龈撕裂**　骨折处常可见牙龈撕裂,变色及水肿。

　　(二)上颌骨骨折(fractures of the maxilla)

　　1. **骨折线**　上颌骨与鼻骨、颧骨和其他颅面骨相连,骨折线易发生在骨缝和薄弱的骨壁处,临床上最常见的是横断形骨折和分离性骨折。法国学者 Le Fort 按骨折线的高低位置,将其分为三型(图 7-16)。

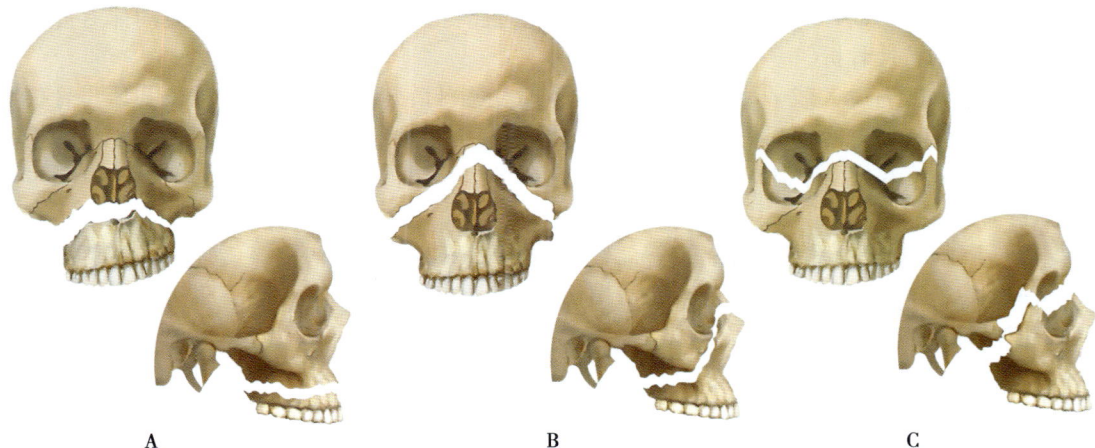

图 7-16　上颌骨 Le Fort 骨折线
A. Le Fort Ⅰ型骨折线　B. Le Fort Ⅱ型骨折线　C. Le Fort Ⅲ型骨折线

（1）Le Fort Ⅰ型骨折：又称上颌骨低位骨折或水平骨折。骨折线从梨状孔水平、牙槽突上方向两侧水平延伸到上颌翼突缝。

（2）Le Fort Ⅱ型骨折：又称上颌骨中位骨折或锥形骨折。骨折线自鼻额缝向两侧横过鼻梁、眶内侧壁、眶底和颧上颌缝，再沿上颌骨侧壁至翼突。有时可波及筛窦达颅前窝，出现脑脊液鼻漏。

（3）Le Fort Ⅲ型骨折：又称上颌骨高位骨折或颅面分离骨折。骨折线自鼻额缝向两侧横过鼻梁、眶部，经颧额缝向后达翼突，形成颅面分离，常导致面中部拉长和凹陷。此型骨折多伴有颅底骨折或颅脑损伤，出现耳、鼻出血或脑脊液漏。

临床上至今仍沿用 Le Fort 骨折分类，但实际上上颌骨骨折线并不都是如此，也不一定两侧都发生对称性骨折，如一侧为Ⅰ型，另一侧可能为Ⅱ型，这主要取决于撞击力的大小和方向。此外，还可发生上颌骨的矢状骨折，如腭中缝的矢状骨折等。

2. **骨折段移位**　不像下颌骨，上颌骨未附着强大的咀嚼肌，受肌肉牵拉移位的影响较小，故骨折块多随撞击力的方向而发生移位，或因其重力而下垂，一般常出现后下方向移位，引起面中部塌陷症状。

3. **咬合关系错乱**　上颌骨骨折段的移位必然引起咬合关系错乱。如一侧骨折段向下移位，该侧就会出现咬合早接触。上颌骨与翼突同时骨折时，由于翼内肌向下牵拉，常使后牙早接触，前牙呈开𬌗状。

4. **眼眶及眶周变化**　Le Fort Ⅱ或 Le Fort Ⅲ型骨折时，眶内及眶周常伴有组织内出血、水肿，形成特有的"眼镜症状"，表现为眶周淤斑，上、下睑及球结膜下出血，或有眼球移位而出现复视。

5. **颅脑损伤**　Le Fort Ⅱ或 Le Fort Ⅲ型上颌骨骨折时常伴发颅脑损伤或前颅底骨折，出现脑脊液漏等。

【**颌骨骨折的诊断**】颌骨骨折在首诊时，应了解患者受伤的原因、部位及伤后的临床表现，重点了解创伤力的方向和作用的部位，详细的病史将有助于明确骨折的部位和类型。通过手法检查伤区局部后，诊断一般不难作出。

视诊的重点是观察面部有无畸形，如面中部有无"盘形面""马面"及内眦间距增宽、鼻根塌陷等畸形；眼球有无移位、运动受限和复视；有无张口受限等情况。眼镜症状常提示有眼眶、上颌骨的损伤或骨折。在专科检查中，咬合错乱是最重要的骨折体征，如开𬌗、早接触和锁𬌗等，但要区别患者伤前本身就存在的牙颌紊乱的情况。通过触摸检查，可以明确骨折部位，如可疑上颌骨或面中部骨折，可重点触摸眶下缘、颧牙槽嵴有无台阶感，颧额缝有无凹陷分离，颧弓有无塌陷；以手指或器械捏住上颌前牙，摇动上颌骨有无浮动感等。但有些情况也可能造成假象，如颧弓骨折早期，由于组织肿胀，可能造成无骨折的印象。检查下颌骨时，可用手指放于可疑骨折两侧的牙列上和下颌缘处，两手作相反方向的移动，了解有无异常动度和骨摩擦音。触摸耳屏前有无压痛，双手小指伸入外耳道，嘱患者患者做开闭口运动，感觉双侧髁突的动度是否一致，如动度不一致，则提示可能有髁突的间接损伤或骨折。此外，正中联合部闭合性骨折时，常在打击力相反方向伴有髁突颈部和下颌角的间接性骨折。

颌骨骨折一般通过 X 线平片即可了解骨折的部位、数目、方向、类型、骨折移位和牙与骨折线的关系等情况。目前对诊断下颌骨骨折有价值的有全口牙位曲面体层片、CBCT 片等；髁突骨折可采用 CBCT 片加关节断层片，对骨折段的移位有清晰的显示。传统的铁氏位片、华氏位片、颧弓切线位片目前已少用。

当上、下颌骨甚至颅骨发生复杂的全面部骨折（panfacial fractures）时，CT 是全面了解骨折信息的常用辅助诊断工具，尤其是 CT 三维重建，图像对骨折的细节可清晰显示，不仅对诊断有重要作用，而且对骨折的治疗也有辅助作用。

【**颌骨骨折的治疗**】

（一）颌骨骨折的治疗原则

1. **治疗时机**　颌骨骨折患者应及早进行治疗。但如合并颅脑、重要脏器或肢体严重损伤，全身情况不佳时，应首先抢救患者的生命，待全身情况稳定或好转后，再行颌骨骨折的处理。但应注意，在救治其他部位伤的同时，不能忽视与口腔颌面外科手术的衔接，以免延误治疗。即使由于各种原因延误了早期治疗,也应争取时间作延期处理,防止骨折错位愈合,使后期处理复杂化。

2. 骨折治疗原则　为避免骨折错位愈合,应尽早进行骨折的精确复位。AO(ASIF)提出的治疗原则已被国内外所认同,即骨折的解剖复位;功能稳定性固定;无创外科;早期功能性运动。其中解剖复位有两方面的含义,即兼顾形态与功能。既要恢复颌骨的解剖形态,恢复其特有的高度、宽度、突度和弧度,还要恢复伤前的咬合关系,重建患者原有的关系,恢复咀嚼功能。功能稳定性固定和早期功能运动可以体现我国中医传统的动静结合,促进骨折愈合的理念。骨折固定的方法可根据条件选用,目前以手术开放复位坚固内固定为治疗的主流技术。

3. 骨折线上牙的处理　颌骨骨折治疗时常利用牙齿作骨折段的固定,应尽量保存,即使在骨折线上的牙也可考虑保留。但如骨折线上的牙已松动、折断、严重龋坏、牙根裸露过多或有炎症者,应予拔除,以防止骨折感染或并发骨髓炎。

(二) 颌骨骨折的复位方法

颌骨骨折的治疗近年来发生了很大变化,复位和固定方式与传统的方式有了显著不同,这主要得益于手术进路的变化、理想内固定材料的应用和影像技术的发展。

复位方法　颌骨骨折复位的标准是恢复患者原有的咬合关系。根据不同的骨折情况,可选用不同的复位方法。

(1) 手法复位:主要用于新鲜骨折并且移位不大的线形骨折,方法是在局麻下,用手法推动骨折段到正确的位置,如牙槽突骨折、颏部线形骨折的复位。复位后应做妥善的颌间牵引固定,属于非手术治疗。

(2) 牵引复位:主要用于手法复位效果不满意,或伤后2~3周骨折已发生纤维性愈合的患者。分为颌间牵引及口外牵引两种。

1) 颌间牵引(intermaxillary elastic traction):它是在上、下颌牙列上分别安置有挂钩的牙弓夹板,然后根据骨折需要复位的方向,在上、下颌牙弓夹板的挂钩上套上橡皮圈作牵引,使其恢复到正常的咬合关系(图7-17)。它既有牵引作用,牵引到位后,也有固定作用。主要用于有牙颌的上、下颌骨骨折牵引固定。单纯使用时下颌骨应固定4~6周,上颌骨固定3~4周。应注意当上、下颌骨同时骨折时,用颌间固定恢复咬合关系后,需将上颌骨作坚固内固定或限制张口,否则,当下颌骨作开口动作时,有可能将上颌骨骨折块牵拉移位。

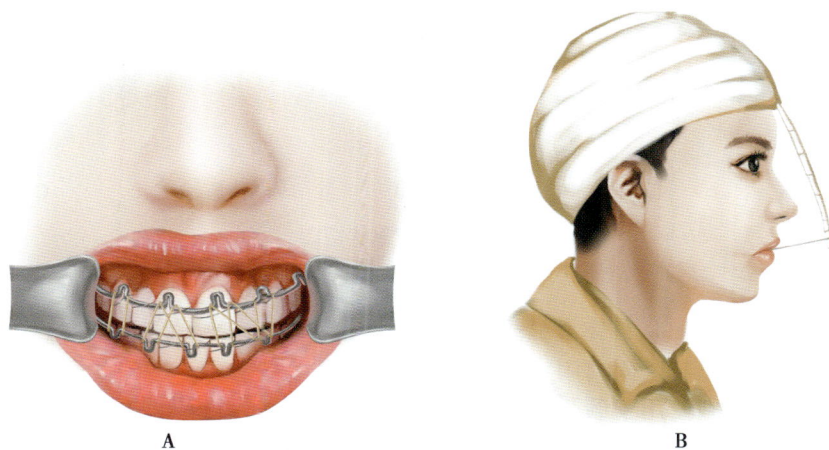

图7-17　颌间牵引复位法
A.颌间牵引复位法　B.颅颌牵引复位法

需要指出的是,尽管颌间牵引与固定技术可以很好地恢复与维持咬合关系,但由于存在不能使用的特殊情况,如颅脑损伤、癫痫、精神病患者,还存在长达4~6周固定期的不能张口,影响患者的进食和语言交流,口腔卫生不易保持,造成继发龋病、牙周炎等弊病。随着坚固内固定技术的引入,颌间牵引与固定的作用和角色发生了变化,单纯使用颌间牵引固定治疗颌骨骨折的模式已被逐渐放弃,目前,主要被用作坚固内固定的辅助手段,例如在做内固定之前咬合关系的维持与确认，内固定后作短暂抵抗肌源性不良应力之用，固定的时间也大大缩短。同时也出现了更为简单方便的颌间牵引钉技术。

2）颅颌牵引（craniomaxillary elastic traction）：主要用于上颌骨骨折。如上颌骨向后移位较大的骨折，传统的石膏头帽颅颌牵引技术已经弃用，取而代之的是外牵张支架，这种方法支架安装简便，牵引支抗在颅骨上，只需要在上颌骨安装牵引钉并引出牵引丝，通过旋转加力杆，即可使上颌骨向前牵引复位。

（3）手术切开复位（surgical reduction）：主要用于有开放性创口的骨折、闭合性颌骨复杂骨折或已有错位愈合的陈旧性骨折。方法是手术显露骨折部位，新鲜骨折采用器械使之复位，陈旧性骨折可不按原来的骨折线打开骨折，而是采用骨锯进行截骨，然后根据恢复咬合关系与面型的要求移动截开的骨块，达到复位的目的。随着内固定材料的发展和切口技术的完善，临床上手术复位越来越多地被采用，效果已被广泛肯定。

（三）颌骨骨折的手术入路

开放复位内固定是目前临床治疗颌骨骨折的主要手段，在颌面部选择手术入路要兼顾显露和美观的要求，因此，选用合适的手术入路非常重要，常用的手术进路有以下几种：

1. 冠状切口入路（coronary incision）　该切口大部分隐蔽在头皮的发际内，主要用于面中部诸骨骨折的显露。切口自一侧耳屏前向上，经颞部转向额部发际线后约 2～3cm 至对侧耳屏前，在头皮帽状腱膜下向前锐性分离，在距眶上缘 2cm 处切开骨膜，在骨膜下分离至眶上缘，用小骨凿凿开眶上孔两侧的骨质，解脱眶上神经血管束，可显露眶上缘、眶外侧、眶顶、鼻骨及颧额缝，向两侧还可显露颧骨，沿颞肌筋膜向下分离至颧弓，切开骨膜，沿骨膜下显露颧弓和颧骨，并保护面神经颧支。该切口可充分显露面中上部及额部骨折线，如欲增加显露范围，可沿眶外侧壁向下分离，能显露大部分外侧眶下缘（图 7-18）。

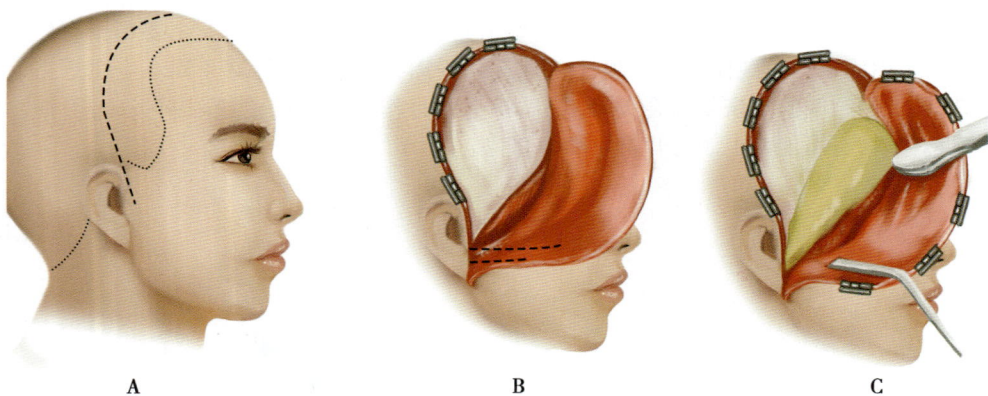

A　　　　　　　　　　B　　　　　　　　　　C

图 7-18　头皮冠状切口
A. 切口　B. 切开骨膜　C. 翻瓣，切开颞筋膜浅层

如加用口内前庭沟切口，可完全显露上颌骨、颧骨及眼眶的骨折线，便于复位与坚固内固定，该切口的另一优点是可就近切取半层颅骨，用于颌骨缺损的修复和衬垫，而不需要另开辟术区取骨，是临床常用的手术切口。

2. 睑缘下切口（subciliary incision）　主要用于涉及眶下缘、眶底和颧骨骨折的显露与固定，是常用辅助切口（图 7-19）。沿下睑缘下 2～3mm 的皮肤皱褶作横形切口，切开皮肤、皮下至眼轮匝肌表面，钝性分离开眼轮匝肌至眶隔浅面，然后顺眶隔表面向下即可到达眶下缘及眶底，分离时需注意不要穿通眶隔膜，以免眶内脂肪的丢失。

3. 耳屏前切口（pretragus incision）　主要用于颧弓根和髁突高位骨折的显露。可取弧形或拐杖形切口，垂直

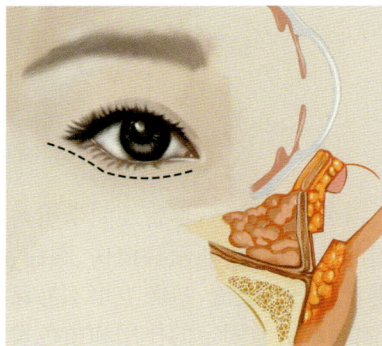

图 7-19　睑缘下切口

切口向下不要超过耳垂,沿颞筋膜表面向前翻起皮瓣,沿外耳道前壁软骨表面向前分离,在颧弓根表面紧贴骨膜和关节囊向前分离,此区域内血管很少,视野清晰,不打开腮腺筋膜,可保护面神经颧颞支。将组织瓣向前、向下牵拉并钝性分离,即可显露颧弓根部、关节囊和髁突骨折断端,如向下沿腮腺筋膜与外耳道间隙向前分离可显露髁突颈部,可直视下做骨折复位固定。

4. **下颌下切口**(submandibular incision)　主要用于下颌角、髁突颈基部和下颌支骨折的显露,也是颌面部常用切口。切口从下颌支后向前约7cm,呈弧形位于下颌体下缘1.5~2cm,切开皮肤、皮下后即可切开颈阔肌层,在下颌骨角前切迹或咬肌附着前缘处钝性分离,即可寻找到面神经下颌缘支,将其分离出来并牵开保护,同时结扎面动脉和面静脉,此时下颌体下缘已无重要结构,然后切开骨膜,分离下颌骨颊侧,自骨面将咬肌附着抬起,确认并找到骨折线。如欲显露髁颈骨折,可将切口向下颌支后延伸,将腮腺下极游离并向上推,可显露髁颈下部及下颌支骨折。

5. **局部小切口**(local incision)　有些部位如颧额缝、眶下缘和颧弓骨折可采用局部小切口显露骨折线。

6. **口内前庭沟切口**(intraoral vestibule incision)　目前,口内切口的使用越来越广泛,配合其他切口可以达到很好效果。如冠状切口加前庭沟和睑缘切口,可显露上颌骨、颧骨、颧弓、鼻骨和眶区的骨折线,在直视下对骨折复位与固定。下颌骨正中联合、体部和下颌角骨折多主张作前庭沟切口及外斜线黏膜切口进行复位与固定,如采用坚固内固定方法时,既方便,又可减少面部瘢痕。

(四) 颌骨骨折的固定方法

为保证骨折块复位后在正常位置上愈合,防止发生再移位,必须采用稳定可靠的固定方法。

1. **单颌固定**(monomaxillary fixation)　是指在发生骨折的颌骨上进行固定,而不将上、下颌骨同时固定在一起的方法。可以非手术固定,也可以手术固定。主要用于线形并且移位不大的骨折。但单纯使用时固定力不足,目前多作为内固定的辅助方法。

(1) 单颌牙弓夹板固定(arch bar splint fixation):即将成品或弯制的牙弓夹板横跨骨折线安置到两侧健康牙,用金属丝将夹板与牙齿逐个结扎起来,利用健康牙固定骨折的方法(图7-20)。临床上常用于牙槽突骨折和移位不大的颏部线形骨折,也可以作为坚固内固定的张力带(tension band)使用,以对抗牙槽突的不良张力。

学习笔记

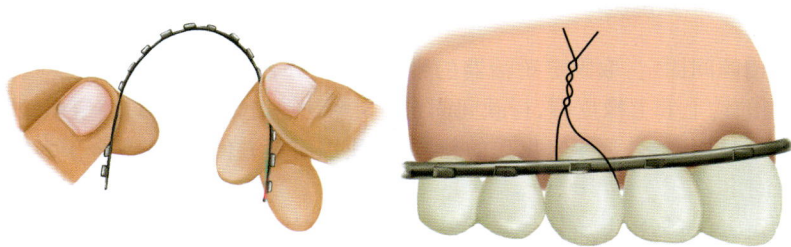

图7-20　单颌牙弓夹板固定

(2) 金属丝骨间内固定(steel wire fixation):是以往骨折固定的主要方法,由于固定力不足,常需要单颌牙弓夹板或小环结扎及颌间固定等形式作为补充,使用中也不如坚固内固定技术方便,目前仅用于粉碎骨折的小碎骨片的连接。

2. **颌间固定**(intermaxillary fixation)　是指利用牙弓夹板将上、下颌单颌固定在一起,是颌面外科最常使用的固定方法。它的优点是能使移位的骨折段保持在正常咬合关系上愈合。单纯采用该方法治疗骨折,下颌骨一般固定4~6周,上颌骨3~4周。目前,它的作用只是在术前牵引和手术中和术后短期维持咬合关系。

(1) 带钩牙弓夹板颌间固定:是颌间固定最常用使用的方法。它使用成品牙弓夹板,安置于上下颌牙列颊侧,用金属丝分别将其固定在牙体上,然后将输液用乳胶管剪成1~1.5mm小圈,套在上、下颌牙弓夹板的挂钩上,行颌间固定(图7-21)。也可用铝丝自制,方法是取直径2mm、长20cm铝丝一根,以技工钳或针持弯制挂钩,钩长4~5mm,钩间距为1.2~1.5cm,结扎固定时应注意上颌的挂钩朝上,下颌朝下,钩端向唇侧倾斜,有利于挂橡皮圈,又不至于压伤牙龈(图7-22)。本法在颌间固定之前兼有牵引作用,可根据骨折移位的方向可调整橡皮圈的牵引方向。

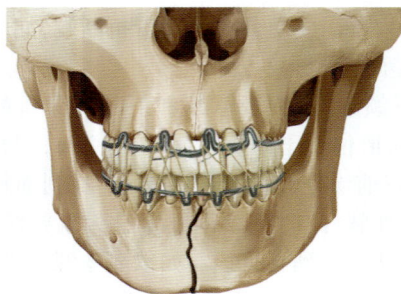

图 7-21　带钩牙弓夹板颌间固定法

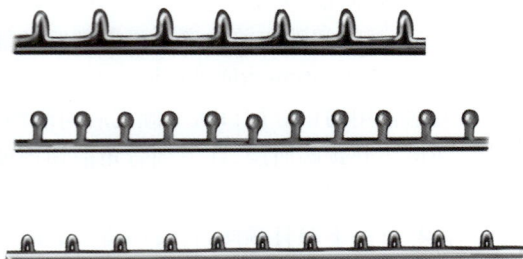

图 7-22　各种成品带钩夹板

(2) 小环颌间结扎颌间固定:选用直径 0.3~0.5mm、长约 12cm 的金属丝,对折后扭成一小环,将钢丝两端自颊侧牙间隙穿至舌侧,然后将两根金属丝分开,分别绕经相邻两牙的牙颈部,从舌侧穿出颊侧,将远中一端金属丝穿过小环,与近中端金属丝结扎扭紧。最后用一短金属丝穿过上下相对的小环,逐个结扎扭紧,使上、下颌固定在一起(图 7-23)。根据骨折的情况决定应结扎的对数,一般每侧应安置两对以上。此种固定方法没有牵引作用,患者不能自己拆卸。

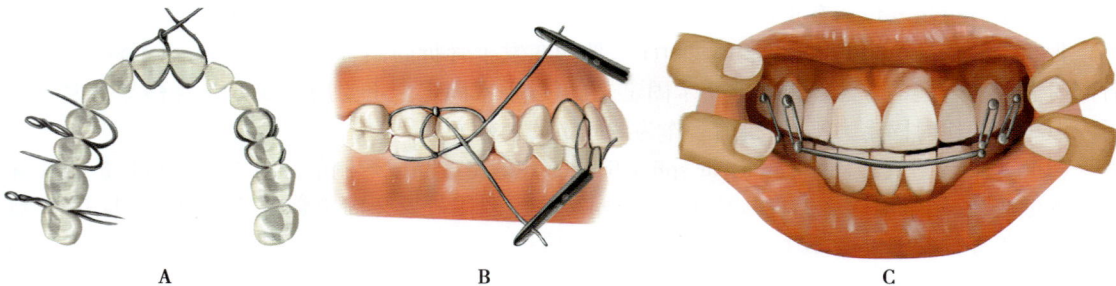

A

B

C

图 7-23　小环颌间结扎法

A.形成小环的操作方法　B.将上、下颌的小环结扎在一起　C.正畸托槽颌间固定法

(3) 正畸托槽颌间固定:取固定矫治器的带钩托槽,分别用牙釉质粘接剂将其粘接在每个牙面上,然后在托槽的钩上套上橡皮圈,行颌间固定。此种方法比较舒适,口腔卫生较易保持。

(4) 颌间牵引钉固定:是近年来出现的新方法,使用简单方便,特别适合于多数牙缺失无法进行牙弓夹板牵引固定者。

(5) 其他固定方法:临床上还有金属丝单牙结扎固定法、牙弓夹板石膏帽悬吊法、金属托盘固定法、头颏石膏绷带固定法、金属丝颅骨悬吊法等。目前,它们在临床上已被坚固内固定技术所替代。然而,这些技术在战时或不具备坚固内固定条件时仍有其使用价值。

3. 坚固内固定(rigid internal fixation,RIF)　是近 30 年来发展起来的颌骨骨折内固定新技术。除了因钛的优异性能外,更重要的是它具有理论研究基础支持。因为骨折在愈合中需要稳定的环境;固定物要能抵消影响愈合的各种不良应力,并能维持骨折在正确的位置上直到愈合。因而被称为坚固内固定,其没有单纯颌间固定带来的诸多弊病,如口腔卫生不良,继发龋齿、进食及语言障碍、影响社交活动等。实践证明,坚固内固定技术比以往许多固定方法效果好,使用方便,术后大大减少了颌间固定的时间,甚至可不用颌间固定。因而,目前在多数情况下已成为颌骨骨折治疗的首选方法。

(1) 开放复位坚固内固定的适应证:采用何种手段治疗颌骨骨折取决于骨折的类型、移位的程度以及患者的全身状况,闭合性、简单的线形骨折应首先考虑保守治疗,颌间牵引固定也可获得良好效果。颌骨骨折开放复位坚固内固定的适应证为:

1) 多发性或粉碎性上、下颌骨骨折。

2) 全面部骨折。

3）有骨缺损的骨折。

4）大的开放性移位骨折。

5）明显移位的上、下颌骨骨折。

6）无牙颌及萎缩的下颌骨骨折。

7）感染的下颌骨骨折。

应当指出,目前,许多学者认为感染和肿胀不应当成为拒绝或推迟采用坚固内固定的原因,相反,认为固定的稳定性是对抗感染的有效因素。

（2）颌骨骨折的力学特点与内固定的位置:颌骨在解剖上和力学上有其特点,上颌骨在垂直空间上存在三个支柱,即鼻上颌支柱（nasomaxillary buttress）、颧上颌支柱（zygomaticomaxillary buttress）和翼上颌支柱（pterygomaxillary buttress）,水平方向有眶上缘支柱（superior orbital buttress）、眶下缘支柱（infraorbita buttress）和牙槽突支柱（alveolar buttress）等三个支柱,这些部位结构上骨质增厚,维持着面中部的高度、宽度、突度和弧度,能承担来自颌骨前、侧及后面的垂直咬合力,并将其分散至颅底,翼上颌支柱则更与颧骨颧弓发生关系,将力分散到颅后部（图7-24）。然而,由于上颌骨骨缝连接多,如果遭受来自前方、侧方的水平打击,却很容易发生水平骨折,将使面型和功能遭到破坏。对于上颌骨的复位,首先应恢复三对支柱和颧骨的解剖位置,才能恢复面中部的高度、宽度、突度和弧度,又因为它们是功能区,这些部位骨质往往增厚,因此也是接骨板放置的主要位置,如梨状孔边缘、颧上颌缝、眶下缘、颧额缝和颧弓等部位（图7-25）。此外,面中部骨折固定应力争多点固定,最少应达到三点固定。

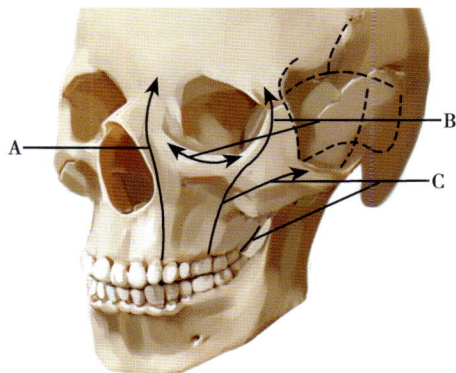

图 7-24　上颌骨的三对垂直支柱
A.鼻上颌支柱　B.颧上颌支柱　C.翼上颌支柱

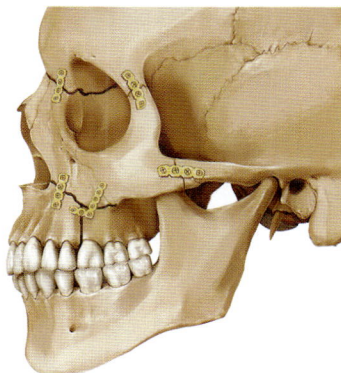

图 7-25　上颌骨骨折的固定部位

下颌骨受解剖形态和位置的影响,不同方向的打击力可发生不同的骨折类型,但主要发生在解剖薄弱区和应力集中区。下颌骨骨折固定时,要充分考虑到作用于下颌骨上的肌力和功能力,Champy研究了下颌骨数学模型的力矩,实验表明,行使咬合功能产生沿牙槽突的张力和沿下颌骨下缘的压力,这些力在下颌骨体内产生屈曲力矩,在下颌磨牙后区的外斜嵴最强而在前磨牙区最弱。此外,在下颌颏联合内产生向中线增加强度的扭转力矩。以此确定了下颌骨骨折固定的理想线（图7-26）,建议固定时沿此线放置接骨板,可以最大限度克服不良应力,中和牙槽突的张力,同时减小接骨板和螺钉的厚度与长度。理想线在下颌骨体部正好与下牙槽神经管重叠,为防止损伤下牙槽神经,接骨板可在此线的上下方放置,或采用单皮质螺钉固定（图7-27）。下颌角骨折接骨板应放置在外斜线处,因此处是张应力区,一般需要放置6孔小接骨板（图7-28）。下颌骨正中联合部骨折应放置两块接骨板,至少间隔5mm,下缘接骨板用双皮质螺钉固定,上方用单皮质螺钉（图7-29）。

（3）接骨材料的种类:目前,用于颌骨骨折坚固内固定的材料主要有纯钛、钛合金和高分子材料,纯钛材料由于具有优良的生物相容性和耐腐蚀性,在临床上被广泛采用,绝大多数接骨材料为纯钛制品,尤其适宜于在复杂骨折中大量使用,术后可长期留在体内,但价格昂贵。近年来出现的钛合金材料价格便宜,其力学性能优于纯钛制品。可吸收高分子材料具有接近微型钛接骨板的强

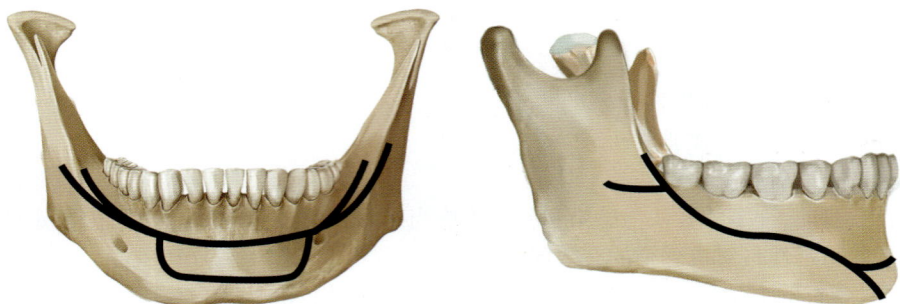

图 7-26 下颌骨骨折固定理想线

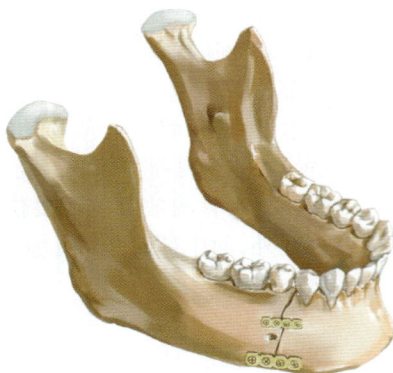

图 7-27 下颌骨体部骨折的固定

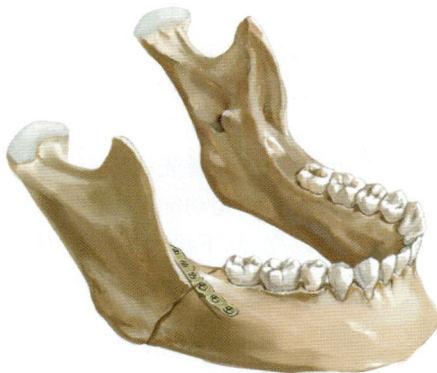

图 7-28 下颌角骨折的固定

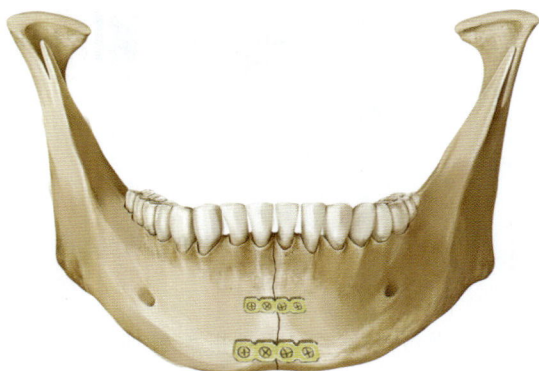

图 7-29 下颌骨正中联合部骨折的固定

度,期望在骨折愈合后固定物吸收而没有异物存留,特别适用于儿童骨折,不影响骨折愈合后颌骨的发育,它最大的缺点是强度略差,在强应力区固定尚需辅助颌间固定,适用于颧骨、颧弓、上颌骨简单骨折及下颌骨正中联合线性骨折的固定。近年来出现的新型镁基和锌基可吸收金属强度优于可吸收高分子材料。

(4) 坚固内固定的形式

1) 加压板固定(compression plate fixation):指在骨折间施加适当压力,使骨折线达到紧密接触,缩短愈合距离,加快骨折愈合的固定方式。主要用于下颌骨骨折,分为两种,一种称为动力加压板(dynamic compression plate DCP)接骨板的钉洞特征为直椭圆形,螺钉钉头为半球形,螺钉直径为2.4mm。使用时先将骨折复位,以复位钳或颌间固定维持好咬合关系,将接骨板塑形使之与骨面贴合。接骨板的位置放在下颌骨下缘。钻孔时先打内侧两钉道,并应靠钉孔外侧,然后拧入螺钉,螺钉帽沿钉孔斜面滑动同时使骨折线向中线移动,产生轴向压力使骨折线闭合紧密,然后在中立位拧入外侧两螺钉。DCP一般需要在其上方再放置一块微型接骨板或牙弓夹板,以对抗作为张力带的牙槽突的分离张力(图7-30)。另一种称为偏心动力加压板(eccentric dynamic compression plate EDCP),特点是中间两钉孔与外侧两钉孔呈45°,故当外侧两螺钉就位后,产生对牙槽突骨折线的偏心压力,从而使骨折线处于均匀受力状态,可抵消牙槽突区的张力。因此,它不需要用张力带辅助固定。

加压内固定的稳定性好,强度高,不需辅助颌间固定。但它对操作技术要求较高,容易发生干扰,因而临床使用并不广泛。

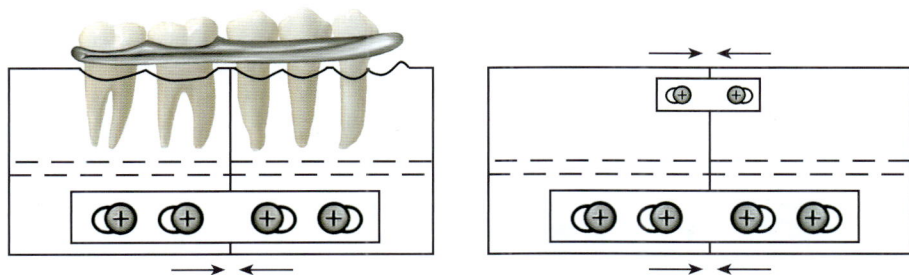

图 7-30　动力加压板的固定示意

2）骨皮质螺钉(lag screw):也称加压螺钉或拉力螺钉。常用于下颌骨的斜劈形骨折,如下颌正中联合部骨折、下颌角骨折,也常用于下颌骨矢状劈开术后的固定,也有学者用于固定髁突矢状骨折。钉有各种长度,直径为 2.0~2.4mm。使用时先将骨折解剖复位,咬合关系固定。进钉的方向很重要,应尽量与骨折线垂直,或与骨折面垂线和骨表面垂线的角平分线一致。制备钉道时注意近中骨段直径要大于螺钉的直径,远中侧要小于螺钉直径,这样,当螺钉攻入时,靠螺纹对远中骨片的拉力与钉帽对近中骨片的压力将骨折紧密地固定在一起(图 7-31)。皮质钉可以单独使用,也可以与接骨板联合使用。

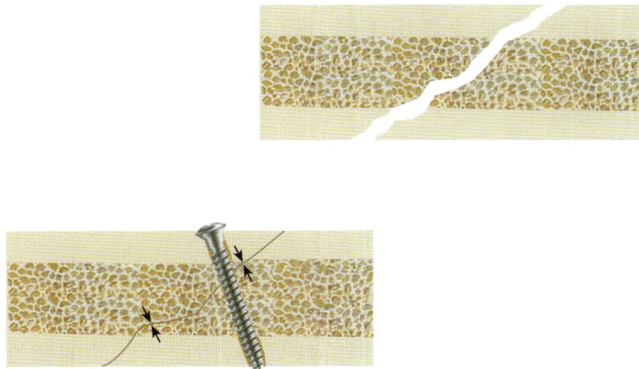

图 7-31　骨皮质螺钉固定法

3）小钛板和微型钛板(miniplate and microplate):是目前颌骨骨折内固定中最常使用的接骨材料。具有延展性,易塑形,有各种形态、厚度的接骨板和螺钉,使用方便。一般小钛板厚度为 1.0~1.5mm,微型钛板厚度为 0.6~0.8mm。小钛板一般用于下颌骨骨折固定,微型钛板多用于面中部骨折固定。

使用中两种接骨板可以有多种组合,也可以搭配使用。固定的程序是术前先使用颌间牵引将移位的骨折牵至接近复位,手术中通过器械将咬合关系恢复到正常,用橡皮圈作颌间牵引固定以确保咬合关系正确,或在术中使用骨折复位钳使咬合关系恢复并维持正常,再进行骨折的内固定,固定时应使接骨板与骨面贴附,防止翘动、下颌骨骨折舌侧出现间隙等,以免固定后产生不良应力,发生咬合干扰。固定后根据稳定程度决定是否拆除颌间牵引,或留置 1~3 天。

螺钉的作用是提供把持力,因此制备钉洞时应注意与骨面垂直,尤其在下颌角、体部骨折做口内切口,髁突颈部骨折作下颌下切口固定时,不容易做到与骨面垂直,可使用侧壁螺丝刀或穿皮隧道镜制备钉道,垂直固定螺钉(图 7-32),以免术后螺钉松动而导致失败。接骨板塑形时不要在同一位置反复弯折,以免造成接骨板疲劳,术后发生折断。

接骨板的固定螺钉有单皮质钉和双皮质钉两种,一般下颌骨单层皮质为 3mm,单皮质钉是为防止损伤牙根和下牙槽神经而制作的,仅 3~5mm 长,主要用在接近牙槽区的固定,后者较长,约 9~11mm,主要用于下颌骨下缘的固定。

4）重建接骨板(reconstructive plate):主要用于粉碎性不稳定的下颌骨骨折、大跨度下颌骨不

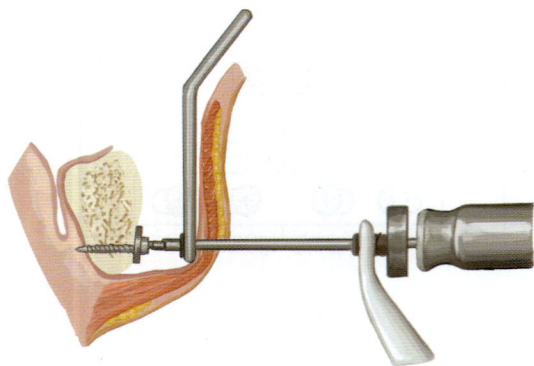

图 7-32 穿皮隧道镜的使用

规则骨折、下颌骨缺损以及感染的骨折,也可用于无牙颌骨折的固定。特点是固定强度高,可承载功能能力,有骨缺损时,重建板的舌侧可贴附植骨。接骨板厚度为 2.4mm,长度可选。有直形、弯形和带髁突头之分,螺钉直径为 2.4~2.7mm。作大跨度不稳定骨折的固定时,要求重建板每端至少要 3 颗以上双皮质螺钉固定。

5)高分子可吸收接骨板(biodegradable polymetric plate):严格地讲,此类接骨板不属于坚固内固定范畴。它采用聚乳酸和聚乙醇酸(polylactid-polyglycolic)为原料,在适当的合成条件和适当的比例下,可合成分子量高达 100 万以上的可吸收聚合物;经碳纤维增强还可制成接近微型钛板强度的接骨板。在体内伴随骨折的愈合,经 2 年左右可完全被机体吸收,代谢产物为二氧化碳和水,无毒性。它的主要优点是减少金属接骨板留置体内有时需要取出的缺点,可避免儿童骨折使用金属接骨板导致的颌骨发育受限,使用方便,更容易塑形,螺钉为预攻。

可吸收接骨板其受强度的影响,主要用于受力较小的区域如颧骨颧弓骨折,下颌骨正中联合的线形骨折,儿童下颌骨骨折等。缺点是价格昂贵,降解时局部环境为酸性,有时会引起无菌性炎症,固定后尚需要辅助颌间固定。

【髁突骨折的治疗】 髁突骨折约占下颌骨骨折的 20%~30%,构成比为第二位。迄今为止,对于髁突骨折治疗的方式尚存在一定争议,有人主张保守治疗,有人主张手术治疗。正确的选择应视损伤的具体情况及患者的年龄因素综合决定。

髁突头的矢状骨折可采用保守治疗,即在手法复位并恢复咬合关系后行颌间固定。对于翼外肌附着上方的高位骨折而移位不大者,可采用弹性吊颌帽限制下颌运动,保持正常咬合关系即可。有轻度开𬌗者,可在患侧磨牙区垫上 2~3mm 厚的橡皮垫,用前牙区颌间弹性牵引复位固定,使下颌支下降,髁突复位,恢复咬合关系;然后撤除橡皮垫,继续颌间固定 3 周。这样即使移位的髁突未能完全复位,在愈合过程中可发生吸收与改建,随着功能的需要,髁突出现适应性变化而不影响功能。儿童髁突骨折、关节囊内骨折及移位不大的髁突骨折常使用此法。如骨折发生在双侧,移位明显且开𬌗,应采用手术复位并稳定固位。

保守治疗应重视早期开口训练,以防止关节内、外纤维增生,导致关节强直。

对髁突颈部骨段明显向内下移位,成角畸形大于 45°、下颌支高度明显变短(通常大于 5mm)、闭合复位不能获得良好咬合关系、髁突骨折段向颅中窝移位、髁突向外移位并突破关节囊者应视为手术适应证。高位髁突颈部或囊内骨折可采用耳屏前切口入路,而低位髁突骨折可选用颌后切口经腮腺入路及下颌下切口入路,显露骨折断端,复位并确保咬合关系正常后作小钛板固定,髁突颈部骨折的张应力区在髁颈部后缘,所以接骨板应尽量接近后外缘放置(图 7-33)。髁颈下骨折需在前缘用另一个小钛板做"补偿"固定。

如髁突被翼外肌拉向前内侧,下颌支向上移位,妨碍寻找向前内移位的髁突,可使用器械将下颌角向下拉,增大间隙以辅助髁突复位及固定,髁突矢状骨折还可以采用长螺钉进行固定(图 7-34)。

髁突骨折复位坚固内固定后,可辅助颌间弹性牵引 7~10 天即可进行张口训练。

【无牙颌及儿童颌骨骨折的治疗】 无牙颌骨折多见于老年人,经常见于下颌骨,因牙齿缺失以及牙槽突的吸收,下颌骨往往变得纤细,加之老年骨质硬化且经常伴有骨质疏松,更易发生骨折,也不容易愈合。因此,对于闭合性及移位不大的骨折,可采取保守治疗,利用原有修复的义齿,恢复咬合关系,外加颅颌绷带固定,也可以采用颌周金属丝结扎将义齿固定在下颌骨并恢复与上颌骨

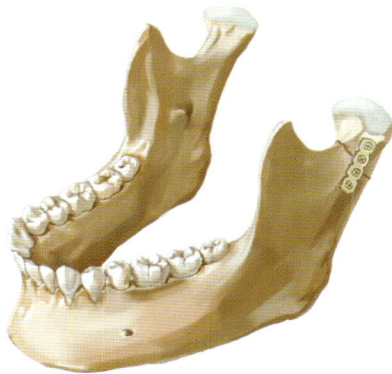

图 7-33 髁突颈部骨折的固定

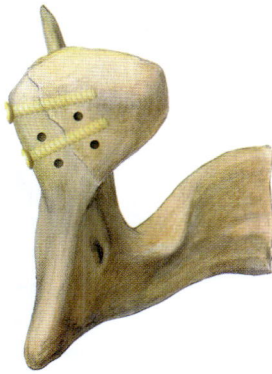

图 7-34 髁突矢状骨折的螺钉固定

的咬合关系。

对于移位较大或不稳定的无牙颌颌骨骨折,可以考虑切开复位坚固内固定。因无法作颌间固定,故接骨板的强度应更大,跨度应更长,最好使用重建板以便承载不良应力。无牙颌骨折要求恢复颌位即可,骨折愈合后行义齿修复。

儿童处于生长发育期,骨质柔而富于弹性,即使骨折,移位一般也不大。由于儿童期正值乳恒牙交替期,恒牙萌出后,其咬合关系还可以自行调整,因此,对复位和咬合关系恢复的要求不如成人高。但儿童颌骨骨折的治疗也有难度,表现在乳牙列的牙冠较短,牙根吸收而致乳牙不稳固,难于做牙间或颌间结扎固定;颌骨内有众多恒牙胚,而且骨皮质较薄,采用内固定时容易损伤牙胚,也不易固定牢靠,因此,儿童期颌骨骨折多采用保守治疗,如颅颌绷带、牙面正畸带钩托槽粘接弹性牵引固定等。对于骨折移位大或不合作的患儿,也可选择手术复位固定,考虑到影响颌骨发育问题,可采用可吸收接骨板固定。钛接骨板固定时要远离牙胚,螺钉选用单皮质钉,防止损伤牙胚和下牙槽神经,骨折愈合后应及时拆除钛板。

第六节 颧骨及颧弓骨折

颧骨和颧弓是面侧部突出的部分,易受撞击而发生骨折。颧骨与上颌骨、额骨、蝶骨和颞骨相连接,其中与上颌骨的连接面最大。颧骨骨折(zygomatic fractures or malar fractures)常与上述结构脱离,并常与上颌骨同时骨折。颧骨的颞突与颞骨的颧突连接构成颧弓,较细窄,可单独发生颧弓骨折(zygomatic arch fracture),也可以与颧骨同时骨折。

【颧骨颧弓骨折的分类】 一般可分为颧骨骨折、颧弓骨折、颧骨颧弓联合骨折及颧、上颌骨复合性骨折等,而颧弓骨折又可分为双线型和三线型骨折(M型骨折)。

Knight 和 North(1962 年)根据解剖移位的角度提出以下 6 型分类法:Ⅰ型:颧骨无移位骨折;Ⅱ型:单纯颧弓骨折;Ⅲ型:颧骨体骨折向后内下移位,不伴转位;Ⅳ型:向内转位的颧骨体骨折;Ⅴ型:向外转位的颧骨体骨折;Ⅵ型:颧骨体粉碎性骨折。认为Ⅱ、Ⅴ型骨折复位后稳定,不需固定,而Ⅲ、Ⅳ、Ⅵ型骨折复位后不稳定,需要作固定。

Zingg(1992 年)从治疗的角度将颧骨骨折分为以下 3 型:A 型:不完全性颧骨骨折,颧骨复合体不移位;下设 3 个亚型:A1 型:单纯颧弓骨折;A2 型:单纯颧额缝骨折;A3 型:单纯眶下缘骨折。B 型:完全性单发颧骨骨折,颧骨复合体与周围骨分离。C 型:颧骨粉碎性骨折,也称复杂性骨折。

【临床表现】

1. 颧面部塌陷畸形 颧骨、颧弓骨折后骨折块移位主要取决于外力作用的方向,多发生内陷移位。在伤后早期,可见颧面部塌陷,两侧不对称,随后由于局部肿胀,塌陷畸形可能被掩盖,易被误认为单纯软组织损伤。而肿胀消失后,又出现局部塌陷畸形。典型单纯的颧弓骨折亦可存在局部塌陷畸形。

2. **张口受限** 由于骨折块发生内陷移位,压迫了颞肌和咬肌,阻碍冠突运动,导致张口疼痛和开口受限(图 7-35)。

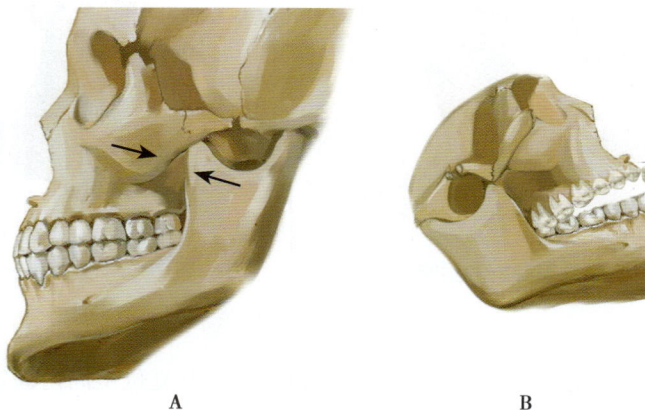

图 7-35 颧骨、颧弓骨折的移位
A.颧骨下后方移位,压迫冠突 B.颧弓内陷移位,阻挡冠突运动

3. **复视** 颧骨构成眶外侧壁和眶下缘的大部分。颧骨骨折移位后,可因眼球移位、外展肌渗血和局部水肿及撕裂的眼下斜肌嵌入骨折线中,限制眼球运动等原因而发生复视。

4. **神经症状** 眶下神经走行的部位,正好是颧上颌骨的连接处,因此,颧骨上颌突的骨折移位,可造成眶下神经的损伤,使该神经支配区域出现麻木感,如同时损伤面神经颞支,可发生眼睑闭合不全。

5. **淤斑** 颧骨骨折涉及眶壁骨折时,眶周皮下、眼睑和结膜下出现出血性淤斑。

【诊断】 颧骨颧弓骨折可根据病史、临床特点和 X 线片检查而明确诊断。

视诊应注意两侧瞳孔是否在同一水平线上,嘱患者作各个象限的眼球运动,观察是否有眼球运动受限,观察两侧颧骨是否对称应从患者的头顶位进行对比。

触诊骨折局部可有压痛、塌陷移位,颧额缝、颧上颌缝及眶下缘可触及有台阶感。如自口内沿前庭沟向后上方触诊,可检查颧骨与上颌骨、冠突之间的间隙是否变小,这些均有助于颧骨骨折的诊断。

影像学检查常用冠状和矢状 CT 断层,最好是三维重建明确诊断,可清晰看到颧骨骨折移位和颧弓的 M 或 V 形骨折线,还可观察眼眶、上颌窦及眶下孔等结构有无异常。

【治疗】 颧骨、颧弓骨折后,如仅有轻度移位,畸形不明显,无张口受限、复视及神经受压等功能障碍者,可作保守治疗。凡有面部塌陷畸形、张口受限、复视者均应视为手术适应证。虽无功能障碍但有明显畸形者也可考虑手术复位内固定。

1. **巾钳牵拉复位** 适用于单纯颧弓骨折。此法不用做皮肤切口,消毒麻醉后,利用巾钳的锐利钳尖刺入皮肤,深入到塌陷的骨折深面或夹住移位的骨折片,紧握钳柄向外提拉,牵引复位(图 7-36),复位后应妥善保护,防止伤区再度受压和撞击。颧弓骨折复位的标准是患者不再有张口受限和塌陷畸形。

2. **颧弓单齿钩切开复位** 在颧弓骨折处表面下方作一小横切口,切开皮肤、皮下组织,直达颧弓表面,探明骨折移位后,用单齿钩插入骨折片深部,将移位的骨折片拉回原位(图 7-37)。

3. **口内切开复位**

(1)前庭沟入路:自上颌第一磨牙远中沿前庭沟向后作 1cm 长切口,切开黏膜及黏膜下组织,然后用长而扁平的骨膜分离器从切口伸入到颧骨和颧弓的深面,向外、向前和向上提翘;另一只手手指放在颧面部感觉复位情况。复位后缝合口内创口。

(2)下颌支前缘入路:在口内下颌支前缘作长约 1cm 纵切口,将扁平骨膜分离器插入切口,在冠突外侧经冠突颞肌腱和颞肌浅面达骨折的颧弓下方,向外侧抬起骨折片,然后钝性前后移动,以恢复颧弓完整的外形(图 7-38)。

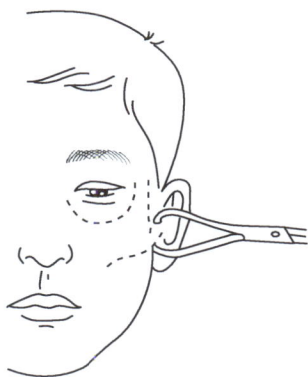

图 7-36　颧弓骨折巾钳复位法

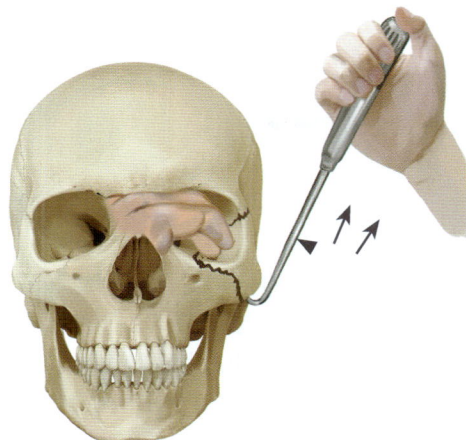

图 7-37　单齿钩整复颧弓骨折

4. 颞部入路　在伤侧颞部发际内作长约 2cm 切口,切开皮肤、皮下组织和颞筋膜,显露颞肌,在颞筋膜与颞肌之间插入骨膜剥离器,进至颧弓或颧骨的深面,用力将骨折片向前、外方复位(图 7-39)。

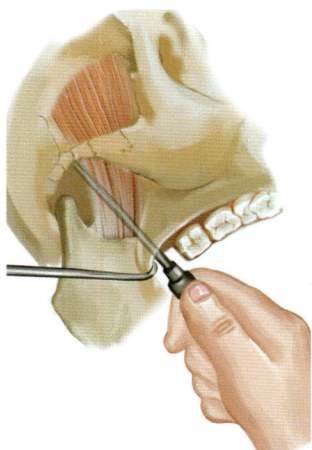

图 7-38　颧弓骨折口内途径冠突外侧复位法

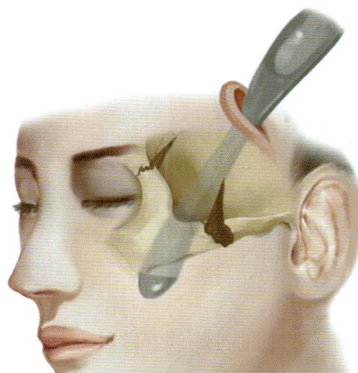

图 7-39　颧骨骨折颞部切开复位法

以上四种方法均为非稳定性固定,术后应注意伤区不要受压,尤其夜间睡眠时应注意。同时避免伤区再次受到撞击。

5. 面部小切口进路　如果患者有开放性创口,或骨折局部有瘢痕存在,可利用创口和原瘢痕进路,结合口内前庭沟切口入路,对骨折进行复位与固定,也可以获得较好效果。优点是能直视下复位固定,方法简便,缺点是留有瘢痕。

6. 头皮冠状切口复位固定法　手术同上颌骨骨折进路,该切口结合口内前庭沟和睑缘下切口,尤其适用于眼眶、颧骨、颧弓区多发性、陈旧性骨折,它显露充分,便于在直视下复位与固定,避免了面部多处切口和术后瘢痕。新鲜骨折应力求解剖复位,可供接骨板固定的部位有:颧额缝、颧牙槽嵴、眶下缘和颧弓。固定可选用小钛板或微型钛板,颧颞缝一般选用微型钛板固定。力争达到多点固定,最少应达到三点固定(图 7-40)。

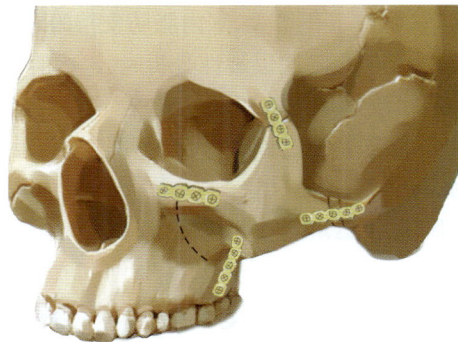

图 7-40　颧骨骨折的接骨板内固定

第七节　鼻骨骨折

具体见二维码 ER7-4。

第八节　眼眶骨折

眼眶骨折(orbital fractures)是累及眶缘和眶腔骨壁的骨折。单纯眼眶骨折并不多见,仅占面部骨折的 4%~15%。但它易与颌面部其他骨骼合并骨折,颧骨、额骨、鼻骨和上颌骨 Le Fort Ⅲ 型骨折均易累及眼眶,甚至导致眼球损伤。如治疗不及时,常遗留明显畸形。

【解剖特点】眼眶骨由向前突出的眶缘和围绕眶内容物的眶腔组成,呈圆锥形并略向外展。有多块骨骼参与组成眼眶,如颧骨构成眶外缘和部分外侧壁,蝶骨参与构成眶腔外壁;上颌骨参与构成眶下缘和眶底;额骨构成眶上缘和眶顶,此外筛骨参与构成眶腔内壁,泪骨和腭骨也参与部分组成。眼眶的骨性特点是:眶缘骨质粗大,强度高,而眶腔骨壁薄而易碎,眶腔后部围绕视神经孔的骨质又变厚,以保护视神经。这些特点决定了面中部骨折常累及眼眶,尤其在 Le Fort Ⅲ 型骨折时。某些来自正前方的打击力可造成眶内压力急剧增加,致使眶腔下壁向下塌陷到上颌窦,发生特征性的单纯眶底骨折(图 7-41),亦称爆裂性骨折(blowout fracture)。

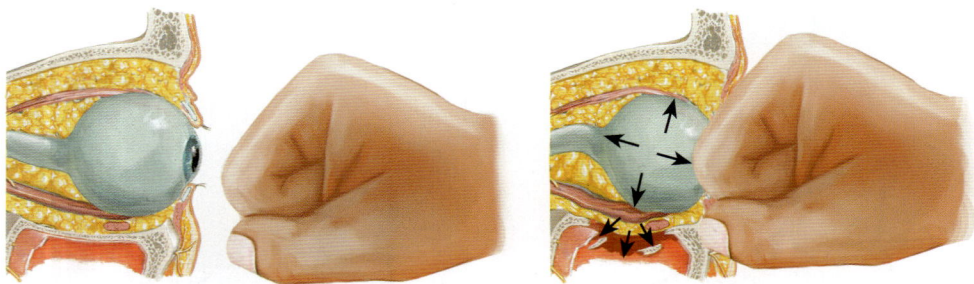

图 7-41　眶底骨折发生的机制

来自侧外方对眶内侧缘的打击,可造成鼻眶筛骨折,内眦韧带失去与上颌骨额突、鼻骨的附着而引起眼内眦不对称、眦距增宽、鼻根塌陷等畸形,严重影响面中部外形。

【临床表现】

1. **骨折移位**　眼眶骨折常可在眶下缘和颧额缝触及台阶感,眼眶内外侧骨折移位,可造成内、外眦韧带的附着脱离,造成两侧睑裂形态不一致。鼻眶筛骨折的重要特征是鼻根区塌陷、内眦距变宽,内眦角圆钝。

2. **眼球内陷**　是眶底骨折和鼻眶筛骨折的重要体征。造成眼球内陷的主要原因是:①因眶底或内侧壁骨折,眶内容连同眼球向下、向内移位,或疝入上颌窦腔,或疝入筛窦内;②眶底或内侧壁移位后,眶腔容积增大,眶内脂肪支持眼球的量不足所致。

3. **复视**　眶底爆裂性骨折时,眶内容包括眼下直肌、下斜肌和眶壁骨膜可向下疝入上颌窦,使眼外肌出现运动受限而产生复视。动眼神经受伤也可以引起复视。

4. **眶周淤血、肿胀**　可有眶周皮下及结膜下出血。如眶内出血多,可使眼球突出。累及鼻泪管时,患者常流泪不止。

5. **眶下区麻木**　当眼眶骨折合并颧骨骨折时常挫伤或挤压眶下神经,引起该神经支配区域的麻木。

【诊断】根据病史,重点了解伤因和部位,当面中部多发骨折时,应注意有无眼眶的骨折,检查时注意触摸眶缘的连续性,眼球有无运动受限、眼球内陷、复视和眦距变化。也可通过下直肌牵拉试验证实眶下壁的骨折,用丁卡因麻醉结膜后,以眼科有齿镊通过结膜夹住下直肌腱作牵拉试验,如眼球上旋受限,表明下直肌有嵌顿,提示有眶下壁骨折。内眦距的变宽常是鼻眶筛骨折的体征,说明内眦韧带有移位或断裂。三维 CT 重建可清晰地显示该区骨折的移位,对诊断和治疗有重要参考作用,可清晰地观察眼眶、眶底及上颌窦情况,典型的眶底骨折表现为眶底骨质不连续,眶内容呈水滴状陷入上颌窦。

【治疗】

1. **眶底骨折(orbital floor fracture)**　应及时手术治疗。手术时机以伤后 7~10 天左右为宜,过早手术伤区组织肿胀未消,过晚手术伤区可能错位愈合或形成瘢痕,难以达到满意效果。

手术复位的目的是:恢复眶下壁骨质的连续性,使嵌顿的眼球下直肌和眶脂肪复位,恢复眶腔容积和眼球活动,改善眼球内陷和复视。

手术方法:多采用睑缘下切口。在下睑睫毛下 2~3mm 作横切口,切开皮肤、皮下组织,在适当位置切开眼轮匝肌,但避免切开眶隔,防止眶脂肪疝出,向下直达眶下缘骨壁,然后横行切开骨膜,沿骨面剥离、显露眶下缘及眶下壁骨折区,以骨膜剥离器小心将下直肌、眶内容物从骨折嵌顿处解脱出来,使其还纳到眶内。用牵拉试验进行检查,证实眼球运动不再受限。剥离时注意保护眶下神经。

首先复位眶下缘骨折,眶下壁骨折片应向上抬起复位,并作微型接骨板内固定,防止再塌陷。如眶下壁有粉碎性骨折,可能导致眼球再次陷没,此时可用钛网或高分子衬垫物覆盖在塌陷区上,作螺钉内固定,将眶内容物托起,但应防止它们移位(图 7-42)。眶下壁有骨质缺损时,可取半层颅骨片植骨重建眶底并作固定,其后缘应放置到眼球赤道的后方,植骨片不能过厚,防止将眼球顶向眶尖,使眼球更加陷没。

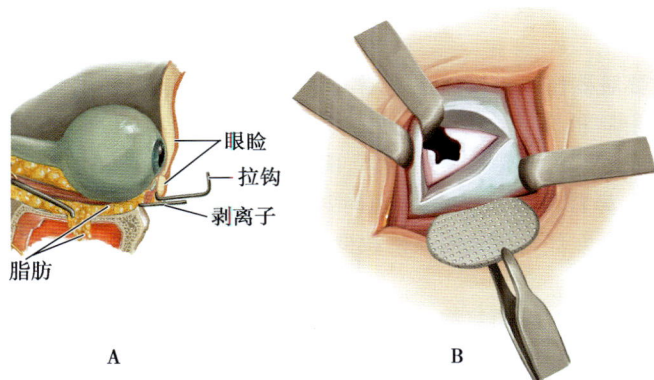

图 7-42　眶下壁的衬垫
A. 手术入路　B. 眶底缺损的衬垫

2. **鼻眶筛骨折(naso-orbital-ethmoid fractures,NOE)**　一般很少单独发生,常与上颌骨 Le Fort Ⅱ 型、Ⅲ 型骨折同时发生。该区骨折因涉及鼻、眼眶和筛窦,结构复杂,因此是颌面部最难处理的骨折之一。应及早手术复位,一旦发生错位愈合,严重影响美观,晚期治疗难以获得满意效果。Hopkins 将鼻眶筛骨折分三类,Ⅰ类:中央骨段完整或移位很小,内眦韧带未发生剥离;Ⅱ类:中央骨段断裂且有移位,内眦韧带随骨片发生移位,但未发生脱离;Ⅲ类:中央骨段粉碎骨折,内眦韧带附着剥离。

手术的主要目的是:恢复鼻、眶的骨连续性和外形;重新附丽内眦韧带使内眦距对称;重建筛区(眶内侧壁)骨缺损,恢复眶内容积。

手术方法:手术进路可采用冠状切口、内眦旁和睑缘下联合切口。充分暴露额骨鼻突、鼻骨、上颌骨额突、眶下缘以及内眦韧带。注意尽量不使眦韧带失去骨附着,沿眶内侧骨壁向后显露筛区骨折,分离时勿损伤泪囊。

先探察眶内侧壁塌陷缺损的范围,将嵌入缺损内的眶内容物还纳至眶腔,筛板骨质很薄,如塌陷缺损太大,需要以钛网或其他衬垫材料(如 Medpore)修补缺损,以减小眶腔容积,使眼球前移,防止眶内容物重新进入眶内壁缺损。然后根据 Hopkins 骨折类型和移位方向,将断裂的鼻骨、上颌骨额突等中央骨段复位,以金属丝或微型钛板作内固定。如上颌骨额突断裂成数段,接骨板应跨过所有骨折线,并将骨折片固定在接骨板上。骨折复位固定后,对于 Hopkins Ⅲ类骨折内眦韧带失去与骨的附着者,可将其断端寻找出来,用细金属丝作贯穿环绕缝扎,然后将金属丝穿过泪囊窝后上方经鼻悬吊固定于对侧额骨鼻突的螺钉上,将钢丝拉紧,使内眦韧带复位,有学者将其称为"栓马桩"式固定(图 7-43),这种方法固定可靠,同时也防止上颌骨额突外旋转移位。如两侧眶内侧缘均有骨缺损,不能固定内眦韧带,可采用先植骨,然后将内眦韧带用金属丝拉至对侧,分别固定于对侧的植骨上。

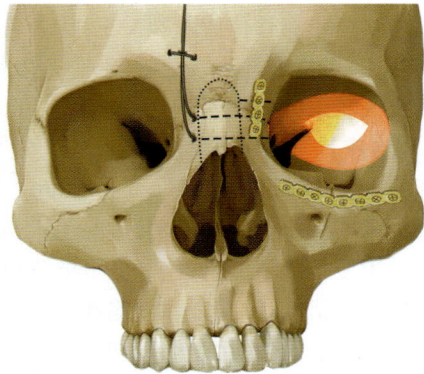

图 7-43 鼻眶筛骨折及内眦韧带复位固定

手术过程中,还应注意内眦韧带重附着应使两侧内眦距相对称。并保护泪囊和鼻泪管不受损伤。

第九节 全面部骨折

全面部骨折(panfacial fractures)主要指面中 1/3 与面下 1/3 骨骼同时发生的骨折。多由于严重的交通事故、高空坠落和严重的暴力损伤造成。由于面骨维持着面部轮廓,一旦发生多骨骨折,面型则遭到严重破坏,且经常累及颅底和颅脑、胸腹脏器和四肢。

【临床表现】

1. **多伴有全身重要脏器伤** 首诊时患者常有明显的颅脑损伤症状,如昏迷、颅内血肿以及脑脊液漏等;腹腔脏器如肝脾损伤导致的腹腔出血、休克等;颈椎、四肢和骨盆的骨折。

2. **面部严重扭曲变形** 由于骨性支架破坏,面部出现塌陷、拉长和不对称等畸形;可有眼球内陷,运动障碍,眦距不等,鼻背塌陷等改变,严重时常有软组织的挫裂伤或撕裂伤。

3. **咬合关系紊乱** 全面部骨折最明显的改变是咬合错乱,患者常呈开𬌗、反𬌗等状态,伴有张口受限等症状。

4. **功能障碍** 患者常伴有眼的复视甚至失明,眶下区、唇部的感觉障碍等。

【诊断】全面部骨折在首诊时必须早期对伤情作出正确判断,应首先处理胸、腹、脑、四肢伤以及威胁生命的紧急情况,优先处理颅脑伤和重要脏器伤。昏迷的患者要注意保持呼吸道通畅,严禁作颌间结扎固定,严密观察瞳孔、血压、脉搏和呼吸等生命体征的变化。及时处理出血,纠正休克,解除呼吸道梗阻。

全面部骨折的诊断通过详细的检查与辅助检查不难作出,但由于涉及诸多骨骼骨折,X 线平片和 CT 常容易漏诊,因此常选用三维 CT 重建,其优点是提供的信息更详细,骨折部位、数量、移位方向一目了然,结合 X 线平片可全面了解骨折的全貌。

【治疗】此类骨折的专科手术应在患者全身情况稳定、无手术禁忌证后进行。

1. **手术时机** 应争取尽早行骨折复位固定,手术可在伤后 2~3 周内进行。可一次手术或分期手术。如患者伤情稳定,经过充分准备,可与神经外科、骨科联合手术,处理相关骨折。需要指出的是,由于伤情涉及多个专业,所以处理这类患者时,既要分轻重缓急,又要相互协作,避免延误治疗,给后期手术带来困难。

2. **手术原则** 恢复患者正常的咬合关系及其他功能;尽量恢复面部的高度、宽度、突度、弧度和对称性;恢复骨的连续性和面部诸骨的连接,重建骨缺损。

3. **骨折复位的顺序** 全面部骨折后,常使骨折的复位失去了参照基础,因此复位的顺序和步骤显得非常重要,术前要有成熟的方案,多采用自下而上或自上而下、由外向内复位的原则,具体要考虑上、下颌骨骨折段的数量、移位的程度、牙列存在与否等因素决定。对于有牙颌伤的患者,复位首先考虑的问题是咬合关系的恢复,先做容易复位、容易恢复牙弓形态的部位,找到参照基础后,再以其他部位的咬合对已复位的咬合关系。

如上颌骨无矢状骨折,牙列完整,而下颌骨骨折错位严重,牙丢失多,可先复位上颌骨,然后用下颌对上颌,恢复正确的咬合关系,最后复位颧骨颧弓和鼻眶骨折。下颌骨因为骨质较厚,强度大,发生粉碎性骨折的几率较上颌骨少,容易达到较精确的复位与固定,形态恢复较容易,所以也可以先行下颌骨复位后再行上颌骨复位,当上、下颌骨的咬合关系重建后,以颌间固定维持咬合关系,接下来复位颧骨颧弓骨折,恢复面中部的高度、宽度及侧面突度的对称性,最后复位鼻-眶-筛骨折、眶底骨折和内眦韧带(图7-44)。程序性复位固定在全面部骨折是很好的方法。但对无牙颌患者则不适用,此时,可根据情况利用原来的义齿参照进行复位,或尽量进行比较接近颌关系的骨折复位。

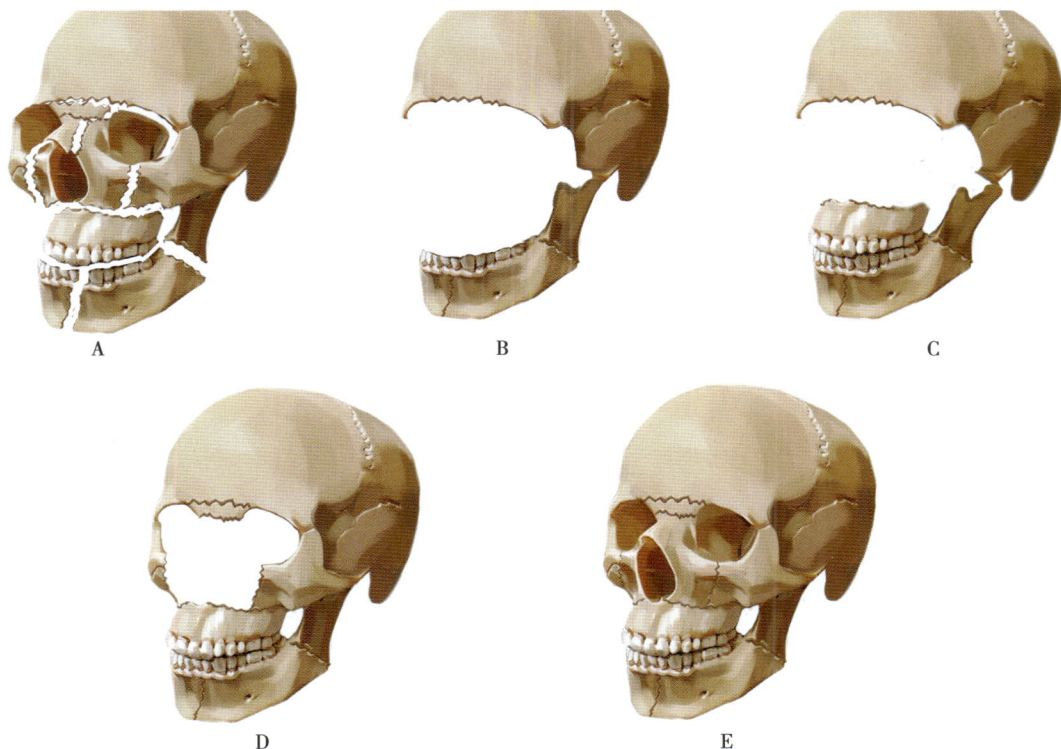

图 7-44　自下而上的全面部骨折复位
A. 全面部骨折　B. 复位下颌骨骨折　C. 复位上颌骨骨折,复位咬合关系　D. 复位颧骨颧弓骨折　E. 复位鼻眶筛骨折

4. **手术入路**　严重的全面部骨折的手术切口应综合设计,如面部有软组织开放创口,可利用创口作骨折的复位内固定。闭合性骨折时,一般上面部和中面部骨折采用全冠状切口,可加用睑缘下切口及前庭沟切口,下颌骨根据骨折部位选择口外局部切口或口内切口。这样几乎可暴露全面部骨折线,进行复位与固定。全面部骨折常需要植骨,冠状切口可就近切取半层颅骨作为植骨材料,用以修复眶底、上颌骨缺损,可免除另开手术区的缺点。

第十节　骨折的愈合

具体见二维码 ER7-5。

第十一节　口腔颌面部战伤

具体见二维码 ER7-6。

ER7-5
文　档：ER7-5
骨折的愈合

ER7-6
文　档：ER7-6
口腔颌面部战伤

参考文献

1. MATHOG R H. Maxillofacial Trauma. Baltimore：Williams & Wilkins，1984.

2. FONSECA R J，WALKER R V，BAXTER H D，et al. Oral and Maxillofacial Surgery Trauma. 4th ed. New York：W. B. Saunders Company，2012.

3. PREIN J. Manual of Internal Fixation in the Cranio-facial Skeleton. Berlin：Springer-Verlag，1998.

4. ELLIS Ⅲ E. Treatment methods for fractures of the mandibular angle. Int J Oral Maxillofac Surg，1999，28（4）：243-252.

5. ELLIS Ⅲ E. Lag screw fixation of mandibular fractures. J Craniomaxillofac Trauma，1997，3（1）：16-26.

6. 邱蔚六. 口腔颌面外科理论与实践. 北京：人民卫生出版社，2011.

7. 周树夏，顾晓明. 现代颌面创伤救治的基本原则. 中华口腔医学杂志，2001，36（2）：85-87.

8. 张益，顾晓明. 我国口腔颌面创伤外科的现状与展望. 中华口腔医学杂志，2001，36（2）：88-90.

9. 张益，孙勇刚. 颌骨坚固内固定. 北京：北京大学医学出版社，2003.

10. HUPP J R，ELLIS Ⅲ E，TUCKER M R. Contemporary Oral And Maxillofacial Surgery. 6th ed. New York：Elsevier，2019.

学习笔记

第八章　口腔颌面部肿瘤

>> 导言

　　本章重点掌握口腔颌面部肿瘤的基本概念(病因,临床表现、病理分类及临床分期等)以及各种诊断预防措施和治疗原则;口腔颌面部囊肿、良性肿瘤和瘤样病变包括:根端囊肿、含牙囊肿、牙源性角化囊肿、血管瘤、脉管畸形(静脉畸形、淋巴管畸形)、成釉细胞瘤、鳃裂囊肿、甲状舌管囊肿的病因、临床表现、诊断、鉴别诊断及治疗原则;恶性肿瘤包括:腭癌、唇癌、舌癌、牙龈癌和颊黏膜癌的临床诊断和治疗原则。熟悉骨化性纤维瘤、神经纤维瘤及神经鞘瘤的临床表现、诊断及治疗原则;口腔颌面部恶性肿瘤的放疗及化疗方法;恶性黑色素瘤和淋巴瘤的诊断及治疗原则。了解口腔颌面部肿瘤的免疫治疗及其他治疗方法;浆细胞肉瘤、骨肉瘤、皮肤癌的临床特点及治疗原则。

第一节　概　　论

　　口腔颌面部肿瘤的诊治是口腔颌面外科学的重要组成部分,从肿瘤的发生部位、种类和治疗等方面来说,口腔颌面部肿瘤涵盖了头颈肿瘤的重要内容。由于头颈部解剖结构和功能的复杂性,外科手术对患者的外貌具有明显影响,该部位肿瘤的治疗具有鲜明的特色。目前口腔颌面部及相关颈部病变的多学科合作的综合序列治疗和术后的功能重建已成为口腔颌面外科的重要内容,口腔颌面外科在头颈部肿瘤的治疗中具有不可替代的地位。

　　肿瘤是严重危害人类的常见的重大疾病,是人体组织细胞由于内在和外界致病因素长时间的作用,使细胞的遗传物质——脱氧核糖核酸(DNA)产生突变,对细胞的生长和分裂失去控制而发生异常增生和功能失调所造成的一种疾病。口腔颌面部肿瘤和其他肿瘤一样,形成是一个多因素、多步骤、阶段演变的生物学过程。WHO明确定义恶性肿瘤是一种慢性疾病,该理论的提出和确定,对认识口腔颌面部癌瘤的发生、发展规律以及指导临床预防和治疗都有十分重要的意义,尤其是逐渐改变了人们的"恐癌"心理;临床医师对癌症的治疗也能够依据慢性病的特点采取更合理的策略,防止产生过度治疗和治疗不足,甚至放弃治疗等不正确的观念。口腔颌面部癌是严重影响人们健康和生活质量的一类疾病。基础和临床研究,尤其是这类肿瘤的转化研究日益受到国内外的高度重视。

　　口腔颌面部肿瘤系头颈肿瘤的重要组成部分。根据国际抗癌联盟(UICC)建议应用于临床的分类中,头颈部癌瘤正式分为七大解剖部位,即唇、口腔、上颌窦、咽(鼻咽、口咽、喉咽)、唾液腺、喉和甲状腺(图8-1),其中大多部位均位于口腔颌面部。在临床统计应用中,有时可将唇部癌瘤列入广义的口腔癌中。一些国际上的统计资料有时也把口腔癌与口咽癌放在一起统计,并被统称为口腔和口咽部癌瘤。囊肿和瘤样病变(cysts,tumor-like lesions)虽不是真性肿瘤,但常具有肿瘤的某些生物学特性和临床表现,故常与肿瘤一并进行讨论。

　　自20世纪50年代开始,我国的口腔颌面外科医师即担负着大量头颈部肿瘤的诊治任务,对中国头颈部肿瘤的诊治起着发展和推动的作用。中国的头颈肿瘤外科目前由三个学科组成——口腔颌面外科、耳鼻咽喉科和头颈肿瘤外科。由于头颈肿瘤的共性与特性,三个科的业务内容既彼此有交叉而同时又有侧重。为此,本章重点以介绍有关口腔颌面部肿瘤的内容为主。

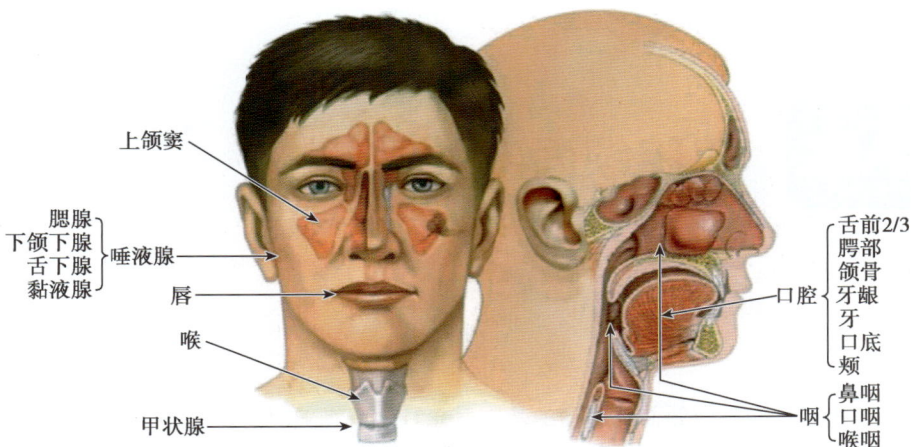

图 8-1　头颈部癌瘤的七大解剖部位

一、临床流行病学

（一）发病率和患病率

不同的国家、不同的肿瘤，发病率（incidence rate）或患病率（prevalence rate）有很大差别。来自 2012 年 *Global Cancer Statistics* 数据显示，全球口腔癌新发病例为 30.04 万人，占全身恶性肿瘤的 5%；发展中国家的发病率低于发达国家，发病率最高区域为美拉尼西亚、南亚、中欧和东欧，西非和东亚发病率较低。在我国，2015 年口腔及咽的恶性肿瘤发病人数为 4.81 万人（男性 3.11 万人，女性 1.69 万人）。上海市疾病预防控制中心报告显示，2010—2013 年口腔及口咽恶性肿瘤新发病例为 637 例，发病率为 4.485/10 万人平均发病率为 1.59/10 万人。

（二）构成比

从世界范围看，口腔癌在欧美国家及南亚国家中的构成比（proportional rate）排位比我国要高，在恶性肿瘤的排位中居前 10 位。在我国，口腔颌面肿瘤与全身肿瘤的构成比，其排序位居第 10 位以后。在印度，口腔癌在全身恶性肿瘤中高达 40% 以上。而据全国 26 个地区、36 个单位的病理资料统计分析，口腔颌面部恶性肿瘤为全身恶性肿瘤的 8.2%。

在全身肿瘤中，良性与恶性的比例约为 1:1。口腔颌面部肿瘤，如包括囊肿、瘤样病变在内，一般良性比恶性为多。据国内 12 所口腔医学院 2018 年 3 月统计口腔颌面部肿瘤、囊肿及瘤样病变的资料分析中，恶性肿瘤 104 232 例（占 36.2%），良性肿瘤 129 664 例（占 45.1%），囊肿 13 618 例（占 4.7%），瘤样病变 40 232 例（占 14.0%）。

（三）性别和年龄

口腔颌面部恶性肿瘤多发生于男性，男女构成比约为 2:1。根据 2015 年美国的数据统计，从 2007 年到 2013 年，男性发病年均增长 1.3，而女性则基本稳定。口腔颌面部恶性肿瘤发生的年龄，国内统计资料均以 40~60 岁为最高峰，而西方国家则多发生于 60 岁以上，其发病的最高峰值比我国约大 10 岁。但在 20 世纪 70 年代后期，特别是 20 世纪 80 年代以来，无论在西方国家或我国，在患病年龄上均有逐渐增长的趋势，其主要原因可能与整体人群平均寿命的延长有关。

（四）组织来源

口腔颌面部良性肿瘤以牙源性及上皮源性肿瘤为多见，如成釉细胞瘤等；其次为间叶组织肿瘤如纤维瘤等。

口腔颌面部恶性肿瘤以上皮组织来源最多，尤其是鳞状上皮细胞癌最为常见，约占口腔颌面部恶性肿瘤 80%（口腔恶性肿瘤约 90%）以上；其次为腺源性上皮癌及未分化癌；肉瘤发生于口腔颌面部者较少，主要为纤维肉瘤、骨肉瘤等。淋巴和造血组织来源的恶性肿瘤，如恶性淋巴瘤、多发性骨髓瘤等也可首发于口腔颌面部，前者近年来有增长趋势。

（五）好发部位

口腔颌面部良性肿瘤多发生于牙龈、口腔黏膜、颌骨与颜面部。在我国，按发生率高低依次为舌癌、颊黏膜癌、牙龈癌、腭癌、上颌窦癌。北美好发部位略有不同，依次为舌癌、口底癌、牙龈癌、颊癌。唇癌，特别是颜面皮肤癌较少见。癌瘤的好发部位与地区、气候、种族、生活习惯等均有一定关系。

二、病因与发病条件

和全身肿瘤一样，口腔颌面肿瘤的致病因素与发病条件至今被认为是一个较复杂的问题。可能的病因很多，但只要病因没有发病条件，也还不能形成肿瘤。多种病因与发病条件又常常是相互作用的。因此，对口腔颌面部肿瘤病因的认识，大多仍接受"癌瘤病因综合作用"的概念。随着近年来分子生物学研究的进展，科学家们还指出：肿瘤也是一种基因分子疾病；恶性肿瘤的发生被认为是一个极为复杂的生物学现象。而现代医学与中医对于肿瘤病因的认识也各有侧重。口腔颌面部恶性肿瘤，尤其是口腔癌在很大程度上与局部刺激因素有关，如残根残冠和不良修复体的长期刺激可导致相对应的口腔黏膜发生癌变。另外，不良饮食习惯，如长期咀嚼槟榔或烟草，长期吸烟及饮酒亦可被认为可诱发口腔癌的发生。

三、口腔颌面部肿瘤的临床表现

口腔颌面部肿瘤按其生物学特性和对人体的危害可分为良性与恶性两大类。良性肿瘤和恶性肿瘤的区别是相对的，有的肿瘤病程虽较长，但有局部浸润性，其生物学行为介于良性与恶性之间，称为"临界瘤"，如唾液腺多形性腺瘤、成釉细胞瘤等。有的良性肿瘤，在一定条件下，可以变成恶性，如乳头状瘤等。因此，对良性肿瘤特别是临界瘤也不能忽视，应当及早治疗。

（一）良性肿瘤

良性肿瘤一般生长缓慢，能够存在几十年，重量可达数公斤，如唾液腺多形性腺瘤。有的可呈间断性的生长，偶尔会停止生长或发生退化，如血管瘤、脂肪瘤等。良性肿瘤的生长方式大多为膨胀性生长，体积不断增大，挤开和压迫邻近组织。外表形态多为球形，如邻近有坚实组织时，肿瘤可因受压而呈扁圆形或椭圆形；肿瘤生长部位的表面如受纤维条束的阻止，肿瘤可呈分叶状。生长在颜面皮肤或口腔黏膜表面的肿瘤，常突出于皮肤或黏膜表面呈结节状或球形（图8-2）。良性肿瘤因有包膜，故与周围正常组织分界清楚，一般多能移动。除骨肿瘤性质较硬外，一般质地中等。如有坏死、液化则质地较软。

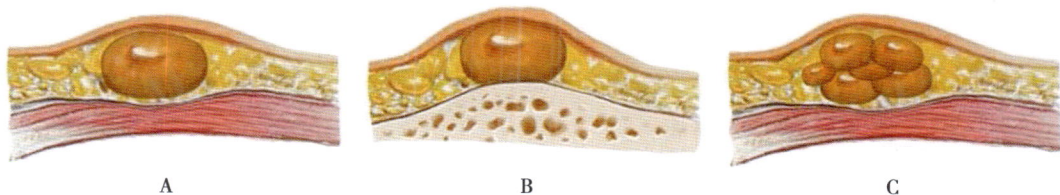

图 8-2　良性肿瘤的临床病理表现
A.球型　B.椭圆型　C.分叶型

良性肿瘤一般无自觉症状，但如压迫邻近神经，发生继发感染或恶变时，则发生疼痛。极少发生转移，对人的危害较小。但是，如果肿瘤生长在一些重要部位，如舌根、软腭等，如不及时治疗，也可发生呼吸、吞咽困难，威胁人的生命。

（二）恶性肿瘤

恶性肿瘤大都生长较快。癌初起局限于黏膜内，称原位癌（carcinoma in situ）；继之肿瘤穿过基底膜侵入周围组织，成一小硬块。恶性肿瘤一般呈侵袭性生长，无包膜，边界不清，肿块固定，与周围组织粘连而不能移动。口腔癌在临床上可表现为浸润型、外生型（乳突状型或疣状型）及溃疡型三种（图8-3）。浸润型肿瘤发展较快，早期向深部与周围组织生长，侵入黏膜下层和肌组织，表面稍隆起而粗糙不平，深部可扪及不易移动的硬块；外生型肿瘤是肿瘤迅速向表面增生，形成菜花样,常合并感染、坏死(疣状型则仅以外突为主);溃疡型肿瘤多发生于皮肤或黏膜浅部,表面坏死脱落并向周围扩展,形成中间凹陷、边缘隆起的火山口状溃疡。

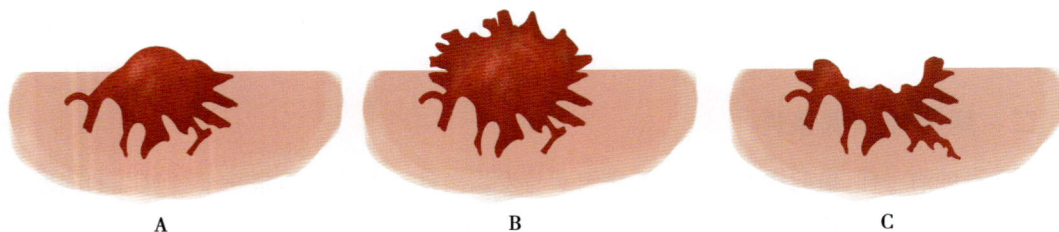

图 8-3　恶性肿瘤的临床病理表现
A.浸润型　B.外生型　C.溃疡型

　　肉瘤多起自深部组织。早期即呈边界不清、质地较硬、不能移动的肿块。黏膜或皮肤完整,可伴皮下或黏膜下血管扩张;皮肤或黏膜充血,生长迅速。长大后因局部营养缺乏或继发感染才发生溃破。

　　恶性肿瘤由于生长快,并带有较大的破坏性,常发生表面坏死,溃烂出血,并有恶臭、疼痛。当其向周围浸润生长时,可以破坏邻近组织器官而发生功能障碍。例如,侵犯面神经造成面瘫;感觉神经受侵时,可引起疼痛,感觉迟钝或消失;波及骨组织时,可造成牙松动或病理性颌骨骨折;肿瘤侵犯翼腭窝、颞下颌关节、咬肌、翼内肌、颞肌等肌群时,可引起张口困难。

　　随着肿瘤的不断增大,癌细胞可逐渐侵入附近的淋巴管和血管中。这时,由于机体的防卫作用,大部分存在淋巴结中的癌细胞被消灭,未被消灭的则可以在淋巴结中形成局部(区域性)淋巴结转移。口腔颌面部癌肿由于语言、咀嚼、吞咽活动,常促使癌细胞早期向下颌下、颏下及颈深淋巴结转移。当癌细胞阻塞一侧淋巴管或淋巴结后,淋巴管内的癌细胞可随淋巴液逆行转移到颈浅淋巴结或对侧的淋巴结。当肿瘤细胞侵入血管或由淋巴道汇入血液后,可沿血道发生远处转移。口腔颌面部恶性肿瘤除晚期病例外,一般发生远处转移的机会不多,但还须取决于肿瘤的病理性质,如腺样囊性癌、未分化癌、恶性黑色素瘤、骨肉瘤等可向肺、肝、骨等处转移。

　　由于肿瘤迅速生长破坏而产生的毒性物质,可引起代谢紊乱,加上出血、感染、疼痛、饥饿等使机体不断消耗,因此,恶性肿瘤发展到晚期,患者多出现消瘦、贫血、机体衰竭等症状,称为"恶病质"。

　　良性肿瘤与恶性肿瘤的结构、生长方式、临床表现、治疗原则及预后均有很大差异。因此,在临床上鉴别肿瘤的良、恶性具有非常重要的意义。

良性肿瘤与恶性肿瘤的鉴别

	良性肿瘤	恶性肿瘤
发病年龄	可发生于任何年龄	癌多见于老年;肉瘤多见于青壮年
生长速度	一般慢	一般快
生长方式	膨胀性生长	浸润性生长
与周围组织的关系	有包膜,不侵犯周围组织,界限较清,可移动	侵犯,破坏周围组织,界限不清,活动受限
症状	一般无症状	常有局部疼痛,麻木,头痛,张口受限,面瘫,出血等症状
转移	无	常发生转移
对机体的影响	一般对机体无影响,如生长在要害部位或发生并发症时,也可危及生命	对机体影响大,常因迅速发展,转移和侵及重要脏器及发生恶病质而死亡
组织学结构	细胞分化良好,细胞形态和结构与正常组织相似	细胞分化差,细胞形态和结构呈异型性,有异常核分裂

学习笔记

四、口腔颌面部肿瘤的诊断

早期发现,正确诊断是根治恶性肿瘤的关键。医务工作者必须具有高度的责任感和对癌症的警惕性。口腔颌面部肿瘤一般多发生于表面,只要正确掌握要点,早期发现是不太困难的。然而对原发于深部的肿瘤,如上颌窦、翼腭窝、颞下窝、颌骨内等部位肿瘤的早期发现,还有一定的困难,但只要临床医务人员有高度警惕性,对每个疑为肿瘤的患者进行认真细致的检查,善于将症状、体检和各种检查所取得的多方面资料加以综合分析,是可以作出早期诊断的。但遗憾的是,目前临床早期误诊者时有发生。

在临床上,口腔颌面部恶性肿瘤易误诊为龈炎、创伤性溃疡、上颌窦炎、颌骨骨髓炎、结核等,从而使患者延误或失去治愈的机会。因此,在解决肿瘤的诊断时,首先,要区别肿瘤或非肿瘤疾病(如炎症、寄生虫、畸形或组织增生所引起的肿块);其次,要鉴别良性或恶性,以免因治疗方法不当而贻误病情。

(一) 病史采集

在采集病史时,应当查询最初出现症状的时间、确切的部位、生长速度以及最近是否突然加速生长,这在临床上区分良性肿瘤与恶性肿瘤,以及确定晚期恶性肿瘤的原发部位大有帮助。遇有可疑症状,应抓住不放,不要忽视患者的任何一个主诉。此外,还应询问患者的年龄、职业和生活习惯。过去有无损伤史、炎症史、家族史以及接受过何种治疗等。这对肿瘤发病规律的探讨和治疗方法的选择均有帮助。

(二) 临床检查

临床检查应详细检查患者全身及口腔颌面部的情况。一般可通过望诊、触诊来进行检查。望诊可以了解肿瘤的形态、生长部位、体积大小以及有无功能障碍,如开口大小、舌及眼球活动度等。触诊可以了解肿瘤的边界、质地、活动度以及与邻近组织的关系。对淋巴结的触诊检查尤为重要,以便判断淋巴结有无转移(头颈部淋巴结的分组、分区请参见第二章)。对颊部、口底、舌部等深部肿瘤应进行双手触诊;听诊对血管源性肿瘤的诊断有一定帮助。

全身检查方面应包括患者的精神和营养状态,有无远处转移、恶病质及其他器质性疾病,特别是肝、肾、心、肺等重要器官的功能状况,这些对患者的处理均有重要参考价值。

(三) 影像学检查

影像学检查包括 X 线、CT、超声、磁共振以及放射性核素显像检查等。

1. **X 线检查** X 线片主要用以了解骨组织肿瘤的性质及其侵犯范围,例如,是原发灶还是继发灶,是良性还是恶性。由破坏部位可确定为颌骨原发的肿瘤抑或由于邻近组织肿瘤的侵蚀。同时,某些肿瘤在 X 线片上有其特征,可协助诊断,例如,成釉细胞瘤多表现为大小不等的多房性病损等。

对恶性肿瘤还应常规行胸部 X 线片检查肺部有无转移。

造影检查也可协助诊断,如唾液腺造影、颈动脉造影、数字减影血管造影(digital subtraction angiography,DSA)、瘤(窦)腔造影等均可协助决定肿瘤的性质、范围及为治疗提供参考。

计算机体层扫描摄片(computed tomography,CT)除具有图像清晰、层面连续,便于判断病损的部位、范围、破坏性质等外;还可借助注射造影剂,拍摄增强片以显现某些软组织结构(肌、血管等)所出现的不同密度的变化,以判断病变累及范围、大小和性质,对临床诊断和治疗有重要参考价值,目前已处于普及阶段,尤其对于怀疑恶性肿瘤患者,增强摄片应作为常规。

2. **磁共振成像(megnetic resonance image,MRI)检查** 磁共振是一种超导磁体装置,能进行解剖学的剖面成像。它的优点是对软组织或血管的病变显示特别好;能充分显示病变的全貌及立体定位。与 CT 比较,可更好的显示肿瘤的浸润范围及肌、血管、硬脑膜,且无电离辐射,对人体无害。

3. **超声体层(ultrasonic tomography,UT)检查** 通常采用 B 型超声探测仪。超声波在体组织内传播时,由于各种组织的密度和特性不同而有不同的回声图,对口腔颌面部囊性肿瘤和软组织肿瘤,如原发于腮腺、下颌下腺、颈部的肿瘤的诊断有帮助。它能较准确地提示有无肿块存在及其大小。此外,根据其声像图的周界清晰度和肿瘤内光点分布的均匀与否,尚可提供判断肿块属良性抑或恶性的证据,对颈部淋巴结的敏感性与特异性也较高

超声检查方法简便,对患者无痛苦也无损伤,易于为任何年龄的患者所接受。

4. 放射性核素检查　由于肿瘤细胞与正常细胞在代谢上有区别,核素的分布就不同。给患者服用或注射放射性核素后,可应用扫描或计数以测定放射性物质的分布情况来进行诊断和鉴别诊断。其中最突出的是闪烁照相的广泛应用。其优点是灵敏度和分辨率都显著提高,图片清晰,扫描时间缩短。目前倾向于应用半衰期短和低能量的核素,现在较为常用的是^{131}I 碘(I)。甲状腺癌及口腔内异位甲状腺可应用^{113}I 或^{125}I 诊断,^{125}I 的分辨力较好。诊断颌骨恶性肿瘤主要用^{99m}Tc。近年出现的发射型计算机断层仪(emission computed tomography,ECT)和应用显像剂^{18}FDG,正电子发射型断层扫描(positron emission tomography,PET)对肿瘤有无远处转移,特别是骨、肺等病损的显示十分良好;常常在 X 线检查无表现之前就可出现阳性表现,从而能协助临床早期诊断有无骨质破坏或远处转移。

(四)　穿刺及细胞学检查

对触诊时有波动感或非实质性含有液体的肿瘤,可用注射针作穿刺检查。如为囊肿,穿刺可吸出液体,涂片检查常发现胆固醇晶体;深部血管畸形可抽出血液;囊性淋巴管畸形可抽出淋巴液。

近年来对唾液腺或某些深部肿瘤也可用穿刺细胞学检查,或称"细针吸取活检"(fine needle aspiration biopsy,FNA)。此法需要有细胞学检查诊断的基本训练,区别良、恶性肿瘤的确诊率可达95%;但有时对肿瘤的组织学类型难以完全确定。

(五)　活体组织检查

活体组织检查可简称"活检",即从病变部取一小块组织制成切片,在显微镜下观察细胞的形态和结构,以确定病变性质,肿瘤的类型及分化程度等。这是目前比较准确可靠的,也是结论性诊断方法;但也不是绝对的,有时也必须结合临床和其他检查方法综合分析,才能更正确地作出诊断。另一方面,活体组织检查必须正确掌握,因为不恰当的活体组织检查不但增加患者痛苦,而且可能促使肿瘤转移,影响治疗效果。从原则上说:应争取诊断与治疗一期完成;必须先行活检明确诊断者,活检时间与治疗时间应越近越好。关于活体组织检查的方法请参见第二章。

(六)　肿瘤标志物检查

随着生物化学、免疫学以及分子生物学、细胞工程学及遗传工程学等相应检测技术的发展,恶性肿瘤的血液、尿或其他体液中可发现一些特殊的化学物质,这类物质通常以抗原、激素、受体、酶、蛋白以及各种癌基因等形式出现,由于这些产物多由肿瘤细胞产生、分泌和释放,故被称为"肿瘤标志物"。肿瘤标志物不仅可用于了解患者全身状况,辅助疾病诊断,同时还可用于对疗效及预后的评估。

五、口腔颌面部肿瘤的治疗

对肿瘤的治疗,首先要树立多学科综合治疗的观点。应根据肿瘤的性质及其临床表现,结合患者的身体情况,具体分析,确定采取相应的治疗原则与方法。对于比较疑难的病例,应由口腔颌面外科、放射治疗、化学治疗及影像诊断、病理诊断、中医等不同学科的医务人员共同参加讨论,根据患者的特点,制订一个比较合理的治疗方法。因为首次治疗是治愈的关键。

(一)　治疗原则

1. 良性肿瘤　一般以外科治疗为主。如为临界瘤,应切除肿瘤周围部分正常组织,将切除组织作冷冻切片病理检查;如有恶变时,则还应扩大切除范围。良性肿瘤切除后,应送病理检查,若证实有恶变,应按恶性肿瘤进一步处理。

2. 恶性肿瘤　应根据肿瘤的组织来源、生长部位、分化程度、发展速度、临床分期、患者机体状况等全面研究后再选择适当的治疗方法。

（1）组织来源：肿瘤的组织来源不同，治疗方法也不同。淋巴造血组织来源的肿瘤对放射和化学药物都具有高度的敏感性，且常为多发性并有广泛性转移，故宜采用放射、化学药物和中草药治疗为主的综合疗法。骨肉瘤、纤维肉瘤、肌肉瘤（胚胎性横纹肌肉瘤除外）、恶性黑色素瘤、神经系统的肿瘤等一般对放射不敏感，应以手术治疗为主，手术前后可给以化学药物作为辅助治疗。对放射线有中度敏感的鳞状细胞癌及基底细胞癌，则应结合患者的全身情况，肿瘤生长部位和侵犯范围，决定采用手术、放射、化学药物的选择，抑或综合治疗。

（2）细胞分化程度：肿瘤细胞分化程度与治疗有一定关系。一般细胞分化程度较好的肿瘤对放射线不敏感，故常采用手术治疗；细胞分化程度较差或未分化的肿瘤对放射线较敏感，应采用放射与化学药物治疗；当肿瘤处于迅速发展阶段，肿瘤广泛浸润时，手术前可以考虑先进行术前放射或化学药物治疗。

（3）生长及侵犯部位：肿瘤的生长及侵犯部位对治疗也有一定关系。唇癌或面部皮肤癌则手术切除较容易，整复效果也好，故多采用手术切除。颌骨肿瘤一般以手术治疗为主。

3. 临床分期　可作为选择治疗计划的参考。一般早期患者不论应用何种疗法均可获得一定的效果，而晚期患者则以综合治疗的效果为好。临床分期也可作为预后评估的参考。

临床分期对临床治疗的选择及预后估计有一定的参考价值。临床上根据癌瘤侵犯的范围，国际抗癌协会（UICC）设计了 TNM 分类法。这种分类便于准确和简明地记录癌瘤的临床情况，帮助制订治疗计划和确定预后；同时可使研究工作有一个统一标准，即使在不同单位，但可在相同的基础上互相比较。

TNM 分类中，T 是指原发肿瘤，N 是指区域性淋巴结，M 是指有无远处转移。根据原发肿瘤的大小、浸润深度、波及范围可将 T 分为若干等级；根据淋巴结的大小、质地、是否粘连、有无包膜外侵犯等也可将 N 分为若干等级；远处转移则是利用各种临床检查的结果，也可将 M 划分为若干等级。将不同的 TNM 分类再进行排列组合，即可得出临床分期；一般临床均划分为四期。具体的临床分类分期见文末附录一。

（二）治疗方法

1. 手术治疗　手术目前仍是治疗口腔颌面肿瘤最主要和有效的方法。手术时应遵循肿瘤外科原则，对恶性肿瘤必须完全、彻底地切除。因为第一次手术常是治愈的关键，如切除不彻底，容易复发，再次手术则常不能获得满意的治疗效果。同时对可能有淋巴转移的恶性肿瘤，还应施行颈淋巴清扫术（neck dissection），以消除潜在的转移途径。

口腔颌面部恶性肿瘤手术失败的主要原因之一为局部复发，因此，在手术中应严格遵守"无瘤"操作：保证切除手术在正常组织内进行；避免切破肿瘤，污染手术野；防止挤压瘤体，以免播散；应行整体切除不宜分块挖出；对肿瘤外露部分应以纱布覆盖、缝包；表面有溃疡者，可采用电灼或化学药物处理，避免手术过程中污染种植；缝合前应大量低渗盐水作冲洗湿敷；创口缝合时必须更换手套及器械；此外，对可疑肿瘤残存组织或未能切除的肿瘤，可辅以电灼、冷冻、激光、局部注射抗癌药物或放射等治疗。

颈淋巴清扫术是手术治疗中的重要手段，颈清术根据治疗目的的不同分为选择性（临床未发现淋巴结转移）和治疗性（临床已发现淋巴结转移）颈淋巴清扫术。对于口腔癌而言，选择性颈淋巴清扫术式，包括肩胛舌骨上和全颈淋巴清扫术；对于治疗性颈淋巴清扫术，可以根据不同情况选择根治性、改良根治性或超根治性颈淋巴清扫术。一般而言，口腔癌颈淋巴结转移率可高达50%，即使临床上未发现颈淋巴结转移，对于原发灶已达到T3以上的病例，应该同期行选择性颈淋巴清扫术，如舌癌、颊癌、口底癌和下颌牙龈癌等。腭癌和上颌牙龈癌，一般不做同期选择性颈淋巴清扫术，但应加强术后随访。一旦发现临床转移征象时，应立即行治疗性颈淋巴清扫术。随着肿瘤生物学和免疫学等的发展和综合治疗手段的进步，多趋向于在保证根治力度的前提下，保存机体功能，保护劳动力，提高生活质量，称为保存性功能性外科（conservative functional surgery）。在这一思想指导下，出现了功能性颈淋巴清扫术（functional neck dissection，FND）等概念。

视频：ER8-3 功能性颈淋巴清扫术

181

此外，对某些晚期恶性肿瘤有可能完整切除时，应考虑行扩大根治性切除手术。近年来，国内外在口腔颌面肿瘤术后缺损同期修复方面获得了迅猛发展，能使患者获得功能与外形的较大恢复，此被称为修复性功能性外科（reconstructive functional surgery）。对于上颌骨某些类型或面部重要结构（如眼、耳等）的术后缺损病例，可用配戴修（赝）复体或称人工假体（prosthesis）的方法，以协助患者在术后能维持和恢复一定的功能和外貌，这种方法称为赝复治疗。

"救治性手术（salvage surgery）"是对常规条件下不宜手术的晚期患者，仍需打破常规所进行的手术（如颅颌面联合切除术）。同时，采用姑息性手术以解除并发症的疗法也称为"救治性手术"，如由于肿瘤压迫阻碍呼吸时的气管切开术；肿瘤有严重出血时进行的颈外动脉结扎或栓塞术等。

化学药物治疗还能为手术创造条件，如肿瘤较大，可先施行动脉插管注射或滴注抗癌药物，使肿瘤缩小后再行手术。

凡肿瘤过于广泛或已有多处远隔转移者一般不宜行手术治疗；对年老体弱或伴有严重全身器质性疾病的患者，手术治疗也应持慎重态度。

2. 放射治疗 是运用各种加速器产生的放射线或放射性核素治疗肿瘤的科学。放射治疗以放射物理、放射生物与医学影像学为基础，经过100年的临床实践，已经发展为治疗恶性肿瘤的主要手段，约70%的肿瘤患者在诊治过程中需要接受放射治疗。其主要机理是射线作用于被照射细胞的电离作用。

放射线可杀灭肿瘤，但同时也可损伤正常组织或器官。理想的放射治疗应具有高精度、高剂量、高疗效和低损伤的特点，即要肿瘤最大限度地接受照射剂量，而正常组织接受的照射剂量最小，这样才能一方面控制肿瘤，同时又避免发生严重并发症和功能障碍。随着科学与技术的进步，大量新的放射治疗设备和新的放疗新技术的涌现，使得放疗的水平得到极大的提高。重离子（质子）加速器、图像引导的放射治疗、螺旋断层放射治疗、容积调强放疗、立体定向放射治疗、三维适形放疗（3D conformal radiation therapy，3DCRT）、调强放疗（intensity modulated radiation therapy，IMRT）等新设备和新技术，已广泛用于临床。粒子植入组织间放疗已于临床初步应用，可作为放疗的一种补充方法。

放射线杀死肿瘤细胞的同时不可避免地会对正常组织器官造成一定的损伤。放射治疗前，应拔除口内病灶牙及肿瘤邻近的牙，拆除金属套冠及牙桥。注意口腔卫生，用氟剂涂布牙冠（包括用含氟牙膏）可在一定程度上预防放疗后猛性龋的发生和继发颌骨坏死。放射性颌骨坏死或骨髓炎的处理，参见第六章。

3. 化学药物治疗 自20世纪40年代氮芥用于临床，化学治疗迄今不过半个多世纪，但却得到了突飞猛进的发展。化学治疗的基本作用原理：大多数抗癌药物能作用于转录、翻译中的某些环节，诸如：破坏已合成的DNA；阻止DNA的合成（通过阻止辅酶、嘧啶类以及嘌呤类核苷酸的合成）；阻止有丝分裂；阻止干扰转录及翻译过程以及阻止蛋白质合成，来直接损伤癌细胞，阻止其分裂增殖。化学治疗存在多种方案，包括以下方面：

（1）单纯化学药物治疗：原则上应用选择性比较强的药物。

（2）化疗联合其他疗法：晚期口腔颌面部恶性肿瘤，先用化学药物治疗，使肿瘤缩小后再手术，以期增加治愈的机会，此称为术前辅助化疗或新辅助化疗（neo-adjuvant chemotherapy）或诱导化疗（induction chemotherapy）。术后化疗可能提高治愈率。化学治疗与放射治疗结合称为放化疗或化放疗。化疗可能提高放疗效果，因为某些药物能提高肿瘤的放射敏感性，如顺铂、氟尿嘧啶以及紫杉醇等。目前，国外还很流行头颈癌的同期化放疗（concurrent chemoradiation treatment），据称可获得更好的疗效。但因不良反应限制了其广泛开展。此外，化疗治疗还可与热疗相结合，被称为热化疗（thermochemotherapy）；与免疫治疗相结合，被称为免疫化疗（immunochemotherapy）；对晚期病例化疗还可与中草药联合应用。化疗常常导致不良反应的发生，这是由于现有抗癌药物对肿瘤细胞的选择性尚不强，在治疗肿瘤的同时，对正常增殖活跃的组织，如骨髓、胃肠道和口腔黏膜细胞也有较强的毒性。化学治疗分类见二维码ER8-7。

4. 生物治疗 随着近年来基础研究，特别是分子生物学的进展，生物调节制剂的研制成功等成就,促使肿瘤生物治疗的大发展。生物治疗的基础是千方百计调动机体自身的抗癌功能,以自身功能调节的方式达到消灭残余癌瘤(亚临床灶),实现临床治愈的目的。因此,生物疗法有望能作为癌瘤的第四种疗法。具体方法详见二维码 ER8-8。

5. 低温治疗　亦称冷冻治疗(cryotherapy)或冷冻外科(cryosurgery)。临床经验证明,低温治疗对表浅肿瘤的近期疗效较好。肿瘤经过反复的、迅速深低温冰结和缓慢融化,可引起细胞和细胞膜的破裂死亡。

低温治疗可用于口腔颌面部良性肿瘤,如血管瘤、脉管畸形和黏液囊肿。早期(最好限于 T1)的以及复发、浅表、局限性的口腔颌面部恶性肿瘤。由于色素性病损对冷冻特别敏感,故常作为口腔黏膜恶性黑色素瘤原发病灶的首选治疗方法。

6. 激光治疗　亦称莱塞(laser)。激光的主要原理是通过热效应、压力效应、光效应和电磁场效应对生物组织能起到凝结、气化和切割的作用。激光在肿瘤上可作为手术的工具,即光刀。另一种方法则是通过凝固、气化等原理,作为治疗的手段。

主要适应证为浅表病损,如黏膜糜烂溃疡,或白斑、乳头状瘤、血管瘤、色素痣和基底细胞癌等。

7. 高温治疗(hyperthermia therapy)　亦称加热治疗,简称热疗。高温治疗可分为全身加热和局部加热两类。

全身热疗适用于全身性病变、多发性转移灶和亚临床病灶,骨髓瘤、恶性淋巴瘤等。其缺点是需在全身麻醉下进行,并发症多,患者难以忍受,因而临床上更多是倾向用局部热疗。局部热疗对肿瘤的选择性和针对性强,配合放疗或化疗效果较好,而且患者痛苦少,易于接受,并发症少,容易防护和处理。

8. 营养治疗　人类离不开营养物质,这些物质(包括糖、脂肪、蛋白质、维生素、无机盐和微量元素等)不但维持人体的生长、发育、生殖和产生能量,并且有修复组织损伤及调节生理功能的作用。癌瘤患者由于肿瘤迅速生长,要耗用大量营养,其产生的毒素又造成患者发热、厌食、恶心呕吐,于是入不敷出,出现消瘦,体重减轻;特别是口腔颌面部肿瘤患者由于摄食障碍,消瘦更为明显。对于这种患者给以合理的营养治疗更为重要。临床研究证明,对肿瘤患者给予补充高营养治疗,还可延长生存期;但补充营养仅为一种辅助疗法,如果单纯采用补充营养而不配合抗癌措施,对癌瘤患者的治疗仍是不利的。此外,补充微量元素,特别是硒、锗等有可能作为防止肿瘤复发或延长生存期的手段。

9. 综合序列治疗　为了提高肿瘤的治疗效果,对晚期肿瘤目前多倾向于综合治疗,或多学科治疗(multi-disciplinary therapy,MDT)。因为任何一种治疗都有两面性,综合治疗可以取长补短,互相补充,获得最好的效果。例如,手术可以切除原发病灶,但对特别大的肿瘤则困难较大,可以先用化学药物治疗或放射治疗使肿瘤缩小,为手术创造条件;放射治疗对某些原发病灶可以很好控制,又保存了器官功能,但对颈淋巴结转移性癌肿的治疗效果则不很理想,应以手术为主;手术、放疗和化疗可配合中药治疗,后者能提高免疫功能,起到提高和巩固疗效的作用。其他如低温治疗、激光治疗等也均有其有利和不足之处,综合治疗可以大大发挥其有利的作用,常可获得比较满意的疗效。

目前对口腔颌面部恶性肿瘤强调以手术为主的综合治疗,特别是三联疗法,即化疗+手术+放疗。应当指出的是,综合治疗不是硬凑,其目的是为了提高疗效。因此,在有条件时,应请有关肿瘤专业人员共同研究讨论,根据患者全身情况,针对不同性质的肿瘤和发展的不同阶段,有计划和合理地利用现有治疗手段,因人而异地制订出一个合理的个体化(individualization)治疗方案;其特点不但是个体的、综合的,而且还应当是治疗方法排列有序的。为此,更准确的应称为"综合序列治疗"〔combined(disciplinary)and sequential therapy〕。

六、口腔颌面部肿瘤的预防

目前,口腔颌面部癌症患者的 5 年生存率在 60% 左右,效果尚不能令人满意。其原因为现在癌症的治疗都是一种"癌后治疗",即在癌症已形成之后。倘若能在癌症形成之前,发现细胞形态的某些前驱性变化或癌症生化标志物的发现,进行积极治疗,把癌变过程阻断在癌前阶段,定能收到良好的疗效,因此,肿瘤工作必须贯彻"预防为主"的方针。

癌症的预防可分为三级:Ⅰ级预防为病因学预防,是降低发病率的最根本措施;Ⅱ级预防主要是贯彻三早,即早发现、早诊断、早治疗,以提高治愈率;Ⅲ级预防系指以处理和治疗患者为主,其目标是根治肿瘤,延长寿命,减轻病痛以及防止复发等。

根据上述概念对口腔颌面癌瘤的预防包括以下内容:

(一) 消除或减少致癌因素

除去病因是最好的预防方法。对口腔颌面部肿瘤的预防应消除外来的慢性刺激因素,如及时处理残根、残冠、错位牙,以及磨平锐利的牙尖,去除不良修复体和不良的局部或全口义齿,以免口腔黏膜经常损伤和刺激,从而避免诱发癌肿,特别是舌、颊及牙龈癌。

注意口腔卫生,不吃过烫、有刺激的和槟榔等食物。在这些方面,口腔预防保健是预防口腔癌的措施之一。此外,戒除烟、酒;在户外暴晒或在有害工业物质接触下工作时,应加强防护措施;避免精神过度紧张和抑郁,保持乐观主义精神,对预防肿瘤的发生均具有一定的意义。

(二) 及时处理癌前病损

按照 WHO 的建议(1972),关于癌前病损(precancerous lesion)的定义是:"一种已有形态学上改变的组织,它较其外观相应正常的组织具有更大的发癌可能"。因此,及时处理癌前病损是预防和阻断发生口腔颌面癌瘤的重要环节。

目前对癌前病损的认识尚不完全统一。有的病理学家把癌前病损分为超癌前病损(原位癌、上皮内癌)、真性癌前病损(包括间变性损害与增生性损害)和潜在性癌前病损(尚为良性组织学改变,但可能发生癌变)三类。临床医师认为,超癌前病事实上已经是癌,不应算为癌前病损;真性癌前病是临床上所指的癌前病损;而潜在性癌前病损则系指癌前状态(precancerous condition)而言。按照 WHO 的建议(1972),关于癌前状态的定义是:"一种显著增加发癌危险的一般状态"。从临床角度而论,对癌前病损和癌前状态都应予以充分重视,因为他们都能发生癌变,只是在发生率以及时间上的差别有所不同而已。

口腔颌面部最常见的癌前病损有白斑和红斑。口腔黏膜白斑被认为是最常见的癌前病损之一。白斑的癌变率文献报道不等,低者不到 1%;高者甚至可达 60%;一般报道在 5% 左右。近年来,有不少文献报道指出,红斑的癌变危险性比白斑尤甚,因而普遍地引起了临床医务工作者的重视。临床上发现,80%的红斑患者病理切片证实为浸润癌或原位癌。关于白斑、红斑等的临床表现及诊断标准请参见《口腔黏膜病学》教材。

口腔颌面部常见的癌前状态被认为有口腔扁平苔藓、口腔黏膜下纤维性变、盘状红斑狼疮、上皮过角化、先天性角化不良以及梅毒、着色性干皮病等。对于扁平苔藓,尤其是糜烂型及萎缩型扁平苔藓久治不愈者,应充分提高警惕,据文献报道,扁平苔藓的恶变率约在 1%~10%。

(三) 加强防癌宣传

应使群众了解癌瘤的危害性,提高对癌瘤的警惕性;使群众能了解一些防癌知识。诸如:认识癌前病损及早期症状的特点;有怀疑时应进行检查,及时发现肿瘤,早期治疗;注意口腔卫生,不吃过烫和刺激性的食物,保证适宜的营养,戒除烟、酒等不良习惯。许多癌瘤的发生与机体的衰老和慢性疾病有关,开展群众性体育活动,可防止机体衰老和少得疾病。因此,加强体育锻炼,对预防肿瘤的发生也具有一定的意义。

(四) 开展防癌普查或易感人群的监测

早期恶性肿瘤是可以治愈的,但到了晚期治疗效果就很差。早期肿瘤由于症状多不明显或与有关疾病的症状相类似而易被忽略。采取防癌普查,能早期发现癌瘤,早期诊断,并从而得到早期有效的治疗,是当前防癌工作的重要方面。肿瘤的发生和发展要经过一定时间,一般需要几年甚至更长的时间。很多癌瘤往往是早期发展较慢,到后期才发展迅速,这说明大多数恶性肿瘤是可能早期发现的。及时确诊,早期治疗,也是提高治愈率的最有效措施。

防癌检查应在高发人群或易感人群中进行普查,而不能盲目进行,以获取最大的效益。发现有可疑症状的人后,再进一步检查,以确定有无肿瘤,并对发现的癌症及早期癌症患者给予治疗。癌肿普查一般 3~5 年进行一次。另一种方式是医院开设口腔颌面肿瘤专科门诊,专门检查发现疑似病例和治疗已确诊的肿瘤患者,包括对具有明显遗传因素肿瘤患者的子女进行监护随访。检查最好能定期,每年1~2次。防癌检查不仅能做到早期发现,及时治疗,还可为探索肿瘤的发病情况和发生原因积累资料,从而对今后肿瘤的预防工作采取更有效的措施。

国际上的经验证明,口腔医师应在日常口腔病的诊治中对检出早期口腔肿瘤性病损负有不可推卸的义务。

第二节　口腔颌面部囊肿

口腔颌面部囊肿较多见,主要包含软组织囊肿和颌骨囊肿两大类。上海交通大学医学院附属第九人民医院病理科15 983例口腔颌面部肿瘤,囊肿及瘤样病变的统计中,囊肿占20.25%。

一、软组织囊肿

口腔颌面部常见的软组织囊肿有唾液腺囊肿(黏液腺囊肿、舌下腺囊肿、腮腺囊肿)、皮脂腺囊肿、皮样囊肿、甲状舌管囊肿及鳃裂囊肿等,其中以黏液腺囊肿、舌下腺囊肿尤为多见。关于唾液腺囊肿请参见第九章。

(一) 皮脂腺囊肿

皮脂腺囊肿(sebaceous cyst)中医称"粉瘤"。主要为由皮脂腺排泄管阻塞,皮脂腺囊状上皮被逐渐增多的内容物膨胀而形成的潴留性囊肿。囊内为白色凝乳状皮脂腺分泌物。

【临床表现】 常见于面部,小的如豆,大则可至小柑桔样。囊肿位于皮内,并向皮肤表面突出。囊壁与皮肤紧密粘连,中央可有一小色素点。临床上可以根据这个主要特征与表皮样囊肿作鉴别。

皮脂腺囊肿发生缓慢,呈圆形,与周围组织界限明显,质地软,无压痛,可以活动。一般无自觉症状,如继发感染时可有疼痛、化脓。此类囊肿可能发生恶变——皮脂腺癌。

【治疗】 在局麻下手术切除。沿颜面部皮纹方向做梭形切口,应切除包括与囊壁粘连的皮肤。切开皮肤后锐性分离囊壁,将囊肿全部摘除,然后缝合(图8-4)。如囊肿并发感染时,应切开排出脓液和豆渣样物质。

ER8-9

画廊:ER8-9
皮脂腺囊肿的临床表现

学习笔记

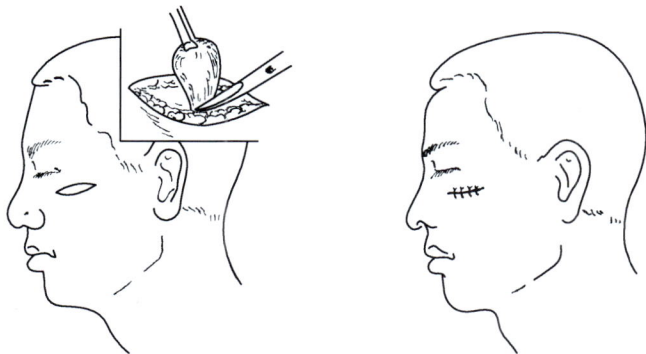

图8-4　皮脂腺囊肿摘除术

(二) 皮样或表皮样囊肿

皮样囊肿(dermoid cyst)或表皮样囊肿(epidermoid cyst)为胚胎发育时期遗留于组织中的上皮细胞发展而形成囊肿;后者也可以由于损伤、手术使上皮细胞植入而形成。皮样囊肿囊壁较厚,由皮肤和皮肤附件所构成。囊腔内有脱落的上皮细胞、皮脂腺、汗腺和毛发等结构,中医称为"发瘤"。囊壁中无皮肤附件者,则为表皮样囊肿。

【临床表现】 皮样或表皮样囊肿多见于儿童及青年。皮样囊肿好发于口底、颏下,表皮样囊肿好发于眼睑、额、鼻、眶外侧、耳下等部位。生长缓慢,呈圆形。皮样囊肿常位于黏膜或皮下较深的部位或口底诸肌之间。囊膜表面的黏膜或皮肤光滑,囊肿与周围组织、皮肤或黏膜均无粘连,触诊时囊肿坚韧而有弹性,似面团样。

ER8-10

画廊:ER8-10
表皮样囊肿的临床表现

皮样或表皮样囊肿一般无自觉症状,但位于口底正中,下颌舌骨肌、颏舌骨肌或颏舌肌以上的囊肿,则多向口内发展;囊肿体积增大时可以将舌推向后上方,使舌体抬高,影响语言,甚至发生吞咽和呼吸功能障碍;位于下颌舌骨肌或颏舌骨肌以下者,则主要向颏部发展(图8-5)。

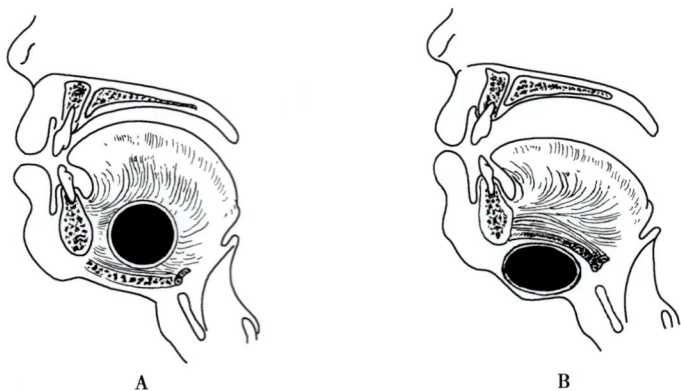

图 8-5　口底皮样囊肿的位置
A. 口底肌之上　B. 口底肌之下

皮样囊肿的诊断除根据病史及临床表现外,穿刺检查可抽出乳白色豆渣样分泌物,有时大体标本可见毛发。在镜下可见有脱落的上皮细胞、毛囊和皮脂腺等结构。

【治疗】手术摘除。在口底下颌舌骨肌,颏舌骨肌以上的囊肿,应在口底黏膜上做切口,切开黏膜,显露囊壁,完整摘除;如囊肿位下颌舌骨肌、颏舌骨肌以下,则应在颏下部皮肤上做切口。囊肿摘除后,分层缝合创口。

颜面部表皮样囊肿,应沿皮纹在囊肿皮肤上做切口,切开皮肤及皮下组织,显露囊壁,然后将囊肿与周围组织分离,完整摘除,分层缝合。

(三) 甲状舌管囊肿

胚胎发育第4周时,第1对咽囊之间,咽腔腹侧壁的内胚层向下方陷入,形成一个憩室状结构,即甲状腺始基;以后逐渐向下面的间质内伸展,借甲状舌管和咽表面的上皮粘连。第6周时,甲状舌管自行消失,在起始点处仅留一浅凹即舌盲孔。如甲状舌管不消失时,由残存上皮分泌物聚积可形成先天性甲状舌管囊肿(thyroglossal tract cyst)。若甲状腺下移过程发生障碍,则可异位于此下降路线上的任何一点。

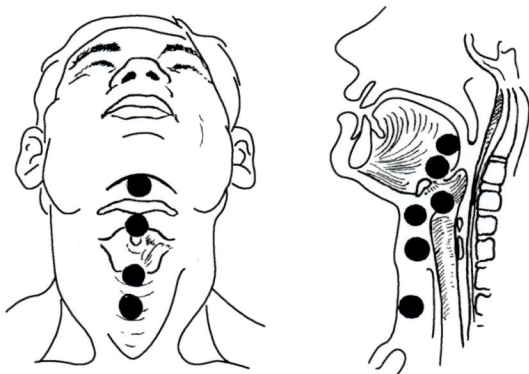

图 8-6　甲状舌管囊肿可能发生的部位

【临床表现】甲状舌管囊肿多见于1~10岁的儿童,亦可见于成年人。囊肿可发生于颈正中线,自舌盲孔至胸骨切迹间的任何部位(图8-6),但以舌骨上下部为最常见。囊肿生长缓慢,呈圆形,临床上常见者多如胡桃大,位于颈正中部位,有时微偏一侧。质软,周界清楚,与表面皮肤及周围组织无粘连。位于舌骨以下的囊肿,舌骨体与囊肿之间可能扪得坚韧的索条与舌骨体粘连,故可随吞咽及伸舌等动作而移动。患者多无自觉症状。若囊肿发生于舌盲孔下面或前后部,可使舌根部肿胀,发生吞咽、语言及呼吸功能障碍。囊肿可以经过舌盲孔与口腔相通而继发感染。囊肿感染自行破溃,或误诊为脓肿行切开引流,则形成甲状舌管瘘(thyroglossal tract fistula)。亦可见出生后即存在的原发瘘。甲状舌管瘘如长期不治,还可以发生癌变。

甲状舌管囊肿可根据其部位和随吞咽移动等而作出诊断。有时穿刺检查可抽出透明、微混浊的黄色稀薄或黏稠性液体。对甲状舌管瘘还可行碘油造影以明确其瘘管行径。

甲状舌管囊肿应与舌异位甲状腺(ectopic thyroid)鉴别。用核素^{131}I扫描时,可见异位甲状腺部位有核素浓聚有时,在甲状舌管囊肿中,可伴有下降不全的甲状腺组织,即甲状舌管囊肿与异位甲状腺同时存在。

【治疗】应手术切除囊肿或瘘管,而且应彻底,否则容易复发。手术的关键是,除囊肿或瘘管外一般应将舌骨中份一并切除。若仅切除囊肿或瘘管,由于舌骨中可能存在微细的副管,从而导致复发。

(四) 鳃裂囊肿

鳃裂囊肿(branchial cleft cyst)属于鳃裂畸形(branchialcleft anomalies)的一种。

胚胎发育第3周时,头部两侧各有5对斜形突起、平行的鳃弓。鳃弓之间,外侧为凹进的沟形鳃裂所分离;内侧则为凸出的咽囊。鳃裂囊肿的起源尚有不同观点,多数认为系由胚胎鳃裂残余组织所形成。囊壁厚薄不等,含有淋巴样组织,通常多覆有复层鳞状上皮,少数则被以柱状上皮。常因壁内淋巴结炎产生纤维化,使囊壁增厚。

【临床表现】鳃裂囊肿可发生于任何年龄,但常见于20~50岁;来自第一鳃裂者,年龄则常更小些。

鳃裂囊肿位于面颈部侧方,根据鳃裂来源可将一侧面颈区分为上、中、下三部分。发生于下颌角以上及腮腺区者常为第一鳃裂来源;发生于约相当肩胛舌骨肌水平以上者为中份;多为第二鳃裂来源;发生于颈根区者多为第三、第四鳃裂来源,其中来自第三鳃裂者,因第三咽囊在胚胎时形成胸腺咽管,故亦称胸腺咽管囊肿(thymus pharyngeal tract cyst)。临床上最多见的是第二鳃裂来源的鳃裂囊肿;其次为第一鳃裂来源;第三、四鳃裂来源比较少见。

第二鳃裂囊肿常位于颈上部,大多在舌骨水平,胸锁乳突肌上1/3前缘附近。有时附着于颈动脉鞘的后部,或自颈内、外动脉分叉之间突向咽侧壁。囊肿表面光滑,但有时呈分叶状。肿块大小不定,生长缓慢,患者无自觉症状,如发生上呼吸道感染后可以骤然增大,则感觉不适。若有继发感染,可伴发疼痛,并放射至腮腺区。触诊时肿块质地软,有波动感,但无搏动,此可与颈动脉体瘤(carotid body tumor)相区别。鳃裂囊肿穿破后,可以长期不愈,形成鳃裂瘘(branchial cleft fistula);先天未闭合者,称原发性鳃裂瘘。前者常为不完全瘘,即有外口无内口;后者常为完全瘘即有内口也有外口。第二鳃裂瘘的内口系通向咽侧壁,因在胚胎时第二咽囊形成扁桃体窝。原发性第二鳃裂瘘外口一般多位于颈上1/3,胸锁乳突肌前缘处。

临床上,第一鳃裂囊肿比第一鳃裂瘘更为少见,因为第一鳃裂是唯一不消失的鳃裂。瘘管外口可在耳垂至下颌角之间的任何部位,向前通向口角方向;向上后在面神经的深或浅面通向外耳道(因其胚胎时由第一鳃裂形成);内口亦可有可无。有时囊肿与瘘管可以并存。

第三、四鳃裂囊肿最为罕见。囊肿多位于颈根部,锁骨上区。如为鳃裂瘘,则内口可通向梨状隐窝或食管入口部。囊壁内可含有残余胸腺及甲状旁腺组织。

鳃裂囊肿可根据病史、临床表现及穿刺检查作出诊断。作穿刺抽吸时,可见有黄色或棕色的、清亮的、含或不含胆固醇的液体。鳃裂瘘可时有黏液样分泌物(第一鳃裂瘘可伴有皮脂样分泌物)溢出。行造影检查可以明确其瘘管走向,协助诊断。

鳃裂囊肿可以恶变,或在囊壁上查到原位癌。原发性鳃裂癌极为罕见,只有在排除任何转移癌的可能性后,才能诊断为鳃裂癌。

【治疗】根治的方法是外科手术彻底切除,如遗留有残存组织,可导致复发。行第一鳃裂囊肿或瘘手术时应特别注意保护面神经,做第二鳃裂囊肿或瘘手术时应慎勿损伤副神经。

二、颌骨囊肿

颌骨囊肿可根据组织来源分为牙源性囊肿(odontogenic cyst)、非牙源性囊肿以及临床上比较少见的假性囊肿(囊壁无上皮衬里,仅为一层纤维组织)。

(一) 牙源性囊肿

牙源性囊肿根据产生的原因可分为炎症性和发育性两大类。前者临床常见的如根端囊肿;后

ER8-12

画廊:ER8-12
鳃裂囊肿的临床表现

学习笔记

者有含牙囊肿、牙源性角化囊肿等。

1. **根端囊肿(radicular cyst)** 是由于根尖周肉芽肿,慢性炎症的刺激,引起牙周膜内的上皮残余增生。增生的上皮团中央发生变性与液化,周围组织液不断渗出,逐渐形成囊肿,故亦可称根尖周囊肿(periapical cyst)(图8-7)。如果根尖周肉芽肿在拔牙后未作适当处理仍残留在颌骨内而发生的囊肿,则称为残余囊肿(residual cyst)。

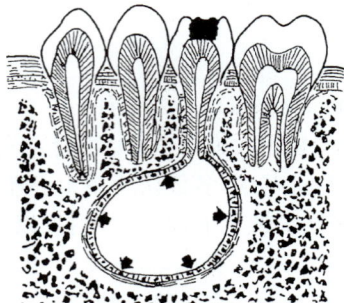

图 8-7 根端囊肿形成的病理过程   图 8-8 含牙囊肿形成的病理过程

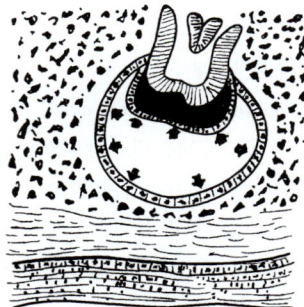

2. **含牙囊肿(dentigerousc cyst)** 又称滤泡囊肿(follicular cyst),发生于牙冠或牙根形成之后,在缩余釉上皮与牙冠面之间出现液体渗出而形成含牙囊肿(图8-8)。可来自一个牙胚(含一个牙),也有来自多个牙胚(含多个牙)者。

3. **牙源性角化囊肿(odontogenic keratocyst,OKC)** 来源于原始的牙胚或牙板残余。2005年WHO曾称为牙源性角化囊性瘤,2017年WHO的分类又恢复原有名称。

牙源性角化囊肿可以癌变,国内报道为2.65%(6/226)。其特点是年龄多在40岁以上;有反复感染史;均为多囊性,病理呈典型鳞癌,以及增殖细胞核抗原(PCNA)表达显著增强。

【临床表现】 颌骨牙源性囊肿多发生于青壮年,可发生于颌骨任何部位。根端囊肿多发生于前牙;含牙囊肿除下颌第三磨牙区外,上颌尖牙区也是好发部位;角化囊肿则好发于下颌第三磨牙区及下颌支部。

牙源性囊肿生长缓慢,初期无自觉症状。若继续生长,骨质逐渐向周围膨胀,则形成面部畸形。如果囊肿发展到更大时,表面骨质变为极薄的骨板,扪诊时可有乒乓球样的感觉,并发出所谓羊皮纸样脆裂声,最后,此层极薄的骨板也被吸收时,则可出现波动感。

由于颌骨的颊侧骨板一般较舌侧为薄,所以一般囊肿大多向颊侧膨胀,但角化囊肿有1/3病例向舌侧膨胀并穿破舌侧骨壁。当下颌囊肿发展过大,骨质损坏过多时,可能引起病理性骨折。上颌骨的囊肿可侵入鼻腔及上颌窦,将眶下缘上推,而使眼球受到压迫,影响视力,甚或产生复视。如邻近牙受压,根周骨质吸收,可使牙发生移位、松动与倾斜。

根端囊肿可在口腔内发现深龋、残根或死髓牙。含牙囊肿和角化囊肿则可伴缺牙或有多余牙。如因拔牙,损伤使囊肿破裂时,可见到囊内有草黄色或草绿色液体或者似皮脂样物质流出。囊肿如有继发感染,则出现炎症现象,患者感觉胀痛、发热、全身不适等。

除根端囊肿外,其他牙源性囊肿均可转变为或同时伴有成釉细胞瘤存在。临床上牙源性颌骨囊肿可为单发,亦可为多发性。一般以单发性为多见。多发性角化囊肿同时伴发皮肤基底细胞痣(或基底细胞癌)、分叉肋、眶距增宽、颅骨异常、大脑镰钙化等症状时,称为"痣样基底细胞癌综合征"(nevoid basal cell carcinoma syndrome,NBCCS)或"多发性基底细胞痣综合征"(multiple basal cell nevus syndrome,MBCNS)。如临床上仅为多发性角化囊肿并无基底细胞痣(癌)等症状时,也可称为角化囊肿综合征。基底细胞痣(癌)或角化囊肿综合征有时有阳性家族史,被认为系常染色体9q22.3位点突变所致。近年研究发现85%的痣样基底细胞癌综合征患者中检测到PTCH突变。

【诊断】 可根据病史及临床表现进行诊断。穿刺是一种比较可靠的诊断方法;含牙囊肿穿刺可得草黄色囊液,在显微镜下可见到胆固醇晶体。角化囊肿穿刺可见黄、白色角蛋白样(皮脂样)

物质混杂其中。

　　X线检查对诊断有很大帮助。囊肿在X线片上显示为一清晰圆形或卵圆形的透明阴影,边缘整齐,周围常呈现一明显白色骨质反应线,有时边缘可不整齐。如为上颌囊肿,还可在囊内注入碘油后造影,以便进一步明确囊肿与上颌窦的关系,为确定手术方法作参考。详细的X线影像请参见《口腔颌面医学影像诊断学》教材。

　　应当指出的是,临床上牙源性囊肿与成釉细胞瘤,尤其是角化囊肿与成釉细胞瘤呈多房性改变时很难区别,须借助病理检查方能最后确诊。

　　【治疗】　应采用外科手术治疗。如伴有感染须先用抗生素或其他抗菌药物控制炎症后再行手术治疗。术前应摄X线片或CT,以明确囊肿的范围与邻近组织关系。

　　传统的手术方式为囊肿刮除。角化囊肿容易复发(文献报道其复发率为3%~60%),因此手术刮除要求更彻底;在刮除囊壁后用苯酚或硝酸银等腐蚀剂涂抹骨创,还可考虑在囊肿外围磨除部分骨质。如病变范围太大或多次复发的角化囊肿,应考虑将颌骨连同病变的软组织一起切除,立即植骨。切口的大小,根据囊肿的部位及波及范围而定。切口以能充分显露手术野,便于彻底清除囊壁为原则。一般囊肿,可做弧形切口。黏骨膜瓣底部应较宽些,以保证有充分的血液供应,并注意缝合处要有骨壁的支持。口内切口在口腔前庭处切开黏膜及骨膜,翻转组织瓣,用骨凿在骨壁最薄处开一小洞;然后用骨钳去除囊肿表面的骨质。如骨壁已破坏,囊膜与骨膜粘连时,应仔细分离或将粘连的骨膜一并切除,以免残留复发。用骨膜分离器或刮匙将囊膜自骨壁剥离,将囊肿全部摘除;冲洗切口,止血后缝合。如囊腔内有牙根尖暴露,但仍能保留者,则应行根管治疗及根尖切除(图8-9)。以尽量保存患牙。如果囊肿位于下颌骨体、下颌角或下颌支等,累及范围较广,口内入路无法完成时应从口外做切口。切开皮肤、皮下组织、肌组织,结扎面动脉、面静脉、翻起骨膜;将波及的牙拔除,去骨后将囊肿摘除;然后分层缝合,放置引流,加压包扎(图8-10)。手术时慎勿伤及下牙槽神经血管及面神经的下颌缘支。囊肿范围过大,骨质缺损较多,可能发生骨折者,术后需做颌间结扎暂时固定。临床上日渐盛行的开窗术是保存性功能外科术式,对于治疗大范围囊肿优势明显。

　　上颌囊肿如范围较广,手术时与上颌窦穿通,或上颌窦有炎症,均应同时进行上颌窦根治术,将囊壁与上颌窦整个黏膜同时刮除,严密缝合口内切口,同时在下鼻道开窗,骨腔内填塞碘仿纱条,并从下鼻道开口处引出(图8-11),3~5天后逐步由此抽出纱条。

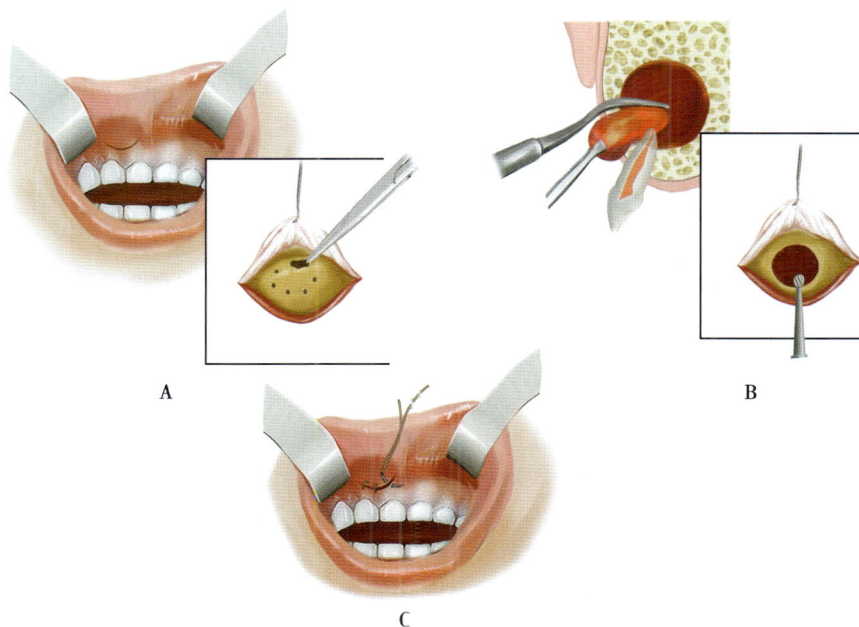

图8-9　上颌囊肿摘除术
A.切口、翻瓣及凿骨　B.摘除囊肿根尖切除　C.缝合

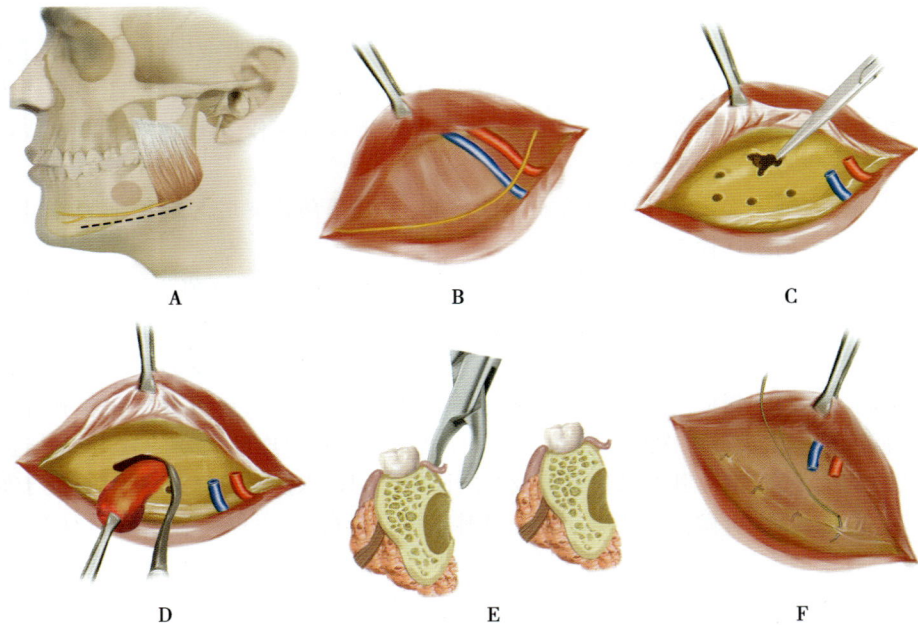

图 8-10 下颌囊肿摘除术

A. 切口 B. 显露面动脉、面静脉及面神经下颌缘支 C. 断离血管,翻起肌骨膜瓣,凿骨开窗
D. 摘除囊肿 E. 咬平骨缘 F. 分层缝合

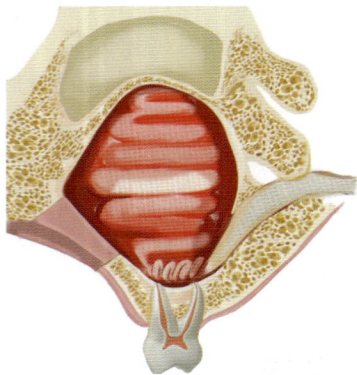

图 8-11 上颌窦根治术后,窦内填塞,下鼻道引流

（二）非牙源性囊肿

非牙源性囊肿(non-odontogenic cyst)是由胚胎发育过程中残留的上皮发展而来,与牙齿发育无关。

【临床表现】囊肿多见于青少年,可发生于面部不同部位。其症状与牙源性囊肿大致相似,即主要表现为颌骨骨质的膨胀。根据不同部位可出现相应的局部症状。

1. **球上颌囊肿(globulomaxillary cyst)** 发生于上颌侧切牙与尖牙之间,牙常被排挤而移位。X线片上显示囊肿阴影在牙根之间,而不在根尖部位。牙无龋坏变色,牙髓均有活力。

2. **鼻腭囊肿(nasopalatine cyst)** 位于切牙管内或附近(来自切牙管残余上皮)。X线片上可见到切牙管扩大的囊肿阴影。

3. **正中囊肿(median cyst)** 位于切牙孔之后,腭中缝的任何部位。X线片上可见缝间有圆形囊肿阴影。亦可发生于下颌正中线处。

4. **鼻唇囊肿(nasolabial cyst)** 位于上唇底和鼻前庭内,可能来自鼻泪管上皮残余。囊肿在骨质的表面。X线片上骨质无破坏现象。在口腔前庭外侧可扪出囊肿的存在。

上述囊肿主要凭借特定的部位及与牙的关系,借以与牙源性囊肿相鉴别。详细的X线影像请参见《口腔颌面医学影像诊断学》教材。

【治疗】一旦确诊后,应及时早期进行手术治疗,以免引起邻近牙的继续移位和造成咬合紊乱。手术方法与牙源性囊肿相同,但一般均从口内进行手术,无需口外切口。

（三）假性颌骨囊肿

假性囊肿囊壁无上皮衬里,仅为一层纤维组织。常见的包括单纯性(外伤性)骨囊肿、静止性骨囊肿、动脉瘤性骨囊肿以及特殊原因引起的血友病假瘤等。

1. **单纯性骨囊肿(simplebonecyst)** 单纯性骨囊肿文献上命名颇多,诸如损伤性骨囊肿(traumatic bone cyst)、孤立性囊肿(solitary cyst)和出血性骨囊肿(hemorrhagebonecyst)等。由于囊壁无上皮衬里,仅为一层纤维组织,故为非真性囊肿。

190

【临床表现】单纯性骨囊肿多发生于青壮年,10～20岁患者占75%。下颌多见,多数为单发。患者可有损伤史,而且不为患者所注意的咬合创伤也可引起。牙数目正常,无移位现象(图8-12)。由于囊肿无明显上皮衬里,仅为一层纤维组织,故X线片显示边缘常不清楚,牙根吸收和牙移位少见,病变区牙周膜和骨硬板完整。

【治疗】单纯性囊肿一般不采用手术治疗。如临床上有症状则与牙源性囊肿相同;手术途径则应视囊肿位置、大小而定。

2. **静止性骨囊肿(static bone cyst)** 也被称为Stafnes cavity,好发于下颌骨后份舌侧的解剖切迹,常位于下牙槽神经下方。它是由于发育过程中,唾液腺和其他软组织的增殖或迷入而引起的下颌骨局限性缺损。

【临床表现】此型假性囊肿一般无症状,多为单发,有时还可双侧同时发生。多在X线检查时偶然发现。文献报道多为40岁以上男性。发生部位多位于下颌磨牙及下颌角区、下牙槽神经管的下方(图8-13)。通常Stafnes缺损大小不变,保持静止,但少数情况下可随时间推移而增大。缺损内常见下颌下腺组织,也可无内容物或见血管、神经和肌肉等组织。X线片上可表现为边缘致密的卵圆形囊肿样透射区。

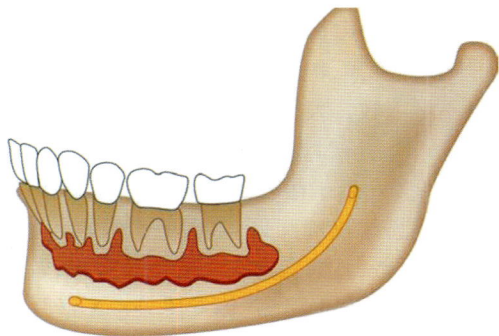

图8-12　单纯性骨囊肿

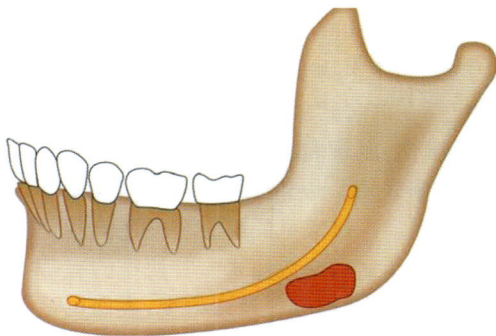

图8-13　静止性骨囊肿

【治疗】可以观察为主,如果影响颌骨强度或引起病理性骨折再行外科处理,与单纯性骨囊肿原则一致。

3. **动脉瘤性骨囊肿(aneurysmal bone cyst)** 动脉瘤性骨囊肿是一种膨胀性溶骨性病损,一般认为它是一种反应性病变。有时在囊性病变的周围可见骨纤维异常增殖症、骨化纤维瘤或巨细胞肉芽肿等病变,这些病变可能是引起动脉瘤性骨囊肿发生的原发病损。

【临床表现】一般发生于30岁以下,高峰年龄10～19岁,性别差异不大。主要发生于长骨(50%),颌骨的动脉瘤性骨囊肿只占全身的1.9%。临床上表现为颌骨膨隆,下颌骨多见,多累及颌骨后份(如下颌角、下颌支、磨牙区等),上颌骨病变易扩展至上颌窦内。病变发展较快,可有数周或数月内增大的历史,引起面部不对称,但病损并不伴有搏动感,穿刺可抽出深色静脉血。X线表现为囊性透射区,大多呈蜂窝状或肥皂泡样改变。

【治疗】手术是主要治疗手段,病损较局限可采用刮治术,术中出血较多,应做好准备,但病损刮除后出血即会停止。也可行局部囊腔栓塞后再行刮治,可以减少术中出血。较大范围病损刮治不易彻底,报道有25～53%的病例复发。病损广泛的也可采用局部切除病损同期植骨的方案。

第三节　良性肿瘤和瘤样病变

一、色素痣

色素痣(nevi)来源于表皮基底层产生黑色素的色素细胞。有人认为是发育上的畸形,但多数在后天才出现。色素痣多发于面颈部皮肤,偶亦见于口腔黏膜。

根据组织病理学特点,色素痣可以分为交界痣、皮内痣和混合痣三种。

【临床表现】交界痣为淡棕色或深棕色斑疹、丘疹或结节,一般较小,表面光滑、无毛,平坦或稍高于皮表。一般不出现自觉症状。突起于皮肤表面的交界痣容易受到洗脸、刮须、摩擦与损伤的刺激,并由此可能出现恶性症状,如局部轻微痒、灼热或疼痛;痣的体积迅速增大;色泽加深;表面出现感染、破溃、出血,或痣周围皮肤出现卫星小点、放射黑线、黑色素环;以及痣所在部位的引流区淋巴结肿大等。恶性黑色素瘤多来自交界痣。

一般认为,毛痣、雀斑样色素痣均为皮内痣或复合痣。这类痣极少恶变,如有恶变亦来自交界痣部分。

口腔黏膜内的痣甚少见,而以黑色素斑为多。如果发生黑色素痣,则以交界痣及复合痣为多见。

【治疗】面部较大的痣,无恶变证据者,可考虑分期部分切除,容貌、功能保存均较好。也可采用全部切除,邻近皮瓣转移或游离皮肤移植。如怀疑有恶变的痣,应采用外科手术一次全部切除活检;手术应在痣的边界以外,正常皮肤上做切口。比较小的痣切除后,可以潜行游离皮肤创缘后拉拢缝合。

二、牙龈瘤

牙龈瘤(epulis)是一个以形态及部位命名的诊断学名词,是来源于牙周膜及颌骨牙槽突结缔组织的炎性增生物或类肿瘤性病变。由于牙龈瘤不属于真性肿瘤,因此WHO的肿瘤分类中,并未将其包括在内。其分类和命名,国内不同教科书的观点不尽一致。根据组织病理学表现,将牙龈瘤分为纤维性、血管性(或肉芽肿性)和巨细胞性三型。

【临床表现】以青年及中年人为常见,女性多于男性。多发生于龈乳头部。位于唇、颊侧者较舌、腭侧者多。最常见的部位是前磨牙区。肿块较局限,呈圆球或椭圆形,有时呈分叶状,大小不一,直径由几毫米至数厘米。肿块有的有蒂如息肉状;有的无蒂,基底宽广。一般生长较慢,较大的肿块可以遮盖一部分牙及牙槽突,表面可见牙压痕,易被咬伤而发生溃疡、伴发感染。X线片主要特征是牙周膜增宽的阴影,如牙槽骨有吸收,牙可松动、移位。

【治疗】关于牙龈瘤的治疗,传统观点主张将病变所波及的牙同时拔除。手术时,应在病变蒂周围的正常组织上做切口,将肿块完全切除,拔除波及的牙,并用刮匙或骨钳将病变波及的牙周膜、骨膜及邻近的骨组织去除,将创面缝合。如果创面较大不能缝合时,可用碘仿纱条覆盖,或在创面上用牙周塞治剂保护;妊娠性牙龈瘤无感染、出血等特殊症状时,可不处理,待分娩后可自行消退。

这种治疗虽然可以保证彻底,减少复发,但拔除受累牙对中青年患者而言难以接受。将牙龈瘤扩大切除而保留受累牙,术后复发率究竟是多少,目前尚无确切数据。因此,目前临床上的普遍做法是,首次治疗牙龈瘤时,尽量保留无明显骨吸收的牙,并适当处理相应牙槽嵴;如果是复发病变,则按传统观点处理。

三、纤维瘤

颜面部和口腔内的纤维瘤(fibroma)可起源于面部皮下、口腔黏膜下或骨膜的纤维结缔组织。纤维瘤主要由纤维组织构成,细胞及血管很少;与低度恶性的纤维肉瘤在病理上的区别比较困难。

【临床表现】纤维瘤一般生长缓慢。发生在面部皮下的纤维瘤为无痛肿块、质地较硬、大小不等、表面光滑、边缘清楚,与周围组织无粘连,一般皆可移动。发生在口腔的纤维瘤均较小,呈圆球形或结节状,可能有蒂或无蒂,肿瘤边界清楚,表面覆盖有正常黏膜,切面呈灰白色。口腔内纤维瘤多发生于牙槽突、颊、腭等部位。发生于牙槽突的纤维瘤可能使牙松动移位。若有咬伤则表面破溃、糜烂、继发感染,此时可引起疼痛或功能障碍。

口腔颌面部纤维瘤如处理不当,极易复发;多次复发后又易恶变,其临床生物学行为比身体其他部位的纤维瘤为差。

【治疗】纤维瘤主要采用手术完整切除。牙槽突的纤维瘤,除须拔除有关牙外,有时还需将肿瘤所侵犯的骨膜一并切除。临床诊断为纤维瘤,手术时须做冷冻切片,如证实为恶性时,应按恶性肿瘤治疗原则处理。

四、乳头状瘤

乳头状瘤(papillomas)是一组局部上皮呈外生性和息肉样增生形成的菜花状或疣状肿物,在口腔中较为常见。有文献报道发病率为0.1%~0.5%。某些乳头状瘤与人乳头状瘤病毒(HPV)感染有关。世界卫生组织(WHO)的肿瘤分类中乳头状瘤包含鳞状细胞乳头状瘤、寻常疣、尖锐湿疣和多灶性上皮增生。

【临床表现】鳞状细胞乳头状瘤以20~50岁人群常见。最常见部位是硬软腭、唇黏膜、舌和牙龈。质软有蒂,表面呈结节、乳头状或疣状。寻常疣常发生于儿童,常见部位唇红黏膜、舌前部,表现为无痛性丘疹。尖锐湿疣以青少年和青年为高发,常发生于唇黏膜、舌前份和腭,表现为无痛、圆形和外生性结节,较鳞状细胞乳头状瘤和寻常疣大,可以多发。多灶性上皮增生多发于儿童,常发生于唇、颊、舌、牙龈,表现为多发、质软、扁平丘疹,单个病变较小,颜色与正常黏膜相近。

【治疗】乳头状瘤可以采用手术、激光、冷冻完整切除。治疗彻底,一般无复发。尖锐湿疣复发风险较一般乳头状瘤高。

五、牙源性肿瘤

牙源性肿瘤(odontogenic tumor)是由成牙组织,即牙源性上皮及牙源性间叶组织发生而来的一类肿瘤。牙源性肿瘤包括的内容很多,其分类可参见《口腔组织病理学》教材。本节主要介绍几种临床常见的牙源性肿瘤。牙源性肿瘤绝大多数为良性,恶性者在临床上甚少见。

(一) 牙瘤

牙瘤(odontoma)生长于颌骨内,它由一个或多数牙胚组织异常发育增生而形成。牙瘤多见于青年人。生长缓慢,早期无自觉症状。往往因牙瘤所在部位发生骨质膨胀,或牙瘤压迫神经产生疼痛,或因肿瘤穿破黏膜膜,发生继发感染时,才被发现。牙瘤患者常有缺牙现象。

X线片可见骨质膨胀,有很多大小形状不同、类似发育不全牙的影像,或透射度似牙组织的一团影像。在影像与正常骨组织之间有一条清晰阴影,为牙瘤的被膜。牙瘤与囊肿同时存在者,称为囊性牙瘤。

【治疗】手术摘除。一般将肿瘤表面骨质去除后,取出牙瘤并将其被膜刮除,缝合创口。

(二) 牙骨质瘤

牙骨质瘤(cementoma)来源于牙胚的牙囊或牙周膜,多见于青年人,女性较多。肿瘤常紧贴于牙根部,可以单发或多发,硬度与骨质相似。牙髓活力测验正常,此点可与根尖周囊肿和根尖周肉芽肿相鉴别。肿瘤生长缓慢,一般无自觉症状,如肿瘤增大时,可发生牙槽突膨胀,或在发生神经症状、继发感染、拔牙时始被发现。X线片显示根尖周围有不透光阴影。

临床上偶见有家族史(多为常染色体显性遗传)的牙骨质瘤,且多呈对称性生长,称为家族性多发性牙骨质瘤。由于可长得很大,故亦称为巨大型牙骨质瘤(gigantiform cementoma)。

【治疗】手术摘除。如肿瘤较小,又无症状时,可无需治疗。

(三) 成釉细胞瘤

成釉细胞瘤(ameloblastoma)为颌骨中心性上皮肿瘤,在牙源性肿瘤中较为常见,约占牙源性肿瘤的60%以上,多发生于成年人。2017年WHO肿瘤分类中把成釉细胞瘤这一名称专用于指实性(多囊性)骨内型成釉细胞瘤,另外单列了单囊型、骨外(外周)型和转移性成釉细胞瘤三种类型。

【临床表现】成釉细胞瘤多发生于青壮年,男女发病无明显差别。下颌骨比上颌骨多。成釉细胞瘤除发生于颌骨外,极少数可发生在胫骨或脑垂体内。生长缓慢,初期无自觉症状;逐渐发展可使颌骨膨大,造成畸形,左右面部不对称。如肿瘤侵犯牙槽突时,可使牙松动、移位或脱落;肿瘤继续增大时,使颌骨外板变薄,或甚至吸收,这时肿瘤可以侵入软组织内。由于肿瘤的侵犯,可以影响下颌骨的运动度,甚至可能发生吞咽、咀嚼和呼吸障碍。肿瘤表面常见有被对颌牙造成的压痕,如果咀嚼时发生溃疡,可能造成继发性感染而化脓、溃烂、疼痛。当肿瘤压迫下牙槽神经时,患侧下唇及颊部可能感觉麻木不适。如肿瘤发展很大,骨质破坏较多,还可能发生病理性骨折。

画廊：ER8-17 牙瘤

画廊：ER8-18 牙骨质瘤

画廊：ER8-19 成釉细胞瘤

学习笔记

上颌骨的成釉细胞瘤较少,当其增大时,可能波及鼻腔,发生鼻阻塞。侵入上颌窦波及眼眶、鼻泪管时可使眼球移位、突出及流泪。若向口腔发展时可使咬合关系错乱。

【诊断】　根据病史、临床表现、X线特点,可做初步诊断。典型成釉细胞瘤的X线表现:早期呈蜂房状,以后形成多房性囊肿样阴影,单房比较少。成釉细胞瘤因为多房性及有一定程度的局部浸润性,故周围囊壁边缘常不整齐、呈半月形切迹。在囊内的牙根尖可有不同程度的吸收现象。X线影像的详细变化及其鉴别请参见《口腔颌面医学影像诊断学》教材。

成釉细胞瘤大多为实质性,如囊性成分较多时,穿刺检查可抽出褐色液体,可资与颌骨囊肿液多为淡黄色相区别。但临床上比较小的,特别是未突破骨板的成釉细胞瘤与牙源性颌骨囊肿有时又须依靠病理检查才能确定。有时在牙源性囊肿基础上可出现成釉细胞瘤,即在囊壁上可见实质性的肿瘤突起,称为壁性成釉细胞瘤(mural ameloblastoma)。在X线影像上,有时易与囊性骨纤维异样增殖症或骨化性纤维瘤相混淆。

牙源性腺样瘤(adenomatoid odontogenic tumor)曾被称为腺样成釉细胞瘤,认为属成釉细胞瘤的一种,目前认为是一种独立的类型,已从成釉细胞瘤中独立分化出来。临床上好发于上颌尖牙区。多见于青少年。X线常表现为单房性阴影伴有钙化小点或含牙。

如X线表现类似成釉细胞瘤并伴有钙化灶时,还应考虑为其他牙源性肿瘤,如化牙骨质纤维瘤、牙源性钙化上皮瘤、牙源性钙化囊肿等。但最后诊断仍需依靠病理检查。

【治疗】　主要为外科手术治疗。传统的观点是因成釉细胞瘤有局部浸润周围骨质的特点,故手术治疗时不应施行刮除术,须将肿瘤周围的骨质至少在0.5cm处切除。否则,治疗不彻底将导致复发;而多次复发后又可能变为恶性。然而,多年的经验证明,恶性成釉细胞瘤及成釉细胞瘤恶变均甚少,因而近年亦有人主张对成釉细胞瘤行刮除术。此法虽有保存功能及容貌的优点,但复发率高,亦应慎用。对较小的肿瘤可行下颌牙槽骨边缘性切除,以保存下颌骨的连续性;对较大的肿瘤应将病变的颌骨节段性切除,以保证手术后不再复发。下颌骨切除后,可采用立即植骨,如口腔有继发感染或软组织不够时,可选用血管化组织移植术,或用钛板固定残端,以保持缺隙,后期再行植骨手术。

对于囊性(壁性)成釉细胞瘤可采用开窗减压术,并定期随访。

如手术前不能与颌骨囊肿或其他牙源性肿瘤鉴别,可于手术时做冷冻切片检查,以明确诊断。如有恶性变时,应按恶性肿瘤手术原则处理。

(四) 牙源性黏液瘤

黏液瘤(myxoma)可发生于软组织和颌骨,目前对颌骨黏液瘤的发生,多数倾向于为牙源性。

【临床表现】　磨牙及前磨牙区为好发部位,下颌较上颌多见。常发生于青年。黏液瘤一般生长缓慢,呈局部浸润性生长。早期无明显症状,直到肿瘤逐渐增大,颌骨呈现畸形时,始被注意。常伴有未萌出或缺失的牙。

X线片显示骨质膨胀,骨质破坏呈蜂房状透光阴影,房隔较细,由于呈局部浸润性生长,边缘常不整齐。其诊断及鉴别要点请参见《口腔颌面医学影像诊断学》教材。黏液瘤有时不易与成釉细胞瘤、颌骨中心性巨细胞瘤等相鉴别,最终须借助于病理检查。

【治疗】　黏液瘤主要采取完整手术切除。由于肿瘤无包膜,呈局部浸润性生长,手术不彻底时,容易复发,应施行边缘性切除。如肿瘤较大时,须行半侧下颌骨或上颌骨切除,以防止复发。

六、血管瘤与脉管畸形

血管瘤与脉管畸形是来源于脉管系统的肿瘤或发育畸形,统称为脉管性疾病(vascular anomalies),约60%发生于头颈部。

【命名和分类】　以往对血管瘤与脉管畸形的分类和命名比较混乱,多称为血管瘤或淋巴管瘤,并主要根据病损形态而命名。目前推荐应用Waner和Suen于1999年补充完善,并被国际脉管性疾病研究协会(international society of study of vascular anomalies,ISSVA)推荐的分类命名,具体如下:

1. **血管瘤**(hemangioma)　又称为婴幼儿血管瘤(infantile hemangioma,IH)。

2. **脉管畸形**(vascular malformation)　包括:

（1）微静脉畸形或毛细血管畸形（venular of capillary malformation）：包括中线型微静脉畸形与（普通型）微静脉畸形两类。

（2）静脉畸形（venous malformation）。

（3）动静脉畸形（arteriovenous malformation，AVM）。

（4）淋巴管畸形（lymphatic malformation）：又分为微囊型与大囊型两类。

（5）混合畸形（mixed malformation）：如静脉-淋巴管畸形（venous-lymphatic malformation）、微静脉-淋巴管畸形（venular-lymphatic malformation）、静脉-微静脉畸形（venous-venular malformation）等。

【临床表现】

（一）血管瘤

血管瘤是婴幼儿最常见的血管源性良性肿瘤，多见于婴儿出生时（约1/3）或出生后1个月之内。其来源及发病机制尚不清楚，以女性多见（男女之比为1∶3～1∶5），与早产、出生时低体重、孕期大量使用黄体酮、孕期接受绒毛膜穿刺检查、胎儿缺氧应激等因素有关。

发生于口腔颌面部的血管瘤约占全身血管瘤的60%，其中大多数发生于面颈部皮肤、皮下组织，少数见于口腔黏膜。颌骨内的血管瘤目前认为属于血管畸形。

血管瘤具有十分独特的生物学行为。其发展经历新生（nascent）、早期增殖（early proliferative）、晚期增殖（late proliferative）、平台（plateau）、消退（involution）和终止（abortive）6个阶段，病程大体上可分为增殖期（1岁内）、消退期（1岁以后）及消退完成期3期，1岁是增殖期与消退期的临床分界线。根据瘤体侵及的深度，可分为表浅型、深部型和复合型3类，分别占50%～60%、15%和25%～35%。

血管瘤可以单发，也可以呈节段性或全身多发。血管瘤在生长过程中不仅可引起畸形，还可影响功能，例如吸吮、呼吸、视力等；部分病例还可并发感染、溃疡、出血等。

血管瘤的自发消退率存在较大差异，迄今为止，尚未发现影响血管瘤消退率及消退程度的因素，其完全消退率仅为40%，多数为不完全消退，遗留的局部色素沉着、瘢痕、纤维脂肪块、皮肤萎缩下垂等，均需要后期进行修整。

（二）脉管畸形

脉管畸形（vascular malformation）属于先天性发育畸形，出生时即已发生，但可能一开始不太明显而待体积增大后方被发现。与血管瘤不同的是，脉管畸形既无血管内皮细胞异常增殖，也不发生消退，相反却是缓慢而不停地扩张并贯穿整个病程。脉管畸形的体积增大是脉管结构的渐进性缓慢扩张所致，而不是血管内皮细胞异常增殖所致。

1. 微静脉畸形　过去被误称为毛细血管型血管瘤，其组织学和临床表现实际上为真性畸形，俗称胎记、鲜红斑痣或葡萄酒色斑。多发于颜面部皮肤，常沿三叉神经分布区分布，口腔黏膜少见。出生后即有，呈鲜红或紫红色，与皮肤表面平，边界清楚。其外形不规则，大小不一，从小的斑点到数厘米，大的可以扩展到一侧面部或越过中线到对侧。以手指压迫病损，表面颜色退去；解除压力后，血液立即充满病损区，恢复原有大小和色泽。Wanner在1998年按照血管扩张的程度，将微静脉畸形分为4级。从Ⅰ～Ⅳ级，临床症状亦越来越重，从单纯的皮肤红斑发展为鹅卵石样结节。

微静脉畸形常为某些综合征的表现之一，以Sturge-Weber综合征最常见。除颜面部微静脉畸形外，患者可伴有青光眼和脑血管畸形。

中线型微静脉畸形（midline venular malformations）是特殊类型的微静脉畸形。临床上，病变总是累及中线结构，以项部最常见（30%～40%），其次是上睑、额、眉间、鼻翼、上唇人中以及腰骶部。与普通微静脉畸形不同的是，大多数（60%以上）中线型微静脉畸形在6岁左右能自行消退，或病变症状很轻微，而不需要治疗。

2. 静脉畸形　过去被误称为海绵状血管瘤，是最常见的低流速脉管畸形，由大小不等的扩张静脉构成，犹如海绵样结构。窦腔内血液凝固后形成血栓，可钙化为静脉石。

静脉畸形好发于颊、颈、眼睑、唇、舌或口底部。病变位置深浅不一，如果位置较深，则皮肤或黏膜颜色正常；表浅病损则呈现蓝色或紫色。边界不清，扪之柔软，可被压缩，有时可扪到静脉石。当头低于心脏水平时，病损区充血膨大；恢复正常位置后，肿胀随之缩小，恢复原状，此称为体位移动试验(postural test)阳性。

静脉畸形多在出生时未能被发现,也有的在幼儿期甚至成年出现症状后,始引起患者注意。创伤、感染、出血、激素水平变化(孕期或青春期)等,可导致静脉畸形突然变大。

静脉畸形病损体积不大时,一般无自觉症状。如血窦持续扩张,病变不断发展、变大,可引起颜面、唇、舌等畸形及功能障碍。若发生感染,则可引起疼痛、肿胀、表面皮肤或黏膜溃疡,并有出血的危险。发生于咽旁、舌根、软腭的静脉畸形,可伴有吞咽、语言及呼吸功能障碍。

3. 动静脉畸形　即传统分类中的蔓状血管瘤,在脉管畸形中所占的比例较低,约为1.5%。是由动脉与静脉间交通的多个瘘管所构成的先天性畸形。

病损高起呈念珠状,表面温度较正常皮肤高。患者可能自己感觉到搏动;扪诊有震颤感,听诊有吹风样杂音。病变可侵蚀基底的骨质,也可突入皮肤或黏膜,使其变薄,甚至溃烂、坏死、出血。局部病灶组织可明显扩张增大,少数患者的耳、鼻、唇或四肢累及后体积逐渐增大,甚至扩大为原来的数倍,外观遭到完全破坏。病变后期,特别是在不恰当的颈外动脉结扎术后,表面可由于明显的"盗血"而出现溃疡或坏死、颈静脉怒张、上腔静脉压力增大并致心界增宽,出现心力衰竭。

颌骨动静脉畸形过去称为颌骨中心性血管瘤,临床上少见且隐匿,多数在20岁左右出现症状,约65%发生在下颌骨。颌骨动静脉畸形是一种具有潜在危险性的疾病,往往在门诊施行常规拔牙术时出现汹涌大出血,由此造成的死亡者并非罕见。

4. 淋巴管畸形　过去称为淋巴管瘤(lymphangioma),是淋巴系统的发育畸形。根据临床特征和组织学结构分为微囊型(microcystic)和大囊型(macrocystic)两类。

(1) 微囊型:包括传统分类中的毛细管型及海绵型淋巴管瘤。淋巴管极度扩张弯曲,构成多房性囊腔,则颇似海绵状。在皮肤或黏膜上呈现孤立的或多发性散在的小圆形囊性结节状或点状病损,无色、柔软,一般无压缩性,病损边界不清。口腔黏膜的淋巴管畸形有时与微静脉畸形同时存在,出现黄、红色小疱状突起,称为淋巴管-微静脉畸形。发生于面部、唇、下颌下区的深部微静脉畸形,常使患处显著肥大畸形,引起颌骨畸形等。舌黏膜表面粗糙,呈结节状或叶脉状,有黄色小疱突起。在长期发生慢性炎症的基础上,舌体可以变硬。

(2) 大囊型:即传统分类中的囊肿型或囊性水瘤。主要发生于颈部、锁骨上区,亦可发生于下颌下区及上颈部。一般为多房性囊腔,彼此间隔,内有透明、淡黄色水样液体。当伴有出血或感染时,穿刺液可为血性或脓性。病损大小不一,表面皮肤色泽正常,呈充盈状态,扪诊柔软,有波动感。与深部血管瘤不同的是体位移动试验阴性,但透光试验阳性。发生于口底、下颌下区和颈部的大囊型淋巴管畸形,如体积较大或并发感染、出血,可压迫呼吸道。

5. 混合型脉管畸形　存在一种类型以上的脉管畸形时,都可称为混合型脉管畸形。如前述的微静脉畸形与微囊型淋巴管畸形并存,微静脉畸形与静脉畸形并存等。

【诊断】　表浅的血管瘤或脉管畸形的诊断并不困难。位置较深的血管瘤或脉管畸形应行体位移动试验和穿刺检查予以确定。有时深部血管瘤与静脉畸形难以鉴别,可采用普萘洛尔进行诊断性治疗。对动静脉畸形以及深层组织内的静脉畸形、大囊型淋巴管畸形等,为了确定其部位、大小、范围及其吻合支的情况,可以采用超声、动脉造影、病变腔造影、CT血管成像(CTA)、磁共振或磁共振血管成像(MRI或MRA)、数字减影血管造影(DSA)等协助诊断(方法详见《口腔颌面医学影像诊断学》教材及相关参考书),并为治疗和疗效评价提供依据。

【治疗】　血管瘤与脉管畸形的治疗应根据病损类型、位置及患者年龄等因素决定。常用的治疗方法有药物治疗、激光治疗、手术切除,对于复杂病例,主张采用综合治疗。

婴幼儿血管瘤除生长在非美观部位、处于稳定期、不影响美观和功能的中、小型病变可以采用"等待观察"策略外,其他情况下均应积极治疗,以控制血管瘤生长,加速其消退,最大限度地减少并发症的发生。过去曾经使用冷冻、放射性核素和浅层X线治疗血管瘤,因其疗效不确切,并发症多,目前已经摈弃。

血管瘤内皮细胞处于胚胎状态,对激素治疗较敏感。对增殖期血管瘤,过去首选口服大剂量泼尼松进行治疗,取得了一定效果,但激素治疗的不良作用显而易见。自2008年偶然发现普萘洛尔(心得安)对血管瘤的良好效果以来,口服普萘洛尔已取代皮质类固醇激素,成为治疗增殖期血管瘤的一线药物,并获得美国FDA批准。其优点是不良作用少且轻微,对消退期血管瘤也有治疗作用。对于表浅型血管瘤和混合型血管瘤的表浅部分,可局部涂擦β受体阻滞剂如马来酸噻吗洛尔等,安全有效,副作用更少。对复合型血管瘤,可同时口服普萘洛尔、局部外用β受体阻滞剂。

少数累及重要部位(如鼻、眼睑)或影响功能(如呼吸、视力)的巨大血管瘤,也可早期予以手术治疗。手术治疗的目的是改善美观和功能,不主张追求手术的彻底性。对只能部分手术切除的血管瘤,手术后可配合其他治疗,如药物治疗、激光治疗等。血管瘤消退或治疗后遗留的萎缩性瘢痕,可用CO_2点阵激光治疗。消退或治疗后遗留的毛细血管扩张,可局部注射0.25%聚桂醇或0.2%十四烷基硫酸盐钠注射液,也可采用激光治疗。治疗后残存的病变或皮肤红斑,可用脉冲染料激光治疗。激光重复治疗的时间为4~6周。

脉管畸形不会自行消退,需要明确诊断和分类,及时采取相应的治疗。微静脉畸形主要采用脉冲染料激光治疗,国内则主要使用铜蒸气或氩激光进行光动力治疗。过去曾使用放射性核素、X射线、冷冻等治疗微静脉畸形,但因疗效差,并发症多,目前已不再使用。

静脉畸形可采用激光治疗、硬化治疗和手术治疗,以硬化治疗为主,常用的硬化剂有博莱霉素(平阳霉素)、聚多卡醇(聚桂醇)、无水乙醇等。病损内注射后,血管内皮细胞被破坏,病损组织逐渐纤维化、闭锁,最终缩小或消失。注射时,可暂时压迫周围组织,阻断血液回流;间隔3~4周注射1次,硬化剂的选择和注射剂量视病变大小和静脉可流速度而定。

动静脉畸形以往主要采用手术治疗,但治疗后复发率高,对外形和功能破坏大。随着介入放射学(interventional radiology)的发展,经导管动脉栓塞技术(transcatheter arterial embolization,TAE,TCAE)被成功用于动静脉畸形的治疗,并成为主要的治疗手段。软组织动静脉畸形一般采用无水乙醇栓塞,弥漫型病变后期可能需要手术切除,以修整外形以及栓塞术后感染的清创。累及范围较小的(局限型)软组织动静脉畸形可手术切除,但切除需彻底,否则会促进病变发展。若病灶侵犯范围大,手术后留有大面积缺损,可以利用游离皮瓣进行修复重建。

应当强调的是,过去曾试图单独应用颈外动脉结扎术或供血动脉栓塞术治疗动静脉畸形,经验和实验研究证明不但无效,反而会促进未开放的侧支循环形成,加重病变发展,给后期治疗带来困难。应用颈外动脉结扎术治疗动静脉畸形不仅在实际上是无效的,而且在理论上也是错误的,应该反对继续使用。

以往对颌骨动静脉畸形多采用颌骨切除手术,手术不仅风险高、出血多,还会给患者造成严重的容貌破坏和咀嚼功能降低;而且,即使颌骨切除后,颌骨周围的软组织病变还会继续发展,导致新的出血、溃疡以及颈静脉高压。目前则倾向于尽量采用介入治疗,即无水乙醇和弹簧圈联合的"双介入"治疗,不仅能够根治病变,而且保留了颌骨的连续性和功能。手术切除或刮治仅作为介入栓塞的补充治疗手段。

淋巴管畸形的治疗方法包括手术治疗、激光治疗和硬化治疗,以硬化治疗为主。激光治疗只对唇、舌、颊等浅表的微囊型病变有效,但治疗大中型病变疗效差。硬化治疗不仅能治愈多数大囊型病变,而且对相当多的弥漫性微囊型病变及混合型病变也取得了良好的治疗效果。常用的硬化剂包括OK-432、博莱霉素(平阳霉素)、强力霉素、聚多卡醇(聚桂醇)、无水乙醇等,可根据病变大小、部位和类型选择使用。

虽然目前治疗血管瘤及脉管畸形的方法较多,但对大的血管瘤和脉管畸形,治疗问题尚未完全解决,有待于深入探讨。多学科协作、多种手段联合应用,是目前处理复杂病例行之有效的方法。

七、神经源性肿瘤

来源于神经组织的良性肿瘤中以神经鞘瘤与神经纤维瘤最为常见。

(一)神经鞘瘤

神经鞘瘤(neurolemmoma)亦称施万瘤(Schwannoma),来源于神经鞘膜。多见于中年人。头颈部神经鞘瘤主要发生于脑神经,如听神经、面神经、舌下神经、迷走神经干;其次是周围神经,以头部、面部、舌部最为常见;交感神经发生者较为少见。

【临床表现】 神经鞘瘤生长缓慢,包膜完整,属良性瘤,但也有恶性者。肿瘤为圆形或卵圆形,

文档:ER8-24 无水乙醇治疗脉管畸形的适应证

一般体积较小,但亦可长大而呈分叶状。质地坚韧。来自感觉神经者常有压痛,亦可有放射样痛。肿瘤可沿神经轴侧向两侧移动,但不易沿神经长轴活动。肿瘤愈大愈容易黏液性变,发生黏液性变后质软如囊肿。穿刺时可抽出褐色血样液体,但不凝结是其特点。来自迷走神经、交感神经的神经鞘瘤以颈动脉三角区为最多见;有时亦可向咽侧突出。肿瘤可将颈动脉向外侧推移,触诊可有搏动,临床须与颈动脉体瘤(carotid body tumor)相鉴别。鉴别的方法有超声检查、颈动脉造影(特别是数字减影血管造影可获较佳的影像)以及 MRI 检查等可资区别。

来自面神经的神经鞘瘤可表现为腮腺肿块,易被诊断为多形性腺瘤。手术时如发现肿块与面神经不能分离时,应警惕有面神经鞘瘤的可能,切勿轻易予以切断。

【治疗】手术摘除。方式应根据肿瘤部位及大小而定。若为周围神经鞘瘤,可用手术完整摘除;若肿瘤位于重要神经干时,则不可贸然将切除肿瘤而将神经干切断,致影响功能。手术时可将肿瘤上神经干外膜沿纵轴切开,小心地剥开神经纤维,然后将肿瘤摘除。

由于手术的损伤,来自迷走神经的神经鞘瘤手术后可能发生声嘶,呛咳;来自交感神经则可能会出现 Horner 综合征;来自面神经可能出现面瘫。如神经未切断,有可能在以后恢复。

(二) 神经纤维瘤

神经纤维瘤(neurofibroma)是由神经鞘细胞及成纤维细胞两种主要成分组成的良性肿瘤。神经纤维瘤可发生于周围神经的任何部位,口腔颌面部神经纤维瘤常来自第 5 或第 7 对脑神经,位于面、颊、眼、颈、舌、腭等处。分单发与多发性两种,多发性神经纤维瘤又称为神经纤维瘤病(neurofibromatosis)。在基因研究的基础上,美国国立卫生研究院(NIH)于 1987 年提出了神经纤维瘤病的两个不同类型,即神经纤维瘤病 I 型(neurofibromatosis type1,NF1)和神经纤维瘤病 II 型(neurofibromatosis type2,NF2)。

【临床表现】神经纤维瘤常见为单发型,多见于青年人,生长缓慢。口腔内较少见。颜面部神经纤维瘤的主要表现是皮肤呈大小不一的棕色斑,或呈灰黑色小点状或片状病损。扪诊时,皮肤内有多发性瘤结节,质较硬。多发性瘤结节可沿皮下神经分布,呈念珠状,也可呈丛状;如来自感觉神经,可有明显触痛。沿着神经分布的区域内,有时有结缔组织呈异样增生,皮肤松弛或折叠下垂,遮盖眼部,发生功能障碍,面部畸形。肿瘤质地柔软,虽瘤内血运丰富,但一般不能压缩。邻近的骨受侵犯时,可引起畸形。头面部多发性神经纤维瘤还可伴先天性颅骨缺损。

【治疗】手术切除。对小而局限性的神经纤维瘤可以一次完全切除;但对巨大肿瘤只能作部分切除,以纠正畸形及改善功能障碍。如行一次切除时,要有充分的准备,因为肿瘤常与皮肤及基底粘连,且界限不清楚,加之血运十分丰富含有血窦,手术时出血较多,而且不易用一般方法止血,故应做好充分的备血及选择低温麻醉。手术宜采用锐性切除瘤体周围组织,此法较钝性分离快而出血较少。此外,应用电刀、结扎双侧颈外动脉,以及应用 TAE 技术也均有助于减少出血。

八、嗜酸性淋巴肉芽肿

嗜酸性淋巴肉芽肿在我国较为多见,于 1937 年首先由金显宅报道称为嗜酸性粒细胞增生性淋巴肉芽肿。目前,本病亦称"嗜伊红淋巴肉芽肿"。

本病病因尚不清楚,主要为淋巴结肿大,淋巴细胞增生及嗜酸性粒细胞浸润。淋巴结以外的病变表现为肉芽肿,也有大量淋巴细胞和嗜酸性粒细胞浸润。患部皮肤的表皮层及皮下组织亦可见嗜酸性粒细胞。骨髓也可见淋巴细胞及嗜酸性粒细胞增多。腮腺受累时,腺体内亦见淋巴细胞及嗜酸性粒细胞。

【临床表现】嗜酸性粒细胞增生性淋巴肉芽肿常发生于 20~40 岁的成年人,绝大多数为男性患者。发病缓慢,病程较长。主要表现为软组织肿块,有时为多发。好发部位为腮腺区、眶部、颧颊部、下颌下、颏下、上臂等区,偶可自行消退,但又复发;并有时大时小症状。肿块无疼痛及压痛,周界不清楚,质软,但在不同时期有所不同:初期为软橡皮样,日久逐渐硬韧,当肿块缓解时再度变软。肿块区皮肤瘙痒,一般轻微,可随病程发展而逐渐加重;并可见皮肤粗厚及色素沉着。肿块大多可以推动,有区域性及广泛性表浅淋巴结肿大,呈分散性,中度硬韧,无压痛,亦不化脓。本病侵犯骨质者罕见,因此与骨嗜酸性细胞肉芽肿有所不同,后者应属于朗格汉斯细胞病之一种。

化验检查常见血液中白细胞轻度增多,特别是嗜酸性粒细胞明显增多,可高达60%~70%(绝对计数也明显增加),淋巴细胞亦相应增多。

【治疗】嗜酸性粒细胞增生性淋巴肉芽肿对放射治疗敏感,每野总量给10~20Gy即可使其消退。部分病例可能复发,若再照射,反应仍然良好。肿大的淋巴结对放射线反应亦佳,但不如淋巴结以外的病变。多发性者应以皮质激素治疗为主。也可以考虑部分手术切除。

九、骨源性肿瘤

骨源性肿瘤最常见的是纤维骨病损(fibro-osseous lesions)。纤维骨病变是一类发生在骨的、似纤维组织及骨小梁或钙化组织构成的一种良性病损;其中又以骨化性纤维瘤为最常见。

(一) 骨化性纤维瘤

骨化性纤维瘤(ossifying fibroma)为颌面骨比较常见的良性肿瘤。临床上骨化性纤维瘤与骨纤维异样增殖症,或称骨纤维结构不良(fibrous dysplasia)很难鉴别,后者一般认为不是真性肿瘤。

【临床表现】骨化性纤维瘤常见于青年人,多为单发性,可发生于上、下颌骨,但以下颌较为多见。女性多于男性。此瘤生长缓慢,早期无自觉症状,不易被发现;肿瘤逐渐增大后,可造成颌骨膨胀肿大,引起面部畸形及牙移位。发生于上颌骨者,常波及颧骨,并可能波及上颌窦及腭部,使眼眶畸形,眼球突出或移位,甚或产生复视。下颌骨骨化性纤维瘤除引起面部畸形外,可导致咬合紊乱,有时可继发感染,伴发骨髓炎。

【诊断及鉴别诊断】骨化性纤维瘤易与骨纤维异样增殖症相混淆,应结合临床、病理和X线表现确诊。

骨化性纤维瘤的临床及X线表现与另两种纤维骨病变——化牙骨质纤维瘤(cementifying fibroma)及纤维骨瘤(fibro-osteoma)亦很难鉴别,往往需通过病理确诊。从临床观点来说鉴别以上疾病是较困难的。

【治疗】由于骨化性纤维瘤属真性肿瘤,故原则上应行手术切除。小的或局限性骨化性纤维瘤更应早期手术彻底切除。大的弥散性的或多发性的骨纤维异样增殖症,一般在青春期后施行手术。如肿块发展较快,影响功能时,也可提前手术。手术方法主要是将病变部分切除,以改善功能障碍及面部畸形;有时也可全部切除。若下颌切除后,可以立即行自体骨移植(如已并发骨髓炎者,应采用血管化骨移植)。如将上颌骨切除可用赝复体或自体骨移植修复缺损及恢复功能。

(二) 骨巨细胞瘤

骨巨细胞瘤(giant cell tumor of bone)又名破骨细胞瘤(osteoclastoma),主要由多核巨细胞和较小的梭形或圆形的间质细胞所组成。梭形或圆形的间质细胞的形态、分布和排列是确定巨细胞性质的主要依据。一般将此瘤分为三级:一级属于良性;二级属于潜在恶性;三级属于恶性。

【临床表现】骨巨细胞瘤发生于20~40岁的成年人,男女无显著差别。常发生在颌骨的中央部,故又称为中央性巨细胞瘤。一般生长缓慢,如生长较快,则可能有恶性变。早期一般无自觉症状,但有时可能引起局部间歇性隐痛。发生于下颌骨者,先使前庭沟变浅,逐渐膨胀而致下颌变形;晚期可能发生病理性骨折。在上颌骨者可以波及尖牙窝或全部上颌骨,牙槽突扩张,腭部突出,面呈畸形,牙可能被迫移位发生松动,若拔牙时可见创口有易出血的肉芽组织。

X线片检查可见典型巨细胞瘤呈肥皂泡沫样或蜂房状囊性阴影,伴骨质膨胀。在囊性阴影区无钙化点或新生骨质,肿瘤周围骨壁界限清楚。

【诊断与鉴别诊断】巨细胞瘤在鉴别诊断上需与巨细胞修复性肉芽肿(giant cell reparative granuloma)和甲状旁腺功能亢进症区别。

巨细胞修复性肉芽肿与巨细胞瘤在临床上很难鉴别,常误诊为巨细胞瘤;目前多认为颌骨发生者以巨细胞修复性肉芽肿为多。巨细胞修复性肉芽肿常发生于20岁以下的患者,女性较男性多见。多发生于上颌骨第一磨牙前的部位。X线片亦与巨细胞瘤很难完全鉴别。有人认为巨细胞修复性肉芽肿显示单房状囊性阴影较多,并常有骨样或骨小梁发生,周围边界清楚整齐;骨密质虽然膨胀变薄,但较少穿破。在病理形态上,巨细胞修复性肉芽肿的巨细胞较小,数量较少,并分布不均匀,间质细胞的核大小及形态一致,无核分裂现象。

甲状旁腺功能亢进在骨的损害上,表现为褐黄色病损,故亦有"棕色瘤"(brown tumor)之称。本病常为多发性囊性变,除颌骨外常伴有长骨病变。在镜下虽然也有巨细胞及间质细胞出现,但常有骨质化生;巨细胞亦较小,常成群或呈结节状排列。因此本病为一种全身性内分泌紊乱的疾病,故在生化检查方面,有血钙及血清碱性磷酸酶增高。由于钙的增加,还常伴尿路结石。

【治疗】颌骨巨细胞瘤的治疗主要是手术切除。术中须行冷冻切片病理检查,排除恶性:病理属一级者,可采用彻底刮除并在基底部烧灼,或在健康颌骨组织内切除肿瘤;属二级或三级者,视骨质破坏大小作颌骨部分切除,并根据情况决定是否立即植骨。

第四节 恶性肿瘤

在我国,口腔颌面部的恶性肿瘤以癌为最常见,肉瘤较少。在癌瘤中又以鳞状细胞癌为最多见,一般占80%以上;其次为腺性上皮癌(黏液表皮样癌、腺癌、腺样囊性癌、恶性多形性腺瘤、腺泡细胞癌等)及未分化癌;基底细胞癌及淋巴上皮癌较少见,前者多发生在面部皮肤。因此,本节将以口腔颌面部鳞癌为主进行讨论,腺性上皮癌则将在第九章唾液腺疾病中叙述。

一、癌

鳞状细胞癌(squamous cell carcinoma,SCC)简称鳞癌,在我国是口腔颌面部最常见的恶性肿瘤,多发生于40~60岁的成人,男性多于女性。发生部位以口腔癌和上颌窦癌最为常见。鳞癌可以发生区域性淋巴结转移,晚期可发生远处转移。在外形上以溃疡型为最多见;有时呈菜花状,边缘外翻。

按照病理分化程度,鳞癌一般可分为三级,Ⅰ级分化较好,Ⅲ级分化最差;未分化癌的恶性程度最高。由于鳞癌发生的部位不同,其组织结构、恶性程度、转移部位及治疗方法等方面也均有所不同。

(一)口腔癌

口腔癌包括发生在舌、颊、牙龈、硬腭、口底等黏膜部位的鳞状细胞癌。

1. 舌癌(carcinoma of the tongue) 按UICC的分类,舌前2/3癌(舌体)属口腔癌范畴;舌后1/3(舌根)则应属口咽癌范畴。舌癌男性多于女性,但近年来有女性增多及发病年龄更年轻化的趋势。

舌癌多发生于舌缘,其次为舌尖、舌背。常为溃疡型或浸润型。一般恶性程度较高,生长快,浸润性较强,常波及舌肌,致舌运动受限。有时说话、进食及吞咽均发生困难。晚期舌癌可蔓延至口底肌肉及下颌骨,使全舌固定;向后发展可以侵犯腭舌弓及扁桃体。如有继发感染或侵犯舌根常发生剧烈疼痛,疼痛可放射至耳颞部及整个同侧的头面部。

舌癌常发生早期颈淋巴结转移,且转移率较高,因舌体具有丰富的淋巴管和血液循环,加以舌的机械运动频繁,这些都是促使舌癌转移的因素。舌癌的颈淋巴结转移常在一侧,如发生于舌背或越过舌体中线的舌癌可以向对侧颈淋巴结转移;位于舌侧缘的癌多向下颌下及颈深淋巴结上、中群转移;舌尖部癌可以转移至颏下或直接跳跃转移至颈深中群淋巴结。此外,舌癌可发生远处转移,一般多转移至肺部。

2. 牙龈癌(carcinoma of the gingiva) 牙龈癌在口腔鳞癌构成比中居第二或三位。如将上颌牙龈与下颌牙龈分开计算,则下颌牙龈癌居第三位,上颌牙龈癌居第五位。下颌牙龈癌较上颌牙龈癌为多见。男性多于女性。牙龈癌多为分化度较高的鳞状细胞癌,生长较慢,以溃疡型为最多见。早期向牙槽突及颌骨浸润,使骨质破坏,引起牙松动和疼痛。上颌牙龈癌可侵入上颌窦及腭部;下颌牙龈癌可侵及口底及颊部,如向后发展到磨牙后区及咽部时,可引起张口困难。下颌牙龈癌比上颌牙龈癌淋巴结转移早,同时也较多见。下颌牙龈癌多转移到患侧下颌下及颏下淋巴结,以后到颈深淋巴结;上颌牙龈癌则转移到患侧下颌下及颈深上淋巴结。远处转移比较少见。

3. 颊黏膜癌(carcinoma of the buccal mucosa) 颊黏膜癌也是常见的口腔癌之一,在口腔癌中居第二或第三位。多为分化中等的鳞状细胞癌,少数为腺癌及恶性多形性腺瘤。颊黏膜癌的区域,按 UICC 的规定应在上下颊沟之间,翼下颌韧带之前,并包括唇内侧黏膜。颊黏膜癌常发生于磨牙区附近,呈溃疡型或外生型,生长较快,向深层浸润。穿过颊肌及皮肤,可发生溃破,亦可蔓延至上、下颌牙龈及颌骨。如向后发展可波及软腭及翼下颌韧带,引起张口困难。

颊黏膜鳞癌常转移至面淋巴结、下颌下及颈深上淋巴结,有时也可转移至腮腺淋巴结,远处转移较少见。

4. 腭癌(carcinoma of the palate)　按 UICC 分类应仅限于硬腭的原发性癌肿;软腭癌应列入口咽癌范围。硬腭癌以来自唾液腺者为多,鳞癌少见。发生于硬腭的鳞癌,细胞多高度分化,发展一般比较缓慢,常侵犯腭部骨质,引起腭穿孔。向上蔓延可至鼻腔及上颌窦,向两侧发展可侵蚀牙龈。硬腭癌的转移主要是向颈深上淋巴结,有时双侧颈淋巴结均可累及。

5. 口底癌(carcinoma of the floor of mouth)　我国的口底癌与西方国家比较,较为少见。占口腔及唇癌的第六位。口底癌系指原发于口底黏膜的癌,与来自舌下腺的癌应有所区别。早期常发生于舌系带的一侧或中线两侧,多为中度分化的鳞状细胞癌。生长于口底前部者,其恶性程度较后部为低。早期鳞癌常为溃疡型,以后向深层组织浸润,发生疼痛、口涎增多、舌运动受限,并有吞咽困难及语言障碍。口底癌可向周围邻近组织蔓延,侵犯到舌体、咽前柱、牙龈、下颌骨、舌下腺、下颌下腺导管及下颌下腺,或穿过肌层进入颏下及下颌下区。口底癌常早期发生淋巴结转移,转移率仅次于舌癌,一般转移至颏下、下颌下及颈深淋巴结,但大都先有下颌下区转移,以后转移到颈深淋巴结,并常发生双侧颈淋巴结转移。

【治疗】　对于早期口腔癌病例,一般主张手术扩大切除原发灶,颈部行同期或分期颈清术,也可以密切随访。中、晚期口腔癌的病例则应采取综合治疗方案,一般主张先行诱导化疗,再手术联合根治,术后放疗。口腔癌累及邻近组织器官,应一并扩大切除,若对侧有转移时,应做双侧颈淋巴清扫术(颈清术见本章概论部分)。

对于口腔癌手术切除后的缺损重建,应考虑促进伤口愈合和恢复缺损组织的外形和功能等方面,但同时要考虑患者的全身情况。对口腔组织缺损的修复,要根据缺损的类型以选择合适的软组织瓣、骨组织瓣或者复合组织瓣进行修复重建。硬腭和上颌骨手术切除后的缺损也可以采用赝复体修复。

化学药物可作为晚期病例在手术前的诱导治疗(术前诱导化疗),视疗效结果择期行外科手术切除。此外,化学药物治疗也适用于有远处转移的患者。术后放疗针对颈部淋巴结转移的病例以外,随着放疗设备和技术的进步,对晚期口腔癌趋向于常规行术后放疗。

(二) 唇癌

唇癌(carcinoma of the lip)为发生于唇红缘黏膜的癌。按 UICC 的分类,唇内侧黏膜应属颊黏膜癌;唇部皮肤来源者应划入皮肤癌中;唇癌应仅限于可见唇红黏膜原发的癌。有鉴于此,唇癌已从口腔癌中独立出来;然而从广义讲,也有人主张将唇癌划归口腔癌中者。唇癌主要为鳞癌,腺癌很少见。多发生于下唇,常发生于下唇中外 1/3 间的唇红缘部黏膜。早期为疱疹状结痂的肿块,或局部黏膜增厚,随后出现火山口状溃疡或菜花状肿块。唇癌生长较慢,一般无自觉症状,以后肿瘤向周围皮肤及黏膜扩散,同时向深部肌组织浸润;晚期可波及口腔前庭及颌骨。下唇癌常向颏下及下颌下淋巴结转移;而上唇癌则向耳前、下颌下及颈淋巴结转移。上唇癌的转移较下唇早,并较多见。唇癌的转移一般较其他口腔癌为少见,且转移时间较迟。

【治疗】　早期病例无论采用外科手术、放射治疗、激光治疗或低温治疗,均有良好的疗效;但对晚期病例及有淋巴结转移者则应用外科治疗。临床无转移的唇癌也可行选择性一侧或双侧肩胛舌骨上颈淋巴清扫术,但如临床已证实转移,则需行颈淋巴清扫术。原发灶切除后,可用邻近组织瓣立即整复,其方法参见第14章。

(三) 口咽癌

我国口咽癌(carcinoma of the oropharynx)构成比在咽癌中仅次于鼻咽癌。口咽部的解剖结构包括舌根(舌后 1/3)、会厌谷、口咽侧壁(含扁桃体、腭舌弓、腭咽弓)、口咽后壁以及软腭与腭垂构成;凡发生于此区的癌瘤均属口咽癌范畴。

口咽癌主要为鳞癌,其次可为腺源性上皮癌;偶见淋巴上皮癌(多发生在舌根部)。口咽部(咽环)是恶性淋巴瘤的好发区,但属淋巴系统恶性肿瘤应与口咽癌有所区别。

在口咽癌中以原发于扁桃体和舌根者为常见,原发于咽后壁者罕见。临床表现多为溃疡型肿瘤。肿瘤早期可局限于口咽部的一个解剖区,原发于咽侧壁者,晚期可向咽后以及软腭扩散。软腭癌可向上发展到鼻咽腔,向前波及硬腭,向两侧波及咽侧壁、翼下颌韧带及磨牙后区,并引起张口受限。舌根癌可涉及会厌甚至侵犯杓状软骨等声门上区。

口咽部的淋巴引流主要向颈深上淋巴结及咽后淋巴结。由于口咽鳞癌多分化较差,加之吞咽、语言等功能活动频繁,极易发生淋巴结转移,且转移率甚高;据统计口咽癌初诊时即有颈淋巴结转移者达 50%~75%。

近年来,人乳头状瘤病毒(human papillomavirus,HPV)感染,尤其是高危型 HPV16 感染与口咽鳞癌发生密切相关,欧美报道 HPV$^+$口咽癌约占 60%,而我国报道 HPV$^+$口咽癌构成比约 10%~20%,但呈现明显加速上升趋势。HPV$^+$口咽癌典型特征包括:①患者发病低龄化,常有多个性伴侣;②扁桃体及舌根区高发;③常无吸烟及饮酒史;④原发灶小但早期出现颈淋巴结转移;⑤病理学分化程度更低;⑥对放、化疗敏感。HPV 相关口咽癌已作为头颈癌的一个独立亚型。

【治疗】口咽癌,尤其是鳞癌,一般细胞分化较差,恶性程度较高,手术难度也较大,故以前多以放射治疗为主。近年来由于外科技术,特别是立即整复技术的进步,器官成形的开展,外科治疗,特别是对晚期病例,接受手术治疗者愈来愈多,并已逐渐形成以外科为主的综合序列治疗。当然对于早期的口咽癌仍宜首选放疗;如不能控制再行手术。手术应行原发灶根治性切除并对缺损组织或器官行立即修复,或舌、腭再造术。舌根癌如已波及声门上区,有时还应行同期行喉切除术。根据需要,口咽癌术后还可再补充放疗。对口咽癌一般均应同期施行选择性或治疗性颈淋巴结清扫术。

口咽癌的治疗效果,一般要比口腔癌为差。但 HPV$^+$口咽癌因对放化疗敏感等原因,综合治疗后复发率及预后明显优于 HPV$^-$者。

(四) 皮肤癌

颜面部皮肤癌(carcinoma of the facial skin)多发生于鼻部、鼻唇皱折、眼睑、上下唇、颊、耳及额部皮肤。颜面部皮肤癌主要有鳞状细胞癌及基底细胞癌,其中又以基底细胞癌较为多见。

鳞状细胞癌初起时为一疣状浸润区域,表面有完整的正常上皮覆盖,生长速度较基底细胞癌快,常向深层及邻近组织浸润。如表面皮肤组织破溃,则形成如火山口样的溃疡,溃疡的基底常覆盖有坏死组织,表面呈菜花样,边缘及底部都较硬,经久不愈合,常流出有特殊臭味的液体或出血。

基底细胞癌较鳞状细胞癌生长缓慢,长时期内无自觉症状。初起时出现灰黑色或棕黄色斑,伴有毛细管扩张。以后在病变的中央部分发生潮湿、糜烂、表面结痂或出血。痂皮剥脱后形成溃疡,边缘高起外翻,表面凹凸不平,略呈水珠状;有的呈匐行状,向周围皮肤呈浅表性扩散,原来的部位则自行愈合,留下瘢痕;有的则形成腐蚀性溃疡,边缘如鼠咬状,常侵犯并破坏深部的软骨和骨质。色素性基底细胞癌应注意与皮肤恶性黑色素瘤相鉴别,后者常发展速度快,伴有卫星结节。

基底细胞癌较鳞状细胞癌恶性程度低,一般不发生区域性淋巴结转移。鳞状细胞癌虽发生淋巴结转移,但转移率较低,一般转移到耳前、下颌下或颈部淋巴结。

【治疗】早期病例不论用手术、放射、药物、低温或激光治疗效果都很好,多数患者能够治愈。药物治疗方面主要用平阳霉素。放射治疗常用于鳞状细胞癌,基底细胞癌则对放射敏感性较差。如癌肿范围很大,周围的边界又不明显,最好先用放射治疗,待肿瘤缩小控制后,再行手术切除。

鳞状细胞癌手术治疗须作广泛切除,切除边缘距肿瘤边缘应 1cm 以上,基底细胞癌则可稍保守。术后组织缺损可进行皮瓣转移。若浸入深层肌、软骨或骨组织时,应行大块切除,并立即进行整复。

对颜面部皮肤癌淋巴结转移的处理,同样应行颈淋巴清扫术。

多发性皮肤癌亦可试用免疫治疗,方法是先用二硝基氯苯(DNCB)涂布皮肤,使机体致敏,3~4周后,再注射或涂布少量于患处,24~72 小时后,可见肿瘤处发生迟发型变态反应,出现红肿、坏死,最后角化。

皮肤癌在发生之前多有癌前病损存在,因此早期处理癌前病损,避免日晒及局部损伤刺激,可在一定程度上减少皮肤癌的发生。

（五）上颌窦癌

上颌窦癌(carcinoma of the maxillary sinus)为鼻窦鳞癌中的最常见者。以鳞状细胞癌为最常见，偶为腺源性上皮癌。因位于上颌窦内，早期无症状，不容易发觉；当肿瘤发展到一定程度，出现较明显的症状时才被注意。根据肿瘤发生的部位，临床上可出现不同的症状：肿瘤发生自上颌窦内壁时，常先出现鼻阻塞、鼻出血、一侧鼻腔分泌物增多，鼻泪管阻塞有流泪现象；肿瘤发生自上颌窦上壁时，常先使眼球突出、向上移位，可能引起复视；当肿瘤发生自上颌窦外壁时，则表现为面部及唇颊沟肿胀，以后皮肤破溃、肿瘤外露；眶下神经受累可发生面颊部感觉迟钝或麻木；肿瘤发生自上颌窦后壁时，可侵入翼腭窝而引起张口困难；当肿瘤发生自上颌窦下壁时，则先引起牙松动、疼痛、龈颊沟肿胀，如将牙痛误诊为牙周炎等而将牙拔除时，则创口不能愈合，形成溃疡，肿瘤突出于牙槽部。晚期的上颌窦癌可发展到上颌窦任何部位以及筛窦、蝶窦、颧骨、翼板及颅底部，而引起相应的临床症状。

上颌窦癌常转移至下颌下及颈上部淋巴结，有时可转移至耳前及咽后淋巴结。远处转移少见。

上颌窦癌的早期诊断常常是治疗能否成功的关键。临床医师应有高度的警惕性，应与牙周病、根尖病、慢性上颌窦炎等注意鉴别。上颌窦较晚才有明显的骨质破坏，早期如临床鉴别诊断困难时，可借助于 X 线片、CT 检查等方法明确诊断。必要时应行上颌窦探查术，以便早期发现，及时治疗。X 线片以及 CT 检查对病变波及范围的确定也甚为重要。

【治疗】最好采用综合疗法，而以外科治疗为主。早期肿瘤局限于上颌窦内无骨质破坏者，可施行上颌骨全切除术。如肿瘤波及眶板时，须全部切除并包括眼眶内容物。肿瘤累及后壁及翼腭窝时，应施行扩大根治性切除术，将下颌骨冠突及翼板与上颌骨一并切除，切除后的缺损可用赝复治疗。较晚期上颌窦癌最好先用放射治疗或化学治疗，待肿瘤初步被控制后再行上颌骨根治性切除术，术后行放射治疗；对于术前诱导化疗敏感者，术后可行辅助化疗。如肿瘤已波及筛窦、颞下窝或颅底时，可考虑施行颅面联合切除(combined cranio-facial resection)。对手术后复发的患者，可用放射治疗或低温治疗，也可考虑颅面联合切除术。如发生颈淋巴结转移，一般与上颌骨切除一起行同期手术。

（六）中央性颌骨癌

中央性颌骨癌(central carcinoma of the jaws)主要发生自牙胚成釉上皮的剩余细胞。这些上皮细胞可残存于牙周膜、囊肿衬里以及来自成釉细胞瘤恶变。在组织类型上可以是鳞癌也可以是腺性上皮癌，且以后者为多见。

【临床表现】中央性颌骨癌好发于下颌骨，特别是下颌磨牙区。患者早期无自觉症状，以后可以出现牙痛、局部疼痛，并相继出现下唇麻木。肿瘤自骨髓内向骨密质浸润，穿破骨密质后，则在相应部位颊舌侧出现肿块，或侵犯牙槽突后出现多数牙松动、脱落，肿瘤自牙槽突穿出。肿瘤也可沿下牙槽神经管传播，甚至超越中线至对侧；或自下牙槽神经孔穿出而侵犯翼下颌间隙。晚期可浸润皮肤，影响咀嚼肌而致张口受限。

中央性颌骨癌可向区域性淋巴结（下颌下、颈深上群）及血液循环转移，预后较差。

与上颌窦癌一样，中央性颌骨癌的早期确诊较困难，临床上往往易与牙槽脓肿、下颌骨骨髓炎及神经炎相混淆，因此要求临床医师一定要高度警惕。

【诊断】中央性颌骨癌的早期诊断十分重要，因误诊可拖延病程，影响治疗及预后。下唇麻木常是中央性颌骨癌的首要症状，此时应及时行 X 线片检查。X 线片早期表现为病损局限于根尖区骨松质之内，呈不规则虫蚀状破坏；以后才破坏并浸润骨密质。为了确诊，有时可将病变区牙拔除一个，自牙槽窝内刮取组织一块行病检；如已穿破骨密质形成肿块者，则活检更为容易。

中央性颌骨癌须与慢性骨髓炎相鉴别。后者多有炎症史，X 线除骨质破坏外，尚有增生修复的表现，如骨膜增生等。如临床、X 线不能完全鉴别时，应于手术时冷冻活检，以排除中央性癌。

神经炎比较少见，麻木可时轻时重。X 线片无骨质破坏。

中央性颌骨癌如来自囊肿或成釉细胞瘤恶变，则兼有囊肿及成釉细胞瘤的 X 线表现。

【治疗】手术是治疗中央性颌骨癌的主要方法。根据中央性颌骨癌的病变扩散特点，下颌骨的切除范围应更加广泛。限于一侧者一般应行半侧下颌骨切除;如邻近中线或超越中线者,应根据解剖特点于对侧下颌骨颏孔或下颌孔处截骨,或甚至行全下颌骨切除。

中央性颌骨癌一般应行选择性颈淋巴清扫术。为了防止远处转移,尚应配合化疗。

二、软组织肉瘤

软组织肉瘤(soft tissue sarcomas)系一组起源间叶组织的恶性肿瘤。软组织肉瘤好发于成年人,约 80%～90%,儿童约占 10%～20%。

关于软组织肉瘤的致病因素目前还知之甚少。应当注意的是因良性病损而行放射治疗可能导致肉瘤变。例如临床可以看到血管瘤放疗后引起的血管肉瘤;颌骨纤维性病变因放疗而导致的纤维肉瘤等,目前有增加趋势。此外,不少软组织肉瘤发病前可有局部创伤史,但创伤在发病中的真正作用也还不够明了。

病毒在特定类型的肉瘤可能也起一定作用,如人类免疫缺陷病毒(HIV)与卡波西(Kaposi)肉瘤的发病可能有一定关系。

从病理类型看,软组织肉瘤有以下几种类型:

1. 纤维肉瘤(fibrosarcoma)。

2. 恶性纤维组织细胞瘤(malignantfibroushistiocytoma)。

3. 脂肪肉瘤(liposarcoma)。

4. **神经纤维肉瘤(neurofibrosarcoma)**　包括:恶性施万瘤(malignantschwannoma)、神经源肉瘤(neurogenic sarcoma)和恶性周围神经鞘瘤(malignantperipheral nerve sheath tumor)。

5. **嗅神经母细胞瘤(olfactory neuroblastoma)**　亦称感觉神经母细胞瘤(esthesioneuroblastoma)。

6. 血管肉瘤(angiosarcoma)。

7. **卡波西肉瘤(Kaposi sarcoma)**　亦称出血性肉瘤。

8. 平滑肌肉瘤(leiomyosarcoma)。

9. 横纹肌肉瘤(rhabdomyosarcoma)。

10. 滑膜肉瘤(synovial sarcoma)。

11. 腺泡状软组织肉瘤(alveolar soft part sarcoma)。

口腔颌面部以纤维肉瘤、恶性纤维组织细胞瘤为最常见,其次为横纹肌肉瘤,其他软组织肉瘤较为少见。

【临床表现】临床上,肉瘤的共同表现为发病年龄较癌为轻;病程发展较快;多呈现为实质性(或有分叶)肿块,表皮或黏膜血管扩张充血,晚期始出现溃疡或有溢液、出血;肿瘤浸润正常组织后可引起相应一系列功能障碍症状,诸如呼吸不畅、张口受限及牙关紧闭等;一般较少淋巴结转移,但常发生血液循环转移;除个别情况,例如有艾滋病(AIDS)病史而诊断为卡波西肉瘤外,大多须病理活检后方能明确其病理类型;晚期肿瘤可呈巨大肿块,全身多见恶病质。

【诊断与鉴别诊断】软组织肉瘤的诊断一般并不困难,实质性进行性肿大,伴或不伴疼痛,有时呈分叶状,体积可以长得很大,晚期可出现溃疡、出血,以及因部位不同而出现各种功能障碍症状。借助病理检查大多可以明确组织类型;在困难的情况下,免疫组化、特殊染色可有较大帮助协助确诊组织类型。

对来自深部的软组织肉瘤,如颞下窝、咽旁及舌根应行 CT 检查并采用吸取活检以明确病理诊断。

软组织肉瘤晚期大多侵犯骨质,引起骨质破坏,X 线、CT、MRI 等均有助于确定肿瘤的侵犯范围;也有助于鉴别是否为骨源性肿瘤。软组织肉瘤的骨病损为周边(围)性损害;而骨源性肿瘤的病损多数中央(心)性向四周扩散性损害。

【治疗】绝大多数软组织肉瘤的基本治疗方法为局部根治性广泛性切除,即以手术治疗为主。对于局部复发率较高的肉瘤,术后可辅以放射治疗及化学治疗,如横纹肌肉瘤、血管肉瘤、神经源性肉瘤、滑膜肉瘤、恶性纤维组织细胞瘤等。这里还要特别强调综合治疗的作用,如横纹肌肉瘤,以前单采用手术疗法,其疗效很差,约90%的病例死于肿瘤;近年来采用手术结合放疗及化疗后,疗效显著提高,平均5年生存率已达60%左右。对于高度恶性及手术切缘阳性的患者,术后均应追加放疗。

除个别情况外,肉瘤的淋巴结转移率较低,而血液循环转移的几率较高。对软组织肉瘤病例一般选用治疗性颈淋巴清扫术,而不用选择性颈淋巴清扫术。

对远处转移病例应视不同情况给予处理:对原发病灶已经控制的单个或可切除的转移灶仍可采用手术治疗;对原发灶未控制,或多个转移灶及不能手术切除的病灶,则只能采用姑息治疗,包括全身化疗,以及生物疗法等以期延长患者的寿命。

一般说来,口腔颌面部软组织肉瘤的预后比癌为差,总的5年生存率约在20%~30%。其中纤维肉瘤的预后较好,5年生存率可达40%~70%;神经源性肉瘤5年生存率仅约16%。

三、骨源性肉瘤

骨源性肉瘤系起源于骨间质的恶性肿瘤。骨源性肉瘤真正的发病因素还不够清楚。据认为与创伤,包括外伤及放射性损伤有关,特别是后者还专有放射后骨肉瘤的特定名称。

按病理组织学表现骨源性肉瘤有以下类型:

1. 骨纤维肉瘤(fibrosarcoma of bone)。

2. **骨肉瘤(osteosarcoma)** 亦称成骨源性肉瘤(osteogenic sarcoma)。骨肉瘤还可分成以下3个亚型,即成骨细胞型(osteoblastic)、成软骨细胞型(chondroblastic)和成纤维细胞型(fibroblastic)。

3. **周围性(peripheral)或近骨密质(juxtacortical)骨肉瘤** 按UICC临床肿瘤分类分期的规定将其列为软组织肿瘤,实际上包括骨膜起源的骨肉瘤。

4. 放射后骨肉瘤(post-irradiationbonesarcoma)。

5. 软骨肉瘤(chondrosarcoma)。

6. 间叶软骨肉瘤(mesenchymal chondrosarcoma)。

7. 尤文肉瘤(Ewing's sarcoma)。

8. 骨恶性纤维组织细胞瘤(malignantfibroushistiocytoma of bone)。

口腔颌面部以骨肉瘤为最常见,其次为软骨肉瘤及恶性纤维组织细胞瘤。

【临床表现】 骨源性肉瘤可发生于任何颌面骨,但以上下颌骨为最常见。

骨源性肉瘤的共同临床表现是:发病年龄轻,多见于青年及儿童;病程较快,呈进行性的颌面骨膨胀性生长,皮肤表面常有血管扩张及充血;颌面骨在影像学检查中均有不同程度、不同性质的骨质破坏,且呈中央(心)性,由内向外发展;后期肿块破溃,可伴发溢液或出血;颌骨破坏可导致牙松动甚至自行脱落,巨型肿块可导致患者咀嚼、呼吸障碍。

骨源性肉瘤可发生远处转移,骨肉瘤最常见,转移部位以肺、脑为多,但与长骨骨肉瘤比较,则相对为少见。骨恶性纤维组织细胞瘤则常发生区域性淋巴结转移。软骨肉瘤则少有淋巴道转移转移倾向。晚期或复发者皆可血循转移。

【诊断与鉴别诊断】 骨源性肉瘤的诊断主要靠X线、CT,应列为诊断的基本信息。

骨源性肉瘤X线的基本特征为软组织阴影伴骨破坏,呈不规则透射阴影;有时有骨质反应性增生及钙化斑、块出现;牙在肿瘤中多呈漂浮状。此外,不同的骨肉瘤还可具有不同的特殊性表现。

成骨性骨肉瘤的骨质增殖,密度较高。新生细小的骨刺由骨密质伸向外围,可呈典型的日光放射状(sun-ray)排列;溶骨性骨肉瘤的骨质呈不规则破坏,由内向外。由于破坏迅速,使骨膜反应性新生骨不易产生,故X线征象可能为不规则、囊样,并可合并病理性骨折。

临床上应注意的是,早期的骨肉瘤可表现为某些牙出现对称性的牙周间隙增宽,如患者伴有疼痛不适等症状时应予高度警惕。

软骨肉瘤有时也可表现如骨肉瘤的日光放射状。由于软骨基质的钙化和骨化,在透射区内有时可含有一定数量的钙化斑点,其周缘不甚规则。

软骨肉瘤的早期也可在有关牙出现对称性牙周间隙增宽的征象。

骨纤维肉瘤及恶性纤维组织细胞瘤的 X 线表现则无特异性,主要为溶骨性病损,极少因反应性增生而出现致密度变化。

尤文肉瘤的 X 线典型表现为由于骨密质层的膨胀和破坏而产生的"洋葱皮样(onion-skin)"变化;但这种变化多见于长骨,而罕见于颌骨。

为了排除远处转移,对具有血液循环转移可能的患者还应常规行胸部 X 线或 CT 检查;有条件的单位还可行 ECT 及 PET-CT 检查以确定有无远处转移。

骨源性肉瘤应与骨髓炎鉴别,骨髓炎通常有炎症病史,有时还有病灶存在。X 线除骨质破坏有死骨外,常有骨膜反应性增生,后一点千万要警惕与成骨性骨肉瘤相鉴别。

【治疗】骨源性肉瘤的基本治疗是以手术为主的综合治疗。手术须行大块根治性切除,特别是强调器官切除的概念,以避免因管道或腔隙传播而导致局部复发。

对骨源性肉瘤的区域性淋巴结或远处转移处理原则与软组织肉瘤基本相同。

鉴于骨源性肉瘤具有远处转移的特点,近年来在长骨骨肉瘤加用术前后化疗者愈来愈多,而且收到了一定的效果。例如长骨骨肉瘤加用化疗后,可使生存率从 20% 提高到 60%;对已有广泛肺转移者也有明显缓解作用。

骨源性肉瘤采用综合疗法后预后虽有明显提高,但仍比鳞癌、腺源性上皮癌为差。

四、恶性淋巴瘤

恶性淋巴瘤(malignant lymphoma)系起源于淋巴系统的恶性肿瘤。在病理上可分为霍奇金淋巴瘤(Hodgkins lymphoma,HL)与非霍奇金淋巴瘤(non-Hodgkins lymphoma,NHL)两大类。

恶性淋巴瘤的发生据认为可能与多种因素有关,目前趋向于免疫功能紊乱、长期抗原刺激以及病毒等,如 EB 病毒及人体嗜 T 淋巴细胞病毒(HTLV-1)。恶性淋巴瘤可发生于任何年龄,但以儿童与青壮年较多。肿瘤可发生于任何淋巴组织,但以颈部淋巴结最好发生。

好发于口腔及面中部的,以溃疡、坏死为主要临床症状的病损,由于病理诊断上的困难,以前称为"中线坏死性肉芽肿"。目前由于免疫组化及基因重排等技术的进步,已被确认为属于结外 NK(T)细胞淋巴瘤。

恶性淋巴瘤的临床表现、诊断和治疗详见二维码 ER8-40。

五、浆细胞肉瘤

浆细胞肉瘤(plasma cell sarcoma)又称骨髓瘤(myeloma),来源于骨髓内浆细胞,一般分单发性和多发性两种,但以多发性为多见。肿瘤为实质性,圆形,质软而脆,切面呈暗红色或灰色,富于血管,镜下见不同成熟程度的浆细胞紧密排列,细胞弥漫一片,瘤细胞之间有丰富的血管供应。

【临床表现】浆细胞肉瘤多见于 40~70 岁的中、老年人,30 岁以内者少见。男女比例约为 3:1。好发于胸骨、椎骨、肋骨、盆骨及颅骨,亦可单发于颌骨或口腔、口咽部等软组织。发生于软组织并无全身症状及血象变化者亦称"髓外浆细胞瘤"。单发性浆细胞瘤可能为本病的早期表现,晚期才出现多发病变;仅限于单发的病例较为少见。从病理上来说,曾有人将髓外浆细胞瘤列为恶性淋巴瘤的一型。局部剧烈疼痛为本病的主要症状,初为间歇性,继为持续性,休息时可以缓解,劳动后往往加剧。位于肋骨、颅骨等表浅部位的肿瘤可使骨质膨胀,形成肿块,质硬,一般均有压痛。随病情发展可穿破骨密质甚至并发病理性骨折。晚期患者体重减轻,出现进行性贫血、低热或恶病质。

【诊断】浆细胞肉瘤除临床症状为主要诊断依据外,X 线及化验检查有重要意义。

X 线检查可见受累骨中多个大小不等的圆形溶骨性凿孔状缺损,边缘清晰,周围无骨膜反应,较大的缺损可穿破骨密质,或伴病理性骨折。

化验检查多有进行性贫血、红细胞减少、血浆蛋白增加、白蛋白与球蛋白的比例倒置、血清钙

ER8-39

图片:ER8-39
NKT 淋巴瘤

ER8-40

文档:ER8-40
恶性淋巴瘤

学习笔记

增高、总蛋白量增加。多发性者患者尿中可有特殊的凝溶蛋白。晚期并发肾病。骨髓穿刺涂片发现肿瘤性浆细胞可证实诊断。

【治疗】　对多发性浆细胞肉瘤一般采用以化疗为主的综合治疗。常用抗癌药有环磷酰胺、长春新碱、肾上腺皮质激素等,最好采用2~3种联合化疗,并配合中药治疗。单发性浆细胞肉瘤的恶性程度较低,可采用放射治疗,或手术切除后辅以放疗或化疗。

六、恶性黑色素瘤

恶性黑色素瘤(malignant melanoma)来源于成黑色素细胞,好发于皮肤,但在我国与东亚地区发生于口腔黏膜者反比面部皮肤为多,约占80%以上。发病年龄多在40岁左右,青春期发生者极为少见。男女无大差别,但其预后以女性较好。

口腔内的恶性黑色素瘤常来自黏膜黑斑,约有30%的黏膜黑斑可发生恶变;颜面部皮肤的恶性黑色素瘤,常在色素痣的基础上发生,主要是由交界痣或复合痣中的交界痣成分恶变而来;临床上也有无黑痣及黑斑而突然发病者。损伤、慢性刺激、不恰当的治疗均常为恶性黑色素瘤发生的原因。此外,与内分泌和营养因素也有关,例如,在青春期前很少发生恶性黑色素瘤;妊娠期中肿瘤发展较快。因此,早期处理颜面皮肤痣及口腔内黏膜黑斑是预防恶性黑色素瘤最有效的措施。

【临床表现】　恶性黑色素瘤的早期表现绝大多数为皮肤痣及黏膜黑斑;发生恶变时,则迅速长大,色素增多,为黑色或深褐色,呈放射状扩展;在肿瘤周围及基底有色素沉着加剧的增生浸润现象,病变内或周围出现结节(卫星结节),表面发生溃疡,易出血和疼痛,并有所属区域的淋巴结突然增大。

口腔内恶性黑色素瘤较为恶性。多发生于牙龈、腭及颊部的黏膜。肿瘤呈蓝黑色,为扁平结节状或乳突状的肿块,生长迅速,常向四周扩散,并浸润至黏膜下及骨组织内,引起牙槽突及颌骨破坏,使牙发生松动。如肿瘤向后发展,可造成吞咽困难及张口受限。

口腔黏膜恶性黑色素瘤常发生广泛转移,约70%早期转移至区域性淋巴结。肿瘤又可经血流转移至肺、肝、骨、脑等器官,其远处转移率可高达40%。

【诊断】　主要根据色素表现及临床症状,不宜行活组织检查,即使是转移性淋巴结亦不应做吸取组织检查,因活检可促使其加速生长,并使肿瘤播散发生远处转移。对无色素性黑色素瘤则临床诊断常有困难,有时只能在病理检查后,才能确诊。

临床上如不能区别是否为恶性黑色素瘤时,可行原发灶冷冻活检,并争取一期完成治疗。

【治疗】　应以综合序列治疗为主。对放射治疗不敏感。恶性黑色素瘤的综合序列治疗,根据经验推荐下列方案:原发灶首选冷冻治疗→化学治疗→免疫治疗→颈部选择性或治疗性清扫术。

色素细胞对低温十分敏感,因此低温治疗对恶性黑色素瘤也有肯定疗效,经过2~3次冷冻后,肿瘤可以完全消失,颌骨暴露,死骨脱离后,肉芽组织形成,最后创面完全愈合。目前在有条件的单位,对合适的病例原发病灶的冷冻治疗甚至可以取代外科手术。但对转移性淋巴结冷冻尚无能为力,仍须行颈淋巴清扫术。

（张陈平　季彤　韩正学）

图片:ER8-41
恶性黑色素瘤
的表现

学习笔记

参考文献

1. 邱蔚六. 口腔颌面外科理论与实践. 北京:人民卫生出版社,1998.
2. TORRE L A,BRAY F,SIEGEL R L,et al. Global cancer statistics,2012. CA:C Cancer Journal for Clinicians, 2015,65(2):87-108.
3. CHEN W,ZHENG R,BAADE P D,et al. Cancer statistics in China,2015. Ca:A Cancer Journal for Clinicians, 2016,66(2):115-132.
4. 张陈平. 口腔颌面-头颈肿瘤的诊治与整合医学. 中华口腔医学杂志,2017,52(8):465-469.
5. 高明. 头颈肿瘤学. 北京:科学技术文献出版社,2014.
6. 王中和. 口腔颌面-头颈肿瘤放射治疗学. 上海:上海世界图书出版社,2013.
7. 陈万涛. 口腔颌面-头颈肿瘤生物学. 上海:上海交通大学出版社,2015.
8. EUGENE N M. Operative Otolaryngology:Head and Neck Surgery:Expert Consult. Philadelphia:Saunders,

2008.

9. JAMES I C, GARY L C. Atlas of Head and Neck Surgery：Expert Consult. Philadelphia：Saunders，2011.

10. 郑家伟，王绪凯，秦中平，等. 口服普萘洛尔治疗婴幼儿血管瘤中国专家共识. 上海口腔医学，2016，25（3）：257-260.

11. International Agency for Research on Cancer. WHO classification of head and neck tumours. IARC，2017.

12. JOHN M W, MARILENA V. Update from the 4th Edition of the World Health Organization Classification of Head and Neck Tumours：Odontogenic and Maxillofacial Bone Tumors. Head and Neck Pathology，2017，11（3）：78-87.

13. ZHONG L P，ZHANG C P，REN G X，et al. Randomized phase III trial of induction chemotherapy with docetaxel，cisplatin，and fluorouracil followed by surgery versus up-front surgery in locally advanced resectable oral squamous cell carcinoma. J Clin Oncol，2013，31（6）：744-751.

14. D'CRUZ A K，VAISH R，KAPRE N，et al. Head and Neck Disease Management Group. Elective versus Therapeutic Neck Dissection in Node-Negative Oral Cancer. N Engl J Med，2015，373（6）：521-529.

15. FENG Z，XU Q S，QIN L Z，et al. Risk factors for submandibular and mouth floor region relapse in middle-stage squamous cell carcinoma：the significance of en bloc resection. Br J Oral Maxillofac Surg，2016，54（1）：88-93.

16. LÓPEZ F，RODRIGO J P，CARDESA A，et al. Update on primary head and neck mucosal melanoma. Head Neck，2016，38（1）：147-155.

17. CASTILLO J J，WINER E S，OLSZEWSKI A J. Population-based prognostic factors for survival in patients with Burkitt lymphoma：an analysis from the Surveillance，Epidemiology，and End Results database. Cancer，2013，119（20）：3672-3679.

学习笔记

第九章 　唾液腺疾病

>> **导言**

　　唾液腺疾病分为非肿瘤性疾病、瘤样病变和唾液腺肿瘤。非肿瘤性疾病包括唾液腺炎、唾液腺结石病、唾液腺瘘及舍格伦综合征等；唾液腺瘤样病变包括唾液腺黏液囊肿、腮腺囊肿和唾液腺良性肥大；唾液腺肿瘤中绝大多数系上皮性肿瘤，其病理类型复杂，不同类型的肿瘤在临床表现、影像学表现、治疗和预后等方面均不相同。通过本章课堂和实验教学，应掌握急慢性唾液腺炎症、唾液腺结石病、舌下腺囊肿、唾液腺常见良、恶性肿瘤的临床表现、诊断及治疗；熟悉涎瘘、舍格伦综合征、黏液囊肿及唾液腺良性肥大的临床表现和治疗方法；了解流行性腮腺炎及腮腺囊肿的临床表现、诊断及治疗，同时，需要对 HIV 相关唾液腺疾病、IgG_4 相关唾液腺炎、唾液腺内镜取石技术及唾液腺内镜辅助下切开取石技术有一定的了解。

　　唾液腺(旧称涎腺)包括腮腺、下颌下腺、舌下腺三对大唾液腺，以及位于口腔、咽部、鼻腔及上颌窦黏膜下层的小唾液腺。口腔的小唾液腺按其所在解剖部位，分别称为腭腺、唇腺、颊腺、舌腺及磨牙后腺等。所有腺体均能分泌唾液，后者对于吞咽、消化、味觉、语言、口腔黏膜保护以及龋病的预防有着密切关系。例如，唾液分泌减少时，不但发生唾液腺组织的疾病，吞咽和语言功能也会受到影响。头颈部恶性肿瘤放射治疗后，唾液腺受到放射性损伤，唾液显著减少，甚至无唾液，龋病发生率随之增高，且常为猛性龋。

第一节　唾液腺炎症

　　根据感染性质，唾液腺炎症(sialadenitis)分为化脓性、病毒性和特异性感染三类。此外，尚可有放射性、过敏性以及退行性唾液腺炎，以腮腺为最常见，其次为下颌下腺，而舌下腺和小唾液腺极少见。

一、急性化脓性腮腺炎

　　急性化脓性腮腺炎(acute suppurativeparotitis)过去常见于腹部大手术以后，称为手术后腮腺炎(postoperative parotitis)。近年由于加强了手术前后处理，加强体液平衡和口腔清洁，以及有效的抗菌药物的应用，手术后并发的腮腺炎已很少见。目前临床上常见的大多是慢性腮腺炎基础上的急性发作或系邻近组织急性炎症的扩散。

　　【病因病理】急性化脓性腮腺炎的病因主要为患者全身代谢紊乱、机体抵抗力低下或胃肠手术禁食后，反射性唾液功能降低，导致逆行感染，其病原菌主要为金黄色葡萄球菌。

　　【临床表现】常为单侧腮腺受累，炎症早期症状轻微或不明显，特别是并发于全身疾病或腹部大型手术后者，常被全身的严重病情掩盖而被忽视。随着病情发展，腮腺区肿痛明显时方引起患者注意。腮腺区有轻微疼痛、肿大、压痛，导管口轻度红肿、疼痛，如果能在这一阶段得到适当处理，可以控制病情发展。

　　如果早期急性炎症未能得到控制，则进入化脓、腺组织坏死期。此时疼痛加剧，呈持续性疼痛或跳痛，腮腺区以耳垂为中心肿胀更为明显，耳垂被上抬。进一步发展，炎症扩散到腮腺周围组织，

学习笔记

ER9-1

文档：ER9-1 急性化脓性腮腺炎的病因病理

伴发蜂窝织炎。皮肤发红、水肿,呈硬性浸润,触痛明显,可出现轻度张口受限。腮腺导管口明显红肿,轻轻按摩腺体可见脓液自导管口溢出,有时甚至可见脓栓堵塞于导管口。患者全身中毒症状明显,体温可高达 40℃ 以上,脉搏、呼吸增快,白细胞总数增加,中性粒细胞比例明显上升,核左移,可出现中毒颗粒。

纤维结缔组织将腮腺分隔为很多小叶,腮腺炎形成的脓肿多为散在的多发性脓肿,分散在小叶内。腮腺浅面的腮腺咬肌筋膜非常致密,脓肿未穿破以前不易扪及波动感而呈硬性浸润块。脓液在腮腺包膜内聚积增多时,压力增大,疼痛也加剧。穿破腮腺包膜后,脓液进入邻近组织或间隙,引起其他间隙的蜂窝织炎或脓肿。脓肿经外耳道的软骨与骨交角处,即 Santorini 裂,进入外耳道。经翼上颌裂可进入翼腭窝。腮腺深面的包膜薄弱,脓肿穿破后可进入咽旁或咽后间隙,或沿着颈部间隙往下扩散到纵隔,向上可通过颅底扩散到颅内。通过这些途径扩散的机会不多,一旦发生,则病情严重而危险。脓肿穿破皮肤或切开引流后,可形成涎瘘,短期内可自愈,也可能形成慢性涎瘘。面神经对炎症过程有较强的抵抗力,一般不会发生面瘫。但有时由于肿胀压迫的结果,可能发生暂时性面瘫,炎症消退后可复原。

【诊断及鉴别诊断】　急性化脓性腮腺炎依靠病史及临床检查,诊断并不困难,特别是全身情况衰弱或腹部外科手术后发生者。

急性化脓性腮腺炎不宜作腮腺造影,因造影剂可通过薄弱的导管壁,进入导管周围组织,使炎症扩散。

一般情况下发生的急性化脓性腮腺炎需与流行腮腺炎、咬肌间隙感染以及腮腺淋巴结炎(假性腮腺炎)相鉴别。

【预防】　本病主要系脱水及逆行感染所致。故对接受腹部大手术及患严重全身性疾病的患者,应加强护理,保持体液平衡,加强营养及抗感染,同时应加强口腔卫生,进食后漱口、刷牙,并可用过氧化氢液或氯己定溶液清洗口腔。

【治疗】　诊断一经确定,应立即采取积极的治疗措施。包括全身支持治疗,选用有效抗菌药物及其他保守治疗。当急性化脓性腮腺炎已发展至化脓及出现脓腔时,必须切开引流。

二、慢性复发性腮腺炎

慢性复发性腮腺炎(chronic recurrent parotitis)以前统称为慢性化脓性腮腺炎(其中包括慢性阻塞性腮腺炎),临床上较常见,儿童和成人均可发生,但其转归很不相同。

【病因病理】　儿童复发性腮腺炎的病因复杂,发病机制尚不明晰,可能是多因素综合作用的结果,一般认为与先天发育异常、免疫功能低下、细菌逆行性感染相关。成人复发性腮腺炎为儿童复发性腮腺炎迁延未愈而来。

【临床表现】　儿童复发性腮腺炎发病年龄自婴幼儿至 15 岁均可发生,以 5 岁左右最为常见。男性稍多,可突发也可逐渐发生。腮腺区反复肿胀,伴不适,但不如流行性腮腺炎明显,仅有轻度水肿,或伴皮肤潮红。个别患儿仅表现为腮腺肿块。挤压腺体可见导管口脓液或胶冻状液体溢出,少数有脓肿形成。静止期多无不适,检查腮腺分泌液偶有浑浊。病程大多数持续 1 周左右,数周或数月发作一次,年龄越小间隔时间越短,随着年龄增长,间歇时间延长,持续时间缩短。

【诊断及鉴别诊断】　主要根据临床表现及腮腺造影作出诊断。患儿双侧或单侧腮腺反复肿胀,导管口有脓液或胶冻样分泌物。随年龄增长,发作次数减少,症状减轻,大多在青春期后痊愈。腮腺造影显示末梢导管呈点状、球状扩张(图 9-1),排空迟缓,主导管及腺内导管无明显异常。单侧腮腺肿胀者,作双侧腮腺造影,约半数患者可见双侧腮腺末梢导管点状扩张,故应常规作双侧腮腺造影。

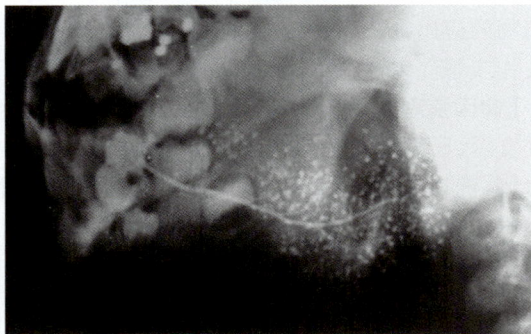

图 9-1　儿童复发性腮腺炎腮腺造影表现

儿童复发性腮腺炎需和流行性腮腺炎鉴别。流行性腮腺炎常双侧同时发生,伴发热,肿胀更明显,腮腺导管口分泌正常,罹患后多终身免疫,无反复肿胀史。

成人复发性腮腺炎还需和舍格伦综合征继发感染相鉴别。

【治疗】 复发性腮腺炎具有自愈性,因此,以增强抵抗力、防止继发感染,减少发作为原则。患者多饮水,用淡盐水漱口,保持口腔卫生。可咀嚼无糖口香糖,刺激唾液分泌,同时反复按摩腺体排空滞留分泌物。若有急性炎症表现,可给予抗生素。腮腺造影本身对复发性腮腺炎有一定的治疗作用。复发频繁者,可肌内注射胸腺肽等调节免疫功能。

三、慢性阻塞性腮腺炎

慢性阻塞性腮腺炎(chronic obstructive parotitis)又称腮腺管炎。

【病因病理】 多数患者由局部原因引起,如导管系统狭窄,唾液腺导管结石或异物堵塞。

【临床表现】 男性略多,大多发生于中年,单侧多见,也可为双侧。患者常不明确起病时间,多因腮腺反复肿胀而就诊,约半数患者腮腺肿胀与进食有关。发作次数变异较大,多者每次进食后都有肿胀,少者 1 年内很少发作,大多平均每月发作 1 次以上,发作时伴有轻微疼痛。但是有些患者腮腺肿胀与进食无明确关系,晨起感腮腺区肿胀,自己稍加按摩后即有"咸味"液体自导管口流出,随之局部感到松快。

临床检查腮腺稍增大,能扪到肿大的腮腺轮廓,中等硬度,轻微压痛。导管口轻微红肿,挤压腮腺可从导管口流出混浊的"雪花样"或黏稠的蛋清样唾液,有时可见黏液栓子。病程较长者,可在颊黏膜下扪及粗硬、索条状的腮腺导管。

【诊断及鉴别诊断】 诊断主要根据临床表现及腮腺造影。患者有进食肿胀史,挤压腺体,腮腺导管口流出混浊液体。有时在颊部可触及索条状导管。腮腺造影显示主导管、叶间、小叶间导管部分狭窄、部分扩张,呈腊肠样改变(图 9-2)。部分伴有"点状扩张",但均为先有主导管扩张,延及叶间、小叶间导管后,才出现"点状扩张"。

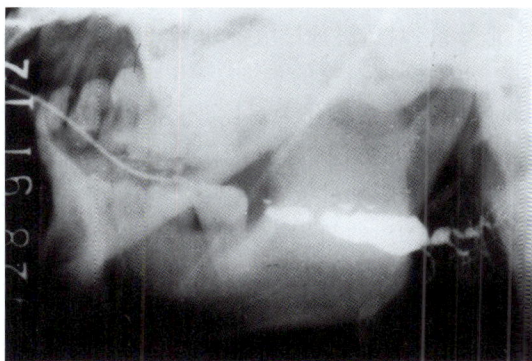

图 9-2　慢性阻塞性腮腺炎腮腺造影表现

慢性阻塞性腮腺炎需与成人慢性复发性腮腺炎、舍格伦综合征继发感染相鉴别。

【治疗】 慢性阻塞性腮腺炎多由局部原因引起,故以去除病因为主。有唾液腺结石者,先去除结石。先用较细的钝头探针,再用较粗的探针逐步扩张导管口。也可向导管内注入药物,如碘化油、抗生素等,具一定的抑菌或抗菌作用。也可用其他的保守治疗,包括按摩腮腺,刺激唾液分泌,保持口腔卫生。

采用唾液腺内镜,不仅可以直视下观察导管病变,而且可以冲洗及扩张导管、灌注药物等,效果良好。

病变严重,经上述治疗无效者,可考虑手术切除腮腺组织,手术方式为保存面神经的腮腺腺叶切除术。手术中应尽可能摘除腺叶及导管,并保存面神经。

四、唾液腺结石病和下颌下腺炎

唾液腺结石病(sialolithiasis)是在腺体或导管内发生钙化性团块而引起的一系列病变。85%左右发生于下颌下腺,其次是腮腺,偶见于上唇及颊部的小唾液腺,舌下腺很少见。

唾液腺结石常使唾液排出受阻,并继发感染,造成腺体急性或反复发作的炎症。

【病因】 唾液腺结石形成的原因还不十分清楚,一般认为与某些局部因素有关,如异物、炎症、各种原因造成的唾液滞留,也可能与机体无机盐新陈代谢紊乱有关,部分唾液腺结石病患者可合并全身其他部位结石。

【临床表现】 唾液腺结石病可见于任何年龄,但以 20～40 岁的青、中年多见,无性别差异。病

文档:ER9-6 慢性阻塞性腮腺炎的病因病理

学习笔记

文档:ER9-7 慢性阻塞性腮腺炎的鉴别诊断

文档:ER9-8 唾液腺结石多发于下颌下腺的病因

程一般数日至数月,偶见数年至数十年。

唾液腺结石较小时一般无任何阻塞症状,较大时可出现以下一系列阻塞症状及体征:

1. 进食时,腺体肿大,患者自觉胀感及疼痛;有时疼痛剧烈,呈针刺样,称为"涎绞痛"。可伴同侧舌或舌尖痛,并放射至耳颞部或颈部。停止进食后约半小时,腺体自行复原,疼痛亦随之消失。但有些阻塞严重的病例,腺体肿胀可持续数小时、数天,甚至不能完全消退。

2. 导管口黏膜红肿,挤压腺体可见少许脓性分泌物溢出。

3. 导管内结石,口底双合诊可触及硬块,并有压痛。

4. 唾液腺结石可引起腺体继发感染,出现反复肿胀、疼痛。

5. 由于下颌下腺包膜不完整,组织疏松,炎症可扩散到邻近组织,导致下颌下间隙感染。偶见导管阻塞症状不明显者,一开始即表现为下颌下区或舌下区的急性炎症。

慢性下颌下腺炎可表现为进食时的反复肿胀,疼痛症状并不重。检查腺体呈硬结性肿块,导管口可有脓性或黏液脓性唾液流出。

【诊断及鉴别诊断】根据进食时下颌下腺肿胀及伴发疼痛的特点,导管口溢脓并扪及导管内结石等,临床可诊断下颌下腺结石并发下颌下腺炎。

影像学检查有助于诊断,包括 X 线平片、超声、CT 和唾液腺造影(sialography)等。临床上最常用的包括下颌横断咬合片、全口牙位曲面体层片及下颌下腺侧位片,前者适用于下颌下腺导管较前部的结石(图 9-3),后两者适用于下颌下腺导管后部及腺体内的结石。钙化程度低的结石,即所谓阴性结石,在 X 线平片上难以显示,超声和 CT 对结石均有较高的诊断率。

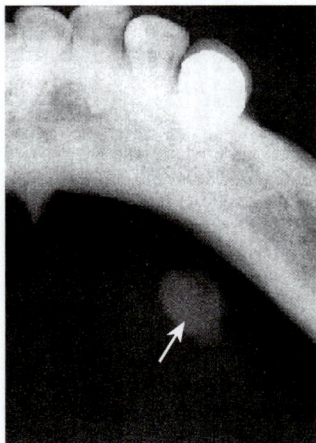

图 9-3　下颌横断咬合片显示下颌下腺导管前段结石

唾液腺造影包括常规 X 线造影、数字减影造影和 MR 唾液腺造影。常规 X 线造影和数字减影造影需要在导管内注入造影剂,结石所在处表现为圆形、卵圆形或梭形充盈缺损,适用于阴性结石。数字减影造影较常规 X 线造影的优点在于减少了周围骨组织的干扰,对阴性结石的诊断敏感性可达 95%以上。

X 线造影和数字减影是侵入性诊断方法,不适用于急性炎症期,同时需要注射造影剂,对造影剂过敏者禁用,也有可能将结石推向导管后部或腺体内,增加治疗的难度。MR 唾液腺造影根据 MR 水成像的原理,利用唾液成像作为对比,不需要注射造影剂,是一种无创无放射性的诊断方法,对 X 线阳性和阴性唾液腺结石均适用,尤其适用于对造影剂过敏者及孕妇等不适宜放射线暴露者。同时,还可以根据 MR 的数据,对导管系统进行三维重建(图 9-4)。但目前临床应用有限,尚待积累经验。

典型的唾液腺结石病诊断不难,有时需与舌下腺肿瘤、下颌下腺肿瘤、慢性硬化性下颌下腺炎、下颌下腺淋巴结炎、下颌下腺间隙感染、口底静脉畸形伴静脉石等疾病相鉴别。

1. **舌下腺肿瘤**　应与下颌下腺导管结石鉴别,绝大多数舌下腺肿瘤无导管阻塞症状,但亦有极少数患者因肿瘤压迫下颌下腺导管出现不全阻塞症状,X 线检查无阳性结石。

2. **下颌下腺肿瘤**　呈进行性肿大。无进食肿胀或下颌下腺炎症发作史。

3. **慢性硬化性下颌下腺炎**　是一种下颌下腺纤维化病变,1896 年 Küttner 首先描述,故称为 Küttner 瘤。表现为下颌下腺的硬结性肿块,不能自行消退,临床上易与下颌下腺肿瘤相混淆。但是,肿瘤性肿块呈进行性肿大,患者无进食肿胀或下颌下腺炎症发作史。而慢性硬化性下颌下腺炎患者可有进食肿胀或排出唾液腺结石的病史,其肿块虽硬但一般不大,无进行性增大的表现。

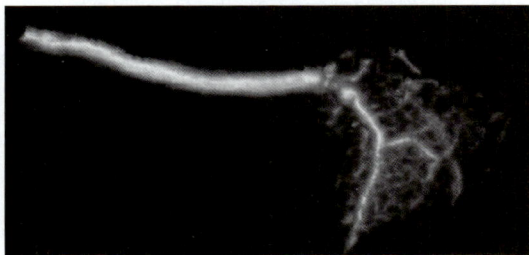

图 9-4　下颌下腺导管 MR 造影的三维重建影像

4. 下颌下淋巴结炎　反复肿大,但与进食无关,下颌下腺分泌正常。下颌下淋巴结位置较表浅,很容易扪及并常有触痛。

5. 下颌下间隙感染　患者有牙痛史并可查及病灶牙,下颌下区肿胀呈硬性浸润,皮肤潮红并可出现凹陷性水肿。下颌下腺导管分泌量可能减少但唾液正常,无唾液腺结石阻塞症状。

6. 口底静脉畸形伴静脉石　发生于口底区的静脉畸形,有时可伴有静脉石,单纯从影像学资料诊断有可能与下颌下腺导管结石相混淆,但口腔专科检查往往发现口底区静脉畸形伴有口底黏膜下独立或散在的质软紫蓝色肿物,影像学检查观察到的高密度影多为不规则分布,与下颌下腺导管多发结石沿导管排列不一致。

【治疗】下颌下腺唾液腺结石病的治疗目的是去除结石、消除阻塞因素,尽最大可能地保留下颌下腺这一功能器官。但当腺体功能丧失或腺体功能不可能逆转时,则应将病灶清除。对于下颌下腺摄取或排泄功能的判断,可采用^{99m}Tc核素扫描检查。

1. 保守治疗　很小的唾液腺结石可用保守治疗,嘱患者口含蘸有柠檬酸的棉签或维生素C片,也可进食酸性水果或其他食物,促使唾液分泌,有望自行排出。

2. 取石术　适用于无下颌下腺反复感染史,腺体尚未纤维化,^{99m}Tc功能测定腺体功能存在者。对于体积较大的下颌下腺导管结石,宜行导管再通术,使唾液从正常导管口排出,有利于术后下颌下腺功能的恢复。术后可采用催唾剂,促进唾液分泌及导管系统的通畅,避免导管的再次阻塞。

(1) 切开取石术:适用于可扪及、相当于下颌第二磨牙以前部位的唾液腺结石。

(2) 唾液腺内镜取石术:唾液腺内镜通过导管口进入下颌下腺导管,可以在明确诊断唾液腺结石及其位置的同时手术治疗,采用钳子或套石篮取出结石(图9-5)。适用于位于下颌下腺导管、腺门及部分腺内导管、体积不很大以及多发性结石。

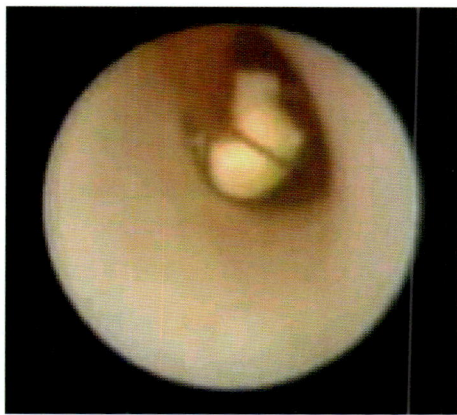

图9-5　唾液腺内镜下,采用套石篮取出下颌下腺导管结石

(3) 唾液腺内镜辅助下切开取石术:适用于导管后段及腺门部的大结石。

唾液腺内镜可同期诊断和治疗,是一种微创的手术方法,腺体功能评估表明术后腺体功能明显高于术前,目前在临床上广泛应用。

3. 碎石术　近年来,一些学者根据碎石机粉碎泌尿系结石的原理,采用体外冲击波碎石术治疗唾液腺结石,利用体外冲击波聚焦后击碎导管内的结石,使其能自行或经刺激后随唾液排出体外。另外,也可采用唾液腺内镜下导管内激光碎石术、电动碎石术、气压碎石术,适用于唾液腺内镜下无法取出的大结石。这些新技术取得了一定效果,但尚待积累更多的经验。

4. 腺体切除术　适用于以上方法无法取出的唾液腺结石,以及下颌下腺反复感染或继发慢性硬化性下颌下腺炎、腺体萎缩,已失去摄取及分泌功能者。

五、唾液腺特异性感染

临床上较常见的唾液腺特异性感染有唾液腺结核、HIV相关唾液腺疾病等。

(一) 唾液腺结核

唾液腺结核(tuberculosis of salivary gland)主要是腮腺区淋巴结发生结核性感染,肿大破溃后累及腺实质。近年来,国内的患病率有所增高。

感染途径包括血源、淋巴源及导管逆行性感染,绝大多数系头面部皮肤、口咽、特别是扁桃体区域的结核菌经淋巴引流所致。

唾液腺结核分两类:一类是原发性唾液腺腺实质结核,另一类是唾液腺淋巴结结核,病变突破

ER9-11
文档:ER9-11
下颌下腺导管
取石术

ER9-12
资源组:ER9-12
唾液腺内镜取
石术

ER9-13
文档:ER9-13
下颌下腺切除
术

ER9-14
图片:ER9-14
下颌下腺腺体
内多发结石行
腺体切除术

淋巴结被膜后,继发性地侵犯腺实质。后者明显多于前者。

侵犯部位以腮腺为最常见,下颌下腺次之,舌下腺及小唾液腺较少被罹患。淋巴结结核常无明显自觉症状,表现为局限性肿块,界限清楚,可活动,因而常被诊断为良性肿瘤。但部分病例可有消长史,轻度疼痛或压痛。腺实质结核病程较短,数天或数周,腺体弥漫性肿大,挤压腺体可见脓性分泌物从导管口流出。肿块可硬可软,也可扪及波动感,有的与皮肤粘连,或形成长久不愈的窦道,少数病例可伴有面瘫。

当肿块有明显波动时,可将吸出物作耐酸染色,以确定诊断。细针吸细胞学检查有助于诊断,涂片表现为炎症,有上皮样细胞或朗格汉斯细胞。

如临床明确诊断为结核,可作单纯肿块摘除;如形成结核性脓肿,可抽除脓液后,向脓腔内注射抗结核药物。反复多次,可取得较好效果。对有肺或其他系统活动性结核患者,应以全身抗结核治疗为主。临床已明确为唾液腺结核而行病灶清除术者,术前亦应抗结核治疗,以防感染扩散。

(二)HIV 相关唾液腺疾病

HIV 相关唾液腺疾病(HIV-associated salivary gland disease)是指 HIV 感染引起的弥漫性唾液腺肿大,可发生在 HIV 感染的每一个阶段,也可作为 HIV 感染的首发临床表现。

临床表现为一个或多个唾液腺的渐进性增大,腮腺最常受累,伴随口干等症状。CT 检查表现为低密度,薄壁的多发囊肿,弥漫性淋巴结病变。MRI 检查表现为 T_2 和质子密度加权的中等信号的均质性多发肿块。组织病理学表现为腮腺腺体内和腺周淋巴结的滤泡增生,导管系统呈囊状扩张。

HIV 相关唾液腺疾病的治疗主要是全身治疗 HIV 感染,保持口腔卫生,使用催唾剂和人工唾液缓解口干。对于腺体肿大明显、可耐受手术的患者,必要时行腺体切除术。

六、IgG₄相关唾液腺炎

IgG$_4$ 相关唾液腺炎(IgG$_4$-related sialadenitis)属于 IgG$_4$ 相关系统病的一种,该系统病包括自身免疫性胰腺炎、硬化性胆管炎、腹膜后纤维化、硬化性唾液腺炎、假性肿瘤等,是最近一些年才被认识的一类疾病。

【病因病理】IgG$_4$ 相关唾液腺炎系自身免疫性疾病,其确切的发病机制尚不清楚。组织病理学表现为腺体结构存在,腺泡萎缩,间质明显纤维化,致密的淋巴、浆细胞浸润,常形成淋巴滤泡,可见胶原鞘和闭塞性静脉炎。免疫组化显示 IgG$_4$ 阳性的浆细胞浸润,IgG$_4$/IgG 比例增高。

【临床表现】

1. IgG$_4$ 相关唾液腺炎多见于中老年,无明显性别差异。病期长短不一。主要表现为双侧大唾液腺肿大,初起可为下颌下腺或腮腺肿大,但以下颌下腺肿大为常见。可双侧同时肿大,或先为单侧,进而累及双侧。常为多个大唾液腺受累,包括下颌下腺、腮腺、副腮腺及舌下腺,泪腺亦常被累及(图 9-6)。常有下颌下或颈部淋巴结肿大。

2. 除腺体肿大外,患者无明显自觉症状。多个腺体受累时可有程度不等的口干。触诊腺体明显增大,质地较硬,界限清楚,表面光滑或呈结节状。

3. 可有身体其他部位的同类病变,包括胰腺、胆管、肺、肾及腹膜后肿块等。

【诊断及鉴别诊断】主要根据临床表现、血清学检测、组织学及免疫病理学检查结果诊断,其中上述组织学和免疫病理学特点为最重要的诊断依据。

血清学检测显示 IgG$_4$ 明显增高。B 超及 CT 显示腺体弥漫性增大,无占位性病变。

IgG$_4$ 相关唾液腺炎需与以下疾病相鉴别:

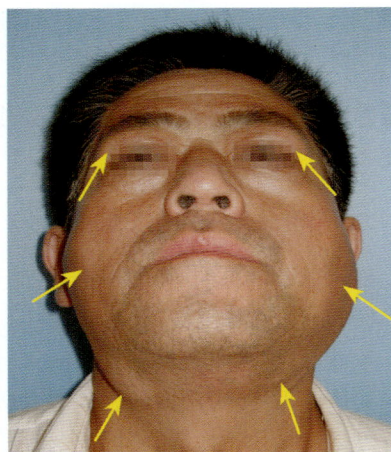

图 9-6 双侧下颌下腺、腮腺及泪腺肿大

1. **舍格伦综合征**　多见于中年女性，口干症状及体征明显。腮腺造影有其特征性表现。血清学检测相关自身抗体阳性，而IgG_4水平在正常范围。组织学检查一般无纤维结缔组织增生，免疫组化无IgG_4阳性的浆细胞浸润。

2. **慢性阻塞性下颌下腺炎**　多为单侧下颌下腺受累。有明显进食肿胀史，可查及下颌下腺导管或腺体结石。血清学检测IgG_4水平正常。

【治疗】确诊后采用免疫调节治疗，效果良好。

第二节　唾液腺损伤和唾液腺瘘

腮腺及其导管位于面颊部皮下，表浅而易受到创伤。下颌下腺、舌下腺由于有下颌骨的保护，受到创伤的机会较少。腮腺损伤的主要原因是面部裂伤。

唾液腺瘘(salivary fistula)又称涎瘘，是指唾液不经导管系统排入口腔而流向面颊皮肤表面。腮腺是最常见的部位，外伤是主要的原因。

【临床表现】腮腺瘘根据瘘口所在的位置，可分为腺体瘘及导管瘘。

1. **腺体瘘**　腺体区皮肤有小的点状瘘孔，其周围有瘢痕，瘘管的腺端通向一个或多个腺小叶的分泌管。从瘘口经常有少量的清亮唾液流出，很少是混浊的。进食、咀嚼、嗅到或想到美味食品时，唾液的流出量显著增加。口腔内由导管口流出的唾液尚正常。

2. **导管瘘**　发生于腮腺导管段的涎瘘。根据导管断裂的情况，可分为完全瘘及不完全瘘。前者指唾液经瘘口全部流向面部，口腔内导管口无唾液分泌；后者指导管虽破裂，但未完全断离，仍有部分唾液流入口腔内。由瘘口流出的唾液清亮，并发感染者为混浊液体。完全瘘每日流出的唾液量可多达2 000mL以上，瘘口周围皮肤被唾液激惹而表现为潮红、糜烂或伴发湿疹。

【诊断】根据病史和临床表现，涎瘘的诊断不困难，特别是饮食、咀嚼时流出量增多是其典型表现。流出的液体做生化定性分析，其中含有淀粉酶。

面颊部损伤，特别是纵裂伤患者，要注意检查有无腮腺腺体，特别是腮腺导管的损伤。

腮腺造影有助于涎瘘的诊断，如腮腺导管口未萎缩，可从导管口注入造影剂。

【治疗】腺体瘘唾液分泌量少者，新鲜创口直接加压包扎。陈旧者用电凝固器烧灼瘘管及瘘口，破坏上皮，加压包扎，同时用副交感神经抑制剂阿托品，限制唾液分泌，避免进食酸性或刺激性食物，大多可以愈合。如果失败，则需行瘘管封闭术(图9-7)。

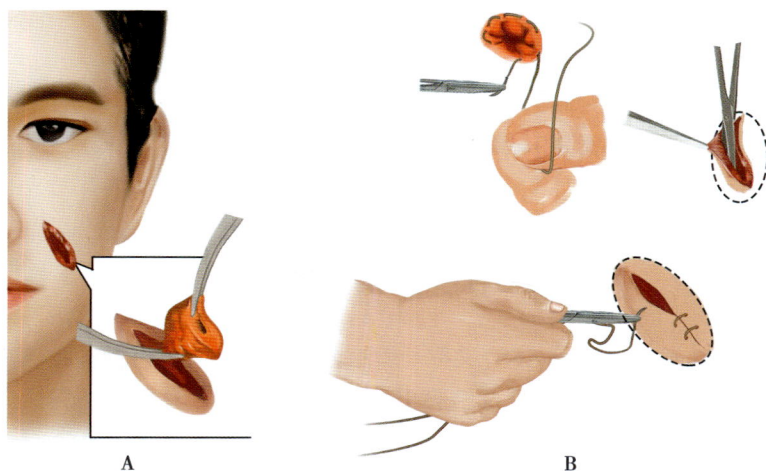

图 9-7　腮腺腺体瘘瘘管封闭术
A.瘘管切除、结扎　B.荷包缝合，潜行分离及缝合皮肤

新鲜的腮腺导管断裂伤，有条件时可作导管端-端吻合术(图9-8)。如断裂处接近口腔，则可行导管改道术，即游离导管后将其开口移置于口腔内，变外瘘为内瘘(图9-9)。陈旧性导管损伤已形成导管瘘者，由于纤维性瘢痕粘连，很难作导管吻合。如瘘口接近口腔，可行导管改道术。如瘘

口靠近腺门且为不完全瘘者,可作瘘管封闭术。腮腺导管完全瘘且缺损较多,残留导管较短,既不能作导管吻合,又不能作导管改道者,可利用口腔黏膜行导管再造术。如同时伴有局部广泛而深的瘢痕组织,可在控制炎症后作腮腺导管结扎,使腺体自行萎缩。若腺体有慢性炎症,其他手术方法失败,则可考虑行腮腺切除术。

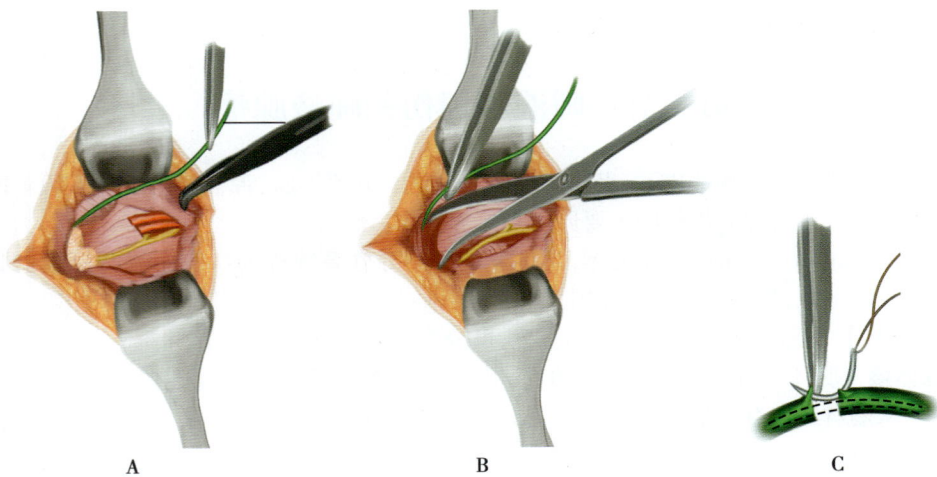

图 9-8　腮腺导管瘘端-端吻合术
A.游离导管近腺段　B.游离导管近口腔段　C.端-端吻合

学习笔记

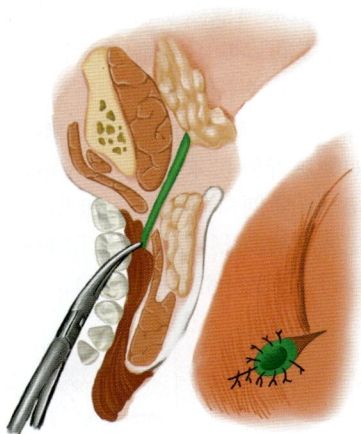

图 9-9　腮腺导管改道术将导管引入口腔

（廖贵清）

第三节　舍格伦综合征

舍格伦综合征(Sjögren syndrome,SS)又称干燥综合征,是一种自身免疫性疾病,其特征表现为外分泌腺的进行性破坏,导致口腔黏膜及结膜干燥,并伴有各种自身免疫性病征。病变限于外分泌腺本身者称为原发性舍格伦综合征(primary SS,PSS);而伴发类风湿关节炎、系统性硬皮病、系统性红斑狼疮等其他自身免疫病者称为继发性舍格伦综合征(secondary SS,SSS)。

【病因病理】舍格伦综合征的确切病因及发病机制尚不十分明确,其发病可能与病毒感染、遗传和性激素异常等多种因素有关。

【临床表现】舍格伦综合征多见于中年以上女性,出现症状至就诊时间长短不一。患者的主要症状有眼干、口干、唾液腺及泪腺肿大,严重者出现肺间质纤维化、肾小管酸中毒、肝损害及中枢神经系统受累等严重内脏病变。

1. **眼部表现**　由于泪腺受侵,泪液分泌停止或减少,角膜及球结膜上皮破坏,引起干燥性角膜炎、结膜炎。患者眼有异物感、摩擦感或烧灼感,畏光、疼痛、视物疲劳。情绪激动或受到刺激时少泪或无泪。在下穹窿部结膜常存在稠厚的黏液状拟样分泌物,可用细小的镊子夹持而拉成细条。泪腺肿大可致睁眼困难,睑裂缩小,特别是外侧部分肿大明显,因而呈三角眼。肿大严重时,可阻挡视线。

2. **口腔表现**　由于唾液腺腺泡细胞萎缩,唾液分泌减少,出现口干。轻者无明显自觉症状;较重者感舌、颊及咽喉部灼热,口腔发黏,味觉异常;严重者言语、咀嚼及吞咽均困难。干性食物不易咽下,进食时需饮水。说话久时,舌运动不灵活。如患者戴有全口义齿时,常影响其就位。

口腔检查可见口腔黏膜干燥,口镜与口腔黏膜黏着而不能滑动;口底唾液池消失。唇舌黏膜发红,舌表面干燥并出现裂纹,舌背丝状乳头萎缩,舌表面光滑潮红呈"镜面舌"。易罹患白色念珠菌感染。由于失去唾液的清洁、稀释及缓冲作用,龋病的发生率明显增加,且常为猛性龋。

3. **唾液腺肿大**　以腮腺为最常见,也可伴下颌下腺、舌下腺及小唾液腺肿大。多为双侧,也可单侧发生。腮腺呈弥漫性肿大,边界不明显,表面光滑,与周围组织无粘连。无继发感染时,触诊韧实感而无压痛,挤压腺体,导管口唾液分泌很少或无分泌。由于唾液减少,可引起继发性逆行感染。腮腺反复肿胀,微有压痛。挤压腺体,有混浊的雪花样唾液或脓液流出。少数病例在腺体内可触及结节状肿块,一个或多个,或呈单个较大肿块、质地中等偏软、界线常不甚清楚,无压痛,此为结节型舍格伦综合征。

4. **其他外分泌腺受累的表现**　除唾液腺和泪腺外,尚可有上、下呼吸道分泌腺及皮肤外分泌腺受累。鼻腔黏膜干燥、结痂,甚至出现鼻中隔穿孔。喉及支气管干燥,出现声音嘶哑及慢性干咳。汗腺及皮脂腺受累则出现皮肤干燥或萎缩。

5. **结缔组织疾病**　约占50%的患者伴有类风湿关节炎,约占10%的患者伴系统性红斑狼疮。此外,尚可有硬皮病、多发性肌炎等。

6. **其他合并症**　肾间质淋巴细胞浸润可致肾小管功能不全,尿浓缩能力降低,产生低渗尿。肌酐清除率降低,发生肾小管酸中毒,但极少出现慢性肾功能衰竭。耳咽管阻塞可引起中耳炎,病变也可累及神经、肌及血管,出现感觉神经的末梢神经炎,表现为麻木、麻刺感或感觉过敏,肌病变表现为多发性肌炎或重症肌无力。血管病变有小动脉炎、手足发绀、雷诺现象等。甲状腺也可出现桥本甲状腺炎。

【诊断】除询问病史及一般体检外,可做下列检查以帮助诊断。

1. **施墨试验**　用于检测泪腺分泌功能。用5mm×35mm的滤纸两条,置于睑裂内1/3和中1/3交界处,闭眼将其夹住,5分钟后检查滤纸湿润长度,低于5mm则表明泪液分泌减少。

2. **四碘四氯荧光素染色**　用1滴1%四碘四氯荧光素滴入眼结膜囊内,随即以生理盐水冲洗,可在暴露的睑裂角膜部位发现不同程度的荧光着色,系膜上皮干燥所致。

3. **唾液流量测定**　唾液分泌受诸多因素的影响,方法及标准不一样。可用收集器专门收集腮腺唾液或静态全唾液流量。刺激性唾液流量测定方法为,取5g白蜡请患者咀嚼3分钟,全唾液量低于3mL为分泌减少。静态全唾液流量收集方法要求患者采取坐姿,弯腰低头,使唾液沿下唇逐渐滴入容器中,并在结束时将口内剩余唾液全部吐入容器,一般收集5分钟,总量低于1.5mL为分泌减少。

4. **唾液腺造影或磁共振唾液腺造影片**　为舍格伦综合征主要诊断方法之一。常规拍摄充盈期侧位片及5分钟功能片。主要表现为唾液腺末梢导管扩张,排空功能减退,详见《口腔颌面医学影像诊断学》教材及相关参考书。

5. **放射性核素功能测定**　病变较轻时,放射性核素摄取功能无明显改变,只有分泌功能迟缓。病变较重时,摄取和分泌功能均低下。

6. **实验室检查**　可有血沉加快,血浆球蛋白主要是γ球蛋白增高,血清IgG明显增高,IgM和IgA可能增高。自身抗体,如类风湿因子、抗核抗体、抗SS-A、SS-B抗体、抗α-胞衬蛋白多肽抗体等可能阳性。

7. **唇腺活检**　主要表现为腺小叶内淋巴、浆细胞浸润、腺实质萎缩、导管扩张、导管细胞化生。与大唾液腺不同的是,肌上皮岛少见。需要注意的是,唇腺也是除舍格伦综合征以外免疫性疾病的靶组织之一,故在类风湿关节炎、系统性红斑狼疮时,亦可出现类似表现,诊断时应紧密结合临床。

舍格伦综合征的诊断多采用综合诊断的方法,各国陆续提出过多套诊断标准,如哥本哈根标准、圣地亚哥标准、Fox 标准以及欧洲标准等。目前国际上应用较多的是 2002 年国际分类(诊断)标准。

【治疗】本病目前尚无有效的根治方法,主要以对症治疗为主。眼干可用人工泪液滴眼,也可以采用硅酮栓进行泪点封闭,以缓解眼干症状。口干可用人工唾液,乙基纤维素和黏液素可增加口腔表面湿润和润滑作用,缓解不适感。亦可用催唾剂,刺激唾液分泌,如用茴三硫(环戊硫酮)口服,3 次/日,每次 1 片。西维美林是 M3 受体激动剂,15~30mg/d,对口干、眼干都有作用。注意口腔卫生,减少逆行性感染的机会。伴发急性炎症时用抗生素治疗。积极预防和治疗龋病。

免疫制剂,包括免疫抑制剂和免疫调节剂。免疫调节剂,如胸腺肽,可调节细胞免疫功能,使其与体液免疫相平衡。免疫抑制剂如羟氯喹、强的松、雷公藤多苷等,对继发性舍格伦综合征有类风湿关节炎或结节型舍格伦综合征患者可考虑应用,但病情时有反复,且不良反应大,应在用药期间定期监测肝肾功能等。

对于结节型舍格伦综合征可采用手术治疗,切除受累腺体,以防止恶变。单发性病变,腺体破坏严重、或继发感染明显者,也可考虑手术切除患侧腮腺。

中药治疗亦可缓解症状,阻止病变进展。需经过辨证论治,制订治疗方案。通常的治疗原则为"养阴生津,清热润燥"。药物可用柴胡、山栀、麦冬、生地、沙参、桑叶、菊花及甘草等。

唾液分泌受神经系统调节,通过低电压刺激舌尖及上腭,增加分泌唾液的刺激。这些刺激通过神经系统传入中枢神经系统,再反馈到唾液腺组织,使尚存的唾液腺组织发挥其功能。对腺体组织破坏较轻者有一定作用,但对破坏重者效果较差。传统的针刺治疗也可促进唾液分泌,缓解口干症状。

舍格伦综合征一般呈良性过程,极少数患者可发生恶变。其淋巴样成分和上皮成分均可发生恶变,前者多恶变为非霍奇金淋巴瘤,后者恶变为未分化癌,淋巴样成分恶变明显多于上皮成分恶变。Chused 等人报告,伴有腮腺肿胀、不含抗唾液腺导管抗体、原发性舍格伦综合征患者,发生恶性淋巴瘤的比例明显高于无腮腺肿胀、含抗唾液腺导管抗体、继发性舍格伦综合征患者。对于原发性舍格伦综合征、腮腺肿大、抗唾液腺导管抗体阴性,原有高丙种球蛋白血症及 IgM 进行性下降,各种血清抗体逐渐消失者,需警惕恶性淋巴瘤的发生。

第四节　唾液腺瘤样病变

一、唾液腺黏液囊肿

广义的唾液腺黏液囊肿包括小唾液腺黏液囊肿及舌下腺囊肿,是较为常见的唾液腺瘤样病变。

【病因病理】唾液腺黏液囊肿(mucocele)根据其病因及病理表现的不同,可分为外渗性黏液囊肿(extravasation mucocele)及潴留性黏液囊肿(retention mucocele)。

【临床表现】

（一）黏液囊肿

黏液囊肿是最常见的小唾液腺瘤样病变,好发于下唇及舌尖腹侧,这是因为舌体运动常受下颌前牙摩擦以及自觉或不自觉的咬下唇动作使黏膜下腺体受伤。囊肿位于黏膜下,表面仅覆盖一薄层黏膜,故呈半透明、浅蓝色的小泡,状似水泡。大多为黄豆至樱桃大小、质地软而有弹性。囊肿很容易被咬伤而破裂,流出蛋清样透明黏稠液体,囊肿消失。破裂处愈合后,又被黏液充满,再次形成囊肿。反复破损后不再有囊肿的临床特点,而表现为较厚的白色瘢痕状突起,囊肿透明度减低。

（二）舌下腺囊肿

舌下腺囊肿最常见于青少年,临床上可分为三种类型:

1. **单纯型**　为典型的舌下腺囊肿表现，占舌下腺囊肿的大多数。囊肿位于下颌舌骨肌以上的舌下区，由于囊壁菲薄并紧贴口底黏膜，囊肿呈浅紫蓝色，扪之柔软有波动感。囊肿常位于口底的一侧，有时可扩展至对侧，较大的囊肿可将舌抬起，状似"重舌"。囊肿因创伤而破裂后，流出黏稠而略带黄色或蛋清样液体，囊肿暂时消失。数日后创口愈合，囊肿又长大如前。囊肿发展很大时，可引起吞咽、语言及呼吸困难。

2. **口外型**　又称潜突型(plunge ranula)。囊肿主要表现为下颌下区肿物，而口底囊肿表现不明显。触诊柔软，与皮肤无粘连，不可压缩，低头时因重力关系，肿物稍有增大。穿刺可抽出蛋清样黏稠液体。

3. **哑铃型**　为上述两种类型的混合，即在口内舌下区及口外下颌下区均可见囊性肿物。

【诊断与鉴别诊断】舌下腺囊肿需与口底皮样囊肿及下颌下区囊性水瘤相鉴别。

1. **口底皮样囊肿**　位于口底正中，呈圆形或卵圆形，边界清楚，表面黏膜及囊壁厚，囊腔内含半固体状皮脂性分泌物，因此扪诊有面团样柔韧感，无波动感，可有压迫性凹陷。肿物表面颜色与口底黏膜相似而非浅紫蓝色。

2. **下颌下区囊性水瘤**　常见于婴幼儿，穿刺检查见囊腔内容物稀薄，无黏液，淡黄清亮，涂片镜检可见淋巴细胞。

【治疗】

1. **小唾液腺黏液囊肿**　可在抽尽囊液后，向囊腔内注入 2% 碘酊 0.2~0.5mL，停留 2~3 分钟，再将碘酊抽出。目的是破坏上皮细胞，使其失去分泌功能而不再形成囊肿。也可注射 20% 氯化钠。但最常用的治疗方法仍为手术切除。

2. **舌下腺囊肿**　根治舌下腺囊肿的方法是切除舌下腺，残留部分囊壁不致造成复发。对于口外型舌下腺囊肿，可全部切除舌下腺后，将囊腔内的囊液吸净，在下颌下区加压包扎，而不必在下颌下区作切口摘除囊肿。对全身情况不能耐受舌下腺切除的患者及婴儿，可作简单的成形性囊肿切开术，即袋形缝合术，切覆盖囊肿的部分黏膜和囊壁，放尽液体，填入碘仿纱条。待全身情况好转或婴儿长至 4~5 岁后再行舌下腺切除。

二、唾液腺良性肥大

唾液腺良性肥大又称唾液腺肿大症(sialadenosis)或唾液腺退行性肿大，是一种非肿瘤、非炎症性、慢性、复发性、无痛性肿大的唾液腺疾病。

【病因病理】唾液腺良性肥大的确切病因尚不清楚，可能与内分泌紊乱、营养不良和植物神经功能失调有关。

【临床表现】绝大多数罹患腮腺，少数罹患下颌下腺。多为双侧肿大，偶见单侧。多见于中老年。腮腺逐渐肿大，可持续多年，肿胀反复发作而无痛，有时大时小的病史，但不会完全消除。腺体呈弥漫性肿大，触诊柔软并均匀一致。病程较久者则稍硬韧，但无肿块，亦无压痛，导管口无红肿，挤压被罹患腺体仍有清亮液体分泌。有时分泌减少，但患者无明显口干。

【诊断及鉴别诊断】唾液腺造影显示形态多正常，但体积明显增大，排空功能稍迟缓。B 超检查腺体弥漫性增大，无局限性回声异常。

唾液腺良性肥大有时需与唾液腺肿瘤及舍格伦综合征相鉴别。单侧唾液腺肥大者，有时临床触诊不确切，感到颌后区丰满。此类患者可首选 B 超检查，如显示为回声均匀的增大腺体而无占位性病变，当可确诊。

舍格伦综合征也可有唾液腺肿大，但唾液腺造影片上，末梢导管扩张，排空功能迟缓远较唾液腺良性肥大明显，免疫学检查多有异常。

【治疗】目前尚无特殊治疗。有全身性疾病者，经过系统治疗后，部分患者的腺体可能恢复正常。但有些糖尿病患者，虽然糖尿病得到理想的控制，唾液腺肿大仍无明显改变。抗高血压药物引起的唾液腺肿大，停药后大多可以消退。有肿胀症状者，可请患者自行按摩腺体，促使腺体排空唾液，咀嚼无糖口香糖或用匹罗卡品等催唾剂，刺激唾液分泌。

ER9-19
画廊：ER9-19
舌下腺囊肿的临床表现

ER9-20
文档：ER9-20
唇腺囊肿的手术切除

ER9-21
资源组：ER9-21
舌下腺切除术

ER9-22
文档：ER9-22
唾液腺良性肥大的病因病理

学习笔记

第五节　唾液腺肿瘤

一、诊治总则

肿瘤是唾液腺组织中最常见的疾病,其中绝大多数系上皮性肿瘤,间叶组织来源的肿瘤较少见。唾液腺上皮性肿瘤(salivary tumors of epithelial origin)的病理类型十分复杂,不同类型的肿瘤在临床表现、影像学表现、治疗和预后等方面均不相同。

【发病情况】在不同国家,唾液腺肿瘤的发病率有明显差异,文献报告为 0.15/10 万 ~ 1.6/10 万。在我国,目前尚无确切的唾液腺肿瘤发病率的统计资料。

唾液腺肿瘤与全身肿瘤的构成比,据 Frazell 报告,大唾液腺肿瘤占除皮肤以外所有良、恶性肿瘤的 5%。国内 6 所口腔医学院校口腔病理教研室统计口腔颌面部肿瘤 66 902 例,其中唾液腺上皮性肿瘤 23 010 例,占 32.9%。

在唾液腺的不同解剖部位中,腮腺肿瘤的发生率最高,约占 80%。下颌下腺肿瘤占 10%,舌下腺肿瘤占 1%,小唾液腺肿瘤占 9%。在小唾液腺肿瘤中,最常见于腭腺,约占 50%。不同的单位,报告的结果可有一些区别,其原因与单位性质有关,口腔专科医院收治的小唾液腺肿瘤相对较多,如北京大学口腔医院统计的 7 190 例唾液腺肿瘤中,腮腺占 62.7%,下颌下腺占 9.9%,舌下腺占 2.6%,小唾液腺占 24.8%。

恶性肿瘤与良性肿瘤的比例,在不同部位的腺体中,发生率也不一样。在大唾液腺肿瘤中,腺体越小,恶性肿瘤的可能性越大。腮腺肿瘤中,良性肿瘤占大多数(约 75%),恶性肿瘤只占少数(约 25%);下颌下腺肿瘤中,良性肿瘤(约占 60%)多于恶性肿瘤(约占 40%);舌下腺肿瘤中,恶性肿瘤的比例高达 90%,良性肿瘤只占极少数(10%)。小唾液腺肿瘤中,恶性肿瘤(约占 60%)亦多于良性肿瘤(约占 40%)。

不同组织类型的肿瘤在各个部位的唾液腺中发生的相对比例也不一样。沃辛瘤、嗜酸性粒细胞腺瘤几乎仅发生于腮腺;腺泡细胞癌、唾液腺导管癌、上皮-肌上皮癌多见于腮腺;多形性低度恶性腺癌多见于腭部小唾液腺;管状腺瘤 90% 发生于唇腺。磨牙后区腺源性肿瘤以黏液表皮样癌最为常见。舌下腺肿瘤很少见,但一旦发生,很可能是腺样囊性癌。

多原发性唾液腺肿瘤时有所见,部位以腮腺为常见。病理类型以沃辛瘤为多,其次为多形性腺瘤,恶性肿瘤少见。

任何年龄均可发生唾液腺肿瘤。成人唾液腺肿瘤良性多于恶性,但儿童唾液腺肿瘤恶性多于良性。

有些唾液腺肿瘤有明显的性别差异,多形性腺瘤和黏液表皮样癌女性多于男性,而沃辛瘤男性明显多于女性。

【临床表现】不同部位的唾液腺肿瘤有其共同的临床特点。良性肿瘤多为生长缓慢的无痛性肿块,常系无意中发现,活动,无粘连,无功能障碍,表面光滑或呈结节状。恶性肿瘤多有疼痛症状,生长较快,呈浸润性生长,与周围组织有粘连,甚至浸润神经组织并导致神经功能障碍。但有些低度恶性肿瘤在早期也可呈良性表现,且病程较长,易与良性肿瘤相混淆。

不同部位的唾液腺肿瘤又具有其各自的临床特点。腮腺肿瘤 80% 以上位于腮腺浅叶,表现为耳垂下、耳前区或腮腺后下部的肿块。良性肿瘤即使体积巨大,也不出现面瘫症状。恶性肿瘤则可出现不同程度的面瘫症状,有的以面瘫为主诉就诊,经医师检查始发现腮腺肿瘤。有的侵及皮肤,出现表面溃破。侵犯咬肌时,常致张口受限。少数病例出现颈部淋巴结肿大。腮腺深叶肿瘤突向咽侧时,可表现为咽侧膨隆或软腭肿胀。肿瘤位于下颌支后缘与乳突之间时,由于受到骨性结构的限制,触诊肿块不活动,界限亦不甚清楚,不应视为恶性标志。偶有肿瘤发生于副腮腺者,表现为颊部肿块,多位于颧弓或颧突下方。

下颌下腺肿瘤表现为下颌下三角区肿块。良性肿瘤除肿块外,常无自觉症状。恶性肿瘤侵犯舌神经时出现舌痛及舌麻木,舌下神经受累时出现舌运动受限,伸舌时歪向患侧,也可出现舌肌萎缩及舌肌震颤。肿瘤侵及下颌骨骨膜时,与下颌骨体融合一体而不能活动。侵及皮肤者,呈板样硬。部分肿瘤出现颈淋巴结肿大。

舌下腺肿瘤由于位置关系，不易为患者所察觉。部分病例无任何自觉症状，医师作常规检查时方被发现；或因舌下肿块妨碍义齿戴入时才被患者所注意。但有部分病例，患者自觉一侧舌痛或舌麻木，或舌运动受限，影响说话及吞咽。触诊检查可触及舌下腺硬性肿块，有时与下颌骨舌侧骨膜相粘连而不活动，口底黏膜常完整。

小唾液腺肿瘤以腭部为最常见，一般发生于一侧腭后部及软硬腭交界区，而不发生于中线及硬腭前部，因此处不含腭腺。硬腭肿瘤因腭黏膜较厚，腭腺腺叶间的纤维直接与骨膜相连，故肿瘤固定而不活动，不能依此而判断其良恶性。恶性肿瘤，特别是腺样囊性癌，可伴有疼痛或灼痛感，顺腭大神经向上累及眶下神经，除上腭麻木不适外，常伴患侧眶下区或上唇麻木。当肿瘤侵及翼肌时，常致张口困难。向口内突出生长者，肿物可充满口腔，造成进食障碍。良性肿瘤对腭骨及牙槽突产生压迫性吸收，恶性肿瘤对骨质呈侵蚀性破坏。

磨牙后腺肿瘤以黏液表皮样癌为多见，因肿瘤含黏液性分泌物，易被误诊为黏液囊肿，或因伴发炎症而误诊为冠周炎或骨髓炎。

舌腺肿瘤多位于舌根部，以恶性肿瘤多见。主要症状为疼痛、异物感及吞咽障碍。触诊可扪及肿块，但表面黏膜完整。舌根部唾液腺肿瘤有下列特点：①病变位于黏膜下，位置较靠后，临床不易发现，加之患者早期常无自觉症状，因而被发现时肿瘤常较大；②舌部血液及淋巴循环较丰富，加之局部运动频繁，易发生淋巴结和远处转移。

唇腺肿瘤较少见，上唇明显多于下唇，多为良性肿瘤，尤以基底细胞腺瘤及管状腺瘤为常见，表现为界限较清的肿块。

【诊断】

1. **临床诊断**　通过详细询问病史，了解患者的年龄、病期、症状，结合患者的性别以及肿瘤的部位，并通过望诊、触诊等细致的临床检查，常可初步判断肿瘤的性质。

2. **影像学诊断**　腮腺和下颌下腺肿瘤禁忌作活检，因为无论良、恶性肿瘤，均有发生瘤细胞种植的危险。影像学检查有助于术前诊断。B超可以判断有无占位性病变以及肿瘤的大小，并估计大致的性质，当临床上腮腺良性肥大、腮腺或下颌下腺炎性肿块等与肿瘤难以区分时，可首选B超检查。CT检查对肿瘤的定位十分有益，可确定肿瘤的部位以及与周围组织，包括重要血管之间的关系，特别适用于腮腺深叶肿瘤，尤其是与咽旁肿瘤难以区分者，以及范围非常广泛的肿瘤（图9-10）。唾液腺造影对于唾液腺炎症及舍格伦综合征的诊断价值很高，但在肿瘤方面，其诊断价值已逐渐被B超、CT及MRI等所取代。^{99m}Tc核素显像对于沃辛瘤有很高的诊断价值，表现为肿瘤区^{99m}Tc浓聚，即所谓"热结节"（图9-11）。其他肿瘤表现为"冷"结节或"温"结节，无诊断意义。对

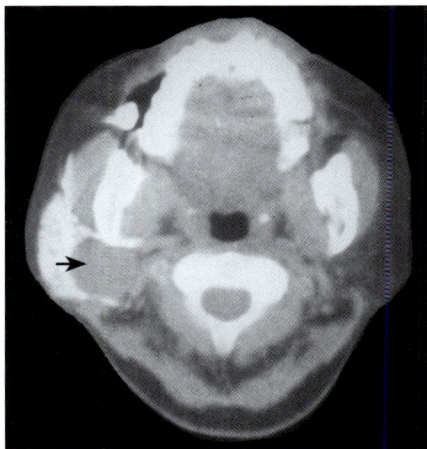

图9-10　腮腺造影后CT显示颌后区占位病变（↑）

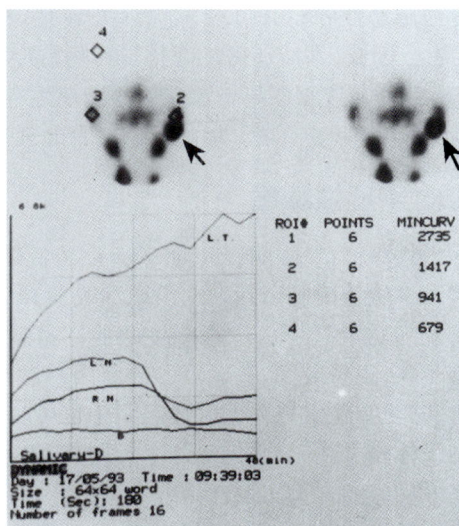

图9-11　腮腺沃辛瘤^{99m}Tc核素显示热结节（↑）及其功能曲线图

于软组织的分辨率,MRI 高于 CT,肿瘤与血管的关系也能很好显示。良性肿瘤在 T_1 显像时为等信号,T_2 加权像为强信号,呈类圆形,界限清楚。恶性肿瘤形态多不规则,界限不清。

3. 细针吸活检 采用外径为 0.6mm 的针头,吸取少量组织,涂片作细胞学检查,定性诊断的准确率较高。一些炎性肿块,临床上不易确定是否为肿瘤,细针吸活检常可结合临床作出明确诊断,从而避免不必要的手术。细针吸活检也有其局限性,针吸组织是肿物的某一点,获取组织很少,少量组织的涂片难以概括肿瘤全貌。位置深在的小肿瘤可能漏诊,如能在 B 超引导下进行针吸,则可避免误诊。唾液腺肿瘤的组织学表现非常复杂,有时难以作出明确的组织学分类,而只能确定良恶性。因此,作细胞学诊断时,一定要强调经验的积累,并紧密结合临床综合考虑。

4. 组织病理诊断及分类 唾液腺肿瘤的确切诊断常依赖于石蜡切片诊断。唾液腺肿瘤的突出特点是组织学形态多种多样,因此组织学分类非常复杂。

根据肿瘤的生物学行为,大致上可将唾液腺恶性肿瘤分为三类:①高度恶性肿瘤:包括低分化黏液表皮样癌、腺样囊性癌、唾液腺导管癌、非特异性腺癌、鳞状细胞癌、肌上皮癌、嗜酸性粒细胞腺癌及未分化癌,这类肿瘤颈淋巴结或远处转移率较高,术后易于复发,患者预后较差;②低度恶性肿瘤:包括腺泡细胞癌、高分化黏液表皮样癌、多形性低度恶性腺癌、上皮-肌上皮癌等,这类肿瘤颈淋巴结及远处转移率较低,虽可出现术后复发,但患者的预后相对较佳;③中度恶性肿瘤:包括基底细胞腺癌、乳头状囊腺癌、癌在多形性腺瘤中等,其生物学行为及患者预后介于上述两者之间。

【治疗】唾液腺肿瘤的治疗以手术为主,多数肿瘤,即使是良性肿瘤,包膜也不完整,采用单纯沿包膜剥离的方法,常有复发,故手术原则应从包膜外正常组织进行,同时切除部分或整个腺体。如位于腮腺浅叶的良性肿瘤,依据肿瘤的大小,作腮腺浅叶切除或部分腮腺切除。位于腮腺深叶的肿瘤,常需同时摘除腮腺深叶。腮腺肿瘤除高度恶性肿瘤以外,如果肿瘤与面神经无粘连,应尽可能保留面神经,并尽量减少机械性损伤。如果与面神经有轻度粘连,但尚可分离,也应尽量保留,术后加用放射治疗。如果术前已有面瘫,或手术中发现面神经穿过瘤体,或为高度恶性肿瘤,应牺牲面神经,然后作面神经修复。一般来说,唾液腺恶性肿瘤的颈淋巴结转移率不高,约在 15% 左右。因此,对低度恶性肿瘤,当临床上出现肿大淋巴结,并怀疑有淋巴结转移者,才选择治疗性颈淋巴清扫术;当颈部未触及肿大淋巴结或不怀疑有转移者,原则上不做选择性颈淋巴清扫术。但对高度恶性肿瘤患者应考虑选择性颈淋巴清扫术。

唾液腺恶性肿瘤对放射线不敏感,单纯放疗很难达到根治效果,但对某些病例,放射治疗可以明显降低术后复发率,这些病例包括:腺样囊性癌,其他高度恶性肿瘤,手术切除不彻底、有肿瘤残存者,肿瘤与面神经紧贴、分离后保留面神经者。放射治疗的方式可以是外照射,也可以用 ^{125}I 组织内照射。

唾液腺恶性肿瘤有可能发生远处转移,特别是腺样囊性癌及唾液腺导管癌,远处转移率在 40% 左右。因此,术后还需配合化学药物治疗加以预防,但目前尚未发现非常有效的化疗药物。

【预后】唾液腺癌患者治疗后的近期生存率较高,但远期生存率持续下降,3 年、5 年、10 年及 15 年生存率呈明显递减。唾液腺癌患者的预后观察,5 年是不够的,宜在 10 年以上。

二、多形性腺瘤

多形性腺瘤(pleomorphic adenoma)又名混合瘤(mixed tumor),是唾液腺肿瘤中最常见者。

多形性腺瘤由肿瘤性上皮组织和黏液样或软骨样间质所组成,根据其成分比例,可分为细胞丰富型及间质丰富型。一般认为,细胞丰富型相对较易恶变,间质丰富型相对较易复发。多形性腺瘤处理不当,很易复发,造成复发的原因与肿瘤的病理性质有关:①包膜常不完整,或在包膜中有瘤细胞,甚至在包膜以外的腺体组织中也可有瘤细胞存在;②肿瘤的包膜与瘤体之间黏着性较差,容易与瘤体相分离,如采用剜除术,则包膜很容易残留。手术中肿瘤破裂,往往造成种植性复发,种植性复发的肿瘤常为多发性结节。

在大唾液腺中,多形性腺瘤最常见于腮腺,其次为下颌下腺,舌下腺极少见。发生于小唾液腺者,以腭部为最常见。任何年龄均可发生,但以 30~50 岁为多见,女性多于男性。

多形性腺瘤生长缓慢,常无自觉症状,病史较长。肿瘤界限清楚,质地中等,扪诊呈结节状,高

ER9-24
图片:ER9-24
世界卫生组织
唾液腺肿瘤
组织学分类
(2017)

学习笔记

ER9-25
图片:ER9-25
右腮腺多形性
腺瘤

222

起处常较软,可有囊性变,低凹处较硬,多为实质性组织。一般可活动,但位于硬腭部或下颌后区者可固定而不活动。肿瘤长大后除表现畸形外,一般不引起功能障碍。

当肿瘤在缓慢生长一段时期以后,突然出现生长加速,并伴有疼痛、面神经麻痹等症状时,应考虑恶变。但有的肿瘤生长速度快慢不等,可突然生长加快。因此,不能单纯根据生长速度来判断有无恶变,应结合其他表现综合考虑。

多形性腺瘤的治疗为手术切除,不能作单纯肿瘤摘除即剜除术,而应作肿瘤包膜外正常组织处切除。腮腺浅叶肿瘤体积较小者,可作部分腮腺切除术。在可能的情况下,术中保留腮腺咬肌筋膜、腮腺主导管以及耳大神经,可减少手术并发症。下颌下腺肿瘤应包括下颌下腺一并切除。

三、沃辛瘤

沃辛瘤(Warthin tumor)又名腺淋巴瘤(adenolymphoma)或乳头状淋巴囊腺瘤(papillary cystade-noma lymphomatosum)。"腺淋巴瘤"的命名容易与恶性淋巴瘤相混淆,前者为良性肿瘤,后者则是恶性肿瘤。"乳头状淋巴囊腺瘤"是一个正确的病理性描述,但是较复杂,也容易与"乳头状囊腺瘤"相混淆。因此,在修订后的世界卫生组织组织学分类中,建议用"沃辛瘤"这一命名。

沃辛瘤的组织发生与淋巴结有关。在胚胎发育时期,腮腺和腮腺内的淋巴组织同时发育,此时淋巴组织只是聚集成团的淋巴细胞,尚未形成淋巴结的包膜,因此,腺体组织可以迷走到淋巴组织中。形成淋巴结包膜以后,腺体组织包裹在淋巴结中。组织学观察,在腮腺淋巴结中常可见到腺体组织。这种迷走的腺体组织发生肿瘤变,即为沃辛瘤。在沃辛瘤周围的一些腮腺淋巴结中,有时可以见到最早期的沃辛瘤的改变。

沃辛瘤具有以下临床特点:①多见于男性,男女比例约为6∶1;②好发于年龄在40~70岁的中老年;③患者常有吸烟史,其发病可能与吸烟有关;④可有消长史,这是因为沃辛瘤由肿瘤性上皮和大量淋巴样间质所组成,淋巴样间质很容易发生炎症反应;⑤绝大多数肿瘤位于腮腺后下极,可能系该部位分布的淋巴结较多所致;⑥扪诊肿瘤呈圆形或卵圆形,表面光滑,质地较软,有时有弹性感;⑦肿瘤常呈多发性,约有12%患者为双侧腮腺肿瘤,也可以在一侧腮腺出现多个肿瘤,有些患者术后又出现肿瘤,不是复发而是多发;⑧术中可见肿瘤呈紫褐色,剖面可见囊腔形成,内含干酪样或黏稠液体,易被误诊为结核或囊肿;⑨^{99m}Tc核素显像呈"热"结节,具有特征性。

沃辛瘤的治疗为手术切除。由于肿瘤常位于腮腺后下极,可作连同肿瘤以及周围0.5cm以上正常腮腺切除的部分腮腺切除术。这种手术方式不同于剜除术,不会造成复发,但可保留腮腺导管及大部分腮腺的功能。术中应切除腮腺后下部及其周围淋巴结,以免出现新的肿瘤。

四、黏液表皮样癌

黏液表皮样癌(mucoepidermoid carcinoma)在1972年的世界卫生组织组织学分类中称为"黏液表皮样肿瘤"。在1991年修订后的组织学分类中,明确为恶性肿瘤,称为"黏液表皮样癌",是唾液腺恶性肿瘤中最常见者。

黏液表皮样癌根据黏液细胞的比例、细胞的分化、有丝分裂像的多少,以及肿瘤的生长方式,分为高分化或低分化两类。分化程度不同,肿瘤的生物学行为及预后大不一样。

黏液表皮样癌患者女性多于男性,发生于腮腺者居多,其次是腭部和下颌下腺,也可发生于其他小唾液腺,特别是磨牙后腺。

高分化黏液表皮样癌的临床表现有时与多形性腺瘤相似,呈无痛性肿块、生长缓慢。肿瘤体积大小不等,边界可清或不清,质地中等偏硬,表面可呈结节状。位于腭部及磨牙后区的高分化黏液表皮样癌,有时可呈囊性,表面黏膜呈浅蓝色,应与囊肿相鉴别。在手术中可以发现,肿瘤常无包膜或包膜不完整,与周围腺体组织无明显界限。有时可见面神经与肿瘤粘连,甚至被肿瘤包裹,但很少出现面瘫症状。高分化黏液表皮样癌如手术切除不彻底,术后可以复发,但很少发生颈淋巴结转移,血行性转移更为少见。患者术后生存率较高,预后较好。

与高分化者相反,低分化黏液表皮样癌生长较快,可有疼痛,边界不清,与周围组织粘连,腮腺肿瘤常累及面神经,淋巴结转移率较高,且可出现血行性转移。术后易于复发,患者预后较差。

图片:ER9-26
右腮腺沃辛瘤

因此,高分化黏液表皮样癌属低度恶性肿瘤,而低分化黏液表皮样癌则属高度恶性肿瘤。前者较常见,后者少见。

治疗以手术为主,高分化者应尽量保留面神经,除非神经穿入肿瘤。分离后的神经可加用术中液氮冷冻及术后放疗,以杀灭可能残留的肿瘤细胞。高分化者如手术切除彻底,可不加术后放疗,而低分化者宜加用术后放疗。高分化者不必作选择性颈淋巴清扫术,低分化者则可考虑选择性颈淋巴清扫术。因此,对于黏液表皮样癌,病理分级是指导治疗的重要指标。

五、腺样囊性癌

腺样囊性癌(adenoid cystic carcinoma)过去曾称"圆柱瘤"(cylindroma),也是最常见的唾液腺恶性肿瘤之一。

腺样囊性癌根据其组织学形态可以分为腺样/管状型及实性型,前者分化较好,后者分化较差。

腺样囊性癌最常见于腭部小唾液腺及腮腺,其次为下颌下腺,发生于舌下腺的肿瘤,多为腺样囊性癌。

腺样囊性癌应根据其临床病理特点作以下相应的处理:

1. 肿瘤易沿神经扩散,因此常有神经症状,如疼痛、面瘫、舌麻木或舌下神经麻痹。腭部肿瘤可沿腭大神经扩散到颅底,因此,手术时应将翼腭管连同肿瘤一并切除。下颌下腺肿瘤可沿舌神经扩散,手术中应追踪性切除舌神经。上颌肿瘤切除术后,如出现颌面部明显疼痛,常提示肿瘤复发。

2. 肿瘤浸润性极强,与周围组织无界限,肉眼看来正常的组织,在显微镜下常见瘤细胞浸润,有时甚至可以是跳跃性的。手术中很难确定正常周界,除手术设计时应常规扩大手术正常周界外,术中宜作冷冻切片检查,以确定周界是否正常。

3. 肿瘤易侵入血管,造成血行性转移,转移率高达40%,为口腔颌面部恶性肿瘤中血液循环转移率较高的肿瘤之一。转移部位以肺为最多见。可在患者就诊时即有转移,但多数在原发灶手术切除以后。可在原发灶有复发的情况下出现转移,也可在原发灶无复发时出现转移。出现转移时间可早可晚,最晚者可在原发灶治疗后5年甚至更长时间。出现肺转移者,除非侵犯胸膜,出现胸水,一般无明显自觉症状。因此,应常规定期作胸片检查,以确定有无肺转移。术后可采用化疗,以预防血行性转移。

4. 颈淋巴结转移率很低,或者为肿瘤直接侵犯周围淋巴结而非瘤栓进入淋巴管造成真正的转移。因此,一般不必作选择性颈淋巴清除术。但位于舌根部的腺样囊性癌淋巴结转移率较高,可以考虑行选择性颈淋巴清扫术。

5. 肿瘤细胞沿着骨髓腔浸润,常为散在的瘤细胞团,脱钙不明显时,在X线片上常无明显的骨质破坏。因此,不能依据有无骨质破坏来判断颌骨被肿瘤侵犯与否。

6. 单纯放疗不能达到根治,但配合术后放疗可明显降低术后复发率,提高患者生存率。腺样囊性癌常不易手术切净,致瘤细胞残存。因此,术后常需配合放疗。

7. 腺样囊性癌除实性型以外,一般生长缓慢,肺部转移灶也进展缓慢,患者可以长期带瘤生存。因此,即使出现肺转移,如果原发灶可以得到根治,仍可考虑行原发灶的手术治疗或^{125}I组织内放射治疗。

大唾液腺癌的TNM分类分期见文末附录二。

(俞光岩)

参考文献

1. 俞光岩. 涎腺疾病. 北京:北京医科大学,中国协和医科大学联合出版社,1994.
2. 俞光岩,高岩,孙勇刚. 口腔颌面部肿瘤. 北京:人民卫生出版社,2002.
3. 俞光岩,马大权. 功能性腮腺外科. 中国肿瘤临床,2010,37(16):908-910.
4. 中华口腔医学会口腔颌面外科专业委员会涎腺疾病学组,中国抗癌协会头颈肿瘤专业委员会涎腺肿瘤协作组. 涎腺肿瘤的诊断和治疗指南. 中华口腔医学杂志,2010,45(3):131-134.
5. BARNES L,EVESON J W,REICHART P,et al. World Health Organization Classification of Tumours. Pathology

ER9-27

图片:ER9-27 腺样囊性癌肺部多发性肺转移灶

& Genetics, Head and Neck Tumours. Lyon: IARC Press, 2005.

6. NAHLIELI O, IRO H, MCGURK M, et al. Modern Management Preserving the Salivary Glands. Herzeliye: Isradon Publishing House, 2007.

7. SU Y X, XU J H, LIAO G Q, et al. Salivary gland functional recovery after sialendoscopy. Laryngoscope, 2009, 119 (4):646-652.

8. SU Y X, LIAO G Q, ZHENG G S, et al. Sialoendoscopically assisted open sialolithectomy for removal of large submandibular hilar calculi. J Oral Maxillofac Surg, 2010, 68(1):68-73.

9. GAO M, HAO Y, HUANG M X, et al. Salivary gland tumors in a northern Chinese population: A 50-year retrospective study of 7190 cases. Int J Oral Maxillofac Surg, 2017, 46(3):343-349.

第十章 颞下颌关节疾病

>> 导言

　　颞下颌关节疾病中以颞下颌关节紊乱病最为常见,其诊断和治疗往往涉及多个学科。通过本章学习,需掌握颞下颌关节紊乱病的分类、诊断和治疗原则;掌握颞下颌关节强直和颞下颌关节脱位的诊断和治疗原则。由于多种疾病可以出现与颞下颌关节紊乱病相类似的症状,在临床工作中应特别注意鉴别诊断。应熟悉、了解需与颞下颌关节紊乱病相鉴别的疾病,如颞下颌关节化脓性关节炎、类风湿关节炎累及颞下颌关节、创伤性关节炎以及关节囊肿、肿瘤等。

　　颞下颌关节是颌面部具有转动(rotation)和滑动运动(gliding movement)的左右联动关节,其解剖和运动都是人体最复杂的关节之一。颞下颌关节的主要功能是参与咀嚼、言语、吞咽和表情等。咀嚼运动时,关节要承受压力,而在言语、歌唱、表情时,关节运动又需要非常灵活,因此,颞下颌关节的解剖结构是既稳定又灵活。本章将主要叙述颞下颌关节疾病中较为常见的疾病——颞下颌关节紊乱病(temporomandibular disorders,TMD)、颞下颌关节脱位(dislocation of temporomandibular joint)和颞下颌关节强直(temporomandibular joint ankylosis)。颞下颌关节疾病中以颞下颌关节紊乱病最为常见。以上这些疾病都会影响颞下颌关节的正常功能,颞下颌关节强直还可影响颌面部正常发育,造成口腔颌面部畸形等。有的关节强直继发小颌畸形或下颌后缩畸形,可引起阻塞性睡眠呼吸暂停(obstructive sleep apnea,OSA)。

第一节　颞下颌关节疾病的分类

　　颞下颌关节疾病分类主要有两类,一类是关于颞下颌关节疾病的总体分类,另一类是关于颞下颌关节疾病中最常见的颞下颌关节紊乱病的分类。

一、国外颞下颌关节疾病的分类

　　国外有关颞下颌关节疾病的总体分类很多,不同作者分类各异,涉及可能发生于颞下颌关节的所有疾病。关于颞下颌关节紊乱病的分类亦很多,其中最有影响的分类为颞下颌关节紊乱病研究诊断标准(research diagnostic criteria for temporomandibular disorders,RDC/TMD,1992年)以及由RDC/TMD改良发展而来的颞下颌关节紊乱病诊断标准(diagnostic criteria for temporomandibular disorders,DC/TMD,2014年)。本章仅介绍对于颞下颌关节紊乱病临床工作有重要指导意义的RDC/TMD及由其衍化而来的DC/TMD。

　　1. 颞下颌关节紊乱病研究诊断标准　在美国国立牙科研究院(National Institute for Dental Research,NIDR)的支持下,由美国华盛顿大学牙医学院Dworkin等于1992年提出了颞下颌关节紊乱病研究诊断标准。该分类方法对颞下颌关节紊乱病的诊断从躯体疾病和疼痛、精神心理状况两方面进行评估,即进行"双轴(dual-axis)诊断"。轴Ⅰ包括肌病类,关节盘移位类和关节痛、关节炎、关节病类,主要对患者躯体疾病进行分类。轴Ⅱ则主要对患者的疼痛及精神心理状况进行评估,反映与疼痛相关的功能丧失和心理状况,包括对疼痛强度及功能丧失分级(0~Ⅳ级),抑郁及生活单调症状分级(正常、中度及重度)和目前尚无具体分类方法的下颌功能运动受限等。

2. 颞下颌关节紊乱病诊断标准 由颞下颌关节紊乱病研究诊断标准(RDC/TMD)衍化而来的颞下颌关节紊乱病诊断标准(DC/TMD)将 TMD 躯体性疾病分为以下两大类:

(1) 疼痛性疾病(pain disorders):包括咀嚼肌肌痛(myalgia)、关节痛(arthrolgia)及由 TMD 引起的头痛(headache attributed to TMD)三类。其中咀嚼肌肌痛又分为局限性肌痛(local myalgia)、播散性肌筋膜痛(myofascial pain with spreading)及牵涉性肌筋膜痛(myofascial pain with referral)三个亚类。

(2) 关节疾病(joint disorders):包括可复性盘移位(disc displacement with reduction)、可复性盘移位伴间歇性锁结(disc displacement with reduction, with intermittent locking)、不可复性盘移位伴开口受限(disc displacement without reduction, with limited opening)、不可复性盘移位无开口受限(disc displacement without reduction, without limited opening)、退行性关节病(degenerative joint disease)及关节半脱位(subluxation)。

二、国内颞下颌关节疾病的分类

(一) 颞下颌关节疾病的总体分类

颞下颌关节疾病目前国内亦尚无统一的分类,依据北京大学口腔医学院资料,基本上可分为 9 类:①颞下颌关节紊乱病类;②关节囊肿、肿瘤和类肿瘤类;③关节强直类;④外伤骨折类;⑤感染类;⑥发育异常类;⑦关节脱位;⑧系统病累及关节;⑨其他疾病,指因开口困难等常于关节门诊就诊的一些相关疾病,如冠突肥大、冠突骨软骨瘤等。

(二) 颞下颌关节紊乱病的分类

国内有关颞下颌关节紊乱病的分类主要为张震康、曾祥辉分类(1973)及马绪臣、张震康分类(1985 年、1997 年、2005 年)。其中 2005 年马绪臣和张震康参考 Dworkin 等提出的 RDC/TMD,结合其课题组的研究结果及实践经验和我国颞下颌关节紊乱病临床工作的实际情况所提出的诊断标准,为我国口腔医学临床目前应用较多的分类方法,具体如下:

1. 轴Ⅰ:躯体疾病评估

(1) 咀嚼肌紊乱疾病:包括肌筋膜痛,肌痉挛,肌纤维变性挛缩及未分类的局限性肌痛。

(2) 结构紊乱疾病:包括可复性盘前移位,不可复性盘前移位伴开口受限,不可复性盘前移位无开口受限,关节盘侧方(内、外)移位及关节盘旋转移位。

(3) 关节炎性疾病:包括滑膜炎(急性、慢性),关节囊炎(急性、慢性)。

(4) 骨关节病或骨关节炎:包括骨关节病或骨关节炎伴关节盘穿孔,骨关节病或骨关节炎不伴关节盘穿孔。

2. 轴Ⅱ:与疼痛相关的功能丧失和心理状况

(1) 疼痛及功能丧失分级:分为 0~Ⅳ级。

(2) 精神心理状况:按症状自评量表(symptom checklist 90, SCL90)调查结果分为正常、中度和重度异常三种情况。

第二节 颞下颌关节紊乱病

颞下颌关节紊乱病(temporomandibular disorders, TMD)是口腔医学临床上除龋病、牙周病、错𬌗畸形之外最常见的疾病;好发于青、中年,以 20~30 岁患病率、就诊率最高。颞下颌关节紊乱病指包括咀嚼肌紊乱疾病、颞下颌关节结构紊乱疾病、炎性疾病及骨关节病等病因尚未完全清楚而有颞下颌关节弹响或杂音、关节及(或)咀嚼肌疼痛、下颌运动异常等相同或相似症状的一组疾病的总称;多年来,其名称有过数次更改,曾称为科斯滕综合征(Costen syndrome)、疼痛功能紊乱综合征(pain dysfunction syndrome, PDS)、肌筋膜疼痛功能紊乱综合征(myofascial pain dysfunction syndrome, MPD)、颅下颌关节紊乱症(cranio-mandibular disorders)、颞下颌关节功能紊乱症(temporomandibular joint dysfunction syndrome)以及颞下颌关节紊乱综合征(temporomandibular joint disturbance syndrome)等。

颞下颌关节紊乱病并非指单一疾病，而是一组相关疾病的总称，多有自限性。常见的临床表现为颞下颌关节区及（或）相关咀嚼肌肌痛、头痛；关节弹响、破碎音、杂音以及开口受限或其他相关下颌运动异常和功能障碍等症状。可单独累及颞下颌关节或咀嚼肌，也可两者都累及，但又不是指那些具有上述症状但原因清楚的疾病，如类风湿关节炎累及颞下颌关节、感染性颞下颌关节炎、颞下颌关节肿瘤等。

【病因】　颞下颌关节紊乱病的发病原因目前尚未完全阐明。病因学说很多，有的学者强调𬌗因素是本病的病因，有的则完全否定𬌗因素而强调精神心理的原因。不论哪一种学说都不能圆满解释本病发病的过程以及临床的各种症状。一般认为与精神心理因素、𬌗因素、免疫学因素、关节负荷过重、解剖学因素等有关；但较多数学者认为可能与多因素重叠致病有关，如图 10-1 所示。

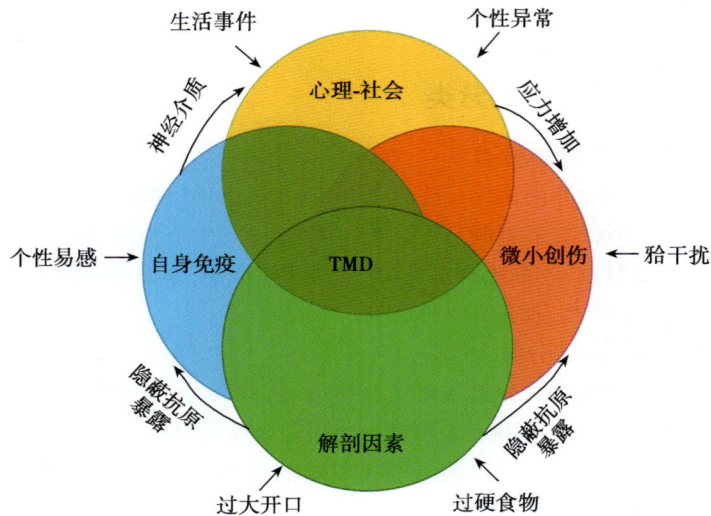

图 10-1　颞下颌关节紊乱病的发病因素及机制

【临床表现】　颞下颌关节紊乱病早期的功能紊乱患者常可自愈或经过治疗后痊愈，但有的患者则可逐步加重。也有不少患者，在某一阶段相对稳定而并不发展到另一阶段；有的即使已发展到关节结构紊乱阶段，经过适当的治疗后，仍然可以恢复比较正常的关节功能。

颞下颌关节紊乱病虽然病期一般较长，并可反复发作，但本病有自限性，一般不发生关节强直。其临床表现主要有咀嚼肌及（或）关节疼痛、头痛、关节弹响或杂音及下颌运动异常等。下颌运动异常包括开口度异常（过大或过小）；开口型异常（偏斜或歪曲）以及开闭运动中出现一过性、间歇性锁结，此时髁突要作一个特殊动作，绕过关节盘的障碍后才能完成大开口运动，临床上习惯称为关节绞锁。患者可仅存在其中一种症状，也可同时存在两种甚至三种或多种症状。

此外，本病还常伴有许多其他症状，如各种耳症、眼症、吞咽困难、言语困难及慢性全身疲劳等。其中伴有耳症的较多，包括：耳闷、听力下降、耳鸣等，一般认为耳症和关节盘-锤骨韧带（discomalleolar ligament）又称下颌锤韧带（malleumandibular ligament）有关。有研究报道，从新鲜标本和临床观察到，当下颌前伸和关节盘移动时，此韧带明显紧张，同时有鼓膜内陷症状。真正的耳症机制尚待进一步研究。

【诊断和鉴别诊断】　根据病史及上述主要临床症状，诊断颞下颌关节紊乱病一般并不困难。辅助诊断常用的方法包括 X 线检查（X 线平片、曲面体层片、CBCT 片、关节造影等）、磁共振检查等。少数患者在必要时可采用关节内镜检查。

由于许多其他疾病也常出现上述症状，特别是疼痛和开口受限尤其要注意与诸多疾病进行鉴别。对于存在"关节区疼痛"症状的患者，经常要注意区分是关节源性疼痛和非关节源性疼痛。关节源性的疼痛可由炎性病变、占位性病变等所引起；非关节源性疼痛可以是肌肉疾患引起的疼痛，也可是神经性疼痛（如三叉神经痛、舌咽神经痛等）或关节外占位性病变引起的疼痛等。此外，耳源性疼痛（如外耳道疖、外耳道炎及某些外耳道占位性病变等）亦易于和关节痛混淆；颈椎病除可引起颈、肩、背、耳后区以及面侧部疼痛外,也可牵涉及关节区引起不适;茎突过长除了可引起吞咽时咽部疼痛和感觉异常外,常可在开口、咀嚼时引起关节区疼痛以及关节后区、耳后区和颈部的牵涉痛。

开口受限是颞下颌关节紊乱病主要症状之一,但诸多疾病均可引起此症状,对于存在开口受限的患者,应特别注意鉴别诊断,以避免误诊、漏诊。一般而言,可引起开口受限的疾病分为两大类,即关节内疾病或全身性疾病累及关节和关节外疾病。关节内疾病或全身性疾病累及关节的疾病主要包括:不同类型的关节盘移位、不可复性关节盘前移位、滑膜炎及(或)关节囊炎、化脓性关节炎、关节结核、创伤性关节炎、类风湿关节炎、关节炎型银屑病、强直性脊柱炎累及颞下颌关节、髁突发育异常(如髁突发育肥大、髁突发育不良及双髁突畸形等)、关节强直、关节囊肿及肿瘤等。关节外疾病主要包括多种肌病:如炎性肌病、某些药物导致的肌病、纤维性肌痛、放射性肌挛缩等;颌面部感染,如智齿冠周炎、颌面部间隙感染、化脓性颌骨骨髓炎等;颌面骨骨折,特别是颧骨、颧弓骨折;颌面部瘢痕,如颌间瘢痕挛缩、烧伤、放射治疗等所导致的关节周围及(或)颌面深部瘢痕等;破伤风致咀嚼肌痉挛;癔症性牙关紧闭;冠突过长及关节外肿瘤等。颌面深部的关节外肿瘤可引起开口受限甚至牙关紧闭,因为肿瘤在深部不易被查出,而误诊为颞下颌关节紊乱病,甚至进行了不恰当的治疗,失去了肿瘤早期治疗的机会。因此,当有开口受限,特别是同时伴有脑神经症状或其他相关症状者,应考虑是否有以下部位的肿瘤:①颞下窝肿瘤;②翼腭窝肿瘤;③上颌窦后壁癌;④腮腺恶性肿瘤;⑤鼻咽癌等。

有的患者开口受限的原因可以同时存在关节内及关节外因素,此时在进行诊断、鉴别诊断和治疗时更应予以注意。

【治疗原则】由美国牙科研究会(American Association for Dental Research,AADR)2010年批准并于2015年再次确认的关于TMD的政策声明(修订版)明确指出:除非有特殊的、无可非议的与此相反的指征,强烈推荐对于颞下颌关节紊乱病患者的治疗应应用保守的、可逆的、符合循证医学的治疗方法。许多关于颞下颌关节紊乱病自然过程的研究提示,其倾向于随时间的推移而改善或消退。尽管没有特别的治疗被证明是一律有效的,但在缓解症状方面,已然证明很多保守治疗方法与绝大多数侵犯性治疗方法至少是同样有效的。国内马绪臣、张震康自1998年以来依据其临床经验及相关研究结果多次提出以保守治疗作为TMD主要治疗方法的意见,主张在TMD治疗中坚持以患者付出最小代价而最大获益的原则,将提高患者生活质量、恢复关节功能作为最重要的治疗目的;建议慎重使用可能对患者造成损害的手术治疗等不可逆的治疗方法;坚持个体化、程序化治疗原则;坚持在治疗中全面评估患者的躯体疾病和精神心理状况的原则;避免过度诊断和过度治疗。

颞下颌关节紊乱病的治疗方法很多,如药物治疗、物理治疗、𬌗垫治疗、局部封闭治疗、关节腔内注药疗法和冲洗疗法、肌训练治疗、正畸治疗、修复治疗、心理支持疗法以及手术治疗等。

在治疗过程中应首先采用可逆性保守治疗方法,如服药、理疗、封闭和𬌗垫等;然后采用不可逆性保守治疗方法等。外科手术治疗在颞下颌关节紊乱病总体治疗策略中的作用是很有限的;但对极少数关节病变诊断明确、经正确的可逆性的非手术治疗无效且明显影响生活质量的患者,仍有重要意义。建议慎重使用可能对患者造成损害的外科手术以及为治疗颞下颌关节紊乱病而施行的改变患者天然牙列的全口咬合重建、大范围调𬌗等不可逆性的治疗方法。

【治疗要点】依据国内外TMD主要分类方法,结合我国目前临床工作状况,本章将按咀嚼肌紊乱疾病、关节结构紊乱疾病、炎症性疾病及骨关节病(骨关节炎)等四类进行描述。

1. 咀嚼肌紊乱疾病类　主要包括咀嚼肌肌痛、翼外肌功能亢进及咀嚼肌痉挛等,实际上是关节外疾患,关节的结构本身尚属正常。一般经适当治疗可以痊愈;不少患者可表现为一过性功能紊乱,短期内可以自愈;也有患者可表现为慢性过程。

(1)肌痛(myalgia):依据DC/TMD标准,肌痛可分为局限性肌痛、播散性肌筋膜痛及牵涉性肌筋膜痛。可首先请患者自行局部湿热敷、冷敷、理疗;服用非甾体类抗炎镇痛药物,如双氯芬酸钠25mg,每日3次;美洛昔康7.5mg,每日1次等治疗。必要时可采用2%利多卡因对压痛点进行封闭治疗,每日或每2~3日1次,每次1~2mL,3~5次为1个疗程。可根据症状消失情况减少封闭次数。同时,应告知患者注意自身关节保护,如避免食用难以咀嚼的食物、避免外伤、过大开口及寒冷刺激等。

(2) 翼外肌功能亢进(hyperfunction of lateral pterygoid muscle):是指在最大开口位时,翼外肌下头继续收缩,把髁突连同关节盘过度地强拉过关节结节发生大开口末弹响乃至关节半脱位的状况。治疗可用 0.5% 或 1%利多卡因 5mL 作翼外肌封闭,每日或每 2~3 日 1 次,5 次为 1 个疗程。每次封闭的量和间隔时间可根据开口度、弹响消失情况和程度来调整。应用不当可发展为翼外肌痉挛和持续性开口困难,为了巩固治疗效果,可配合肌训练,使最大开口位时,加强舌骨上诸肌的力量而减弱翼外肌收缩力量。

(3) 咀嚼肌痉挛(masticatory muscles spasm):在 DC/TMD 中并未将咀嚼肌群痉挛纳入 TMD 中,但在临床上确实存在,且对患者生活质量影响较大。咀嚼肌痉挛可单独发生于一块肌肉,如翼外肌、咬肌、颞肌等;也可多块肌肉同时发生,而表现为半侧咀嚼肌群痉挛,主要发生于闭口肌。

翼外肌痉挛可表现为疼痛及开口受限。患者可以指出疼痛处在关节区深部,但不能触及。一般无自发痛;疼痛性质为钝痛。检查时可见开口中度受限,下颌偏向患侧。翼外肌痉挛严重者,可出现急性殆紊乱。可采用理疗、针灸、按摩、湿热敷等治疗。必要时可用 2%利多卡因 2~3mL 行翼外肌封闭,如封闭后疼痛减轻,开口度增大则可每日 1 次或隔日 1 次,5 次为 1 个疗程。如封闭后疼痛无明显改善,则不应继续封闭,否则反而可能使痉挛加重。

咀嚼肌群痉挛相对较常见的是半侧咀嚼肌痉挛,主要发生在闭口肌群,特别是咬肌和颞肌较为常见,可出现不自主肌肉抽搐、肌痛和严重的开口受限,不少患者还伴有头痛。病程长,且反复发作。可采用理疗、稳定殆板、服用镇静剂、肌松弛剂等治疗方法。必要时可采用痉挛肌肉内局部注射类肉毒毒素的治疗方法。在治疗期间精神放松,休息都是必要的。

2. 关节结构紊乱疾病类 又称关节内紊乱或内错乱(internal derangement,ID),为关节盘-髁突这一有机复合体出现结构关系的异常改变。有的患者可以治愈,有的则可进一步发展为骨关节病,也有的可长期稳定在这一阶段。此类疾病临床常见的类型为可复性盘前移位(anterior disc displacement with reduction)及不可复性盘前移位(anterior disc displacement without reduction)。

(1) 可复性盘前移位:主要临床表现为开闭口弹响,是由于关节盘前移位,在作开口运动时,髁突横嵴撞击关节盘后带的后缘并迅速向前下继而向前上运动,同时关节盘向后反跳,从而恢复正常的髁突-关节盘的结构关系,在此极为短暂的过程中,出现开口初期弹响。随着关节盘前移程度的加重,开口初期的弹响可发展为开口中期,以至开口末期的弹响。开口型在弹响发生前偏向患侧,弹响发生后又回到中线。有的患者可以存在开闭口过程中的间歇性锁结或关节绞锁,造成开闭口障碍。造影片或 MRI 检查可证实关节盘前移位。

对无功能障碍的关节弹响,可嘱患者对关节采取保护措施,如避免食用坚果等不易咀嚼的食物,局部湿热敷等;也可采用再定位咬合板(repositioning splint)进行治疗,以消除关节弹响。对于是否需行关节盘复位手术的问题,长时间来国内外学者均存有较大争议。但近年来基本趋于一致,认为对此类关节盘移位进行复位手术既无必要,亦不可靠。因为绝大多数患者并不影响关节功能,通过对患者进行医学教育治疗,即可消除患者的疑虑并接受其关节所存在的状况。如伴有关节滑膜炎或肌筋膜痛症状时,则应进行积极的对症治疗;如存在开闭口间歇性锁结时,可采用再定位咬合板及关节腔内注射透明质酸钠等治疗方法。

(2) 不可复性盘前移位:关节盘前移位在开口运动时,不能恢复正常位置,不能恢复正常的髁突-关节盘关系。临床上常有典型的关节弹响病史,继之可有间歇性关节绞锁史;进而弹响消失,开口受限,开口时下颌偏向患侧,关节区疼痛;测量被动开口度时,开口度不能增大。慢性患者常因关节结构的适应性变化,开口受限症状可逐渐好转,乃至消失,此时患者虽仍为不可复性盘前移位状态,但临床上并无开口受限。造影片或 MRI 可证实为不可复性关节盘前移位。

对不可复性盘前移位伴开口受限时间较短者,一般于 2%利多卡因 2mL 关节腔内注射后,采用简单的手法复位可使之开口度恢复正常。急性期不可复性盘前移位经手法复位多可转变为可复性关节盘前移位,然后可按可复性盘前移位进行处理。同时可采用 1%透明质酸钠作关节腔内注射,以改变关节腔内流变学性能,减少关节内摩擦,对于改善关节症状亦有所帮助。对于不可复性盘前移位伴开口受限时间较长、且关节疼痛、功能活动受限严重者,在经上述治疗不能改善临床症状时,可予以关节镜外科治疗,进行关节内粘连松解以增加患者的开口度,改善关节功能。仅在极少数病例,临床症状严重,患者生活质量受到明显影响时,方采用开放外科手术治疗。

对于不可复性盘前移位但无开口受限的患者,若有关节疼痛等症状时,可仅以对症治疗为主,而无需进行关节镜外科或开放外科手术治疗。

3. **炎性疾病类**　这一类疾病不是指由细菌引起的感染性疾病,而是指由各种原因造成的过大开口或外伤,引起滑膜或关节囊的急性炎症;也可由创伤因素等引起滑膜或关节囊的慢性炎症。关节结构紊乱及骨关节病患者可继发或并发滑膜炎(synovitis);急性炎症如及时治疗,消除发病因素可以痊愈;慢性炎症则可反复发作,疾病迁延。滑膜炎的主要临床表现为关节运动时发生关节局部疼痛和开口受限。疼痛可随向后上方向的关节负重压力加大而加重。有的患者可能因关节腔内积液而致关节区轻度肿胀,局部有明显的触压痛,且可伴有同侧后牙不能紧密咬合。关节囊炎在临床上很难与滑膜炎进行鉴别,但其压痛点主要在关节外侧,可能有助于诊断。

治疗可首先采用口服非甾体类抗炎镇痛药物,如双氯芬酸钠(扶他林)25mg 每日 3 次口服或美洛昔康 7.5mg 每日 1 次口服。同时可辅以理疗。如经此治疗无明显效果时,可采用关节封闭治疗。用泼尼松龙混悬液 0.5mL(12.5mg)加入 2%利多卡因 0.5~1mL,注射于关节上腔。一般第 2 次关节腔内注射泼尼松龙需待 3 个月之后,且不应多次注射,一般以 1~2 次为宜。用超声将激素类药导入关节区,其效果可能更为持久。红外线、激光、超短波、热敷也有一定效果。此外,应用关节腔灌洗术,对急性、亚急性和慢性滑膜炎有较好的效果。可以使用关节镜进行灌洗,没有关节镜的可使用注射器后接一个三通阀门,用生理盐水反复冲洗,通过灌洗可以清除关节腔内的某些组织碎屑、炎性疼痛介质等,也可松解细小粘连,冲洗后再注射上述剂量泼尼松龙混悬液,有利于消炎止痛,增加关节活动度,增大开口度。

4. **骨关节病(骨关节炎)(osteoarthrosis/osteoarthritis)类**　DC/TMD 称为退行性关节病(degenerative joint disease),通过影像学检查可以发现关节结构的退行性改变,包括髁突、关节结节及关节窝的退行性改变及关节盘移位、变形、变性乃至穿孔等。主要症状除了可同时出现以上几类的症状外,关节运动时可闻连续的摩擦音或多声的破碎音。这类疾病在病情稳定期自觉症状可不明显,也可无明显功能障碍。有的患者可同时伴有肌痛及滑膜炎或关节囊炎(capsulitis)等,自觉症状明显,可反复发作。绝大多数此类患者仍应以前述各种非手术治疗方法为主。仅极少数症状严重且明显影响患者生活质量的患者方可予以外科手术治疗,如经关节镜进行关节腔扩大及清扫修整术;以及关节盘穿孔修复术、关节盘摘除术、髁突修整术及髁突高位切除术等开放外科手术,但应注意严格掌握手术适应证。关节盘穿孔较常见于重度骨关节病(骨关节炎)患者,多发生于双板区,一般可以行盘穿孔修复,不宜摘除;在穿孔过大或在关节盘本体部穿孔、破裂、严重退行性变不能修复者,方可摘除关节盘。关节盘摘除后,关节间隙内可以不放任何插补物,也可以用颞肌筋膜瓣等插补或用非生物体暂时留置。

第三节　颞下颌关节脱位

髁突脱出关节窝以外,超越了关节运动的正常限度,以致不能自行复回原位者,称为颞下颌关节脱位(dislocation of temporomandibular joint)。按部位可以分单侧脱位和双侧脱位;按性质可分急性脱位、复发性脱位和陈旧性脱位;按髁突脱出的方向、位置可分前方脱位、后方脱位、上方脱位以及侧方脱位。后三者主要见于外力损伤,其脱位的方向、位置由打击的力量和方向决定,并常伴有下颌骨骨折和颅脑损伤症状。临床上以急性和复发性前脱位较常见,常由因各种原因所致的过大开口引起。

【临床表现】

1. **急性前脱位**　可为单侧,也可为双侧。

(1) 双侧急性前脱位的症状为:①下颌运动异常,患者呈开口状,不能闭口,检查时可见前牙呈开𬌗、反𬌗;②下颌前伸,两颊变平,因此脸形也相应变长;③因髁突脱位,耳屏前方触诊有凹陷。

学习笔记

（2）单侧急性前脱位的症状类同，只是以上症状显示在患侧，患者开闭口困难，颏部中线及下前切牙中线偏向健侧，健侧后牙呈反𬌗。

2. 复发性前脱位 是指颞下颌关节前脱位反复发作，又称习惯性脱位，由于反复发作造成患者言语、进食很大困难。

【治疗】

1. 颞下颌关节急性脱位后，应及时复位，常用口内法。复位后，为了使被牵拉过度受损的韧带、关节盘诸附着和关节囊得到修复，必须在复位后固定下颌 2~3 周，限制开颌运动；开口不宜超过 1cm。

2. 对于复发性关节脱位患者，可采用关节囊内注射 50% 葡萄糖 1~1.5mL，必要时可作重复性注射。注射后限制下颌运动 1~2 个月。如治疗无效，可以采用手术治疗，如关节镜外科手术、关节结节增高术、关节囊紧缩及关节结节凿平术等。对于陈旧性脱位则一般需手术复位治疗。

因暴力所致的关节脱位，应与下颌骨髁颈骨折相鉴别；后者中线偏向患侧（单侧骨折）或前牙呈开𬌗状态（双侧骨折）。髁突颈部可有明显压痛，皮下血肿。X 线片检查可证实。

视频：ER10-3
颞下颌关节脱位口内复位法

第四节　颞下颌关节强直

颞下颌关节强直（temporomandibular joint ankylosis）是指由于损伤、炎症或外科手术等而导致的关节运动功能丧失。临床上分为关节内强直和关节外强直。关节内强直是指由于关节病变造成关节内的纤维性或骨性粘连，简称关节强直，也称为真性关节强直；关节外强直是由于上下颌间皮肤、黏膜或深层组织发生粘连限制了关节运动，又称为颌间挛缩（intermaxillary contracture），也称假性关节强直。两者同时存在者，称为混合性强直。

【病因病理】关节内强直多发生于儿童和青少年。80% 以上继发于关节创伤，髁突矢状骨折是最常见的损伤类型。另一个原因是炎症，以化脓性中耳炎经岩鼓裂向关节内扩散最为常见。类风湿关节炎亦可导致颞下颌关节强直。关节外强直常见的病因也是损伤，如面颊部火器伤、下颌支粉碎性骨折等。此外，口腔内后颊部手术创面瘢痕挛缩、肿瘤放疗后面侧深区软组织纤维性变等，也可造成颌间瘢痕挛缩。关节内强直的基本病理变化：①纤维性强直，表现为关节窝和髁突关节面的骨与纤维软骨及关节盘破坏，被富含血管的纤维组织代替，纤维组织长入骨髓腔，形成关节内纤维粘连；②骨性强直，表现为纤维性强直组织经过软骨化成骨逐渐骨化，形成膨大的骨球，使关节窝与髁突之间发生骨性愈着，这是一种异常骨愈合，可持续很长时间，并逐渐波及下颌切迹和颅底。关节外强直的病理变化主要表现为上下颌间大量结缔组织增生，形成挛缩的瘢痕。

【临床表现和诊断】

1. 关节内强直

（1）开口受限：关节内强直的主要症状是进行性开口受限，病史从几个月到几年、甚至十几年不等。开口受限程度因强直性质而不同。纤维性强直的开口度一般为 10~25mm；骨性强直的开口度一般为 0~15mm。残余开口度还与不完全骨化、强直骨球大小和儿童的下颌体弹性有关。

（2）面下部发育畸形：儿童发生强直后，髁突作为下颌骨的主要生长中心遭到破坏，加之咀嚼功能减弱，下颌骨发育会出现严重障碍，结果造成面下部发育畸形，这种畸形随年龄增长而日益明显。

1）单侧强直者：颏部偏向患侧，患侧下颌体和下颌支短小，相应面部反而丰满；健侧下颌生长发育正常，相应面部反而扁平、狭长，因而健侧容易被误诊为强直侧。

2）双侧强直者：由于整个下颌发育障碍，下颌内缩、后退，而正常的上颌却显前突，形成特殊的小下颌畸形面容（图 10-2）。发病年龄愈小，发育障碍畸形愈严重，形成小颌畸形和下颌后缩，使下颌骨及其相应的软硬组织，特

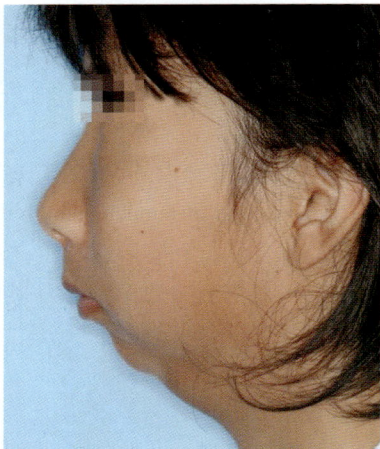

图 10-2　双侧颞下颌关节强直的小颌畸形

别是舌和舌骨均处于后缩位置,即与咽后壁间距离缩小,造成上呼吸道狭窄,容易引起阻塞性睡眠呼吸暂停。

（3）**𬌗关系错乱**:下颌骨发育障碍造成面下部垂直距离变短,牙弓变小而狭窄。牙的排列和垂直方向生长均受阻碍,结果造成𬌗关系错乱。下颌磨牙常倾向舌侧,下颌牙的颊尖咬于上颌牙的舌尖;下颌切牙向唇侧倾斜呈扇形分离。

如果关节强直发病于成年人或青春发育期后,因下颌骨发育几近完成,则面部和𬌗关系无明显畸形,仅有开口受限。

（4）**髁突活动减小或消失**:用两手小指末端放在两侧外耳道内,拇指放在颧骨部作固定,让患者作开闭口运动和侧方运动,通过外耳道前壁感知髁突有无动度,并比较两侧的差别。强直侧没有动度(骨性强直)或者动度极小(纤维性强直),而健侧则活动明显。

（5）**影像学检查**:纤维性强直表现为关节间隙模糊且密度增高,关节窝及髁突的关节面呈不规则破坏;骨性关节强直表现为关节间隙消失,髁突和关节窝融合,形成膨大的致密球状团块。在软骨化骨过程中,强直骨球中央区长期存在透射节,随着骨化进程逐渐变窄直至消失。致密的骨性团块可波及下颌切迹和颅底。

2. 关节外强直

（1）**开口受限**:关节外强直的主要症状也是开口受限或完全不能开口。在询问病史时,常有因坏疽性口炎引起的口腔溃烂史,或上下颌骨损伤史,或放射治疗等病史。开口受限的程度因关节外瘢痕粘连的程度而有所不同。

（2）**口腔或颌面部瘢痕挛缩或缺损畸形**:颌间挛缩常使患侧口腔龈颊沟变浅或消失,可触到范围不等的条索状瘢痕区;由坏疽性口炎引起者,常伴有软组织缺损畸形,牙排列错乱。由于损伤或灼伤引起的颌间瘢痕或缺损畸形,诊断比较容易。

（3）**髁突活动减小或消失**:与关节内强直比较,多数挛缩的瘢痕较关节内强直的骨性粘连有伸缩性,所以开颌运动时,患侧髁突尚有轻微动度,尤其在侧方运动时,活动更为明显;但如颌间瘢痕已骨化,则髁突的活动也可以消失。

（4）**影像学检查**:在不同层位的 CT 片上,关节结构清楚可见。在软组织窗位,上颌与下颌支之间的颌间间隙变窄,可见密度增高的索条样或不规则团块样软组织影像。有时可见大小不等的骨化灶,甚至上、下颌骨之间或下颌与颧骨、颧弓之间形成骨性粘连,这时可称为骨性颌间挛缩。

3. 混合性强直　临床上可以有关节内和关节外强直同时存在的病例,其症状为两者表现之综合,称为混合性强直。

4. 真性强直与假性强直的鉴别诊断　关节内、外强直的手术方式完全不同,故需要鉴别清楚,其鉴别诊断要点见表10-1。

表 10-1　关节内和关节外强直的鉴别诊断要点

	鉴别诊断要点				
	病史	颌间瘢痕	面下部发育	𬌗关系	影像学特征
关节内强直	关节损伤史,化脓性炎症病史等	无	严重畸形(成年后患病不明显)	严重错乱(成年后患病不明显)	关节间隙存在但模糊(纤维性强直)关节间隙消失,关节部融合呈膨大骨球状(骨性强直)
关节外强直	口腔溃烂、颌骨骨折、烧伤以及放射治疗史	有	畸形较轻(成年后患病无影响)	轻度错乱(成年后患病无影响)	关节结构正常,上颌与下颌支间间隙可以变窄,密度增高

【**治疗**】

1. 关节内强直　关节内强直的手术分两类:一类是关节松解术(joint release),适用于纤维性强直。手术原则是,清除关节内的纤维组织和肉芽组织,摘除碎骨片和死骨,在关节前内侧找到移位的关节盘,予以复位和缝合固定。另一类是关节间隙成形术(gap arthroplasty),又分为两种情况:

视频:ER10-4
颞下颌关节强直关节间隙成形术

一种是部分关节成形术,适用于部分骨性强直。手术原则是去除外侧强直骨球,保留内侧假关节;另一种全关节成形术,适用于全关节骨性强直。需要切除整个关节和骨球,并进行关节重建。

关节成形术的手术原则如下:

(1) 截骨部位和范围:经耳屏前弧形切口入路,显露关节和强直骨球。显露过程中应注意耳颞神经,颞浅动、静脉以及由腮腺前上极穿出的面神经颞支或颧支(图10-3)。在颞下颌关节区的深面,相当于髁突颈部后内侧有上颌动脉绕过,走向下颌支内侧进入颞下窝;在颞下窝内尚有围绕翼内、外肌的翼静脉丛及与上颌动脉伴行的上颌静脉。

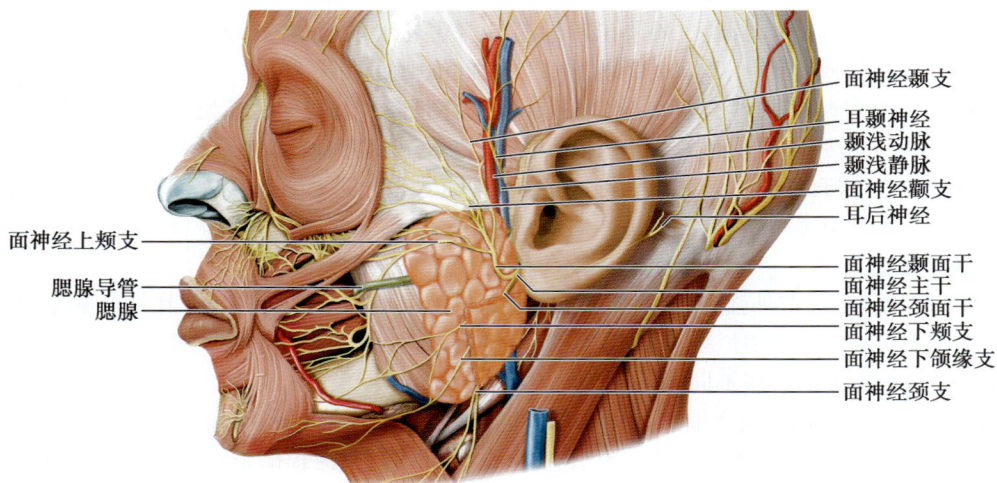

图 10-3　颞下颌关节区的浅层解剖

部分关节切除时,截骨范围一般在乙状切迹上和颅底下,尽可能多地切除强直病变骨,颅底保留 3～4mm 厚。去除外侧骨球后,探查内侧假关节的形成和关节盘的存在,尽量予以保留,此对于维持关节功能和咬合关系非常重要。

全关节切除时,下方截骨线一般在下颌切迹和下颌孔之间,由于骨球较大,可以采取分块切除的方法。位于颞下窝的关节深区的病变应予以彻底去除,此对于防止关节强直复发非常重要。深区操作时容易损伤上颌动脉和翼静脉丛引起出血。截骨后,即刻检查张口度,术中至少应到达 35mm 以上的张口度。如有困难,需切除过长的冠突。

(2) 截骨间隙的处理:强直截骨区要形成至少 10mm 以上的间隙,以防止截骨断面重新愈合造成强直复发。适当修整下颌支断面,去除下颌支内侧增生的骨质和膨大的骨断面,使之形成一个截面较小的圆形骨突,以便与上关节面形成点与面的接触,这样有利于下颌运动,也可减少再次骨性愈合的机会。

切除强直骨球后需探查关节盘的存在,并予以复位。复位的关节盘是最好关节间充物,可以有效防止强直复发。如果关节盘不存在或不能复位,可以在截骨间隙内插入其他组织或者代用品,以消除去骨后的死腔,间隔分离骨断面防止重新愈合。插入的组织常用的有:带蒂颞筋膜脂肪瓣,游离大腿阔筋膜、游离真皮脂肪等。

(3) 关节重建:全关节切除明显缩短了下颌支的高度,可能导致偏颌(单侧手术)或开𬌗(双侧手术),因此需要重建髁突,以维持咬合。重建髁突的方法有多种:儿童多采用带软骨头的软骨移植,也有人应用跖骨或胸锁关节移植,据认为可起到取代已失去的髁突生长中心的作用;成人患者可以采用冠突移植,但容易发生吸收或强直复发。近年来,临床多采用下颌支截骨垂直骨牵张的方法重建髁突,虽然也有吸收,但效果较为稳定。对于复发的强直,可以采用人工全关节或人工髁突置换。

(4) 手术年龄问题:儿童期患病的关节内强直,多数人主张早期手术,以便尽早恢复咀嚼功能,以利下颌及面部的发育;也有人主张在 12～15 岁以后手术,因为儿童成骨旺盛,手术后又难以坚持开口练习,术后容易复发。对于关节强直伴有阻塞性睡眠呼吸暂停的儿童则应及早手术。

（5）关节内强直伴小颌畸形的处理：关节强直患者，由于下颌骨生长发育障碍，均有不同程度的下颌后移，形成小颌畸形，尤其双侧强直更为明显。小颌畸形患者多伴咽腔缩小，致睡眠后舌后坠即发生明显鼾声，严重者常伴有阻塞性睡眠呼吸暂停。对此，最近主张在作关节强直手术的同时，将健侧下颌支也行水平截开，将整个下颌前推，固定于前位。必要时还应同时行颏部水平截骨术，将颏部骨块前移。总之在行关节成形术同时矫正小颌畸形，不但有利于扩大咽腔，改善呼吸，而且可以在一定程度上矫正下颌后移的面容畸形，也有利于改善因长期慢性缺氧造成的心肺功能障碍和儿童全身发育不良。

颞下颌关节强直的牵张成骨重建术见第十四章相关内容。

2. 关节外强直　关节外强直手术的基本方法是切断和切除颌间挛缩的瘢痕；凿开颌间粘连的骨质，恢复开口度。如颌间挛缩的瘢痕范围较小，可用断层游离皮片移植消灭瘢痕切除、松解后遗留的创面。如果挛缩的瘢痕范围较大或并有唇颊组织缺损畸形，则应采用游离皮瓣移植修复之。

根据颌间瘢痕的范围不同，一般采用以下两种手术方式：

（1）颌间瘢痕区局限于颊侧黏膜或上下颌牙槽突间时，可采取口腔内切开和切除瘢痕，同时用开口器使之开口到最大限度，然后取中厚皮片游离移植消灭创面；术后应维持在开口位，直到拆线，甚至还要延长1~2周。

（2）颌间瘢痕已波及上颌结节和冠突区或整个上下颌之间时，宜从下颌下切口入路，行口内外贯通手术，显露下颌支和冠突外侧面，切除冠突和下颌支前缘部分骨质；由此进入上颌与下颌之间的瘢痕粘连区，切除深部瘢痕；同时用开口器使开口到最大限度；然后用带血管蒂的皮瓣移植，消灭因切开和切除瘢痕遗留的创面。对伴有轻度唇颊缺损面者，可用邻近组织瓣整复；而对大面积颊部缺损者，主要用游离皮瓣移植或额瓣转移等修复。

【预防复发】　无论何种类型的强直，术后的复发问题一直尚未完全解决。随着技术的进步，关节强直的术后复发率已经从早年的30%以上降至目前的15%左右。导致复发的因素很多，归结起来大致有以下几点：

1. 年龄因素　一般资料表明儿童期手术者比成人期的复发率高。原因是儿童成骨能力强，手术后难以依从医嘱坚持开口练习。因此有人认为15岁之后再行手术为宜。但是多数学者主张，早期手术能及早恢复咀嚼功能，也有利于面下部的生长发育。只要注意手术操作，消除复发的有关因素，可以减少复发。

2. 切骨的多少　切骨愈多，则两骨断端接触机会愈小，复发的可能性也少；但切骨过多会缩短下颌支，使支点前移到磨牙，形成开殆。一般认为切除的上下范围应在1cm以上，两个断端应修整成点面接触；切骨时还应使下颌支从浅面到深面保持一样宽度，避免外宽内窄呈楔状。外伤性关节强直，如术中能保留关节盘，复发率可明显降低。

3. 插入物的放置　截骨后的关节间隙内需填入各种自体组织或代用品，实践证明这是降低复发率的有效手段之一。至于何种填充体更好，目前尚无一致性结论。

4. 手术操作原因　手术中尽量减少创伤、有效止血，减少死腔、术后良好的包扎和预防感染等对减少复发也很重要。

5. 术后开口练习　术后开口练习有助于防止复发。一般术后7~10天即可开始练习（行植骨、骨牵引或下颌前移术者应延至2周以后）。方法是采用适当厚度的楔形硬橡皮块或阶梯形木块作开口器，将比较窄的一端置于磨牙区，逐渐增加塞入的厚度，使开口度逐渐增大。开口练习时应注意，开口器是放在两侧磨牙区，且应左右交替练习，以防殆关系紊乱。也可制作或购买特殊开口器，这种开口器具有自动和被动两种力量相结合的练习作用。开口练习至少应持续在6个月以上。一般术后1~2个月内每日晨起和睡觉前至少两次使用开口器练习，如能同时配合关节区理疗效果会更好。

必须提出的是，术后开口锻炼的效果只有建立在正确和成功的手术基础上才能有效。当患者早晨起来时不再感觉关节区发紧，主动开口度可以达到术中效果，且CT证实关节截骨断面已经皮质化时，可以认为手术结果已经稳定。

第五节 颞下颌关节囊肿及肿瘤

颞下颌关节囊肿在临床上甚为罕见,颞下颌关节肿瘤在临床上亦不多见,但因其往往存在与颞下颌关节紊乱病相类似的症状,因此在鉴别诊断中应给予高度重视,以免误诊、误治。

一、颞下颌关节囊肿

颞下颌关节囊肿包括滑膜囊肿(synovial cyst)和腱鞘囊肿(ganglion cyst),两者均为罕见疾病。

【病因病理】颞下颌关节囊肿的病因尚未完全清楚,滑膜囊肿的发生可能与创伤或炎症导致关节内压升高从而造成关节囊疝(capsular herniation)有关,也可因胚胎发生时滑膜组织移位所致。腱鞘囊肿的发生可能因关节囊的黏液样退行性变性和囊性软化所致。在组织病理学上,两者有不同的表现。滑膜囊肿囊壁为纤维性,较厚,为含有滑膜细胞的内皮衬里覆盖,内含滑液。囊腔常与关节腔相通连,但也可无通连。在囊壁内可见软骨及骨性碎片和含铁血黄素的沉积。腱鞘囊肿无上皮衬里,囊壁为致密的纤维结缔组织,内含黏液,囊腔与关节腔无通连。

【临床表现】滑膜囊肿可表现为关节区痛或酸胀不适感,可伴同侧面痛及头痛;缓慢加重的开口受限,开口偏斜;多无明确的关节区肿块形成,但可表现为较对侧关节区丰满或轻度膨隆。影像学检查对于其诊断具有重要价值,常可发现关节间隙增宽,关节窝受压变形或骨质吸收,MRI 图像可显示与关节腔相通或不相通连的囊性占位病变。腱鞘囊肿则常表现为耳前区肿块,生长缓慢,可无明显疼痛或仅有轻微的酸痛等。一般无开口受限,但开口型可稍向患侧偏斜。腱鞘囊肿在临床上应注意与腮腺肿瘤、皮脂腺囊肿、髁突肿瘤及滑膜软骨瘤病等鉴别。影像学检查对于鉴别诊断颇有帮助。腱鞘囊肿的 CT 及 MRI 均表现为囊性病变,且与腮腺无关。

【治疗】由于颞下颌关节滑膜囊肿和腱鞘囊肿在临床上均很少见,对于其治疗亦尚无足够的经验。一般无症状者可不予处理。对有症状的患者,可首先采用穿刺冲洗治疗,即以粗穿刺针吸出囊液,继以 5% 葡萄糖盐水反复冲洗,待冲洗液变清澈后,再改用 10% 葡萄糖液反复冲洗,最后注入泼尼松龙 12.5~25mg。经治疗后患者症状多可明显减轻。如再度出现临床症状,且经影像学检查证实囊肿又有增大者,可再次重复上述治疗。如经多次囊腔冲洗治疗失败,且患者症状明显者,可行开放手术切除治疗。

二、颞下颌关节良性肿瘤

颞下颌关节良性肿瘤包括髁突骨瘤、骨软骨瘤、滑膜软骨瘤病、腱鞘纤维瘤、髁突黏液瘤及成软骨细胞瘤等。下面仅对临床上相对较为常见的髁突骨瘤(osteoma)、骨软骨瘤(osteochondroma)和滑膜软骨瘤病(synovial chondromatosis)进行叙述。

【病因病理】

1. **髁突骨瘤及骨软骨瘤** 髁突骨瘤、骨软骨瘤的病理学改变均仅为过度增生变化。骨瘤只见有骨性组织成分;而骨软骨瘤则可见骨及软骨两种成分。骨瘤可分为密质骨性和松质骨性两种。诸多学者曾认为骨瘤并非真性肿瘤。WHO 于 2013 年关于骨肿瘤分类,将其纳入良性骨源性肿瘤范畴。骨软骨瘤在生长活跃时,可见软骨细胞增殖明显;而在肿瘤生长停止时,软骨细胞亦停止增殖。

2. **滑膜软骨瘤病** 根据 WHO 于 2002 年分类定义,滑膜软骨瘤病为关节、滑膜囊或腱鞘的滑膜内发生的良性、结节性软骨增生。WHO 于 2013 年关于肿瘤分类提出滑膜软骨瘤病是一种表现为多发透明软骨结节的良性肿瘤,滑膜骨软骨瘤病为其同义词;但关于其性质是新生物或仅为具有化生活性的慢性炎症仍有争议。其病因尚不明确,可能与创伤及感染有关。组织病理学上软骨结节可为一薄层纤维组织或滑膜组织覆盖。软骨细胞簇集分布,核饱满,具中度多形核表现,常可见有双核细胞。Milgram(1977 年)曾将滑膜软骨瘤病分为三期:Ⅰ 期,滑膜内软骨化生病变活动,无游离体形成;Ⅱ 期,为过渡期,可见滑膜内骨软骨结节,并伴有关节腔内骨软骨性游离体形成;Ⅲ 期:滑膜内病变静止,并形成游离体。

【临床表现】

1. 髁突骨瘤及骨软骨瘤　常无明显自觉症状,而仅以关节区膨隆、下颌偏斜就诊。肿瘤生长缓慢,可长达数年,表现为缓慢发生的下颌偏斜,𬌗关系紊乱,健侧呈反𬌗或对刃状态,部分患者可存在患侧关节疼痛、弹响或杂音等关节功能紊乱症状。

2. 滑膜软骨瘤病　临床表现多与颞下颌关节紊乱病相类似,如关节痛、关节内杂音或弹响、开口受限及患侧面部疼痛和头痛等,较易漏诊。但若仔细询问病史,常可发现一些有助于诊断的临床表现,如某些患者可存在患侧关节局部反复发生的轻度肿胀及轻、中度开口受限,常于疲劳后发生,并可伴发热等。此外,患侧咬合不紧亦较常见。滑膜软骨瘤病多仅局限于关节内,少数患者病变具侵袭性,可侵及关节外,甚至破坏中颅窝底而侵入颅内。

【治疗】

1. 髁突骨瘤、骨软骨瘤　可经手术完整摘除肿瘤。瘤体较小者可经耳前切口入路摘除肿瘤;而瘤体大者,经耳前切口入路摘除肿瘤常有困难,此时可经下颌下切口入路,完整摘除肿瘤。摘除骨瘤、骨软骨瘤后,应注意恢复患者的下颌支高度及关系。此外,由于髁突骨瘤、骨软骨瘤常伴有颌面骨畸形,可同时进行正颌外科手术治疗,矫正颌面骨畸形。

2. 滑膜软骨瘤病　对于不同的病例,应根据其不同的临床情况采用不同的治疗措施。对无明显症状者,可仅以对症治疗,如采用𬌗垫治疗及给予非甾体类抗炎镇痛药物治疗等,无需进行手术治疗。对于症状明显或有多次反复发作的关节肿痛史者,应予外科手术治疗,包括关节镜外科及开放外科手术治疗。应尽可能去除游离体及病变的滑膜组织。如有关节骨质受累,亦应作相应处理,如髁突及关节窝、关节结节修整等。如术中发现关节结构无明显受累情况,则应尽量予以保留,而仅行游离体清除术。

三、颞下颌关节恶性肿瘤

颞下颌关节恶性肿瘤分为原发性恶性肿瘤和转移瘤两类,以转移瘤相对较为常见。关节原发性恶性肿瘤包括骨肉瘤(osteosarcoma)、软骨肉瘤(chondrosarcoma)、滑膜肉瘤(synovial sarcoma)及纤维肉瘤(fibrosarcoma)等,均极少见。临床上可表现有关节区痛、开口受限、局部肿胀及感觉异常等症状,但亦可无明显临床症状。关节转移瘤可来自邻近部位如腮腺、中耳、外耳道及鼻咽部等处的恶性肿瘤;也可来自乳腺、甲状腺、肺、直肠、肾及前列腺等身体其他部位的恶性肿瘤。常可表现为关节区肿块、疼痛、感觉异常及开口受限等。无论关节原发性恶性肿瘤或转移瘤,均可与颞下颌关节紊乱病相混淆而导致误诊、误治。

颞下颌关节原发性恶性肿瘤的病理学表现与大关节者基本相同,颞下颌关节转移瘤的病理学表现与其原发肿瘤相同,因此,在此均不再赘述。

对于颞下颌关节恶性肿瘤的治疗,应按恶性肿瘤治疗原则进行综合治疗,包括彻底的手术切除肿瘤及放、化疗等。

(马绪臣　张益　张震康)

参考文献

1. 邱蔚六.口腔颌面外科学.5版.北京:人民卫生出版社,2003.
2. 张志愿.口腔颌面外科学.7版.北京:人民卫生出版社,2012.
3. 马绪臣,傅开元,孙莉.颞下颌关节病的基础与临床.北京:人民卫生出版社,2000.
4. 马绪臣、张震康.颞下颌关节紊乱病双轴诊断的临床意义和规范治疗的必要性.中华口腔医学杂志,2005,40(5):353-355.
5. 许卫华,马绪臣,郭传缤,等.颞下颌关节紊乱病患者精神心理状况调查.中华口腔医学杂志,2005,40(5):359-361.
6. 马绪臣.再谈颞下颌关节紊乱病的治疗理念——从AADR关于颞下颌关节紊乱病的政策声明谈起.口腔颌面修复学杂志,2016,17(1):3-7.
7. 张益,何冬梅,马绪臣.创伤性颞下颌关节强直的病程特点与分类治疗.中华口腔医学杂志,2006,41(12):751-754.

8. CHARLES S G. Managing the care of patients with temporomandibular disorders：A new guideline for care. JADA，2010，141（9）：1086-1088.

9. SCHIFFMAN E，OHRBACH R，TRUELOVE E，et al. Diagnostic criteria for temporomandibular disorders（DC/TMD）for clinical and research applications：recommendations of the International RDC/TMD Consortium Network and Orofacial Pain Special Interest Group. J Oral Facial Pain Headache，2014，28（1）：6-27.

第十一章　颌面部神经疾患

>> 导言

　　颌面部神经疾患主要包括三叉神经痛和面神经麻痹。通过本章学习和实习教学,应掌握三叉神经痛和面神经麻痹的临床表现、检查方法,三叉神经痛的诊断和鉴别诊断。熟悉三叉神经痛和面神经麻痹的病因及各种治疗方法,中枢性面神经麻痹和周围性面神经麻痹的鉴别诊断。为正确诊断和处理三叉神经痛和面神经麻痹奠定理论基础。

　　颌面部神经包括脑神经的三叉神经、面神经、舌咽神经、舌下神经、迷走神经以及副神经。其中支配口腔颌面部的感觉与运动功能的主要是三叉神经和面神经。本章主要介绍三叉神经痛、面神经麻痹、舌咽神经痛和面肌痉挛。

第一节　三叉神经痛

　　三叉神经痛(trigeminal neuralgia,TN)又称"痛性痉挛"(tic douloureux,painful tic),是指在三叉神经分布区域内出现阵发性、针刺样、电击样剧烈疼痛,历时数秒至数分钟,疼痛呈周期性发作,间歇期无症状。任何刺激口腔颌面部的扳机点(trigger point)可引起疼痛。多发生于中老年,女性多见,多数为单侧。

　　临床上通常将三叉神经痛分为原发性(真性或特发性)和继发性(症状性)两种。原发性三叉神经痛系指无神经系统体征,如三叉神经分布区的感觉、运动正常,而且应用各种检查并未发现明显与发病有关的器质性病变。而继发性者则是指由于机体的其他病变如炎症、外伤、肿瘤、颅骨的畸形以及多发性硬化等疾病侵犯三叉神经所致,此型有明确病因可查,其特点是除表现疼痛症状外,一般尚有神经系统体征,如在三叉神经分布区内存在感觉减退、麻木、角膜反射迟钝或消失、疼痛呈持续性等,常合并其他脑神经病变症状。

【病因】

（一）原发性三叉神经痛

　　原发性三叉神经痛的病因和发病机制尚不完全明确,长期存在着中枢病因学及周围神经病因学等多种假说。

　　1. **中枢病因学说**　有学者认为三叉神经痛是属于感觉性癫痫发作的一种特殊类型,疼痛发作时,中脑有局灶癫痫样放电。也有人认为病变在脑干内,已有证明三叉神经痛与脑干中三叉神经感觉的兴奋性改变有直接关系。还有学者认为丘脑的损害是引起三叉神经痛的中枢性原因。

　　2. **周围病因学说**　病变从三叉神经周围支及末梢到脑干任何部位病变都可刺激三叉神经引起疼痛。

　　（1）血管神经压迫学说是重要因素之一。近年来,通过大量临床实践、颅脑手术所见、病理解剖及动物实验结果等对原发性三叉神经痛的病因有了新的认识。现在国内、外学者认同小脑脑桥角(cerebellar pontine angle)的微血管压迫邻近神经感觉根是引起三叉神经痛的主要病因。有报道证实,71%~93%的三叉神经痛在其神经根部存在血管压迫。血管的压迫可导致神经出现切迹,神经移位或扭曲,并发生脱髓鞘病变。有学者推测这种脱髓鞘的轴突与邻近的无鞘纤维发生"短路"

ER11-1

图片：ER11-1
MRI 示微血管压迫三叉神经感觉根

学习笔记

239

（又称伪突触形成），轻微的触觉刺激，如对"扳机点"的刺激即可通过"短路"传入中枢，而中枢的传出冲动亦可再通过"短路"而成为传入冲动，如此很快达到一定的"总和"引起一阵疼痛发作。近年来有人提出新的假说，认为三叉神经根损伤可导致三叉神经节神经元的小神经丛高度兴奋，而后者形成一个"点火中心"，并通过脱髓鞘轴突并列形成的伪突触传递和交叉后释放形成正反馈放大，故由一支或多支这样的神经纤维支配的面部或口内"扳机点"的短暂刺激可引发整群神经纤维兴奋导致疼痛发作。

（2）解剖结构异常：如在某些三叉神经痛病例中发现，在三叉神经压迹处有尖锐的小骨刺、颞骨岩部肥厚、岩嵴过高、局部硬脑膜增厚等，均可能导致对神经根和半月神经节产生局部压迫。

（3）还有学者认为由于颈内动脉前端的骨质缺陷，使该动脉与半月神经节十分接近，它的搏动长期影响着半月神经节和感觉根，使之发生脱髓鞘变而引起疼痛。

（4）神经分支所经过的骨孔因骨膜炎而发生狭窄，压迫神经可引起疼痛。

（5）机体特别是面部遭受过于寒冷的刺激也是三叉神经痛的起因。

（6）高血压病、供应神经血运的动脉硬化、血管张力的破坏等也可能导致本病的发生。

（7）遗传可能是三叉神经痛的另一个病因，有些患者遗传了影响三叉神经的血管疾病。

（二）继发性三叉神经痛

继发性三叉神经痛的病因可能为颅中窝和颅后窝的颅内病变，如多发性硬化、原发性或转移性颅底肿瘤、脑血管动脉瘤、鼻源性和耳源性的颅底蛛网膜炎等。在颅内肿瘤中，特别是位于小脑脑桥三角部、三叉神经根部及三叉神经半月节的肿瘤，均可引起三叉神经分布区的疼痛。常见的小脑脑桥三角部的肿瘤有胆脂瘤、听神经瘤、脑膜瘤、血管瘤等。三叉神经半月节肿瘤如神经节细胞瘤、神经鞘瘤、脊索瘤等。此外，鼻咽癌、上颌窦癌、各种转移癌，如乳腺癌、肺癌、肾上腺癌、前列腺癌、甲状腺癌和结肠癌等也可导致神经痛。

病灶感染如额窦炎、筛窦炎、上颌窦炎、骨膜炎、中耳炎、化脓性岩骨炎等都可引起继发性三叉神经痛，特别是牙源性病灶感染更有其特殊意义。

传染病可表现为三叉神经痛。如小脑脑桥囊虫病、感染痢疾杆菌、布氏杆菌病、钩端螺旋体病、莱姆病、梅毒、麻风分枝杆菌等情况下出现脑桥脓肿。糖尿病也可以出现神经痛。

【病理】有关三叉神经痛组织形态学的改变意见不一。有学者认为并无神经组织的明显病理性改变，而多数学者倾向于在半月神经节及感觉根内有明显的病理变化。

近年来的研究证明，在电子显微镜下，半月神经节和感觉根内可观察到神经节细胞的消失，有炎性浸润，动脉粥样硬化改变及脱髓鞘改变等。主要病理变化为髓鞘的病变，表现为神经节细胞的轴突上有不规则的球状茎块，这种变化常沿着神经束分布，并发生于相邻的神经束上。受损的髓鞘明显增厚，失去原有的层次结构。有的髓鞘破碎形成椭圆形颗粒，甚至成粉末状，其内的轴突可出现不规则并有节段性的断裂改变，退行性变或完全消失。

目前已公认脱髓鞘改变是引起三叉神经痛的主要病理变化。这种脱髓鞘病变也出现在三叉神经周围分支上。有动物实验发现异常冲动来自脱髓鞘纤维，论证了脱髓鞘是三叉神经痛的病理基础。

【临床表现】本病的主要表现是在三叉神经某分支区域内，骤然发生闪电样的剧烈疼痛。疼痛可自发，也可由轻微刺激"扳机点"所引起。如表情肌的运动，轻微的触摸面部，微风的吹拂，头部的转动，以及刷牙或漱口等均能引起疼痛发作。

扳机点是指在三叉神经分支区域内某个固定的局限的小块皮肤或黏膜特别敏感，对此点稍加触碰，立即引起疼痛发作。疼痛先从"扳机点"开始，然后迅速扩散至整个神经分支区域。"扳机点"可能是一个，但也可能为两个以上，一般取决于罹患分支的数目。由于此点一触即发，故患者不敢触碰。此点常位于牙龈、牙、上下唇、鼻翼、口角及颊部黏膜等处。为避免刺激，患者常不敢洗脸、刷牙、剃须、微笑等，导致面部表情呆滞、木僵，面部及口腔卫生不良，常患湿疹、口炎、牙石堆积、舌苔增厚以及身体消瘦等。

疼痛的性质为电击、针刺、刀割或撕裂样剧烈疼痛，患者痛不欲生，甚至产生自杀的念头。

疼痛发作时患者为了减轻疼痛而作出各种特殊动作，例如，有的用手掌紧按患侧面部或用力揉搓痛处;有的则作一连串迅速的咀嚼动作;而另一些患者则咬紧牙关,或迅速摆动头部或上身;还有的咬唇、伸舌、哑嘴等。发作时还常常伴有颜面表情肌的痉挛性抽搐,口角被牵向患侧;有时还可出现痛区潮红、结膜充血、流泪、出汗、流涎以及患侧鼻腔黏液增多等症状,称为痛性抽搐;有的患者由于疼痛发作时,用力揉搓面部皮肤,可发生皮肤粗糙、增厚、色素沉着、脱发、脱眉,有时甚至引起局部擦伤并继发感染。

发作多在白天,每次发作时间一般持续数秒、数十秒或几分钟后又骤然停止。两次发作之间称为间歇期,无任何疼痛症状。只有少数病例于间歇期中在面部相应部位有轻微钝痛。疾病的早期一般发作次数较少,持续时间较短,间歇期较长。但随着疾病的发展,发作愈来愈频繁,间歇期亦缩短。

病程可呈周期性发作,每次发作期可持续数周或数月,然后有一段自动的暂时缓解期。缓解期可为数天或几年,在此期间疼痛缓解甚至消失,以后疼痛复发。三叉神经痛很少有自愈者。部分病例的发作期与气候有关,一般在春季及冬季容易发病。

有些患者将三叉神经痛误认为牙痛,坚持要求拔牙,故不少三叉神经痛患者有拔牙史。这种牙痛临床及影像学检查均无异常发现,又称为前兆三叉神经痛(pretrigeminal neuralgia,Pre-TN)。这种患者要避免不必要的口腔科治疗,服用治疗三叉神经痛的药物有效。

原发性三叉神经痛患者无论病程长短,神经系统检查无阳性体征发现,仍保持罹患分支区域内的痛觉、触觉和温度觉的感觉功能和运动支的咀嚼功能。只有在个别病例中有某个部位皮肤的敏感性增加。

继发性三叉神经痛可因病变部位的不同,伴有面部皮肤感觉减退,角膜反射减退,听力降低等神经系统阳性体征。

但在原发性三叉神经痛病例中也有因摩擦局部皮肤增厚、粗糙,或由于做过封闭、理疗或局部敷药等造成局部感觉减退。对这类患者应仔细检查有无其他神经系统阳性体征,以便与继发性三叉神经痛相鉴别。

【检查】 三叉神经痛的检查分为临床和影像学检查。临床检查的目的是明确罹患的分支,即查明发生疼痛症状的分支。为了进一步明确是原发性还是继发性三叉神经痛,必须同时检查伴随的其他症状和体征,如感觉、运动和反射的改变。

(一)临床检查

1. **定分支检查** 定分支首先要寻找"扳机点"。各分支常见"扳机点"的部位如下:

(1)眼支:眶上孔、上眼睑、眉及前额等部位。

(2)上颌支:眶下孔、下眼睑、鼻唇沟、鼻翼、上唇、鼻孔下方或口角区、上颌结节或腭大孔等部位。

(3)下颌支:颏孔、下唇、口角区、颊黏膜、颊脂垫尖、舌颌沟、耳屏部及颞部等处,并观察在开闭口及舌运动时有无疼痛的发作。

对上述各分支的常见"扳机点"按顺序进行检查。由于各"扳机点"痛阈高低不同,检查时的刺激强度也应由轻至重作适当的改变:①拂诊以棉签或示指轻拂可疑的"扳机点";②触诊用示指触摸"扳机点";③压诊用较大的压力进行触诊;④揉诊对可能的"扳机点"用手指进行连续回旋式重揉动作,每一回旋需稍作刹那停顿,这种检查方法往往能使高痛阈的"扳机点"出现阳性体征,多用作眶下孔和颏孔区的检查。

2. **三叉神经功能检查** 原发性三叉神经痛一般无论病情轻重,并不影响患侧神经的功能。在定分支检查后,应再进行功能检查,以便了解神经径路是否正常。

(1)感觉功能:可用探针轻划(触觉)与轻刺(痛觉)患侧的三叉神经各分布区的皮肤与黏膜,并与健侧相比较。原发性三叉神经痛的检查结果两侧相同。若痛觉丧失时,需再作温度觉检查:以试管盛冷热水试之。可用两支玻璃管分盛0~10℃的冷水和40~50℃的温水交替地接触患者的皮肤,请其报出"冷"或"热"。如痛觉与温度觉均丧失而触觉存在时,可能是三叉神经脊束核损害。

(2)角膜反射:请患者向一侧注视,用捻成细束的棉絮轻触角膜,由外向内,反射作用为双侧直接和间接的闭眼动作。反射中枢在脑桥,输入纤维为三叉神经眼支的鼻睫神经,传出纤维为面

图片:ER11-3
皮肤粗糙

学习笔记

图片:ER11-4
轻刺(痛觉)
患侧的皮肤

神经。角膜反射可以受多种病变的影响。如一侧三叉神经受损造成角膜麻痹时，刺激患侧角膜则双侧均无反应，而在作健侧角膜反射试验时，仍可引起双侧反应。

（3）腭反射：用探针或棉签轻划软腭边缘，可引起软腭上提，当一侧反射消失，表明该侧上颌神经的分支腭后神经或蝶腭神经的损害。上颌神经损害时，还表现为嗅吸氨气、醋酸等时无灼痛感，以及用细软猪鬃刺激鼻腔下部黏膜时不发生喷嚏反射。

（4）运动功能检查：三叉神经运动支的功能障碍表现为咀嚼肌麻痹，紧咬牙时咬肌松弛无力。当下颌舌骨肌与二腹肌前腹麻痹，吞咽动作时患侧此两肌松弛。

凡出现上述神经功能性改变者，说明神经径路上有损害，常见的为占位性病变，必须进一步检查，以明确诊断。局限性的麻木、感觉障碍也可能由于维生素 B_1 缺乏、神经症、三叉神经炎、注射无水乙醇或手术后所引起，根据病史不难确定。

（二）影像学检查

三叉神经痛一般根据临床表现以及神经系统的体征，可以诊断。但在临床上需要拍摄 CT、MRI 等影像学检查以明确原发性或继发性三叉神经痛。

原发性三叉神经痛患者可发现血管压迫三叉神经出脑干段引起三叉神经痛，小脑上动脉、基底动脉、椎动脉和小脑前下动脉等均可能成为责任血管。三叉神经出脑干段位于颅后窝，由于有大量骨质所产生的伪影，影响了对三叉神经出脑干段的观察，即使是增强 CT 扫描也只能显示血管增粗或位置异常。随着高分辨率 MRI 的应用，如三维时间飞跃磁共振断层血管成像（3-dimensional time-of-flight magnetic resonance tomographic angiography，3D-TOF MRTA）平扫，MRTA 增强扫描，重 T2 扫描等方法，能有效地显示三叉神经出脑干段与血管的关系。MRTA 是了解三叉神经出脑干段与血管关系的最常用方法。重 T2 扫描法中，脑脊液为高信号，脑神经及血管均呈中、低信号，脑脊液与小脑脑桥角结构间对比相当明显，因此很容易观察到三叉神经的外形及其走行。在原发性三叉神经痛的影像学诊断中常出现假阳性和假阴性。假阳性的成因可能与三叉神经邻近小血管襻环绕三叉神经走行而导致，成像时显示神经血管接触或压迫的假象有关。因此，在诊断时不仅要记录血管与神经的接触，同时还应记录血管推移神经的情况，结合这两点更能明确的诊断。

常规的头颅 CT 扫描能发现颅内占位性病变或多发性硬化，有助于对继发性三叉神经痛的诊断。

【诊断】　三叉神经痛的诊断要依据病史、疼痛的部位、性质、发作表现、影像学检查和神经系统有无阳性体征，一般诊断原发性三叉神经痛并不困难，但要排除继发性三叉神经痛。

原发性三叉神经痛为剧烈疼痛如针刺、闪电样，持续几秒至几分钟，存在"扳机点"，在一侧面部的三叉神经一支或几支范围，三叉神经的运动和感觉功能无异常。"扳机点"的局部麻醉可使疼痛暂时消失。

为了准确地判断疼痛的分支及疼痛涉及的范围，查找"扳机点"具有重要意义。在初步确定疼痛的分支后，用 1%~2% 的利多卡因在神经孔处行阻滞麻醉，以阻断相应的神经干，这属于诊断性的封闭。

继发性三叉神经痛其疼痛不典型，常呈持续性，一般发病年龄较小，病程短，应着重怀疑肿瘤的可能性，对年轻患者的不典型三叉神经痛，特别是双侧三叉神经痛应怀疑多发性硬化症。检查时，在三叉神经分布区域内出现病理症状，如角膜反射的减低或丧失，常提示为症状性三叉神经痛。此外，伴有三叉神经分布区的痛觉、温度觉与触觉障碍，出现咀嚼肌力减弱与肌萎缩。

怀疑为继发性三叉神经痛时，应进一步作详细的临床检查，按需要拍摄颅骨 CT 片并作腰椎穿刺及脑超声波检查，还需要作特殊造影、MRI 检查等以明确诊断。

【鉴别诊断】　三叉神经痛应注意与下列疾病相鉴别。

（一）神经源性的疼痛

需与神经源性的疼痛相鉴别，如舌咽神经痛、蝶腭神经痛、中间神经痛、耳颞神经痛等。

1. 舌咽神经痛　舌咽神经痛为舌咽神经分布区域的阵发性剧痛，多见于男性。疼痛性质与三叉神经痛相似，但疼痛部位在咽后壁、舌根、软腭、扁桃体、咽部及外耳道等处。疼痛常因吞咽、说话而引起，睡眠时也可发作。应用 1%~2% 丁卡因喷雾于咽部、扁桃体及舌根部，如能止痛即可确诊。

须注意的是舌咽神经痛与三叉神经痛可同时发病。当三叉神经第三支痛伴有舌神经痛时,应特别注意与舌咽神经痛相鉴别。

2. **蝶腭神经痛**　又称蝶腭神经节神经痛或 Sluder 综合征。其病因不明,可能是由于某种病变直接损害或反射性刺激蝶腭神经节或神经根所致。临床表现为单侧面中部阵发性疼痛,常在夜晚发作。女性较多见,易发于 30~50 岁。疼痛部位在一侧眼眶及其上下区域而不超越中线。常由一侧眼眶部、鼻根部后方及上颌部开始,继而扩散至腭部、牙龈、颧部等。疼痛性质剧烈,呈刀割、烧灼或钻样疼痛,每次发作时间由几分钟至数小时。每日可发作数次至数十次,或 2~3 天发作一次,亦有 1~2 周内发作一次者。疼痛发作与咀嚼、吞咽或触压痛无关,刺激中鼻甲后黏膜可引起发作,间歇期无疼痛。在疼痛发作时,常伴有 Horner 征、结膜及鼻腔黏膜充血、水肿、流泪、流鼻涕、鼻塞、流涎等自主神经症状。用丁卡因涂布患侧中鼻甲后部黏膜或通过腭大孔行蝶腭神经节封闭(翼腭管内阻滞麻醉)可能消除或缓解疼痛。可能伴有鼻窦感染病灶。

3. **中间神经痛**　又称膝状神经节痛或面神经痛。中间神经痛可以像三叉神经痛一样,发生原因不明,但很少见。病因可能是膝状神经节受疱疹病毒感染、颅底骨折或其他原因造成膝状神经节受损。临床表现为阵发性的一侧耳部、乳突部、外耳道及鼓膜深处刺痛,严重时可波及半侧面部或口腔内。常伴有舌前 2/3 味觉过敏或味觉减退,可能伴有眩晕及听力减退。疼痛可突然发生,亦可为渐进性加重,疼痛剧烈,呈烧灼样,持续时间较长,可达数小时或更长。一般比三叉神经痛时间长。间歇期由数小时至数日。外耳部阵发性剧痛合并有带状疱疹、周围性面瘫,偶有面部感觉过敏、乳突区压痛等。

4. **耳颞神经痛**　是由三叉神经下颌支的耳颞神经或耳神经节受损所致。可能由腮腺区的炎症或外伤所引起。临床表现为一侧耳颞部阵发性疼痛,呈灼痛性质。疼痛部位集中于颞下颌关节区、外耳道前壁及其深部和颞部,疼痛常由咀嚼食物所引起。也可在夜间发作。发作时,常伴有耳颞神经分布区内皮肤潮红、出汗、患侧唾液分泌增加以及颞浅动脉搏动增强等自主神经症状。在外耳道与髁突之间常有明显压痛点。用利多卡因行耳颞神经封闭,可缓解疼痛。

(二)牙痛和其他牙源性疾患

三叉神经痛有时可与牙痛相混淆,特别是牙髓炎和髓石所引起的疼痛。但牙髓炎所引起的疼痛为持续性,夜间疼痛加剧,对冷热刺激敏感,有病灶牙存在。髓石所引起的疼痛,多在体位改变时或睡下后发生,无"扳机点"存在,亦无周期性发作的特点。拍摄 X 线片可在牙髓腔内发现有结石存在。在临床上有不少三叉神经痛患者误认为牙痛而要求拔牙,此时必须认真鉴别。

有时颌骨内的埋伏牙、颌骨或上颌窦肿瘤的存在,压迫神经时引起神经痛,可行影像学检查确诊。其他牙源性感染如牙周炎、颌骨骨髓炎,以及拔牙术后创口感染等都能引起颌面部疼痛。但这些疾病所引起的疼痛为持续性、深在性钝痛,有明显病灶可查,疼痛一般不受外界刺激的影响,无"扳机点"存在,除去病灶后疼痛消失。

(三)邻近组织的疾病

眼、耳、鼻、腺体的炎症、外伤或颌面部肿瘤可引起面部疼痛。如鼻窦炎,外耳道炎,茎突过长,腮腺炎以及腮腺区的外伤性瘢痕,舌根部肿瘤等可引起面部疼痛。

(四)慢性头痛

颌面部疼痛常伴有头痛,包括偏头痛、丛集性头痛和紧张性头痛等。

1. **偏头痛**　是一类有家族发病倾向,呈周期性发作的疾病。临床表现为阵发性发作的偏侧搏动性头痛,伴恶心、呕吐及畏光,女性多见。在安静、黑暗环境内或睡眠后头痛缓解。动静脉畸形也可伴发偏头痛,应作头颅 CT 扫描或脑血管造影明确诊断。

2. **丛集性头痛**　又称组胺性头痛或周期性偏头痛性神经痛。病因尚不明确,一般认为是免疫过敏性反应,由身体组织内迅速游离出组胺,使颞浅动脉或颈内动脉出现急性发作性扩张所致。此病好发于中年男性,特点是发作前无任何先兆。主要症状为一侧的发作性剧烈头痛,多在入睡后 1~2 小时突然发生,表现为一连串密集的头面部疼痛发作,可在短时间内(20~30 分钟)达到高峰。

3. **紧张性头痛**　又称肌收缩型头痛。其临床特点是头痛部位较弥散,可位于前额、双侧颞部、头顶、枕部及颈部。头痛性质常呈钝痛,头部压迫感、紧箍感,患者常述犹如戴着一个帽子。头痛常呈持续性,可时轻时重。多有头皮、颈部压痛点,按摩头颈部可使头痛缓解,多有额、颈部肌肉紧张,并伴有恶心、呕吐等症状。

（五）非典型性面痛

非典型面痛病因不明,为性质、部位、范围均无规律的面部疼痛。其疼痛特点是不局限于某一感觉神经支配区内,疼痛范围广泛、深在,部位不定,主要位于一侧面下部,也可为双侧,无"扳机点",疼痛发作时,常伴有自主神经症状。一般认为非典型面痛是由自主神经病变所引起。此外,神经精神因素、心理状态异常、肌功能异常也可引起非典型面痛。

（六）颅内病变

颅内占位性病变所致的头痛早期可为间断性或晨起为重,但随着病情的发展,多成为持续性头痛,进行性加重,出现颅内高压的症状与体征,如头痛、恶心、呕吐、视乳头水肿,并可出现局灶症状与体征,如精神改变、偏瘫、失语、偏身感觉障碍、抽搐、偏盲、共济失调、眼球震颤等,典型者鉴别不难。多发性硬化、原发性或转移性颅底肿瘤、鼻源性和耳源性的颅底蛛网膜炎、脑血管动脉瘤等,在颅内肿瘤中,特别是位于小脑脑桥三角部、三叉神经根部及半月神经节的肿瘤,均可引起三叉神经分布区的疼痛。

（七）颞下颌关节紊乱病

颞下颌关节紊乱病是常见的一组颞下颌关节疾病的总称。其临床表现为张口及咀嚼时关节区及其周围肌群出现疼痛,常伴有关节弹响及杂音,张口时开口型偏斜、弯曲,张口受限或开口过大,同时可伴有头颈肩疼痛等症状。主要疼痛症状和性质与三叉神经痛不同,多在关节区及相应的咀嚼肌区有压痛。一般在咀嚼及张大口等下颌运动时诱发疼痛。

（八）神经症性面痛

神经症性面痛在临床上较多见,常因大脑高度紧张,或由于患者在精神或心理方面存在某种障碍所致,如以往经历过颌面部感染、外伤或手术后,怀疑原来疾病未愈而产生恐惧心理。无面部神经病变。头颈部各系统及器官的功能均正常。多见于 40 岁以上的女性,男性亦可发病。神经系统检查阴性。患有神经症、抑郁症及癔症等患者易发此病。疼痛范围较广泛而不确定,常呈压迫性钝痛,可波及一侧面部、头颈部。疼痛有时呈灼痛或刺痛,可伴有麻木感。本病一般有较长病史,多为数月至数年,工作繁忙时或注意力集中时不发病,夜晚睡眠后也无疼痛发作。

【治疗】三叉神经痛的治疗包括药物治疗、中医中药针灸疗法、理疗、注射治疗、射频温控热凝术,手术治疗以及放射治疗。如属继发性三叉神经痛者,应针对病因治疗。

（一）药物治疗

对原发性三叉神经痛均应首先采用药物治疗,如无效时再考虑其他方法。

1. **卡马西平（carbamazepine）**　又称酰胺咪嗪、痛痉宁、得理多、叉颠宁为抗癫痫药物,是目前治疗三叉神经痛的首选药物。此药抗惊厥机制不完全清楚,可能是增强钠通道灭活效能,限制突触后神经元和阻断突触前钠通道,稳定高度兴奋的神经细胞膜。用药方法是从小剂量开始,并逐渐增加至理想剂量,达到既能控制疼痛又不引起不良反应。开始时 100mg/d,每日 2 次。如不能止痛,以后每日增加 100mg,直到能控制疼痛为止,但不能超过最大剂量（1 200mg）,找出其最小有效量作为维持剂量服用,一般为 300~1 200mg/d。疗程最短 1 周,最长 2~3 个月,约 70% 病例有效。当疼痛完全消失达 4 周,可逐渐减少药量。不良反应有眩晕、嗜睡、恶心、皮疹、消化障碍、白细胞减少,停药后多数可恢复正常。对出现过敏者应立即停药。亦有报道如产生共济失调、再生障碍性贫血、肝功能损害等需立即停药。禁用于心、肝、肾功能不全,血象异常严重,孕妇和哺乳期妇女。特别应注意对造血系统及肝的不良反应,在用药前后应检查血象、尿常规及肝功能。

2. **奥卡西平（oxcarbazepine）**　又称确乐多、卡西平、曲莱,此药为卡马西平的 10-酮基结构类似物,在体内大部分被代谢为有活性的 10-羟基代谢物。药理和临床作用与卡马西平相同,但易于耐受。用药方法是开始时每日 300mg,分 2 次服用。以后可逐渐增加至 600~2 400mg,直到能控制疼痛为止。不良反应有乏力、头痛、眩晕、嗜睡、皮疹、消化障碍等,少见白细胞减少、肝功能异常等,慎用于肝功能异常、孕妇和哺乳期妇女。

3. **苯妥英钠(phenytoin sodium)** 　又称大仑丁,也是一种抗癫痫药物,对多数病例有一定疗效。其作用机制为:对小脑有兴奋作用,可以激活小脑和大脑皮质的抑制通路。一般剂量为 $2\sim3$ 次/d,每次 $50\sim100mg$,其极量为 1 次 $300mg$,$500mg/d$。过量症状为视物模糊或复视、幻觉、恶心、步态不稳、震颤和视力障碍等。如出现这些症状,应减量直至中毒反应消失为止。其不良反应有行为改变、思维混乱、发音不清、手抖,还可引起牙龈纤维增生、白细胞减少、骨质疏松、紫癜、高血糖等。如遇此现象,可考虑更换治疗方法。

4. **氯硝西泮(clonazepam)** 　又称氯硝安定、利福全、静康等。以上药物无效时可用,初始剂量每天 $1mg$,$2\sim4$ 周逐渐增加至 $4\sim8mg/d$,分 $3\sim4$ 次服用。维持量一般为 $4\sim6mg/d$,$40\%\sim50\%$ 病例能完全控制,约 25% 可显著减轻。不良反应可有嗜睡及步态不稳。还可引起呼吸抑制,呼吸道分泌物增加,对有呼吸道疾患者慎用,肝病、青光眼患者忌用。

5. **七叶莲或野木瓜片** 　是中成药,用于治疗三叉神经痛,每次 3 片(每片含量相当于生药 $5g$)4 次/d。针剂每次 $4mL$(每 $2mL$ 含生药 $5g$),每日 $2\sim3$ 次,肌内注射,待疼痛减轻后,改用口服片剂。一般在用药后 $4\sim10$ 日见效。与卡马西平或苯妥英钠合用可提高疗效。此药无严重不良反应,少数有口干、上腹不适、头昏等,停药后即可恢复。

此外,可根据情况配合使用其他镇痛药物。

(二)针刺疗法

三叉神经痛属中医"面痛""眉棱骨痛""齿痛"范畴,多因风、火、痰、热等邪上扰清窍,或情志不舒,肝失条达导致气血郁结于面部经络,最终形成气滞血瘀为痛证。针刺通过疏调阴阳气机、平肝潜阳、滋肾育阴,从而达到缓急止痛、活血通络、恢复神经正常功能的目的。按循经穴与神经分布的解剖位置相结合的原则,选择邻近神经干的穴位,以患者有强烈针感为宜。第一支痛常用穴位是下关、太阳、头维、丝竹空等配合谷;第二支痛时选下关、四白、迎香、颊车、听会、配合谷;第三支痛选下关、颊车、大迎、地仓、合谷等。

(三)理疗或激光

疼痛部位直接理疗或激光治疗,也可用维生素 B_1 或维生素 B_{12} 和利多卡因用离子导入法,将药物导入疼痛部位,或采用穴位导入法均可求得一定疗效。

(四)注射治疗

三叉神经注射治疗是临床治疗三叉神经痛的常用方法。注射的部位主要是三叉神经干或三叉神经半月节,卵圆孔、圆孔、眶上孔、眶下孔、下牙槽神经孔、颏孔及翼腭孔等。所用药物包括局麻药、纯甘油、阿霉素以及无水乙醇等。三叉神经注射方法在局部麻醉章节已有介绍。

1. **封闭疗法** 　用 $1\%\sim2\%$ 利多卡因行疼痛神经支的阻滞麻醉,也可加入维生素 B_{12} 做神经干封闭,每日 1 次,10 次为 1 个疗程。

2. **纯甘油** 　三叉神经周围支的 100% 的纯甘油注射,相对较安全。先以麻药作受累末梢神经局麻以减轻疼痛,然后缓慢注入甘油于下颌孔或眶下孔处。注意将甘油注射在与"扳机点"有关联的神经的近心端处。

3. **阿霉素** 　阿霉素治疗三叉神经痛是利用阿霉素的细胞毒性和轴浆逆流原理,当将它注入神经末梢时,可借逆向轴浆运转方式快速上升达到破坏感觉神经胞体,而运动神经粗大,则不受影响,使感觉神经功能永久丧失。阿霉素高浓度时对神经组织有强烈的破坏作用,可直接使神经组织变性坏死,阻滞神经信号的传导,从而达到治疗疼痛的目的。治疗方法采用上颌神经阻滞麻醉法或下颌神经阻滞麻醉法,注入 2% 利多卡因 $0.2mL$ 作试验性阻滞,若患者疼痛感觉丧失并且无其他异常症状和体征,注入 0.5% 阿霉素溶液 $0.1mL$,观察阻滞效果及副作用,逐渐增加至 $0.5mL$。眶下孔、眶上孔及颏孔神经可采用手术显露神经的方法,将神经游离,保护邻近组织,在神经支上注射 0.5% 阿霉素溶液 $0.5mL$。

4. **无水乙醇或 95% 乙醇** 　将无水乙醇或 95% 乙醇准确地注射于罹患部位的周围神经干或三叉神经半月节。目的在于产生局部神经纤维变性,从而阻断神经的传导,以达到止痛效果。在行眶下孔、眶上孔及颏孔等封闭时,一般剂量为 $0.5mL$,同时应注意要注入孔内,进孔深度以 $2\sim3mm$ 为好,不宜过深或过浅。如行半月神经节注射,可出现三支同时变性,并可引起邻近脑神经损害,产生角膜反射消失,导致角膜炎等严重并发症。重复无水乙醇注射并发症增多而成功率下降,可能是由于无水乙醇引起神经炎、周围组织纤维化,所以目前无水乙醇注射已不常用。

(五)射频温控热凝术(percutaneous radiofrequency thermocoagulation)

20世纪70年代以来,在国外用射频温控热凝半月神经节及其感觉根治疗三叉神经痛取得了良好效果。至20世纪80年代,国内也已开展了此项技术,临床实践证明这是目前治疗三叉神经痛的较好一种微创神经毁损疗法,利用可控温度作用于神经节、神经干和神经根等部位,使其蛋白质凝固变性,从而阻断神经冲动的传导。其止痛效果好,并发症少,虽然复发率较高,但操作方便,可重复治疗。

1. 射频热凝的原理 是在高频率射频电流通过有一定阻抗的神经及组织时,离子发生振动,与周围质点发生摩擦,在组织内产生热,而不是在电极里产生热。通过电极尖端的热敏电阻,即可测量到针尖处的组织温度,在组织内形成一定范围蛋白质凝固的破坏灶,这样就能利用不同神经纤维对温度耐受的差异性,有选择地破坏半月神经节内,或传导痛觉的神经纤维传导支,而保留对热抵抗力较大的传导触觉的神经纤维。阻断疼痛信号向上位神经传导,破坏疼痛传导通路,使之无法传入大脑皮质,从而达到控制疼痛的目的。

2. 射频治疗仪 包括电刺激试验及阻抗监测系统,调节射频输出功率的大小、设置作用温度,能精确控制毁损灶的范围。采用能精确控温的热源-射频发生器及其相应配套的温控电极和外皮绝缘穿刺针。针尖端非绝缘部分长5~10mm,是进行热凝治疗的工作端,可依据需热凝的范围进行选择。

3. 操作方法 治疗时需经皮穿刺,使射频针进入卵圆孔到达半月神经节及其感觉根(图11-1)。本技术的关键在于准确的穿刺和定位。半月神经节位于颞骨岩部尖端的三叉神经压迹处在硬脑膜两层所形成的腔内。卵圆孔位于颞下窝上壁后内份,相当于眶下缘中点向后延伸线与关节结节向对侧延伸线的交点。

卵圆孔穿刺有前路法和侧路法。

完成穿刺后抽出针芯,将温控电极针插入绝缘穿刺针(套针)。打开开关,在温控热凝前须先作低电压电流刺激试验,0.1~0.5V的方波电刺激,以判断射频穿刺针针尖的位置是否准确。如果刺入部位准确,患者可感到三叉神经的相应分布区内有明显的

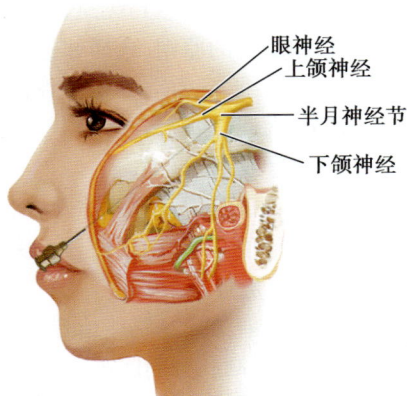

眼神经
上颌神经
半月神经节
下颌神经

图 11-1 穿刺针进入三叉神经半月神经节

跳痛反应或触电样感觉。根据反应部位适当调整针的深度和方向,使反应部位与原疼痛发作部位相符合,即与所罹患的神经分支相吻合,这样即可认为针尖已处于热凝所需要的最恰当位置。方波刺激是判断针头部位是否准确的客观指征,如方波刺激量0.1V就能引起明显反应说明针刺部位准确,疗效也好;如果方波刺激量较大超过0.5V时,面部患支区仍无反应即说明针尖不在相应的神经组织内,应重新调整进针位置,否则盲目加热则有损伤周围组织的可能。

温控热凝:经方波刺激证明刺入位置准确无误后再开始逐渐缓慢加热。根据动物实验及临床观察,温度在60℃以下不容易使神经纤维发生永久性蛋白变性,达不到治疗目的;而温度超过90℃时则可损伤神经周围组织而产生严重并发症,故一般应采用最终加热温度80℃左右,即能达到目的。操作时可先加热至60℃,维持1分钟,再酌情加热至65℃、70℃、75℃和80℃。每次加热时间为1~2分钟,至80℃维持2分钟,同时不断用针刺及棉絮擦拭皮肤,以测试患支分布区的痛觉及触觉,直至痛觉消失,而同时能保留触觉和角膜反射为准。一般总的加热时间为5~10分钟左右。术后常规给予抗生素和激素,以预防感染,减轻水肿。

应用射频温控热凝术治疗三叉神经痛成败的关键在于准确的穿刺和定位。近年来采用术中CT定位进行穿刺及射频治疗,使穿刺技术不再单纯靠经验,医师可在穿刺过程中依据CT图像以避免多次反复的穿刺,尤其是对穿刺针的定位能客观地通过图像来显示,通过CT定位后的分层扫描

图像所见或 3D 导航进一步调整穿刺针在卵圆孔内的深度及位置，使其能准确到达所要破坏的三叉神经分支，特别是可以避免对三叉神经第一支的损伤，从而大大提高了治疗的成功率和减少并发症的发生。

4. 并发症及不良反应 此法的并发症及不良反应较多：操作术中疼痛；术后有些患者可出现恶心、呕吐；有的患者在治疗结束后 1~2 周内患区仍有疼痛；文献报道过的严重并发症有颅内出血，其他脑神经损伤、颅内感染等。此外，尚有报道误穿入颈静脉孔、眶下裂、蝶窦、破裂孔等处致面颊部血肿或外耳道、咽腔出血等，也可因第一支损伤造成角膜反射减退、麻痹性角膜炎致角膜薄翳甚至失明。也可发生咀嚼肌功能减退（因损伤三叉神经运动支所致）但多数可在 3 个月内恢复。术后耳内不适、耳鸣、耳胀、耳聋、面部感觉障碍等症状亦时有发生。操作时应严密消毒避免颅内感染。

近年来亦有采用外周神经温控热凝同时结合三维 CT 定位治疗三叉神经痛，并取得了良好疗效。该法是将针刺入眶下孔、颏孔、卵圆孔或圆孔周围而不进入颅腔，从而避免了颅内并发症，相对较安全。

在进行射频温控热凝术前应常规作血、尿、心电图、脑电图、测血压及头颅 CT 等的检测，注意有无严重的心血管疾患。术中心电图与血压的监护很重要，因患者多系老年人，心血管系统常有不同程度的病变存在，穿刺和热凝过程中的刺激可能会引起不良反应，易发生心律失常及血压的急剧改变。有文献报道术中发生心电图的改变及血压骤升骤降者的比例占 1/3 以上，需特别谨慎，应立即减轻刺激或暂停手术，对症及时用药以免发生意外。对严重心、脑血管疾病患者不宜采用本法。

（六）经皮穿刺半月神经节微球囊压迫术（percutaneous microballon compression，PMC）

经皮穿刺半月神经节微球囊压迫术是近年来国内外治疗三叉神经痛的一种新的方法。这种方法比传统的穿刺手术简单而节省时间，治疗过程是在短暂全身麻醉下完成，减少了患者的痛苦。与射频热凝术比较，微球囊压迫不损伤与角膜反射相关的有髓神经纤维和无髓神经纤维从而明显减少眼部并发症，与三叉神经根微血管减压术比较，手术风险小，效果较好。由于设备较复杂，有条件的医院才能开展。

（七）三叉神经根微血管减压术（microvascular decompression，MVD）

术前已明确三叉神经痛是由血管压迫所引起，而其他较简单治疗方法无效，患者同意开颅手术者可采用微血管减压术。

全身麻醉，患者平卧位，头略抬高并偏向健侧，常规消毒。在患侧耳后切开皮肤、皮下组织、肌肉及骨膜，用骨膜剥离器沿骨壁剥离，将皮瓣翻向乙状窦方向，用颅骨钻紧靠乙状窦后缘钻开一直径大约为 2cm 大的骨窗。与皮肤同方向"C"形切开硬脑膜并翻向前。在手术显微镜下将小脑向后上方轻轻牵开，沿小脑天幕向前，在岩静脉与第Ⅶ、Ⅷ脑神经间剪开桥池蛛网膜，将带吸引管的微型脑压板由此放入达三叉神经根部，自神经出脑桥处向远端探查血管压迫及其他病灶情况。在放大镜或内镜监视下，分离血管与神经，并以小垫，如聚四氟乙烯材料等间隔（图 11-2）。仔细观察确无活动性出血后缝合硬脑膜，逐层缝合关闭伤口。

微血管减压不需切断神经即可达到止痛效果，属非神经破坏手术。近期疗效达 80% 以上，如术后复发，一般服用小剂量药物可缓解。其并发症包括听力减退或丧失、面部感觉缺失、感觉迟钝、麻木性疼痛、角膜麻痹、滑车、外展及面神经麻痹、无菌性脑膜炎、共济失调、颅内感染或血肿、脑脊液漏、小脑损伤、异物性肉芽肿等。最近有学者报道在神经内镜下行 MVD，使 MVD 的创伤更小，效果更好。该手术应由神经外科医师或与神经外科医师合作进行。

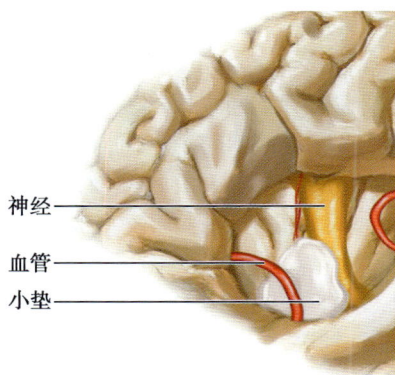

神经 ——
血管 ——
小垫 ——

图 11-2 三叉神经根微血管减压术

（八）三叉神经周围支切断撕脱术

随着技术的进展和对致病因素的进一步认识,传统的一些具有危险性高、并发症多、功能损害大的破坏性手术目前已较少应用,如三叉神经感觉根切断术、三叉神经脊束切断术、三叉神经周围支撕脱术等。

三叉神经周围支撕脱术是传统和基本的治疗方法,很早以前就被用于临床,短期效果肯定,但复发率高,目前临床上较少应用。

第二节　面神经麻痹

面神经麻痹(facial paralysis)是部分或完全丧失面神经功能,主要表现为面部表情肌群运动功能障碍,也称为面瘫。

【病因】　由于面神经的路径长而复杂,所以很多因素均可导致面瘫。面瘫的病因有常见的特发性、感染、外伤、肿瘤以及少见的血管因素、神经系统疾病、先天性疾病、代谢性、遗传或系统性疾病等。

（一）特发性面神经麻痹（又称贝尔麻痹，Bell palsy）

由于病因不明以往认为是特发性的,现主要认为是病毒感染使面神经发生炎症所致。环境改变、损伤、代谢、精神心理等因素也可导致发病。如环境因素寒冷,贝尔麻痹常在局部受冷风吹袭或着凉后发生,有学者认为,当机体处于疲劳及应激状态时,易发生贝尔麻痹。也有因风湿性面神经炎、茎乳孔内的骨膜炎引起面神经肿胀、受压、血液循环障碍而致病者。此外,还有学者认为贝尔面瘫可能与遗传因素有关。

（二）感染

本病可能由病毒感染所引起,如Ⅰ型单纯疱疹病毒、EB病毒、带状疱疹病毒等,其中以带状疱疹病毒最多见。其他如化脓性中耳炎、化脓性乳突炎、外耳道炎、腮腺炎,以及结节病、HIV感染、蜱叮咬感染莱姆病螺旋体导致的莱姆病等。

（三）外伤

造成面神经损伤的原因很多,主要有机械性损伤、物理性损伤、化学性损伤、医源性损伤,较常见的有颅脑、颞骨或颌面部外伤,腮腺手术损伤面神经等。

（四）肿瘤

起源于面神经周围或直接累及面神经的肿瘤,如颅内的肿瘤,听神经瘤、脑膜瘤、胆脂瘤以及血管瘤等,颅外的肿瘤,引起面瘫的主要是腮腺区的恶性肿瘤,腺样囊性癌最易累及面神经。

（五）血管因素

有报道对面神经麻痹患者行开颅手术所见,认为小脑脑桥三角的动脉环可以突然改变其位置,使内听道和脑干之间的面-听神经束由前方受压、拉长而致面神经麻痹。另外,高血压、脑卒中以及动脉瘤等可导致面瘫。

（六）神经系统疾病、先天性疾病、代谢性或系统性疾病

包括多发性硬化症、先天性面神经发育异常、糖尿病、自身免疫性疾病以及一些综合征等,这些病因临床上少见。

【病理】　面神经损伤,病理变化主要是面神经水肿,髓鞘或轴突有不同程度的变性,以在茎乳孔和面神经管内的部分尤为显著。感染使神经鞘膜发生炎症、水肿,特别是在狭窄而曲折的面神经管内,使面神经干严重受压,并造成血循环障碍、局部贫血,部分患者乳突和面神经管的骨细胞也有变性。如营养面神经的血管痉挛,可导致神经的缺血和毛细血管的损害,继而发生水肿。水肿进一步加重压迫神经和阻碍淋巴与血液的流通从而导致面瘫。

Sunderland根据周围神经损伤的程度提出五度分类法,Ⅰ度:神经失用,又称生理性传导阻滞,但神经轴突与神经元及终末效应器之间仍保持其连续性;Ⅱ度:轴突中断,即轴突断离但神经内膜保持完整;Ⅲ度:神经断裂,即轴突和神经内膜断离但神经束膜完整。Ⅳ度:神经束膜断裂,即神经外膜亦遭到破坏,但尚未完全断裂;Ⅴ度:神经断离,指整个神经干完全断裂。前三度多见

学习笔记

于贝尔麻痹、感染、生长缓慢的良性肿瘤、颞骨骨折等,后两度主要发生在外伤、手术以及生长迅速的肿瘤。

【临床表现】　根据引起面神经损害的部位不同,分为中枢性面神经麻痹和周围性面神经麻痹两种。

（一）中枢性（核上性）面神经麻痹

病损位于面神经核以上至大脑皮质之间,即当一侧皮质脑干束受损时,称为中枢性或核上性面神经麻痹。由于面神经核上部的细胞接受两侧皮质脑干束的纤维,其轴突组成面神经运动纤维,支配同侧睑裂以上的表情肌,包括额肌和上半部眼轮匝肌的运动;面神经核下部的细胞则只接受对侧皮质脑干束的纤维,其轴突组成面神经的运动纤维,支配同侧睑裂以下的表情肌(图11-3)。

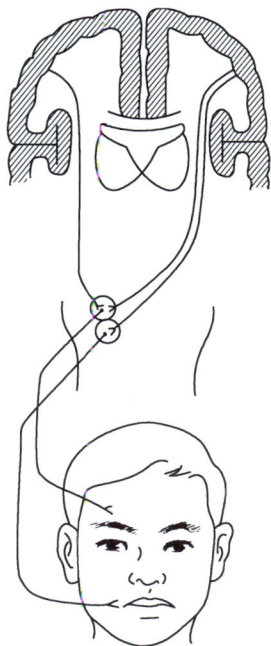

图 11-3　面神经核支配面部表情肌运动

因此,当一侧中央前回下部巨型椎体细胞及其轴突发生病变时,则引起病变对侧睑裂以下的表情肌瘫痪,如鼻唇沟消失,不能上提口角,食物易存留于口腔前庭等,但并不影响闭眼、皱额。临床上对不影响闭眼、蹙眉与皱额的面瘫病例,必须予以足够的重视,应进一步检查有无颅内病变。因病变发生在面神经核以上的上位神经元,故又称为面神经核上瘫。其临床特点表现为:①病变对侧睑裂以下的颜面表情肌瘫痪;②常伴有与面瘫同侧的肢体瘫痪;③无味觉和唾液分泌障碍。

（二）周围性（核性或核下性）面神经麻痹

面神经运动纤维发生病变所造成的面瘫称为周围性面神经麻痹。病变可位于脑桥下部(如出血、肿瘤等)、中耳或腮腺等部位。其临床特点为:①病变侧全部表情肌瘫痪(但提上睑肌除外,因该肌受动眼神经支配):如眼睑不能闭合,不能蹙眉,额纹消失,口周肌群瘫痪症状与核上瘫相同。②可伴有听觉改变、舌前2/3的味觉减退,以及唾液分泌障碍,其中临床上最多见的是贝尔麻痹。

贝尔麻痹有部分或完全性面瘫,两侧面部均可发生,并有目限性。贝尔面瘫起病急骤,无自觉症状,可于数小时内或1~2天内达到完全面瘫。患者大多诉临睡时毫无异常,但晨起盥洗时,忽觉不能含漱和喝水,或者自己并无感觉而被他人发现。这种不伴其他症状或体征的突发性单侧面瘫,常是贝尔面瘫的特殊表现。

面瘫的典型症状有前额皱纹消失,不能蹙眉。患侧口角下垂,健侧口角向上歪斜。不能紧密闭口,发生饮水漏水,鼓腮、吹气等功能障碍。上下眼睑不能闭合,睑裂扩大,闭合不全,露出结膜。用力闭眼时,眼球转向外上方,此称贝尔征(Bell sign)。由于不能闭眼,故易患结膜炎。在下结膜囊内,常有泪液积滞或溢出。

感染性面瘫如带状疱疹病毒所致的面瘫,除面瘫外还有剧烈的耳痛、耳鸣、神经性耳聋、眩晕并伴有外耳道疱疹,又称 Hunt 综合征。耳部感染所致的面瘫,耳部有疼痛、脓性分泌物、听力下降伴面瘫。

外伤性面瘫有明显的创伤因素存在。不同原因造成神经损伤的严重程度和波及范围也不同,损伤多发生在面神经周围支,一般都不发生味觉、泪液、唾液、听觉等方面的变化。

肿瘤导致的面瘫为持续发展,病程在 4 个月以上。颅内肿瘤面瘫伴感音神经性听力下降,可有多个脑神经受累。颅外肿瘤主要来自腮腺,受累的腮腺和面神经出现功能障碍。

其他病因导致的面瘫,除面瘫外均有相应的全身症状。

【面神经功能检查】　面神经运动功能检查可以判断是部分性面瘫还是完全性面瘫。House-Brackmann 面神经麻痹分级方法可以作为面瘫的诊断标准,对面神经的检查和治疗有重要意义。

面瘫的症状还取决于损害的部位。若病变发生在茎乳孔外,一般都不发生味觉、泪液、唾液、听

画廊:ER11-11 面瘫的典型症状

图片:ER11-12 House-Brackmann 面神经麻痹分级量表

觉等方面的变化;病变部位更高,在鼓索与镫骨肌支之间,除完全性面瘫外,还可有味觉异常或丧失以及唾液腺分泌障碍;如病变累及支配镫骨肌的神经分支,可出现听觉过敏;病变累及膝状神经节,可出现耳廓及外耳道感觉迟钝或剧痛;如病变累及岩浅大神经,可出现泪腺分泌障碍;若病变在脑桥与膝状神经节之间,波及听神经,可有耳鸣、耳聋及眩晕;如同时出现感觉功能与副交感功能的障碍时,则所出现的症状对损害的发生部位具有定位意义。

临床上有必要进行以下各种检查:

1. **味觉检查**　伸舌用纱布固定,擦干唾液后,以棉签蘸糖水或盐水涂于患侧的舌前 2/3,嘱患者对有无味觉以手示意,不要用言语回答,以免糖(盐)水沾至健侧而影响检查结果。由于舌背边缘区域的几个部位对不同的味觉具有相对的敏感性,因此,如用甜味检查可涂于舌尖,稍偏后对咸味敏感,依次向后则为酸味与苦味。味觉的敏感性虽有个体差异,但左右两侧一般相同。

2. **听觉检查**　主要是检查镫骨肌的功能状态。以听音叉、手表音等方法,分别对患侧与健侧进行由远至近的比较,以了解患侧听觉有无改变。听觉的改变是由于镫骨肌神经麻痹后,失去了与鼓膜张肌神经的协调平衡,于是使镫骨对前庭窗的振幅减小,造成低音性过敏或听觉增强。

3. **泪液检查**　亦称 Schirmer 试验。目的在于观察膝状神经节是否受损。用滤纸两条(每条为 0.5cm×5cm),一端在 2mm 处弯折。将两纸条分别安置在两侧下睑结膜囊内做泪量测定。正常时,在 5 分钟末的滤纸沾泪长度(湿长度)约为 2cm。由于个体差异湿长度可以变动,但左右眼基本相等。如膝状神经节以上岩浅大神经受损害,则患侧泪量显着减少。

4. **电生理检查**　主要是评价面神经的功能。包括神经兴奋性实验、神经电图、肌电图等。

5. **影像学检查**　CT、螺旋 CT 以及三维 CT 可以检查颅内、颅底、面神经管、乳突等组织的感染、外伤、肿瘤、畸形等病变。MRI 可以显示颅内外占位性病变以及神经与血管的关系。

6. **实验室检查**　包括带状疱疹、HIV 的血清学检查,螺旋体抗体滴度检测以及脑脊液检查等。

【诊断与鉴别诊断】面神经麻痹的诊断要依据病史、临床表现以及面神经功能检查。要鉴别是中枢性面瘫还是周围性面瘫,周围性面瘫面神经损害部位等。

贝尔麻痹具有突然发作的病史与典型的周围性面瘫症状,诊断并不困难。根据味觉、听觉及泪液检查结果,还可明确面神经损害部位,从而作出相应的损害定位诊断。

1. **茎乳孔以外**　面瘫。

2. **鼓索与镫骨肌神经之间**　面瘫+味觉丧失+唾液腺分泌障碍。

3. **镫骨肌与膝状神经节之间**　面瘫+味觉丧失+唾液腺分泌障碍+听觉改变。

4. **膝状神经节**　面瘫+味觉丧失+唾液腺、泪腺分泌障碍+听觉改变。

5. **脑桥与膝状神经节之间**　除面瘫外,感觉与分泌功能障碍一般均较轻;如损害影响听神经时,尚可发生耳鸣眩晕。

6. **核性损害**　面瘫+轻度感觉与分泌障碍,但往往影响展神经核而发生该神经的麻痹,若损害累及皮质延髓束时可发生对侧偏瘫。

贝尔面瘫应注意与核上性面神经麻痹、核性面神经麻痹、小脑脑桥角病变、Hunt 综合征、莱姆病、耳部疾患、腮腺疾患、创伤性面神经损伤以及面神经和面神经周围的肿瘤等引起的面神经麻痹加以鉴别。

创伤性面瘫根据临床表现及病史易于诊断。但在创伤性面瘫的诊断中,判断面神经损伤的程度和预后则显得更加重要。以往主要以患者皱眉、闭眼、耸鼻、鼓腮、讲话及微笑时对面部运动情况的主观判断作为指标,现神经电诊断技术已作为为评价面神经损伤及恢复的客观指标。

感染性面瘫、肿瘤以及其他病因导致的面瘫,除面瘫外均有相应的局部或全身症状。外伤、感染、肿瘤以及其他病变导致的面瘫还需做 CT、MRI 等影像学检查以及实验室检查进行诊断与鉴别诊断。

【治疗】面神经麻痹的治疗,主要有保守治疗及手术治疗两类。根据病因采用不同治疗方法。

（一）保守治疗

保守治疗主要有药物治疗、理疗、中医中药针灸等治疗方法。

贝尔面瘫起病 1～2 周内可视为急性期。此阶段治疗原则主要是控制组织水肿,改善局部血液循环,减少神经受压。此期应用糖皮质激素联合抗病毒药物治疗效果最佳。可采用地塞米松 10mg 静脉滴注,连续 7～10 天,或口服泼尼松 30mg/d,连服 5 天,逐渐减量停药,疗程共 10～14 天。联合抗病毒药疗效更佳,选用阿昔洛韦或利巴韦林口服或静滴。此外,为促进神经髓鞘修复,可给予营养神经的药物,如维生素 B_1、维生素 B_{12} 以及神经生长因子。可做理疗如超短波透热疗法、红外线照射或激光疗法。此时期不宜应用强烈针刺、电针等治疗,以免导致继发性面肌痉挛。可作局部热敷,按摩治疗。

嘱患者注意保护眼睛,以防暴露性结膜炎,特别要防止角膜损害,使用眼膏,入睡后以眼罩掩盖患侧眼睛,不宜吹风和持续用眼,减少户外活动。

病毒特别是带状疱疹病毒所致的面瘫除应用糖皮质激素联合阿昔洛韦外,还要口服止痛药,减轻疱疹后的神经痛。细菌性感染要使用抗生素,同时给予营养神经的药物。

外伤性面瘫是临床上常见的面瘫,如果是不完全面瘫,电生理检查面神经无变性,应进行保守治疗。急性期应用糖皮质激素、抗炎以及营养神经的药物。

急性期过后是恢复期,治疗主要是尽快使神经传导功能恢复和加强肌收缩。除可继续给予营养神经的药物外,可行面部肌电刺激、电按摩等。此期可根据病情进行面肌的被动和主动运动。可对着镜子按摩面肌,练习各种瘫痪肌的随意运动。大多数病例在起病后 1～3 个月内可完全恢复。药物治疗在 6 个月后已很少有效,但 1～2 年内仍有自行恢复的可能。恢复期患者应继续注意保护眼睛。2 年后面瘫仍不能恢复者可按完全性面瘫处理。

（二）手术治疗

在 Sunderland 的 Ⅳ 度和 Ⅴ 度即神经束膜断裂和神经断离,用肌电仪和电兴奋性测验无反应或不出现电位变化,表明神经已经变性。如生长迅速的肿瘤、外伤、手术意外损伤面神经等所引起的不可逆的面神经麻痹以及完全性面瘫可进行手术治疗。

手术治疗包括面神经减压术、面神经吻合术、神经游离移植术、面神经横跨移植等,另外有带血管神经蒂的肌瓣(背阔肌、胸锁乳突肌、颞肌等)转移悬吊法。对于无法进行神经吻合和神经移植的病例或已经采用上述手术失败者可采用整形手术治疗。其中主要的有筋膜悬吊法,以及应用颞肌腱和筋膜条混用法等。

对于单纯面神经下颌缘支麻痹者除可采用上述筋膜悬吊或肌瓣悬吊法之外,还可根据患者具体情况采用转移下唇口轮匝肌至上唇,以达到动力矫正之目的。亦可行 Z 成形术矫正口角歪斜。

【预后】影响预后的因素主要取决于病损的严重程度,以及治疗是否及时和得当。贝尔面瘫约 80% 的病例可在 2～3 个月内恢复。轻症病例多无神经变性,经 2～3 周后即开始恢复,于 1～2 个月内可痊愈。贝尔面瘫多数在 1～4 个月间恢复。有的可彻底治愈,有的为不完全恢复,个别不能恢复。恢复不全者,常可产生瘫痪肌的挛缩,面肌痉挛,成为面神经麻痹的后遗症。瘫痪肌的挛缩表现为患侧鼻唇沟加深,睑裂缩小,口角反向患侧牵引,使健侧面肌出现假性瘫痪现象;此时切不可将健侧误认为患侧。

神经部分变性者,需 3～6 个月恢复,更严重者恢复缓慢或不恢复。目前判断面瘫预后较好方法是采用肌电图与电兴奋性测验。根据随意活动时瘫痪肌的电位不同,可以在示波器上显示有无反应或反应强弱的变化。当出现电位变化时,即表示神经的功能尚存在,反之表示神经变性。通过上述检查可进一步明确面神经的功能状态,对预后的估计有一定帮助。

预防贝尔面瘫,要防止面部特别是耳后部受风寒,如夏季睡觉、乘火车、汽车、坐办公室时不使耳后部长时间的受空调的冷风吹袭。

第三节　舌咽神经痛

舌咽神经痛(glossopharyngeal neuralgia)是指发生在舌咽神经分布区域的阵发性剧烈疼痛。疼

图片:ER11-14
面神经吻合术

痛性质与三叉神经痛相似,但患病率较低。

【病因】 原发性舌咽神经痛的病因和发病机制目前尚不明确,可能为舌咽神经及迷走神经发生脱髓鞘性变,引起舌咽神经的传入冲动与迷走神经之间发生"短路"的结果。与三叉神经痛相似,可能是由于椎动脉或小脑后下动脉、小脑前下动脉或其分支以及静脉压迫舌咽神经所致。在继发性病因中,包括小脑脑桥三角的血管异常、肿瘤压迫、蛛网膜炎、椎动脉病、外伤以及发生于颈动脉、咽、喉和扁桃体等处的颅外肿瘤等。也有学者认为颅外血管疾患,如颈内动脉闭塞和颈外动脉狭窄等也都可能成为本病的病因。

【临床表现】 本病好发于 35~50 岁,男性多见。阵发性剧痛位于扁桃体区、咽部、舌根部、颈深部、耳道深部及下颌后区等处。虽然每个患者的疼痛部位不尽相同,但一般不超出上述范围。疼痛呈间歇性发作,昼夜均有阵痛,通常是早晨或上午频繁,下午或傍晚逐渐减少。可在睡眠时发作,此点与三叉神经痛不同。每次发作持续数秒至数分钟,性质为针刺样、刀割样、烧灼样、电击样阵发性剧痛,也可表现为痛性抽搐。疼痛多位于一侧,开始于舌根部或扁桃体区,并向耳部放射。由于发作时患者咽喉部有梗塞感或异物感,故常出现频繁咳嗽的现象。

舌咽神经痛也和三叉神经痛一样,可有疼痛触发点存在,也称"扳机点",此点常位于扁桃体部、外耳道及舌根等处,触之即可引起疼痛发作。吞咽、咀嚼、打哈欠、咳嗽均可诱发疼痛。在两次发作之间并无疼痛,但患者由于惧怕发作而少进饮食,故有时表现为脱水和消瘦。

舌咽神经痛发作时,除神经痛外,有时可引起昏厥、抽搐和癫痫发作,可伴有心律不齐,甚至心跳停搏,并还可出现喉部痉挛感及唾液分泌过多等症状。

【诊断及鉴别诊断】 根据原发性舌咽神经痛的临床特点、疼痛部位、性质、神经系统检查有无阳性体征,一般诊断并无困难。如将表面麻醉剂丁卡因涂于患侧的扁桃体、咽部等处,可暂时阻止疼痛发作。此病须与三叉神经痛、茎突过长、鼻咽癌侵及咽部及颅底而引起的神经痛相鉴别,特别是当疼痛呈持续性隐痛,时间长,无扳机点,夜间疼痛明显时。有舌咽神经损害的体征,如软腭及咽部感觉减退或消失,舌后 1/3 味觉与一般感觉障碍,咽反射减弱或消失,腮腺分泌功能异常等,用丁卡因涂喷咽、扁桃体不能止痛者,应高度怀疑由颅内外肿瘤等所引起的继发性舌咽神经痛,应做详细的辅助检查如头颅 CT、MRI 等,以寻找病因。继发性舌咽神经痛还常伴有其他脑神经障碍或其他的神经系统体征。

【治疗】 舌咽神经痛的治疗包括药物治疗、封闭疗法、射频温控热凝术以及手术治疗。如属继发性舌咽神经痛,应查明原因进行治疗。

第四节　面　肌　痉　挛

面肌痉挛(facial spasm)又称面肌抽搐症或半面痉挛(hemifacial spasm,HFS),为阵发性不规则半侧面部肌群不自主抽搐或痉挛。通常发生于一侧面部,多起于眼轮匝肌,逐渐向整个面部表情肌蔓延。

【病因】 原发性面肌痉挛的病因不明,可能是由于在面神经传导路径上的某些部位存在病理性刺激所引起。有些学者认为小脑脑桥角的动脉压迫面神经根可引起面肌痉挛。由于受压,使具有绝缘作用的髓鞘萎缩变薄,发生脱髓鞘改变,使传出传入的神经纤维之间的动作电流发生"短路"。此外,可能由于面神经根处纤维损伤变性,引起面神经运动神经元胞体结构改变,同时影响面神经核团的大脑皮层质而出现跨神经元退变。加之中枢的兴奋因脱髓鞘性变不能正常下传,使兴奋在中枢内不断蓄积,当电兴奋叠加到一定程度,便形成一种爆发式下传,而使其功能发生异常,出现面肌抽搐症状。

小脑脑桥角的一些占位性病变如肿瘤压迫到面神经或导致血管移位以及血管异常如动脉瘤、动静脉畸形等,可出现面肌抽搐。一些全身性疾病如多发性硬化也可发生面肌抽搐。

有些病例属面神经麻痹后遗症,当面神经麻痹未能完全恢复时,常可产生瘫痪肌的痉挛或连带运动。

原发性面肌痉挛是指血管或血管襻异位压迫到出脑干的面神经根处,导致面肌阵发性的抽

ER11-15

图片:ER11-15 注射于患侧舌根部、扁桃体窝或咽壁的扳机点周围

撺。继发性的面肌痉挛是继发于面神经麻痹或肿瘤、外伤、炎症、脱髓鞘等病变导致的面神经损伤。

【临床表现】 原发性面肌痉挛多发生于中年以后，女性多于男性。疾病早期，抽搐多先从眼轮匝肌开始，呈间歇性，以后逐渐扩展至同侧其他面部表情肌，其中以口角肌的抽搐最为明显。肌抽搐的程度轻重不等，当精神紧张或疲倦时加重，睡眠时停止发作。本病多发生于一侧，双侧发病者极少见。少数病例中抽搐发作时，伴有面部轻度疼痛，个别病例尚可出现头痛、患侧耳鸣等。有的可伴有同侧舌前味觉改变。神经系统检查无其他阳性体征。晚期病例可伴有面肌轻度瘫痪。本病为缓慢进展的一种疾病，一般不会自愈。

【诊断与鉴别诊断】 根据本病的临床特点，不伴有其他神经系统的阳性体征，在肌电图上显示肌纤维震颤和肌束震颤波，容易诊断。

需与以下疾病相鉴别：

1. **继发性面肌痉挛** 颅内疾患如小脑脑桥三角肿瘤、脑干脑炎、延髓空洞症、颅脑损伤均可出现面肌抽搐。但往往伴有其他脑神经损害症状，如同侧的面痛及面部感觉减退，听力障碍等。

2. **眼睑痉挛(blepharospasm)** 是局部不自主过度的眼睑闭合，由眼轮匝肌痉挛所致。常见于中年以后的女性患者，但多发生于两侧，仅发生于眼轮匝肌，而面下部肌正常。也有发生癔症性眼睑痉挛。

3. **三叉神经痛** 为面部阵发性剧痛，发作时有的病例可伴有面肌痉挛，应注意区分。面肌痉挛一般不伴有疼痛，晚期病例虽有时可有疼痛，但程度轻微。

4. **舞蹈病及手足徐动症** 出现面肌不自主运动，但均为双侧性，且同时伴有四肢的不自主运动。

【治疗】

1. **药物治疗** 应用各种镇静、安定、抗癫痫等药物。

2. **注射治疗**

（1）A 型肉毒毒素(botulium toxin type A,BTX-A)注射。

（2）封闭疗法：即在面神经颅外主干及分支周围，选择性应用维生素 B_1、维生素 B_{12} 加利多卡因、50%的乙醇、5%酚甘油封闭。

3. **手术治疗** 包括面神经干分束术和微血管减压术等。

（龙星 李金荣）

参考文献

1. 张志愿. 口腔颌面外科学. 7 版. 北京：人民卫生出版社, 2012.
2. 冯殿恩, 靳令经, 王鹏. 面瘫与面肌痉挛. 上海：上海科学技术出版社, 2011.
3. 陈新谦. 新编药物学. 17 版. 北京：人民卫生出版社, 2014.
4. 王维治. 神经病学. 5 版. 北京：人民卫生出版社, 2006.
5. 江澄川, 赵志奇, 蒋豪. 疼痛的基础与临床. 上海：复旦大学出版社-上海医科大学出版社, 2001.
6. 谭令, 陈克敏. 原发性三叉神经痛的磁共振诊断. 诊断学理论与实践, 2005, 4:338-344.
7. HUPP J R, ELLIS III E, TUCKER M R. Contemporary Oral and Maxillofacial Surgery. 6th ed. New York：Elsevier, 2019.
8. BAGHERI S C, FARHIDVASH F, PERCIACCANTE V J. Diagnosis and treatment of patients with trigeminal neuralgia. J Am Dent Assoc, 2004, 135:1713-1717.
9. PEARCE J M. Glossopharyngeal neuralgia. Eur Neurol, 2006, 55(1):49-52.
10. ABBRUZZESE G, BERARDELLI A, DEFAZIO G. Hemifacial spasm. Handb Clin Neurol, 2011, 100:675-680.

视频：ER11-16
面肌痉挛

学习笔记

第十二章　先天性唇腭裂与颅面裂

> ## 》》导言
>
> 　　唇腭裂是口腔颌面外科最常见的先天性畸形,整复该畸形涉及多学科合作且要求术者具有综合应用几何学、美学和运筹学等除外科基本技术之外的知识和能力。通过本章学习和实习教学,需要掌握唇腭裂的发病机制、发病因素、畸形分类、序列治疗、手术整复畸形的原理和主要技术要点;熟悉唇腭裂的围手术期处理、二期整复及相关辅助治疗,为开展包括手术整复在内的综合序列治疗奠定良好的基础。

　　先天性口腔颌面部发育畸形(congenital developmental deformities of oral and maxillofacial region)以唇裂、腭裂最常见;偶尔可见面横裂和正中裂;而面斜裂等则较罕见。

第一节　胚胎发育与发病因素

一、胚胎发育

　　口腔颌面部的发育始于胚胎发育的第3周,此时胚胎长约3mm,前脑的下端及腹面膨大,形成一个圆形的突起,称为额鼻突;同时由第一对鳃弓分叉发育而形成上下颌突。上颌突位于下颌突的上方,它们均是从两侧向中线生长发育。上述突起之间的空隙即为口凹,以后发育为原始口腔,有口咽膜将其与前肠相隔。

　　第5周时,额鼻突的下缘两侧各出现一个由外胚层增厚下陷而形成的嗅窝,嗅窝的内外侧缘高起,称为内侧鼻突和外侧鼻突,嗅窝即为原始鼻腔。第7周时,嗅窝底破裂而形成鼻孔。左右侧上颌突与外侧鼻突相连形成鼻孔底及上唇;两侧内侧鼻突相连形成鼻小柱、人中及前颌。同时,下颌突也向内侧生长并在中线相连而形成下颌。至此,由上下颌突围成的扁圆形口裂即告发育完成,口裂的腔隙也增大加深,形成了原始口腔,但仍与原始鼻腔相通。

　　胚胎发育至第8周时,胎儿的面部初步完成。同时,左、右侧上颌突的内面(口裂面)生出一对板状突起称继发腭突。两侧的继发腭突在中线融合而形成腭的大部,与形成前颌骨的原发腭突相结合处即为切牙孔。腭的形成使口腔和鼻腔分隔开。在已融合的组织内,其前端与鼻中隔相连部分骨化后形成硬腭;其后端不与鼻中隔相连部分无骨质发生,即为软腭,其中的中胚叶组织即发育成为软腭的肌肉组织。额鼻突在左右原始鼻孔外侧之间的部分增高后形成鼻梁和鼻尖,两原始鼻孔外侧之间的中胚层组织垂直向下生长成板状称鼻中隔,此隔下缘与腭前部愈合后将鼻腔分隔为左右两个鼻道,至此,胎儿的口和鼻即具备成人的形态结构,此时即胚胎发育的第12周左右(图12-1)。

二、唇裂、面裂和腭裂的形成

　　胎儿在发育过程中,特别是胎儿发育成形的前12周,若受到某种因素的影响而使各胚突的正常发育及融合受到干扰时,就有可能使胎儿发生各种不同的相应畸形(图12-2)。例如:左右两侧下颌突未能在中线相互融合,则产生下唇正中裂或下颌裂;一侧上颌突未能在一侧与内侧鼻突融合,则在上唇一侧产生单侧唇裂,如在两侧发生,则形成双侧唇裂。

学习笔记

254

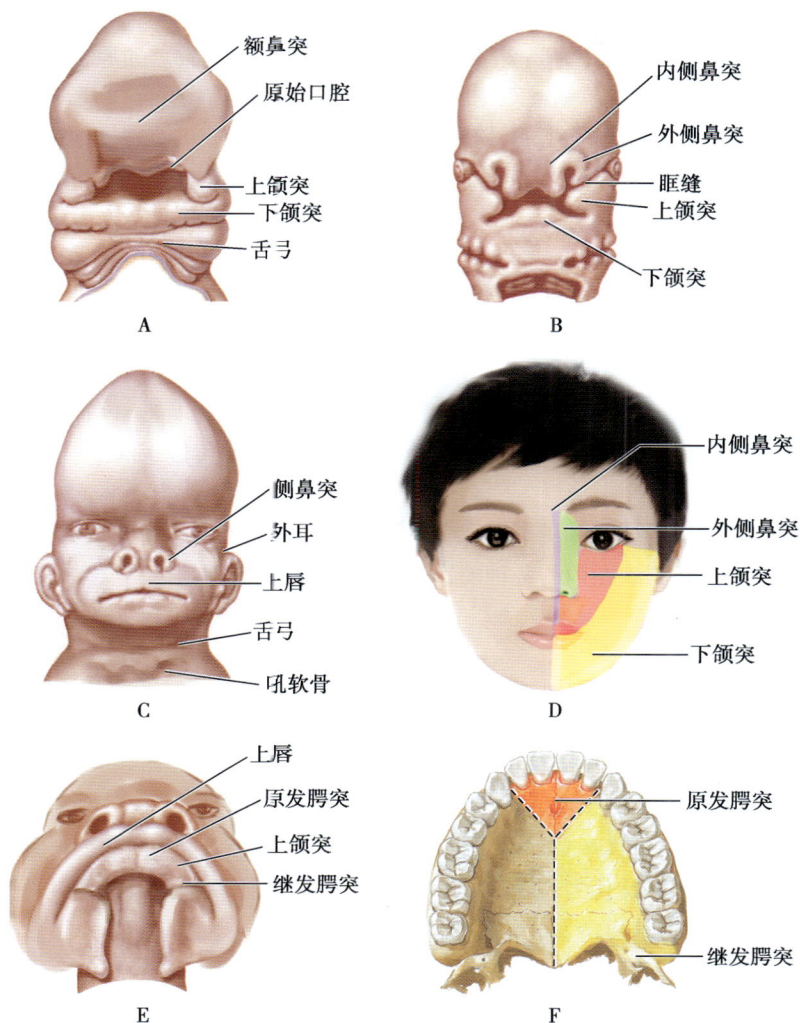

图 12-1　口腔颌面部胚胎发育过程

A.胎儿 5 周以后　B.胎儿 6 周时　C.胎儿 8 周时　D.胎儿与胚突的关系　E.胎儿 6 周时的腭部　F.腭部与胚突的关系

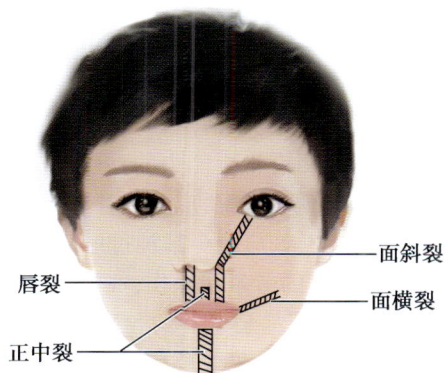

图 12-2　面裂形成的部位

上颌突与内侧鼻突有一部分或全部未融合,则发生各种不同程度的唇裂,以及不同程度的牙槽突裂,两个内侧鼻突未能正常融合则发生上唇正中裂。上颌突与下颌突未能融合则形成面横裂。上颌突与外侧鼻突未能融合则形成面斜裂。

腭裂的形成与唇裂相似,同样为胚突融合不全或完全不融合所致。如原发腭突未能在一侧或两侧与继发腭突融合,则形成了单侧或双侧腭裂;如在前颌部分未能融合,则形成牙槽突裂。由于腭突的融合过程是由前向后逐渐发生的,软腭裂与不完全腭裂都是在硬腭已经完全或部分融合后才发生的,因此,单纯的软腭裂只有正中裂而无单侧或双侧之分。

三、发病因素

引起胚突发育和融合障碍的确切原因和发病机制,目前尚未完全明了,可能为多种因素的影响而非单一因素所致。根据大量的研究结果表明,可能的因素如下:

(一)遗传因素

有些唇裂和腭裂的患者,可在其直系或旁系亲属中发现类似的畸形,因而认为唇腭裂畸形与遗传有一定的关系。遗传学研究还认为唇、面、腭裂属于多基因遗传性疾病。

(二)营养因素

各种原因造成女性妊娠期间维生素的缺乏。动物试验发现小鼠缺乏维生素 A、维生素 B_2 及泛酸、叶酸等时,可导致包括腭裂在内的各种畸形,但人类是否也会因缺乏这类物质而导致先天性畸形的发生,尚不十分明确。

(三)感染和损伤

临床发现女性在妊娠初期如遇到某些损伤,特别是引起子宫及邻近部位的损伤,如不全人工流产或不科学的药物堕胎等均能影响胚胎的发育而导致畸形。母体在妊娠初期,罹患病毒感染性疾病如风疹等,也可能影响胚胎的发育而成为畸形发生的诱因。

(四)内分泌的影响

小鼠的动物实验表明,给怀孕早期的小鼠注射一定量的激素,如肾上腺素或地塞米松,其所生产的幼鼠中可出现腭裂。因此认为,在妊娠期,如孕妇因生理性、精神性及损伤性等原因,可使体内肾上腺皮质激素分泌增加,从而诱发先天性畸形。

(五)药物因素

多数药物进入母体后能通过血胎屏障影响胚胎,可能导致畸形的发生,如环磷酰胺、甲氨蝶呤、苯妥英钠、抗组胺药物、美克洛嗪、沙利度胺等均可能致胎儿的畸形。

(六)物理因素

胎儿发育时期,如孕妇频繁接触放射线或微波等有可能影响胎儿的生长发育而导致唇腭裂的发生。

(七)烟酒因素

流行病学调查资料表明,女性妊娠早期大量吸烟(包括被动吸烟)及酗酒,其子女唇腭裂的发生率比无烟酒嗜好的妇女要高。

综上所述,口腔颌面部发育畸形的致病因素是多种多样的,它可能是多种因素在同一时期或不同时期内发生作用的结果。由于病因尚不完全清楚,因此,在妊娠早期,特别是在妊娠第 12 周以前,采取积极的预防措施是非常必要的。对有生育能力的女性,应接受有关知识教育,女性孕期应注意营养成分的合理配给;如出现孕吐及偏食情况,应及时补充维生素 A、维生素 B_2、维生素 B_6、维生素 C、维生素 E 及钙、磷、铁等矿物质。孕妇应避免精神过度紧张和情绪激动,保持愉快平和的心情;避免频繁接触放射线及微波;避免过度的劳累和外伤;戒烟;禁忌酗酒;尽量避免感染病毒性疾病,患病后禁用可能导致胎儿畸形的药物等都是有益的预防措施。此外,如患有某些严重疾病而必须使用可能致胎儿畸形的药物的妇女应积极采取避孕措施。

四、唇腭裂的遗传学咨询

唇腭裂依据其是否伴发有全身其他先天畸形,可以分为综合征型唇腭裂和非综合征型唇腭裂。其中,综合征型唇腭裂占30%,而非综合征型唇腭裂占70%。综合征型唇腭裂是单基因遗传模式的先天畸形,通过对患者及其所在家系进行致病基因筛查,依据孟德尔遗传规律对其子代或同胞等再发风险作出评估。非综合征型唇腭裂是多基因遗传病,每个单独的基因在疾病发生中起到的作用都是十分微小的,因此对非综合征型唇腭裂进行致病基因筛查或基因诊断无实质性意义。但是可以结合多基因遗传病的特点进行系谱分析来预测评估唇腭裂胎儿出生的风险如下:

1. 发病率与亲缘关系的远近有关。唇裂患者一级亲属(父母,子女以及同父母兄弟姐妹)发病率为4%,二级亲属[叔、伯、舅、姑、姨、侄(女)、外甥(女)]为发病0.7%,三级亲属(表兄妹、堂兄妹)为发病0.3%。随亲属级别的降低,患者亲属发病风险迅速下降。

2. 近亲婚配,子女再发风险率增高。

3. 畸形越严重,亲属的再发风险越高。只有单侧唇裂的患者,其同胞的再发风险为2.46%,若一侧唇裂合并腭裂的患者,其同胞的再发风险为4.21%,而双侧唇裂合并腭裂的患者,其同胞的再发风险则高达5.74%。

4. 发病率在不同性别中有明显差异。唇腭裂在男性中的发病率高于女性的发病率;女性患者后代再发风险升高,相反男性患者后代再发风险则降低;这是因为发病率低的性别,发病阈值高,一旦发病,则意味着其带有较多的致病基因。

5. 家庭中若有一个以上的唇腭裂患者,再发风险增高。一对夫妇已有一个唇裂患儿,二胎的再发风险为4%,第三胎的再发风险将增至10%左右。

第二节　唇腭裂的序列治疗

一、唇腭裂序列治疗的概念

唇腭裂序列治疗(team approach for managing cleft lip and palate)就是在患者从出生到长大成人的每一生长发育阶段,治疗其相应的形态、功能和心理缺陷。有计划的在治疗的最佳时期,采用最合适的方法,最终得到最佳的治疗效果。具体的讲,就是由多学科医师参与,在患者适当的年龄,按照约定的程序对唇腭裂患者进行系统治疗的过程。

唇腭裂序列治疗涉及的学科包括口腔颌面外科、口腔正畸科、口腔内科、口腔修复科、耳鼻咽喉科、语言病理学、儿科、护理学、遗传学、心理学以及社会工作者等。唇腭裂序列治疗组是唇腭裂序列治疗的主要实施者,其主要工作是针对每位唇腭裂患者的病情,组织序列治疗组成员集体会诊讨论,制订出适合该患者的治疗计划及具体的实施时间表,各序列治疗组成员按时担负本专业内容的治疗工作,相互配合、协作,直到整个序列治疗程序完成(表12-1)。

二、唇腭裂序列治疗的内容

1. 尽早地建立与患儿-家长的联系,最好是当患儿一出生便建立这种联系。

2. 最初接诊的医师应对患儿的营养、发育、健康状况等进行全面评估。

3. 组织全体序列治疗组成员对每例患儿进行集体会诊,并与患儿家长一起,根据患儿畸形情况、全身健康状况以及患儿家庭的经济条件、文化水平、生活环境、卫生保健条件和患儿家长的具体要求,制订具体的序列治疗内容、程序和时间表。

4. 各序列治疗组成员按每个患者的治疗时间表准时完成本专业内容的治疗工作。

5. 治疗内容可在整个序列治疗过程中根据具体情况进行调整,当患者懂事后,也应参与有关治疗的讨论,协助修正治疗方案。

6. 制订治疗效果的评定标准,按时进行各专科评定、专项评定、阶段性评定和最终评定。

7. 序列治疗组应对患者的全部唇腭裂序列治疗文件,包括病历、治疗计划、相片、模型、医学影像资料、录像带等进行管理。

表 12-1 唇腭裂序列治疗时间表

	正畸治疗	手术治疗			腭咽闭合功能评估	语音治疗	心理咨询
出生	术前正畸						
3 个月		唇裂整复					
6 个月							
9 个月			腭裂整复				
1 岁		定期随访					
1 岁半							
2 岁			定期随访				
3 岁							
4 岁							
5 岁							
6 岁							
7 岁							定期随访
8 岁							
9 岁				牙槽突裂植骨手术			
10 岁							
11 岁	植骨手术术前(术后)正畸治疗	鼻唇二期整复术	腭再成形术或咽成形术		定期随访	定期随访	
12 岁							
13 岁							
14 岁							
15 岁							
16 岁							
17 岁							
18 岁	正畸正颌联合治疗						
成年后							

第三节 唇 裂

一、唇裂的患病率与分类

唇裂(cleft lip)是口腔颌面部最常见的先天性畸形,常与腭裂伴发。根据流行病学调查,新生儿唇腭裂的患病率约为 1∶1 000,但各地的资料并不完全一样。根据我国出生缺陷检测中心1996—2000 年所获得的结果显示,在全国 31 个省区市的 2 218 616 多名围产儿中,检出唇腭裂患者 2 265 例,其患病率为 1.624∶1 000。上述资料表明,我国唇腭裂的患病率有上升趋势,与近期国外的报道相近似。据统计,唇腭裂患者男女性别比为 1.5∶1,男性多于女性。

临床上,根据裂隙部位可将唇裂分为以下几类:

(一)国际常用的分类法

1. 单侧唇裂

(1)单侧不完全性唇裂(裂隙未裂至鼻底);

（2）单侧完全性唇裂（整个上唇至鼻底完全裂开）。

2. 双侧唇裂

（1）双侧不完全性唇裂（双侧裂隙均未裂至鼻底）；

（2）双侧完全性唇裂（双侧上唇至鼻底完全裂开）；

（3）双侧混合性唇裂（一侧完全裂，另一侧不完全裂）。

（二）国内常用的分类法

1. 单侧唇裂（图 12-3）

（1）Ⅰ度唇裂：仅限于红唇部分的裂开；

（2）Ⅱ度唇裂：上唇部分裂开，但鼻底尚完整；

（3）Ⅲ度唇裂：整个上唇至鼻底完全裂开。

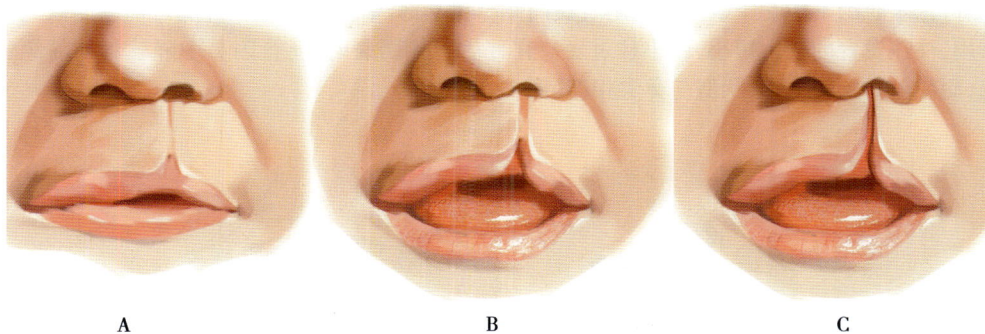

图 12-3 单侧唇裂的类型
A. Ⅰ度唇裂（不完全性） B. Ⅱ度唇裂（不完全性） C. Ⅲ度唇裂（完全性）

2. 双侧唇裂（图 12-4） 按单侧唇裂分类的方法对两侧分别进行分类，如双侧Ⅲ度唇裂，双侧Ⅱ度唇裂，左侧Ⅲ度右侧Ⅱ度混合唇裂等。

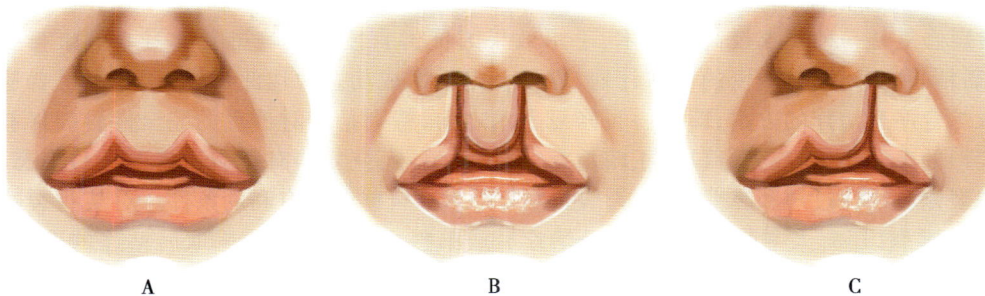

图 12-4 双侧唇裂的类型
A. 双侧Ⅱ度唇裂（双侧不完全性） B. 双侧Ⅲ度唇（双侧完全性）裂 C. 左侧Ⅲ度，右侧Ⅱ度唇裂（双侧混合性）

此外，临床上还可见到微小型唇裂，即皮肤和黏膜无裂开，但其下方的肌层未能联合或错位联合，导致裂侧出现浅沟状凹陷及唇峰分离等畸形。

二、唇裂的手术治疗

口腔颌面外科手术是修复唇裂最有效的手段。手术效果的优劣受多种因素的影响，故需对唇及唇裂的解剖学特点有充分的认识，并根据其畸形特点，采用多学科综合序列治疗的原则，制订出周密的治疗计划并妥善实施，方可取得满意的治疗效果。

（一）唇与唇裂的解剖学特点

正常上唇有完整的口轮匝肌结构，且与邻近的面部表情肌有着固有的联接，从而有吸吮及唇部各种细腻的活动和表情等功能。正常上唇的形态特点是：唇红缘明显，两侧对称性地构成唇弓；

259

上唇下 1/3 部微向前翘;唇红中部稍厚呈珠状微向前下突起;上下唇厚度、宽度比例协调;鼻小柱及鼻尖居中,鼻底宽度适中,两侧鼻翼和鼻孔呈拱状,鼻孔大小位置对称(图 12-5)。

当上唇一侧的连续性发生中断时,两侧口轮匝肌不再围绕口周形成环状结构,而是分别沿裂隙附着于鼻小柱基部和裂侧鼻翼基部。当肌肉收缩时,分别牵拉鼻小柱向非裂侧偏斜,牵拉裂侧鼻翼基部向下、向后和外方向扩展,致鼻中隔软骨呈扭曲状,裂侧鼻孔大而扁平。非裂侧唇峰和人中切迹因不能随上颌突

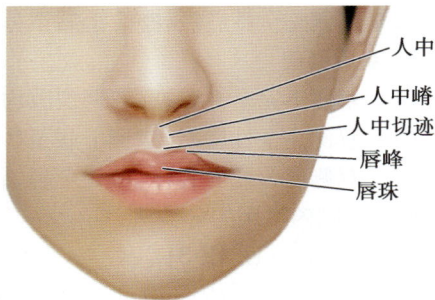

图 12-5　正常上唇的表面解剖标志

与内侧鼻突的融合正常下降而停留在较高的位置上(图 12-6A)。当上唇两侧的连续性均发生中断时,两侧口轮匝肌因不能在中线连接而附着在两侧鼻翼基部,牵拉两侧鼻孔外展。前唇因缺乏口轮匝肌的作用,往往发育的较为短小,鼻小柱过短。在伴有双侧腭裂时,还会因鼻中隔软骨与前颌骨的过度生长,而使前唇翻转上翘,状似与鼻尖相连(图 12-6B)。

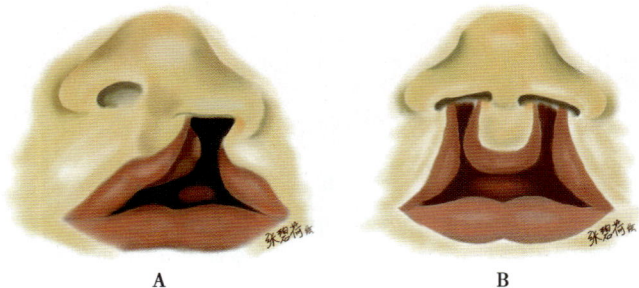

A　　　　　　　　　　B

图 12-6　唇裂的解剖特点
A. 单侧唇裂　B. 双侧唇裂

(二) 唇裂的治疗计划

唇裂修复是一种要求极高的手术,手术效果的优劣直接会影响患者的身心健康与生存质量,故需精心准备,制订周密的手术计划,方可获得手术成功。为达此目标,国际上已普遍认同应采取综合序列治疗的方案,即在唇裂修复手术之前,特别是针对严重的完全性唇裂伴有腭裂及鼻畸形的患者,术前应先行口腔正畸治疗,利用矫治器,恢复伴有腭裂患者的牙弓形态,改善或减轻裂侧鼻小柱过短和鼻翼塌陷,为唇裂修复手术尽可能创造有利的条件。对某些裂隙较宽的完全性唇裂,还有人主张,可以在正畸治疗后或单独在唇裂修复前采取唇粘连的手术方法,将完全性唇裂变为不完全性唇裂。这些治疗方法的应用均有助于达到提高唇裂修复效果的目的。

初次唇裂修复手术后,遗留的鼻、唇部继发畸形,还应根据继发畸形的轻重,选择相宜的时机予以二期整复。

(三) 手术年龄

一般建议,唇裂整复术的年龄以 3~6 个月为宜,体重达 5~6kg 以上。早期进行手术,可以尽早地恢复上唇的正常功能和外形,并可使瘢痕组织减少到最小程度。对伴有牙槽突裂或腭裂的患儿,唇裂整复后,由于唇肌生理运动,可以产生压迫作用,促使牙槽突裂隙逐渐靠拢,为以后的腭裂整复创造条件。此外,手术年龄更应该依据患儿全身健康状况及生长发育情况而定,例如,患儿血红蛋白过低,发育欠佳或有胸腺肥大者均应推迟手术。

(四) 术前准备

术前必须进行全面体检。包括体重、营养状况、心肺情况;有无上呼吸道感染以及消化不良;面部有无湿疹、疖疮、皮肤病等,此外,还应常规行胸部 X 线片,特别注意有无先天性心脏病、胸腺肥大。还应作血、尿常规检查,以判定血红蛋白、白细胞、出血时间及凝血时间是否正常。对全身或局

部出现的不正常情况,均应查明原因,并给予适当治疗,待恢复正常后才可安排手术。

术前1天作局部皮肤的准备。可用肥皂水清洗上、下唇及鼻部,并用生理盐水擦洗口腔;如系成人,应剪短鼻毛及剃须、洁牙、清除病灶,并用含漱剂漱口。

婴幼儿应在术前4小时给予10%葡萄糖液口服或进食糖水100~150mL。手术尽量安排在上午进行。

术前0.5~1小时预防性使用抗生素。

术前30分钟按0.1mg/3~4kg体重注射阿托品或东莨菪碱,成人可按3~4mg/kg体重注射苯巴比妥钠或其他镇痛、镇静剂。

手术当日,患儿往往进食饮较差或进食饮时间较晚,故应予以补液支持。

(五)麻醉选择

唇裂整复术麻醉方法的选择应以安全和保证呼吸道通畅为原则。除成人可在局部麻醉(眶下孔阻滞麻醉)下进行外,唇裂整复术都应在气管内插管后施行。

(六)手术方法

1. 单侧唇裂整复术

(1)旋转推进法:本法为Millard首先提出,其特点是手术原理简单易懂,建立了以矫正组织移位为目标的手术原则,术中切除组织少,术后裂侧唇部中下份的瘢痕线模拟了裂侧人中嵴形态,唇弓形态恢复自然。

1)单侧不完全性唇裂旋转推进修复法(图12-7)

①定点与设计:在唇红缘定四个点,即人中切迹定点1,非裂侧唇峰定点2,非裂侧裂隙唇缘二定点3,应使点1-2等于点1-3的距离。在裂侧裂隙唇缘唇红最厚处即相当于唇峰处定点4。

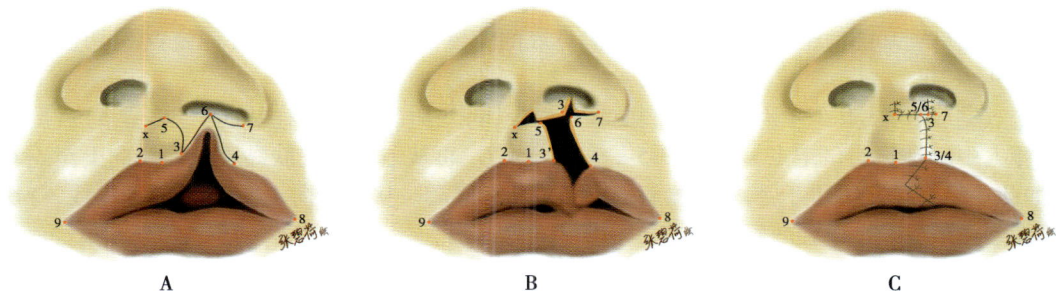

图12-7 单侧不完全性唇裂旋转推进修复法
A. 定点:1-2=1-3、3-5-x=4-6、2-9=4-8 B. 切开 C. 缝合

在鼻底处也定四个点,即鼻小柱非裂侧基部定点5,并向外侧延伸2~3mm,不宜超过非裂侧人中嵴,定x点。裂侧鼻底裂隙两旁的唇红与皮肤交界处定点6和点7。点6至鼻小柱基部的距离与点7至裂侧鼻翼基部的距离相加等于非裂侧鼻底的宽度。两侧口角分别定点8和9。

定点完成后,从点3开始,沿红白唇交界处向上,再弯向裂侧鼻小柱基底中点(点5)后倒转向非裂侧人中嵴延长切口定点x,使点3-5-x等于点4-6。再从点3沿皮肤黏膜交界线向上至点6连线,如此在沿上述连线切开后,非裂侧唇部可形成两个唇瓣。从点6向点4、点7各画一线,待切开后可在裂侧形成一个单独的唇瓣。

②切开与旋转:连接点3-5-x,点3-6,点4-6,点6-7用亚甲蓝画切口线并切开。如果鼻翼基脚附丽太靠后外,可将鼻翼基脚从梨状孔边缘、上颌骨前份的骨膜上充分游离,直到将错位的鼻翼基脚松解到与非裂侧对称的位置。再于裂侧沿点4-6-7连线分别或全层切开,此时如裂隙两侧的唇红组织得以下降,瓣亦可向下旋转并向非裂侧推进。如裂侧唇瓣推进时张力较大,可作裂侧唇前庭沟的松弛切口与剥离以减少缝合张力。

③修整与缝合:沿画线切开各组织瓣后,为了延长裂侧的鼻小柱,需沿膜状中隔充分游离鼻小柱基部瓣,用单钩提起塌陷的鼻孔,将该瓣向鼻尖推进,使裂侧鼻小柱等于非裂侧鼻小柱,在该瓣与膜状中隔近基底处固定一针,并将该瓣缝合在点5。将侧唇瓣向中线推进至点5-3切开后所形成

的三角形间隙内。先缝合鼻底后,再缝合黏膜层、肌层;皮肤层缝合应从裂隙两侧唇峰点开始,由下而上逆行缝合,最后修整唇红。

唇红的修复形态常用的方法是用裂侧唇红末端组织形成一含肌组织的三角形唇红肌瓣,插入非裂侧唇红沿唇红干湿黏膜交界线切开的切口中,用裂侧红唇组织重建唇珠的形态;如此缝合后,皮肤和红唇的切口不在同一方向的直线上,避免了切口瘢痕组织收缩的影响。

2) 单侧完全性唇裂旋转推进修复法(图12-8)

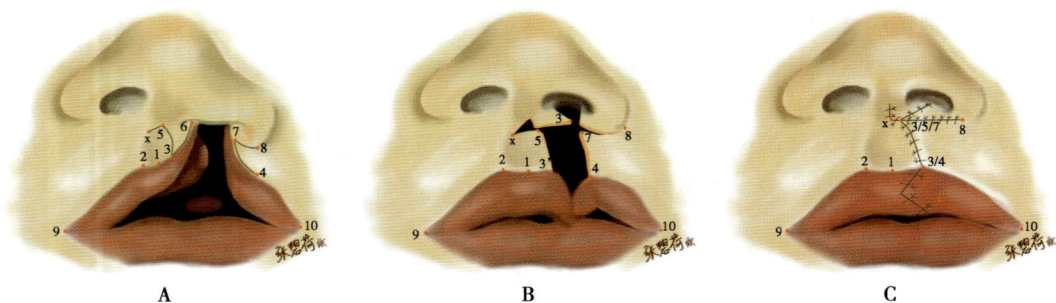

图 12-8 单侧完全性唇裂旋转推进修复法
A. 定点:1-2 = 1-3、3-5-x = 4-7、2-9 = 4-10 B. 切开 C. 缝合

①定点与设计:在红唇缘定四个点,即人中切迹定点 1,非裂侧唇峰定点 2,非裂侧裂隙唇缘上定点 3,应使点 1-2 等于点 1-3 的距离。在裂侧裂隙唇缘唇红最厚处即相当于唇峰处定点 4。

在鼻底处也定四个点,即鼻小柱非裂侧基部定点 5,并向外侧延伸 2~3mm,不宜超过非裂侧人中嵴,定 x 点。裂侧鼻底裂隙两旁的红唇与皮肤交界处定点 6 和点 7。点 6 至鼻小柱基部的距离与点 7 至裂侧鼻翼基部的距离相加等于非裂侧鼻底的宽度。裂侧鼻翼基部外侧定点 8,两侧口角分别定点 9 和 10。

定点完成后,从点 3 开始,沿红白唇交界处向上,再弯向裂侧鼻小柱基底中点(点 5)后倒转向非裂侧人中嵴延长切口定点 x,使点 3-5-x 等于点 4-7。再从点 3 沿皮肤黏膜交界线向上至点 6 连线,如此在沿上述连线切开后,非裂侧唇部可形成两个唇瓣。从点 7 向点 4、点 8 各画一线,待切开后可在裂侧形成一个单独的唇瓣。

②切开与旋转:连接点 3-5-x,点 3-6,点 4-7,点 7-8 用亚甲蓝画切口线并切开。如果鼻翼基脚附丽太靠后外,可将鼻翼基脚从梨状孔边缘、上颌骨前份的骨膜上充分游离,直到将错位的鼻翼基脚松解到与非裂侧对称的位置。再于裂侧沿点 4-7-8 连线分别或全层切开,此时如裂隙两侧的红唇组织得以下降,瓣亦可向下旋转并向非裂侧推进。如裂侧唇瓣推进时张力较大,可作裂侧唇前庭沟的松弛切口与剥离以减少缝合张力。

③修整与缝合:沿画线切开各组织瓣后,为了延长裂侧的鼻小柱,需沿膜状中隔充分游离鼻小柱基部瓣,用单钩提起塌陷的鼻孔,将该瓣向鼻尖推进,使裂侧鼻小柱等于非裂侧鼻小柱,在该瓣与膜状中隔近基底处固定一针,并将该瓣缝合在点 5。将侧唇瓣向中线推进至点 5-3 切开后所形成的三角形间隙内。先缝合鼻底后,再缝合黏膜层、肌层;皮肤层缝合应从裂隙两侧唇峰点开始,由而上逆行缝合,最后修整唇红。

唇红的修复形态常用的方法是用裂侧唇红末端组织形成一含肌组织的三角形唇红肌瓣,插入非裂侧唇红沿红唇干湿黏膜交界线切开的切口中,用裂侧唇红组织重建唇珠的形态;如此缝合后,皮肤和唇红的切口不在同一方向的直线上,避免了切口瘢痕组织收缩的影响。

(2) 新旋转推进法:旋转推进法及改良的方法在临床应用中,存在两个明显的缺陷,一是没有足够的组织延长鼻小柱,故鼻小柱在术中延长后,较易复发;二是为了保证唇高的对称,而难以平衡两侧唇红唇峰口角距的对称。为此,石冰在保证旋转推进法原有优点的基础上,针对上述两项不足,进行了全新的设计。新旋转推进法将不完全性单侧唇裂与完全性单侧唇裂分别设计如下:

1) 单侧不完全性唇裂(图12-9)

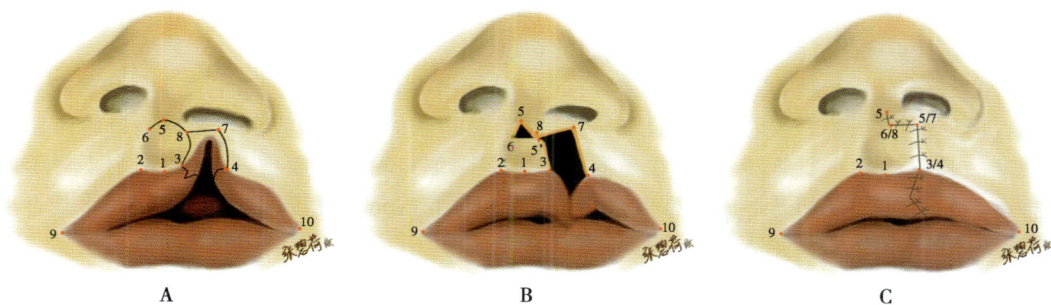

图 12-9　单侧不完全性唇裂新旋转推进修复法
A. 定点与设计：1-2＝1-3、2-6＝3-6、2-9＝4-10、3-5＝ 4-7　B. 切开与旋转：3-5-6、4-7-8　C. 修整与缝合：3-5
＝4-7、5-6＝5-8

①定点与设计：在唇红缘定四个点，即人中切迹定点 1，非裂侧唇峰定点 2，非裂侧裂隙唇红缘上定点 3，并使点 1-2 等于点 1-3 的距离。在裂侧裂隙唇缘唇红即相当于唇峰处定点 4。近鼻小柱基部处定点 5，在非裂隙侧人中嵴上端内侧定点 6，并保证点 6-2 的距离与点 6-3 的距离相等。点 6 至点 5 的长度控制在 2mm 之内，在裂隙侧鼻翼基部定点 7，并使点 4-7 的距离等于点 3-5 距离，从点 7 向点 3-5 的水平连线相交于点 8，在两侧口角分别定点 9 与 10，并使点 2-9 等于点 4-10 的距离。连接点 3-5-6 与点 4-7 和点 7-8 形成上唇的切口线。

②切开与旋转：分别沿点 3-5-6 与点 4-7 和点 7-8 切开上唇皮肤，沿皮下作与口轮匝肌表面分离，再分别行两侧口轮匝肌瓣黏膜下分离，先将鼻底口轮匝肌肉纵行离断，形成两侧肌肉瓣，再在前鼻嵴附丽处水平剪断非裂隙侧口轮匝肌的附丽，使非裂隙侧口轮匝肌旋转下降，在鼻翼水平将裂隙侧口轮匝肌瓣剪开，形成两个不对等的肌瓣。

③修整与缝合：将裂隙侧鼻翼基部肌瓣与对侧鼻小柱基部皮下肌肉组织缝合，使点 3-5-6 切开后形成的皮瓣向上内侧旋转，矫正鼻底宽度和鼻小柱偏斜，并延长鼻小柱。再将裂隙侧口轮匝肌瓣尖与前鼻嵴或前颌骨表面的骨膜缝合，从上至下，缝合两侧口轮匝肌，继而将非裂隙侧上唇皮瓣尖端（点 5）与点 7 处的鼻翼基部皮下缝合，点 3 与点 4 的皮下缝合，点 3-5 皮下与点 4-7 缝合，最后点 5-6 与点 7-8 缝合，点 3 与点 4 逆行缝合皮肤切口。

④鼻畸形矫正：在裂隙侧鼻孔鼻翼皮肤作弧形切口，皮下潜行分离至鼻骨下缘，用不吸收线将鼻翼软骨与鼻骨下缘韧带区行可靠内固定缝合，过矫正塌陷的裂隙侧鼻翼形态。

2）单侧完全性唇裂（图 12-10）

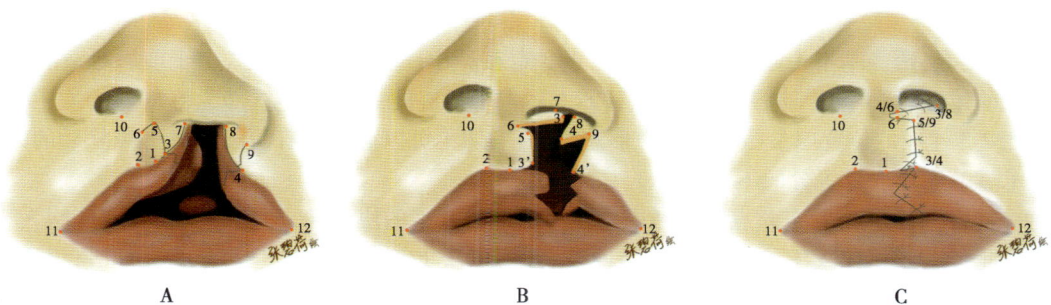

图 12-10　单侧完全性唇裂新旋转推进修复法
A. 定点与设计：1-2＝1-3、2-6＝3-6、2-11＝4-12、3-5＝4-9、4-9＋8-9＝2-10　B. 切开与旋转：3-5-6、3-7、4-8、4-9　C. 修整与缝合

①定点与设计：在唇红缘定四个点，即人中切迹定点 1，非裂侧唇峰定点 2，非裂侧裂隙唇红缘上定点 3，并使点 1-2 等于点 1-3 的距离。在裂侧裂隙唇缘唇红即相当于唇峰处定点 4。近鼻小柱基部处定点 5，在非裂隙侧人中嵴上端内侧定点 6，点 6 至点 5 的距离控制在 2mm 之内，并保证点 2-6 的距离与点 3-6 的距离相等。在裂隙缘鼻底两侧分别定点 7 和 8，裂隙侧鼻翼基部定点 9，使点 3-5 等于点 4-9 的距离，在非裂隙侧鼻底定点 10，使点 4-9 加点 8-9 的距离等于点 2-10。在两侧口角

分别定点 11 和 12,并使点 2-11 等于点 4-12 的距离。连接点 3-5-6 和点 3-7 形成非裂隙侧唇的切口线,再分别连接点 4-9 与点 4-8 形成裂隙侧唇的切口线。

②切开与旋转:分别沿点 3-5-6 与点 3-7,点 4-9 与点 4-8 切开上唇皮肤,沿皮下作与口轮匝肌表面分离,再分别行两侧口轮匝肌瓣黏膜下分离,在前鼻嵴附丽处水平剪断非裂隙侧口轮匝肌的附丽,使非裂隙侧口轮匝肌旋转下降,在鼻翼水平将裂隙侧口轮匝肌瓣剪开,形成两个不对等的肌瓣,将点 3-5-6 与点 3-7 切开形成的鼻小柱基部皮瓣向鼻腔内充分旋转,将点 4-9 与点 4-8 切开形成的鼻翼基部皮瓣向上旋转插入鼻小柱基部的空隙。

③修整与缝合:将裂隙侧鼻翼基部肌瓣与对侧鼻小柱基部皮下肌肉组织缝合,矫正鼻底宽度和鼻小柱偏斜,再将裂隙侧口轮匝肌瓣尖与前颌骨表面或前鼻嵴的骨膜缝合,从上至下,缝合两侧口轮匝肌瓣,继而将非裂隙侧上唇皮瓣尖端(点 5)与点 9 处的鼻翼基部皮下缝合,点 3 与点 4 的皮下缝合,点 3-5 皮下与点 4-9 缝合,最后点 5-6 与点 8-9 缝合,点 3 与点 4 逆行缝合皮肤切口。

④鼻畸形矫正:在裂隙侧鼻孔鼻翼皮肤作弧形切口,皮下潜行分离至鼻骨下缘,用不可吸收线将鼻翼软骨与鼻骨下缘韧带区行可靠内固定缝合,过矫正塌陷的裂隙侧鼻翼形态。

2. 双侧唇裂整复术　双侧唇裂的整复通常是围绕前唇的形态进行设计和手术。在手术中对于前唇长度的设计一般可分为保留前唇长度的原长法和利用侧唇增加前唇长度的加长法。多数学者建议应尽可能在初期手术中维持前唇原有长度,而不要随意加长。但患者情况各异,对于那些前唇明显短小的患者,也不排除有限度的使用加长原则。特别是如何在设计中吸取各自优点,设计出有针对性的个体化方法,是提高双侧唇裂整复效果的关键。

(1) 直线缝合法(图 12-11):以双侧完全性唇裂为例。

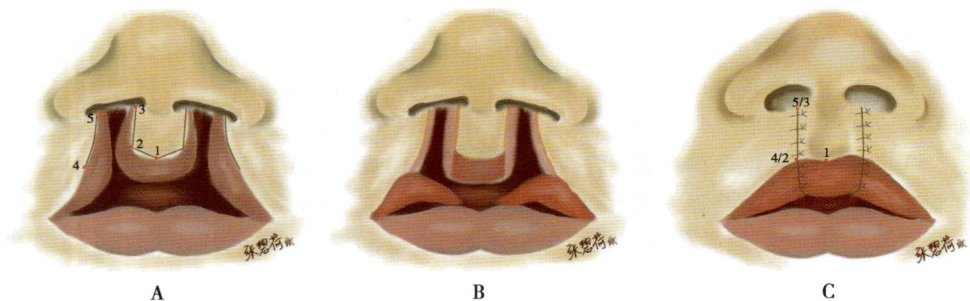

图 12-11　直线缝合修复法整复双侧唇裂
A. 定点　B. 切开　C. 缝合

1) 定点:两侧基本相同。以一侧为例:点 3 定在鼻小柱基部稍外;点 2 定于前唇缘,相当于术后唇峰的位置;点 1 定于前唇红唇缘中点,即术后人中切迹处;点 2-3 连线即为修复后的人中嵴,故两侧点 2-3 连线的位置应参照正常人中形态来调整;切不可以前唇原有的形态作为修复后的人中,以免术后上唇形成三等分的不良外观。

在侧唇上先定点 4,定此点时应考虑修复后上下唇宽度的协调性,即正常人上唇宽度略大于下唇。因此,点 4 不应仅定于侧唇的红唇最厚处,可用下唇 1/2 宽度或接近此宽度,由口角测量而定出点 4。沿红唇皮肤嵴向上连线至点 5,再由点 2 至点 3 连线,对上述连线可用亚甲蓝标定,按同法完成另一侧定点。

2) 切开:沿点 2-3 连线切开至皮下,剥离并翻起前唇外侧份的皮肤黏膜瓣向口腔侧,作修复口腔黏膜层之用。再于侧唇部点 4-5 连线全层切开,刀片尖端可向外侧倾斜,以保留足够多的红唇组织。如需修复鼻底者,同单侧唇裂鼻底修复法。按同法施行另一侧切口。

3) 缝合:为了使鼻翼基部获得良好的复位,宜采用自点 2 及点 4 两唇峰点开始的由下而上的分层逆行缝合法。保证两侧上唇高度的对称性。

按同法进行另一侧的缝合。

双侧唇裂的红唇整复后常因前唇下端的红唇组织菲薄而显得不够丰满,其解决的方法主要有两种:一种是用去上皮的两侧唇唇红末端组织瓣做衬里,用前唇唇红黏膜组织瓣覆盖其表面形成唇珠,另一方法是利用前唇唇红黏膜瓣做前庭衬里,用两侧唇唇红组织瓣在中线对位缝合修复唇珠。

(2)唇弓重建法(图12-12)

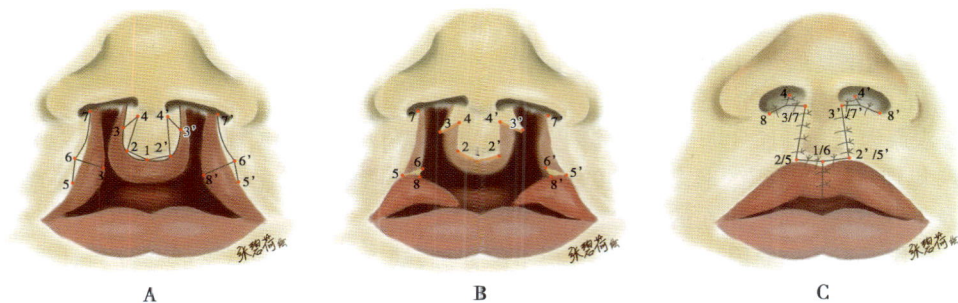

图12-12 唇弓重建法整复双侧唇裂
A.定点 B.切开 C.缝合

1)定点

①前唇的手术设计:点 1-2+1-2' = 4mm,点 2-3 = 2'-3',点 3-3'的宽度略小于点 2-2'的距离,并在点 3 和 3'的外侧,前唇皮肤与红唇的交界处分别定点 4 和 4',沿点 2-1-2',点 3-2,点 3'-2',点 3-4,点 3'-4'连线。

②侧唇的手术设计:确定重建的唇峰点选择在侧唇的红唇较厚处,再在此点上方约 1~2mm 处确定人中切迹点,即点 5 与 5'和点 6 与 6',但需使点 5 与 5'分别至同侧口角的距离和两侧鼻翼基脚的距离相等。点 5-6=5'-6'=2~3mm,点 7 与 7'始终定在裂隙缘的红白唇交界处。点 7-6-5,点 6-8、点 6'-8'和点 7'-6'-5',形成侧唇的手术切口线。

2)切开

①前唇瓣的形成:切除点 2-4-3 和点 2'-4'-3'连线之表皮,保留皮下组织与前唇相连。沿前颌骨骨膜的浅面分离前唇直至鼻小柱基部,使整个前唇形成以鼻小柱为蒂的前唇皮瓣。

②侧唇瓣的解剖:沿点 7-6-5、点 7'-6'-5'、点 6-8 和点 6'-8'作皮肤切口,沿点 6-8 和 6'-8'作唇红黏膜的切口,并行口轮匝肌与皮肤和黏膜间的脱套式解剖。

3)缝合:将两侧口轮匝肌瓣在前颌骨表面,由上至下相对缝合,恢复口轮匝肌的连续性,口轮匝肌最上端应同时与鼻中隔软骨下端相缝合。在点 5 和 5'的上方,用 11 号尖刀片由点 5 和 5'皮肤侧刺入,穿透口腔侧黏膜,逆行沿点 5-6 和 5'-6'连续向上,切开侧唇组织并于点 6-8 和 6'-8'处切断侧唇唇红末端。完成点 6 与点 6'相对缝合,点 5 与点 2,点 5'与点 2',点 1 与点 6 和点 6'点相对缝合。最后在两侧唇红组织瓣上,各作一三角形唇红瓣,相互交叉缝合形成唇珠。

(七) 唇裂的术后护理

1. 患儿在术后全麻未醒前,应使患儿平卧,将头偏向一侧,以免误吸。

2. 全麻患儿清醒后 4 小时,可给予少量流质或母乳。

3. 唇裂创口当天可用敷料覆盖,吸除分泌物,以后应采用暴露疗法,可以涂敷少许抗生素软膏,保持伤口的湿润,同时便于观察、清洗,减少创口感染的机会和形成瘢痕的最小化。在张力较大的病例,可采用 18 号不锈钢丝弯制而成的唇弓,以保持减张固定,利于创口愈合。但应注意观察皮肤对胶布有无过敏反应和皮肤压伤,如有发生应及时拆除。

4. 术后 24 小时内应给予适量抗生素,预防感染。

5. 正常愈合的创口,可在术后 5~7 天拆线,口内的缝线可稍晚拆除或任其自行脱落,特别是不合作的幼儿,无需强行拆除。如在拆线前出现缝线周围炎时,可用抗生素溶液湿敷;必要时提前拆除有感染的缝线,并行清洁换药和加强减张固定。

6. 术后或拆线后,均应嘱咐家属防止患儿跌跤,以免创口裂开。

三、唇裂术后继发鼻、唇畸形的二期整复

唇裂术后继发畸形是指经唇裂修复术后,仍遗留或继发于手术操作和生长发育变化而表现出来的一类畸形,较原发性唇裂的畸形特点更加复杂化;由此而设计的修复方法也较唇裂修复更加灵活多变。在治疗中,有时还需与口腔正畸科、口腔修复科等多学科医师配合,才有可能获得好的疗效。对唇裂继发畸形的整复可安排在初次手术半年后的任何时间内完成,对伴有鼻畸形的唇裂继发畸形的二期整复最好与鼻畸形整复同步完成。

(一)形成继发畸形的一般原因

1. 客观原因　包括原发畸形较严重,上唇组织生长发育不足,如两侧上唇面积差异较大;上唇组织厚度,特别是红唇组织的形态和厚度两侧差异较大;上唇解剖标志不甚清晰;两侧上颌骨错位明显,以及手术方法本身尚存在的缺点等。

2. 与操作者有关的原因　术前检查分析不够仔细,缺乏对各解剖标志的移位和对称情况、裂隙宽度、上唇厚度、两侧上颌骨的落差和旋转情况、红唇的形态和特点、唇峰和人中嵴的解剖标志等的仔细观察和分析。术前测量定点不够准确,如未注意受气管插管的压迫,仰卧的程度和张口度的改变,以及上唇在受到牵拉的状态上测量定点等。基本操作技术不熟练,如未能做到准确切开与组织间分离,术中丢弃组织过多或未作妥善的松弛切口,术后张力过大;缝合时,未能保证皮肤、肌、黏膜层均按设计切口准确对位等。

(二)单侧唇裂术后继发唇畸形的整复

1. 唇红部的畸形与整复

(1)唇红切迹:为最常见的单侧唇裂术后继发畸形,系术后黏膜层瘢痕直线收缩或术中未能调整好两侧红唇末端组织厚度缝合所致。

可用 Z 成形术或 V-Y 成形术的办法矫正(图 12-13),应注意的是 Z 的两个三角瓣,一般不设计成等大,大三角瓣多设计在红唇组织较厚的一侧,而不论是在非裂侧或裂侧,用以矫正两侧组织间的凹陷。无论 Z 或 V-Y 成形术的三角瓣必须含黏膜和足够厚度的肌层。

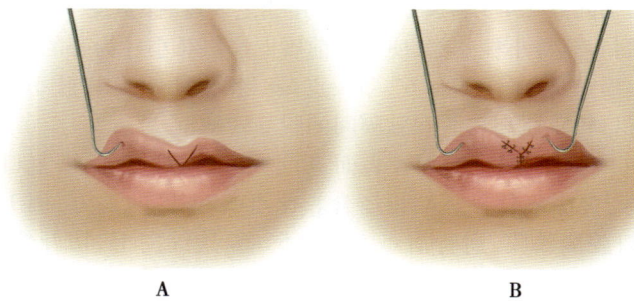

图 12-13　整复唇红缘切迹 V-Y 成形术
A. 切口设计　B. 缝合

(2)红唇过厚:裂侧唇红发育不好,短而肥厚;口轮匝肌挛缩;或术中裂侧红唇组织瓣未能充分向非裂侧红唇黏膜切口内侧交叉均可造成。

在裂侧红唇缘皮肤黏膜交界缘内侧梭形切除黏膜或部分肌组织即可纠正(图 12-14)。

(3)裂侧唇红缘内卷:可由裂侧上颌骨塌陷移位明显,裂侧唇高不足,以及术中缝合黏膜层时,过于上提黏膜层用于封闭鼻底和松弛切口所致。

在非裂侧唇内侧设计一水平或垂直的黏膜肌瓣旋转 180°或 90°,与裂侧唇红缘的水平切口相缝合(图 12-15)即可矫正。

(4)唇峰不齐:术中缝合裂隙缘唇峰点时对位不准确所致。用 Z 成形术(图 12-16)矫正。

(5)唇峰上移:多因非裂侧裂隙唇峰点未充分旋转下降,或在裂侧唇高不足的情况下,勉强将裂隙两侧唇峰点对位缝合所致。切口的直线瘢痕收缩(如旋转推进法)等也是病因之一。

矫正的方法是:沿上移唇峰的两侧切口,潜行分离下降唇峰至非裂侧水平,再于切口上端作一

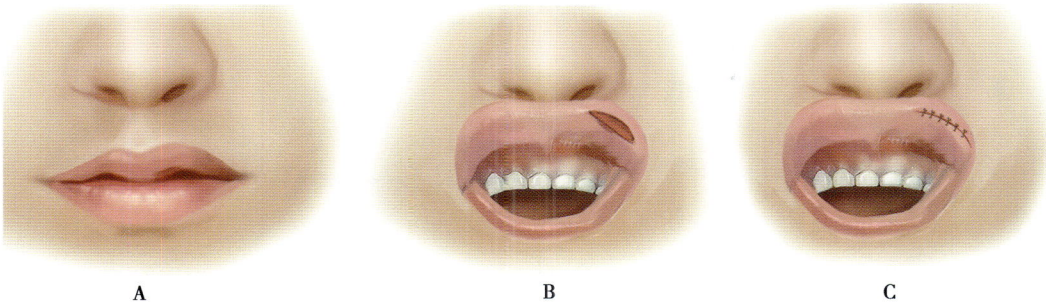

图 12-14　红唇过厚整复术
A. 一侧唇红过厚　B. 切口设计　C. 缝合

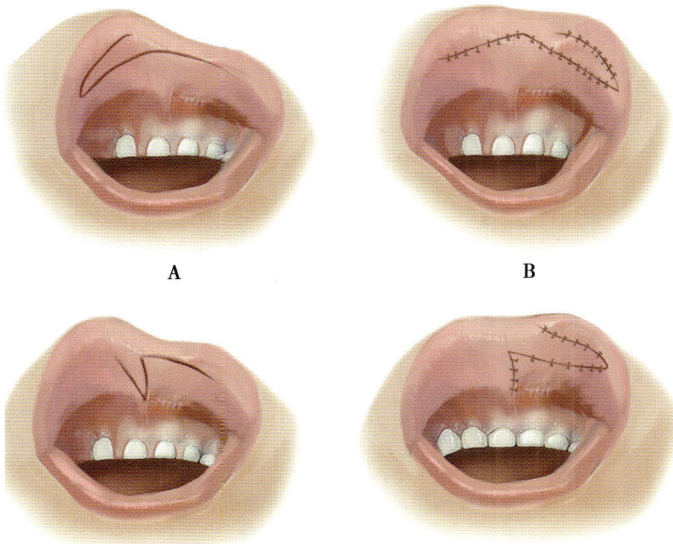

图 12-15　裂侧唇红内卷整复术
A. 切口设计　B. 缝合

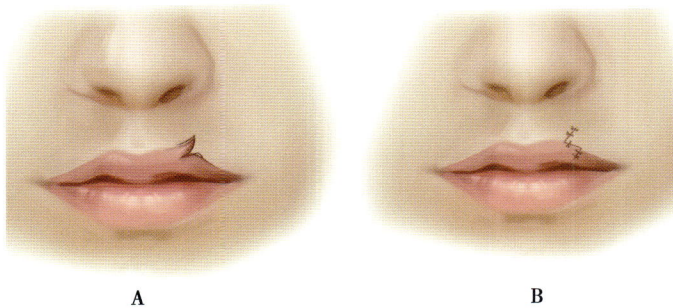

图 12-16　唇峰不齐整复法
A. 切口设计　B. 缝合

斜向裂侧的斜切口,形成一蒂在裂侧的旋转瓣,旋转至唇峰下降后的缺损区。所余创面可直接拉拢缝合(图 12-17)。

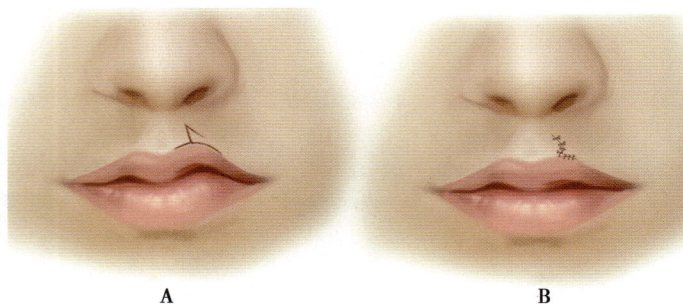

图 12-17　裂侧唇峰上移斜行瓣整复术
A. 切口设计　B. 缝合

2. 唇部的畸形与整复

(1)唇高过短:应用旋转推进法时,鼻小柱基部点定的过高或太偏向裂侧;或在下三角形瓣法,术中形成的裂侧唇高线未能直线通过裂侧三角瓣的底边均可形成。

对旋转推进法所致的裂侧唇高不足,可按原切口切开并适当增加鼻小柱基部皮瓣和侧唇推进瓣的大小,重新定位后缝合;或用 Z 成形术延长切除瘢痕后垂直切口的长度(图 12-18)。

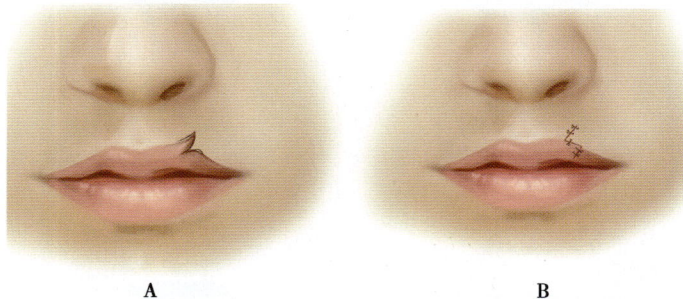

图 12-18　旋转推进法术后裂侧唇高不足整复术
A. 切口设计　B. 缝合

对下三角瓣法所致的裂侧唇高不足,可酌情按原切口重新切开并延长原三角瓣上方的切口,使裂侧三角瓣的底边与裂侧唇高线相重合后缝合;或只延长原三角瓣上方的切口以增加三角瓣向中线的移动距离来矫正(图 12-19)。

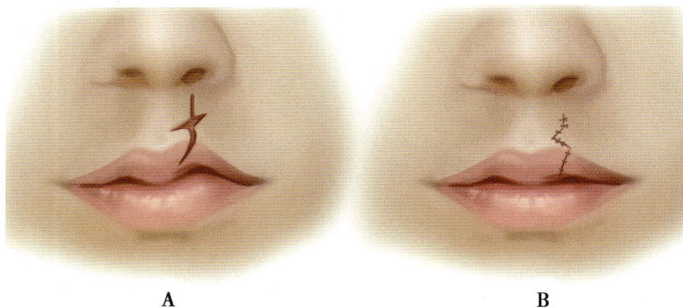

图 12-19　下三角瓣法术后裂侧唇高不足整复术
A. 切口设计　B. 缝合

(2)唇高过长:应用旋转推进法时,特别是对不完全性唇裂,设计的鼻小柱基部皮瓣过大;或使用下三角瓣时,非裂侧的水平切口设计过长,或裂侧形成的三角瓣过大所致。

对旋转推进法术后的裂侧唇高过长,可在裂侧鼻翼下方作一新月形皮肤切除,上下稍作潜行分离后缝合,可下降鼻翼基部和上提裂侧上唇(图 12-20)。

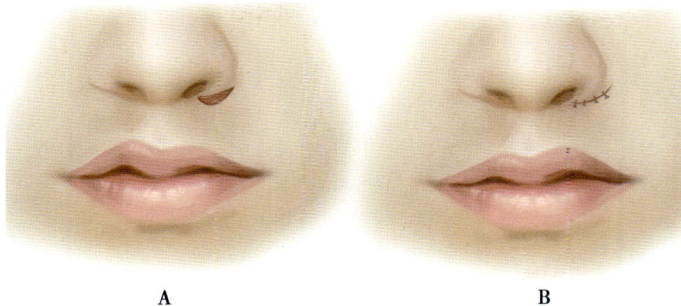

图 12-20　旋转推进法术后裂侧唇高过长整复术
A. 切口设计　B. 缝合

对下三角瓣术后裂侧唇高过长时,可按三角瓣原切口切开,并切除三角瓣上方部分皮肤后上提裂侧唇弓(图 12-21)。

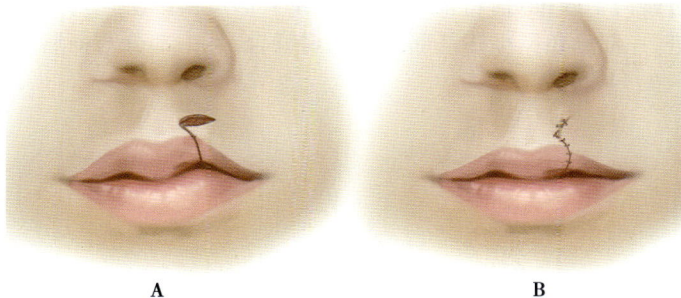

图 12-21　下三角瓣术后裂侧唇高过长整复术
A. 切口设计　B. 缝合

(三) 双侧唇裂术后继发唇畸形的二期整复

1. 唇红部的畸形

(1) 唇红缘的口哨畸形:两侧唇红末端组织较细薄,组织量不足;前唇人中部分设计过宽;前唇高度不足等均可造成。

沿红唇中央缺损的两端水平设计两个轴可一致的 Y 形切口,切开、分离,将两个方向相反的 V 形瓣向中央推进,交叉缝合,以增加唇红中央部的厚度(图 12-22)。

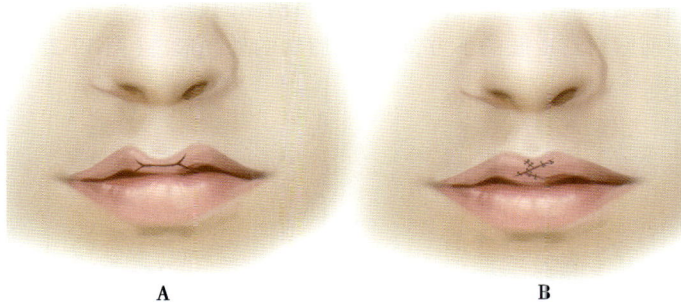

图 12-22　唇红缘口哨畸形 V-Y 成形术
A. 切口设计　B. 缝合

(2) 唇弓形态不明显:由于前唇本身无明显的唇弓形态,两侧侧唇唇弓又难以形成自然的唇峰和唇弓凹所致。

仅保留上唇的人中切迹不作切开,沿两侧唇弓上方作半月形的皮肤切除,并在预计的两侧唇峰角处,切除少许肌组织,以增加术后唇珠的立体感。最后沿切口两侧向上、下潜行分离皮肤与黏膜层后拉拢缝合(图 12-23)。

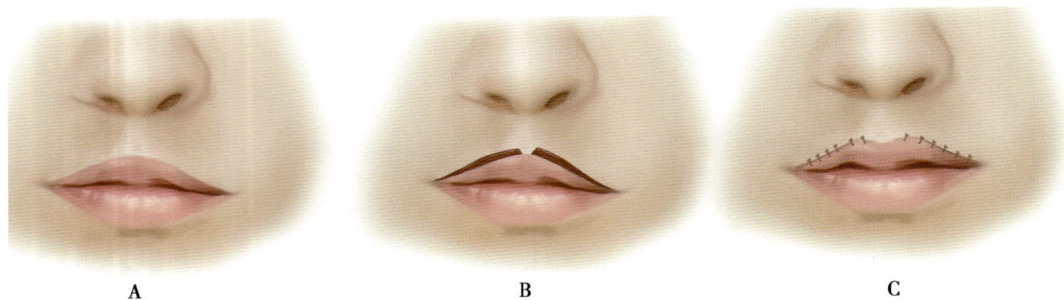

图 12-23　唇弓缘不明显整复术
A. 唇弓缘不明显　B. 切开　C. 缝合

2. 唇上部的畸形

(1) 前唇过短的畸形:由于前唇发育不良,过于短小,或设计侧唇唇高时又将就了前唇的长度引起。

用两侧唇的推进瓣向中线推进,将前唇设计成倒 V 形皮瓣,充分分离后向下推至正常位置。两侧唇瓣向中线推进,一部分在鼻小柱基部下方相对缝合,另一部分与前唇的侧缘相缝合(图 12-24)即可矫正。

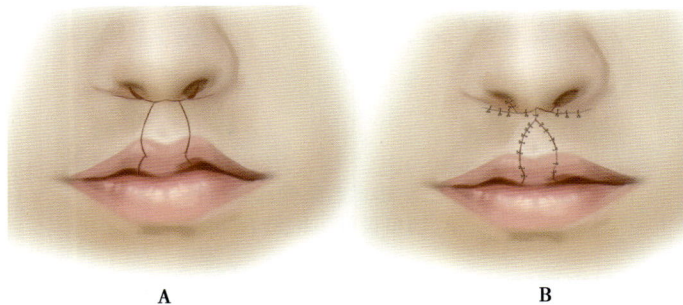

图 12-24　唇高过短整复术
A. 切口设计　B. 缝合

(2) 前唇过宽的畸形:多因保留了全部前唇做人中部分;两侧唇组织对前唇的牵拉也可在一定程度上增加前唇宽度。

整复这类畸形并不困难,因留有足够的人中部分组织,恰好用前唇两侧切口旁的人中组织,以鼻小柱为蒂,缩窄前唇,延长鼻小柱。或同时利用前唇两侧的前唇组织(含瘢痕组织),以红唇部为蒂,去上皮后,填塞于前唇唇红皮肤的下方,以增加唇珠的外翘形态(图 12-25)。

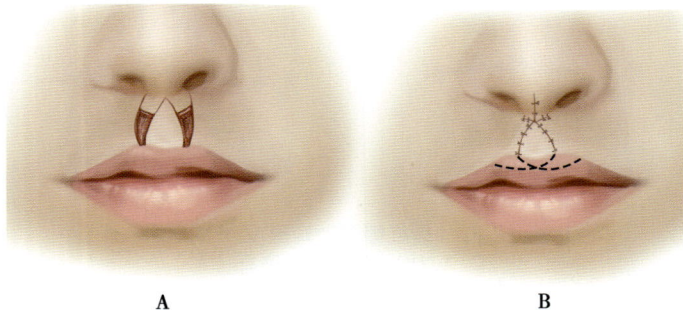

图 12-25　前唇过宽整复术
A. 切口设计　B. 切开、缝合

（3）上唇过紧的畸形：初次手术中切除前唇两侧组织过多，或两侧唇峰点的设计太偏外侧均可造成。

沿上唇中央全层纵行切开，将两侧组织松解复位后，量取上唇缺损形状和大小，设计下唇的Abbe瓣并转移，2周后行断蒂手术。但现常将此手术与双侧唇裂鼻畸形整复同期完成，术中用前唇皮瓣延长鼻小柱。

（四）唇裂鼻畸形的二期整复

1. 单侧唇裂鼻畸形的二期整复

（1）鼻翼软骨内固定术：适用于生长发育的各个年龄段，是以矫正鼻翼软骨错位为主的手术（图12-26）。该法最为常用和有效，可同时矫正鼻尖分离、偏斜，鼻翼塌陷，鼻孔形态不对称，鼻翼背部皮肤凹陷和鼻前庭黏膜皱褶，以及裂侧鼻小柱过短的畸形。

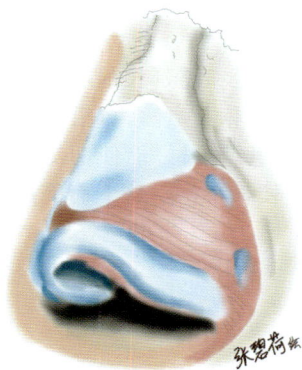

图12-26 唇裂鼻畸形的特点

1）切口设计：根据两侧鼻小柱高度差，在鼻小柱基部偏裂侧的唇部，以差值作标准，确定鼻翼缘弧形切口的最高点。

2）切开与分离：切开皮肤、皮下组织，在鼻翼软骨及内外侧脚表面作广泛的潜行分离；直至鼻翼软骨上缘与鼻骨下缘的连接部，切开两者间的连接，去除连接部多余的纤维结缔组织，使鼻翼软骨大部游离开。

3）缝合：用不可吸收缝线，将鼻翼软骨上缘与鼻骨下缘的坚韧部的结缔组织缝合，使鼻翼软骨处于过矫正位置。待鼻翼软骨穹窿部复位后，用可吸收缝线，贯穿缝合两侧穹窿部，形成新的鼻尖，最后将鼻翼软皮肤弧形切口瓣，向中线旋转并对位缝合（图12-27）。

（2）鼻中隔软骨游离移植矫正术：适用于15岁及以上患者。

1）切口设计：鼻翼部切口设计同鼻翼软骨内固定术，鼻尖部切口可从鼻小柱表面延伸至基部，以利暴露鼻翼和鼻中隔软骨的前段等。

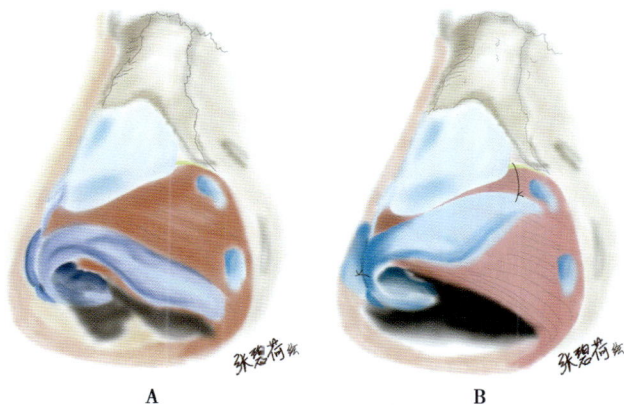

A   B

图12-27 鼻翼软骨内固定术手术
A.术前下外侧软骨异位　B.术中下外侧软骨复位

2）切开与切取鼻中隔软骨：沿鼻翼和鼻小柱表面皮肤切开后，分离暴露鼻翼软骨和鼻中隔软骨前缘，仔细切开一侧中隔软骨缘的软骨膜后，向上、后、下剥离软骨膜至整个中隔软骨表面，保留中隔软骨的前和上缘各5~8mm宽度，将余下的中隔软骨从硬腭骨缝中游离并取出备用。

3）固位与缝合：将裂隙侧鼻翼软骨先行内固定术后，将中隔软骨条一端插入鼻翼最外侧的皮肤盲袋，另一端与同侧或两侧鼻翼软骨内侧脚缝合。最后，将鼻翼皮肤复位后缝合，可在鼻穹窿和鼻翼被及鼻翼基部用可吸收缝线贯穿鼻腔内外缝合固定，以较少死腔和塑形（图12-28）。

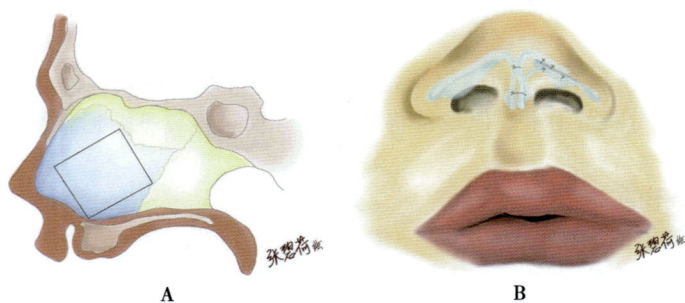

图 12-28　鼻中隔软骨游离移植矫正术手术
A.鼻中隔软骨位置示意图　B.鼻中隔软骨移植

2.双侧唇裂鼻畸形的二期整复

（1）前唇皮瓣 V-Y 成形术:以鼻尖皮肤组织为蒂,视鼻尖上抬的位置和需延长的鼻小柱的长短,在鼻小柱基部及前唇中央,设计 V 形皮瓣,皮瓣两侧沿鼻小柱侧缘至鼻翼穹窿,再沿两侧鼻翼软骨前缘切开至鼻翼基部,广泛解剖分离两侧鼻翼软骨与皮肤和衬里组织,最好能使两侧鼻翼软骨远端游离,在中线适当高度相对缝合,形成新的鼻尖和鼻翼形态,延长鼻小柱。从下而上严密缝合创口(图 12-29)。

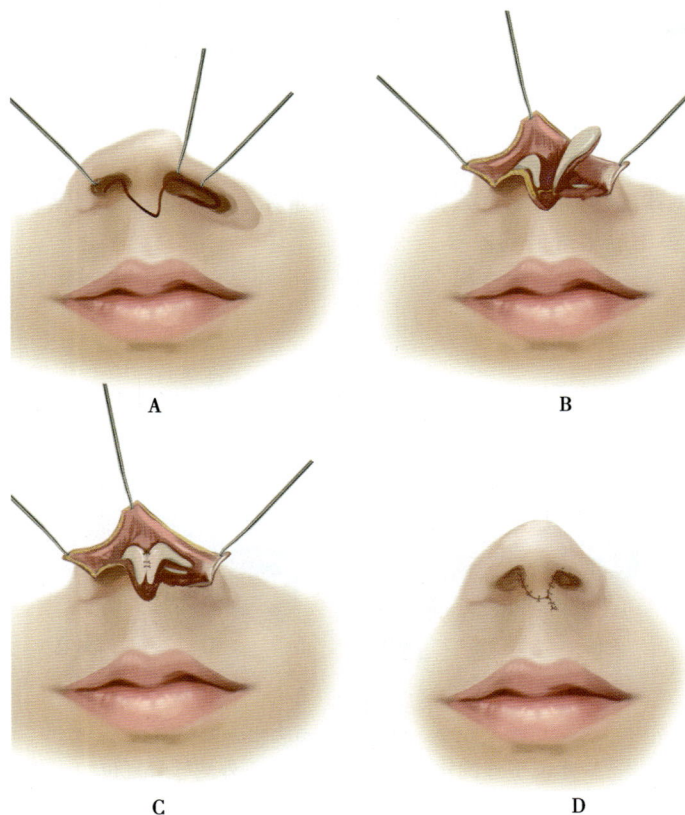

图 12-29　前唇皮瓣 V-Y 成形术
A.设计　B.分离　C.缝合两侧鼻翼软骨　D.缝合

（2）前唇瓣与下唇 Abbe 瓣的联合整复术:适用于鼻小柱过短,鼻尖塌陷,同时伴上唇过紧,人中部组织缺少,下唇相对前突的双侧唇裂鼻畸形。

用前唇的皮肤和皮下组织形成以鼻尖为蒂的皮瓣,随鼻翼软骨的重新定位后,皮瓣两侧相对缝合形成新的鼻小柱。视上唇全层组织缺损的范围和大小,并参照正常人中长宽形态,在下唇中部设计 Abbe 瓣,对 Abbe 瓣的宽度设计也可按上唇缺损宽度的一半的原则设计。将其旋转 180°至上唇缺损区,形成新的人中,两周后断蒂(图 12-30),需慎防新形成的上唇过长。

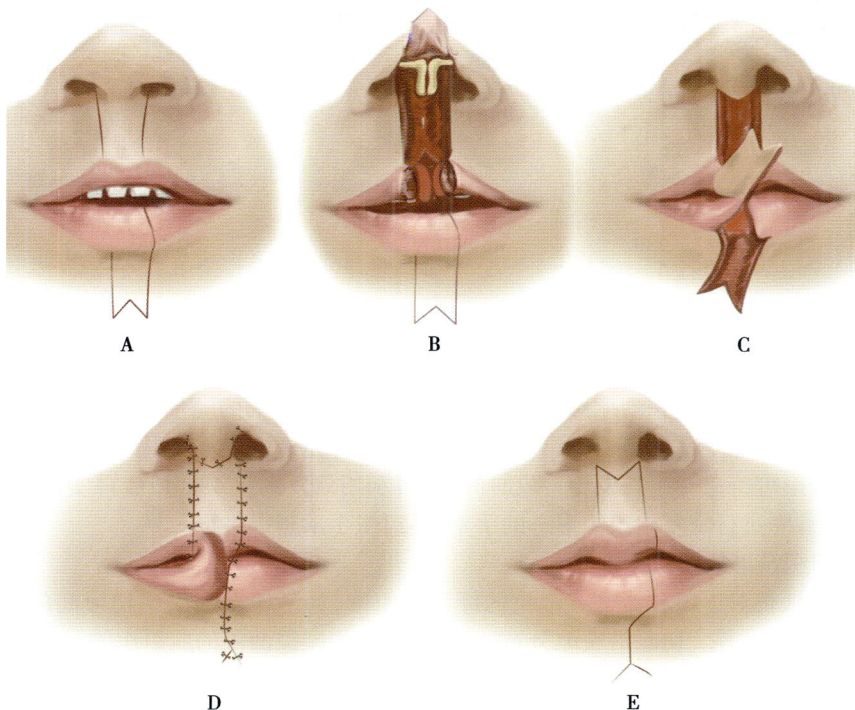

图 12-30　前唇瓣与下唇 Abbe 瓣的联合整复术
A.设计　B.延长鼻小柱　C.转移 Abbe 瓣　D.缝合　E.2 周后断蒂

第四节　面横裂、正中裂与面斜裂

一、颅面裂的分类

面裂属颅面裂中的一种临床类型。对颅面裂的分类是一项困难而又复杂的工作,曾有不少学者都根据不同的解剖或胚胎学基础进行了系统的分类;但目前较为流行且为大多数学者所认可的分类,当属法国学者 Tisser 以眼眶和颅骨为基础的系列分类法。该分类法的优点主要是将对畸形的命名与临床的检查有机地结合起来,从而使其分类具有引导临床医师认识畸形特征和指导手术设计的价值。其分类方法是以睑裂作为划分颅面畸形的基准,将睑裂水平以上的颅部看作北界,睑裂以下的面部看作南界,然后借用对时间划分的方法,将发生于北界和南界的颅面裂类型分别归为七个类别后,进一步将有可能同时发生在南界与北界的颅面裂的类别代码之和,始终设计等于常数 14(图 12-31)。如代码 0 与代码 14,代码 1 与代码 13,代码 2 与代码 12 等,就有对应关系。这样有意识地提示临床医师在检查面裂畸形时,应相应的检查是否有同一分类中涉及颅骨部分的畸形。当然颅面裂中面部软组织畸形与颅骨的畸形表现是多种多样的,两者并不总是同时并存或有相同的畸形程度,软组织畸形也并不一定总是伴有相应的硬组织结构异常等。

本节重点介绍与鼻唇部发生有关的面裂的解剖病理学特点及治疗原则。

二、面裂的治疗原则

(一)一般原则

对有面裂的患儿,都应对其颜面部做详细的检查,特别是参照 Tisser 分类法中的颅骨畸形与颜面畸形类型中的对应关系一一检查,如此才不至于遗漏重要的畸形部位,并在全面考虑畸形部位软、硬组织特点和严重程度后制订其治疗计划。

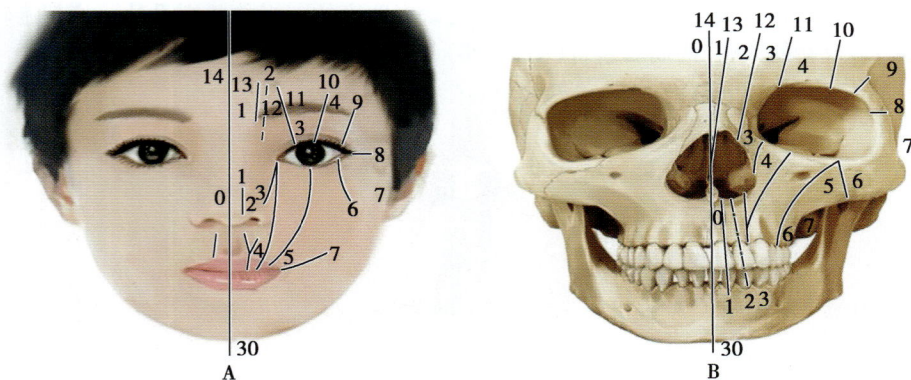

图 12-31　Tisser 颅面畸形分类
A. 面部骨组织裂　　B. 面部软组织裂

治疗时间安排的原则是先治疗对患儿生命和功能有严重影响的畸形,如面裂伴有下眼睑缺失时,眼球失去保护,易并发角膜炎,甚至有失明的危险,故首先应恢复重建眼睑的形态。对生命和功能影响不大的畸形可待患儿生长发育一段时间,使可利用修复的组织增加后再实施。同时有软硬组织缺损时,应首先进行恢复软组织形态的手术,硬组织手术延迟进行。

（二）软组织畸形的整复原则

尽早松解和延长对组织和器官有牵拉的纤维组织带,如延伸至上颌中切牙间的系带,上唇系带的折叠、舌系带过短等。切除沿裂隙分布的瘢痕组织,使裂隙两侧的肌组织能对位缝合。封闭裂隙的软组织瓣的方法,多采用系列 Z 形设计,要求既不影响正常的解剖结构,又能复位移位组织形态。组织瓣的缝合尽量避免有较大的张力。对软组织畸形的最终整复,需待在对硬组织整复的基础上通过二期整复的方法而获得,故初期对软组织的修复术应考虑到为以后二期整复术创造条件,如尽量保存而不随意牺牲组织等。

（三）硬组织畸形的整复原则

畸形程度轻者,其上颌骨一般具有正常的生长发育潜力,故对骨修复重建的手术可延迟至尖牙牙根形成到 1/3~1/2 时进行,以免影响颌面部的正常生长发育。相反,畸形程度较重者,由于其上颌骨已无正常生长的潜力,故手术可提早进行。对牙槽突、上颌骨、眶缘、眶底和梨状孔边缘的骨缺损的修复必须用骨移植,并加以稳妥的固定方法方能完成。方法可分为将移植骨块充填于裂隙区或贴附于发育不全的上颌骨表面等。

三、面裂的修复方法

（一）面横裂的修复方法

1. **定点**　首先要确定口角的正常位置,单侧面横裂的口角位置以非裂侧口角作为标准即可;双侧面横裂可从口角裂隙向外侧画一水平线"A",再由瞳孔向下画一垂直线"B","AB"两线的交点即为双侧预成口角处,线"B"与上唇缘处定点"C",下唇缘定点"D",将"C""D"两点以外的裂隙相缝合即可关闭裂隙（图 12-32）。

2. **切开及缝合**　由口角裂的外侧端,沿裂隙的上下缘皮肤与红唇交界处各作一切口,切口穿过皮肤和肌层,但不要切透黏膜,以便缝合时将其翻转作为口腔黏膜。对于裂隙较短的患者切开后将黏膜、肌、皮肤直接相缝合即可;对于裂隙较长的患者,则沿裂隙作二个附加切口行对偶三角瓣移位交叉缝合（图 12-33）,这样可以避免愈合后直线瘢痕挛缩造成张口困难。

（二）正中唇裂的修复方法

上唇不完全正中裂成形术

（1）倒 V 成形术:在裂隙两侧,从鼻小柱基部至红唇对称性设计成倒 V 形,切开对缝后,延长上唇的高度,如图 12-34 所示。

（2）延长鼻小柱的正中裂成形术:对于鼻小柱较短的患者,在正中唇裂两侧设计成叉形皮瓣,按图 12-35 所示设计切开后,矫正鼻翼软骨的分离畸形,延长鼻小柱,修复上唇裂隙。

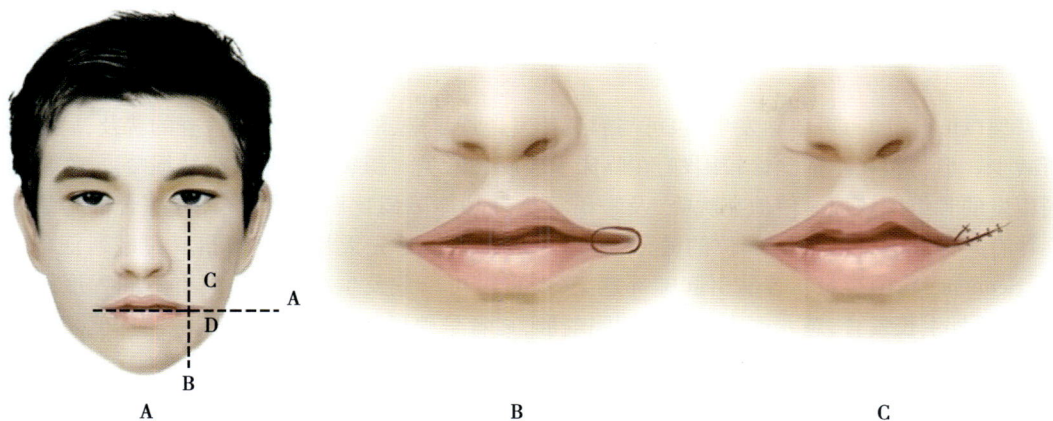

A　　　　　　　　　B　　　　　　　　　C

图 12-32　面横裂整复术Ⅰ
A. 确定口角部位及定点　B. 切口设计　C. 缝合后

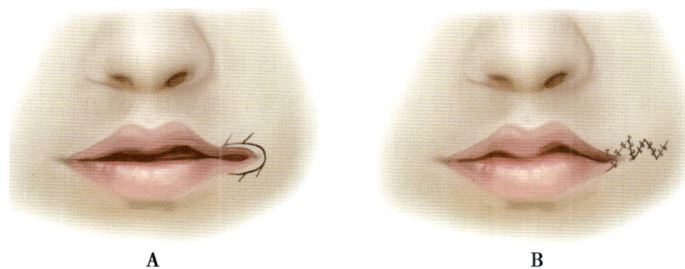

A　　　　　　　　　B

图 12-33　面横裂整复术Ⅱ
A. 切口设计　B. 缝合后

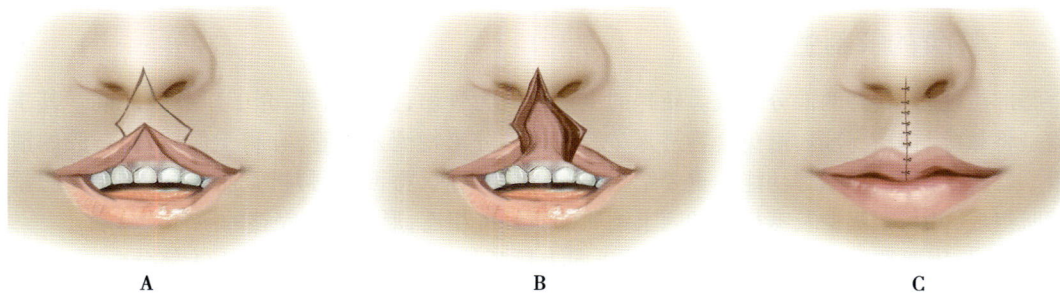

A　　　　　　　　　B　　　　　　　　　C

图 12-34　上唇不完全正中裂的倒 V 成形术
A. 切口设计　B. 切开　C. 缝合

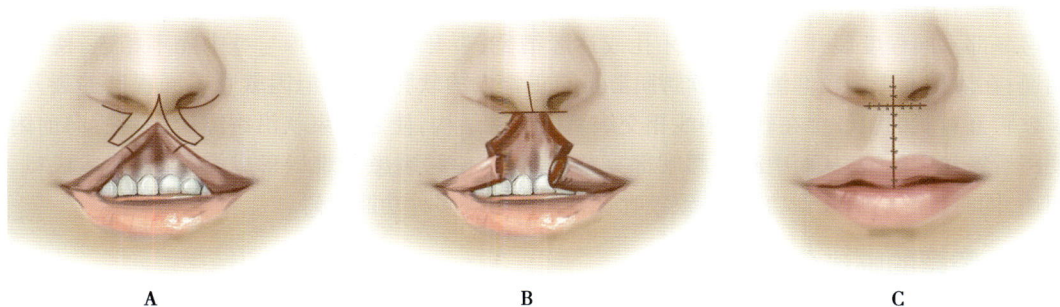

A　　　　　　　　　B　　　　　　　　　C

图 12-35　延长鼻小柱的上唇正中裂成形术
A. 切口设计　B. 切开　C. 缝合

（石　冰）

学习笔记

第五节　腭　　裂

腭裂(cleft palate)可单独发生,也可与唇裂伴发。近年来,随着孕期常规检查的普及,唇裂患儿有所减少。但腭裂在孕期确诊较困难,在临床上较唇裂常见。腭裂不仅软组织缺损畸形,有些可有不同程度的骨组织缺损。使他在吮吸,及言语等生理功能障碍比唇裂严重,有些综合征腭裂患儿常会伴有其他脏器或肢体等部位的畸形,临床上最常见的是先天性心脏病和罗宾序列征(Pierre Robin Sequence);腭裂患儿容易引起肺部感染,严重时可以危及生命。因腭裂有不同程度的骨缺损,影响颌骨生长发育,患儿面中部出现凹陷畸形,重者呈碟形脸,咬合错乱,裂隙侧的侧切牙常缺失,萌出的牙以畸形或错位牙等多见。如果不及时有效地治疗,随着患者年龄增大,容易影响身心健康。因此,对腭裂的治疗单注重手术是不完整的,多学科合作是目前腭裂治疗的最佳方案。

据上海交通大学医学院唇腭裂治疗研究中心数据统计,2010 年度住院手术患者 1 036 人,男性 632 人(61%),女性 404 人(39%);本地患者 132 人(13%),非本地 904 人(87%);1 036 例手术患者中不完全腭裂 199 人,单侧和双侧完全性腭裂 136 人,综合征性腭裂(如 Robin 序列征等)50 人。王道和对 2006 年 6 月~2007 年 11 月在同一医院手术的 528 例患者进行了分析,男性 313 例,女性 215 例,男女比 1.46∶1;本地患者 83 例,非本地患者 445 例;唇裂 197 例(37.31%),腭裂 217 例(41.10%),牙槽突裂 48 例(9.10%),面横裂 9 例(1.70%),腭咽闭合功能不全 35 例(6.63%),腭心面综合征 19 例(3.60%),Robin 序列征 5 例(0.95%)。这些临床数据也提示:随着孕期检测方法的普及和精准性的提高,唇裂患儿减少是趋势,复杂腭裂和合并综合征的腭裂患儿在专科医院将日渐增多,应引起从事该专业人士的注意。

综上所述,对腭裂的治疗应提倡个体化和序列治疗,需要多学科的相互合作。腭裂在治疗上的要求和风险与唇裂不同,方法也更为复杂,所需治疗的周期也远较唇裂更长,所涉及的科室和专业也比较多,通过手术可关闭腭部裂隙外,还应最大限度改善腭咽闭合功能,为他们术后能获得正常的语音功能而提供重要的生理条件。

一、腭裂的解剖生理特点

腭部由硬腭、软腭两部分组成。硬腭的主要结构为骨骼,位于前部,介于口鼻腔之间。其主要功能是将鼻腔与口腔分隔,避免食物进入鼻腔和鼻腔分泌物流入口腔,有利于保持口、鼻腔的清洁卫生。软腭是语音、吞咽等功能的重要结构,主要由腭咽肌、腭舌肌、腭帆张肌、腭帆提肌和腭垂肌五对肌组成,并与咽侧壁及咽后壁的咽上缩肌的肌纤维相连,形成一个完整的肌环。

发音时,因肌群的协调收缩,使软腭处于向上后延伸状态。软腭的中后 1/3 部分向咽后壁、咽侧壁靠拢;再由咽上缩肌活动配合,使口腔与鼻腔的通道部分瞬间隔开,形成"腭咽闭合"。正常发音时,软腭和咽上缩肌有节奏的运动、收缩,使气流有控制地进入口腔,再通过舌、唇、牙等器官的配合,能发出各种清晰的声音和言语。

腭裂患者的硬腭在骨骼组成上与正常人的硬腭相同,但在形态结构上有明显差异。主要表现为腭穹窿部不同程度裂开,前可达切牙孔或达牙槽突;裂开部位的硬腭与鼻中隔不相连,使口、鼻腔相通;在体积上患侧较健侧小。软腭肌群虽与正常人的软腭相同,但因软腭不同程度的裂开,改变了软腭五对肌的肌纤维在软腭中线相交织呈拱形的结构,使之呈束状沿裂隙边缘由后向前附着在硬腭后缘和后鼻嵴,从而中断了腭咽部完整的肌环,使腭裂患者难以形成腭咽闭合,造成口、鼻腔相通,同时也影响咽鼓管功能,导致吮吸、语音、听力等多种功能障碍。

二、腭裂的临床分类

国内外未见统一的腭裂分类方法,但根据腭部的骨质、黏膜、肌层的裂开程度和部位,多采用下列的临床分类方法。

除此之外,按腭裂的程度将其分为以下三度:

Ⅰ度:限于腭垂裂。

Ⅱ度:部分腭裂,裂开未到切牙孔;根据裂开部位又分为浅Ⅱ度裂,仅限于软腭;深Ⅱ度裂,包括一部分硬腭裂开(不完全性腭裂)。

Ⅲ度:全腭裂开,从腭垂到牙槽突裂开,常半发唇裂。

值得注意的是,临床上有些异常语音患儿,常在4岁左右因发音不清多处就诊,但治疗后效果不理想。因此,临床上对发音时有过度鼻音者,应仔细询问病史,和专科检查。腭隐裂患者的局部组织发育(软腭)极差,表面呈半透明状,硬腭骨组织部分有时缺损,软腭过短,腭咽腔常深而大。追问病史,患儿喂养时鼻孔常有溢奶现象。

三、腭裂的临床表现和特点

(一)腭部解剖形态的异常

软硬腭完全或部分由后向前裂开,腭垂一分为二。完全性腭裂的牙槽突有不同程度的断裂和畸形或错位。在临床上偶尔可见一些腭部黏膜看似完整,但菲薄,骨组织可有或没有缺损,这类患者的软腭肌肉发育差,腭咽腔深而大,软腭和咽侧壁活动度微弱,在临床上以综合征形式表现较多见,同时可伴听力障碍,或伴先天性心脏病等疾患,并有比较特定的面容,如腭-心-面综合征(velo-cardiofacial syndrome,VCFs)、罗宾序列征(Robins sequence)等。

(二)吸吮功能障碍

因腭部裂开,使口、鼻相通,致患儿吸母乳时乳汁易从鼻孔溢出,从而影响患儿的正常母乳喂养,常常迫使有些家长改为人工喂养。这不但增加了喂养难度,也影响患儿的健康生长。应特别注意的是:对一位吸吮困难的新生儿,虽然腭部没有显而易见的形态异常,应仔细检查有无腭隐裂和腭部运动神经麻痹的存在,临床上有些先天性颌面部畸形患者,腭部形态无异常,但功能却十分弱,如腭-心-面综合征。

(三)腭裂语音

腭裂语音是腭裂患者特有的临床特点。发元音时气流进入鼻腔,产生鼻腔共鸣,在发出的元音中带有过度鼻音;发辅音时,口腔内难以维持所需的气压,影响了辅音的清晰度。因异常语音,影响患者与他人的交流,常常可不同程度改变患者的性格,重者可出现身心障碍。

(四)口鼻腔自洁作用的改变

患儿腭裂使口、鼻腔相通,进食时,食物容易逆流到鼻腔和腭咽部,既不卫生,也容易引起局部感染,严重者可造成误吸。

(五)牙列错乱

完全性腭裂患儿常伴有完全性或不完全性唇裂。牙槽突裂隙的宽窄不一,有的患者牙槽突裂端口可不在同一平面上。唇裂修复后,部分患侧牙槽突向内塌陷,牙弓异常;因裂隙两侧牙弓前部缺乏应有的骨架支持而致牙错位萌出,由此导致牙列紊乱和错位,在临床上常发现裂隙侧的侧切牙可缺失或出现牙体的畸形。

(六)听力功能的影响

腭裂造成的肌性损害,特别是腭帆张肌和腭帆提肌附着异常,其活动量降低,使咽鼓管开放能力改变,影响中耳气流平衡,易患分泌性中耳炎。同时由于不能有效地形成腭咽闭合,吞咽进食时常有食物反流,易引起咽鼓管及中耳的感染。因此腭裂患儿中耳炎的发生率较高;部分患儿有不同程度的听力障碍。

(七)颌骨发育障碍

一些腭裂患者有上颌骨发育不足,随年龄增长而越来越明显,导致反𬌗或开𬌗,及面中部凹陷畸形。其原因有:①唇腭裂本身伴有先天性上颌骨发育不足,在双侧唇腭裂患儿更明显,随患儿生长发育局部畸形常有不同程度的加重;②腭裂手术对上颌骨发育的影响,有研究结果显示,小年龄行腭成形术对上颌骨发育的影响主要表现为牙弓的宽度方面,对上颌骨的前后向和高度影响不明显。总之,上颌骨发育障碍的因素是复杂的,需要长期病例随访数据的验证。

值得指出的是:临床上对腭裂的诊断不困难,但对一些罕见的非典型性病例应予注意。如黏膜下裂,软腭未见裂开,仔细观察可见到软腭正中线黏膜呈浅蓝色,扪诊时可触及软腭中线肌层有中断的凹陷区。嘱患者发"啊"音时,因软腭肌群发育不良或断裂,软腭虽有运动,但呈倒 V 形;这些患者多伴过度鼻音,部分辅音脱落或弱化,尤其发/z/、/j/、/g/等音时语音清晰度也差。

临床上,腭黏膜下裂应与舌系带过短,先天性腭咽闭合功能不全和弱智儿童的讲话不清相鉴别。

四、腭裂的治疗原则

腭裂患儿提倡个性化序列治疗。要获得理想的治疗结果,需要多学科的专科医师,和患者及家属的良好互动。因此,早在 20 世纪 50 年代,就有学者主张综合序列治疗的原则来恢复腭部的解剖形态和生理功能,重建良好腭咽闭合和获得正常语音;对面部塌陷畸形、咬合紊乱者应予以纠正;改善面容和恢复正常的咀嚼功能;对有鼻、耳疾患的患者也应及时治疗,以预防和改善听力障碍。有心理障碍的患者应重视对其进行精神心理治疗,使其达到身心健康。为此,治疗方法除外科手术以外,还需采用一些非手术治疗,如正畸治疗、缺牙修复、语音治疗以及心理治疗等。由相关学科的专业人员组成治疗组,共同讨论,为患者制订个体化治疗模式。

本节重点介绍腭裂手术治疗。腭裂继发颌骨畸形的正颌外科治疗请参见第十三、第十四章。

五、腭裂的手术治疗

【手术目的和要求】 腭裂整复手术是序列治疗中的关键部分,其主要目的是:修复腭部的解剖形态;改善腭部的生理功能,重建良好的腭咽闭合功能,为患儿正常吸吮、吞咽、语音、听力等生理功能恢复创造必要条件。整复的基本原则是在关闭裂隙时,应尽量延伸软腭长度;尽可能将移位的组织结构复位;减少手术创伤,保留与腭部营养和运动有关的血管、神经和肌的附着点,以改善软腭的生理功能,达到重建良好的腭咽闭合功能之目的。

【手术年龄】 腭裂整复术的合适手术年龄,至今在国内外仍有争议,其焦点主要是腭裂患儿手术后的语音效果和手术本身对上颌骨生长发育的影响等。归纳起来大致有两种意见,一种是主张早期手术,约在 8~18 个月手术为宜;另一种意见则认为在学龄前,即 5~6 岁施行为好。近年来也有一些发达国家对腭裂整复术的手术年龄在 36 个月进行。主张早期手术的学者认为,2 岁左右是腭裂患儿开始说话时期,在此以前如能完成腭裂整复术,有助于患儿比较自然地学习说话,和养成正常的发音习惯;同时可获得软腭肌群较好的发育,重建良好的腭咽闭合,得到较理想的发音效果。早期手术对颌骨发育虽有一定影响,但并非唯一的决定因素,因腭裂患儿本身可有不同程度的颌骨发育不良倾向,有的病例在少年期可有正畸医师介入治疗;成人后颌骨发育不足的外科矫治较腭裂语音的治疗效果理想。这些观点目前已得到国内外多数学者的赞同或认可。持另一种观点的学者认为:早期手术语音效果虽好,但因麻醉和手术均较困难,故手术危险性也较大;同时,过早手术由于手术的创伤和黏骨膜瓣剥离可能影响面部血运,以及术后瘢痕形成等原因都是加重上颌骨发育不足不可避免的主要因素,使患儿成长后加重面中部的凹陷畸形。故主张 5 岁以后待上颌骨发育基本完成后再施行手术,同时也减少麻醉的困难。此外,有些学者曾提出腭裂二期手术的方法,即早期修复软腭裂,大年龄期再修复硬腭裂,既有利于发音,又可避免因早期手术影响颌骨发育。但其缺点是一期手术分二期进行,使手术复杂化,同时在行二期手术时,增加了手术难度,尚未得到众多学者的支持和患儿家长的接受。而且有资料显示,采用二期腭裂整复术,患者的语音效果欠佳,目前这一术式主要局限在欧洲部分国家。

上海交通大学医学院口腔颌面外科经 40 多年临床观察,通过对不同年龄时接受腭成形术患者的颌骨发育状况、腭咽闭合功能以及语音效果的客观检测比较分析等一系列研究,结果表明,在 1 岁左右施行腭裂整复术者,腭咽闭合功能和语音效果均优于大年龄手术组。对上颌骨发育的影响,主要影响牙弓宽度,对上颌骨前后向发育的影响并不明显。国内外同行专家的学术交流中几乎一致认同:幼儿早期手术操作方便,腭黏骨膜瓣非常容易剥离,而且出血量少,手术野清晰,因此,完成手术的时间反比年龄大者短,术后反应也比年龄大者小,一般不需要术后补液,术后当天患儿就可以进流质饮食,术后 1~2 天可出院。幼儿麻醉的危险性是相对的,随着麻醉方法和监测仪器以及麻醉药物的更新,为确保小年龄患儿施行腭裂整复术的安全性提供了科学的保障作用,整个围手术期的安全性都有了实质性的提高。因此,所在医院或科室具备一定的条件,并由有能力的麻醉师承担,和细致地做好术前和术后各项工作,手术医师与麻醉师密切配合,幼儿麻醉是安全的。上海交通大学医学院唇腭裂治疗研究中心积累3万例以上手术病例,术中无一例因麻醉意外而死亡。各单位可根据各自的实际情况来选择或决定腭裂手术年龄。除考虑患儿的全身情况、手术方法、语音功能和上颌骨发育等因素外,不应忽视医患双方的人身和医疗安全。

【术前准备】腭裂手术因部位的特点,操作较复杂,创伤较大,出血量也较多;术后一旦出现并发症也较严重,所以术前的周密准备不应忽视。对患儿的生长发育、体重、心、肺、有无其他先天性畸形以及上呼吸道感染等全身器质性疾患的检查;实验室检查主要是胸片、血常规、活化部分凝血活酶时间(APTT)或凝血酶原时间(PT);也可行肝、肾功能以及性病等检查。部分腭裂患者可同时伴有全身其他疾患或肢体畸形,术前不应被忽略。腭裂手术应在患儿健康状况良好时进行,否则应推迟手术。国内外目前对胸腺的关注远不如以前,即使胸腺增大,常常仅在术前用地塞米松后即可手术。口腔颌面部、口周及耳鼻咽喉部有炎症疾患存在时,需先予以治疗。扁桃体过大可能影响手术后呼吸者,应请耳鼻咽喉科医师先摘除;要保持口腔和鼻腔清洁,术前先清除口腔病灶。

术前活化部分凝血活酶时间(APTT)超过正常值的10%时,应进一步复查,若仍高于10%,建议做血液各因子检查。上海交通大学医学院唇腭裂治疗研究中心曾对10例唇腭裂患儿术前常规检查中活化部分凝血活酶时间(APTT)高出10%者进行调查,结果显示8例患者的多个凝血因子出现异常。

对畸形程度严重,或大年龄腭裂患者应仔细询问病史,不应忽略或遗漏,尤其应询问血液方面的病史;对下颌偏小的患儿应观察其睡觉姿势,在睡眠时有憋气的患儿术前行睡眠监测(PSG),综合评价后再考虑行腭裂整复术,但手术时年龄不应过小,术后可入重症病房严密观察患儿气道的通畅和呼吸等。

【麻醉选择】腭裂整复手术均采用气管内插管麻醉,以保证血液和口内的分泌物不流入气管,保持呼吸道通畅和氧气吸入。腭裂手术的气管内插管可以经口腔插管,也可经鼻插管,但临床上以前者为多。经鼻插管可借鼻孔固定,又可不干扰口内的手术操作;但是对于行咽后壁组织瓣转移手术,则应采用经口腔插管,用胶布将其固定于左侧口角或下唇的一侧,建议用缝线在下唇皮肤处缝合一针固定麻醉套管,以防术中麻醉插管移动或滑脱。幼儿的喉黏膜脆弱,气管内插管容易损伤喉或气管而引起喉水肿,造成严重并发症,故操作应微创,精准。

【手术方法】1764年法国牙科医师 Le Monnier 施行过关闭腭裂的最原始手术。1861年 Von Langenbeck 提出了分离裂隙两侧黏骨膜瓣向中央靠拢,一次关闭软硬腭裂的手术方法,被同行称为腭裂修补的基本术式。在长期的临床实践中,不同的年代,专家们提出了一些改进的手术方法。大致可分为两大类:一类手术方法是封闭裂隙、保持和延伸软腭长度、恢复软腭生理功能为主的腭成形术(palatoplasty);另一类手术是缩小咽腔、增进腭咽闭合为主的咽成形术(pharyngoplasty)。后者的适应证是腭咽闭合功能不全者。在年龄大的患儿或成年患者,如有必要可两类手术同时进行。但在选择适应证时应慎重,不主张所有的成年人均进行这两类手术,应加以判断腭咽部的情况,对那些腭咽腔不大,软腭后退足够的病例,不应同时行咽成形术。因成年人腭成形术远较幼儿复杂,术中出血较多,若手术者操作技能不够熟练,不宜腭咽同期手术。手术过程中压舌板持续40分钟以上者,应将压舌板松解0.5~1分钟。否则拔管后患者容易发生因局部肿胀而引起呼吸困难。一旦发生上述症状,轻者可给地塞米松5~10mg静脉推注,严密观察呼吸,必要时应再次气管插管,当天建议留管,重者应及时行气管切开,以免因咽喉水肿而致严重并发症或死亡,故术者在行腭裂手术时应特别注意,尤其在手术时间过长时更要严加观察,以防万一。

1. 腭成形术(palatoplasty)

(1) 单瓣术:亦称后推(push-back operation)或半后推术,适用于肌肉发育较好的软腭裂。1925年 Dorrance 首先提出,后经张涤生改进,二次手术一次完成。其手术方法:先在一侧翼下颌韧带稍内侧起,绕过上颌结节的内后方,距龈缘约2~4mm处沿牙弓弧度作一弧形切口,至对侧翼下颌韧带稍内侧为止。然后剥离整个黏骨膜瓣。该切口,腭前血管神经束不能切断,只宜游离之。如前端的弧形切口在乳尖牙部位(成人在前磨牙部位)即弯向对侧,称为半后推切口(图12-36),这类切口,由于腭瓣较小,故可将神经、血管束切断,并结扎之,也可保留血管神经束,并作充分游离。

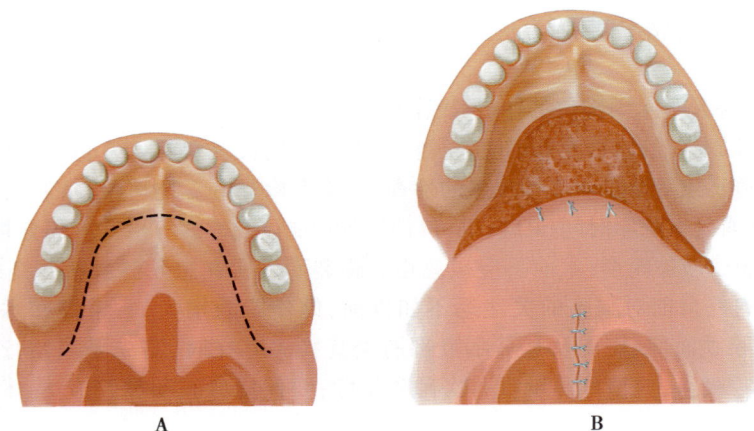

图 12-36 半后推术
A. 切口 B. 后推缝合

依上法分离附着在翼钩上的腱膜,并将腭腱膜或连同鼻侧黏膜剪断,这时整个腭黏骨瓣就可以向后方推移,从而达到了延长软腭之目的。然后将腭裂边缘剖开形成创面,分层缝合软腭。如果硬腭后缘鼻侧黏膜不剪断,可在软腭裂隙两侧鼻侧黏膜作 Z 形黏膜瓣交叉,以达到延长鼻侧黏膜的目的。最后将黏骨膜瓣前端与腭骨后缘的膜性组织缝合数针,以固定黏骨膜组织瓣。两侧切口及腭骨组织暴露创面置可吸收止血纱布,局部伤口可用 1 号缝线缝合,关闭。

(2)两瓣术又称两瓣后推术:该方法在 Veau-Wardill 法的基础上改良而来,是多瓣法中最常用的手术方法;能达到关闭裂隙、后推延长软腭长度的目的。适用于各种类型的腭裂,特别适用于完全性腭裂及程度较严重的不完全性腭裂。

(3)提肌重建手术:1968 年 Braithwaite 等提出在修复腭裂时应重视腭帆提肌恢复至正常的位置。手术时不仅应将软腭肌群从硬腭后缘等异常的附着处游离,同时应将游离的肌纤维与口、鼻腔侧黏膜分离,形成两束蒂在后方的肌纤维束;然后将两侧肌纤维束向中央旋转并对端、交织缝合在一起使呈拱形(呈正常的悬吊姿态)。使移位的腭帆提肌纤维方向重新复位在正常位置(图12-37),从而进一步发挥腭帆提肌对腭咽闭合的作用。其他操作步骤与两瓣法腭成形术基本相同。

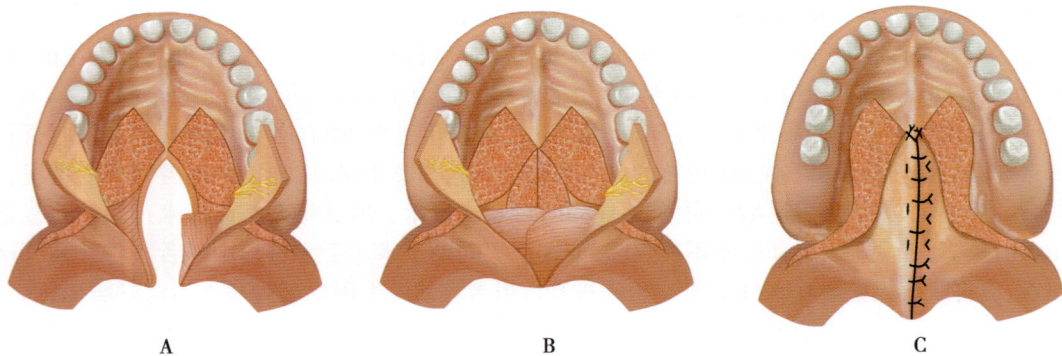

图 12-37 提肌重建术
A. 游离肌束 B. 肌束对位缝合 C. 黏骨膜瓣缝合

(4)软腭逆向双 Z 形瓣转移术(double oppsing Z-plasty palate repair):1978 年 Furlow 报道了通过口腔面和鼻腔面的两个方向相反、层次不一的 Z 形黏膜肌瓣交叉转移,以达到肌纤维方向复位和延长软腭之目的。适用于裂隙较狭小的各类腭裂和腭裂术后腭咽闭合不全或先天性腭咽闭合不全者。其操作方法(图 12-38):剖开裂隙边缘后在口腔黏膜面的裂隙两侧各作一个呈 60°的斜形切口,形成 Z 组织瓣,蒂在前面(近硬腭)的组织瓣切口仅切开口腔黏膜层;蒂在后方(近软腭游离末端)的组织瓣切口应切断肌层达鼻腔侧黏膜。分离后,在口腔侧即形成两个层次不一的对偶三角组织瓣,即一蒂在前的口腔黏膜瓣与一蒂在后的口腔黏膜肌瓣。然后再在鼻腔面作两个方向与口腔面相反的斜形切口,以形成鼻腔侧两个层次不一的对偶三角组织瓣,即一蒂在前面的鼻腔黏膜瓣与一蒂在后面的鼻腔黏膜肌瓣。最后分别将鼻腔面和口腔面的对偶组织瓣交叉移位缝合,裂隙两侧的肌纤维方向也将随组织瓣的移位交叉而恢复到水平位,并相对重叠近似正常。同时因 Z 形瓣的交叉还延长软腭的长度。这一术式目前在国内外比较流行,但 Furlow 认为并非所有腭裂患者都可选择该术式。对腭-心-面综合征,软腭肌层发育差,腭裂裂隙过宽,和术者操作技能不熟练者不宜使用该方法。

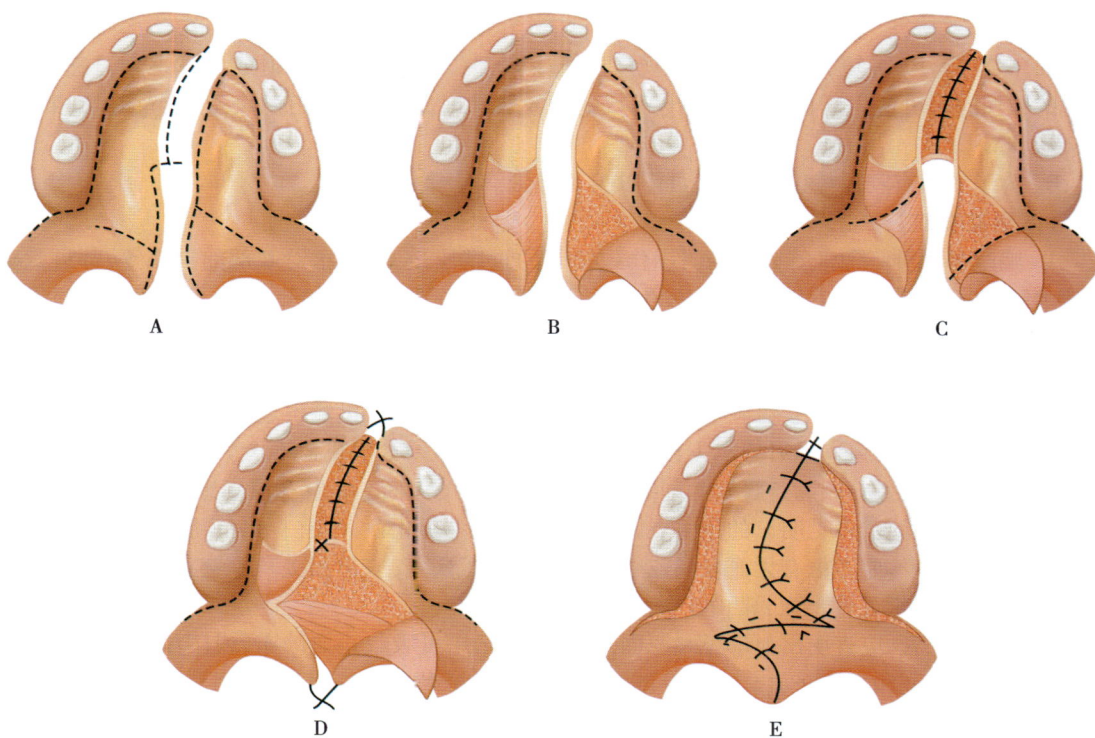

图 12-38 逆向双 Z 形瓣移位术
A. 口腔面切口 B. 分离口腔面黏膜肌瓣(左)和黏膜瓣(右) C. 鼻腔面 Z 形切口 D. 鼻腔侧两对偶三角瓣置换 E. 口腔侧两对偶三角瓣置换

(5)Brian Sommerlad 法:该腭裂手术方法与两瓣法有所不同,除了应用显微镜操作外,很少行传统的松弛切口;另外,他强调腭部肌肉重建。Sommerlad 报道了他的临床病例,其腭裂整复术后腭咽闭合功能不全明显减少,国内目前也有一些单位应用该术式。因该术式在国内开展时间有限,真正评价其结果如何,有待临床随访结果给予客观评价。

2. 咽成形术(pharyngoplasty)。

【术后处理】

1. 腭裂术后,患儿完全清醒后拔除气管内插管;拔管后患儿往往有一嗜睡阶段,因此回到病室或复苏室后,应仍按未清醒前护理严密观察患儿的呼吸、脉搏、体温和氧饱和度;体位宜平卧,头侧位或头低位,以便口内血液、唾液流出,并可防止呕吐物逆行性吸入。病房应有功能良好的吸引设施,以便及时吸除口、鼻腔内的分泌物。在嗜睡时可能发生舌后坠,妨碍呼吸,必要时可放置口腔通气道;建议用血氧监测仪有效地预防危及生命险情的发生,对小下颌或手术时间过长的患者应严密注意观察气道的变化。如发现患儿哭声嘶哑,应及时用激素治疗并严密观察呼吸。可立即用地塞米松 5mg 肌注或静注。发现呼吸困难时应及时行气管切开术,防止窒息。术后高热,应及时处

课件:ER12-6 咽成形术

281

理,预防高热抽搐,大脑缺氧导致意外发生。同时要注意患儿的保暖,如室温过低也可影响患儿的复苏。

2. **术后出血**　术后当天唾液内带有少量血水而未见有明显渗血或出血点时,无需特殊处理,全身可给止血药。如口内有血凝块则应检查出血点,少量渗血无明显出血点者,局部用纱布压迫止血。如见有明显的出血点应缝扎止血;量多者应及时送回手术室探查,彻底止血。不应盲目等待、观察。

3. 患儿完全清醒 2~4 小时后,可喂少量糖水;观察 0.5 小时,没有呕吐时可进流质,但量不宜过多。流质饮食维持至术后 1 周,半流质 5 天,2 周后可进普食。

4. **保持口腔清洁**　鼓励患儿食后多饮水,有利于保持口腔创口清洁。避免大声哭闹和将手指等物纳入口腔,以防损伤创口。术后 7~9 天可抽除两侧松弛切口内填塞的碘仿油纱条;创面会很快由上皮组织所覆盖。腭部创口缝线可让自行脱落;对松弛切口置止血纱布者,术后 1~3 天便可出院。

5. 口腔为污染环境,腭裂术后应常规应用抗生素 1~3 天;如发热不退或已发现创口感染,抗生素的应用时间可适当延长。对术后出现其他全身症状时,如上呼吸道感染等,应及时请相关科室会诊、处理。

6. 为了术后有利保持口腔清洁,可用呋麻滴鼻液滴鼻,2~3 次/d。

【术后并发症】

1. **咽喉部水肿**　因气管内插管时损伤或插管的过度压迫,或手术对咽部的损伤等,都可致咽喉部水肿,造成呼吸和吞咽困难,甚或发生窒息。防治方法:选用适宜的套管,避免对气管壁过度压迫;插管要熟练轻巧;手术时操作应精准、避免术区血肿形成,关闭伤口层次正确。术后给适量激素,有效防止发生喉水肿。

2. **出血**　腭裂术后大出血罕见,但在幼儿患者,虽少量出血,也能引起严重后果,故术后应严密观察是否有出血现象。术后的早期出血(原发性出血)多因术中止血不全。出血部位可来自断裂的腭降血管、鼻腭动脉、黏骨膜瓣的创缘,或鼻腔侧暴露的创面。尤其在成年患者,一旦腭瓣末端缝扎线头松动或脱落,可见明显的出血点,应及时缝扎或电凝止血,不宜盲目等待观察。对经常规处理后仍有渗血者,应考虑有无血友病或凝血功能障碍等疾病,应请相关科室会诊,协助处理。术后较晚期的出血(继发性出血)常由于创口感染所引起。

对出血的患者,应查明出血部位和原因。如为渗血,用可吸收止血纱布,或用浸有肾上腺素的小纱布行局部填塞和压迫止血。如鼻腔创面出血,用 1% 麻黄碱溶液滴鼻,或用浸有麻黄碱液的纱条填塞和压迫止血。发现有明显的出血点时,应缝扎止血。伤口有弥漫性出血者,应尽早排除凝血因素障碍而引起的出血,应及时请相关科室会诊,协助进一步明确诊断和处理。

3. **窒息**　腭裂术后发生窒息极为罕见,一旦发生将严重威胁患者的生命,应积极预防窒息的发生。腭裂术后患儿应平卧,头偏向一侧,以免分泌物及渗血或胃内容物误入气道。腭裂术后患儿的腭咽腔明显缩小,加上局部的肿胀,使患儿的吞咽功能较术前明显改变。尤其在手术时间长,或伴小下颌患者,更应加以注意。防治措施:①同咽喉部水肿;②完全清醒后进流质,速度不宜过快,一次进食量不宜过多;③患儿咳嗽和大声哭闹时暂不宜进食。一旦发生窒息,应迅速吸清口内,咽喉部液体,速请麻醉科医师行气管插管,并请相关科室人员共同抢救。

4. **感染**　腭裂术后严重感染者极少见,偶有局限性感染。严重感染可见于患儿抵抗力差,术者的操作技能不熟练,对组织损伤太大,以及手术时间过长等原因所致,为此,术前必须对患儿行全面检查,在健康状况良好下方可手术。

5. **打鼾或睡眠时暂时性呼吸困难**　多发生在咽后壁组织瓣转移术或腭咽肌瓣成形术后,由于局部组织肿胀引起,可随组织肿胀消退而呼吸逐渐恢复正常。如发生永久性鼻通气障碍,需再次手术矫治。

6. 创口裂开或穿孔(腭瘘)。

六、腭裂的正畸治疗

手术医师应向患儿和家属说明正畸治疗在腭裂整个治疗过程中的作用,对腭裂患儿的正畸治疗应从新生儿开始到成年贯穿整个生长发育期。治疗可分新生儿无牙期、乳恒牙交替期以及恒牙期三个阶段。

（一）新生儿无牙期

目前对完全性单侧或双侧腭裂患儿在手术前是否进行早期正畸治疗仍持有不同意见。但早期接受正畸治疗,不但有助吸吮功能便于喂养,还使牙槽突裂隙有所缩小,为手术修复创造有利条件;同时,牙弓排列较规则,有利于改善咬合关系。双侧唇腭裂患儿,前颌骨往往失去阻力而过于前突,两侧颌骨则向中线逐渐靠拢,常常致手术时无法或难以使前颌骨后退,增加了手术难度。如在患儿出生后到3个月内戴腭托矫治器,使中央的前颌骨不过度生长而前突,并使之后移将保持两侧颌骨间的间隙,可使其有一个较好的牙弓;如患儿4个月后再用腭托矫治则往往效果较差,可改用固定矫治器进行矫治。

（二）手术后到乳恒牙交替期

上下颌第一磨牙萌出后应定期随访,根据患者个体发育情况,可行上颌牙弓扩大或前牵引治疗,预防错𬌗形成或改善错𬌗的严重程度,及时请正畸医师共同参与讨论,双方提出各自的意见或观点,为手术医师进行牙槽突裂植骨创造良好的条件。

（三）恒牙期

根据患者的错𬌗类型和严重程度进行矫治设计,选用固定矫治器。矫治时间比较长,待牙列非齐咬合关系恢复正常后,如牙槽突裂尚未植骨者,最好进行植骨,以保持牙弓的稳定性。缺牙区应行义齿修复。如成年患者上颌骨发育不良,同时伴牙列错位,有条件者可行正颌手术,术前除行常规准备和检查外,应与口腔正畸科医师共同讨论,制订个性化治疗计划。术前术后手术医师与正畸医师有良好的接触和沟通,扬长避短,各尽其责。

七、腭裂的语音治疗

随着腭裂整复方法的不断改进和手术年龄的提前,腭裂术后出现腭咽闭合功能不全的患者正在不断减少。然而,各地区现有的实际医疗水平和经济发展还不均衡,因此,腭裂术后有异常语音者仍不可避免,国内同行应重视和关注。腭裂术后出现异常语音的发生率因报道者或年代以及地区等的不同,其发生率也各异,但至今还未见有腭裂术后无异常语音发生的报道。腭裂术后患者能获得清晰的语音是腭裂整体治疗的理想效果。

腭裂语音是腭裂术后异常语音的总称。上海交通大学医学院唇腭裂治疗研究中心经过20多年在临床上对腭裂术后异常语音患者的观察和研究后发现,腭裂术后语音障碍的异常语音并非完全相同;引起不同异常语音的原因复杂,由此可见,语音治疗方法也难以一致。

（一）腭裂语音的临床分类

国内外至今未见一种统一的分类方法。上海交通大学医学院唇腭裂治疗研究中心根据腭裂术后患者语音障碍的原因和治疗方法、音声特点,将腭裂语音分为腭咽闭合功能不全型和非腭咽闭合功能不全型两大类。

1. **腭咽闭合功能不全型** 根据其构音方式,分为以下三个亚类:

（1）声门爆破音(glottal stops):声门爆破音被国外学者认为是腭裂语音的代表音。腭咽闭合功能不全者几乎都存在不同程度的声门爆破音,并至少伴有两种以上的异常语音。辅音起声时间(voice onset time,VOT)消失或过短,这与临床症状完全吻合。其敏感异常语音/z/、/c/、/s/、/j/、/q/、/x/、/g/、/k/等辅音,部分患者在发元音/i/时也可出现异常。严重者在发这些音时,面部表情肌常常也可参与。患者在发上述音时咽喉部有"挤卡压"似的音,发音时降颌肌群部分用力过度。

（2）咽喉爆破音(pharyngeal stops):腭咽闭合功能差,软腭活动度小,患者在发音过程中通过舌根和咽后壁间的接触来完成整个发音过程,以/k/、/g/等音中最容易检查。正常构音者在发/kɑ/、/gɑ/时,可见舌背上抬的运动,但在咽喉爆破音时,舌背呈水平向后移,/z/、/c/、/s/、/j/音异常。

（3）咽喉摩擦音(pharyngeal fricatives):是腭咽闭合功能不全患者特有的一种异常语音。语音清晰度差,在汉语中远较声门爆破音者多见。发音特点是在发塞、擦音时舌根和咽喉摩擦而形成的异常语音,/z/、/c/、/s/、/j/、/q/、/x/等音中最易检测。患者在发音时很难看到舌尖运动。

2. 非腭咽闭合功能不全型　同样也有三个亚类。

(1) 腭化构音(palatalised misarticulation):临床上最常见的异常语音。国外的文献报道在小年龄者接受腭成形术后此异常语音的发生率高达40%~82%。检查患者时,应注意咬合关系和腭弓的形态、高度,临床上大部分患者有反𬌗,腭弓高而狭窄。其发音特点是在发擦音或弹音时舌背呈卷曲状,/z/、/c/、/s/、/n/、/l/等音中最容易检测。临床特点:发生率高,语音清晰度也较高,腭咽闭合功能正常。因此在国内尚未引起重视,腭化构音在正常人群中也并非罕见。

(2) 侧化构音(lateral misarticulation):临床上较为常见,可与腭化构音伴发,部分患者的腭穹窿较高,在发/j/、/q/、/x/、/sɑ/等时极易检测。在发这些异常语音时患侧口角有明显收缩运动,气流从一侧或两侧牙间溢出。是异常语音中唯一有单侧和双侧之分的异常语音。近来,临床上侧化构音的患者比较多见。

(3) 鼻腔构音(nasal cavity misarticulation):鼻腔构音与过度鼻音完全不同,后者是腭咽闭合功能不全所致,而前者的腭咽闭合功能属正常。临床上最常见的音是把/n/发成/kun/,另外在检查和/i/、/ü/相关的音时容易出现鼻腔构音。鼻腔构音是在临床上最容易被检测的一种异常语音。具体方法是嘱患者发上述敏感音时,捏住患者的鼻孔就难以发出声音。

其他异常语音:如置换音,把/k/、/g/发成/t/、/d/。学龄前,正常人群中也较常见的一种异常语音。还偶尔可见一些如腭成形术后,由于咽后壁组织转移瓣设计过宽时,可闻及闭鼻音。

腭裂语音临床分类的主要目的是有利于患者的治疗。过去曾错误地认为,腭裂术后异常语音即可进行语音治疗。事实证明,异常语音的类型不同,治疗方法也完全不同。其治疗流程如图12-39所示:

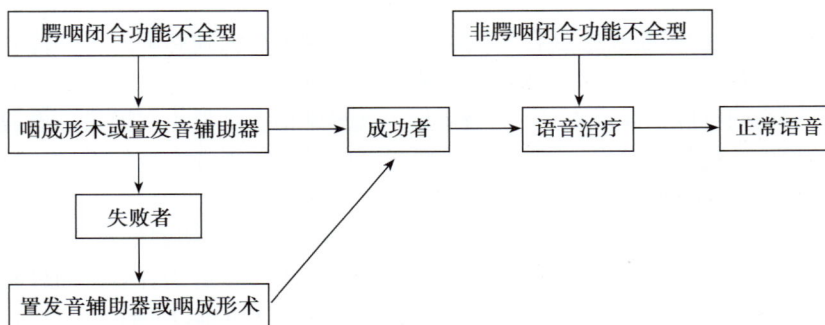

图 12-39　腭裂患者术后语音治疗流程

(二) 腭裂语音治疗的适应证

1. 良好的腭咽闭合功能者,否则,语音治疗一般是难以有效果的。

2. 即使咽成形术获得成功,但因患者不良发音习惯已经养成,各种代偿发音造成异常语音者均应该通过语音治疗给予纠正,因此,术前与患者和家属有良好的沟通不应被忽视。

3. 4周岁以上患儿能与语音治疗师配合的可行语音治疗,不合作者,可嘱家属先在家进行一些行为疗法,如吹水泡(blowing),鼓气,吹口琴等训练。

4. 排除听力障碍(听觉不能低于50dB),舌系带过短等影响训练的因素。

5. 患儿智商基本正常(智商IQ不应低于70分),严重弱智或难以配合治疗者,疗效差。

6. 符合以上条件者,手术后1个月可开始语音训练。

7. 手术后仍存在腭咽闭合不全,再次手术有困难者,或由于全身其他原因不宜行咽成形术者,发音时鼻漏气或过度鼻音,则可采用暂时性或永久性发音辅助器(speech aid)人为地缩小腭咽腔,使发音时最大限度达到腭咽闭合,然后进行语音训练,纠正不良发音习惯及各种代偿。约25%~45%患儿在矫治异常语音期间,由于腭咽括约肌群作训练能更有力地协同收缩,腭咽闭合逐渐改善,即使摘除发音辅助器后还可达到腭咽闭合,从而不再需要手术。

（三）治疗前的准备工作

1. 有助于增强腭咽闭合功能的训练（也称行为疗法）

（1）练习发"啊"音，或高声唱歌练习：此法可以抬高软腭，使腭垂与咽后壁接触。

（2）增加口腔内压力的练习：嘱患者深吸气后，紧闭口唇，将空气吸入口腔，使口腔内的压力增加到最大时，再紧闭口唇，用力将气流慢慢溢出。在腭咽闭合尚未完全建立时，口腔内的气流常有部分逸入鼻腔，经鼻孔溢出。有时可用手指捏住鼻孔，然后练习此动作；待练习生效后，再逐渐放开手指独立练习。如患者能将空气保持在口腔中，而且出气有力，则表示腭咽闭合功能已逐渐恢复正常。在有条件的单位可行鼻咽纤维内镜检查，以了解腭咽闭合程度。存在腭咽闭合不全者，应再行咽成形术，待腭咽闭合功能得到改善后才能进行语音训练，否则语音训练效果往往不理想。

（3）吹水泡训练：一种既简单，又实用的训练方法。由于无损伤性，故在年龄较小的患者也能进行。其方法是用一小杯子，内盛约 1/3 的水。用一细吸管吹水泡，并记录时间。若一口气能吹至 20 秒以上，即可进行语音训练。患者在训练时不能堵住鼻孔，同时要嘱患者，水泡尽可能要吹得小，时间要越长越好。

2. 增强呼气功能锻炼　让患儿自行练习吹口琴、笛子等吹气的乐器，训练患儿持续而有节制地呼气。

3. 常用语音障碍的检测方法　训练前根据患者异常语音特点及其程度制订治疗计划，按由简而难，循序渐进的原则进行治疗，既有针对性，又具可操作性。目前国内外在语音治疗前常用的检测方法有以下几种：

（1）辨听法：语音治疗师直接让患儿在自然状态下反复发某些被检查的敏感音素，来进行判断存在语音障碍的音。该方法直接方便，但需要有专业者进行。另一方面，语音治疗师发两个相似的音或词组让他辨听，临床上常用的音有：自、吃；怕、爬；电灯、点灯；电梯、田地；写字，鞋子，茄子等。

（2）汉语语音清晰度检测：在安静的室内让患者按常规行语音清晰度测试字表，并同步录音后，由两人以上专业人员进行审听和评价。这在语音治疗中是重要的内容，不应忽视，也应作为常规检测手段之一。

（3）电腭图：在硬腭部贴敷含有多个电极的软质人工腭，发音时记录腭、舌接触范围和程度，并转化为电信号产生腭图显示在视屏上，从而能观察到发音过程中的舌和腭的动态接触关系；识别异常构音方式和位置。该仪器局限在腭化构音和侧化构音的患者中，对腭咽闭合功能不全型患者的检测意义不大，同时，由于软质人工腭在国内制作困难，目前在国内使用此仪器十分罕见。

（4）计算机语音工作站（computer speech lab，CSL）：分析测试语音信号声学数据的一种检测仪器。所有检查资料能保存，反复使用；能较好地为临床诊断和治疗语音障碍提供客观依据。也是目前国内外语音治疗最常用的语音检查仪器之一。

根据检测结果，使临床医师和语音治疗师对患者的语音功能有比较全面和客观的认识，然后制订个性化的语音治疗计划。

（四）语音治疗方法

1. 发音器官的训练　因唇腭裂患者的局部解剖结构的异常，致使患者在发音时唇、舌等发音器官出现代偿性运动，不同于正常人。因此，有效地纠正患者发音时的代偿运动（也称不良发音习惯），然后才达到正常语音。

2. 语音训练　在能控制气流方向的基础上才可进行发音练习，从音素（元、辅音），音节到词组训练是逐步进行的。一般从前到后（指构音点，如 /pɑ/，/tɑ/，/kɑ/），从易到难，循序渐进地展开，如按：/p/ √/b/→/t/ √/d/→/x/ √/q/→/c/ √/s/→/j/ √/z/→/k/ √/g/ 进行，以后可以加入 /ɑ/，不宜加 /i/。因为 /i/ 非常容易鼻音化，而且患者难以掌握，容易增加患者在治疗中的难度。

除根据上述语音训练方法外，一般先练送气音。先由单音，而后进入词组，最后练习短句，会话，也可作些造句练习，仔细观察患者在自然发音时有无异常语音，和不良发音习惯的出现。腭裂语音主要是以发辅音障碍为主,患者要发清每一个辅音取决于以下三个过程,即(口腔内)形成阻力→保持阻力→突破阻力。腭裂术后语音障碍患者主要原因是在发一些辅音时口腔内"保持阻力"这个过程受到影响。因此,这也是针对每个语音障碍患者治疗的重点。

3. 训练时间　应根据患者异常语音的特点,主张一对一训练。最初每周训练 1 次,每次 20～30 分钟,家长配合时间每天不少于 60～160 分钟,以正确掌握和巩固训练内容。根据患儿的年龄,接受能力等不同情况也可作适当调整。以后可每 2～4 周为 1 次。

(五)语音治疗中需注意的问题

1. 语音治疗过程中,应培养患者及其家长对语音纠正效果的信心,及时对患者的点滴进步予以肯定、鼓励;避免患者产生畏惧或厌烦情绪,而影响治疗进程和效果;在整个治疗过程中应主动和患者或其家属保持良好的沟通,患者和家属的配合程度不应被忽视。

2. 语音治疗过程中,始终要让患者记住:"看,听,学"三个要点。患者通过看到和听到的,然后认认真真地反复"模仿"。尽快努力自我纠正发音习惯,但也可能会因此而出现新的异常语音构音方式,也称语音治疗过程中的并发症。语音治疗师须针对具体情况及时调整治疗方法。

3. 发音时,只能观察到唇、舌尖的运动,而某些声母的舌等发音器官的位置关系只能根据音声的变化来判断。虽然目前电腭图等仪器可辅助观测舌腭的位置,但语音治疗师应具备辨听患者构音方式的能力,并及时给予行之有效的指导。

4. 部分患儿离开医院,有自然使用本土方言的习惯,因此,嘱家属督促患儿除回家认真复习在医院治疗的内容外,鼓励患者在家,和学校尽量坚持使用普通话。

(六)影响语音治疗效果的主要因素

影响语音治疗效果的主要因素有:①年龄的大小和手术的质量;②不良发音习惯的程度;③腭咽闭合功能不全的程度;④牙列缺损、错𬌗程度;⑤患儿接受能力;⑥家属合作和配合的程度;⑦语音治疗师的专业技能或经验;⑧其他。

八、腭裂的赝复治疗

用腭部修复体治疗腭裂已有 160 多年的历史,该类修复体也被称为阻塞器。修复体戴入口内后可覆盖腭部裂隙,分隔口鼻腔;如将义齿与腭阻塞器结合起来,在形状、固位等方面加以改进和完善,有助于改善语音的清晰度以及患者的容貌。随着手术治疗技术的进步,目前已很少用阻塞器来治疗腭裂,但有些患者仍需要行赝复即发音辅助器治疗。

(一)义齿修复

1. 完全性唇腭裂患者牙槽突裂部位常有牙缺失或牙畸形,在正畸治疗后,缺失牙或畸形牙应用义齿修复缺失牙或改善牙体形态。儿童期宜作暂时性义齿修复,成年后作永久性修复,固定修复或活动修复体。

2. 双侧完全性唇腭裂患者,前颌骨过小或裂隙过宽,或前端穿孔无法手术关闭者,可考虑配戴义齿修复体以阻塞口鼻腔穿孔,并恢复前牙、鼻底上唇突度,改善外形和语音清晰度。

(二)发音辅助器

腭成形术后,因多种原因造成的腭咽腔过大,所致的腭咽闭合功能不全,暂不宜或不能行咽成形术者,可考虑采用暂时性或永久性语音辅助器。该辅助器由覆盖硬腭部的基托和跨越软腭的连接杆以及封闭腭咽部的球状体三部分组成(图 12-40)。当发音或讲话时其球状物可封闭腭咽部以人为地改善腭咽闭合,减少在发音时鼻漏气和过度鼻音,提高语音清晰度。

(三)软腭抬高器(lift palate)

根据正常软腭上抬的高度及患者软腭的长度及形状,制作以硬腭为基托延伸到软腭部,将软腭抬高。适用于软腭咽部神经麻痹,或有外科手术禁忌证的部分患者。尤其在部分失语症患者可

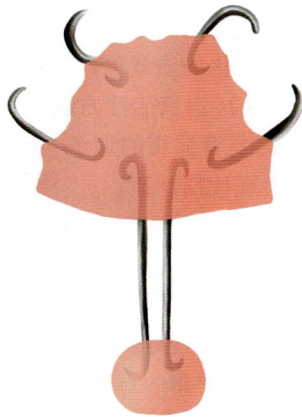

图 12-40　语音辅助器

选用软腭抬高器,然后配合语音治疗往往比单一的语音治疗效果更有效。

第六节 牙槽突裂

牙槽突裂的发生是在胚胎发育期由于球状突与上颌突融合障碍所致,故牙槽突裂亦可称前腭裂。临床上可与唇裂伴发,而更多的是与完全性唇腭裂相伴发。

一、牙槽突裂的临床分类

最常发生的部位在侧切牙与尖牙之间,其次在中切牙与侧切牙之间,少数也可发生在中切牙之间或伴发腭裂。可单侧发生,也可双侧同时发生。

根据裂的程度可分为:

1. **完全性裂** 从鼻腔到前腭骨的牙槽突完全裂开,裂隙的宽度不等,口、鼻腔贯通,常见于单侧或双侧完全性唇腭裂患者,也是最严重的牙槽突裂。植骨前建议请正畸专家会诊,制订合理的治疗方法,不宜盲目按年龄行牙槽突裂植骨术。

2. **不完全性裂** 牙槽突有部分裂开,鼻底及前庭部位牙槽突有缺损凹陷,但保持连续性,黏膜可完整,口、鼻腔不相通,多见于不完全性唇腭裂患者。

3. **隐裂** 牙槽突线状缺损或呈轻度凹陷,未见有裂隙,黏膜完整,口鼻腔不相通,也见于不完全性唇裂患者,临床上少见。

由于牙槽突裂影响到牙胚,可导致受累牙的数目、形态或位置发生改变。常见有侧切牙常缺失,过小牙、错位牙或牙釉质发育不良等。

临床表现诊断容易。对隐裂患者还可借助影像学检查,如根尖片、咬合片或上颌骨断层 CT 可见到牙槽突部有骨质缺损,阴影降低区。近年有锥形束 CT(CBCT)可用于牙槽突裂的检查,弥补了传统 X 线片、咬合片的不足之处。

二、牙槽突裂的手术治疗

通过手术植骨后,结合正畸治疗和义齿修复以达到完美的外形和功能之目的。对每一例牙槽突裂将行植骨前的患者,应与正畸医师有一次面对面的病例讨论,在双侧牙槽突裂患者中,尤显重要,不应单一地根据患儿的年龄决定手术,年龄应考虑,但植骨床更重要。

第七节 腭-心-面综合征

腭-心-面综合征(velo-cardiofacial syndrome,VCFs)是一种病名繁多的先天性疾患,目前国内外同行仍有一些医师还缺乏对此综合征的认识。国外学者报道(2002 年),该综合征的首诊年龄在 10.3 岁;上海交通大学医学院唇腭裂治疗研究中心对 1999—2006 年在该中心就诊的 110 例腭-心-面综合征患者的统计资料显示,首诊时的平均年龄为 13.2 岁(4~38 岁)。对该综合征的命名有用人名的,也有被称为"先天性腭咽闭合功能不全"者。美国学者 Shprintzen 等(1978 年)首次将其称之"腭-心-面综合征"。

【发生率】国外学者报道该综合征发生率约在 1/4 000~1/6 000,未见国内有学者报道该综合征的发生率。

【临床表现】2006 年国际腭-心-面综合征研究会网站报道其相关临床表现达 180 种以上,以先天性心脏病,学习能力低下,不同程度听力障碍在临床上比较多见。笔者所报道 110 例患该综合征的临床症状显示,主要有以下临床特征:①典型面容,眼睛较小,内眦间距较大,双侧眶下扁平,长脸者居多;②语音清晰度差,过度鼻音,鼻漏气,辅音弱化或脱落;③腭部形态几乎正常,但软腭、咽侧壁活动微弱;④伴有其他临床症状,如先天性心脏病,学习能力低下;⑤染色体检查,22 号染色体出现异常,乌丹旦等的研究结果表明,在典型腭-心-面综合征面容者,22 号染色体几乎 100% 出现异常;⑥头颅侧位定位片静、动态时软腭活动度弱,软腭与咽后壁间隙较大。Riski 等(1999 年)的资

课件:ER12-8 牙槽突裂修复术

资源组:ER12-9 腭-心-面综合征语音特征与治疗

料表明：约有20%的腭-心-面综合征同时可伴有不完全性腭裂。他对两组来自不同单位的病例作了详细的分析，其中一所公立学校中有19/25（76%）的腭-心-面综合征患者没有腭裂，但有明显的过度鼻音。另一组资料来自心脏病中心，发现仅5/22（23%）有过度鼻音者无腭裂。

【临床诊断】根据患者或家属的主诉；详细检查口腔内发音时软腭、咽侧壁活动度，语音清晰度，辅音脱落或弱化。头颅定位侧位片示软腭活动度在动、静态时变化微弱，以及过度鼻音等临床症状便可诊明确诊断。在有条件的单位还可行染色体检测。

典型的腭-心-面综合征患者的面容者，22号染色体有异常。

【治疗】腭-心-面综合征的治疗方法报道不一，方法各异，结果也不同，国外有学者主张选择语音辅助器加语音治疗。纵观国内外学者对此综合征的治疗方法可归纳为两种，即手术或非手术方法，国内以手术为主，非手术疗法常用可摘式语音辅助器。无论选用何种方法，都需通过改善腭咽闭合功能后，配合行之有效的语音治疗，直至患者完全获得正常语音。若手术效果未能改善腭咽闭合功能，语音治疗效果往往不理想，甚至不能行语音治疗，因此，改善腭咽闭合功能非常重要。

（王国民）

参考文献

1. SHI B, SOMMERLAD B C. Cleft Lip And Palate Primary Repair. Berlin：Springer-Verlag, 2013.
2. 石冰. 唇腭裂修复外科学. 成都：四川大学出版社, 2004.
3. 石冰. 唇腭裂序列治疗丛书. 北京：人民军医出版社, 2015.
4. 石冰, 李承浩. 唇鼻裂畸形整复石冰 2017 观点. 北京：科学技术文献出版社, 2017.
5. JOSEPH E L, RICHARD E K. Comprehensive Cleft Care. 2nd ed. Boca Raton：CRC Press, 2015.
6. CUTTING C B. Secondary cleft lip nasal reconstruction：state of the art. Cleft Palate-Craniofacial J, 2000, 37（6）：538-541.
7. 王国民, 陈阳. CSL 在异常语音分析中的临床应用和评价. 新世纪的现代语音学. 北京：清华大学出版社, 2001.
8. WANG G M, Chen Y, WU Y L, et al. Comparison of therapy of cleft lip and palate in different areas of China and Philippines. Inter J Oral Maxillofac Surgery, 2009, 38（5）：450.
9. WANG G M, YANG Y S, WANG K, et al. Current Status of Cleft Lip and Palate Management in China. J Craniofac Surg, 2009, 20（2）：1637-1639.
10. WANG G M, WANG K, CHEN Y, et al. Sequential treatment of speech disorders in velocardiofacial syndrome patients：An 8-year retrospective evaluation. J Craniofac Surg, 2009, 20（2）：1934-1938.
11. 王道和, 陈阳, 顾建英. 先天性唇腭裂 528 例临床分析. 中国临床医学杂志, 2013, 20（3）, 357-359.
12. WU D D, CHEN Y, WANG G M, et al. Characteristic Facs：A Key Indicator for Direct Diagnosis of 22q11.2 Deletions in Chinese Velocardiofacial Syndrome Patients. PLOS ONE, 2013, 8（1）：e54404.

第十三章　牙颌面畸形

>> 导言

　　牙颌面畸形是一种因颌面骨骼生长发育失调引起的颌面形态异常与咬合关系错乱,严重影响患者的容貌与牙颌功能,以研究和诊治牙颌面畸形为主要内容的学科称为正颌外科学。通过本章的理论学习与实习教学,须掌握牙颌面畸形的定义、分类以及正颌外科的矫治原则;熟悉外科-正畸联合治疗牙颌面畸形的程序和步骤;了解临床常用的正颌外科术式与方法。

第一节　牙颌面畸形与正颌外科

　　牙颌面畸形(dentomaxillofacial deformities)是一种因颌骨生长发育异常引起的颌骨体积、形态结构以及上、下颌骨之间及其与颅面其他骨骼之间的位置关系失调,表现为颜面形态异常,咬合关系错乱与口颌系统功能障碍,又称为骨性错殆(skeletal malocclusion)畸形。据国内外流行病学调查资料显示,人群中约有 40% 有错殆畸形,其中约 5% 为颌骨发育异常引起的牙颌面畸形。以研究和诊治牙颌面畸形为主要内容的学科称为正颌外科学(orthognathic surgery),它集口腔颌面外科学、口腔正畸学、口腔解剖学、口腔生理学、美学、心理学、围手术学以及麻醉学等相关学科为一体,特别是采用现代外科手术与口腔正畸治疗相结合的方式,通过颌骨专用手术器械,矫治通常由单独的正畸或手术治疗均难达到满意效果的牙颌面畸形。

　　采用手术矫治颌骨发育畸形由 Hullihen 于 1848 年创用,直至 19 世纪末到 20 世纪初才在欧洲及北美得到发展,特别是 20 世纪 70 年代以来,以美国口腔颌面外科医师 Bell 为代表的学者们,在颌骨及颌周组织血供的应用解剖,以及上、下颌骨各型骨切开术后的血流动力学变化方面进行了一系列动物实验研究,取得了突破性的进展,从而奠定了正颌外科的生物学基础,为正颌外科据以实现的各种骨切开术通过牙-黏骨膜-骨复合组织瓣的带蒂异位移植提供了科学依据和成功保证。近代,由于外科与口腔正畸联合治疗牙颌面畸形原则的确立与实施,相关学科的新理论和新技术的发展加之正颌手术的不断改进与创新以及各种高效颌骨动力手术系统的开发与应用,使牙颌面畸形的治疗技术日趋完善,取得了颜面形态与牙颌功能俱佳的矫治效果,成为口腔颌面外科学中基础与临床、理论与实践相结合,进展迅速,成果显著的一个新领域。牙颌面畸形的外科矫治,国外早期曾有各种命名。鉴于牙颌面畸形主要是由颌骨发育异常所致,治疗的重点仍然是颌骨畸形的矫治。因此,目前国内外均普遍采用 orthognathic surgery,即"正颌外科学"来命名这个新兴学科,它包含了术前、术后正畸治疗与颌骨手术联合治疗牙颌面畸形的完整概念。

　　在我国通过外科手术矫治颌骨发育畸形的尝试始于 20 世纪 50 年代,但采用外科与口腔正畸科联合治疗的正颌外科学理论与技术则系 20 世纪 80 年代才开始起步,并在实践中逐步发展成熟,成为我国口腔颌面外科学领域中,发展较快的分支学科,进入了与本学科国际先进水平同步发展的新时期。20 世纪 90 年代后采用牵张成骨(distraction osteogenesis,DO)与正颌外科治疗相结合,把牙颌面畸形的矫治推进到一个新的发展阶段。

第二节　牙颌面畸形的病因

牙颌面畸形是指个体在颌面生长发育过程中,受先天性(遗传性)或后天性(获得性)因素,或由两者联合作用所致的一类颌骨生长发育畸形。

一、先天因素

(一)遗传因素

颅面形态是由遗传基因控制,因而具有显著的遗传特征,表现为种族和家族的颅面相似性,即个体的面型具有同一家族所共有的基本特征。因此,某些牙颌面畸形,如下颌发育过度和上颌垂直向发育过度等可由遗传因素引起。

(二)胚胎发育异常

在口腔颌面部的胚胎发育过程中,特别是胎儿发育期母体内环境异常,如母体妊娠期营养不良、内分泌紊乱、损伤、感染,或某些致畸药物的影响,均可导致各胚突的发育或连接融合发生障碍,引起颌面系统的相应畸形。

二、后天因素

后天(获得性)因素是指在出生后的个体生长发育阶段,任何引起口颌系统生长发育障碍的因素,均可导致牙颌面畸形的发生,常见的致病因素如下。

(一)代谢障碍和内分泌功能失调

由于慢性营养不良,维生素 D 缺乏,致使钙、磷代谢障碍,影响骨骼生长发育,引起以下颌骨为主的牙颌面畸形。又如,在骨骼融合前出现脑垂体功能亢进可引起巨颌症,垂体功能低下则可出现颌骨的发育不足畸形。

(二)不良习惯

儿童时期的不良习惯,如吮吸手指,咬笔杆等未能得到纠正,可引起上颌前牙前突、开𬌗,严重者尚可引起下颌后缩伴上颌前突畸形。

(三)损伤及感染

颅面发育期,尤其是少儿时期发生的颌面部损伤和感染性疾病,如颌骨骨折、颞下颌关节损伤,特别是由之引起的颞下颌关节强直,腭裂修复术后以及因颌骨骨髓炎引起的骨质破坏或因肿瘤切除等所致的颌骨缺损,均可导致颌面部的生长发育异常,引起相应的继发性牙颌面畸形。

(四)其他

如病因尚不清楚的进行性偏面萎缩(progressive hemifacial atrophy),是出生后,主要在个体生长发育期出现的一侧面部软硬组织呈进行性的萎缩和生长发育障碍,最终引起严重而复杂的牙颌面畸形。

对于颌骨发育过度畸形,最好在生长发育基本完成以后进行正颌外科治疗,否则由于后续生长潜力可能导致畸形复发。除了某些明显的环境致畸因素外,多数学者认为骨性牙颌面畸形主要与遗传因素有关,因此对一个存在较为严重的颌骨发育异常患者,不要寄希望通过单纯正牙或牙面功能矫治改变其骨骼生长趋势,而最好在面部生长发育完成后进行外科-正畸联合治疗。

第三节　牙颌面畸形的临床分类

牙颌面畸形主要是一种独立存在的生长发育异常,但也可能是某些先天性遗传性发育异常疾病在口腔颌面部的表现,即全身其他器官先天畸形与牙颌面畸形同时并存的某种综合征表现。在诊治牙颌面畸形病例时,必须加以鉴别,以便制订正确有效的治疗计划。

骨性牙颌面畸形往往存在颅与颌,𬌗与颌以及上下颌骨之间的三维空间关系异常。常见的颌骨发育畸形主要包括发育过度和发育不足两大类。可单独或同时发生在上颌骨及下颌骨,可以是对称性的或非对称性的。关于牙颌面畸形目前还没有完全统一的临床分类。这里介绍包括 Angle（安氏）磨牙关系分类在内的，以颌骨三维形态结构异常与位置空间关系失调为特征性表现的牙颌面畸形分类法。

一、颌骨发育过度畸形

（一）前后向发育过度畸形

1. 上颌发育过度（前突）（maxillary excess，maxillary protrusion）　多为 Angle Ⅰ 类或 Ⅱ 类错𬌗。

2. 下颌发育过度（前突）（mandibular excess，mandibular protrusion）　多为 Angle Ⅲ 类错𬌗（图 13-1）。

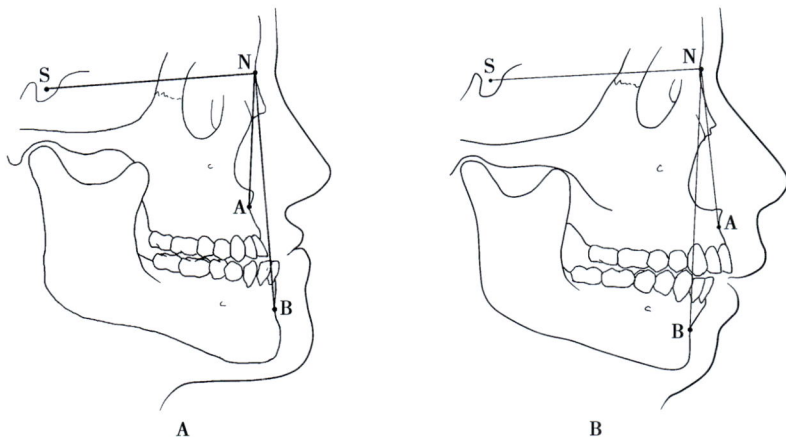

视 频：ER13-1 临床常见的牙颌面畸形

画廊：ER13-2 前后向发育过度畸形

图 13-1　颌骨发育不足畸形
A. 下颌发育过度　B. 下颌发育不足

3. 下颌颏部发育过度（chin protrusion）　多为 Angle Ⅰ 类错𬌗。

4. 双颌前突（bimaxillary protrusion）　主要为上、下颌前部前突，多为 Angle Ⅰ 类错𬌗。

（二）上下（垂直）向发育过度畸形

1. 上颌发育过度多为 Angle Ⅱ 类错𬌗，可半或者不伴有开𬌗（open bite）。

2. 下颌发育过度常与前后向发育过度同时存在而呈 Angle Ⅲ 类错𬌗。

（三）横（左右）向发育过度畸形

横（左右）向发育过度主要为双侧下颌角发育过度而呈方颌畸形（square mandible），常伴咬肌肥大，又称宽面综合征（large face syndrome），呈现方面型，往往合并颏部发育不足（多为 Angle Ⅰ 类错𬌗），也有呈单侧者。

二、颌骨发育不足畸形

（一）前后向发育不足畸形

1. 上颌发育不足（后缩）（maxillary deficiency）　多为 Angle Ⅲ 类错𬌗。

2. 下颌发育不足（后缩）（mandibular deficiency）　多为 Angle Ⅱ 类错𬌗（图 13-1）。

3. 下颌颏部发育不足（后缩）（chin deficiency）　多为 Angle Ⅰ 类错𬌗。

（二）上下（垂直）向发育不足畸形

1. 上颌发育不足　多为 Angle Ⅲ 类错𬌗。

2. 下颌发育不足　多为 Angle Ⅱ 类错𬌗。

3. 下颌颏部发育不足　多为 Angle Ⅰ 或者 Ⅱ 类错𬌗。

（三）横（左右）向发育不足畸形

1. 上颌发育不足　表现为上颌缩窄，往往伴有前后向或垂直向发育不足（Angle Ⅲ 类错𬌗）。

2. 下颌发育不足　表现为下颌缩窄，往往伴有前后向或垂直向发育不足（Angle Ⅱ 类错𬌗）。

画廊：ER13-3 前后向发育不足畸形

三、牙源性错𬌗畸形

牙源性错𬌗畸形多为 Angle Ⅰ 类错𬌗。错𬌗可表现为多种类型,具有代表性的包括上颌前牙伴牙槽前突(可伴开𬌗);下颌前牙伴牙槽前突(反𬌗或伴开𬌗);上下颌前牙伴牙槽前突;以及牙排列拥挤、错位等。

四、双颌畸形

双颌畸形(bimaxillary deformities)是指上述畸形同时存在于上、下颌骨的复合性牙颌面畸形。

(一) 上颌前后向发育过度伴下颌发育不足(Angle Ⅱ 类错𬌗)
1. 上颌前突伴开𬌗。
2. 上颌前突伴深覆𬌗或合并深覆盖。

(二) 上颌前后向发育不足伴下颌发育过度(Angle Ⅲ 类错𬌗)
1. 伴开𬌗畸形。
2. 不伴开𬌗畸形。

(三) 上颌垂直向发育过度伴下颌发育不足(Angle Ⅱ 类错𬌗)
即长面综合征(long face syndrome)。
1. 伴开𬌗畸形。
2. 不伴开𬌗畸形。

(四) 上颌垂直向发育不足伴下颌发育不足
即短面综合征(short face syndrome)。
1. 伴深覆𬌗畸形(Angle Ⅱ 类或 Ⅰ 类错𬌗)。
2. 伴深覆盖畸形(多为 Angle Ⅱ 类错𬌗)。
3. 伴深覆盖及深覆𬌗畸形(Angle Ⅱ 类错𬌗)。

五、不对称牙颌面畸形

在以上各类牙颌面畸形中,均可出现不对称畸形。不对称牙颌面畸形(asymmetric dentomaxillo-facial deformity)一般指侧方偏离中线大于 3mm 者,大多伴发有咬合偏斜。某些严重的不对称畸形,除骨组织外,尚累及软组织畸形,治疗难度大,在诊治、设计及处理上均需特别注意。

(一) 偏突颌畸形(laterognathism of the mandible)
偏突颌畸形多由一侧髁突,特别是髁颈部生长过度所致,表现为下颌中线及颏部偏向对侧,关系错乱,常伴发颞下颌关节紊乱病。

(二) 半侧下颌肥大(hemimandibular hypertrophy)
半侧下颌肥大多由一侧下颌骨生长过度所致,表现为一侧下颌骨体积的显著增大,其特点是髁突、髁突颈、下颌支以及体部的弥散性增生过长。

(三) 单侧小下颌畸形(unilateral micrognathia)
单侧小下颌畸形是由一侧下颌骨生长不足引起,主要是单侧髁突发育不全所致。在临床上,先天发育性单侧小下颌畸形不多见,而由于创伤等因素破坏一侧颞下颌关节生长区所致的继发性单侧小下颌畸形较为常见。

(四) 半侧颜面短小畸形(hemifacialmicrosomia)
半侧颜面短小畸形是一种先天性畸形,因一侧第一、第二鳃弓发育异常引起,以半侧下颌发育不全为主要表现,多同时累及患侧上颌骨、颧骨甚至颅骨与脊柱,可伴面横裂与副耳。也称为第一和第二鳃弓综合征(the first and second branchial syndrome)或耳下颌发育不全(otomandibu-lardysostosis)等。

(五) 半侧颜面萎缩(hemifacial atrophy)
半侧颜面萎缩又称为进行性偏面萎缩、帕-罗综合征(Parry-Romberg syndrome),其显著特点是单侧的面部皮肤、软组织(包括肌肉)、软骨以及骨组织的渐进性萎缩。

六、继发性牙颌面畸形

继发性牙颌面畸形(secondary dentomaxillofacial deformities)主要指在出生后的生长发育期,因各种疾病、外伤或治疗引起的获得性牙颌面发育畸形。此类畸形往往需要配合正颌外科的诊治技术以达到矫治畸形,恢复功能的效果。如唇腭裂、颞下颌关节强直、颌面部骨折错位愈合等继发颌骨畸形以及因感染引起的颌骨坏死、外科手术和肿瘤切除后引起的颌骨畸形与缺损等。

第四节　牙颌面畸形的检查与诊断

对于牙颌面畸形患者的诊断,即在于揭示牙颌面畸形的性质、特征,部位及其类型。为此,必须全面收集病史,进行必要的检查,进而对汇集的资料进行分析,最后得出诊断。

一、病史

按医学常规对患者的现病史、既往史及家族史进行询问,应着重了解其药物过敏史、哮喘史、手术外伤史、出血倾向以及麻醉输血史等。

对患者的主诉和治疗要求,年龄,职业,家庭及生活状况等应有所了解,通过医师和患者包括其家属之间的谈话可以了解其心理状况,在此过程中应表现出良好的职业道德和素养,以取得患者的信任。

二、全身检查

正颌外科手术通常在全身麻醉下进行,因此必须进行全身健康检查与生化检验,以排除手术与麻醉禁忌。

(一)常规检查
常现检查包括体重、体温、血压、脉搏等。

(二)心肺功能检查
心肺功能检查包括心肺器官听诊、心电图及肺部 X 线检查等。

(三)实验室检查
实验室检查包括:血常规检查(包括血红蛋白、血小板及血型等),肝、肾功能及电解质检查,凝血机制及功能检查,血糖检查,乙肝两对半、HIV、梅毒、丙肝病毒和小便常规检查等。

对于血小板低于 8 万/mm³,同时提示凝血时间延长或血块收缩不良者应查明原因,治疗恢复正常后再考虑手术。

三、专科检查

(一)颌面部外形与功能检查
着重检查面部比例是否匀称。正常人颜面部按垂直比例应呈均衡的三等份,即发际点至眉间点,眉间点至鼻下点,鼻下点至颏下点三部分的高度应基本相等,即各占1/3。以口角为界又将面下1/3分为三等份,即鼻下点至口角距是口角至颏下点距的1/2。正常情况下,眉间点、鼻尖点、上唇最凹点与颏部中点基本上位于正中矢状面上。左右眉、眼、耳、颧突、鼻翼、口角和下颌角均应对称。面部理想的比例为鼻翼宽约等于内眦间距,口裂宽约等于虹膜内缘间距,眶间距也应与面部其他结构和谐(图 13-2)。

根据面部侧貌轮廓可以将面型分为三种(图 13-3):①直面型:上下颌骨前后关系协调,软组织额点、鼻底点和颏前点基本在一条直线上;②凸面型:鼻底点在额点和颏前点连线的前方,提示骨性Ⅱ类错𬌗存在;③凹面型:鼻底点落于此连线之后,提示骨性Ⅲ类错𬌗存在,可能是下颌前突或上颌发育不足。

还需对口颌系统功能,包括咀嚼肌和面、唇肌的功能进行检查;颞下颌关节;下颌运动(张口度,侧方及前伸)等方面的专科检查。

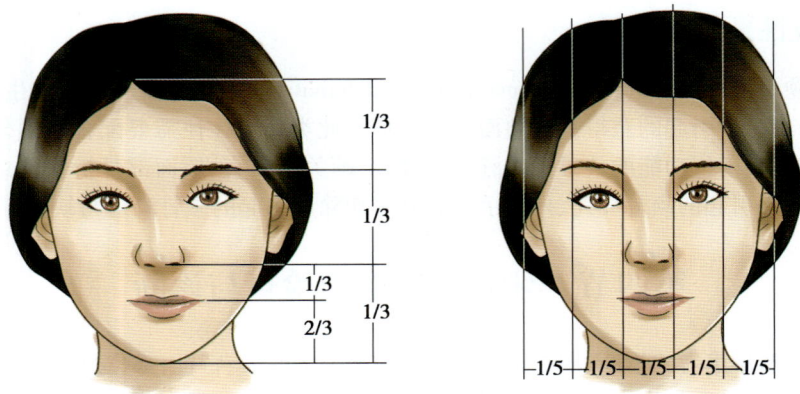

图 13-2　理想面部比例（三停五眼）

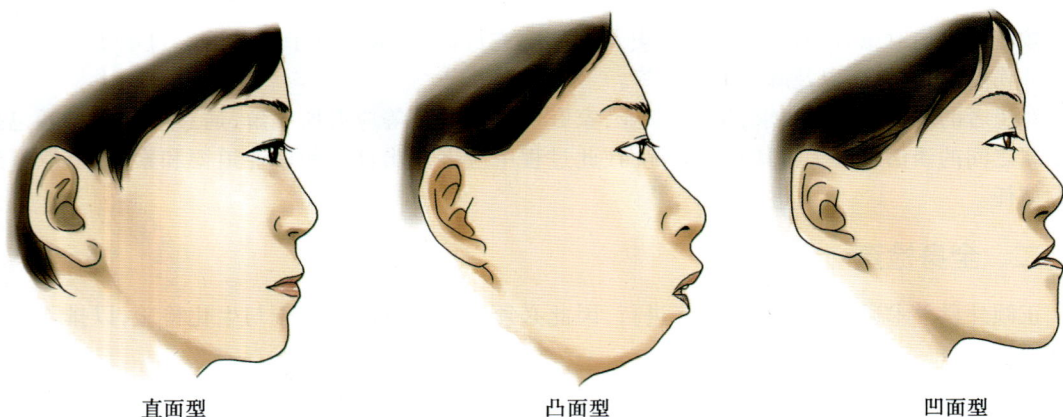

直面型　　　　　　凸面型　　　　　　凹面型

图 13-3　侧貌轮廓

（二）口腔内检查

口腔内检查应注意牙齿咬合关系、牙体牙周健康、有无缺失牙及阻生齿等。记录前牙覆𬌗覆盖及后牙安氏分类，还要观察上下颌牙中线是否对齐等。获取上下颌牙列石膏咬合模型，记录牙、牙槽突、龈颊沟、唇颊系带以及牙弓、基骨与腭盖等的形态和位置。牙模型是对畸形进行诊断设计及疗效评估不可缺少的重要资料。

（三）头颅影像学检查

X 线摄影是确定诊断、治疗计划的重要步骤，通常包括全口牙位曲面体层片、头颅侧位定位片和头颅正位定位片，有条件的还可以补充 CT 扫描和三维图像重建。

（四）颌面及牙摄影

对牙颌面畸形患者应该拍摄颜面部正位、侧位及斜侧位面像以及口内正、侧位咬合像，有条件的还可以面部三维扫描仪记录面部立体容貌，用于资料的记录和治疗前后的对比。

四、X 线头影测量分析

X 线头影测量分析用于正颌外科的目的在于协助诊断，明确畸形的特征，并用测量分析所取得资料进行治疗设计，疗效预测和评价。X 线头影测量主要是侧位定位片的分析，这里仅介绍最常用来分析上下颌骨及其与颅底位置关系的三个测量项目：SNA 角、SNB 角和 ANB 角。

（一）测量标志点（图 13-4）

1. 蝶鞍点（S）。

2. 鼻根点（N）。

3. 上牙槽座点（A）。

4. 下牙槽座点（B）。

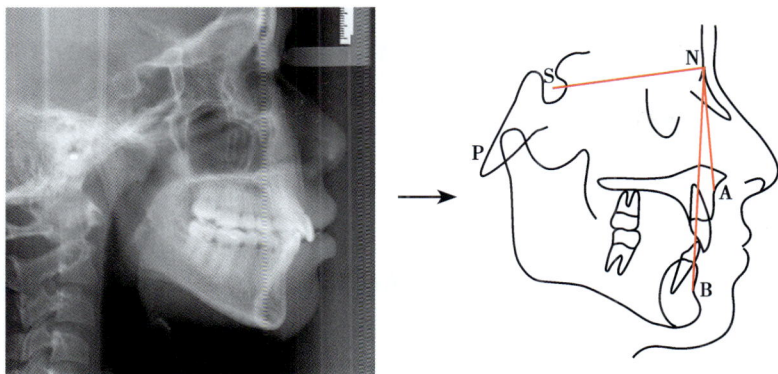

图 13-4 头颅侧位片及常用测量标志点与项目

（二）测量项目（图 13-4）

1. **SNA 角** S-N 连线与 N-A 连线形成的交角代表上颌骨位置。正常值为 $82°±2°$。
2. **SNB 角** S-N 连线与 N-B 连线形成的交角代表下颌骨位置。正常值为 $78°±2°$。
3. **ANB 角** SNA 角减去 SNB 角的值代表上下颌骨相对位置。正常值为 $4°±2°$。

五、诊断

根据专科检查结果及 X 线头影测量资料,将所得数据与相应正常值进行比较分析,从而了解颌骨是否存在异常及其程度,结合临床得出诊断。正确的诊断对拟定正确的治疗计划十分重要。例如对一个前牙反𬌗的患者,应确定是颌骨发育异常所致还是牙及牙槽骨异常所致。如肯定是骨性下颌前突,则应进一步确定是单纯下颌骨发育过度或是同时存在下颌骨发育过度和上颌骨发育不足。上述不同的诊断,将产生不同的治疗方案,如果诊断错误而使治疗方案选择不当,将产生难以挽回的不良后果。

在临床上,对牙颌面畸形进行诊断与鉴别诊断的要素如下:

1. **分析畸形发生的原因** 是先天性、发育性还是继发性。
2. **明确畸形的性质** 是牙性或是骨性错𬌗。
3. **明确畸形部位** 是上颌还是下颌,或者是双颌畸形。
4. **弄清畸形累及方向、范围与严重程度** 是矢状向发育异常还是垂直向不调,或多个方向均累及,是否存在不对称畸形等。

第五节 牙颌面畸形的矫治原则与设计

牙颌面畸形治疗应达到的主要目标,是通过矫正牙颌面三维空间结构的异常,重建正常的牙颌面位置关系,从而恢复患者口颌系统的正常功能,并改变其异常容貌与关系,使之达到个体和谐匀称的面容。

一、矫治原则

牙颌面畸形外科矫治的基本原则可简单归纳为形态与功能并举,外科与正畸联合。形态与功能并举就是必须同时兼顾容貌外形的协调匀称与口颌系统功能的正常,包括牙体、牙周组织的健康与咬合关系以及颞下颌关节功能的稳定等。临床实践证明,对由于颌骨大小与位置异常引起的牙颌面畸形,单独采用手术或正畸的手段进行治疗均难以实现功能与形态俱佳的治疗效果,而通过颌面外科与口腔正畸联合治疗的方法是最终取得正常匀称的颜面外形和稳定健康的口颌系统功能的基本途径。目前国际上通常采用的模式是由颌面外科与口腔正畸科医师共同组成治疗小组,对每位患者会诊后制订出合理的个体化矫治方案,确保术后口颌系统结构功能的健康与稳定。

由于牙颌面畸形主要是颌骨的发育异常,因此一般应在颅面生长发育停止后再行手术矫治。虽然有少部分学者认为颌骨发育不足可以早期施术,但对颌骨发育过度畸形的患者一般要到成年后进行。选择正颌外科矫治的指征是:严重颌骨或牙-牙槽骨畸形,其严重程度超过了单独正畸治疗可能矫正的范围。

二、治疗设计手段与方法

正颌外科是通过对颌骨切开、移动和重新固定来恢复正常的牙-颌骨位置关系。因此,需要在手术前就切开部位、牙骨块移动方向和距离进行精确设计,使手术医师做到心中有数。

(一)VTO分析

通过侧位头影测量描迹图(cephalometric tracing)的剪裁、移动和拼对模拟手术过程,并预测术后颜面软组织侧貌的变化,从而为选择合理治疗方案提供依据。这种设计手段和预测方法称为VTO分析法(visual treatment objective,VTO)(图13-5),即在具体实施治疗方案前模拟牙和颌骨移动过程并预测术后面型变化,得出一个视觉效果图。VTO分析的主要目的:①确定术前正畸治疗目标;②筛选能取得最佳功能和美容效果的手术方案;③获取术后面型侧貌变化可视图,用于会诊和医患交流。

学习笔记

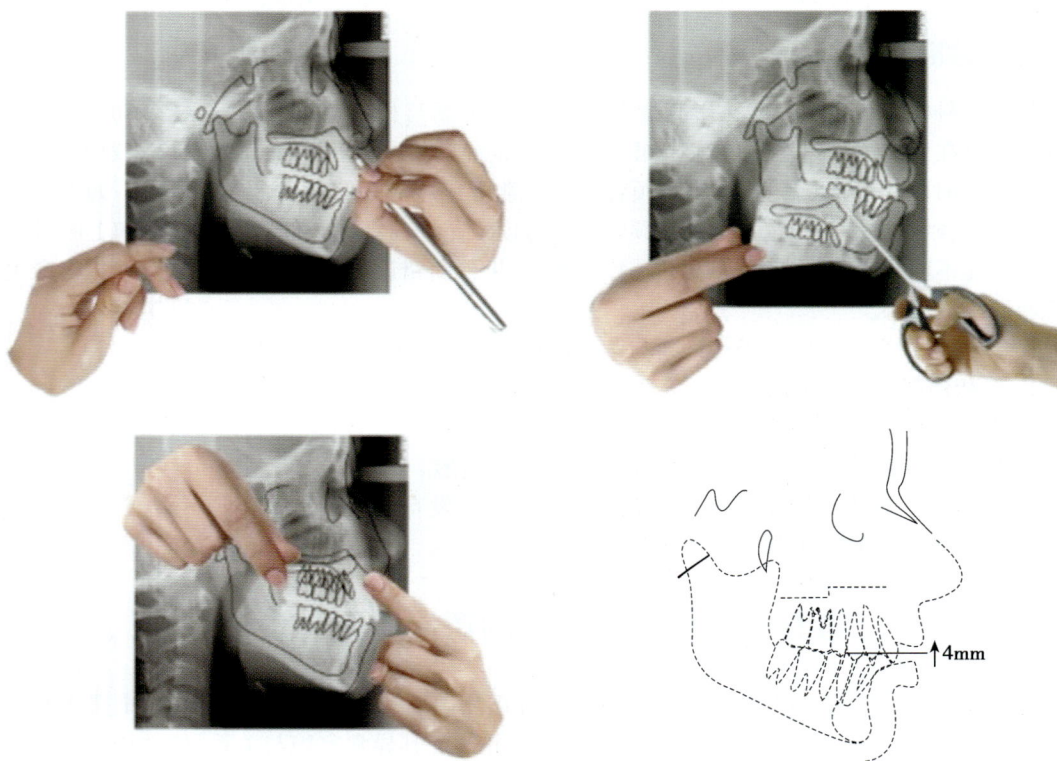

图13-5　头影描迹图的剪裁模拟预测

(二)模型外科分析

除了基于X线头影测量资料的VTO分析外,还有一个重要的设计手段是模型外科(model surgery)分析。模型外科是对转移到𬌗架上的骨性错𬌗患者的石膏牙颌模型进行切割、拼对和移动,以确保患者在手术后拥有稳定咬合关系和功能的一种排列试验和分析技术,它是正颌外科治疗计划制订过程中必不可少的一个预测手段(图13-6)。模型外科分析一方面可以确保建立正常稳定的咬合关系,另一方面是在此基础上制作𬌗导板(wafer),以帮助外科医师在手术中将切开的牙-骨块正确就位。

(三)计算机辅助设计与疗效预测

过去,VTO分析和模型外科都是用手工方式拼对完成的。现在,随着数字化技术快速发展,各

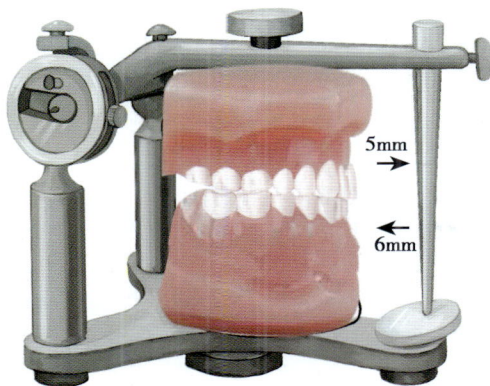

图 13-6　双颌手术的模型外科设计与分析

种手术分析和模拟软件已逐渐取代了传统设计手段。这种先进的设计系统具有快速、准确与简便的特点，而且有利于进行临床教学与培训(图 13-7)。

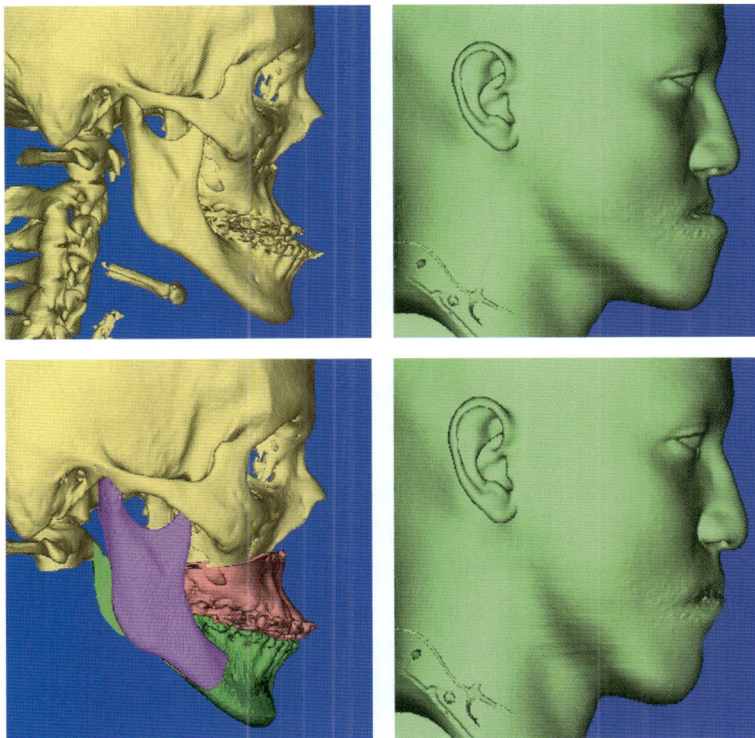

图 13-7　计算机模拟设计与预测 双颌手术（上颌 Le Fort Ⅰ型骨切开前徙术和下颌支矢状骨劈开后退术）

ER13-10

图片：ER13-10
制作验导板

ER13-11

视频：ER13-11
数字化模型外科

ER13-12

文档：ER13-12
计算机辅助设计与疗效预测. docx

学习笔记

第六节　牙颌面畸形的治疗程序与步骤

在治疗方案确定后，必须按照严格的治疗程序进行，方可获得最佳的治疗效果及避免可能出现的偏差。正颌外科的治疗程序如下：

一、术前正畸治疗

正颌外科患者术前正畸治疗（preoperative orthodontics）的目的不是用正畸手段来矫正牙颌畸形，而是为成功施行正颌外科手术做准备的，因此其矫治原则与一般的正畸治疗并不一样。主要体现在以下几个方面：

1. 排齐牙列,去除牙代偿性倾斜与干扰,释放限制颌骨移动的因素(图 13-8)。
2. 拓展牙间间隙,分开牙根,便于骨切开术的顺利进行。
3. 矫正异常𬌗曲线,协调上下颌牙弓宽度。
4. 建立正常稳定的咬合关系,防止术后畸形复发。

学习笔记

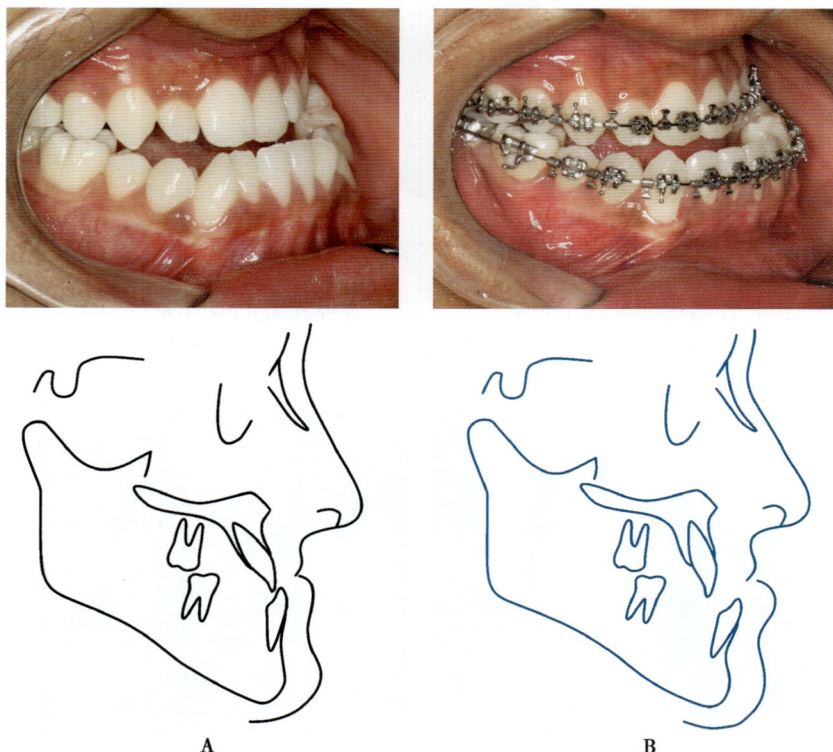

图 13-8 骨性 Ⅲ 类错𬌗的去除牙代偿
A. 去牙代偿前 B. 去牙代偿后

相反,如果不进行术前正畸治疗,术中颌骨的移动阻力较大,移动量受到限制,最重要的是术后遗留的牙畸形仍不美观,即使术后再行补救性正畸治疗,其治疗难度和时间相应增加,而且治疗效果常不满意。因此,对绝大多数颌骨发育异常导致的牙颌面畸形,急功近利地采用单纯的外科手术难以获取功能和形态都满意的治疗效果。

在术前正畸治疗过程中,应多次获取石膏研究模型,并将模型置于术后颌骨预期位置上观察上下颌牙弓长宽高关系是否协调,牙齿位置与接触关系,覆𬌗覆盖情况以及有无𬌗干扰等。当术前正畸治疗结束时,应在固定弓丝上安放牵引钩便于术中颌间固定,同时进行模型外科分析制作𬌗导板。

二、正颌外科手术

当术前正畸治疗结束后,颌面外科医师应与口腔正畸医师共同对原定手术方案再做一次评估和预测。正确的术前设计和对预定方案的顺利实施是保证手术成功的重要条件。外科医师应在术前对手术后牙颌面结构的位置关系有清楚的预见,正颌外科和一般的口腔颌面外科疾患的手术治疗不一样,不是探查性手术,没有特殊情况不能在术中任意改变手术方式。

正颌外科手术是通过牙-骨复合体的带蒂易位移植实现的,骨块所附着的软组织是移位后的牙、骨组织块存活的血供来源。因此,术中应尽量保护好软组织血供蒂,以避免牙与颌骨坏死。由于正颌外科多在口腔内狭窄视野下完成,解剖关系复杂,手术精度高,操作难度较大,因此从事这方面工作的外科医师必须经过严格的专科培训,才能保证手术的安全性和精确性。

施行精确的骨切开术是确保正颌手术成功的关键,因此,除一般手术器械外,为了保证手术的安全性与准确性,还需配备颌骨手术动力与坚固内固定系统,例如各种类型的微型骨锯、骨钻以及钛板、钛钉等。这些专用手术设备与器械的妥善配置是顺利完成正颌外科手术的一个必要条件(图 13-9)。

三、术后正畸与康复治疗

术后正畸治疗(postoperative orthodontics)的目的是进一步排齐牙列和整平牙弓,关闭牙列间隙;并作咬合的精细调整,最终建立起稳定良好的𬌗关系,避免或减少术后复发。术后正畸治疗时间以骨组织基本愈合,颌骨关系处于相对稳定的时期开始。目前,正颌外科手术多采用坚固内固定技术,术后约 4~5 周即可开始正畸治疗,同时进行以恢复颌周肌肉及颞下颌关节功能为目的的康复训练。

四、随访观察

术后应定期随访检查牙颌关系出现的变化。手术后移动过的骨块在愈合过程中,通常会出现轻微的移位,导致轻度开𬌗,覆盖变浅或加深等,轻微的问题可通过弹性牵引和术后正畸矫正。如果出现明显的畸形复发,及时通知外科医师进行相应处理。术后正畸治疗一般在 6~12 个月内完成。正畸治疗完成后还应仔细观察 4~6 周,若无复发倾向,再拆除固定矫正器,并制作保持器,稳定治疗效果。治疗结束后最好定期复查。

第七节 常用正颌外科手术

有关外科矫正颌骨发育畸形的术式多达十几种,多要求在经鼻腔气管内插管全麻下进行,本节重点介绍临床常用且典型的正颌外科手术的适应证与操作要点。临床上可针对不同类型的牙颌面畸形,选择某种术式或几种术式联合进行矫治。

一、上颌前部骨切开术

上颌前部骨切开术(anterior maxillary osteotomy,AMO)是通过对术前或术中拔除的双侧上颌第一(或第二)前磨牙间隙处行骨切开,以腭侧或唇侧软组织为蒂,将包括前鼻棘和前部骨性鼻底在内的牙-骨块后退或上移并重新固定来达到矫治目的(图 13-10)。

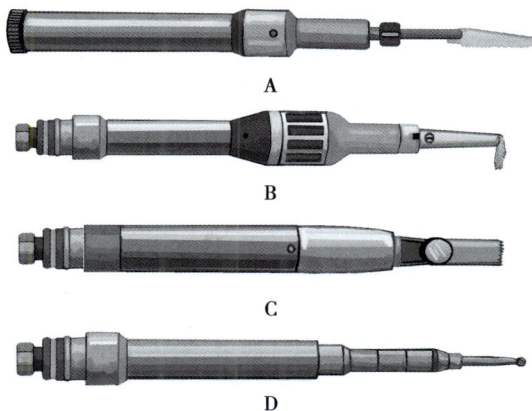

图 13-9 常用正颌手术器械
A.往复锯 B.摆动锯 C.矢状锯 D.骨钻

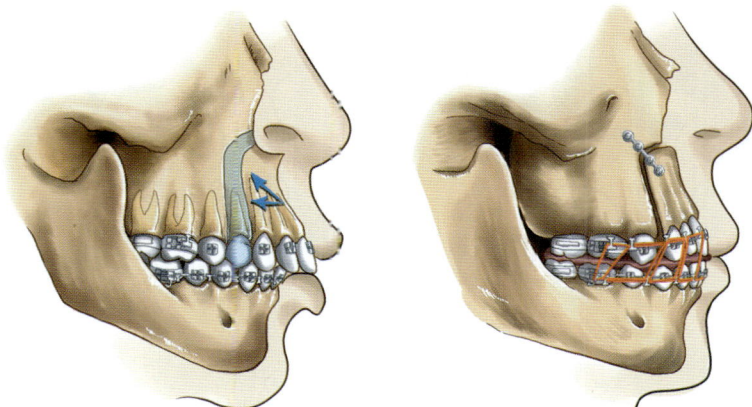

图 13-10 上颌前部骨切开

图片:ER13-13 上颌前部折断降下法

299

（一）适应证

1. 上颌前牙及牙槽骨前突。

2. 配合下颌前部根尖下骨切开术矫治双颌前突。

（二）手术方法及要点（图13-11～图13-13）

根据手术切口入路，可以将AMO分为唇侧切口（Cupar法），腭侧切口（双牙法）与唇、腭侧正中切口（Wassmund法）入路等三种手术方法。目前应用最多是上颌前部折断降下法（anterior down-fracture technique），它是Cupar法的改进术式。

1. 在两侧上颌第二前磨牙之间前庭沟黏膜转折处上方8mm处做黏膜水平切口，在骨膜下向上剥离黏骨膜，暴露上颌骨前壁、梨状孔外下缘、鼻底、鼻腔侧壁及鼻中隔。

2. 凿断鼻中隔软骨与前鼻棘的连接，潜行剥离拔牙处的黏骨膜至牙槽嵴顶。在预计的垂直截骨中央位置，在尖牙根尖上方至少5mm处转向前上方至梨状孔边缘。用裂钻将这些骨孔连在一起并向两侧及深面逐渐截除需要去除的骨质，注意不要损伤邻牙牙根。

3. **依同法在对侧施术**　垂直骨切开完成后，用骨钻或骨刀从两侧垂直骨切口伸入，将腭骨水平板横行切开。在截骨操作中应始终放置手指于腭侧对应部位，感觉器械切割深度以避免损伤黏骨膜。

4. 检查骨性连接是否都完全离断，随后用手指将上颌前部骨块下降折断。根据术前设计的去骨量，在直视下去除骨干扰，将前部牙骨块后退与上移。

5. 用殆板引导骨块就位，当关系确定好后，将预制的固定唇弓放入上颌牙列的锁槽中用结扎丝固定，再用微型钛板行骨内固定。移去殆板，冲洗创腔后缝合切口，固定鼻中隔，唇系带处采用V-Y成形方式缝合。

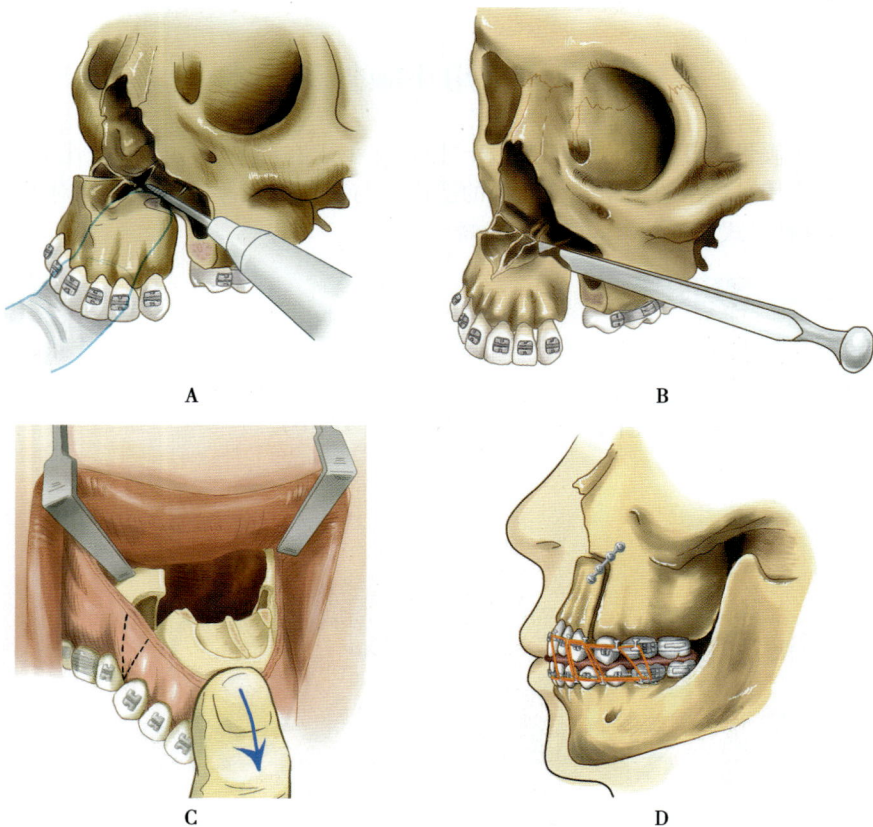

图13-11　上颌前部骨切开术
A.用骨钻行垂直截骨　B.用骨刀凿断腭骨水平板　C.折断下降上颌骨前部　D.行坚固内固定

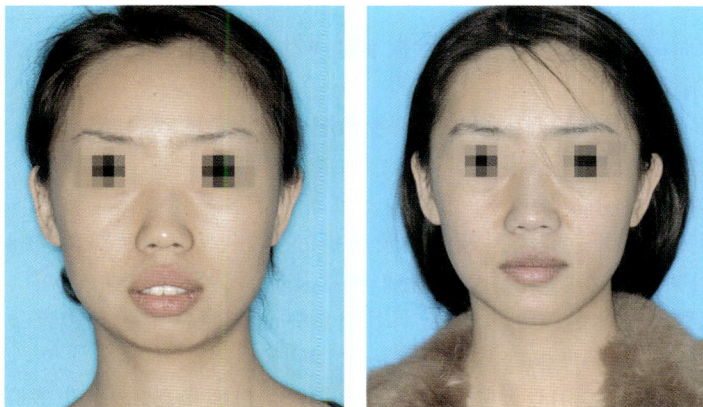

图 13-12 上颌前突手术矫治前后的正面像

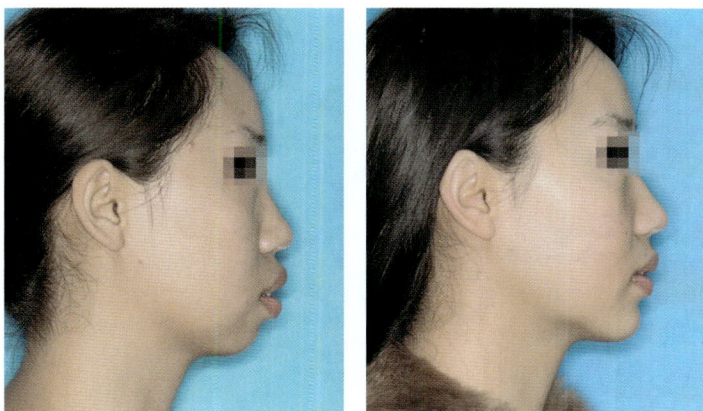

图 13-13 上颌前突手术矫治前后的侧面像

二、Le Fort Ⅰ型骨切开术

Le Fort Ⅰ型骨切开术（Le Fort Ⅰ osteotomy）又称为全上颌骨水平骨切开术（total horizontal maxillary osteotomy）。该术式基本上是按上颌骨 Le Fort 典型骨折分类的Ⅰ型骨折线的走向和部位，切开上颌窦各壁，仅保留以腭侧黏骨膜为主的软组织蒂。使断离的上颌骨在不同方向移动或旋转，用以矫治涉及上颌骨大小与位置异常的畸形（图 13-14）。

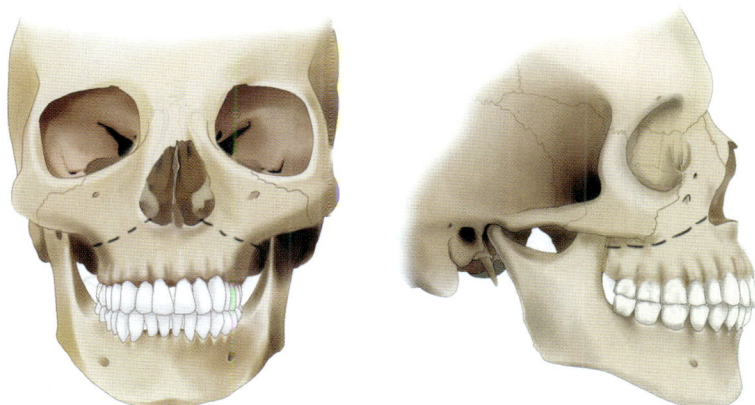

图 13-14 Le Fort Ⅰ型骨切开线位置

ER13-14

图片：ER13-14
Le Fort Ⅰ型骨切开术

ER13-15

视频：ER13-15
Le Fort Ⅰ型骨切开术

学习笔记

（一）适应证

1. 上颌三维方向（前后、垂直与横向）发育不足或过度。

2. 上颌𬌗平面倾斜。

在临床上，Le Fort Ⅰ型骨切开术多与下颌手术配合用来矫治双颌畸形。

（二）手术方法及要点（图13-15）

这里以前徙上颌骨为例简要介绍手术方法。

1. 在两侧上颌第二磨牙之间的唇颊沟黏膜转折处上方8mm处做切口，在骨膜下剥离暴露上颌骨的前外侧壁，由梨状孔边缘向内剥离鼻腔外侧壁及鼻底黏骨膜并剪断鼻中隔连接。

2. 用往复锯切开上颌窦的前外侧壁，此骨切开线的走向是从梨状孔边缘下鼻甲的下方，向后略斜向下，通过颧牙槽嵴至磨牙根尖上方6~8mm达翼上颌连接。

3. 保护好鼻底黏膜，以专用骨刀从梨状孔边缘的骨切口插入敲击，逐步凿开上颌窦内侧骨壁，注意避免损伤位于上颌窦后壁与内壁交界处的腭降动脉。

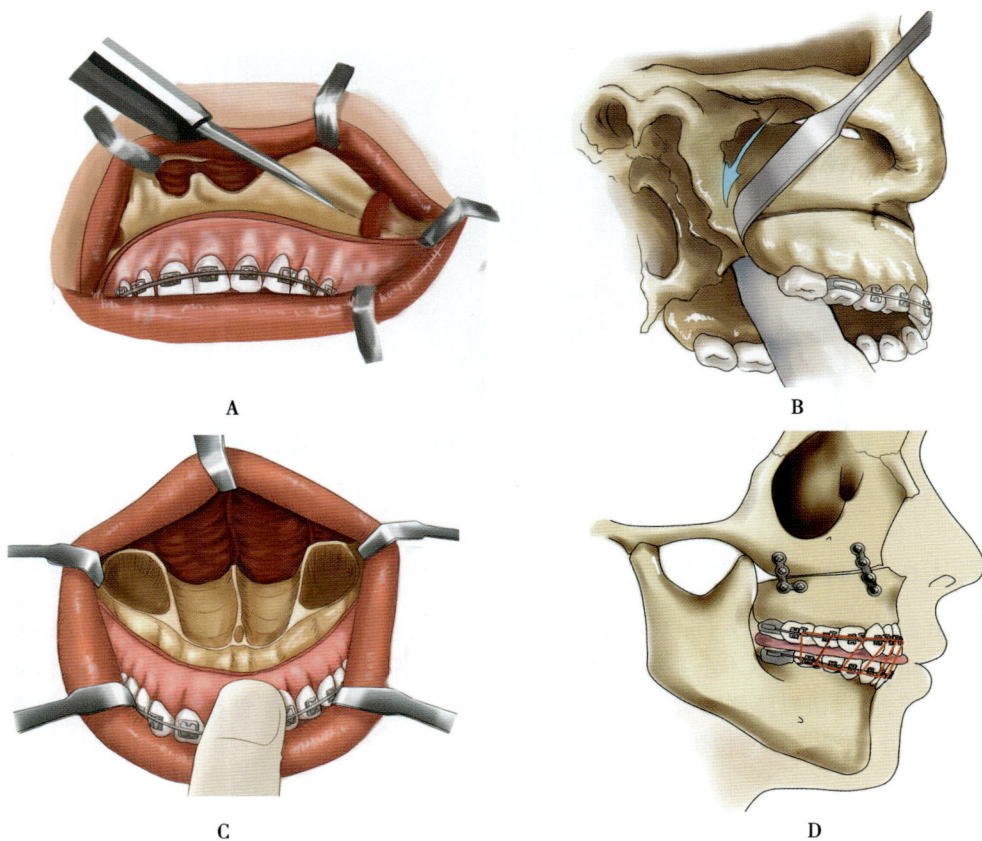

图13-15　Le Fort Ⅰ型骨切开术
A. 用往复锯切开上颌骨前外侧壁　B. 用弯骨刀凿断翼上颌连接　C. 折断下降上颌骨　D. 用钛板螺钉行坚固内固定

4. 用一把弯骨刀，刀刃紧贴上颌结节的后部，略斜向下插入翼上颌缝处。将示指放在其对应的腭侧黏膜处，敲击刀柄，当骨刀有落空感或手指感觉到凿刃时即停止敲入。

5. 在凿开两侧翼上颌连接后，用手指按住前部牙槽突，向下用力将切开的上颌骨与其上部连接逐渐折断分离。用上颌钳把持住离断后的上颌骨，缓慢施力松解腭侧致密黏骨膜对上颌骨移动的限制。

6. 戴入𬌗板引导上颌骨按术前设计的方向与距离移动，当前徙距离大于6mm时，最好在上颌结节后方植骨以防止上颌回缩。当上颌骨就位后，用橡皮圈或钢丝将上下颌牙列暂时结扎在一起，随后用钛板行骨内固定。冲洗术野，缝合黏膜切口，在唇系带处用V-Y成形方式进行缝合。

三、下颌前部根尖下骨切开术

下颌前部根尖下骨切开术（anterior mandibular subapical osteotomy，AMSO）是指在下颌骨前份的根尖下至少 5mm 作水平骨切开，辅以垂直骨切口，以舌侧软组织为蒂，主要通过向后（需拔除下颌第一或第二前磨牙）或向下移动下颌前部牙骨块达到矫治目的。

（一）适应证
主要用于矫治下颌前牙及牙槽骨前突，常配合上颌前部骨切开术矫治双颌前突。

（二）手术方法及要点（图 13-16）

1. 从一侧下颌尖牙远中至对侧尖牙远中，距下颌前庭沟黏膜转折处 8mm 的唇侧黏膜做切口。在骨膜下剥离显露下颌前部，在尖牙根尖下至少 5mm 用往复锯标记水平骨切口。

2. 用骨钻标记垂直截骨线，此线走行尽量与邻牙的长轴方向平行，上端至牙槽突顶，下方与水平骨切口交汇。用骨钻逐步切开颊侧骨皮质、骨髓质。在切开舌侧骨板时，需将示指指腹置于对应位置，以便探知骨钻位置，避免损伤舌侧软组织蒂。

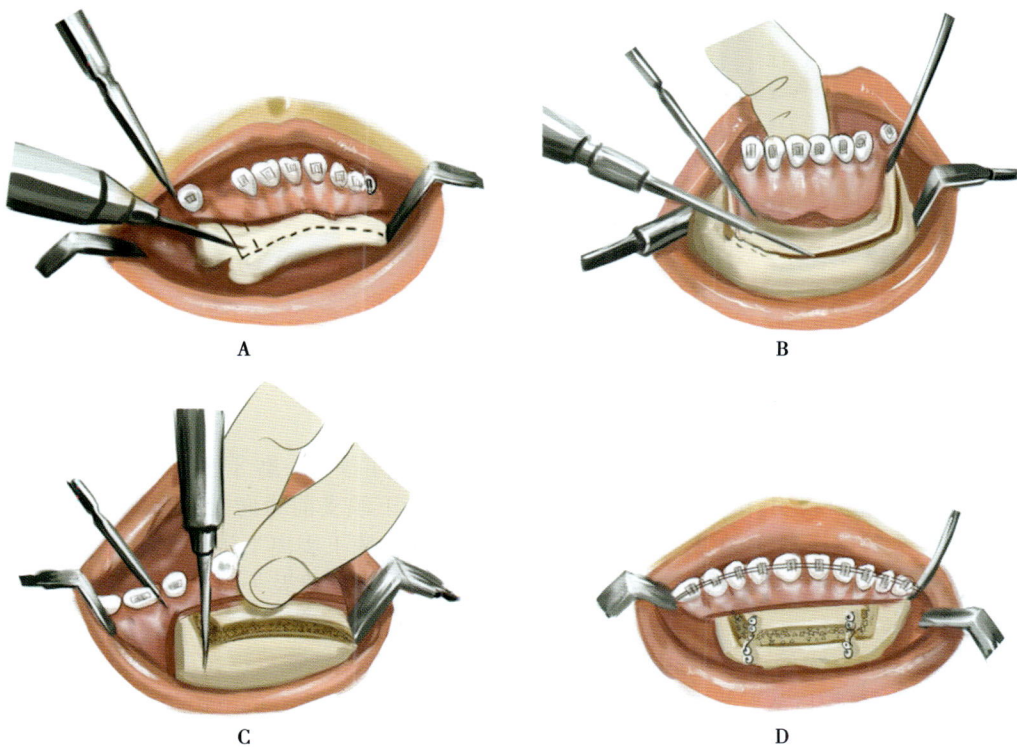

图 13-16　下颌前部根尖下骨切开术
A. 垂直截骨　B. 水平骨切开　C. 去除骨干扰　D. 固定下颌前部骨块

3. 完成两侧垂直骨切开后，用往复锯沿水平骨切口将舌侧骨板切开。如需要下降牙骨段，需要在此切开线的下方再作一条水平骨切开线，两线之间的距离为需要截除下降的距离。用骨刀轻轻离断所有骨性连接，只留软组织蒂与其附着。

4. 参照模型外科结果，用骨钻逐步去除阻碍前部牙骨段就位的骨干扰，随后用殆板引导下颌前部骨段就位，用微型钛板行坚固内固定。

四、下颌支矢状骨劈开术

下颌支矢状骨劈开术（sagittal split ramus osteotomy，SSRO）是由欧洲颌面外科医师 Obwegeser 于 1957 年首次报道，后经改进，成为矫治下颌骨发育性畸形最为常用的一种术式。它是将下颌支从矢状面劈开，形成带有髁突与冠突的近心骨段和带有牙列与下牙槽神经的远心骨段，通过向前/向后移动或旋转远心骨段来改变下颌骨的长度与位置（图 13-17）。

ER13-16

图片：ER13-16
下颌支矢状骨劈开术

学习笔记

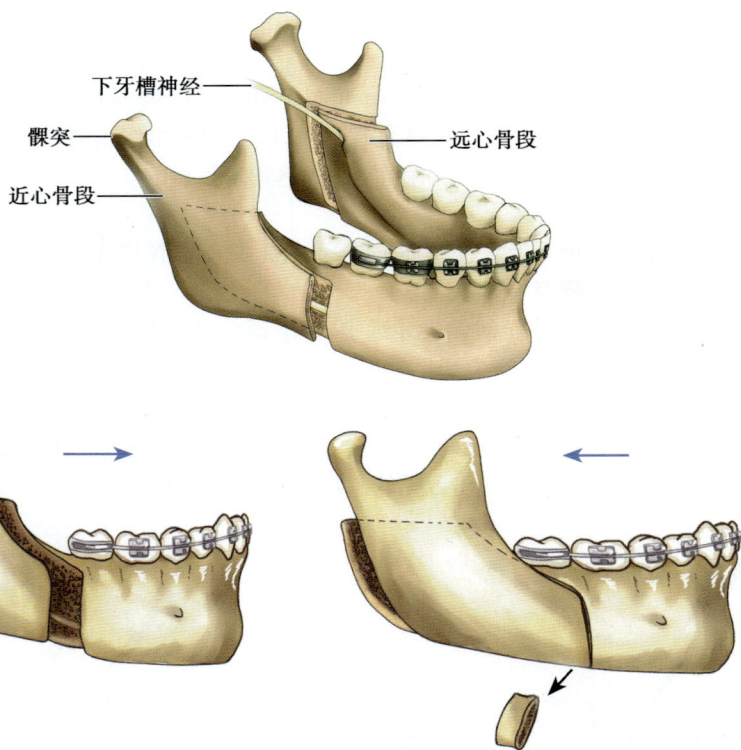

下牙槽神经

髁突

近心骨段

远心骨段

图 13-17　下颌支矢状骨劈开术

（一）适应证

1. 前徙下颌,矫正下颌发育不足。

2. 后退下颌,矫正下颌发育过度。

（二）手术方法及要点（图 13-18）

1. 从上颌平面稍下方的下颌支前缘斜向前下做切口,至下颌第一磨牙近中龈颊沟偏颊侧 8mm 处。切开黏膜、黏膜下组织和骨膜,用"燕尾"形牵开器沿下颌支前缘向上剥离颞肌附着。用弯 Kocher 钳夹持住冠突根部,约在上颌平面稍上方的位置,在骨膜下剥离下颌支内侧软组织,直至看见下颌小舌或下牙槽神经血管束。然后向前下剥离显露下颌支前缘及外斜线,以及第一磨牙近中处下颌下缘。

2. 将下牙槽神经血管束及其周围软组织与骨面隔离,用裂钻或往复锯在下颌小舌上方约 3mm 处作水平骨切开,骨切口从下颌支前缘开始,越过下颌孔上方至其后方的下颌神经沟,但不必切至升支后缘,切透舌侧骨皮质即可。

3. 用往复锯或骨钻,从水平骨切口前端开始,沿下颌支前缘稍内侧和外斜线向下并逐渐向外切割至第一磨牙颊侧骨板,随后转向下颌下缘垂直切开此处的骨皮质,注意骨切口应深至髓腔。

4. 用 2~3 把骨刀交替插入水平与矢状骨切口将下颌骨内外侧骨板逐渐分开。注意将骨刀刀刃紧贴颊侧骨板敲入。当骨切口间隙逐渐增宽,内外侧骨板分离时,仔细观察下颌管或下牙槽神经血管束的位置,若其不在近心骨段,则继续凿入并撬动骨刀直至下颌支被完全劈开。依同法完成另一侧下颌支的劈开术。

5. 用殆板引导远心骨段至新的矫正位,并用橡皮圈或钢丝行颌间固定。如果用于矫正下颌前突,还须在近心骨段垂直骨切口处截除一段与远心骨段后退距离相当的骨皮质。

6. 有两种方式固定移动后的骨段,一种是双骨皮质螺钉固定,另一种是钛板与单骨皮质螺钉固定,后者目前更常用。拆除颌间固定并移去板,用生理盐水冲洗创口,妥善止血后用间断或连续方式缝合切口。

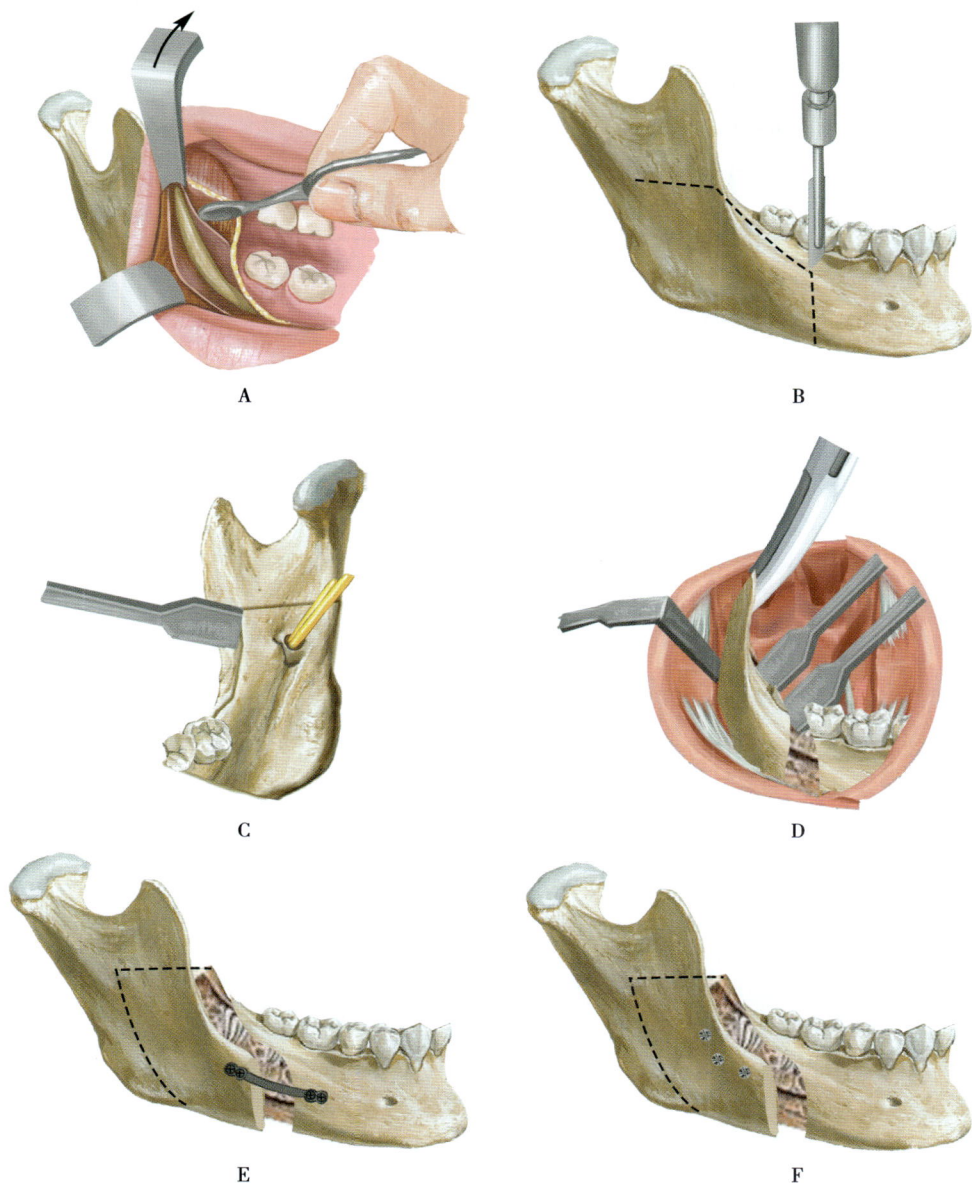

图 13-18　下颌支矢状骨劈开术

A.骨膜下剥离下颌支内侧　B.做下颌骨切口　C.用骨刀分离水平骨切口　D.矢状劈开下颌支
E.钛板固定　F.穿双骨皮质螺钉固定

五、下颌支垂直（斜行）骨切开术

经口内入路下颌支垂直骨切开术（intraoral vertical ramus osteotomy，IVRO）是临床上矫治下颌前突的一个常用术式。若骨切开线基本与下颌支后缘平行为垂直骨切开，若此线下端略斜向下颌角则称为下颌支斜行骨切开术（intraoral oblique ramus osteotomy，IORO）。两者除了骨切开线下端走行方向稍有不同外，都是通过后退远心骨段来达到矫治下颌前突的治疗目的（图 13-19）。

（一）适应证

1. 主要用于矫治下颌后退不超过 10mm 的骨性下颌前突。

2. 配合上颌手术矫正双颌畸形。

（二）手术方法及要点（图 13-20）

1. 口内切口与下 SSRO 类似。用弯 Kocher 钳夹持住冠突，在骨膜下剥离下颌支外侧面，上达乙状切迹，后至下颌支后缘，向下达角前切迹下颌下缘处。

ER13-18

图片：ER13-18
下颌支垂直骨
切开术

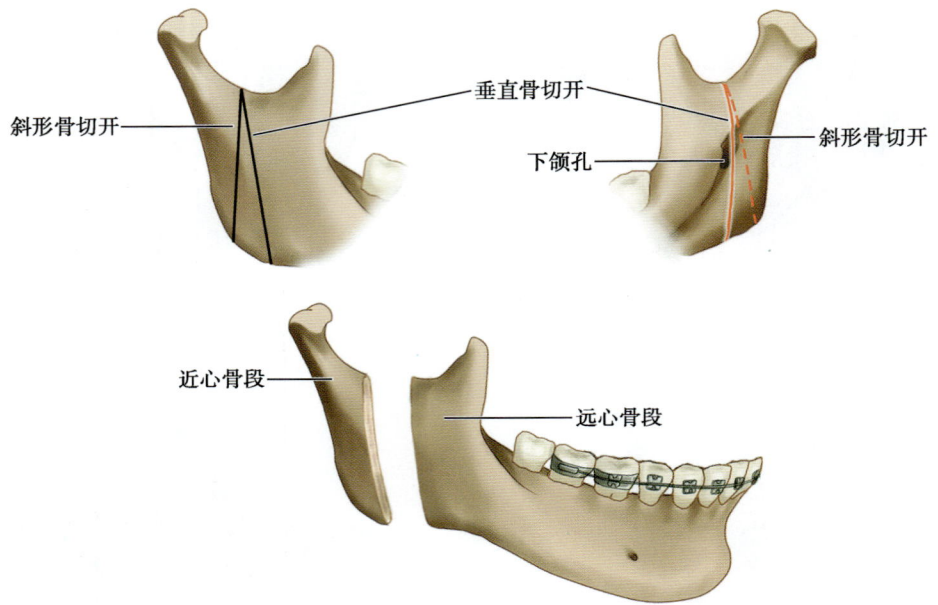

图 13-19 下颌支垂直（斜行）骨切开术

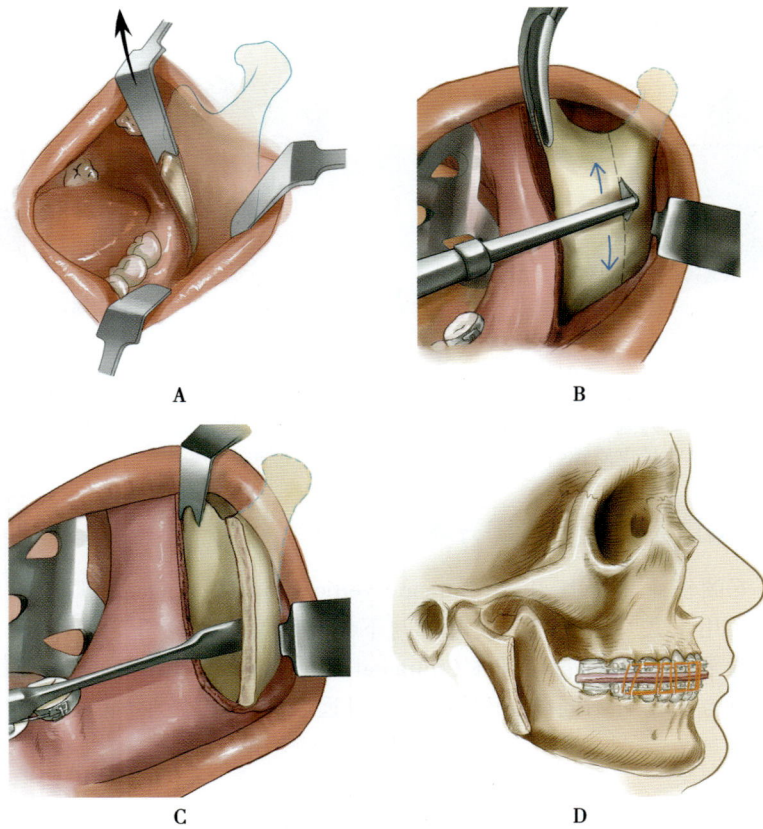

A

B

C

D

图 13-20 下颌支垂直骨切开术

A.剥离下颌支外侧　B.用摆动锯行垂直骨切开　C.将近心骨段撬向外侧　D.颌间固定

2. 用下颌支后缘牵开器(Shea 拉钩,可带光导纤维照明)钩住下颌支后缘,用摆动锯从下颌支后缘向前移约 7mm,对应下颌孔的稍后方,先锯一条平行于下颌支后缘的骨沟。在估计骨沟与下颌支后缘的距离小于 10mm 后,再向舌侧深入,先向下颌角方向进行切割,继而转向下颌切迹方向切开下颌支的内外侧骨板。

3. 在下颌支被切开后,将一把弯骨刀插入骨切开间隙撬动近心骨段,检查是否与远心骨段完全分离。如果仍有骨性连接,可轻轻敲击骨刀或用摆动锯进一步将其彻底分离。随后用小骨膜剥离器插入骨切口间隙将近心骨段撬引向外侧,使之重叠在远心骨段的颊侧骨面。依同法在对侧施术。

4. 当双侧下颌支被完全切开后,将导板戴入上颌牙列,后推远心骨段使其下颌牙列与导板的咬合面吻合,随后用橡皮圈进行颌间固定。

5. 冲洗创口,止血后采用间断或连续缝合的方式关闭切口,放置负压引流或橡皮引流条,面侧部适度加压包扎。

通常在术后 4 周解除颌间橡皮圈固定,必要时在夜间戴上殆板或行数组颌间橡皮圈Ⅲ类牵引。待张口度逐渐恢复后可开始术后正畸治疗。

六、颏成形术

这里介绍的颏成形术是指经口内入路,以颏部舌侧肌肉为血供蒂的水平骨切开颏成形术(genioplasty),这是目前改善颏部形态最为流行的一种术式(图 13-21)。

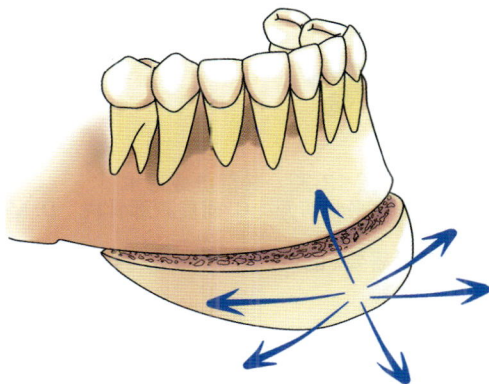

图 13-21 颏成形术切开

(一)适应证

用于矫治颏部三维空间位置与大小上的异常,例如颏部后缩或前突,颏部过短或过长,过宽或过窄以及偏斜等。还经常与其他手术协同矫治复杂颌面畸形。

(二)手术方法及要点(图 13-22)

下面以开展最多的颏前徙成形术为例进行介绍。

1. 在双侧第一前磨牙之间靠唇侧黏膜距前庭沟 8mm 处作切口。切开黏膜后、略倾斜刀片向下切至骨面。在骨膜下向下剥离至下颌下缘,向后分离显露颏孔及由此穿出的颏神经束,并适当游离松解。

2. 用矢状锯在下颌中线、正对两侧尖牙近中的颏部骨面上做三条垂直标记线。在根尖下约 6~8mm,从一侧颏孔下方约 3~4mm 处至另一侧颏孔相对应处,用往复锯水平切开颏部唇舌侧骨板,一旦切开舌侧骨板时即停止切割,以免损伤口底肌肉组织。用骨刀插入骨切口内轻轻敲击,将骨连接彻底分离。操作时保护好颏神经血管束,避免损伤或扯断。

3. 将颏部向前牵引至预计位置,注意对齐下颌中线。根据术前设计,用标有前徙距离的阶梯状颏成形板将颏部与下颌骨行坚固内固定,最好在其旁边再辅以两颗长螺钉(15~17mm)行穿双皮质骨加强固位。

4. 冲净创口内的骨屑与血凝块,将切口上下方的颏舌肌、颏舌骨肌对位缝合 3~4 针后缝合口内黏膜切口,放置橡皮引流条于创口内。在颏唇部用胶布适度加压包扎。

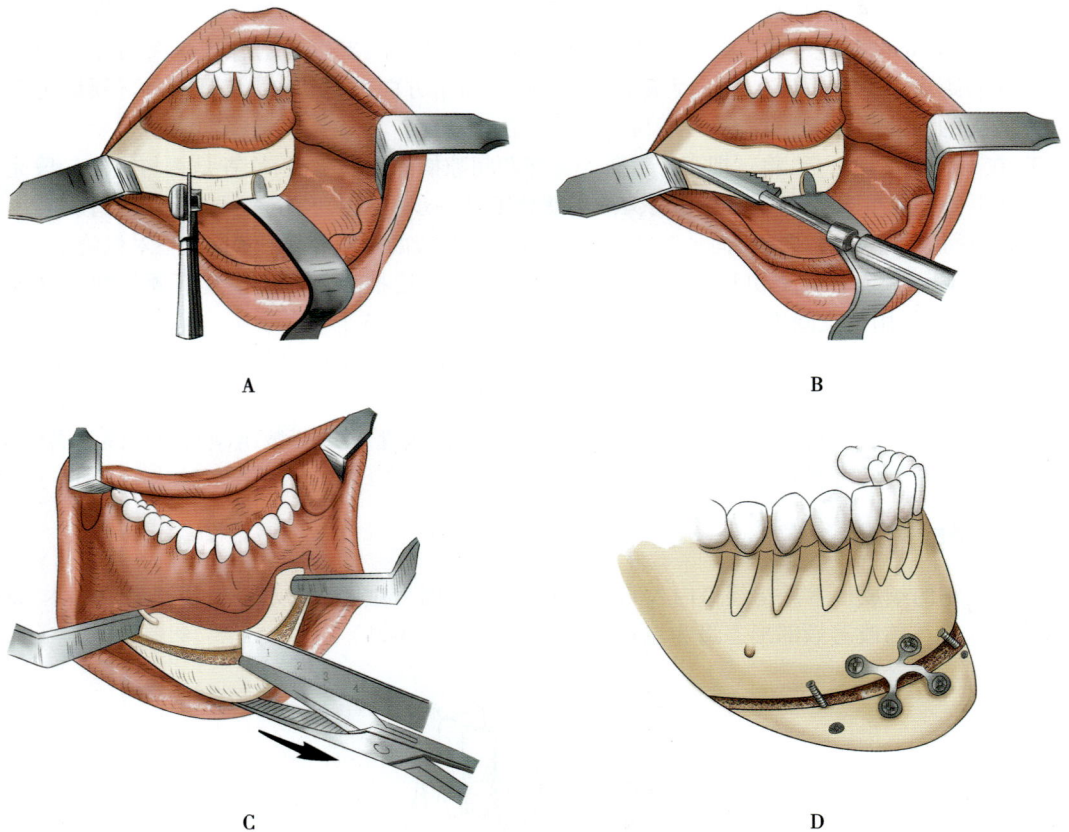

A. 定位标记线　B. 水平骨切开　C. 前徙颏部骨块　D. 坚固内固定

图 13-22　颏前徙成形术

根据患者颏部畸形的特征与整形需要，也可以将颏部进行摆正、后退、降低或增高、缩窄或加宽等。

七、双颌手术

双颌手术（bimaxillary surgery）又名双颌外科，是指将上颌及下颌的手术同期进行用来矫治双颌畸形的一种手术模式。在临床上，双颌外科通常是指上颌 Le Fort Ⅰ型骨切开术与下颌 SSRO 或 IVRO 合并使用，有时加颏成形术。

（一）适应证

用于矫正同时累及上下颌骨体积大小与三维空间关系异常的复杂对称或不对称牙颌面畸形，例如，下颌前突伴上颌发育不足、上颌前突伴下颌发育不足及骨性开𬌗伴下颌后缩等。

（二）手术方法及要点（图 13-23 ~ 图 13-28）

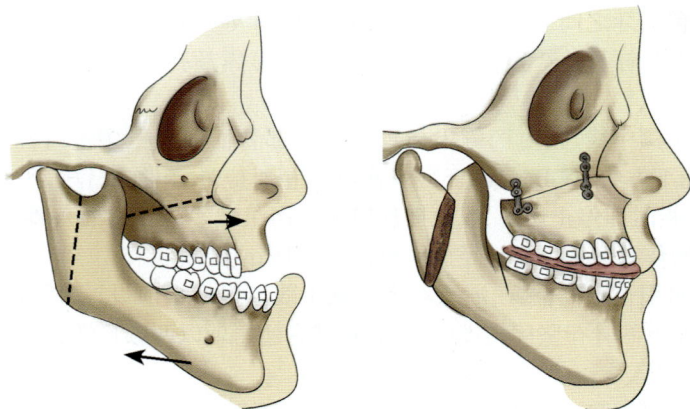

图 13-23　上下颌同期手术矫正下颌前突伴上颌发育不足

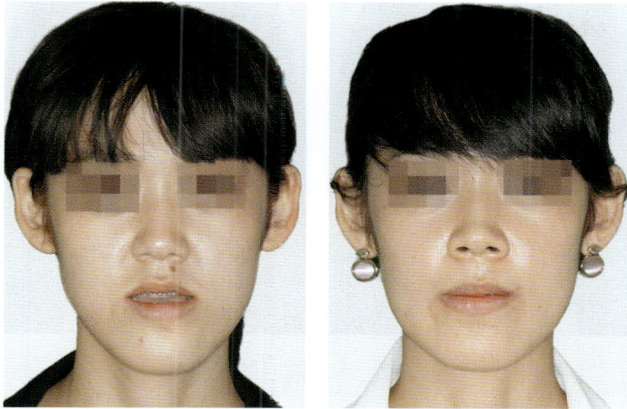

图 13-24　手术前后的正面像

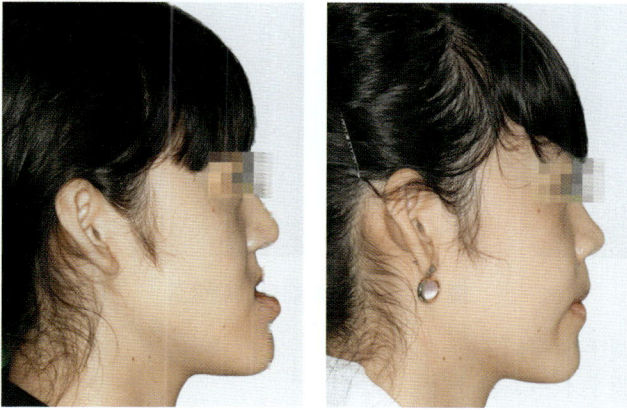

图 13-25　手术前后的侧面像

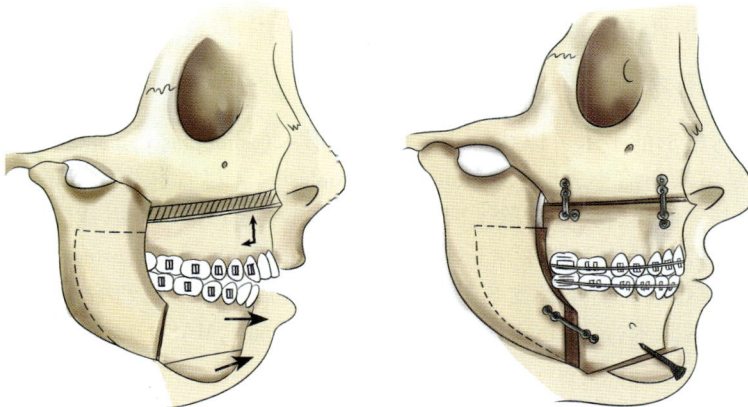

图 13-26　Le Fort Ⅰ型+SSRO+颏前徙术矫正上颌发育过度伴下颌发育不足

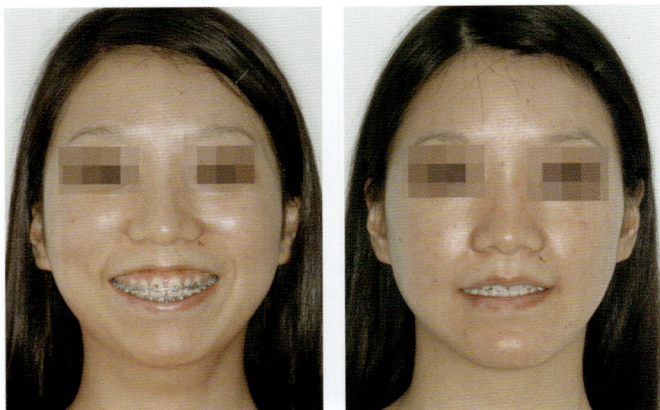

图 13-27 手术前后的正面像

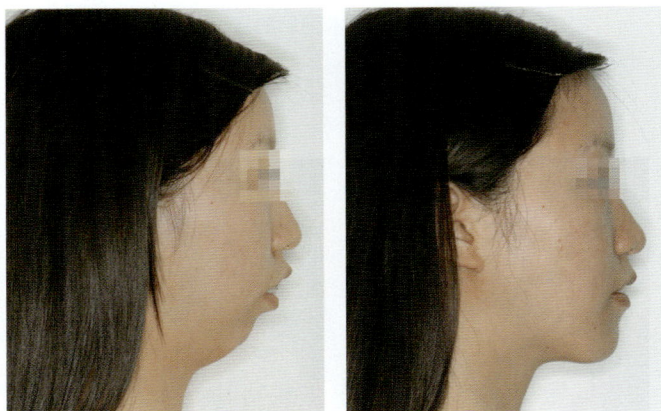

图 13-28 手术前后的侧面像

双颌手术是将单颌手术同期进行的一种外科手术模式,具体方法与单颌手术一样。目前通常采用的手术步骤是上颌手术→下颌手术→颏部手术。

1. 上颌 Le Fort Ⅰ型骨切开术 按前面介绍的 Le Fort Ⅰ型手术方法完成上颌骨的切开后,用上颌复位钳将松动的上颌骨在中间板的引导下按术前设计就位后用钛板行坚固内固定。随后拆除颌间结扎开始行下颌手术。

2. 下颌手术 如果需要后退下颌,有两种术式可以选择,一种是 IVRO/IORO,另一种是 SSRO。如果需要前徙下颌,则采用 SSRO。

3. 颏成形术 根据具体情况决定是否有必要行颏成形术,以及颏部骨块的移动方向与范围。

八、下颌角成形术

对下颌角区进行整形的手术可以统称为下颌角成形术(gonioplasty,mandibular angloplasty),在东亚地区,常做的是下颌角缩小成形术(reduction gonioplasty)。尽管这类手术的方法较多,但主要分为下颌角截骨术与下颌角骨外板截除术两大类(图 13-29,图 13-30)。以截除下颌角达到缩窄或改善该区域面部宽度或外形的手术称为下颌角截骨术(mandibular angle ostectomy,MAO)。从矢状面劈开并截除下颌角区(含部分下颌支与下颌体)颊侧骨皮质外板以达到缩窄面下部宽度的手术,称为下颌角外板劈开截除术(mandibular angle splitting ostectomy,MASO)。

(一)适应证

下颌角肥大,向外侧与后方较明显突出。X 线头影测量显示下颌角开张度过小(正常 120°左右)的适合行下颌角截骨术。对下颌角开张度与侧方轮廓基本正常,但从正面观面下部显得宽大的病例适合行下颌角外板劈开截除术。

(二)手术方法及要点

1. 口内黏膜切口类似于 SSRO,在骨膜下剥离咬肌附着暴露下颌支下份外侧骨板及下颌支后

ER13-21
图片:ER13-21
下颌角成形术

学习笔记

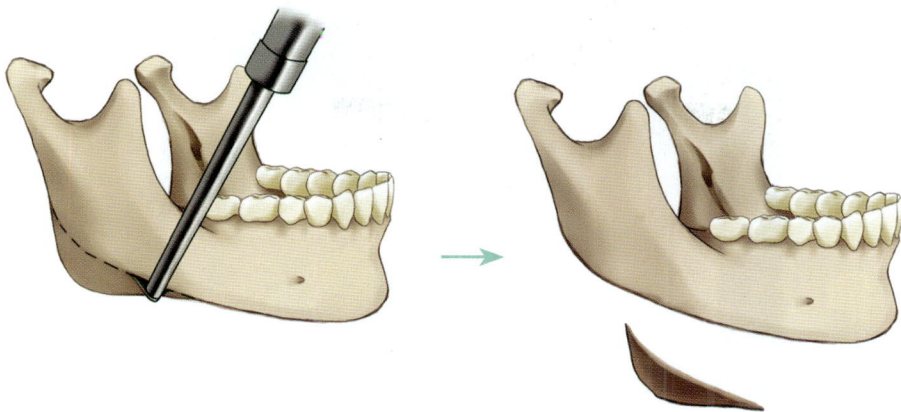

图 13-29 下颌角截骨术

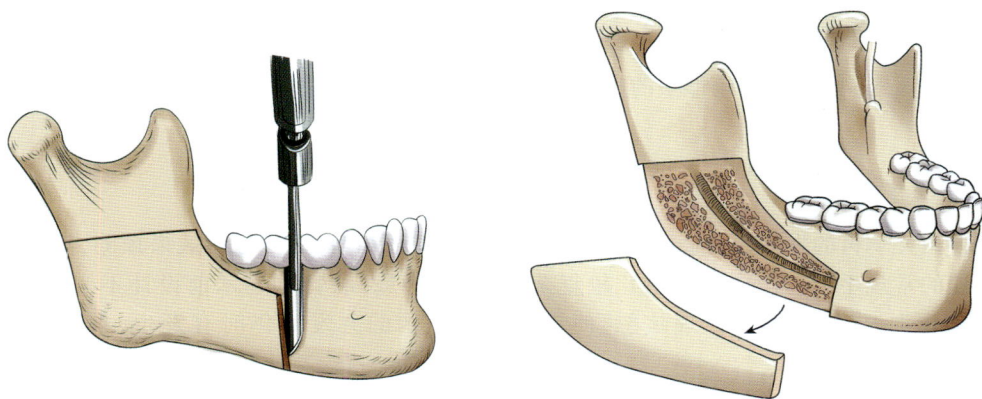

图 13-30 下颌角外板劈开截除术

缘,同时显露出下颌角前方与颏孔区的下颌下缘。

2. 若行下颌角截骨术,用下颌支后缘牵开器钩住下颌支后缘,用摆动锯或反角机头按照术前设计的截骨线走向,先在骨面做一条略呈弧形的标志线,确定无误后再沿此截骨线走向将下颌角全层骨切开,剩余的骨性连接可用弯骨刀轻轻凿断。剥离下颌角内侧的翼内肌附着,将之取出。

3. 若行下颌角外板劈开截除术,则从下颌支中下份开始将下颌角乃至颏孔区外侧骨板劈干并截除,保留内侧骨板及下牙槽神经血管束。

4. 对严重下颌角突出伴咬肌肥大致面型宽大的患者,可同时行下颌角截骨加下颌角外板劈开截除术,必要时行颧骨颧弓减低与颏成形术(图13-31,图13-32)。

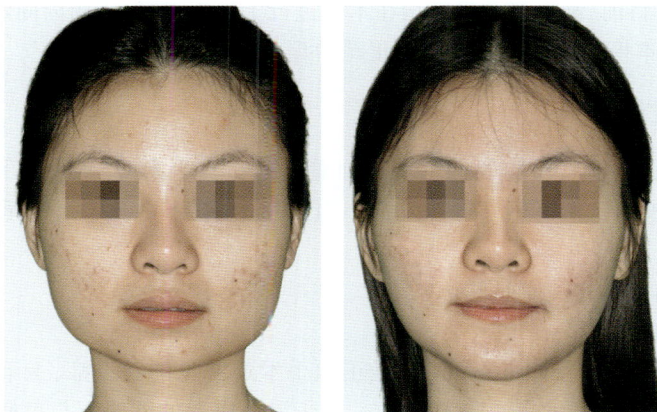

图 13-31 手术前后的正面像

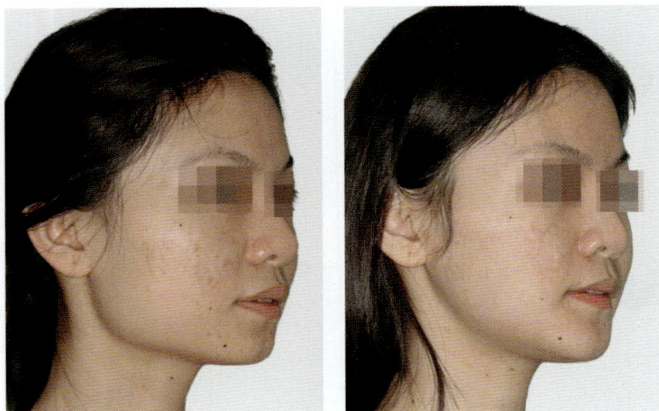

图 13-32　手术前后的斜侧面像

九、颌骨牵张成骨术

牵张成骨在矫治牙颌面畸形中的应用,具体见第十四章的相关内容。

第八节　正颌外科的术后护理与并发症

随着相关学科的发展,目前正颌外科手术已成为相对安全,并可进行效果预测,实现功能与形态俱佳的常规手术。但由于手术比较复杂,加之各种原因,特别是术前设计不当,麻醉处理与术中操作失误,以及术后护理疏忽,使正颌外科手术的并发症仍时有发生,且可造成严重后果。

一、术后护理

正颌外科手术的术后护理与口腔颌面部其他手术基本类同,但这种手术多在口腔内施行,由于伤口渗血、分泌物以及术区软组织肿胀可以导致上呼吸道梗阻。因此应特别注意保持呼吸道的通畅,尤其对进行了颌间固定者要十分小心。手术结束后患者都应送入 ICU 或复苏室进一步观察。除继续严密监测生命体征和血氧饱和度外,还应重点观察口内渗血、口底与下颌下肿胀情况。应加强对口鼻腔分泌物的吸出以确保呼吸道通畅,防止呕吐物误吸。

术后可静脉给予地塞米松以及广谱抗生素减轻组织水肿与预防伤口感染。此外,术区局部冷敷,保持口腔卫生,注意体液及电解质平衡,加强营养等对伤口的愈合及康复均有重要意义。

术后的功能训练主要包括张闭口与咀嚼功能的训练。手术改变了颌骨的位置,加上一段时间的颌间制动,患者的张口度不能达到正常范围,这就要求患者有意识地训练自己的张口功能,逐渐使张口度恢复正常。目前,绝大多数患者均在术中进行了钛板、螺钉坚固内固定,因此,通常在术后第 4~6 周,张口度基本恢复后即可开始术后正畸治疗。

二、手术并发症

正颌外科手术视野狭窄,口腔颌面部神经血管丰富。在手术时及手术后均可能发生意外出血、骨折以及呼吸道梗阻及伤口感染等并发症。因此在术前、术中及术后应采取有效措施予以预防与处理。

正颌外科手术的常见并发症如下:

(一)出血和血肿

出血和血肿(hemorrhage and hematoma)是正颌手术最常见的并发症,上下颌骨的手术均可发生,多因伤及知名血管或骨髓腔持续渗血所致。由于渗血引起的下颌下与口底部位的血肿形成应给予高度重视,尽早处理。

ER13-22

图片:ER13-22
血肿

（二）呼吸道梗阻

由于组织肿胀或血肿形成导致的呼吸道梗阻（airway obstruction）是正颌外科术后一种急性危重并发症，应时刻警惕，在术前和术中就应采取措施预防其发生，术后还应严密监护，及时发现和处理。

（三）颌骨意外骨折

意外骨折（unfavorable split）系指在施行正颌外科手术时，由于各种原因致颌骨在非设计部位或骨切开线部位发生断裂。主要发生在下颌支矢状骨劈开术，下颌支垂直骨切开术及下颌角截骨成形术时。

（四）周围神经损伤

正颌外科手术可能损伤三叉神经分支，甚至有损伤面神经的报道。下颌支部手术可能损伤下牙槽神经，颏成形术也有可能损伤颏神经。

（五）牙根损伤、牙髓坏死，骨块坏死或骨不连接

牙根损伤可发生于根尖下骨切开术及牙根间垂直切骨时，牙根损伤或骨切开线距根尖过近可致牙髓血运障碍，牙髓坏死。颌骨的整体移动一般不会发生骨坏死或不愈合，而切开移动的牙-骨块越小，其营养蒂也越小，也愈容易发生坏死或骨不连接的问题。

（六）颞下颌关节脱位

颞下颌关节脱位可能发生于下颌支垂直骨切开术后，也见于下颌角截骨成形术导致的髁突意外骨折与错位。

（七）创口感染

口腔虽属细菌污染环境，但术后发生感染的机会不多，这与颌面部血供丰富抗感染能力强有关，抗生素的使用也大大降低了创口感染的几率。

（八）术后畸形复发

复发是指手术矫正后的颌骨部分或全部回到术前位置的情况。复发是一个较复杂而具有普遍性的问题，导致术后复发的主要原因有：牙-骨段的切开和移动不充分，固定不牢靠或过早拆除固定装置。

第九节　正颌外科技术的拓展与应用

随着正颌外科的发展成熟，其技术已用于以往较难处理或效果欠佳的口腔颌面部相关畸形与疾患的有效治疗与成功处置。如创伤性牙颌面畸形、唇腭裂术后继发牙颌面畸形、颞下颌关节强直继发牙颌面畸形、阻塞性睡眠呼吸暂停等的治疗。

（王大章　沈国芳　祝颂松）

参考文献

1. 胡静,王大章.正颌外科.北京:人民卫生出版社,2006.

2. 胡静,王大章.颌面骨骼整形手术图谱.北京:人民卫生出版社,2013.

3. 胡静.正颌外科学.北京:人民卫生出版社,2010.

4. 邱蔚六.口腔颌面外科学.6版.北京:人民卫生出版社,2008.

5. 邱蔚六.口腔颌面外科理论与实践.北京:人民卫生出版社,1998.

6. 王大章.口腔颌面外科手术学.北京:人民卫生出版社,2003.

7. 王兴,张震康,张熙恩.正颌外科手术学.济南:山东科学技术出版社,1999.

8. 沈国芳,房兵.正颌外科学.杭州:浙江科学技术出版社,2013.

9. 王大章.牙颌面畸形的外科治疗:回顾与展望.口腔颌面外科杂志,2007,17(1):1-5.

10. 胡静.颌骨牵张成骨的临床及基础研究.中华口腔医学杂志,2005,40(1):10-12.

11. 祝颂松,胡静.颞下颌关节强直及其继发畸形的综合矫治.中国口腔颌面外科杂志,2016,14(3):193-197.

12. BELL W H,PROFFIT W R,WHITE R P. Surgical correction of dentofacial deformities. Philadelphia:W. B. Saunders Co. ,1980.

文档:ER13-23
正颌外科技术的拓展与应用

13. BELL W H. Modern practice in orthrognathic and reconstructive surgery. Philadelphia：W. B. Saunders Co. ,1992.

14. FONSECA R. Oral and maxillofacial surgery. Philadelphia：W. B. Saunders Co. ,1999.

15. HUPP J R, ELLIS Ⅲ E, TUCKER M R. Contemporary Oral And Maxillofacial Surgery. 6th ed. New York：Elsevier,2019.

16. REYNEKE J P. Basic guidelines for the surgical correction of mandibular anteroposterior deficiency and excess. ClinPlastSurg,2007,34(3):501-517.

17. ZHU S,WANG D,YIN Q,et al. Treatment guidelines for temporomandibular joint ankylosis with secondary dentofacial deformities in adults. J Craniomaxillofac Surg,2013,41(7):117-127.

18. HU J,WANG D Z,ZOU S J. Effects of mandibular setback on the temporomandibular joint：A comparison of oblique and sagittal split ramus osteotomy. J Oral Maxillofac Surg,2000,58(4):375-380.

19. YING B,HU J,ZHU S,et al. Correction of facial asymmetry associated with vertical maxillary excess and mandibular prognathism by combined orthognathic surgery and guiding templates and splints fabricated by rapid prototyping technique. Int J Oral Maxillofac Surg,2015,44(11):1330-1336.

学习笔记

第十四章　颌骨牵张成骨

>> **导言**

　　牵张成骨(distraction osteogenesis,DO)已成功应用于传统正颌外科难以矫治的先天性牙颌面和颅颌面畸形、颌面部肿瘤切除术后和创伤后造成的缺损畸形、唇腭裂术后继发上颌骨发育畸形等。颌骨牵张成骨是近年来在颅颌面外科和整形外科领域发展起来的一项新技术。它是通过机械牵张力促使新骨形成,新骨生成的速率可达儿童期自然生长率的4~6倍。近年来随着大量的基础和临床研究,展现了该技术在颅颌面整形、肿瘤术后重建、口腔种植等方面具有广阔的应用前景。它被誉为成功应用于临床的内源性组织工程学,是20世纪口腔颌面外科领域的重要进展。通过本章学习,要求掌握颌骨牵张成骨的适应证,以及颌骨牵张器的类型和基本组成;熟悉颌骨牵张成骨的临床经过、颌骨牵张成骨的并发症等;了解牵张成骨的生物学基础。

第一节　概　　述

一、简要历史

　　20世纪初意大利学者Codivilla首次在斜行切开股骨后通过外部骨骼牵张实施了下肢骨组织的延长。随后,Magnuson、Putti、Haboush和Finkelstein等外科专家通过其他术式和方法尝试对Codivilla的"持续牵张"外科方法进行某些改良。早期由于缺乏严格的无菌操作以及有效的抗生素,该技术常导致术后骨延迟愈合、骨不连、骨感染等许多并发症而影响其发展与推广。俄罗斯学者Ilizarov在20世纪50年代所进行的大量实验研究和临床研究使其成为成功应用于骨科领域的临床技术。但是Ilizarov在骨科领域所进行的这一具有里程碑意义的工作被世界各国学者所认知则是在20世纪80年代以后。他不仅通过实验研究奠定了牵张成骨的理论基础,而且通过临床研究提出了一系列临床应用的基本原则和技术细节。迄今为止这些基本原则仍是指导各国学者临床应用牵张成骨所遵循的基本准则。

　　颌骨牵张成骨(distraction osteogenesis for jaws)是由肢体长骨牵张成骨技术发展而来。文献记载显示,最早的颅颌面骨牵张成骨病例报道见于德国著名口腔颌面外科医师Wassmund 1935年出版的《口腔外科学》,书中描述了1927年Rosenthal用牙支持式口内弹簧牵张装置成功矫治1例小下颌畸形病例。1973年美国学者Snyder首次报道成功应用外置式牵张器牵张成骨修复一只犬半侧下颌骨长约15.0mm的骨质缺损。不久之后,Michieli和Miotti应用内置式牵张器牵张成骨延长两只犬的下颌骨。1976年美国著名颌面外科学者Bell和Epker报道成功应用牙固定式牵张装置进行牵张成骨扩宽上颌腭部以矫治上颌骨的横向发育不足畸形。1990年Guerrero首次成功应用自制内置Hyrax式颌骨牵张装置扩宽11例患者腭部的宽度不足。由于颅颌面骨解剖结构的复杂性及其对于颅颌面容貌的重要性,真正意义上的颅颌面部牵张成骨的临床应用则由美国著名整形外科学者McCarthy于1992年首次报道,他成功应用口外牵张装置牵张成骨矫治3例半侧颜面发育不全的患者以及Nager综合征导致的小下颌畸形患者。随着McCarthy颌骨牵张成骨临床应用的成功,牵张成骨逐渐被广泛用于下颌骨的延长、扩宽以及牙槽骨增高等。但由于McCarthy所报道的病例均采用口外牵张技术,在牵张过程中导致颜面部皮肤瘢痕形成和极有可能损伤面神经下颌缘支等并发症发生,使许多学者对该技术心存疑虑。

1995 年 McCarthy 在美国,Wangerin 在德国先后设计出了可以通过口内入路安放的颌骨牵张器,从而开启了内置式颌骨牵张成骨的新阶段。此后内置式颌骨牵张成骨技术迅速成为国际口腔颌面外科界以及整形外科界的研究热点,被认为是 20 世纪口腔颌面外科领域最重要的新进展。因为它的出现和应用为常规临床技术所难以矫治的诸多复杂牙颌面畸形的矫治开辟了新的思路和途径。它不仅可以矫治严重的骨骼畸形,同时也使伴随的各类软组织(肌、血管、神经、皮肤等)得以延长。加之较常规手术明显减小了手术创伤,减少了手术并发症,提高了术后稳定性并可以将患者的矫治年龄大大提前等一系列优点,越来越受到广大口腔颌面外科医师和患者的欢迎。

二、生物学基础

牵张成骨的生物学机制极为复杂,目前尚未完全清楚。Ilizarov 提出的牵张成骨"张应力法则"(law of tension-stress)认为,对生物活体组织逐步施以持续的牵张力可以刺激和保持其组织再生和生长。生物活体组织具有潜在生物学可塑性,缓慢、持续的牵张所产生的机械性应力能激发细胞的增殖,增加生物合成功能,促进组织新陈代谢,从而导致组织的再生长。牵张成骨包括血管再生,细胞活化,骨基质形成,基质钙化和骨改建等组织生物学过程。由于颌骨在胚胎发生上属于膜内成骨,血供来源属于多中心性,牵张成骨新骨再生的方式与四肢长骨的管状骨不同。现代分子生物学研究发现,在牵张成骨中,缓和的机械力是刺激新骨形成的重要因素。机械力可能通过作用于细胞跨膜蛋白,进而使细胞骨架发生改变,将细胞外机械信号传递至细胞内,激活细胞内生长因子信号,细胞所表达一系列细胞因子在牵张成骨各个阶段起到了重要而复杂的作用,各个细胞因子之间相互作用,共同完成牵张成骨的调控,参与启动和调控血管再生、细胞活化、骨基质形成、基质钙化和骨改建等牵张成骨全过程。

牵张成骨不仅会促使骨组织的再生与生长,同时也会促使其周围软组织的再生与生长。临床上利用这一原理,在矫治骨骼畸形的同时还可以同步矫治伴发的软组织畸形,这对减少复发,提高矫治效果有着非常重要的意义。

牵张器固定的稳定性是保证牵张区内新骨生成的重要条件。牵张区轻微动度的存在有可能导致纤维结缔组织和软骨生成。只有在良好稳定的条件下才会在牵张区内生成新骨。

牵张的速度和频率是保证牵张成骨新骨生成的另一重要因素。Ilizarov 的研究结论是最佳牵张速度为 1.0mm/d。每天至少 4 次牵张,每次牵张 0.25mm。在每天速度不超过 1.0mm 的前提下,牵张次数越多,越有利于新骨生成。牵张的速度过快,会产生骨的不连接,过慢则有可能导致过早骨愈合,需进行再次截骨。而在口腔颌面部血供丰富的条件下,特别是在上颌骨血供更为丰富的特殊条件下,是否可以适当提高牵张速度、减少牵张频次是许多学者正在积极探讨的课题。但在下颌骨的牵张成骨临床应用中,大多数学者仍主张每天牵张 1.0mm,牵张频率以 3~4 次/d 为宜。

截开骨皮质不损伤髓质骨并尽可能保留骨膜不被剥离,是肢体长骨牵张成骨的另一重要条件。在肢体长骨牵张成骨时仅作环形骨皮质切开,注意保持髓质骨不被伤及。但在颌骨牵张成骨时,学者们坚持了大体一致的观点,即均采用骨膜下剥离暴露颌骨,然后完成截骨,安放牵张器。在应用颌骨牵张成骨的初期,一些学者提出对成人患者下颌骨应行双侧骨皮质截开,而对儿童患者则仅行单侧(唇颊侧)骨皮质截开,理由是儿童的骨骼结构不像成人那么坚硬,牵开较容易。事实上,根据北京大学口腔医学院正颌外科中心的临床观察,儿童患者因其骨骼钙化程度较差给牵张器的稳定固定造成了相对不利的条件,因此截骨应该更为充分,以保证牵张器在牵张过程中不致松脱,顺利完成牵张。

第二节　临 床 应 用

一、颌骨牵张器

(一) 牵张器的基本组成

所有的牵张装置基本上都是由固定装置和牵张装置两部分组成。固定装置部分必须确保截骨线两端骨断面间具有良好的稳定性。固定装置又可分为牙支持式和骨支持式。牙支持式是通过粘接带环、唇弓、舌杆等装置将牵张装置固定于牙齿上,这一方式在牵张成骨过程中常易发生牙齿的倾斜移位,造成牙移动和骨移动的不等量,且稳定性较差、易复发;骨支持式即通过固定针、螺钉或种植体将牵张装置固定于颌骨,这种方式稳定性好、容易获得预期的牵张成骨效果。一些学者利用能产生骨结合的种植体既可作为固定装置用于骨牵张延长,又可被日后的种植修复所利用。

牵张器的牵张部分一般由螺杆和螺旋轨道组成。按照预定的速度和频率旋转螺杆,牵张装置连同固定于牵张器上的骨段便会沿螺旋轨道移动。在截开的骨断面间产生张力,刺激骨组织的生长,同时骨周围软组织包括皮肤、肌肉、血管、神经同时被牵张延长,从而达到软硬组织同步扩容的目的(图 14-1)。

（二）口外牵张器

口外牵张器依靠数根穿过皮肤的固定针将牵张装置固定于颌骨之上。在牵张成骨过程中,由于牵张器固定针的移动,加之暴露于口外面颊部的显眼处,不可避免地会形成明显的皮肤瘢痕,影响美观。因此,目前临床应用的大多数牵张装置均为内置式牵张装置。

1997 年 Polley 设计了固定于颅骨外侧的颅外固定牵张器用于矫治上颌骨发育不全畸形,由于其固定装置安放在颅骨发际内,不影响面部外形,目前在临床仍被广泛应用(图 14-2)。

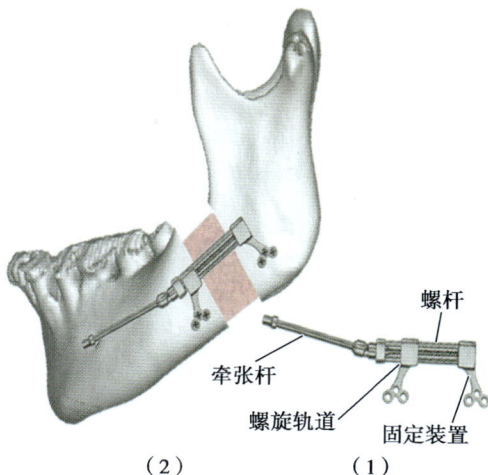

图 14-1　下颌内置式牵张器及牵张成骨
（1）牵张器;（2）牵张器安放固定及牵张成骨完成后情况

视频:ER14-1
牵张成骨过程

（三）内置式牵张器

目前临床上用在颌骨的内置式牵张器主要是传统的螺旋式牵张器,其体积小巧,大部分置于体内,只有旋转柄经皮或者黏膜露在体外,对患者生活影响较小,缺点是骨延长量较少且成骨方向单一,仅适用于轻度颌骨畸形的患者。随着牵张成骨适应证的逐渐扩大,自动化、连续化以及个体化等新型牵张器逐渐出现,其中包括自动牵张器、曲线牵张器、双向牵张器、三焦点式牵张器以及种植型牵张器等。

（四）个体化牵张器

应用快速成型技术(rapid prototyping,RP)制作颅颌三维模型(three-dimensional model),可以非常直观地再现颌骨畸形的特征,通过预测牵张后的三维形态改变,确定放置牵张器的最佳位置与方向,并以此为基础预先制作适合的个体化牵张器(customized distractor),使之贴合骨面并且

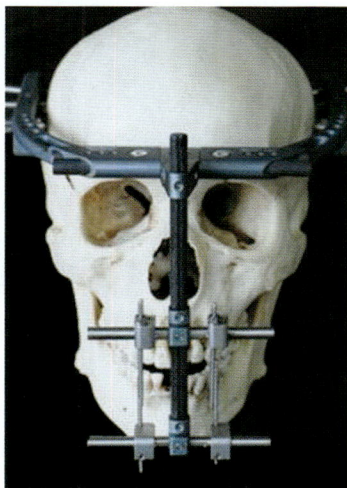

图 14-2　颅外固定牵张器

牵张方向及幅度符合设计要求,术中可以直接将预制的个体化牵张器固定在颌骨上,不仅可以大大缩减术中调整牵张器的时间,而且术后效果更准确。

视频:ER14-2
个体化牵张器
制作流程

二、临床分期

颌骨牵张成骨技术在临床上从截骨、安放牵张器到完成牵张成骨、拆除牵张器,有三个临床分期,即间歇期(latency period)、牵张期(distraction period)和稳定期(consolidation period)。

间歇期是指从安放牵张器到开始牵张的时间,一般为 5~7 天。根据临床经验成人患者间歇期应在 7 天左右。儿童患者特别是年龄较小者(4~6 岁),间歇期可适当减少,一般为 3~5 天。

牵张期是指每天按照一定速度和频率进行牵张,最后达到设计牵张幅度所需要的时间。牵张期的长短依据术前设计的牵张幅度而定。如计划牵张 25mm,牵张期即为 25 天。

稳定期是指从完成牵张后到拆除牵张器的这段时间。稳定期要明显长于间歇期和牵张期。为什么需要较长时间的稳定期?这是因为刚刚牵张生成的新骨实际上是尚未钙化、改建的骨基质。稳定期就是在牵张器的稳定作用下让新生成的骨基质进一步钙化、成熟并在生物力学作用下发生改建。早期,国际上普遍认为上颌骨牵张成骨的稳定期应为 3~4 个月,下颌骨应为 2~3 个月。但是根据目前国内大多数学者的临床观察,无论是上颌骨还是下颌骨其稳定期均应适当延长。上颌骨可为 4~6 个月,下颌骨应为 3~4 个月。目前国际上也普遍采用这一适当延长时间的稳定期。

三、适应证

牵张成骨技术应用于肢体长骨的适应证非常广泛,几乎包括了因先天性发育畸形、骨髓炎、骨肿瘤切除、创伤等导致的各类肢体骨病及骨缺损或缺失。在口腔颌面部,颌骨牵张成骨技术的应用也越来越广泛,涉及上颌骨、下颌骨的各种不同类型的发育不全和骨缺损、缺失畸形。如小下颌畸形、半侧颜面发育不全综合征、Nager 综合征、Crouzon 综合征、Pierre Robin 综合征及 Treacher Collins 综合征等。

(一) 小下颌畸形

各类原因导致的重度小下颌畸形(mandibular micrognathia),特别是双侧颞下颌关节强直导致的小下颌畸形是该术式的最佳适应证。它可使下颌骨延长达到 20.0mm 以上,不仅有效矫治此类患者严重的牙颌面畸形,而且对其伴发的阻塞性睡眠呼吸暂停(obstructive sleep apnea,OSA)也具有良好的治疗效果(图 14-3)。

视频:ER14-3
小下颌畸形的
牵张成骨矫治

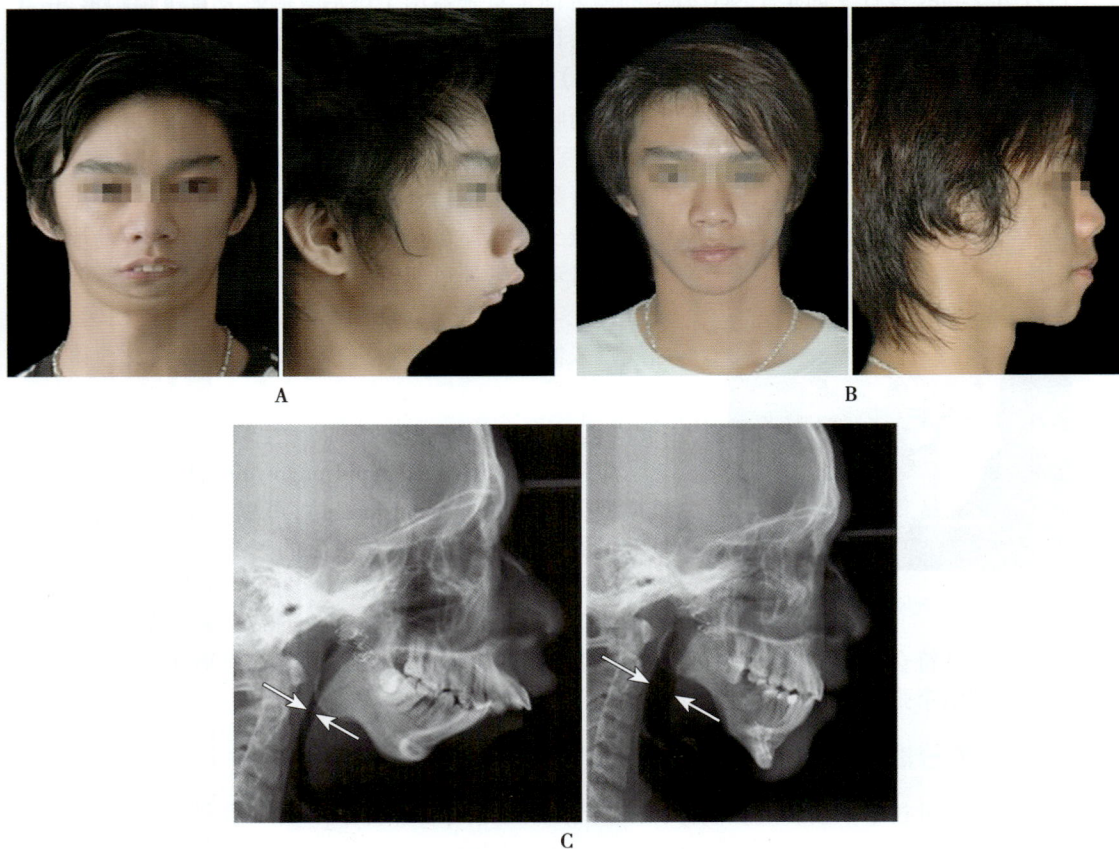

图 14-3 小下颌畸形的牵张成骨矫治
A. 术前正侧面 B. 术后正侧面 C. 术前、术后头颅侧位片(箭头示后气道间隙)

（二）半侧颜面发育不全

半侧颜面发育不全（hemifacial microsomia）是以往临床矫治的一大难题，其颌骨畸形的矫治不仅受到骨骼本身条件的限制，而且伴发的软组织发育不全也使手术难度增加。过去这类畸形的矫治一般都需要等待患者发育停止后方可进行。这对患者的心理发育也会造成不良影响。近年来许多学者首先针对此类畸形进行早期下颌骨牵张成骨的矫治，获得了较为满意的效果。但是目前还缺乏儿童患者早期牵张成骨矫治后的长期随访，牵张成骨矫治后有无复发或与健侧的发育是否同步都有待进一步研究。但有一点是肯定的，这就是早期的牵张成骨矫治无疑会大大减轻畸形的程度，有利于患者的心理发育，同时也会给患者成年后的进一步矫治创造更好的条件（图14-4）。

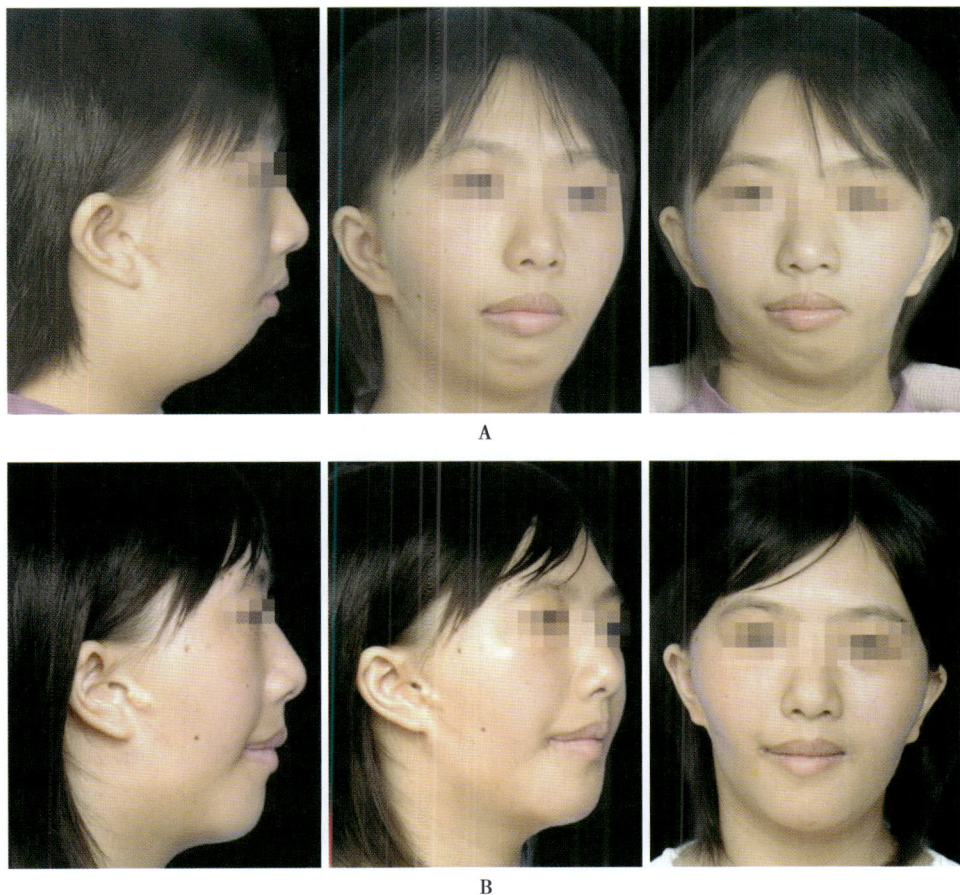

图 14-4　半侧颜面发育不全畸形的牵张成骨矫治
A. 术前正侧面　　B. 术后正侧面

（三）上下颌牙弓重度狭窄

上下颌牙弓重度狭窄常导致牙列重度拥挤和排列不齐，呈现出牙量、骨量的严重不协调。以往矫治此类畸形主要依靠正畸的扩弓技术和减数拔牙以达到排齐牙列的目的。颌骨牵张成骨技术应用于上下颌牙弓扩展，不仅避免了常规扩弓引起的牙齿倾斜移动和较高复发率，而且实现了真正意义上的增加牙弓骨量和快速扩弓，为不拔牙矫治牙列重度拥挤提供了可能。目前已有多家公司推出了专门用于上颌骨和下颌骨牙弓扩展的内置式牵张器，常可使上下颌牙弓扩展达15.0mm以上（图14-5）。

（四）下颌骨缺损、缺失的牵张成骨重建

利用 Ilizarov 的"双焦点"（bifocal）和"三焦点"（trifocal）牵张成骨原理，治疗下颌骨因肿瘤切除或创伤导致的部分缺损、缺失已在临床成功应用。Ilizarov 的"双焦点"原理是针对肢体长骨大段缺损、缺失的情况采用在一侧骨断端的上方截开骨皮质，形成可牵张移动的骨段并向缺损、缺失间隙移动该骨段，使其与原骨断面间不断生成新骨而最终与远心骨段断端在压力下愈合。下颌骨缺

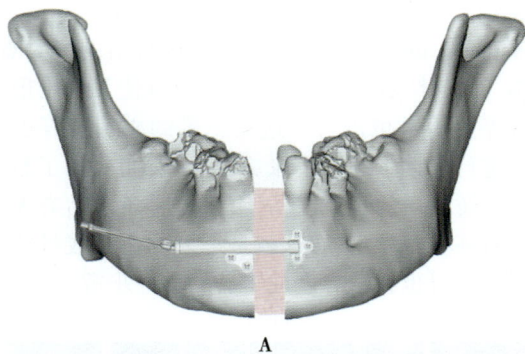

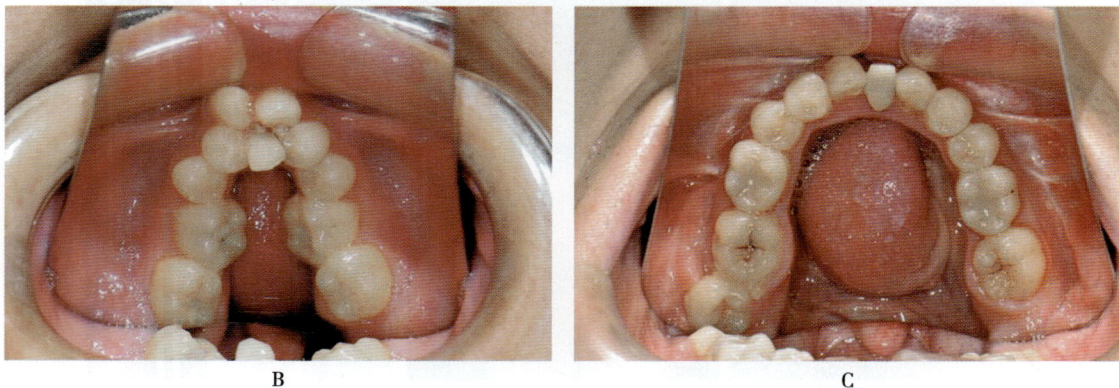

图 14-5　下颌牙弓重度狭窄的牵张成骨扩弓治疗
A.下颌牙弓重度狭窄的牵张成骨扩弓治疗示意图　B.术前下颌牙弓　C.术后下颌牙弓

损、缺失的重建则是在下颌骨骨缺损、缺失的一侧或两侧先形成一个或两个长约1.5cm的移动骨段，亦称其为输送盘（transport disc），在特殊设计的双焦点或三焦点牵张器作用下不断向一端或缺损、缺失中心移动，并最终于牵开骨间隙处形成新骨并与对侧骨段在压力下愈合，从而达到不用植骨而重建颌骨缺失的目的（图14-6）。

（五）垂直牵张成骨

以往重度的牙槽突吸收萎缩只有依靠植骨手段重建牙槽突。特别是希望通过种植修复牙列缺失的重度的牙槽突吸收萎缩、缺失患者，重建牙槽突的垂直高度已成为一个临床难题。垂直牵张（vertical distraction）成骨技术的出现为这一难题的解决提供了简便易行而有效的新手段。近年来临床上不仅有大量成功牵张萎缩的牙槽突的报道，而且在重建植入的肋骨瓣上也成功实施了垂直牵张成骨，从而使其满足种植修复的需要（图14-7）。

（六）上颌骨发育不全的牵张成骨

上颌骨发育不全是许多颅颌面发育不全综合征的主要临床症状。唇腭裂患者也常继发严重的上颌骨发育不全。常规正颌外科矫治此类畸形因受到颌骨移动幅度的限制，矫治效果常不理想，容易复发，大幅度的移动颌骨后需要大量植骨且易加重患者的腭咽闭合不全。内置式上颌骨牵张成骨易于为成人患者所接受，但上颌骨前徙的距离受到限制，过多的前徙还伴有牵张后上颌容易下垂的弊端。利用颅外固定牵张器进行上颌骨牵张成骨可以使上颌骨较大幅度地前徙。颅外固定牵张器因在牵张期间影响患者的社会活动，成人患者不易接受，但其牵张幅度较少受到限制，且拆除方便，故在儿童患者中具有良好的应用前景。经多年研究发现，采用改良上颌前段截骨牵张成骨术治疗唇腭裂术后继发上颌骨发育不足畸形取得了良好的临床效果。该术式不仅可以克服上述弊端，而且手术创伤小、操作简单、腭咽闭合功能不受明显影响，同时为后期正畸排齐牙齿提供足够的间隙（图14-8）。

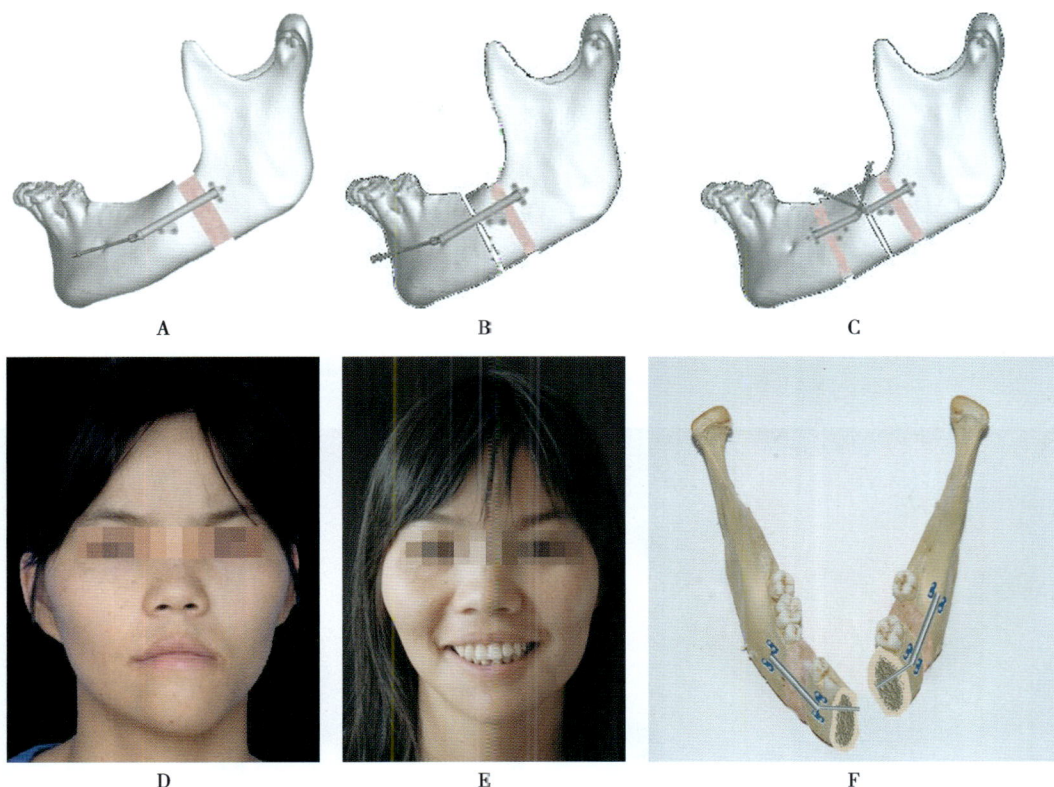

图 14-6　下颌骨肿瘤切除术后缺损牵张成骨重建下颌
A. 单焦点　B. 双焦点　C. 三焦点(A～C 为 3 种不同牵张成骨方式)　D. 术前正位像　E. 术后正位像
F. 下颌颏部肿瘤切除后在双侧下颌体制作输送盘修复颏部缺损

视频：ER14-6
下颌骨缺损的
牵张成骨重建

学习笔记

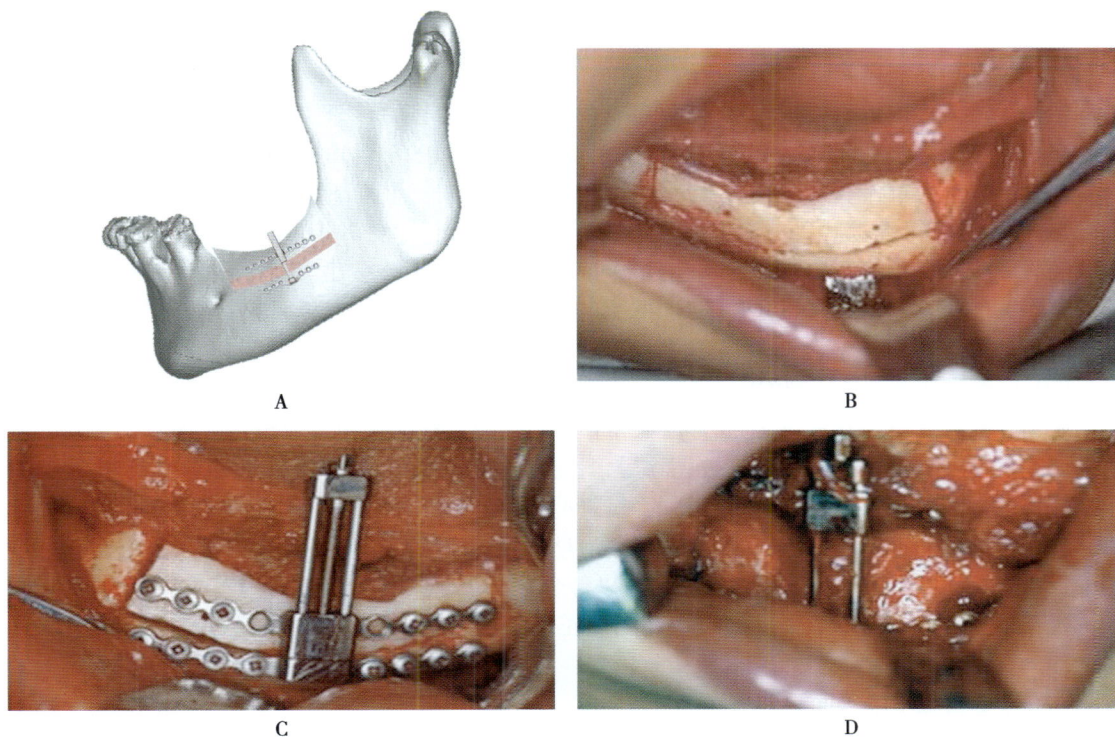

图 14-7　垂直牵张成骨增高牙槽突
A. 垂直牵张成骨增高牙槽突示意图　B. 牵张成骨前制备可牵引移动的骨段　C. 术中牵张器安放情况
D. 牵张区新骨生成情况

视频：ER14-7
垂直牵张成骨

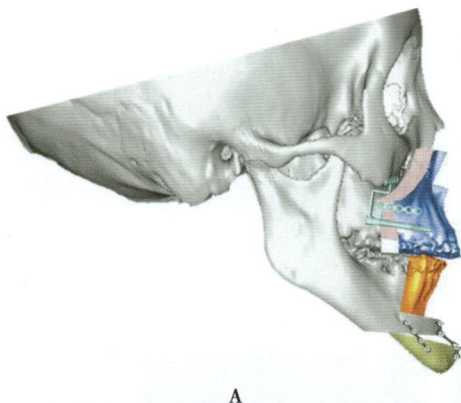

A

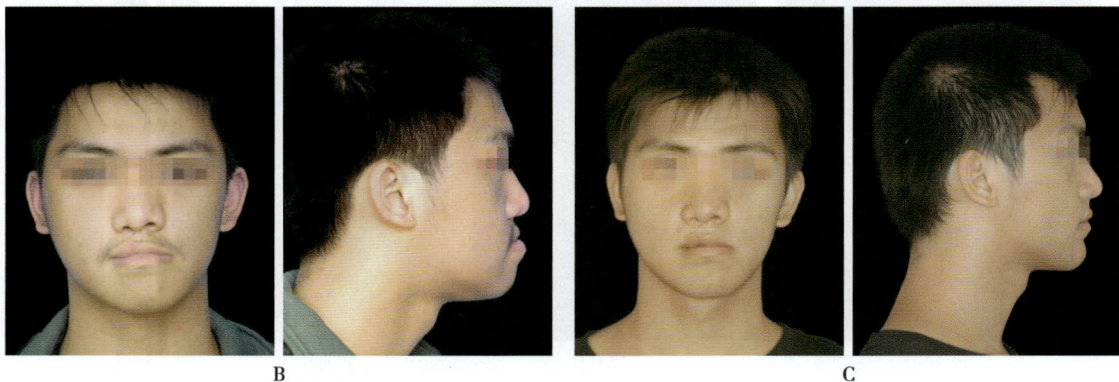

B   C

图 14-8 上颌前部牵张成骨矫治唇腭裂继发上颌发育不全畸形
A. 上颌前部牵张成骨术式示意图 B. 术前正侧面 C. 术后正侧面

（七）颞下颌关节的牵张成骨关节重建

长期以来颞下颌关节强直的治疗是口腔颌面外科临床的一大难题。它不仅影响患者的一系列口颌系统生理功能还常常伴发严重的牙颌面畸形，而且许多患者还伴发不同程度的 OSAHS。以往的治疗手段大多以解除关节强直，恢复患者的开口功能为目的。即使仅为此目的，目前临床上多种多样的治疗方法都面临一个共同的难题，那就是复发。1997 年 McCormick 报道采用口外牵张装置治疗颞下颌关节疾病取得成功。其优点是：①可有效恢复患侧下颌支的高度，有利于患者颜面畸形的矫治；②可在术后 2~3 天开始强迫性开口训练，因而复发率低。1998 年国内开始使用内置式颌骨牵张器在颞下颌关节强直成形术的同时行牵张成骨关节重建，其后又设计了专门用于矫治颞下颌关节强直的内置式颌骨牵张器，经过 60 余例颞下颌关节强直患者的临床应用，均证实获得了满意的效果（图 14-9）。

（八）牵张成骨加速正畸治疗

采用牙间骨皮质切开术，牵张成骨技术和有效的正畸治疗能快速有效矫治牙槽骨畸形。Frost 医师研究发现当骨皮质受到损伤或被去除后，骨组织会出现活跃改建，牙齿可以在脱矿的骨组织中快速移动。结合牵张成骨使逐渐牵开的骨段间不断形成新的骨组织，从而加快牙列的移动，牙齿移动速率约每周 1.2mm，从而达到快速正畸治疗的目的。而传统的正畸牙移动是单纯正畸力作用下，经过一系列的牙槽骨吸收和沉积，牙齿以每个月 1mm 有限的速度进行缓慢的生理性移动，这大大延长了正畸的疗程。牵张成骨技术在缩短正畸疗程加速正畸治疗上显示其独有的魅力（图 14-10）。

（九）综合征性颅颌面畸形

颅颌面畸形的治疗相对复杂，创伤大，骨的移动距离较小。与传统的正颌外科和颅面重建手术相比，牵张成骨矫治颅颌面畸形具有创伤小、复发风险小和不需植骨等优点，并且同时延长软硬组织，增强了术后的长期稳定性。

由于颅面部骨骼解剖结构复杂及其与长骨、下颌骨形态结构上的差异，牵张成骨术在颅及面中

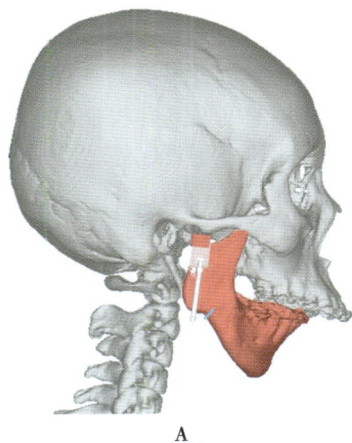

A

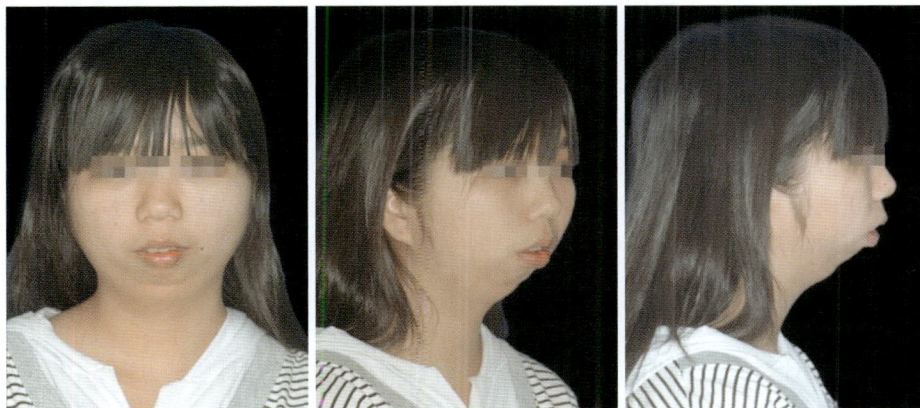

B

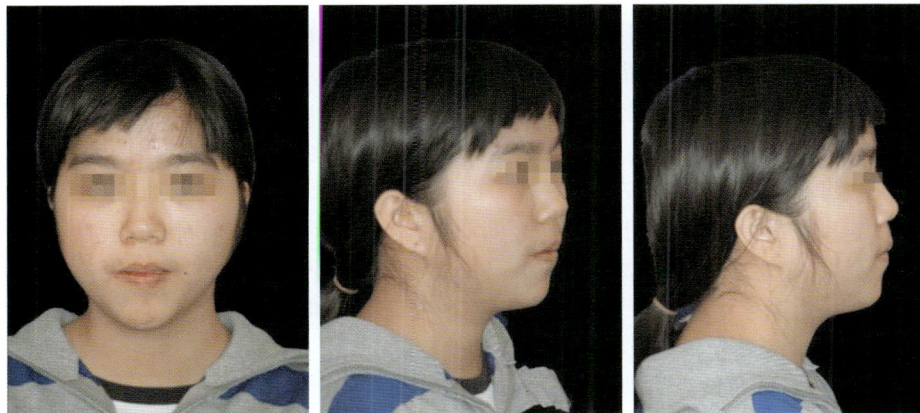

C

图 14-9　颞下颌关节成形术的同期进行牵张成骨关节重建
A. 内置式髁突重建牵张器　B. 术前正侧面　C. 术后正侧面

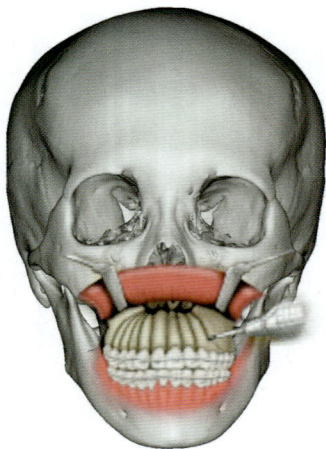

图 14-10　牙间骨皮质切开牵张成骨加速正畸治疗

份骨骼的应用受到了较大的限制。牵张成骨技术在三维计算机辅助外科指导下可以简单、精确、易控治疗各种颅面综合征所致面中份发育不足,如 Crouzon 综合征、Apert 综合征、Marfan 综合征、Pfeiffer 综合征等。以上是不同病例选择颌骨牵张成骨治疗的适应证。此外还应考虑患者的年龄和与其他治疗方法的取舍。

关于患者年龄的选择,学者们的意见基本一致,即越早越好。因为幼儿具有较强的生长潜能,易成骨,矫治效果好,较常规手术治疗更具优势。但是过小的发育尚不坚固的颌骨常使牵张器的安放不易进行。因此,学者们认为 4 岁以后应是一个较为适当的年龄。早期手术的优点如下颌骨的延长可早期解除其对上颌骨生长发育的限制,有利于上颌骨的正常发育;对于存在上颌骨严重发育不足的唇腭裂患者,早期治疗有利于改善上下唇之间的肌肉平衡和语音的矫正;早期矫正畸形,对患儿的自我认知、社交及人际关系等心理发育有深远的影响;适当的早期干预,能够矫正导致异常生长形态的功能缺陷,有些缺陷在年龄大的儿童则很难矫正;自幼就有睡眠呼吸障碍甚至需要气管插管来维持呼吸的患者绝对有必要进行牵张成骨,这样的患者尽早手术,不但可以改善呼吸,而且避免对语音造成影响。

关于选择颌骨牵张成骨还是选择常规正颌外科治疗,近年来口腔颌面外科界尚存在争议。颌骨牵张成骨固然具有许多优点,但是其疗程较长、负担的费用较高,且需要行第二次手术拆除牵张器是不争的事实。因此凡是一次正颌外科手术或其他手术可以满意矫治的,即使手术复杂一些,还是应该选择正颌外科,万不可把颌骨牵张成骨当成一种时尚。相反,其他手术或常规正颌外科的确难以矫治或矫治效果不好的疑难复杂畸形则应选择颌骨牵张成骨矫治。

四、手术方法

1. **截骨线的设计**　术前应在 X 线片上仔细设计截骨的部位和截骨线的方向,并根据不同畸形矫治的需要选择合适的牵张器。应用三维虚拟技术可以更加直观、精确、快速帮助牵张成骨的术前设计及术后效果预测。

2. **切口**　根据患者年龄的大小、颌骨的大小、牵张器安放部位等选择不同的手术切口。上颌骨牵张、增高牙槽突高度的垂直牵张、上下颌牙弓扩展以及成人下颌骨体部牵张多采用口内黏骨膜切口,也可采用口外切口。儿童的下颌骨牵张可采用口内或口外下颌下皮肤切口。颞下颌关节强直的牵张成骨假关节成形则可采用下颌下皮肤切口。牙间截骨时,可采用口内切口。

3. **截骨**　截骨前应就牵张器安放位置及方向做好精确设计。首先按术前设计摆放好牵张器,调整牵张器固定臂,使之完全贴合于颌骨的表面形态,然后备好至少 3 个固定螺孔后再开始截骨。

上颌骨截骨多采用 Le Fort Ⅰ 型截骨或 Le Fort Ⅰ 型不全截骨。下颌骨截骨无论是在下颌支部位还是下颌体部,除下牙槽神经管所在部位仅作颊侧骨皮质截开外,其余部位均作全层骨截开。下颌管所在部位的舌侧骨皮质则依靠轻柔的撬动使其裂开。

4. **牵张器安放**　按照截骨前准备好的螺孔固定牵张器。

5. **试牵张**　固定好牵张器后试行牵张,对阻力过大或截骨不充分的应行补充截骨。

6. **冲洗缝合切口**。

五、并发症及其防治

颌骨牵张成骨是一种特殊的外科手术治疗技术,它既有着与普通常规手术类似的并发症如疼痛、出血、手术瘢痕等,也具有颌骨牵张成骨术本身特点的并发症。受颌面部解剖结构的复杂性、牵张装置设计技术条件和临床操作等的限制,使颌骨牵张成骨在临床应用中会出现一些可预测或不可预测甚至难以避免的并发症。

（一）下颌骨牵张成骨对下牙槽神经的影响

颌骨牵张成骨对神经的影响主要体现在下颌骨牵张成骨对下牙槽神经（inferior alveolar nerve，IAN）的影响。下牙槽神经位于下颌骨内，术中截骨、牵张器放置、牵引速度与频率等原因均可引起下牙槽神经的异常，导致术区疼痛或颏部的一过性麻木，但通常症状会逐渐缓解或消失。研究发现牵开区的下牙槽神经有一过性可逆的脱髓鞘变，并有少量轴突细胞发生变性，但这种损伤是可逆性的损伤。为了防治神经并发症发生，术前要设计合理的手术方案包括如何截骨和安放牵张器等；术中细致操作避免损伤下牙槽神经；术后在下颌骨牵张过程中应严格控制牵张的速度与频率，以避免对下牙槽神经产生不可逆性的损伤。在牵张过程中一旦出现下唇、颏部麻木应立即适量减缓牵张速度和频率，辅助应用营养神经的药物等。

（二）术后伤口感染

颌骨牵张成骨术后伤口感染发生率不高，且感染仅局限术区局部。颌骨牵张成骨手术通常采用口内切口，属于Ⅱ类切口。术后牵张器的牵引杆通过黏骨膜下暴露于口腔，所形成的通道易引起食物残留和细菌逆行性感染，牵引杆长时间摩擦相应黏膜导致的局部炎症刺激，术后机体由于应激反应与免疫力的下降都可引起感染的发生。通过术前全口的牙周洁治，术中严格的无菌操作，术后采取认真细致的口腔护理和合理的抗生素使用，可以减少或避免术后发生感染。如一旦发生感染，应采取相对应的抗感染治疗并加强局部冲洗换药等措施。

（三）对颞下颌关节的影响

下颌骨牵张成骨对颞下颌关节的影响是轻微的、可逆的。动物实验表明，下颌牵张成骨对颞下颌关节髁突影响主要表现为牵张侧的髁突纤维软骨组织形态学的改变和软骨、骨的改建活动。牵张侧的髁突后斜面变平，髁突软骨层变薄并有新骨沉积、微小骨折及退行性改变。继续固定10周后，髁突出现修复性改变。单侧延长下颌骨时，延长侧髁突的体积变大，位置更直立、垂直轴向接近正常，而健侧未见有明显异常改变。双侧延长的病例，髁突体积均增大，形态更趋于对称和直立，从而更接近正常。有实验研究证明，颞下颌关节的损伤与牵张速率明显相关。如控制在每天牵张1.0mm以内，不会造成颞下颌关节明显损伤。

（四）过早骨化和骨纤维连接

过早骨化是指在牵张尚未达到计划所需的成骨量时，牵引部位就提前发生骨化而影响了牵引的继续进行。主要原因都是牵引速度过小，一般认为当每天牵引速度小于0.5mm时就容易出现过早骨化；骨纤维连接则是指由于感染、固定不稳定、牵引速度过快、局部缺血等原因而导致牵引局部骨化不良而形成骨纤维连接。过早骨化固定或者骨纤维连接出现后，应行再次截骨牵张手术。

（五）牵张器松动和断裂

牵张器的松动常发生于牵张器固定在骨质较为疏松的颌骨上，尤其在牵张器侧向力过大或者术后出现钉道感染时。而牵张器发生折断则有可能因为颌周肌群肌力强大，加上咬合力量容易使牵张器发生机械故障，由于牵张器是连接游离骨块的固定装置，牵张器-骨界面产生剪切力或扭力集中在牵张器连接处，强大的外力超过金属的强度后会引起牵张器的折断。由于牵张器本身问题造成的并发症通常需要二次手术处理，所以预防显得格外重要。手术前收集完善的患者资料，设计手术方案时候应考虑患者颌骨密度，设计个性化的牵张器，采用三维有限元分析术区受力情况，尽量避免应力集中现象。术中应避免重复弯曲牵张器的固定臂，牵张器安置后需对牵张器进行调试，旋转牵张杆是否可顺利进行牵张，尽量避免并发症的发生。

（六）对𬌗关系的影响

颌骨牵张成骨可以快速的改变患者颌骨的形态，这个过程中势必会对患者𬌗关系产生改变。由于𬌗关系和颌骨形态的结构不同，截骨术式和安置牵张器位置的不同及患者个体颌骨肌群的平衡差异都可以导致𬌗关系的紊乱。𬌗关系紊乱的表现中，下颌骨开𬌗畸形是较为常见的一类，最主要原因之一是下颌牵张时的远心骨段受降颌肌群的肌力牵拉而顺时针旋转，导致前牙发生开𬌗。对于出现前牙开𬌗的患者，早期可以通过正畸治疗，应用颏兜弹性绷带来阻断或减轻其发展。和其他口腔颌面外科手术（特别是正颌外科手术）一样，颌骨牵张成骨术后𬌗关系的恢复和保持同样是非常重要的。对牙颌面畸形或缺损患者来说，因为颌骨的延伸和移位，势必引起𬌗关系的改变。颌骨的延伸和移位,可获得面部轮廓美容改善的效果,但如果不重视殆关系的重建则无法获得咀嚼、吞咽、语言功能的改善以及达到牙列整齐的美学效果。为此,颌骨牵张成骨术也必须有口腔正畸医师的参与才能在术后获得理想的殆关系,从而可保证口腔颌面部生理功能的全面恢复。应当说,颌骨牵张成骨的临床实施,也是一个综合序列治疗的模式,需要学科之间的相互协作。只注重面部轮廓外形的改建的颌骨牵张成骨术是不全面的(图 14-11)。

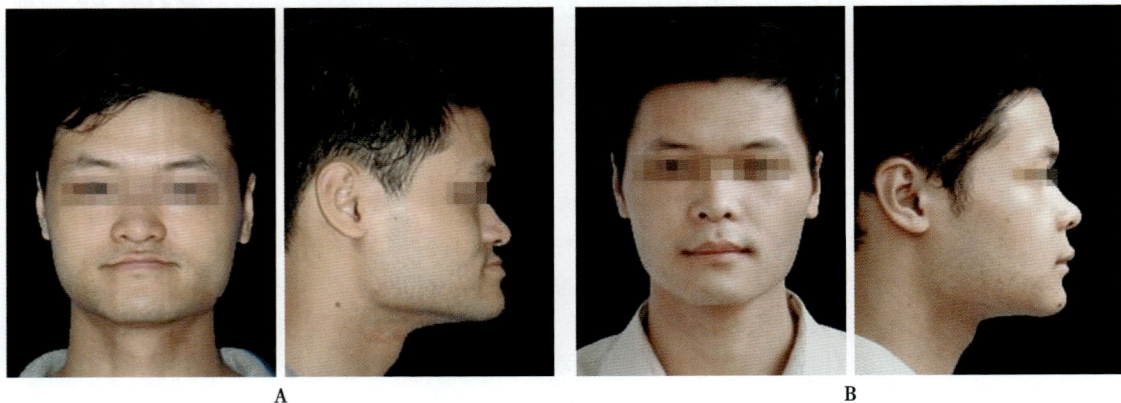

图 14-11　上颌骨发育不足畸形牵张成骨术前术后和正畸前后结果
A. 术前正侧位像　B. 术后正侧位像

目前,颌骨牵张成骨术的正畸治疗多在牵张成骨完成后进行,这是由于牵张成骨的预期效果不像典型的正颌外科手术那么容易掌握,因此很少进行术前的(去代偿)正畸治疗。有关这方面的经验尚需不断积累,尤其是在儿童期进行牵张成骨者,还有乳恒牙交替,以及牙列本身的自然调整等不确定因素,需要进一步研究。

（王兴　周诺）

参考文献

1. ILIZAROV G V. The tension-stress effect on the genesis and growth of tissues:Part Ⅰ. The influence of stability of fixation and soft-tissue preservation. Clin Orthop Relat Res,1989,238:249-281.

2. ILIZAROV G V. The tension-stress effect on the genesis and growth of tissues:Part Ⅱ. The influence of the rate and frequency of distraction. Clin Orthop Relat Res,1989,239:263-285.

3. MCCARTHY J G,SCHREIBER J,KARP N,et al. Lengthening the human mandible by gradual distraction. Plast Reconstr Surg,1992,89(1):1-8.

4. MCCARTHY J G,STAFFENBERG D A,WOOD R J,et al. Introduction of an intraoral bone-lengthening device. Plast Reconstr Surg,1995,96(4):978-981.

5. WANG X, WANG X X, LIANG C,et al. Distraction osteogenesis in correction of micrognathia accompanying obstructive sleep apnea syndrome. Plast Reconstr Surg,2003,112(6):1549-1557.

6. BELL W H,GUERRERO C A. Distraction osteogenesis of the facial skeleton. Hamilton:B. C. Decker Inc. ,2007.

7. 王兴,林野,伊彪,等. 颌骨牵张成骨在矫治半侧颜面发育不全中的应用. 中华医学杂志,2001,81(5):1-5.

8. 王兴,林野,周彦恒,等. 口内入路的颌骨牵张成骨技术. 中华口腔医学杂志,2000,35(3):170-173.

9. 周诺,宋少华,麦华明,等. 双侧下颌牵张成骨对转化生长因子 β1 在颞下颌关节髁突表达的影响. 华西口腔医学杂志,2005,23(1):72-74.

10. 周诺,梁飞新,韦山良,等. TGF-β1 在下颌骨牵张成骨中的局部表达及作用的实验研究. 实用口腔医学杂志,2004,20(6):670-673.

第十五章　口腔颌面部后天畸形和缺损

>> **导言**

　　口腔颌面部后天畸形和缺损常常造成不对称性畸形与不规则的组织缺损,导致外貌缺陷与功能障碍。因此,合理选用整复外科技术制订周密的治疗计划,最大限度的恢复其容貌和生理功能,是消除患者精神与心理上的障碍,恢复正常工作和社交活动的基础。通过本章的学习,要求掌握口腔颌面部后天畸形和缺损的基本概念、诊断和治疗原则;掌握皮肤(瓣)移植的各种分类;熟悉各类皮肤(瓣)的临床应用适应证;了解显微外科技术的应用和基本操作步骤。

第一节　概　　论

　　口腔颌面部后天畸形和缺损是指由于疾病或损伤等引起的畸形或组织缺损,也称获得性畸形和缺损(acquired deformity and defect)。

【病因】

　　1. **肿瘤及类肿瘤病变**　肿瘤及类肿瘤病变已是近年来颌面部获得性畸形或缺损的主要原因之一。因肿瘤本身造成颌面部畸形多为良性肿瘤。对于恶性肿瘤来说,多因手术治疗造成不同程度的缺损或畸形,病期愈晚,切除组织愈多,畸形缺损也愈大。此外,放射治疗也可导致组织缺损,常见于放射性骨坏死,或由于放疗而引起发育抑制和组织萎缩性变等。

　　2. **损伤**　随着我国交通事业的迅速发展与现代化程度的日益提高,因交通事故而引起的口腔颌面部畸形与缺损日趋增多。此外,生活外伤,如儿童期的跌落伤是造成一侧(或双侧)颞下颌关节损伤、偏颌(或小颌)畸形的主要原因,有时还可因此伴张口受限,造成真性颞下颌关节强直。

　　3. **炎症**　软组织的非特异性炎症也可导致畸形,但一般不引起组织缺损。颌面骨的炎症,往往由于骨质坏死、溶解或分离排出,造成不同程度的颌面部畸形。畸形除骨质缺损本身引起外,也可因颌骨生长发育中心,如儿童期髁突的破坏,使颌骨发育障碍而造成。特异性炎症,包括梅毒、结核等均可引起颌面部软硬组织缺损与畸形。

【诊断与治疗】后天获得性口腔颌面畸形和缺损的诊断一般比较容易,只要通过详细的问诊与检查,病因多不难明确。而明确病因对治疗计划的拟定又十分重要,如梅毒与结核所致的畸形,必须先治疗此病且在基本控制后,方可进行手术。

　　在拟定整复手术计划前,还必须确定以畸形为主还是以组织缺损为主,因两者在治疗计划选择上有所不同。故术前应检查面部畸形或缺损的部位、范围、深浅、瘢痕的粘连、牵拉情况等,特别应估计外貌缺损与实际缺损之间的差距。为此,以健侧作为对照(最好通过测量数据进行比较),且除静态对比外,还应行动态对比,如此拟定的治疗方案,方可获得最好的效果。

　　在拟定的口腔颌面部后天获得性畸形和缺损的治疗计划时,应注意以下几点:

　　1. **患者的健康状况**　身体健康,营养良好,是创口愈合的有利条件;反之,患严重贫血、肺结核、糖尿病以及严重心血管疾病等不宜做整复手术。一般情况下,血红蛋白不应低于 $90\sim100g/L$。

学习笔记

327

严重损伤,特别是伴有大量软组织缺损者,是立即整复的手术指征。

2. **手术区及供组织区情况** 整复手术关系到生理功能与外貌的恢复,除手术区的畸形与缺损情况外,还应注意面部有无感染及对供区组织的质地、色泽及可资利用组织的大小等进行详细检查。

3. **手术时间** 整复手术一般为选择性手术,宜在适合的时机进行。但在处理早期损伤时,为了消灭创面及尽早恢复功能的需要,常常与损伤的手术同时进行,已成为急诊手术的组成部分。

整复手术分为立即整复与延期整复两类。立即整复,常在肿瘤切除术时同时进行,例如下颌骨切除后立即植骨;立即皮瓣移植修复大面积软组织缺损,以及保护重要血管、硬脑膜等。延期整复多用于因损伤、炎症所引起的继发畸形、缺损,以及有少部分不适宜立即整复恶性肿瘤术后的缺损。

4. **年龄** 老年及 10 岁以下患者,其合作程度及对多次手术的耐受性一般较差,宜尽可能选择时间较短、操作简便而效果亦好的方法;如必须在儿童期行器官(耳、鼻)再造术时,其形成的器官大小应与正常人相似,因被移植的组织生长发育较慢,甚或无生长发育能力。

5. **患者的思想准备** 整复手术的目的为恢复功能与外形,但在互相不能兼顾的情况下,应以恢复功能为主,故手术前应将治疗计划,包括手术次数、需要时间、固定方法、饮食要求、预期效果等向患者与家属详细耐心地解释清楚。术前必要的心理治疗,可以消除患者的思想顾虑或对过高而又不能达到的要求予以说明,取得患者合作。此外,整复手术前后应作好形象记录,包括照相、录像以及取记存模型等,以便日后对照、了解或评定治疗效果。

【整复手术的技术特点】

(一) 严格无菌条件

整复手术的无菌条件应要求严格,特别是行骨、软骨、筋膜、脂肪、神经等组织游离移植时,尤为重要,因为这些组织血运差、抗感染力弱,易发生感染而导致手术失败。临床上除常用抗生素以预防感染外,更主要的是做好术前清洁皮肤及口腔准备,以杜绝或减少感染来源。

(二) 尽量爱护和保存组织

尽量避免损伤或减少损伤组织,也是整复手术的重要原则。手术时要细心操作,手法要细致、轻巧,避免过度牵拉、夹扭、压迫软组织。组织分离后有毛细血管渗血时,常用温热生理盐水纱布压迫止血,较大出血可用血管钳钳夹止血。止血一定要彻底,以免术后出血或形成血肿后继发感染,引起愈合不良。

需要指出的是,对肿瘤,特别是恶性肿瘤患者拟行即刻整复手术时,应在保证肿瘤彻底根治的基础上才考虑缺损的整复治疗,从而达到生存与生活质量兼顾、外形与功能并重的治疗效果。

(三) 防止或减少粗大的瘢痕形成

瘢痕是创伤愈合过程的必然产物,即所谓没有瘢痕便没有创伤的愈合;但作为整复技术的要求来说,应力争手术后获得瘢痕最细、最平,以达到最美观的要求。影响瘢痕形成的因素很多,除本身体质(瘢痕体质)外,与手术操作关系很大。手术创伤小,切口整齐、细针细线、正确对位缝合、适当早期(面部无张力可 5 天,颈部无张力可 7 天)拆线以及术后无感染等,都是减少瘢痕形成的重要措施。当然,平行皮肤天然皱纹(图 15-1)设计皮肤切口,也可在一定程度上避免粗大瘢痕的形成,这是由于较少切断皮肤弹力纤维的结果(图 15-2)。

(四) 应用显微外科技术

显微外科是指借助于手术显微镜,或在放大镜下进行某些精细外科操作的一种技术,它是一门新技术,已使外科手术由宏观趋向微观,诸如 1mm 以下的微血管以及神经束膜吻合均可成功。

在口腔颌面部缺损整复中,用得最多的是显微血管外科和显微神经外科手术。现将其基础知识、操作特点及注意事项分述于后。

1. **显微血管的命名与分类**

(1) 显微小血管:血管外径 3~1.1mm。

(2) 显微细小血管:血管外径 1~0.6mm。

(3) 显微微小血管:血管外径 0.5~0.15mm。

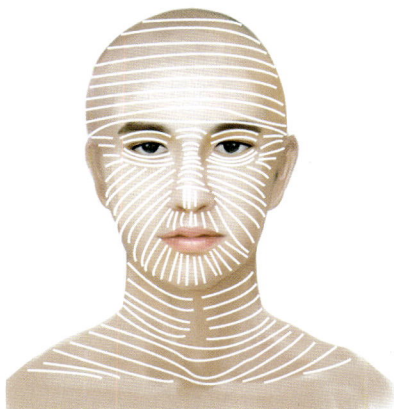

图 15-1　颌面部皮纹走向

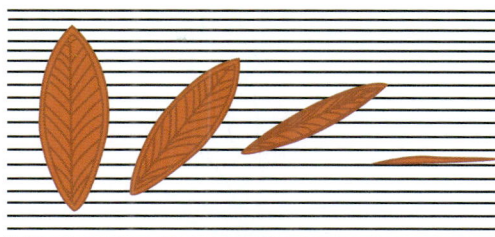

图 15-2　切口张力与皮纹方向的关系
皮纹愈平行张力愈小

2. 显微血管的解剖结构

（1）小动脉：含以下结构：①内膜：含内皮细胞与内弹性膜；②中膜：由环形的平滑肌、少量的胶原纤维、弹性纤维、网状纤维及基质构成；③外膜：含结缔组织、滋养血管和支配神经。

（2）小静脉：结构与伴行小动脉相似，其不同点：①弹性纤维少，三层界限不明显；②中膜薄，平滑肌细胞少；③不同器官小静脉结构变化大。

3. 显微血管缝合术（microvascular anastomoses）　应用特制、专用的手术器械行血管吻合。

（1）基本要求：①吻合口的血管内膜应紧密接触；②没有外膜植入吻合口；③吻合口不产生狭窄；④吻合后的血管应无张力。

（2）缝合方法

1）端端吻合（end to end microvascular anastomoses）：是当前显微血管最常用的吻合方法，这种吻合法符合生理的血流方向，能保持血液最大的流速和流量。通常采用两定点缝合法：即180°等距两定点牵引线缝合法。一般都采取第1针缝合助手侧壁（9点），第二针缝合手术者侧壁（3点），或第1针缝合上壁（12点），第2针缝合下壁（6点），然后加针缝合完前壁，翻转血管160°~180°再缝合对侧壁（图15-3）。

2）端侧吻合（end to side microvascular anastomoses）：在血管一端不宜切断或两断端口径相差过大的情况下采用。其方法：在选定开口处，血管外膜作适当修剪后以小圆针刺入血管壁挑起后

ER15-1

视频：ER15-1
血管吻合

学习笔记

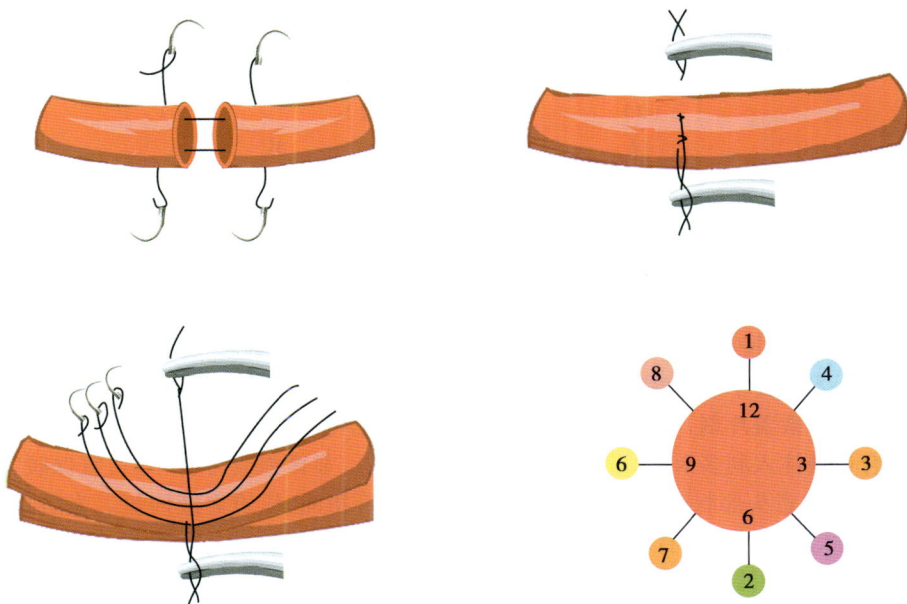

图 15-3　平行二定点缝合血管前壁法及针序

用弯剪剪除,形成椭圆形口;口径应大于与之相吻合的断端口径。缝合的针序应根据血管游离段的长短而定。血管游离段长时,第1针缝合侧壁口的左手侧角,第2针缝合右手侧角;将血管翻向一边,第3针缝合壁中间,然后放回显露前壁;第4针缝合血管前壁中间,再加针完成血管周壁。当血管游离段较短时,应先缝合血管后壁,不翻转血管,最后缝合前壁(图15-4)。

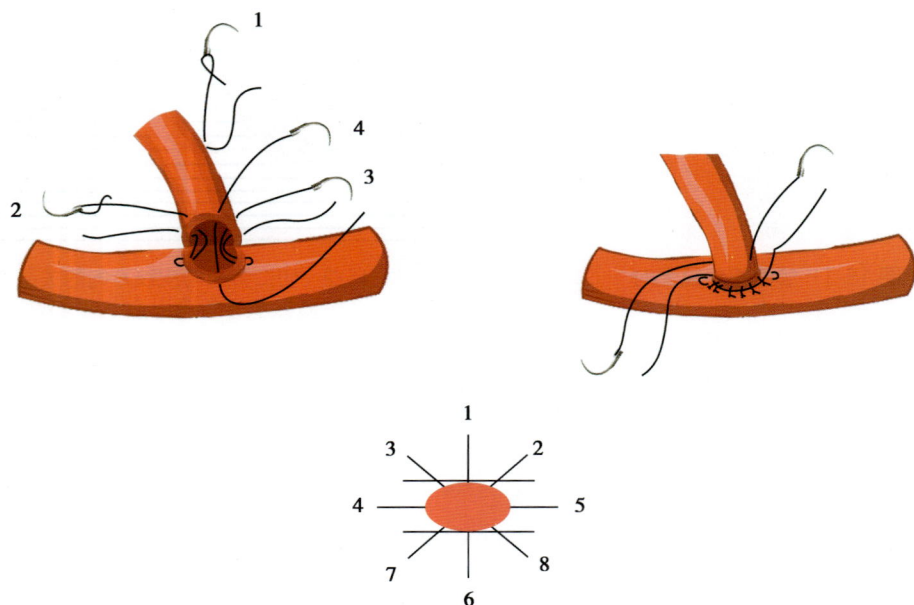

图 15-4　血管端侧吻合缝合法

显微血管缝合通常先吻合静脉,后吻合动脉。开放血管时也应先开放静脉,后开放动脉。检查血液循环情况除观察动脉搏动外,还应行静脉通畅试验检查(图15-5)。

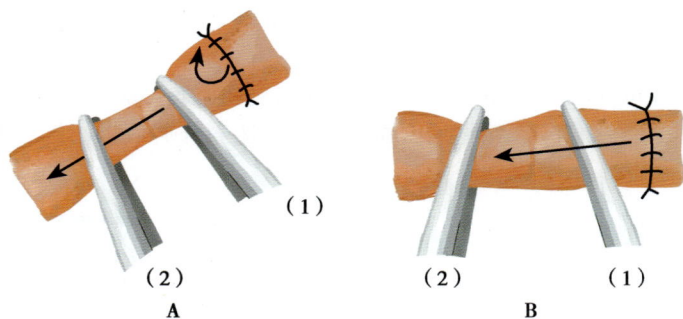

图 15-5　静脉通畅试验

A.(1)和(2)两夹阻断血流,将血驱尽　B.放松(1)夹,血液迅速充盈于(2)夹之上,示吻合口通畅

在行显微血管吻合过程中,应常规以肝素和利多卡因盐水液(200mL,内含肝素 12 500U 及 2%利多卡因 20mL)经常冲洗血管口,以防止吻合口血栓及血管痉挛;并可清晰显示和张开管壁,以利缝合操作。在手术过程中或血管吻合完毕后,若出现血管痉挛现象,可局部滴以 1%~2%利多卡因或用温热盐水纱布敷盖片刻,可解除痉挛。如上法无效,也可用液压扩张法,即:阻断血管远端后,再于近端吻合口处注入利多卡因,以达到血管扩张的目的。显微血管外科术后,宜保暖,室温最好在 25℃左右。要注意头部制动,以免因体位移动而致血管扭曲,压迫血液回流。为防止血管痉挛及血栓形成,静脉滴注低分子右旋糖酐(分子量为 20 000~40 000)能扩张微循环,稀释血液,使血液黏稠度降低,从而可减少血栓形成。口服阿司匹林 0.3g,每日 1~3 次,也具有抗血栓形成的作用。

4. 显微神经缝合术　在显微镜下,神经轴索清晰可见,用9-0至11-0的无损伤缝针,在无张力下行轴索膜对位吻合,这种方法可提高轴索再生的准确性,从而明显提高神经吻合或移植的疗效。

最后应当指出,掌握显微外科手术必须要有一个正规的操练过程。在临床操作前,应在动物实验中训练显微镜下的视觉、镜下的手眼配合以及小血管的精确对位缝合技术,然后,才能应用于临床。

第二节 组织移植

一、皮肤移植

皮肤移植是目前应用得最多的自体组织移植方法之一。可分为游离皮片移植、皮瓣移植两大类。后者又可分为带蒂、游离及管状皮瓣移植三种类型。

(一)游离皮片移植

1. 分类与特点 游离皮片移植(free skin graft)可按皮肤厚度分为三种(图 15-6)。

(1)表层皮片:也称刃厚皮片、薄层皮片或 Thiersh 皮片。它包括表皮层和很薄一层真皮最上层的乳突层,厚度在成年人为 0.2~0.25mm(8‰~10‰ in)。此种皮片移植后生活力强,抗感染力亦强,能生长在有轻微感染经过适当处理后的肉芽创面上;也能生长在渗血的骨、肌、脂肪、肌腱等组织创面上。表层皮片的供皮区一般不形成增厚的瘢痕,因此,在愈合后还可再次切取皮片;缺点是皮片收缩大,极易挛缩,质地脆弱,不耐受外力摩擦与负重,色素沉着严重,在肌腱、肌束等部位生长后,易产生挛缩性功能障碍。

(2)中厚皮片:也称 Blair 皮片。它包括表皮及一部分真皮层。厚度在成年人约为 0.35~0.80mm(15‰~30‰

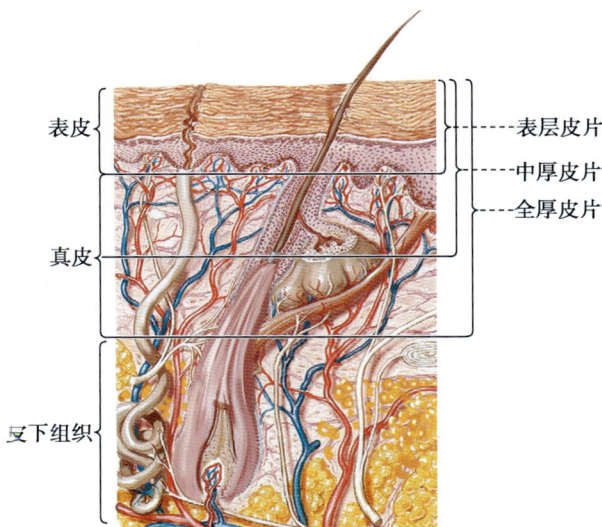

图 15-6 皮肤的解剖及皮肤移植的厚度

in),也即相当于皮肤全厚的 1/3~3/4 厚度,前者又称薄中厚皮片(0.35~0.5mm),后者又称厚中厚皮片(0.62~0.80mm)。中厚皮片移植后,收缩较表层皮片为小,因皮片内含有弹力纤维,故较柔软,耐受摩擦,色素沉着也轻微,功能恢复与外表均较佳。

(3)全厚皮片:也称 Wolfe-Krause 皮片。包括表皮及真皮的全层。这种皮片生长成活后,柔软而富有弹性,活动度大,能耐受摩擦及负重,收缩小,色泽变化亦小,特别适合于面部植皮。

近年来,保存真皮下血管网的全厚皮片移植已进入临床应用,为了保存真皮下血管网,被切取的全厚皮片必须带一薄层脂肪组织,故也称带脂肪的全厚皮片移植。其主要优点是收缩小,较柔软,适宜于在肌腱或肌暴露处行移植;其缺点是在皮肤成活后,表面常呈花斑状色素变化,也可能由于脂肪液化,纤维组织增生而使移植皮片发硬,故有人主张保留的脂肪不宜太厚,以不超过 1~2mm 为宜。

2. 适应证 游离皮片移植适用于大面积的浅层组织,包括皮肤和黏膜的缺损。一般说来,面颈部植皮应多采用全厚或厚中厚皮片;口腔内植皮,一般多采用薄中厚皮片;有感染的肉芽创面或骨面,则只能采用表层皮片移植。全厚皮片因含有毛囊,移植后毛发可以再生,故也可用于眉再造等手术。

3. 取皮方法 取皮手术的麻醉应根据整个手术需要而决定麻醉方法。供皮区与植皮区如面积较小,除患儿外,一般均可在局麻下进行手术;较大面积的取皮及植皮手术,则宜在全麻下进行。

（1）断层皮片切取法

1）刀片取皮法：此法简便，器材仅需一般手术刀片、剃头刀或剃须刀片，另加两块平滑木板（约 10cm×5cm×0.5cm）即可。

2）滚轴式取皮刀取皮法。

3）鼓式切皮机取皮法。

4）电动式切皮机取皮法（图 15-7）。

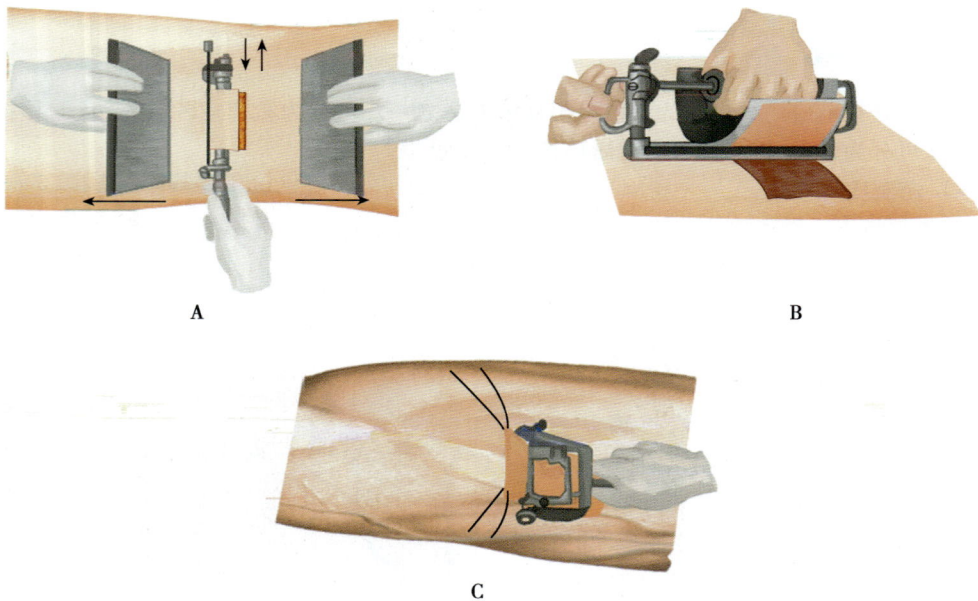

图 15-7 各种取皮法
A.滚轴式刀 B.鼓式切皮机 C.电动切皮机

（2）全厚皮片切取法：全厚皮片的供皮区可根据需要选择，行面部全厚皮片移植时，一般以耳后、上臂内侧、锁骨上窝或腹部皮肤应用较多。欲切取的皮片可根据缺损的形状与大小，按一般外科基本操作，将皮片全层切取。取下之皮片可用温热生理盐水纱布包裹，略加修整后准备植皮。除行保存真皮下血管网的全厚皮片移植外，皮片不应带有脂肪。

4. 供皮区的处理 断层皮片切取后，供皮区所遗留的创面，应立即用温热生理盐水纱布紧压创面止血，然后用消毒的油性纱布平铺于创面，外加数层纱布与棉垫，再用绷带加压包扎。如无感染发生，一般在术后不必更换敷料，视供皮厚度，可在 2~3 周内愈合，敷料自行脱落；术后如发现敷料潮湿发臭，或痒痛渗血，可能为创面感染，应及时打开敷料检查，并根据需要采用湿敷、红外线烘疗等方法处理，定时更换敷料，直至愈合。

全厚皮片切取后遗留的供皮区创面，一般应行直接对位缝合。

5. 受皮区的处理 对于新鲜创面植皮，要求止血彻底，但结扎线头又不宜过多。

对于感染创面则应在术前妥加处理后才能植皮。如系肉芽创面，必须表面红润、坚实、无水肿及脓性分泌物。如有水肿，一般在手术前 2~3 天应对创面行高渗生理盐水湿敷。感染较严重的肉芽创面，可用次氯酸钠、漂白粉硼酸液或依沙吖啶清洗湿敷；或选用敏感有效的抗菌药物作湿敷；如有不良肉芽增殖的创面，尚须先将表层增生松软的肉芽组织用刀轻轻刮去，并以生理盐水冲洗，用绷带加压包扎 1~2 天后，再进行植皮手术。如为暴露的骨面，可用钻孔使之出血，肉芽生长后方可植皮。

面颈部与口腔前部的植皮固定法均用打包法，即用皮片平坦铺于创面上，将创缘缝线留长，然后用棉花、纱布包于油纱布内盖于皮片上，以留线分组结扎加压固定（图 15-8）。口腔内特别是口腔后部常用包模法固定移植的皮片，通常用印模胶制成与创面相似的外形，将皮片用胶水反贴在印模胶模型上，再置入口内创面。如创面有凹陷，则可用碘仿纱条填塞加压固定。

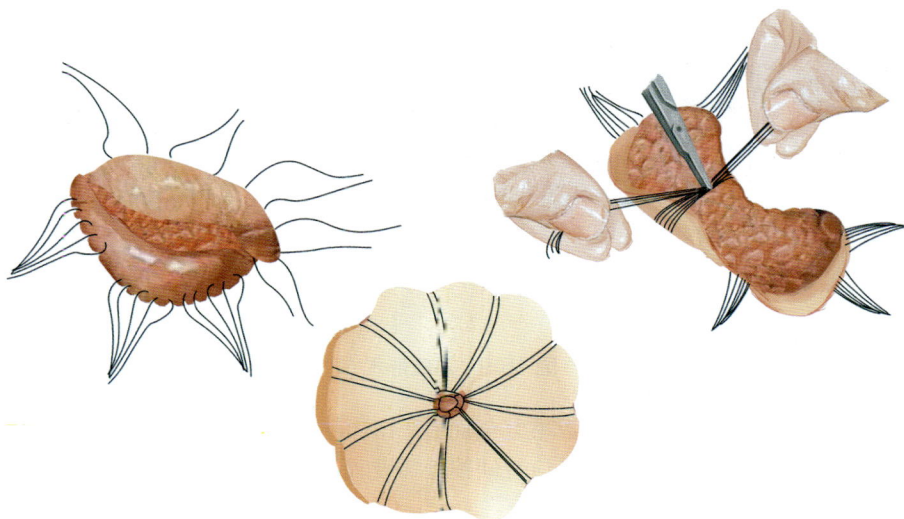

图 15-8　游离皮片移植后打包（反包扎）固定

一般在手术后 1 周左右拆除敷料，面颈部植皮可再继续加压包扎 1~2 天。口腔内由于皮片较薄，此时皮片大部分已成活，应进行张闭口的运动，锻炼 3~6 个月，以防止皮片挛缩影响张口。

6. 皮片移植后的生理变化　从生理上来说，48~72 小时后皮片即已基本成活，术后 8 天已有足够的血供；但如皮片未能与组织严密接触，或有渗血甚至形成血肿时，则皮片将不生长，并发生坏死，故严格的加压固定和止血，对植皮的成活十分重要。

移植皮片成活后，产生大量纤维结缔组织，数周后因此发生皮片收缩，皮片愈薄，收缩愈大，因为皮片与创面之间形成一薄层纤维瘢痕组织，故在几周内移植的皮片常较一般正常皮肤为硬；待数月后，皮片下逐渐生长一薄层脂肪组织，细胞浸润渐消失，以后纤维组织逐渐减少，此时皮片方渐变软；再过数月后，神经末梢也开始生长，痛、触、冷、热觉也相继恢复，约 1 年后可完全恢复正常。在全厚皮片移植后，毛囊与汗腺可发生暂时退化现象，约 1 年左右方开始逐渐重新生长。

植皮后如有多余皮肤，可将皮片创面相对折叠，用凡士林纱布包裹，放在无菌瓶内加盖，再包以无菌纱布，标明取皮日期后置于 2~4℃ 冰箱中保存。此皮片保存 3 周之久仍能移植生长成活。

（二）皮瓣移植（transplantation of flap）

皮瓣是由皮肤的全厚层及皮下组织所构成。与游离皮片移植不同的是，皮瓣必须有与机体支肤相连的蒂，或行血管吻合，血液循环重建后供给皮瓣的血供和营养，才能保证移植皮瓣的成活。前者称为带蒂皮瓣移植（pedicle flap transfer）；后者则称为游离皮瓣移植（free flap transfer），或血液循环重建血管化游离皮瓣移植（revascularized free flap transfer）。

1. 分类与特点

（1）带蒂皮瓣：带蒂皮瓣在临床上还可分为若干类，目前较常用的是按转移形式与血供来源分类。

1）随意皮瓣（random flap）：也称皮肤皮瓣（skin flap）。此类皮瓣的特点是：由于没有知名的血管供血，故在设计皮瓣时，其长宽比例要受到一定限制。在肢体与躯干部位，长宽之比以 1.5:1 为最安全，最好不超过 2:1；在面部，由于血液循环丰富，根据实际情况可放宽到 2:1~3:1，在血供特别丰富的部位可达 4:1。随意皮瓣目前均属近位带蒂转移。按转移形式又可分为以下几种：

移位皮瓣：又名对偶三角交叉皮瓣或 Z 成形术。是由皮肤三个切口连接成 Z 形而构成两个相对的三角形皮瓣彼此交换位置后缝合。两皮瓣的侧切口与中切口所形成的角度，一般以 60° 为常用，此时三个切口的长度应基本相等。在两个三角形组织瓣交叉转移换位后，可增加其中轴长度的 75%，从而达到松解挛缩、恢复功能的目的。这种皮瓣多应用于狭长形的索状瘢痕挛缩；也可用于恢复错位的组织或器官的正常位置与功能；以及用于长切口的闭合以预防术后瘢痕挛缩（图 15-9）。此外，尚可根据治疗的需要考虑做多个附加切口，设置成连续的多 Z 形对偶三角瓣。

滑行皮瓣：又名推进皮瓣。滑行皮瓣具有一个蒂部。在接近缺损部位设计一个皮瓣，分离后，

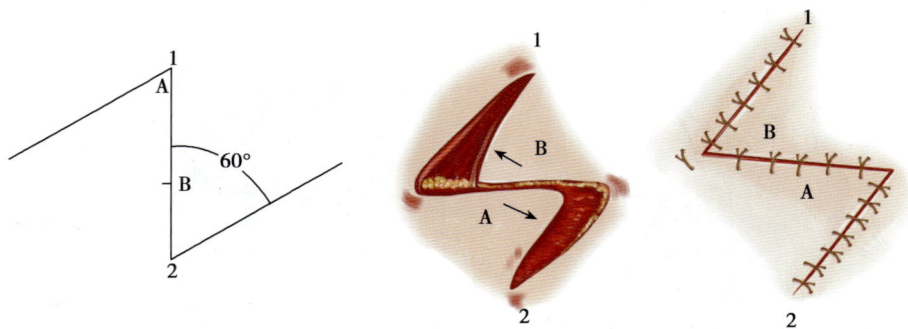

图 15-9　Z 成形术

利用组织的弹性,将其滑行到缺损部位以整复创面(图 15-10)。皮瓣设计应略大于缺损,因皮瓣形成后常略有收缩。切取皮下脂肪的厚薄,应视缺损处需要而定。

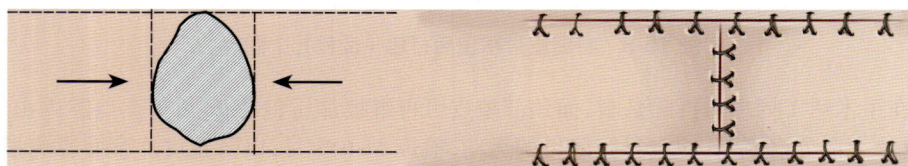

图 15-10　滑行皮瓣

临床上,为了增长或缩短某一组织的长度和宽度而常用 V-Y 皮瓣成形术,也是属于滑行皮瓣的一种。在皮肤上作 V 形切口,分离三角形皮瓣及两侧皮下组织,利用组织的收缩性,使三角形皮瓣后退,再将切口缝为 Y 形,可以使皮肤的长度增加,宽度缩小。反之,在皮肤上作 Y 形切口,分离三角形皮瓣及对直切口两侧行潜行分离,利用组织的弹性,将三角形皮瓣向前推进,把切口缝合成 V 形,则可使皮肤的长度缩短,宽度增加(图 15-11)。

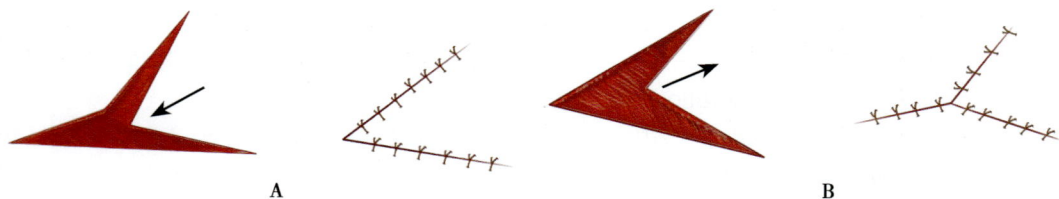

图 15-11　V-Y 成形术
A. Y 形切开,V 形缝合　B. V 形切开,Y 形缝合

旋转皮瓣:选择缺损附近的皮肤组织形成各种形态的皮瓣,利用旋转的方法以整复缺损称旋转皮瓣。设计时应注意皮瓣的旋转点及旋转半径要足够长,否则仍然不能达到满意整复缺损的目的(图 15-12)。

2)轴型皮瓣(axial flap):也称动脉皮瓣(arterial flap)。它的特点是有一对知名血管供血与回流,因而只要在血管的长轴内设计皮瓣,一般可不受长宽比例的限制。上述旋转皮瓣、滑行皮瓣等也均可以轴形皮瓣的形式转移。除此外,作为含有知名血管的轴形皮瓣常以岛状皮瓣或隧道皮瓣的形式转移。①岛状皮瓣:岛状皮瓣系指一块皮瓣仅含有一条血管蒂,它的特点是蒂长,经过皮下转移灵活,由头皮转移行眉再造常用此法;②隧道皮瓣:隧道式皮瓣指皮瓣必须通过皮下或深部组织进行转移。与岛状皮瓣不同的是:除含有知名血管外,蒂部的横径与皮瓣的横径一致,仅仅是在通过隧道的部分蒂部被去除了表皮。因此,所谓隧道皮瓣实际上是岛状皮瓣与皮下皮瓣的结合与发展。

(2)游离皮瓣:游离皮瓣移植是近 40 年发展起来的新型整复方法,系将身体远处的轴形皮瓣应用显微血管外科技术移植到颌面或口腔缺损处。游离皮瓣已在国内外广泛应用,并已成为肿瘤术后缺损立即整复的主要手段。

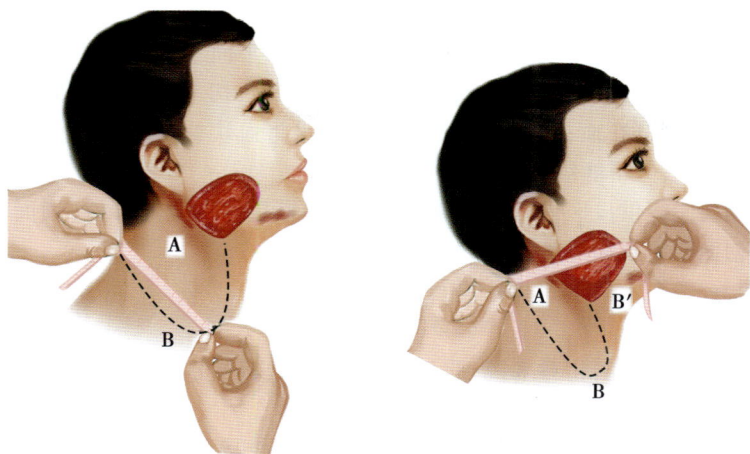

图 15-12 旋转皮瓣设计

其设计原理是 A 为旋转点，AB 为旋转半径，应使 AB＝AB′

根据血供解剖上的不同，目前可将游离皮瓣分为以下四种类型：

1）直接皮肤血管皮瓣：其主要特点是营养皮肤的动脉在穿出深筋膜后与皮肤表面平行，走行于皮下组织内，并沿途发出小支以供养皮下组织及皮肤。这种皮瓣即典型的轴形皮瓣。腹股沟皮瓣、胸三角皮瓣均属之。

2）肌皮血管皮瓣：也称肌皮瓣。其主要特点是通过肌组织发出营养支，垂直穿透深筋膜至皮下组织及皮肤。这种皮瓣在移植时决不能将皮瓣与其深面肌分离，否则不能成活。因此，这种皮瓣实际上是一种复合组织瓣。胸大肌皮瓣、背阔肌皮瓣等均为此种类型。

3）动脉干网状血管皮瓣：其主要特点是由动脉干上直接发出许多微细的血管支，组成丰富的网状结构，直接营养其所属的皮肤。这种皮瓣的动脉多为体表浅的动脉主干，口径较粗，易于吻合成功；而且主干的两端均较粗，皆可供吻合，在此基础上，可成为桥梁皮瓣与其他皮瓣连接成的二级串联皮瓣。我国创用的前臂皮瓣属此种类型。

4）肌间隔血管皮瓣：其特点是动脉行走于肌间隔内，然后发出分支至皮肤，并与其他皮肤动脉吻合。这类皮瓣常可分离出较长一段血管蒂，且多有两条静脉伴行。上臂内、外侧皮瓣及小腿外侧皮瓣均属此种类型。

对于口腔颌面部中、小型组织缺损的修复，最常应用的是前臂游离皮瓣，其次是肩胛皮瓣、足背皮瓣、小腿外侧皮瓣。至于复合组织缺损，则以选用肌皮瓣为佳。关于肌皮瓣的选用将在复合组织移植中讨论。

2. 皮瓣移植的适应证 与游离皮片移植比较，皮瓣因带有丰富的皮下脂肪组织，其用途不仅能整复表浅创面或缺损，还可应用于整复较深层或洞穿性的组织缺损，对保护重要组织，如大血管、脑组织更为常用。

（1）整复面、颊、颌部等处的软组织缺损，包括肿瘤手术后缺损的立即整复。

（2）某些颌面部器官的再造，如舌、腭、鼻、眼睑、耳廓等的缺损。

（3）封闭或覆盖深部组织（如肌腱、肌、神经、大血管、骨等）或有暴露的创面。

（4）整复颊部、鼻部等洞穿性缺损。

（5）其他：如矫治颈部瘢痕挛缩等。

在皮瓣类型的选择上，应根据组织畸形和缺损的大小、部位、效果，以及患者的要求和医疗技术条件等因素综合决定。

3. 皮瓣移植的注意事项

（1）带蒂皮瓣及管状皮瓣

1）术前应考虑皮瓣及缺损部位的血液循环情况、部位、大小、长短、转移次数、方法，以及转移后是否可能发生扭曲现象等。

2）切取皮瓣之前，必须用亚甲蓝在皮肤上按需要画出外形，一般应比缺损处稍大，以预防皮

图片：ER15-3 股前外侧皮瓣（箭头示肌间隔穿支）

视频：ER15-4 舌癌术后立即整复

瓣转移后发生收缩。

3）切取皮瓣时,应按需要厚度注意始终保持在同一水平面上切取,不可高低不平;操作要轻巧,避免任何不必要的损伤组织的操作;在颌面部切取皮瓣时,切不可损伤面神经。

4）皮瓣缝合前要充分止血;缝合完毕要用生理盐水将血块冲干净,以免引起血肿而感染;缝合后还要适当加压包扎,但不能压迫蒂部。

5）皮瓣转移后,应将供皮区创面直接缝合或用中厚断层游离皮片移植(颌面部最好作全层皮片移植),不要有创面暴露引起感染。

6）需断蒂者,一般在术后 14～21 天进行。

（2）游离皮瓣

1）必须严格选择适应证,相对来说,此种手术比带蒂皮瓣技术要求高,难度大。如为肿瘤术后缺损立即整复,应要求患者全身情况能耐受。

2）术者必须熟练地掌握小血管吻合技术,熟练的手术技巧和操作细致是手术成功的关键。

3）选择供区时除考虑色泽、质地、厚度与受区近似外,还要考虑尽量避免造成供区的继发畸形或功能障碍。

4）供区的血管口径和受植区的血管口径应尽可能相近。

5）应尽量缩短组织瓣的缺血时间,一般在受区条件准备好后,再行组织瓣断蒂,血管吻合应力争一次成功。

6）应有合适长度的血管蒂。由于移植到口腔颌面部的组织瓣与血管蒂多不在一个平面上,血管蒂的长度应足够,至少应在 5cm 以上,有时甚至更长,才能保证吻合后无张力。

（3）皮瓣移植时应用的皮肤扩张器:单向阀门的硅橡胶囊,置入手术区皮下;自阀门向囊内分次注入生理盐水,迫使皮肤扩张,从而达到皮肤使用面积增加的目的。

（4）皮瓣移植的术后观察和处理:游离皮瓣术后要保持室温在25℃左右,以防血管痉挛;同时应用扩张血管及抗菌药物。头颈部体位要适当制动以免压迫静脉回流。术后创口行负压引流者,其负压要适当。压力过大可直接压迫静脉回流;压力过小也可因积血、积液而间接压迫静脉。

术后 72 小时内是游离皮瓣最容易发生血管危象的时期。动物实验及临床观察均发现,皮瓣危象能否抢救成功,取决于对微循环障碍的早期发现和对受损血管的及时探查,切勿延误时机。经验表明,出现血管危象药物治疗是无效的,过多的等待观察,最终将导致手术失败。手术后进行皮瓣监测的目的是及早发现皮瓣灌注受损的征象。目前最常用的方法仍是临床观察,包括观察皮瓣的颜色、温度、充盈状况、针刺出血情况等。

1）颜色:皮瓣颜色应与供区皮肤颜色相一致,有些病例术后 1～2 天内颜色稍显苍白,多属正常现象,应结合其他征象加以判断。如皮瓣颜色变暗、发绀,则说明静脉淤血;如为灰白色,则揭示动脉缺血,均应及时探查。

2）温度:皮瓣移植后多有温度下降的现象,尤其在寒冷的冬季,但一般不应低于皮温的 3～6℃。此时可对皮瓣加以保温处理,可于表面覆盖棉垫,并以白炽灯距 30cm 以外行照射加温,以保持正常的血液循环。如温度过低,加上颜色的变化(暗紫或灰白),则应探查、抢救。

3）皮纹:皮瓣表面应有正常的皮纹皱折,如果发生血管危象,则皮纹消失,可见皮瓣肿胀。

4）质地:皮瓣移植后仅有轻度的肿胀,往往比周围组织程度轻,但如果出现皮瓣区域的明显肿胀,质地变硬时,则可判断血管危象的发生,应予抢救。

5）毛细血管充盈试验:在皮瓣血管危象发生早期或程度较轻时,可表现为轻度的充血或淤血现象;以手指轻压,放开后可见变白的区域再度泛红(暗红);泛红的过程越快说明微循环的状况越好,如果该过程太长,超过 5 秒钟,多提示微循环功能很差,抢救成功的可能性较小。

6）针刺出血试验:对一些皮瓣颜色苍白,无法马上判断是否为动脉堵塞所致时,可采用此法。要求在无菌状态下进行,以 7 号针头刺入皮瓣深达 0.5cm,并适当捻动针头,拔起后轻挤周围组织,如见鲜红血液流出,提示动脉血供良好,否则提示动脉危象。

临床监测适合于外露皮瓣,而埋藏皮瓣则完全不能进行临床监测,可采用 20MHz 脉冲 Doppler 和植入式激光 Doppler 进行监测。接受皮瓣手术患者术后每半小时观察记录 1 次,6 小时后,每 1

小时观察记录 1 次,持续 5~7 天。发现情况,应及时处理。

无论何种皮瓣移植后,皮肤的感觉在短期内都是缺失的。感觉的恢复首先为痛觉,最后是温度觉。行游离皮瓣时同时行感觉神经吻合者,可能恢复的时间更快些。

二、骨及软骨移植

(一) 骨移植(bone graft)

骨移植术可用于颌面缺损以恢复咀嚼、语言等功能;也可用于整复凹陷性缺损,从而达到外形美观的目的。

骨移植的术前准备:

1. 全身健康状况必须良好。

2. 骨移植周围软组织健康,并有良好的受骨床,以保证血液供应。

3. 保持口腔卫生。

4. 选择良好的骨移植固定方法。

5. 选择适当的供骨区。

临床上,下颌骨缺损常是行骨移植术的主要指征。上颌骨缺损可以应用骨移植术、修复体充填缺损和恢复牙列咬合功能。

1. 骨骼来源　一般以自体骨移植为主。可取自患者本人的第 7、第 8、第 9 肋骨、髂骨的髂嵴及颅骨,近年来,最常用的是腓骨。

2. 骨移植的种类与特点　目前的骨移植术可分为以下四种类型:

(1) 单纯游离骨移植术:其特点是作整块(或段)移植,包括骨密质、骨髓,有时还伴以骨膜。这种骨移植术必须在受植区无感染的情况下方可进行。在污染的条件下行植骨时(如下颌骨切除后立即植骨),必须妥善封闭、严密缝合口腔黏膜,同时给以大量抗生素控制感染,才能获得成功。如受植区有严重的瘢痕,软组织不足或血液循环欠佳时,常不能保证植骨成功,也均被列为单纯游离骨移植术的禁忌证。

单纯游离骨移植后的愈合过程中,一般认为系植入骨逐渐被吸收,新生骨逐渐长成,即所谓爬行替代学说。

游离骨移植术的优点是简便易行,但有时塑形较困难;植骨可发生部分或完全吸收是其缺点。

(2) 成形性骨松质移植术:也称松质骨粒及骨髓移植术。它的特点是以金属网或涤纶(dacron)网做成颌骨支架固定于颌骨缺损区,然后取髂骨骨松质及骨髓填入,经成骨细胞活跃钙化后,可形成整段骨块。如无特殊反应,支架可任其存于体内;如出现排斥反应,可再次手术取出支架,但骨质保留而不影响最终效果。

这种植骨法的最大优点是骨松质抗感染力强,易成活;由于支架可任意成形,外形恢复较好,操作也较简便。其缺点是不能用于感染区、瘢痕区或软组织缺少时的植骨。其愈合机制与单纯游离骨移植术基本相同,但其进展迅速,钙化过程短。

(3) 带肌蒂的骨移植术:常用带蒂骨肌瓣有胸锁乳突肌带锁骨、胸大肌带肋骨、斜方肌带肩胛骨以及颞肌带颅骨等。这种带肌蒂骨移植的目的在于,希望通过肌蒂部血供来增加骨骼的营养,从而减少移植后骨的吸收率及增加移植的成活率。但由于这种骨组织的营养基本上来自骨膜,抗感染力不高,有时仍可因继发感染而导致骨坏死或吸收。

(4) 血管吻合游离骨移植术:也称血管化游离骨移植术。是近年来应用显微外科技术行血管吻合、血液循环重建的一种新的骨游离移植术。根据血供来源,又可分为骨髓腔供血和骨膜供血的骨移植术两类。前者包括以肋间动脉供血的游离肋骨移植术及以旋髂深动脉供血的髂骨移植术;后者则主要为以胸背动脉供血的背阔肌肋骨移植术及以腓动脉供血的腓骨移植术(图 15-13)。

这种骨移植术的最大优点是可以不中断骨质的血供,可获得骨的原位早期愈合。由于移植体本身血供丰富,因此这种移植骨块的抗感染能力强,可在瘢痕区、放疗区,甚至有慢性感染灶区也可移植成功。由于这种骨瓣还可被制备成带反肤的复合瓣,故在合并有软组织缺损者也可应用。

临床上目前应用最广泛的是腓动脉供血的腓骨移植、旋髂深动脉供血的髂骨移植和旋肩胛动

ER15-5

图片:ER15-5
肋骨移植

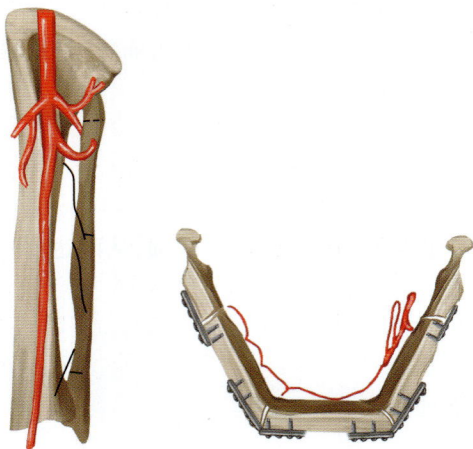

图 15-13　下颌骨腓骨重建

脉供血的肩胛骨移植。

1）腓动脉供血的腓骨移植的优缺点如下：

优点：

①腓动脉血管蒂解剖较恒定（90%起自胫后动脉），且管径较粗（其外径为 3.7mm±0.9mm），血管吻合的成功率较高，易于血液循环重建成功。

②有足够的长度提供骨量（腓骨全长 32.58cm±2.26cm，用作移植的长度可达 25cm）。

③腓动脉的一条营养动脉在腓骨中 1/3 进入骨内，为其提供骨髓供血，另有众多节段性血管分支围绕腓骨形成弓形结构分布，这为重建下颌骨塑形时提供了解剖学基础。

④由于腓骨具有坚实的骨密质，十分有利于牙种植术的成功，从而为恢复咀嚼功能创造必要的基础条件。

⑤可以切取足够的皮肤以供需要。制作皮瓣时，皮瓣需以腓动脉的节段分支及隔皮穿支为蒂。穿支约在距腓骨头 10cm、15cm 和 20cm 处穿出，术前可探测其位置。设计时，皮瓣至少应包含一条穿支。如切取所有穿支，皮瓣长度接近 25cm，宽度 12cm，皮瓣应以腓骨长轴为中心。

缺点：①腓骨直径仅 1.2cm，作为下颌骨重建高度不足，影响牙列重建及咀嚼功能的恢复；②偶有腓深神经损伤的报道；③腓骨为踝关节及其韧带附着的组成部分。截取腓骨时，应强调只限用上 3/4 份，而不应截取全腓骨，否则可产生踝关节不稳定的后果。

2）旋髂深动脉供血的髂骨移植的优缺点如下：

优点：

①髂骨的髂嵴与下颌骨有相似的厚度和曲度。

②髂骨块粗大，骨皮质较厚，能使重建的下颌骨具有一定的牙槽嵴高度、宽度和强度，是下颌骨缺损修复与功能重建的理想供骨源之一。

③髂骨生物力学性能研究表明髂骨和下颌骨应力分布类似。

缺点：在临床应用中可见旋髂深血管壁过于薄而细小，不适宜逆行解剖及吻合，且血管走行部分存在变异。

血管化骨肌皮瓣不但能整复下颌骨的缺损，还可以同时整复伴有其他软组织的复合缺损，这是传统单纯骨游离移植所不能比拟的。

当然还应指出的是，上述方法由于需要的技术条件较高，手术较复杂，因而不宜滥用，要严格掌握适应证，更适用于：①存在慢性感染的情况，企图行立即植骨整复者；②有皮肤或口腔黏膜缺损需要同期修复者；③经过大剂量放疗或多次手术、外伤，受植区有广泛瘢痕，血供不良者。

3. 骨移植的注意事项

（1）全身情况必须良好，术前应保持口腔卫生，拔除残根，龋病应予治疗，牙石应予洁治。

（2）选择适当的供骨区，骨缺损较少时，可考虑就地取材，用健康的邻近下颌骨缘骨质整复。下颌骨体部缺损主要选用髂骨；半侧、超过半侧甚至全下颌骨缺损时，主要采用肋骨与肋软骨，全下颌缺损者单纯肋骨仍然不够时，也可与髂骨合用，即颏部用髂骨，支部与体部用肋骨。但近年来，随着显微外科技术的迅猛发展，愈来愈多采用的修复方法是血管化腓骨移植。

（3）选择髂骨片移植时一般采用同侧的髂嵴，因其形状、弧度均与缺损部位大体相似。取肋骨时，多在第 7 至第 9 肋处切取；如需同时切取肋软骨以形成下颌支时，由于必须以肋软骨充作下颌支，一般应取自对侧，才可使外形、弧度与缺损相近似。

（4）骨移植片与颌骨断端之间的骨间固定可参照颌骨骨折的固定方法。值得注意的是，移植骨片的大小、形态与颌骨缺损的范围应保持一致，才能更好地恢复患者术后的面部形态和功能。目前临床上对较小部分颌骨缺损，而且两侧颌骨残留端均有剩余牙列，即可利用剩余牙列恢复咬合关系后暂作颌间固定,将移植骨片镶嵌在缺损间隙,采用小型医用不锈钢板或钛板做移植骨端与颌骨残留端间的坚固内固定(rigid internal fixation,RIF),术后即可拆除颌间固定。对于一侧大部分或半侧颌骨缺损者,通常采用桥架式钢板内固定法,即根据下颌骨缺损的范围,先选好适当长度的带孔镍铬钼合金钢板或钛板,在手术时,利用对侧剩余牙列复位两侧残留颌骨段,恢复咬合关系做颌间固定,将预制的钢板安置在两侧残留颌骨端,然后将移植骨片塑形后固定在钢板内侧和颌骨连接。使用此方法,可使颌间固定的时间从原来的 6~8 周缩短至 2 周。骨内固定的钢板如无感染或异物反应时,可长期放置,否则可于植骨 8~10 周后切开取出。

(5) 下颌骨修复重建的塑形方法:肋骨移植通常采用将内侧层骨板作 V 形切除后辅助成形。在血管化腓骨移植中,根据腓动脉多分支呈弓形的解剖结构特点,可截骨成多块节段性骨片后塑形固定,能达到良好的颌骨形态。但在截骨操作中,切勿损伤供养血管;需要在骨膜下截开(呈楔形切骨)时,充分保护好骨膜和肌袖,即可保证多骨段的营养供给。

4. 异体骨的保存和处理　目前有两种保存方法:一是用低温冷藏,即在无菌包装下保存在液氮中($-196℃$)。另一办法是用干燥冷冻骨,将骨组织脱水后保存于密闭容器中,再低温保存。低温有助于去除抗原,对异体骨的成活及减少排异十分有利。

5. CAD/CAM 与颌骨重建　颌骨缺损重建除形态上能恢复容貌外,更重要的是能恢复牙列,建立正常的咬合关系,行使咀嚼功能。为此,近年来已开始采用 CAD/CAM(计算机辅助设计及计算机辅助制作,computer aided design and computer aided manufacturing)技术。

CAD/CAM 技术的临床应用主要有三个部门:放射科 CT 工作站、图像处理工作站、临床相关科室的专业人员共同完成。放射科的 CT 工作站将所获得患者的容积式 CT 数据资料,通过网络传送到图像工作站的 CT 控制台,提取所需的容积式数据信息,再由主计算机对数据进行还原,建立可视三维(或二维)CT 图像模型;同时这些图像模型也经网络传输至医师工作室,由临床医师应用 CAD 技术,在直视下对三维立体图像模型进行全方位、多层面的分析。例如,颌骨破坏的范围、程度,截骨线的部位,颌骨缺损的形态、大小等,从而模拟制订外科手术计划,并可应用"镜像法"或根据颌骨缺损边缘的数据及周围正常颌骨形态,模拟出缺损修复体的形态,将信息反馈到图像工作站,最终由图像工作站的工程师按照临床医师的要求及修改意见完成对实体裁模型的 CAM 重建。目前,已经可以通过 3D 打印获得。

(二) 软骨移植(cartilage graft)

软骨是一种良好的填充物和支持材料,质韧,易于雕成所需形态。

软骨移植术多用作于填塞凹陷和恢复下颌支的缺损;也用于软组织支架,鼻再造、耳廓再造等。

1. 软骨来源　通常用的供骨为肋软骨。在修复小型缺损时,也可用鼻中隔软骨或耳廓软骨。

2. 移植方法

(1) 肋软骨:因整复需要,肋软骨可以单独切取,也可以与肋骨一起取下。根据修复部位的需要,在全麻或局麻下进行。于第 7、8、9 肋软骨总汇聚处作切口,切开皮肤,分开肌与骨膜,露出软骨。按需要量切取适合的软骨块。最后分层缝合切口(图 15-14)。切取软骨时应注意慎勿穿通胸膜,以免造成气胸。

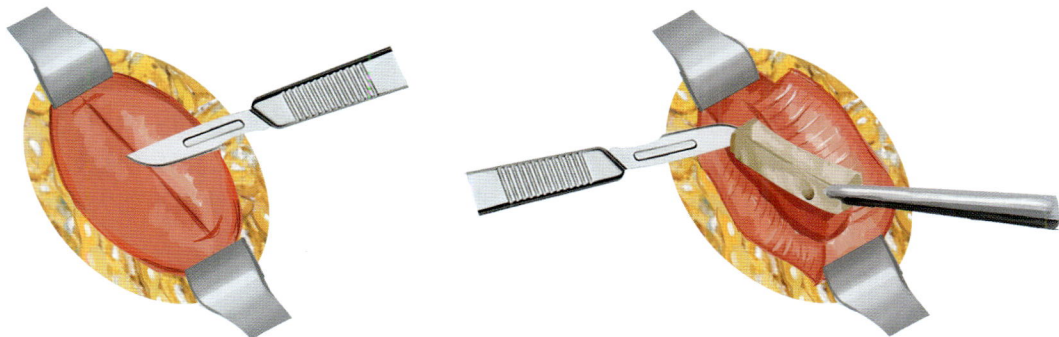

图 15-14　切取肋软骨法

软骨块取下后,可修剪成适合缺损处的形状及大小,然后植入缺损处皮下包埋固定。

自体软骨移植后,组织学上一般仅有轻微的细胞反应,并有扩张毛细血管、结缔组织包绕软骨。异体软骨移植时,应将骨膜去除,或甚至将其外层软骨去除,成活率较高。

软骨无骨髓腔,仅富有较多成熟的软骨细胞,故排异反应比髂骨小,因此异体移植的效果也较好。

（2）鼻中隔软骨及耳廓软骨:这两种软骨多适用于鼻部轻度凹陷畸形及鼻翼畸形的修复。鼻中隔软骨多在鼻腔内局麻下切取,一般切取中心部位。组织量小是其缺点;耳廓软骨可取自耳廓边缘,多为软骨与两面皮肤整体切取。呈"三明治"状的复合组织移植,可作鼻翼缺损修复。也可以取自耳廓中央软骨,则自耳廓背面切开皮肤切取。可以单取软骨,也可与皮肤联合切取,用于鼻背轻度塌陷的整复。如取复合组织移植,大小一般不超过 $1.5cm^2$。

3. **软骨的保存**　自体软骨及异体软骨,均可在无菌条件下,将软骨贮于生理盐水或林格液中,然后再放置在 2~4℃ 冰箱内备用。一般可保存 2 个月以上;如保存于骨库（液氮）中,则保存的时间可长达 1 年以上。

三、其他组织移植

（一）真皮及脂肪移植

真皮系去除了上皮层（表皮层）的皮肤组织,临床上常用于垫平颜面部凹陷畸形及颞下颌关节成形术时充填骨间间隙。

脂肪移植主要用作整复颜面部凹陷性缺损,恢复面容丰满度,使两侧对称。

临床经验证明,单纯脂肪移植后较其他组织移植后萎缩、吸收严重。如移植手术过程中,损伤较重,则吸收更多。脂肪组织对感染抵抗力也较低,易感染坏死。脂肪块中心部,有时还可因血运欠佳而形成无菌液化。鉴于上述情况,目前主张采用血管吻合血液循环重建的真皮脂肪,或单纯脂肪移植;只要成活,其吸收程度远远小于单纯游离移植,且可行大面积移植而无坏死之虑。血液循环重建的真皮脂肪移植的供区多选用下腹腹股沟部;旋髂浅、腹壁浅血管均可供吻合,成功率也较高。

近年来,针吸自体脂肪行注射移植的技术已被应用于美容外科,但尚缺乏远期疗效及最终的评价。另有注射后发生脂肪栓塞的并发症,临床上应慎用。

（二）黏膜移植

黏膜移植也分游离移植及带蒂移植两类。供黏膜移植的组织来源,多取自口腔内颊部黏膜,有时也可用唇、舌黏膜以及鼻中隔及腭部黏膜。由于组织来源有限,故临床应用不甚广泛,可用皮肤代替者,常用皮肤移植以代替之。但如眼结膜缺损用游离皮片移植时,则有皮肤较粗糙及生长毛发之弊,对角膜有一定的刺激;唇红的缺损,皮肤移植后则不能达到正常唇红色泽及形态的恢复,在这些情况下,仍应采用黏膜移植。

移植方法是切取黏膜可在局麻下用外科手术刀进行;由于黏膜极薄,都是行不带脂肪的全厚切取。口内两侧颊黏膜可在颊部前庭沟处附近切取,注意勿伤及腮腺导管。切取黏膜处可直接拉拢缝合。移植在眼窝、口内之黏膜,应按打包植皮法处理。唇红的缺损,则可由对侧唇黏膜或舌黏膜作带蒂黏膜瓣移植整复。

在行唇颊沟加深术时,有人用硬腭黏膜游离移植重建唇颊沟,取得较好的效果。对肿瘤术后的磨牙后区或后部颊黏膜、咽旁黏膜缺损可采用全硬腭黏骨膜瓣移植整复,保留一侧腭大神经血管束作为供蒂,瓣的旋转角度可达 180°（图 15-15）。腭瓣的优点是血供良好,旋转角度大,一期完成手术,成功率高;缺点是只能修复 4~5cm 直径范围内的缺损即所修复的缺损不能大于硬腭的面积。

（三）筋膜移植

筋膜系极坚实而具有一定弹性的结缔组织,抗感染力强,收缩不大,移植后反应小,能适应新的环境而易于生长存活。

筋膜移植常用于颞下颌关节成形术时的骨间填塞,也常用于面瘫患者以矫正口、眼歪斜和先

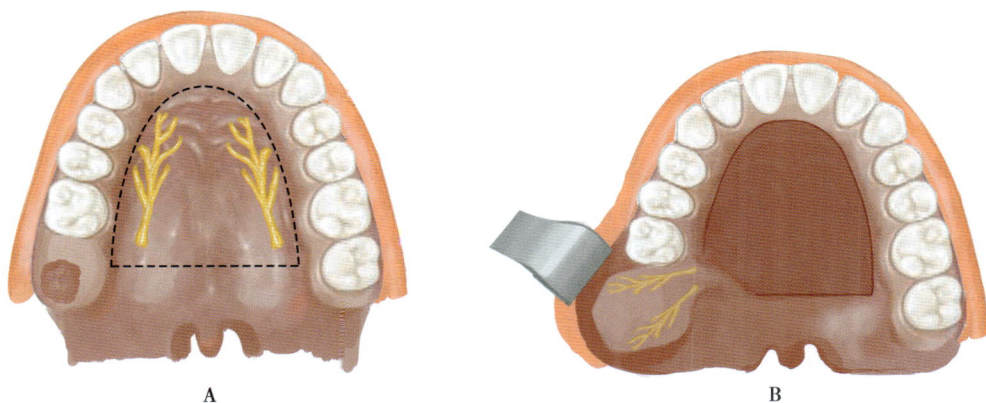

图 15-15 全硬腭岛状黏骨膜瓣转移术
A.切口设计 B.旋转修复缺损

天性上睑下垂的上睑悬吊。在颈淋巴清扫术时,还可以用筋膜覆盖,保护有可能暴露的颈动脉。

目前还可用带颞浅血管蒂的颞筋膜瓣转移,以整复面部凹陷性缺损,或作为腮腺手术后预防发生味觉出汗综合征的间置物。

移植方法:游离筋膜多取自大腿外侧阔筋膜。切取细长条筋膜时,多使用筋膜剥离器,由一处皮肤小切口进入皮下而剥取长条筋膜。无筋膜剥离器时,也可通过切开皮肤切取。切取大块筋膜时,则只能通过直接切口暴露切取。取下的筋膜可根据需要进行填塞、覆盖或通过皮下组织进行悬吊。

在行经耳前切口的颞下颌关节成形术时,还可通过延长切口的办法,分离一份颞筋膜直接带蒂转移至骨断端间,以防止复发。

如为修复面部的凹陷性缺损或作为腮腺手术间置物,则应保留好颞浅血管。可切取整个颞筋膜(根据需要还可带入一部分真皮或颞肌)转移修复之。

经低温保存的异体大腿阔筋膜已在临床上得到较广泛应用,效果也较好。

(四)肌移植

肌移植分带蒂移植与游离移植两类。目前应用的带蒂移植肌瓣,均含有正常血管与神经,故移植效果较好。对大型远距的肌游离移植,则必须应用显微外科技术行血管吻合重建血液循环的方法,通常可保证成活。

临床上可用颈阔肌或胸锁乳突肌带蒂转移修复面颊部的凹陷缺损或充填无效腔。治疗面瘫则常用颞肌和咬肌肌束转移,或采用血管吻合的游离股薄肌、胸小肌等移植。

在颈淋巴清扫术欲妥善保护颈动脉时,则多采用肩胛提肌或斜方肌肌束转移覆盖。

移植方法:带蒂肌移植时,应注意肌组织血供的解剖,以免招致坏死。例如胸锁乳突肌转移时,一定要注意其节段性供血的特点:蒂在上时一定要保留枕动脉降支,甚或要求保留甲状腺上动脉的胸锁乳突肌支。行血管吻合、血液循环重建的肌移植时,一定要吻合好动静脉保证血运畅道。

肌带蒂移植时,如完整地保留或恢复其运动神经,则可恢复一定的肌功能。例如在陈旧性面瘫行咬肌移植时,必须妥善保留咬肌神经,不能损伤;如行游离肌移植,则必须行运动神经吻合术,才有可能恢复肌的运动功能。故肌游离移植时常须与神经吻合术同时进行。然而由于神经再生需要一定时间,常常在神经功能恢复以前肌肉即已萎缩,致其效果目前尚不能令人满意。

(五)神经移植

神经移植主要是用自体神经移植修复神经缺损。

在口腔颌面整复术中,神经移植主要用于肿瘤手术后整复面神经的缺损,以及舌下神经、迷走神经、下牙槽神经等的整复,其中又以手术时立即移植整复应用最多。因为早期整复,特别是立即整复,恢复功能的效果较佳。

对早期面瘫可以行腓肠神经横跨移植,即将正常侧的冲动通过移植的腓肠神经传导至患侧面的末梢支,从而获得面部功能的恢复。至于对晚期面瘫,则必须同时行肌移植才能取得一定效果。

341

移植方法：神经损伤后缺损不多，应力争行端端吻合术，其效果较好；如缺损过多，不能直接缝合时，则采用自体神经移植。自体神经可取耳大神经，由于邻近颌面部手术区，常不需另做切口是其最大优点。但也有学者均推荐用腓肠神经，其优点是神经较粗，可分成若干神经束以备移植吻合。

神经断端找出后，应用生理盐水湿纱布覆盖，决不能使神经干燥暴露，以免神经变性。神经吻合时，横断面的轴突应行准确的端端吻合，不可扭转，折叠或张力过大。如夹有其他组织于其间，也可导致移植吻合的失败。神经吻合应在显微镜下操作，使用 9-0~11-0 的无损伤缝线，一般将神经断端的前、后、左、右 4 点作定点缝合，较细的神经断端只需相对缝合 2 针。针线只应穿过神经外膜及其靠近的神经束膜，而决不能穿过神经纤维。缝完后应检查有无外露的神经束，或者内卷的外膜。最后，可将神经周围的疏松结缔组织、脂肪或肌移至神经周围，以便将缝合口固定，防止愈合后粘连。有人采用自体血管一段或用筋膜将神经吻合口周围包绕，防止瘢痕长入神经吻合口，但效果尚未完全肯定。在后期行神经整复时应将移植区内瘢痕去除，使血运供给丰富。

在神经近颅端缺失的情况下（如面神经总干端缺失）也可以采用替代神经转移吻合术，如副神经或舌下神经与面神经断端吻合术等。

在行肌移植整复陈旧性面瘫时，除长神经蒂肌束转移外，一般应先行腓肠神经横跨移植；半年后，待正常侧神经冲动已能到达患侧时再行肌移植，这样可缩短肌功能恢复的时间，避免肌萎缩。

（六）复合组织移植

颌面部大型复合组织移植可以是肌与皮肤同时移植（肌皮瓣），也可以是肌、皮肤与骨骼的复合移植（骨肌皮瓣）。移植方式也是带蒂移植与血液循环重建的游离移植两种。复合组织移植的一次成功是整复外科史上的一大发展。为了恢复肌功能行所谓"动力性"整复时，自然少不了要同时进行运动或感觉神经的吻合，从而达到运动或感觉功能的重建。

移植方法应根据缺损的部位、范围及大小等决定供区选择。临床常用的肌皮瓣及骨肌皮瓣如表 15-1 所示。

表 15-1　临床常用的肌皮瓣及骨肌皮瓣供区

	组织瓣名称	血管	神经	转移方式
肌皮瓣	胸锁乳突肌	枕血管降支	胸锁乳突肌支	带蒂
	颈阔肌	颏下血管降支	面神经颈支	带蒂
	斜方肌	枕血管降支或颈横血管	副神经	带蒂
	胸大肌	胸肩峰血管	胸外侧神经	带蒂或游离
	背阔肌	胸背血管	胸背神经	带蒂或游离
骨肌皮瓣	肋骨肋间肌	肋间血管	肋间神经	游离
	肋骨胸大肌	胸肩峰血管	胸外侧神经	带蒂或游离
	肋骨背阔肌	胸背血管	胸背神经	游离
	髂骨腹斜、横肌	旋髂深血管	/	游离
	肩胛骨斜方肌	颈横血管	副神经	带蒂或游离
	腓骨胫后肌	腓血管	/	游离

（七）生物材料植入

由于患者健康情况的限制，或恶性肿瘤根治术后缺损的立即整复以及患者本人不愿意接受自体或异体组织移植时，均可考虑用生物材料植入的方法进行整复手术，以达到暂时或永久恢复功能与外形的目的。

所谓生物材料一般系指具有生物相容性的材料。常用的生物材料有涤纶、钒或钛合金、镍钛以及硅橡胶、生物陶瓷等。

生物材料要求具有以下性能：无毒性，不在组织内产生化学变化；能为机体组织所耐受或吸收，不被排斥；或能经久包埋在组织内，不变性，不被吸收；容易修整及成形；以及来源容易，价格低廉。

但是,目前已有的生物材料要达到上述要求都还有一定距离。因此,在现阶段还不能普遍应用,需要进一步发展新的制品,不断地加以改进。

（八）组织工程化组织移植

组织工程(tissue engineering)是 20 世纪 90 年代发展起来的一项医工结合的新技术。应用这种技术可在体内外形成生物组织,用以整复人体组织缺损。例如应用组织工程技术造成的骨可称为组织工程化骨(tissue engineered bone),余可类推。组织工程的基本方法是利用体外培养扩增的种子细胞,接种于可吸收生物材料上,使细胞按预制形态的三维支架上生长,然后植入体内。随着可吸收生物材料的降解,种子细胞持续增殖分化,直接参与修复,并可分泌基质,释放细胞因子,加速缺损的修复。其优点在于:①可形成具有生命力的活体组织,对病损组织进行形态、结构、功能的重建并达到永久性替代;②可以少量的组织细胞,修复大的组织缺损,实现微创修复和功能重建;③可按组织缺损情况塑形,达到形态的修复。

尽管目前在组织工程化骨及软骨方面取得了较大进展,然而,迄今为止,用组织工程化骨的组织修复缺损,离临床的要求还有差距。主要问题是种子细胞可在一定传代后发生衰老而不能继续增殖,以致很难解决大型或特大型的组织缺损。此外,组织工程的长远目标,应达到可以形成器官或复合组织,以修复复合的器官或大型组织缺损的要求,这些尚有待进一步研究解决。

第三节　唇、颊部畸形及缺损的整复

唇、颊部畸形及缺损多因局部损伤(包括灼伤)或肿瘤切除术后引起,某些炎症如坏疽性口炎,即走马疳后遗症也可以引起。唇颊缺损除可导致外貌缺陷外,常引起功能障碍,诸如进食不便、语言障碍、咀嚼困难以及唾液外溢等。

唇颊部畸形或缺损整复的手术原则是　①除外形的整复外,更应考虑功能的恢复,包括张口度及咀嚼功能;②除静态对称外应尽量做到动态平衡,这就常常要求应行复合组织瓣转移;③能用邻近组织瓣转移者,尽量不用远区组织瓣,因其色泽近似,手术也较简便。

一、口角歪斜

口角或颊部因瘢痕挛缩常可导致口角不在一水平线上,从而造成口角歪斜。

因索状瘢痕引起口角歪斜的手术方法主要是瘢痕切除,顺着皮纹方向设计 Z 字成形术(图 15-16)。

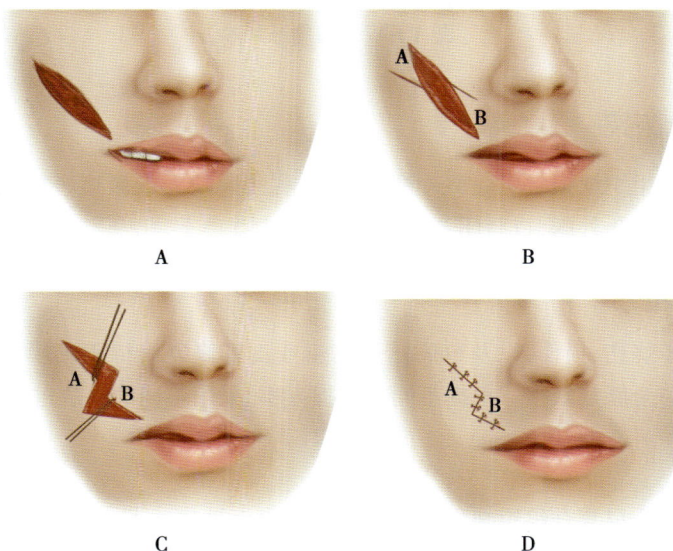

图 15-16　口角索状瘢痕切除,行 Z 字成形术

图片:ER15-9
组织工程化骨

在非索状瘢痕,也无严重组织缺少的情况下,也可采用唇部及口角邻近组织作 Z 字成形术以整复之。

二、小口畸形

小口畸形多发生在严重的灼伤或某些炎症疾病之后,肿瘤切除术后也可引起。小口畸形常使患者饮食、语言、咀嚼、表情等生理功能活动受碍。

小口畸形常用的整复方法是在口角处沿唇红缘延伸,向外侧皮肤做长短、大小适宜的三角形切口。如为单侧裂口过小,三角形的大小及顶端位置可参照正常侧决定;如为双侧口裂过小畸形,则顶端的位置应在两侧瞳孔垂直线上。切除三角切口内的皮肤、皮下组织,肌组织一般不作切除;黏膜则应予全部保留。黏膜切开形成口角,常用的有两种方法:①沿口裂平面将三角形黏膜切开,至三角形顶端止。将此上下黏膜瓣翻转与上下皮肤切口缝合。②三角形黏膜切开至近三角形顶端时,再加弧形切口,形成 3 个黏膜瓣。分别翻转向外与皮肤切口缝合(图 15-17)。

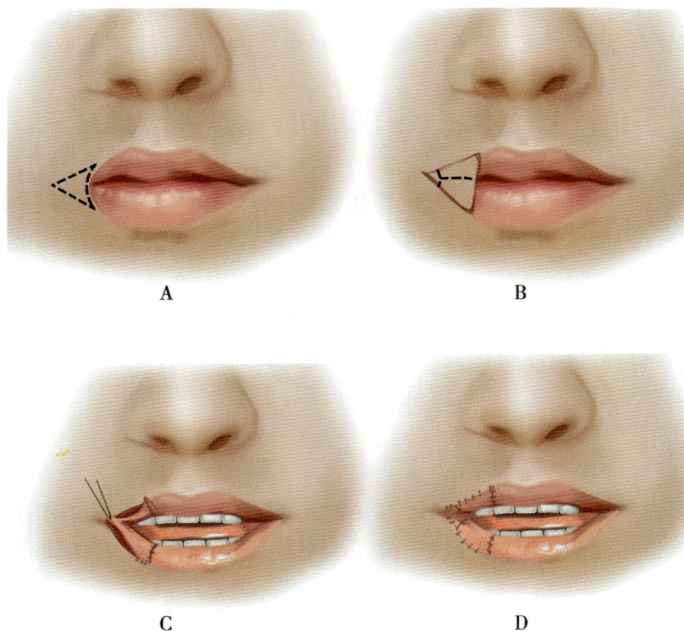

图 15-17 口角开大术

三、唇外翻或内卷

口周皮肤瘢痕或组织缺损常引起唇外翻;口唇内侧黏膜缺失或瘢痕挛缩则常导致唇内卷。唇外翻或唇内卷均可导致牙外露,口唇闭合不全,涎液常外溢。

四、唇红缺损

唇红缺损可见于烧伤、损伤,以及口唇已用皮瓣或皮管修复尚待用黏膜形成口唇时。唇红缺损可分为部分唇红与全唇红缺损。根据不同的缺损大小,采用不同的方法进行修复。

五、唇缺损

唇缺损一般是指全层复合组织缺损而言。唇部肌由面神经支配,能自如运动,因此,无论从功能或从外观来看,均以尽量利用残存的唇组织或对侧的唇组织进行整复为宜。

【整复原则】如唇组织缺损不超过全唇的 1/3,可利用唇组织的弹性及延展性,直接或经过松解后拉拢缝合。如唇缺损超过 1/2 以上时,应考虑选用鼻唇沟组织瓣、对侧唇组织交叉转移瓣或唇颊组织滑行瓣。如唇缺损超过 2/3 以上时,利用剩余唇组织及鼻唇沟组织瓣仍嫌不足时,可再加用对侧唇组织瓣。

唇瓣的血供主要依靠红缘内侧黏膜下的唇动脉,因此,唇组织瓣常能耐受大角度的旋转。甚至扭转 180° 仍能良好成活;因此手术中必须仔细,切勿损伤唇动脉。对侧唇瓣转移时,唇瓣的设计应根据需要确定:如为上唇中央部分缺损,唇瓣应尽可能选择在下唇的中份,以免破坏口角的完整;如为下唇中份缺损,为了保存上唇人中及唇弓,则唇瓣以选择在两侧为宜;如缺损在唇部两侧,则唇瓣的蒂部也可设计在对侧唇的两外侧方。对侧唇组织瓣转移后,一般在术后 2~3 周,经过血运测试后,即可切断蒂部。

如唇缺损伴有前牙的牙槽突缺失或前牙脱落,则应先行义齿修复以预防在唇瓣愈合后瘢痕收缩而失去义齿修复的位置;并可协助手术,使唇瓣在正常位置愈合,并使唇部在术后显得更丰满美观。

【手术方法】成人唇缺损整复术,一般均可在局麻下进行,儿童及不能配合手术者,可采用全身麻醉。

唇缺损的形状、大小及位置差异较大,整复唇缺损的手术方法也很多,手术设计较灵活,对于不同的唇缺损患者,应该根据具体情况,选择合适的手术方法。

1. **直接拉拢缝合** 适用于 1/3 以内的唇缺损。如缝合切口过长,可行皮肤及皮下组织附加 Z 字成形术,以免术后瘢痕挛缩形成唇部缝合口凹陷产生继发畸形(图 15-18)。

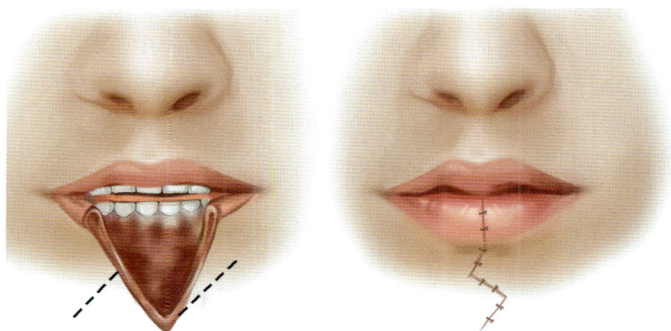

图 15-18 唇缺损直接拉拢缝合法

2. **鼻唇沟组织瓣转移术** 此法适用于上唇缺损在 1/2 左右者。先用亚甲蓝设计组织瓣,如(图 15-19)所示。原则上组织瓣应尽量包括剩余而能利用的所有唇及鼻唇沟组织。点 1 为在剩余唇的最内侧唇缘上。点 2 一般在鼻唇沟内,其位置由唇的高度,即 1~2 的距离决定。点 3 在唇外侧方,点 3 至口角的距离应等于或略小于点 1-2 的距离。点 2-3 的长短,可视唇缺少程度和唇瓣需要旋转推进的程度而决定;一般旋转推进愈多,则点 2-3 线愈长,反之则可较短。

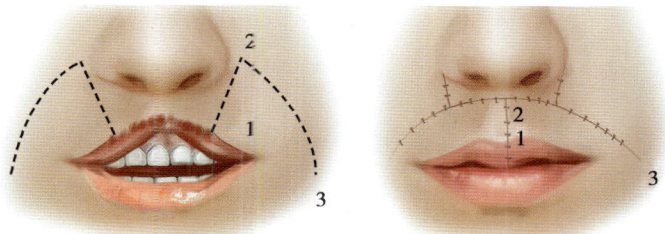

图 15-19 鼻唇沟组织瓣整复上唇缺损

沿画线垂直切开全层组织,如此即形成两个长方形带蒂唇瓣;将两唇瓣向中线旋转推进转移缝合,即可恢复上唇中部缺损。缝合后如张力过大,可在双侧颊部使用唇弓固定减张。5~7 天后,

画廊:ER15-14
上唇唇缺损直接拉拢缝合法

画廊:ER15-15
下唇唇缺损直接拉拢缝合法

即可开始间断拆除缝线。

鼻唇沟岛状瓣是另一种鼻唇沟组织瓣设计方法，该组织瓣以面动脉为蒂设计鼻唇沟岛状皮瓣，适用于1/3～1/2的上唇缺损。首先于唇缺损同侧鼻唇沟处设计相应大小的组织瓣，如图15-20所示，保留组织瓣上、下极之面动脉分支内眦动脉或上唇动脉，沿动脉向外潜行分离0.5～1cm，可形成双动脉蒂的鼻唇沟岛状瓣。若组织瓣与缺损部位距离较远，则可将组织瓣上极的动脉蒂离断，仅保留下极供血动脉，组织瓣亦可成活。皮瓣下方保留部分表情肌肌蒂，转移修复同侧唇缺损，缺损唇红可由口内黏膜转移修复。

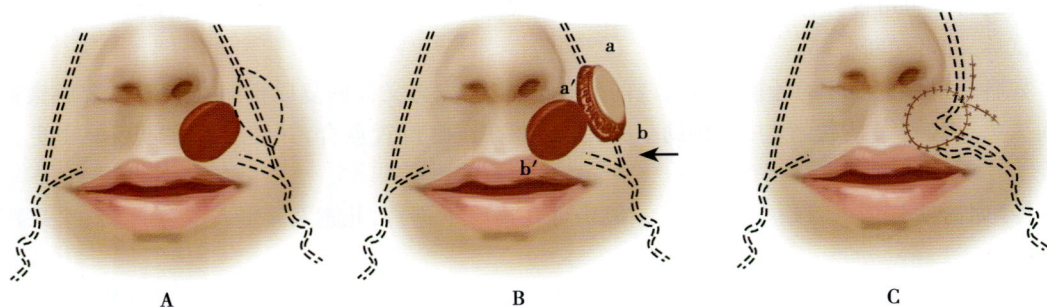

图 15-20　鼻唇沟岛状瓣整复上唇缺损

3. **唇交叉组织瓣转移术**　此法统称 Abbe-Estlander 法。组织瓣设计在唇中份者称 Abbe 手术，组织瓣设计在唇侧方者称 Estlander 手术。适用于上、下唇缺损在1/2左右者。如缺损在上唇中部，则可在下唇中部切取一与缺损形态相符合的唇组织瓣，仅在红唇缘留一小蒂部，以唇动脉作为血运供应来源。先缝合下唇，再将唇瓣向上旋转180°，向上填入上唇中部缺损处，分层缝合之（图15-21）。下唇唇瓣大小的精确计算法应是：唇瓣的高度，应以缺损的高度决定；唇瓣的宽度为下唇全长减去上唇剩余唇长，再除以2。如此，整复后的上下唇比例可大致相同。2～3周后切断蒂部并行修整，断蒂前患者不能张口，可用管饲流质饮食。

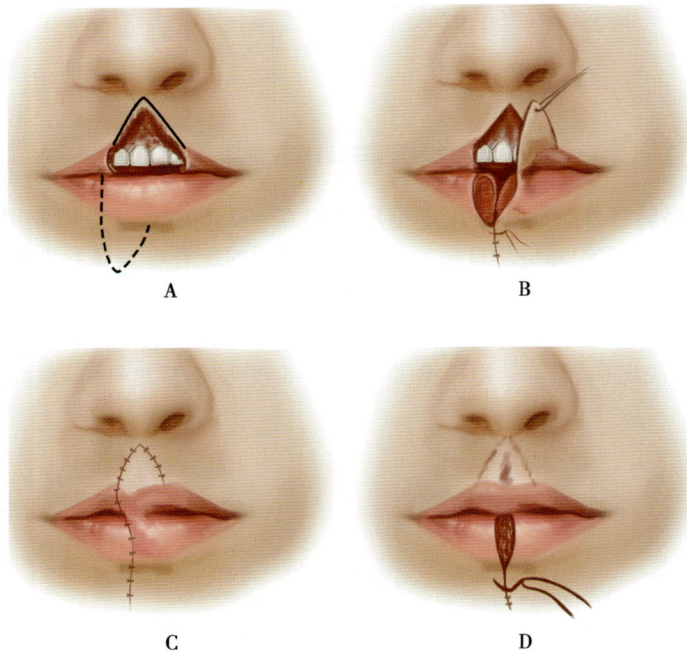

图 15-21　唇交叉组织瓣转移术

应用同样手术原则，也可以在上唇切取相应形状唇瓣来整复下唇缺损。如下唇缺损在正中部，也可先在一侧邻近口角的下唇作附加切口，将唇瓣转移至中部，整复缺损；然后再将上唇邻近口角组织瓣转移到下唇侧方缺损处缝合之(图 15-22)。这种方法不仅保证有足够组织以整复下唇中部的缺损，还可避免选用上唇中部组织有损上唇人中外形轮廓的缺点。唇瓣转移完成后 3 周，应再行口角开大术，使两侧对称。口角开大的方法与矫正小口畸形相同。唇瓣除可制备成三角形外，也可根据具体情况设计成矩形等。

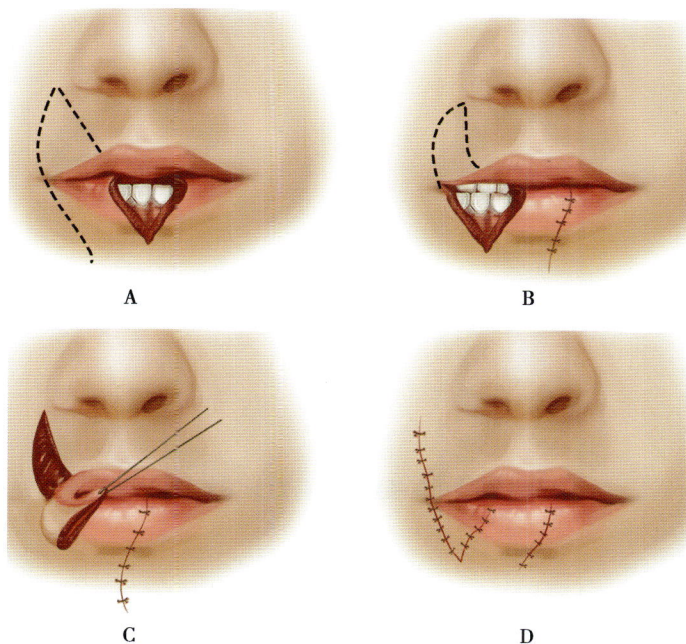

图 15-22　两个唇组织瓣转移术

4. **三合一组织瓣整复术**　本法适用于上唇 2/3 以上缺损的整复。所谓三合一整复术即鼻唇沟组织瓣转移术与唇交叉组织瓣手术的结合，其设计原则和方法与前述相同(图 15-23)。

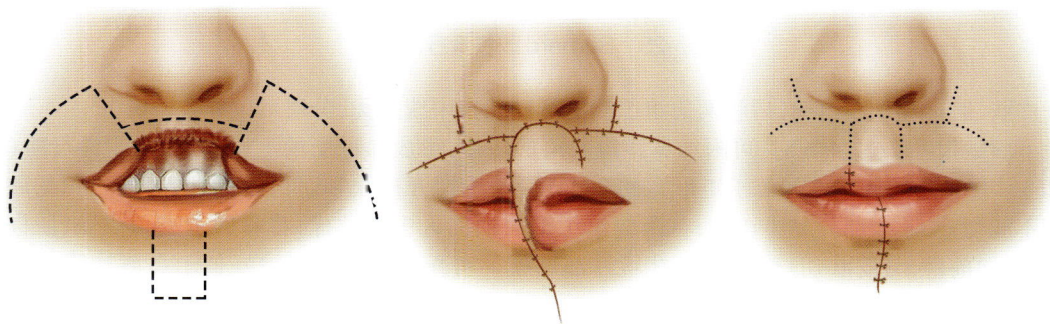

图 15-23　三合一组织瓣整复上唇缺损

5. **唇颊组织瓣滑行推进术**　本法也称 Bernard 手术，多用于下唇 1/2~2/3 的缺损。在两侧口角部设计两底与口裂平行的正三角形切口；三角形底的长度各应为上唇长度减去下唇剩余唇长度再除以 2。将三角形之两侧斜边全层切口；底边只切透肌层而保留黏膜，然后将三角形的皮肤、肌全部切除弃去。再于下唇颊沟皱护外平行向后切开，此时，残存之下唇、颊组织瓣即可向中线滑行推进，在中线部位对位分层缝合。口角两侧留下的三角形黏膜向外翻转，经修整后与皮肤缝合即形成新的下唇唇红缘(图 15-24)。本法的优点是不需二期行口角开大术，但在缺损过大者，常显组织较紧张。

在 Bernard 手术基础上，经过改良可修复大部分下唇矩形缺损。

下唇缺损在 1/2~2/3 时，在矩形底边延伸出的两个等腰倒三角形(图 15-25)，腰长稍大于底边。两个倒三角形的底边之和应等于或略小于矩形的宽，最小可为矩形宽度的 2/3。沿连线全层

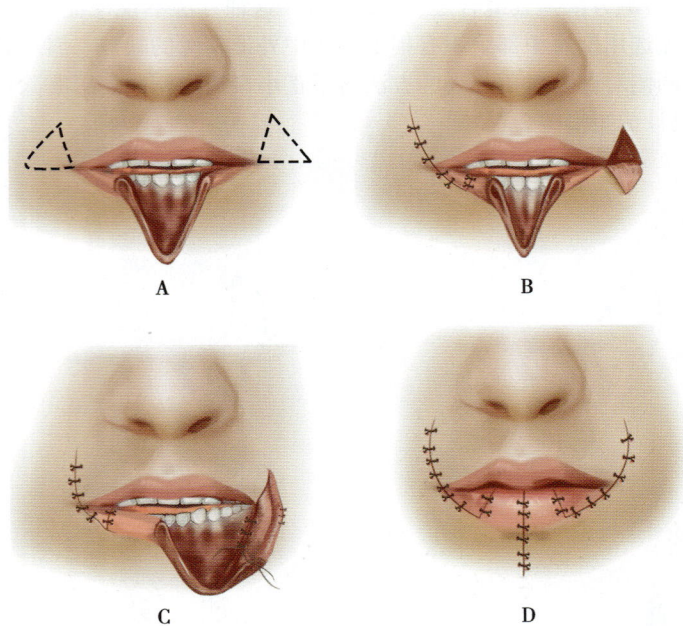

图 15-24　唇颊组织滑行整复下唇缺损

学习笔记

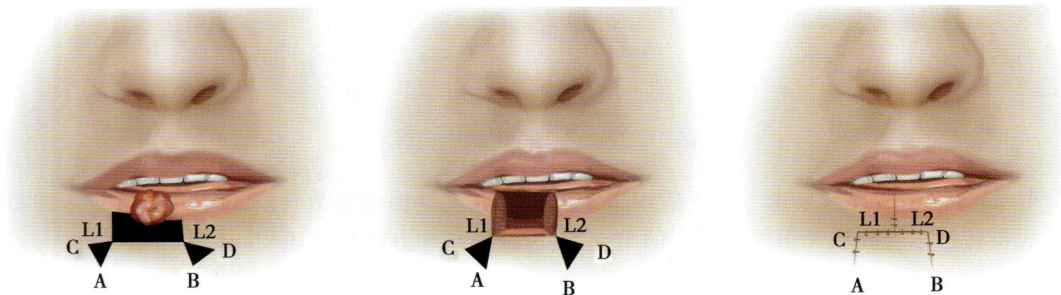

图 15-25　Bernard 改良滑行瓣（1）

切开皮肤、肌肉和黏膜,切开后将两边组织瓣滑行向缺损中线拉拢,分层对位缝合。

下唇缺损在 2/3~4/5 时,可附加鼻唇沟三角形切口,形成一种新的上、下唇颊组织滑行瓣(图15-26)。三角形的底边之和等于矩形宽的 2/3。沿画线切开皮肤和肌肉,鼻唇沟附加三角的底边黏膜不能切开,其余部分黏膜切开,将两侧组织瓣向缺损区中线拉拢,将鼻唇沟三角皮肤、肌肉去除,黏膜向前翻,与皮肤切口缝合,修补唇红部黏膜。切开时要注意保护好位于鼻唇沟附近的面动脉。

本术式通过改良亦可用于修复上唇缺损,方法是将鼻唇沟三角形切口沿鼻唇沟上移,与整复

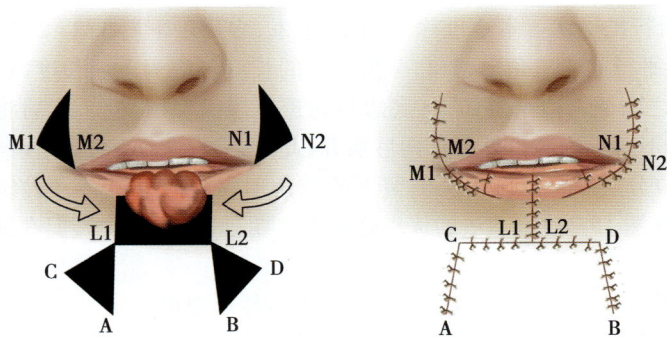

图 15-26　Bernard 改良滑行瓣（2）

下唇矩形缺损的方法类似(图 15-27)。沿缺损边缘画出矩形及向外延伸的上下 2 个三角形,位于鼻唇沟的三角形的底边长度为缺损宽度的 2/3。位于口角的外侧倒三角形的底边长度加上口角内侧残余唇宽度之和亦等于缺损宽度的 2/3。沿画线全层切开皮肤、肌肉及黏膜。将唇颊皮瓣向缺损区中线拉拢,分层对位缝合黏膜、肌肉和皮肤。术中注意,鼻唇沟的三角形全层切除,位于口角外侧倒三角形的底边黏膜不能切透,需保留黏膜作为上唇外侧的唇红,两边的腰则需切开黏膜。

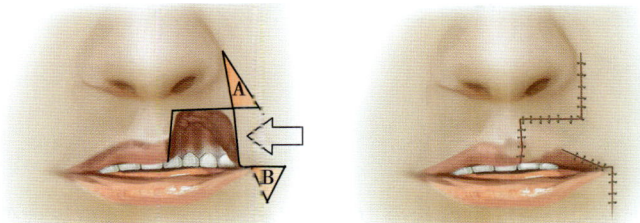

图 15-27　Bernard 改良滑行瓣(3)

6. 唇颊组织瓣旋转推进术　本法也称扇形颊瓣转移法,主要适用于下唇 2/3 以上或全下唇缺损。唇瓣组织应设计在两侧,呈扇形。

(何悦　王慧明　张志愿)

参考文献

1. 邱蔚六. 口腔颌面外科学. 6 版. 北京:人民卫生出版社,2008.
2. 张志愿,竺涵光,郑家伟,等. 腓骨游离组织瓣在口腔颌面外科的应用. 口腔颌面外科杂志,1999,9(1):42-49.
3. 张涤生. 实用美容外科学. 上海:上海科学技术出版社,1990.
4. YOTSUGANAGI T,YAMASHITA K,URUSHIDATA S,et al. Nasal reconstruction based on aesthetic subunits in orientals. Plast Reconstr Surg,2000,106(1):36-44.
5. 王炜. 整形外科学. 杭州:浙江科学技术出版社,1999.
6. 翦新春. 口腔颌面部畸形缺损外科学. 长沙:湖南科学技术出版社,2000.
7. WENG Y,CAO Y,SILVA C A,et al. Tissue-engineered composite of bone and cartilage for mandible condylar reconstruction. J Oral Maxillofac Surg,2001,59(2):185-190.
8. 张志愿. 口腔颌面肿瘤学. 济南:山东科学技术出版社,2004.
9. 张陈平. 下颌骨重建的基础与临床. 上海:上海科技教育出版社,2009.
10. 刘建华,张志愿,石冰,等. 唇缺损局部组织瓣修复重建专家共识. 中国口腔颌面外科杂志,2019,17(5):391-396.

画廊:ER15-21 颊部扇形组织瓣修复下唇缺损(1)

图片:ER15-22 颊部扇形组织瓣修复下唇缺损(2)

学习笔记

第十六章 功能性外科与计算机辅助外科

>> **导言**

　　口腔颌面功能性外科的目标是在根治口腔颌面疾病的同时,尽可能地保存或恢复患者原有的外形和口腔生理功能,保证和提高患者术后的生存质量,达到治愈(生存)与生存质量并重,形态与功能恢复的高度统一。而计算机辅助外科是基于计算机对数据信息的高速处理及控制能力,通过虚拟手术环境为外科医师从技术上提供支援,使手术更安全、更准确的一门新技术。目前,功能性外科和计算机辅助外科的应用,已渗透到口腔颌面外科的各个领域。

第一节　口腔颌面功能性外科

　　口腔颌面部是上呼吸道、上消化道的组成部分,具有咀嚼、吞咽、语言、呼吸、表情等重要生理功能。口腔颌面部疾病常因疾病本身或外科治疗的需要而导致组织或器官的残缺,影响上述生理功能,使患者在生理和心理上受到双重打击。为此,口腔颌面外科医师经过不懈的努力,已从原来追求治愈率和生存率的水平上升到了生存(治愈)率与生存质量并重的新高度和新模式。而显微外科和修复重建技术,以及生物材料学、数字医学和生物工程学等学科的不断进步,又为口腔颌面外科的发展注入了新的动力,由此口腔颌面功能性外科的理念应运而生。

　　口腔颌面功能性外科的基本目标是在根治口腔颌面疾病的同时,应尽可能地保存或恢复患者原有的外形和口腔生理功能,有效保证和提高患者术后的生存质量,达到治愈(生存)与生存质量并重,形态与功能恢复的高度统一。

一、口腔颌面功能性外科的发展和分类

　　口腔颌面功能性外科分为保存性功能性外科(conservative functional surgery)及修复性功能性外科(reconstructive functional surgery)两类。保存性功能性外科主要体现在患者可保存组织的存留,诸如肿瘤手术时对剩余舌、下颌骨连续性的保存,功能性颈淋巴清扫术(functional neck dissection,FND)的应用,颞下颌关节强直成形术时保护未被破坏的关节盘,外伤骨折时对髁突的保留,以及微创外科在口腔颌面部各种手术中的应用等。而修复性功能性外科主要是对必须牺牲的组织,如肿瘤原发灶、放射性坏死骨等切除后的缺损进行立即或延期整复。

　　功能性外科概念起源于肿瘤外科。在口腔颌面肿瘤治疗中,1940—1950年强调"整块"切除(block resection),以后又相继提出"扩大根治"(extended resection)和"超根治"(supraradical resection)的概念。这些根治性手术在当时挽救了无数晚期恶性肿瘤患者的生命,提高了生存率和治愈率,但常造成颌面部组织的大量缺失,其中包括部分健康或正常的组织,导致继发畸形的发生和严重毁容,以及明显的功能障碍,严重地影响着患者的生存质量。随着口腔颌面肿瘤基础与临床研究的不断深入,多学科综合治疗模式的引入,对于恶性肿瘤根治性切除的选择渐趋理性化,例如否定了舌癌沿下颌骨下缘内侧骨膜转移的概念,使舌癌手术中下颌骨连续性的保留成为可能;对临床和影像学检查颈部淋巴结阴性(cN0)的患者,采用保留颈内静脉,副神经以及胸锁乳突肌的FND。由于保存了重要结构,明显提高了患者术后的生存质量。由此,口腔颌面功能性外科的理念

被提出,并逐渐重视。

随着肿瘤生物学行为研究的深入,使肿瘤的局部扩散和远处转移的某些规律逐渐被认识。外科医师术前通过计算机断层扫描(CT)、核磁共振扫描(MRI)等影像技术明确肿瘤的范围,从而制定更有针对性的手术方案,正电子发射计算机断层扫描技术(PET-CT)的应用,使术前检查的准确性进一步提高,扩大了功能性外科的应用范围。肿瘤多学科序列治疗模式的确立,手术、放疗、化疗、生物治疗的有机结合,不但大大提高了患者的治愈率和生存率,也使术中一些重要器官免受"根治"成为可能。此外,显微外科和移植技术的迅速发展赋予了功能性外科更新的内涵,从保存性功能性外科发展到修复性功能性外科。用修复体或自体组织修复被切除的组织,显著改善了患者术后的生存质量,使修复性功能性外科在口腔颌面肿瘤治疗中越来越重要。近年来,功能性外科也开始重视术后康复治疗的作用,使其治疗模式更臻完善。

二、实施功能性外科的原则

实施功能性外科,应在术前制订详尽的、针对性的措施,并注意遵循以下原则:

(一) 恢复功能为主并兼顾形态

口腔颌面部器官对称和谐,具有固有的特殊功能和形态特征。因此,在口腔颌面部实施修复手术时,无论是先天性还是获得性的畸形缺损,均应以医学美学为基础,遵循恢复功能为主并兼顾形态的原则,达到形态与功能和谐统一,两者不可偏倚。

颌面部处于显露位置,患者有时对形态的恢复或改善较对功能恢复的要求更为强烈。为此,施术者应足够重视,在恢复功能的同时,尽量使患者拥有较好的外形,在术后能尽快地重返社会,享受正常人的生活。

对于功能性外科手术,应辩证对待形态和功能的关系,即能兼顾当然更好,若不能兼顾应有所侧重。例如,对于牙缺损的修复,前牙以恢复形态为主,而后牙则侧重于功能重建。又如下颌骨因肿瘤需行节段性切除时,除考虑外形的恢复外还要考虑咀嚼功能的恢复,只恢复外形不恢复咀嚼功能是不完全的功能性外科。而当有各种因素不能两全时,则只能以恢复外形为主。

(二) 传承与创新结合

口腔颌面功能性外科的发展离不开创新。但在口腔颌面部实施手术,轻微的失误和考虑不周都可能造成不可挽回的后果。对手术的改进和创新应以尽量不破坏口腔颌面部的正常解剖和生理功能为前提。医师对各类缺损畸形应有充分的想象力和创造性,不墨守成规,既根据具体病情设计和选择不同的手术方法,又不能违反原则,做毫无根据的设想,使手术复杂化或给患者带来不良后果和身心负担。因此,创新性与原则性必须统一,即通过创新可以使患者获得更好的疗效,同时也提高了医疗水平;坚持原则能够更好地保护患者的利益,使其既根除病痛又免受意外伤害。

(三) 手术技能与审美观点统一

外科手术往往会对人体组织造成不同程度的损伤。手术技巧包括切口的设计、组织正确的分离、人工植入材料的选择以及缝合的方法等,都与口腔颌面部创口愈合直接有关,也与部位的显露相关,都会直接或间接地影响面貌外形。功能性外科修复,不仅要恢复局部的功能,还要改善形态,为此术者必须具备一定的审美观点,尤其对改变或塑造面部外形的手术,对面型与面部各个器官形态,以及构成的比例关系,应具有一定的审美知识和医学美容的修养,即强调手术技能与审美观点的统一。

手术切口设计在隐蔽的部位,也应考虑到能否满足术区的充分暴露和有利于手术操作。在保证不破坏面貌外形,尤其是不破坏神经肌肉功能的前提下,对切口的设计可有多种选择。例如,上颌骨切除术切口可以设计在鼻面沟和鼻底与人中的皱褶里;把该切口改为口角经颊面沟连接下颌下切口,可避免面中部术后的明显瘢痕以及面瘘的发生,同时充分暴露上颌骨,便于上颌骨重建。腮腺区手术切口,可设计在耳前、耳下或下颌下;把耳下或下颌下切口改为耳后切口,即与面部除皱的提紧术切口结合起来,术后美容效果更佳。

缝合是手术的一个重要环节,因为缝合的好坏直接影响到功能性外科手术的效果和成败。从缝合器材到缝合方法的选择均应严格遵循功能性外科的缝合原则。如口内创口多非平面,采用反瓣修复时其创缘也多不规则，尤其对口咽部、口底部创缘缝合应对位良好，做到逐层严密缝合。在颌面部创口缝合时也应注意创缘与面部表情肌分布的关系。缝合时用小针、细线，针距、边距应适当，在减张情况下缝合，有利于表情肌的对位愈合。

（四）医患双方达成共识

以往医师疾病诊治起着决定性的作用；患者往往是被动地接受。而现代医学模式（生物、心理、社会）则强调社会、心理因素在治疗中的作用，患者也对手术期望和术后生活质量提出了更高的要求。因此，功能性外科更需要重视社会和心理因素。应当改变传统的医学模式，把医师与患者看作平等的整体，彼此互相沟通信任；并最终在手术方案上达成共识，对术中、术后可能产生的并发症能够互相谅解。通常医师是从医疗原则出发、根据患者全身状况、手术可行性与安危等多种因素全面考虑。而患者往往考虑自身某一方面的利益，想法比较局限，如口腔颌面部肿瘤患者一般多会忧虑和恐惧肿瘤能否根治，术后口腔颌面部是否产生较大的畸形而影响功能，畸形能否修复等。因此，医师有责任与患者进行耐心细致地沟通。既要尊重患者的要求，又要恰如其分的解释和善意诱导，力求医患双方在治疗方案上达成共识。

三、口腔颌面功能性外科的内涵与应用

口腔颌面功能性外科有以下三个方面的内涵：

1. 切除病变组织、保存正常的组织　主要适用于肿瘤外科、感染外科，以及颞下颌关节外科等。

2. 对缺损的组织进行修复和重建　对口腔颌面部的舌、腭、鼻、耳、颌骨、牙等重要器官，缺失后均应立即行器官再造术，以恢复原有的功能和外形，也可使患者尽早重返社会。对于不宜进行即刻修复者，应计划性地进行二期修复。

3. 避免破坏正常的解剖结构　口腔颌面部手术涉及的重要结构和器官繁多，术中如不注意保护将严重影响患者术后的功能和生存质量。因此，术中应尽量避免破坏重要结构，由于手术需要而切断或切开一些重要结构，也应尽可能复位缝合或固定，最大限度保存和恢复原有生理功能。

以下简介目前口腔颌面功能性外科的实际应用。

（一）保存性功能性外科

1. 功能性颈淋巴清扫术（functional neck dissection, FND）　传统的根治性颈淋巴清扫术（radical neck dissection, RND）由 Crile（1906 年）首先创立，除了清扫颈部淋巴和脂肪结缔组织外，还需切除胸锁乳突肌，颈内静脉以及副神经，给患者术后带来外形改变和功能障碍。

由 Bocca（1967 年）报道的 FND 则遵循了功能性外科的理念，在清扫颈部淋巴组织的同时，又最大限度的保存颈部重要结构，避免术后颈部凹陷畸形和肩胛综合征的发生，减轻面部肿胀，提高了生存质量。尽管目前 FND 以及改良根治性颈淋巴清扫术（modified radical neck dissection）已被广泛应用，仍需强调：对于 FND 不应单纯为追求术后生存质量而盲目采用，因为肿瘤患者的生存质量是建立在肿瘤的生存率和治愈率之上的。

2. 选择性颈淋巴清扫术（elective neck dissection, END）　即对于患有口腔颌面部恶性肿瘤的 cN0 患者，采用 FND 的方法，治疗可能潜在的转移灶。其理论基础是 cN0 的头颈部恶性肿瘤，有约 15%～60% 的颈清标本经病理切片可发现转移灶，称为隐匿性转移（occult metastases）；但对其余 40%～85% 的患者则为过度治疗（overtreatment）。随着颈淋巴引流的解剖学和临床研究，对头颈部不同部位恶性肿瘤的 cN0 患者，根据淋巴引流的不同规律采用清扫 I～V 区中不同的特定区域进行择区性颈清扫（selective neck dissection, SND），为愈来愈多的医师所接受，并获得了满意的疗效。这一方法既不影响治疗效果，也显著减轻了患者术后局部的功能障碍和畸形。

修复性功能性外科的概念也已深入到颈淋巴清扫的术式改良中。对于头颈部恶性肿瘤临床有淋巴结转移（cN1～cN3）的患者，由于肿瘤直接侵犯或接近，术中常需牺牲副神经，造成副神经支配的斜方肌功能受损，患者出现以肩部疼痛，抬肩困难等为主要症状的肩功能综合征。为此，有学者在行 RND 时尝试保留斜方肌功能，如保留颈丛神经到斜方肌的 C_3、C_4 深支神经，患者术后的肩部疼痛和运动均有不同程度的改善，生存质量也明显提高。

3. 下颌骨的保存　1970年前,舌与口底癌常采取舌或口底颌颈联合根治的术式,即切除原发灶和颈部淋巴结的同时,切除患侧的下颌体部,其理论依据是舌癌可通过下颌舌侧骨膜淋巴管道向颈部淋巴结转移。当时提倡对于体积较大的舌癌与口底癌,无论是否侵犯下颌骨舌侧骨膜,均应切除病变范围内的下颌骨。Marchetta等(1964年、1971年)对舌、口底淋巴引流以及肿瘤与下颌骨骨膜间的距离等研究表明:下颌骨舌侧骨膜只有在肿瘤直接扩散下方侵及下颌骨,即使肿瘤大于5cm,只要其与下颌骨的距离不为0,即有正常组织间隔时,不会侵及下颌骨舌侧骨膜,更不会影响下颌骨。同时也有人指出,下颌体部坚硬的骨皮质也是阻止肿瘤发展的重要屏障。国内学者也进一步得到了验证。

4. 颌骨良性囊性病损的保存性外科　以往对于大型颌骨囊性病损的常用治疗方法是截除囊肿累及的颌骨以及受累牙,防止复发。虽在一定程度上降低了术后复发率,但显著影响术后外形和功能。随着功能性外科理念的深入,在颌骨良性病损的外科处理中,逐渐意识到截骨术有过度治疗的嫌疑,尤其对儿童和未成年者。而研究表明颌骨在行使咀嚼功能时,具有与全身其他骨所不同的特质,即在受压力侧骨质会吸收,而在受牵引时骨质则会增生。近年国内外学者针对颌骨巨大型囊性病变均采用了开窗减压的保存性治疗,即在膨胀颌骨上造口,引流囊内容物,使囊腔内的压力下降。这样,受牵引侧的囊壁外周骨就有新骨形成,造成颌骨形态的改建,使囊腔逐渐缩小直至完全消失(或加用残余囊壁刮治术)。囊性病损的保存性治疗,只要适应证掌握得好,既能保存颌骨,又能较好控制复发,且手术创伤也小;对于儿童及年轻患者来说更是至关重要;即使再次复发,仍能早期发现和及时治疗。目前,颌骨囊性病损保存性治疗的适应证已从过去只针对牙源性颌骨囊肿扩展至壁性成釉细胞瘤以及其他良性囊性病损,但其有效性仍有待循证医学的验证。而所保存的组织也从最初的保存颌骨,发展到现在的保存下牙槽神经,牙齿乃至将来的保留有活力的牙髓。

5. 功能性腮腺切除术　1980年前对腮腺浅叶的良性肿瘤,常采用保留面神经的腮腺浅叶切除术,这确实改变了过去肿瘤剜除术的较高复发率。但术后可出现面部的凹陷畸形和腮腺功能大大减退,暂时性面瘫和味觉出汗综合征的发生率较高。近几十年来,腮腺区良性肿瘤的治疗已逐渐演变为在保存面神经的前提下,切除肿瘤及周围0.5~1.0cm腮腺组织的部分腮腺切除术。其优点是:减少面神经损伤、降低味觉出汗综合征的发生、保留腮腺生理功能以及减轻术后面部凹陷畸形。此外,在手术操作中也有改良,如在腮腺咬肌筋膜深面翻瓣来预防味觉出汗综合征;保留和保护耳大神经分布耳垂的分支,以避免或减轻术后的耳垂麻木等。这些可统称为功能性腮腺切除术,功能性腮腺切除术式的开展,明显减少了手术并发症,提高了患者的生活质量。

(二)修复性功能性外科

1. 口腔颌面部软组织缺损的修复　口腔颌面软组织缺损的修复重建包括关闭创面,对洞穿性缺损的修复以及器官重建,如舌、软腭与唇等。软组织缺损的修复经历了游离植皮、邻近皮瓣、带蒂肌(皮)以及血管化的游离肌(皮)瓣等阶段。自1970年开始,显微外科技术不断进步;由国内学者最先应用前臂皮瓣行舌再造以来,在近30年中,口腔颌面软组织缺损的修复重建取得了巨大的进步。

舌肌纤维纵横交错,舌黏膜紧贴在舌肌表面。舌血供丰富,活动灵活,并参与咀嚼、吞咽、语言、感受味觉与唾液处理等多种生理功能。舌又处于极易感染的环境中,故当舌因肿瘤切除或外伤缺损后,不仅在修复要求上较高,而且在整复技术上也存在一定的难度。修复的舌应具有适当的体积和外形;有良好的活动能力;同时具有良好的表面感觉功能。舌缺损修复术式的选择,应依缺损的部位和范围而定。如为舌体或侧缘小范围缺损,仅作直接拉拢缝合即可,或采用口内邻近带蒂组织瓣修复。如为舌体一侧、大部、舌体中份或全舌体缺损,应选择带蒂或游离的组织瓣。同时尚应考虑舌下、口底、下颌骨有无缺损,手术不仅要修复舌体缺损,还应同时修复下颌骨缺损;此时应选用肌皮瓣或骨肌皮瓣。

软腭缺损的重建应达到以下目的:修复缺损,分隔口、鼻腔;重建软腭的长度,尽可能恢复腭咽闭合功能;防止重建的软腭下垂,影响进食和吞咽;重建后软腭能恢复部分感觉与动度。对单侧软腭部分缺损或仅为口腔侧黏膜缺损,可采用同侧或对侧腭黏骨膜岛状瓣进行修复;而对于全软腭

画廊:ER16-2
囊肿开窗

缺损,可采用血管化的游离前臂皮瓣加咽后壁组织瓣修复。如此基本可以再造软腭,有效改善患者术后的进食、吞咽和语言清晰度。

唇缺损一般应尽量采用邻近面颊部肌皮瓣带蒂转移为主,因其能良好恢复新唇的运动功能。鼻缺损的重建一般也以局部皮瓣,特别是额部皮瓣为主,因其皮肤色泽、质地均相似。

关于多种修复方法,组织瓣供区的选择可参见第十五章。

2. 颅颌面骨组织缺损的修复 颅颌面骨组织缺损以下颌骨最多见,其次为上颌骨与其他面骨(颧骨、鼻骨等)。临床上对其修复与重建主要以上、下颌骨为主,手术原则是重建功能,同时尽可能地恢复外形。

下颌骨仅通过颞下颌关节与颅骨相连,是颌面部唯一能活动的骨骼。它既有一定的稳定性和多方向的活动性,亦兼有重要的咀嚼、吞咽、言语及表情等重要生理功能。因此,下颌骨缺损如不修复不仅造成颌面部外形的改变,而且影响重要的生理功能。下颌骨重建已从非血管化骨移植发展到血管化骨移植。后者解决了骨缺损距离过长,且超过中线患者的需求;具有移植骨易塑型、成活后骨组织吸收少等优点,也利于术中、术后的牙种植,恢复咬合功能。当植骨块高度不足时,可采用骨块折叠或垂直牵引成骨技术恢复下颌骨的植骨高度,为牙种植提供修复条件。

上颌骨缺损常导致患者面部畸形,以及不同程度的口腔功能障碍。功能性外科的发展和成熟,以及生物材料和生物工程技术的应用,已较好解决了上颌骨缺损术后的口腔功能和美学要求问题。和下颌骨重建相同,目前也是采用血管化骨移植结合骨内种植体即刻或延期修复上颌骨缺损,很大程度上改变了以往赝复体修复,有时固位差,咀嚼与语音功能恢复不理想等缺点。

现代颌骨缺损功能性重建的理念应做到功能性重建与外形的解剖构筑间的和谐和统一。不仅要恢复面部外形,还要恢复牙列的完整性,而且要尽可能恢复咀嚼功能。对于外形的解剖构筑,快速原型技术具有个体化的优势。应用 CAD/CAM 技术分别对上、下颌骨缺损在重建前进行模型的打印,钛支架的弯制,以及解剖构筑的恢复,可以获得外形和功能满意的疗效。

上海交通大学医学院附属第九人民医院自 2001 年起,就将 CAD/CAM 和快速成型技术用于上、下颌骨的重建。先制作患者颌骨的模型,在模型上设计手术方案,预制个体化的钛网和钛板,结合血管化骨移植,实现了上、下颌骨缺损的个体化修复,恢复面部外形、牙槽突和下颌支的高度以及髁突的空间位置,通过种植义齿重建咬合关系并恢复咀嚼功能。2009 年起又引入虚拟手术和导航技术。术前通过虚拟手术精确设计移植骨的制备塑形,并根据结果打印模型和手术导板,术中在各类导板和模型辅助下精确再现手术计划,并通过导航技术实时验证手术效果和修正可能的误差。如此,简化了颌骨重建的手术操作、缩短手术时间和创伤、降低供区并发症,也提高了颌骨重建的精确性,为种植体植入和咬合重建创造了良好的条件。相关内容请参见本章第二节。

3. 神经缺损的动力性修复 神经的动力性恢复更为困难,如果没有生理功能上的神经动力的恢复,更谈不上面部表情功能的恢复。

与口腔颌面外科关系最密切的是面神经、副神经以及舌下神经。外伤或肿瘤术后都会造成上述神经的损伤,引起一系列感觉和功能的障碍,严重影响患者的生存质量。随着功能性外科、修复重建外科和显微外科的不断发展,最大限度地保存和重建神经,恢复其原有功能状态的动力性修复已愈来愈受到医患双方的重视。

面神经主要支配面部表情肌,由于位置表浅,面神经的损伤常产生面部表情肌运动功能障碍。目前,面神经损伤的修复术式主要有面神经直接吻合术、自体神经移植术、跨面部面神经吻合术和神经移位吻合术等。

副神经主要支配斜方肌,60%的 RND 可损伤副神经引起斜方肌功能障碍,形成肩胛综合征,出现肩部疼痛、麻木、外展受限、外形改变等症状。减少肩胛综合征的关键是保存和重建副神经。研究表明,术中保留颈丛神经的斜方肌分支可有效改善术后斜方肌功能。而对于神经中断,缺损长度较小者,在无张力的状态下可端端吻接修复;对于缺损长度较大的,选择自体神经移植的方法亦可有效恢复斜方肌功能。此外,神经移位吻合是近年来较为推崇的方法,它利用邻近神经进行移位吻合,方法简便,创伤小,又能保持一定的解剖生理关系。颈丛肩胛提肌支或 C_7 神经根后股作为动力神经与切断的副神经远颅端进行神经移位吻合,能有效重建斜方肌功能,也不影响供区神经范围内手臂及肩背部的感觉和运动功能。

功能性舌再造(functional tongue reconstruction,FTR)也是口腔颌面功能性外科的重要内容。理想的 FTR,除恢复足够的外形和体积外,舌还应具有运动和感觉功能。但迄今为止,FTR 的功能恢复仍相差甚远。临床发现,不带运动神经的组织瓣早期与原有舌组织相似,但日久可因缺乏神经支配,再造舌体积逐渐萎缩。目前临床上的 FTR 主要有:①移植固有运动神经的带蒂转移,如胸大肌皮瓣、舌骨下肌皮瓣、斜方肌皮瓣等;②舌下神经与移植肌肌皮瓣固有运动神经吻合,如游离阔筋膜张肌皮瓣、股薄肌皮瓣、背阔肌皮瓣等;③舌下神经或舌下神经肌肉蒂植入于移植肌皮瓣内,多移植于胸大肌皮瓣、胸锁乳突肌皮瓣、以及斜方肌皮瓣内;④剩余舌内肌的动力性恢复,限于对舌根癌切除术后所造成的舌下神经、舌神经损伤,即尽可能保留舌前 2/3 的舌内剩余肌,再将舌下神经近颅端与舌神经远颅端作端端吻合,重建舌内肌的动力功能。

神经的动力性恢复难点在于肌肉的失神经状态不能过长,神经吻合后的恢复传导功能需要一定时日,为神经移植成功必须要保证神经的血供。目前口腔颌面部的动力性功能重建大多仍是不完全的。特别是面神经和舌下神经的恢复要求更高,今后还需进一步进行研究。

第二节　计算机辅助外科

计算机辅助外科(computer aided surgery or computer assisted surgery,CAS)是信息科学和生命科学等多学科交叉渗透的产物,是随着计算机技术的不断进步和完善以及影像学的发展应运而生的。CAS 可以通过计算机对各种图像数据处理,设计模拟手术及术中导航和引入机器人手术,使手术趋于更加精确、微创,开启了外科手术的新篇章。

一、CAS 的基本概念和原理

CAS 是一种基于计算机对大量数据信息的高速处理及控制能力,通过虚拟手术环境为外科医师提供支援,使手术更安全准确的一门新技术。计算机可将诸如 CT、MRI、DSA,PET 等图像信息进行三维重建,这些重建后的图像能使外科医师进行直观的手术模拟,精确的手术导航和手术定位,并制订合理的手术方案。同时由于这些图像信息准确可靠,也常被用于机器人在手术中接受指令并进行操作的信息来源。这种基于三维位置信息的精细手术,最大限度地减轻了术区邻近结构的损伤以及患者术后的痛苦,术后恢复时间缩短。

二、CAS 的内涵和目标

1. 获取多种影像信息提高诊断水平　CT 对于骨组织分辨率高;MRI 显示神经、肌肉、血管等软组织病变及功能器官的信息价值较大;DSA 是检查血管畸形和病变的有效工具。如果将同一组织的不同信息融合(fusion)在一起分析,则能更好地反映组织器官的功能、位置和形态等特征。

2. 多模图像配准和定位有利手术的精确性　配准的目的在于以术前图像为基础对手术器械定位。配准时先建立术中坐标系与定位传感器的联系以及术前坐标系与术前图像的联系。然后估计术中坐标系与术前坐标系的转换方式,从而提高手术的精确性。

3. 制订手术方案和进行手术模拟　手术模拟可以选择最佳的手术路径,从而减轻手术损伤,提高术中的定位精度和手术成功率。

4. 借助导航系统执行预定的手术方案　CAS 可以客观地完成来自不同参照系统的复杂图像信息的高速精确运算分析,再在导航系统指导下由医师参与,因而获得预期的、更精确的手术效果。

5. 能完成手术医师难以触及或肉眼无法看到的颅底、颞下窝等深部的手术操作。

6. 在感染或放射情况下,精确复杂的 CAS 能保护医务人员。

三、CAS 的分类及相关技术

CAS 包括以影像为引导的计算机辅助外科(image guided surgery)和无需影像引导的计算机辅助外科(imageless guided surgery)两种。前者大致可分为虚拟手术、手术导航技术、机器人技术三类;后者则涉及计算机辅助设计及计算机辅助制造(CAD/CAM)技术、快速成型技术等相关技术。计算机三维重建是各项技术的基础,CAS是诸多技术在外科临床中的综合应用。以下重点介绍这些技术及在口腔颌面外科领域的应用。

（一）虚拟手术

虚拟手术(virtual surgery,VS)是利用各种医学影像数据,通过虚拟现实技术在计算机中建立一个三维模型,供医师进行手术预演、训练,从而制订出较为完善的手术方案;并在实际手术过程中引导手术,以及术后评价比较手术效果。VS能够弥补以往医师完全依靠主观的临床经验和外科技能进行手术方案的制订和实施手术,从而提高手术的精确性和质量,缩短手术时间。

虚拟的现实系统还有助于手术教学训练和进行远程医疗,为培训外科医师提供了极具临床真实感的训练环境。受训者可在VS系统上反复演练手术过程,这种在虚拟环境中进行的手术操作接近现场,又不会发生严重的意外,能够缩短外科医师的培养时间并获得实际手术中的手感。此外,虚拟的现实系统还可用于内镜、血管造影和护理技术的训练。在远程医疗中,专家或顾问医师通过虚拟系统甚至遥控操纵仪器,指导和帮助医疗操作以及提供实时支援,突破了以往的时域和空间的限制,促进了医疗效应的最大化。

目前VS在口腔颌面外科临床应用主要有以下四个方面:

1. **计算机辅助种植体种植** 基于现代口腔CT的牙种植设计系统,不但能直接显示颌骨的解剖外形、大小和余留牙的情况,而且无放大及变形,特别是可直接测定骨量、种植体的大小、植入角度等,进而参照邻牙和对颌牙的位置来选择最佳的种植体植入点和植入轴向。应用VS软件,按照所选择的种植体最佳植入点和植入轴向,模拟种植手术,并制作种植导板。实际手术时,在种植导板的引导下植入种植体,可以保证其成功正确地就位。

2. **计算机辅助颌骨畸形或创伤的矫正** 在虚拟空间内对颅颌面骨进行切割和移动,模拟各种截骨术,对颅颌面畸形或创伤手术进行手术演练,有助于医师制订合理的手术方案和预测手术效果。主要的手术模拟包括对软硬组织的切割、分离和移动,最优化截骨线、骨移位、磨改的位置、固位接骨板、螺钉及牵引器的成形和放置定位,有助于合理精确直观的矫正颌骨畸形和创伤。

3. **计算机辅助颅颌面骨肿瘤等病变的切除和骨缺损的重建** 与颌骨畸形矫正一样,在颌骨肿瘤的切除和骨缺损的重建手术中,VS可帮助医师制订合理的手术方案,进行手术演练和预测手术效果,并制作各类导板,以保证实际手术的效果与VS一致。手术模拟的内容也与前者类似,根据VS结果制作各种手术导板,确保医师在实际手术中重复VS的过程,从而帮助医师完成精确的颅颌面骨切除和重建手术。

4. **手术效果的评价** 将术后的实际影像数据与术前VS的数据相比较,可以评价实际手术效果是否与术前的模拟一致,并为以后的手术提供指导,提高手术结果的预测性。今后的研发重点应该提高术前由计算机在虚拟环境中的主动设计手术能力,合理的提出最佳的切骨线和骨块的三维重置方案,为外科医师提供多种选择,并经外科医师检验修改后进行效果评价。

目前,VS的缺点是整个过程较复杂、费时,由专业操作人员才能顺利完成;制作模型和各种手术导板需要花费一定时间,且费用较高;当实际手术情况与术前VS计划不符时,需要术者进行有效的调整,并且调整的难度较大。

（二）手术导航技术

手术导航(surgery navigation,SN)的概念最早起源于"立体定向神经外科技术"(stereotactic neurosurgery)。口腔颌面外科的SN,主要包括对颅颌面种植和畸形手术矫治、颌面部复杂骨折的复位以及复杂解剖区域的高风险肿瘤切除手术进行立体可视化的术中定位操作,能获得传统手术无法比拟的效果,有效的降低手术创伤,最大限度地保留患者的功能和外形。

SN系统的基本组成是前面提到的虚拟现实技术和定位跟踪系统。定位跟踪系统是连接手术区域、手术器械和图像信息的桥梁;是确定目标空间位置的系统。目前所采用的定位方法主要有光学定位法、机械定位法、超声定位法和电磁定位法。其中光学定位法是目前应用最普遍和精确度最高的方法,但在实际应用中多采用将2种或3种基本方法组合的混合定位法,以弥补其各自的缺点。

在口腔颌面外科中，SN技术可用于：①手术区病变和解剖结构的定位（如异物、肿瘤、骨骼等）；②设计引导手术进路；③对颅颌面骨骼进行精确的三维重建；④术中对重要器官和结构识别和保护；⑤有效控制肿瘤手术的切除边界；⑥种植体位置和轴向的确定；⑦移植骨或植入物的形态和空间位置的检验和调整。随着SN技术在口腔颌面外科中应用范围的不断扩大，医师在术中借助SN技术，可提高对复杂解剖区域的空间定位能力和改善手术效果，为肿瘤手术、缺损修复和截骨术创造了更好的条件和视野。

目前的SN技术尚存在以下不足：①导航误差，包括导航系统本身的误差、影像的准确性、参考坐标的选择与注册、术中组织移位；②影像漂移，即手术过程中组织移位导致的导航图像与真实位置的偏移；③系统操作复杂；④设备昂贵；⑤手术时间延长。

从口腔颌面外科的角度来看，理想的SN系统应具备以下特征：①应用广泛，容易掌握，便于操作；②SN精确度应控制在1~2mm；③具备自动校正和调整功能，并对精确度进行监控；④器械位置的实时虚拟化显示，并在虚拟环境中相对应，手术计划和手术模拟相结合；⑤手术台上占据的空间最小，进入手术野没有阻碍，允许随意移动患者和器械；⑥直接与内镜、钻、锯等手术器械耦合；⑦简化计算机操作；⑧具备语音识别功能。

（三）机器人辅助外科技术

机器人辅助外科（robotics aided surgery，RAS）是通过精确的定位及计算机运动控制技术替代或帮助外科医师完成相应的高难度、高风险手术，诸如心脏、肝脏和腹腔等脏器的手术。它可通过机器人手术臂部分替代人手完成许多复杂的外科手术，而且机器人辅助系统还可与内镜连接，将术中实时图像和机器人定位坐标同时提供给外科医师，医师也可进行远程控制指导，驱动机器手在内镜系统以及传感遥控系统下精确完成精确度要求较高的外科手术。RAS技术与SN技术的区别在于，前者是在外科医师操控下，通过机器人手术臂间接完成手术；而后者则是外科医师在SN系统的协助下直接完成手术。

口腔颌面外科的RAS主要应用范围应包括：①切除和截骨时能智能化的保护邻近组织的重要结构；②根据手术预定方案对颅颌面骨进行切割和成形，并将骨块精确移动和固定；③正确引导种植体的植入部位、轴向和深度；④术前预制支架系统，在术中准确放置于预设位置并固定。⑤经口腔入路完成口咽部、咽旁等深部区域的肿瘤切除，以避免传统的面部及颌骨的劈开导致的手术创伤和疤痕；⑥完成颈淋巴清扫，皮瓣制备，口腔内缺损的修复和显微外科血管吻合。

（四）CAD/CAM技术

计算机辅助制作（computer aided manufacturing，CAM）技术是通过对CT、MRI图像中不同密度的组织，选择不同的窗位，根据体素（voxel）堆积成像的原理，建立骨骼硬组织或软组织三维图像模型，并通过计算机辅助设计（computer aided design，CAD）软件驱动计算机数控机床（computer numerical control milling，CNCM）生产出不同材料的三维实体模型。

简言之，CAD/CAM技术的临床基本过程包括患者数据准备、医学图像处理、三维重建、CAD设计、原型制作、有限元建模这五方面。

CAM技术在口腔颌面外科中的应用主要在肿瘤外科、正颌外科、创伤外科和颞下颌关节外科领域，可以直接利用CAM制作出上、下颌骨以及移植骨的截骨导板和生物材料的颌骨植入体，引导颌骨切除、移植骨的切取和塑形固定，并使截骨导板和植入体的固定位置完全一致，进行上、下颌骨缺损的修复，从而维持颌骨正确的空间位置和保证手术的精确性。在颅颌面外伤的治疗中，CAD/CAM技术可对外伤患者的三维实体模型进行分析、测量和手术模拟，预制钛板等，在缩短手术时间的同时，也提高了手术成功率。

目前CAD/CAM技术在口腔颌面外科已广为开展，但研究仍在不断深入之中。未来CAD/CAM技术的发展方向应为支持并行工程技术和逆工程技术、实现异地网络传输、支持现场构造、实现虚拟设计和虚拟制造。

（五）快速成型技术

快速成型技术又称快速原型技术，简称RP（rapid prototyping）技术，是指在计算机的控制下，根据物体的模型或CT等数据，不借助其他设备，短时间内通过材料的精确堆积，制造原型的一种基于离散、堆积成形原理的新的数字化成型技术,集中体现了计算机辅助设计、激光加工、数控和新材料开发等多学科、多技术的综合应用,它突破了传统 CAD/CAM 加工技术的局限性。因此,RP 技术特别适合于复杂结构物件、单件或个体化小批量物件的生产。

1. RP 的种类　不同种类的 RP 系统因所用成形材料的不同,成形原理和系统特点各不相同。但其实质都是"分层制造、逐层叠加",实现一种由点到线、线到面、由面组成立体结构的过程。成型材料有液相、固相、粉末 RP 系统三种基本类型,其最终模型也从纸、聚合物到金属多种多样。目前三维打印(three-dimensional printing,TDP)法由于设备简单、模型制作快成为最被广泛采用的技术。

2. RP 技术在口腔颌面外科中的应用　RP 技术在口腔颌面外科领域的引入可追溯至 1991 年奥地利维也纳的一次手术。随后得到了广泛应用,从简单复制模型到复合材料和复杂假体的制作修复中,甚至已应用到组织工程器官制作中。

(1) 制订手术方案和模拟手术:利用 RP 技术可以加工出内、外部三维结构完全仿真的生物模型(bio-model),其线尺寸误差小于 0.05mm 左右,总体误差不超过 0.1%,对于某些复杂特殊的病变,外科医师通过仔细研究模型,可以直观地了解病变状况和邻近解剖结构,从而制订出更个体化的手术方案。在一定程度上,RP 技术与前面所提到的 VS 有异曲同工的效果,还能互为补充,帮助医师制订更加完善合理的手术方案。

医师还可以在模型上预演手术过程,估计术中可能会发生的情况,并比较不同术式的优劣。另外,借助模型更容易对患者及家属讲解相关的手术细节,加强医患间的沟通,使患者理解和配合手术。但用 RP 技术制作的模型进行手术模拟时,仍有一些缺点:首先,用模型模拟手术相对复杂耗时;其次,单纯用模型较难模拟一些复杂的手术;再次,单个模型在完成一次手术模拟后即被破坏,比较不同术式的效果几乎不可能,而用多个模型模拟并比较不同术式又复杂、费时、费力。因此,从模拟手术的角度讲,虚拟手术比用模型更具优势。

(2) 制作个体化植入假体:依据 RP 技术建模、翻模,制作熔模,然后熔模铸造的方法,现已广泛应用于颌骨及牙假体、关节假体等的个体化制作。其优点是植入假体更美观和准确适合,缩短手术时间,减少术后并发症。个体化植入假体的制作,由于植入物与缺损部分能匹配,使临床医师更精确的重建颅颌面各种骨组织缺损,开辟了颅颌面整复外科的新阶段。此外,在软组织如耳廓缺损及器官修复中,RP 技术制作的模型也很精确。

(3) RP 技术在组织工程领域的应用:组织工程技术的特征是以细胞生物材料支架复合物形式复合移植来修复缺损组织,其中细胞外支架是种子细胞浸润、营养物质渗透及组织长入等重要环节赖以进行的环境。它不仅影响种子细胞的生物学特性和培养效率,而且决定移植后能否与受体良好适应并结合而修复缺损的最终效果。采用 RP 技术可以设计加工出具有与患者缺损区相匹配的外部轮廓,适于种子细胞生存、组织渗透及血管长入的多孔道结构的骨生物支架。这能解决组织工程中与重建区的复杂轮廓外形及内部构造相仿的生物支架的设计与成形的问题。

总之,上述各种 CAS 技术并非孤立和割裂的,彼此之间具有互相联系、互相补充的特点。在实际临床工作中,往往需要综合应用多种技术,以获得可能的最佳效果。

(孙坚　李吉辰)

参考文献

1. 邱蔚六. 口腔颌面外科理论与实践. 北京:人民卫生出版社,1998.
2. 孙弘,孙坚. 功能性颌面外科学. 上海:第二军医大学出版社,2003.
3. 王运赣. 快速成形技术. 武汉:华中理工大学出版社,1999.
4. 黄华文. 计算机辅助外科技术的应用与发展. 中国医疗器械信息,2007,13(1):18-26.
5. CITARDI M J. Computer-Aided Otorhinolaryngology-Head and Neck Surgery. New York:Marcel Dekker,2002.
6. CHOWDHURY A S,BHANDARKAR S M. Computer Vision-Guided Virtual Craniofacial Surgery. New York:Springer,2011.
7. GRILLONE G A,JALISI S. Robotic Surgery of the Head and Neck:A Comprehensive Guide. New York:Springer,2015.

第十七章　睡眠呼吸障碍疾病

>> 导言

　　睡眠呼吸障碍是一类常见、多发疾病,诊疗涉及呼吸科、耳鼻咽喉科、口腔颌面外科、口腔正畸科、儿科、普外科、神经内科、精神科、中医等多学科,是一个交叉的医学领域。患者首诊可在不同科室,各科室收治的患者也有所侧重。本章除基本知识外,主要介绍与口腔颌面外科有关的内容。

第一节　睡眠呼吸障碍的表现、机制和诊断

　　睡眠呼吸障碍(sleep-disordered breathing,SDB)也称为睡眠相关的呼吸紊乱(sleep related breathing disorders,SRBD),是以睡眠时呼吸异常为主要特征的一类常见、多发病的统称,其共同的临床表现是在睡眠过程中反复间断出现呼吸暂停(apnea)或低通气(hypopnea)和日间功能受损及继发全身系统疾病。

　　睡眠呼吸障碍是内涵广泛的疾病概念,2014年,《睡眠障碍国际分类》(第3版)将SDB列为睡眠疾病第二类,分为:阻塞性睡眠呼吸暂停(obstructive sleep apnea,OSA)、中枢性睡眠呼吸暂停(central sleep apnea,CSA)、睡眠相关的低通气(sleep related hypoventilation disorders)、睡眠相关的低氧血症(sleep related hypoxemia)、鼾症(snoring)及夜间呻吟(catathrenia)等。中枢性睡眠呼吸暂停、睡眠相关的低通气又包含各种原发和继发类型,OSA是SDB中最为常见的疾病。

　　在成年人群中,OSA是一种患病率较高的疾病,患病率3%~4%,以40岁以后男性或绝经以后妇女好发,肥胖、占位病变和颌骨畸形是常见原因。而儿童OSA患病率为2%,以2~8岁儿童好发,多继发于腺样体和/或扁桃体肥大、肥胖、颅颌骨先(后)天畸形等。

一、睡眠呼吸障碍的机制

　　SDB的病因与发病机制一般认为与上气道形态异常、上气道扩张肌神经肌功能异常、呼吸驱动或调控障碍以及觉醒阈值异常等因素有关。

　　（一）上气道形态异常

　　由鼻腔、鼻咽腔、腭咽腔、舌咽腔和喉咽腔组成的上气道是呼吸气体出入肺的通道,其形态结构发生异常往往是造成上气道阻塞最为直接的原因。常见的疾病有:①鼻部疾病,如鼻瓣区狭窄、鼻中隔偏曲、鼻窦慢性炎症、鼻息肉、鼻腔肿瘤等;②鼻咽部占位,如腺样体肥大、鼻咽部肿瘤、脑膨出等;③口咽部疾病,如腺样体或扁桃体肥大、软腭过长或肥大、咽部肿瘤、咽壁肥厚水肿、巨舌症、舌根肥大、舌后坠等;④喉咽部疾病,包括会厌囊肿、声带麻痹和喉软化等;⑤颅颌骨畸形,如颅缝早闭相关综合征、小颌畸形等。此外,肥胖也是引起睡眠呼吸障碍的常见原因,肥胖者舌体肥厚,软腭及咽壁过多的脂肪沉积,容易使上气道发生狭窄和塌陷。

　　（二）上气道开放肌功能异常

　　与呼吸相关的咽腔上气道扩张肌至少有三组,即影响舌骨位置的颏舌骨肌、颏舌肌、二腹肌、胸骨舌骨肌、腭帆张肌和腭帆提肌等,这些肌肉附着于上气道周围起着维持上气道开放的作用。

上气道扩张肌的组成发生改变会影响肌肉的张力与耐力。有研究表明,睡眠呼吸障碍患者上气道扩张肌Ⅱ型肌纤维(爆发性强,耐力差)比例升高,而Ⅰ型肌纤维(爆发性差,耐力强)比例下降,肌肉容易疲劳而产生上气道阻塞。

神经调控异常是导致上气道扩张肌功能紊乱的另一个重要原因。睡眠呼吸障碍患者在清醒状态下能对上气道狭窄进行代偿,肌电活性增加,以维持上气道的开放。在睡眠中,上气道扩张肌虽然仍能接受各种机械或化学性刺激的反馈而处于激活状态,但这种保护性的神经调控要比正常人及清醒时迟钝,肌张力明显降低。

（三）中枢呼吸驱动与调控障碍

呼吸中枢的驱动与调控障碍是引起睡眠呼吸障碍反复发生的危险因素之一。常用环路增益(loop gain)来描述呼吸调控的稳定性,部分睡眠呼吸障碍患者表现为高环路增益,即对血液中 CO_2 的改变发生过度的调节反应,过度通气使 $PaCO_2$ 降低,通过化学感受器导致中枢呼吸驱动降低或抑制,继而出现呼吸暂停及低通气。

（四）觉醒阈值异常

觉醒阈值用于描述引起微觉醒反应的呼吸刺激大小。微觉醒后往往引起短暂的过度通气反应,造成中枢呼吸驱动的不稳定波动,觉醒阈低的患者因这种中枢呼吸驱动的不稳而易出现 SDB,这就是为什么某些镇静安眠药(无肌肉抑制作用的)能治疗一些 SDB 患者的机制。

二、睡眠呼吸障碍的临床表现

（一）打鼾

打鼾是呼吸不畅的一个重要信号,提示上气道有狭窄和阻塞。打鼾可以很轻,也可以非常重,严重者鼾声的响度可以达到80~90dB,给旁人一种恐怖的窒息感,严重影响到伴侣或邻居,甚至造成冲突;许多患者就是以这个主诉来就诊;但对于中枢性睡眠呼吸障碍患者,打鼾不是主要表现。

（二）晨起头痛

晨起头痛也是睡眠呼吸暂停或低通气造成的低氧血症和高碳酸血症所触发的血管性头痛。

（三）白日思睡

白日思睡表现为日间容易困倦或思睡,不但引起患者日间功能障碍使患者生活质量下降,也易引发生产或交通事故,危及周围和社会。思睡源于呼吸不畅而频发造成的觉醒反应使睡眠质量严重下降,虽然患者一挨枕头就能入睡,虽然患者睡眠时间充足,但因为睡眠质量低下,患者缺乏足够的体力和脑力恢复所需的深睡眠(Ⅲ、Ⅳ期非快动眼睡眠和快动眼睡眠)。思睡原因很多,SDB只是其中的一种,临床上需要鉴别。

（四）重要脏器的继发病变和表现

睡眠时反复呼吸暂停引起的低氧、高碳酸血症和频繁觉醒反应是该类疾病的病理生理改变的基础。睡眠低通气或呼吸暂停可引起心、脑、肺、肾等重要脏器继发病变,猝死率明显高于其他人群。

心血管系统改变,主要表现为心律失常、左室功能异常、心力衰竭、心肌梗死、冠心病、肺动脉高压、高血压等。已经证实 OSA 是高血压病的独立危险因素,OSA 与缺血性心脏病(心肌梗死及心绞痛)的风险增加有关,是心肌梗死的独立危险因素,心肌梗死的发生率是正常人的 23 倍。OSA 患者睡眠时有较大的心率变异性:一半以上可伴有心律失常,80%的患者有明显的心动过缓,室性异位搏动发生率为 57%~74%,二度房室传导阻滞发生率 10%以上。

肾脏也是睡眠呼吸障碍常累及的脏器,表现为其功能损害,夜尿增多和蛋白尿等。胃食管反流病是指过多胃、十二指肠内容物反流入食管引起胃灼热等症状,可导致食管炎和其他组织损害。一些患者长期咳嗽,很可能的原因就是胃食管反流刺激造成的。

多种证据显示 OSA 与胰岛素抵抗、糖耐量异常、2 型糖尿病、脂代谢异常和非酒精性脂肪肝相关。动物实验也表明,慢性间歇性缺氧可引起胰岛素抵抗和肝硬化。

睡眠呼吸障碍会造成患者中枢神经系统的改变,出现行为和认知功能障碍,包括急躁、压抑、焦虑沮丧、智力和记忆力减退、性格改变,以及性功能障碍等;有研究报道:OSA可增加脑卒中风险约2倍;约50%的脑卒中患者同时患有睡眠呼吸障碍。

(五) 猝死和死亡

睡眠低通气或呼吸暂停可引起心、脑、肺、肾等重要脏器继发病变,猝死率明显高于其他人群,心律失常、心衰、呼衰、脑卒中是患者猝死的主要原因。有队列研究报道,随访1 522例OSA患者18年,不治疗的重度OSA患者16年后生存率仅约为58%。

三、睡眠呼吸障碍的诊断

睡眠呼吸障碍的诊断需从病史、临床检查和实验室检查得出。多导睡眠监测(polysomnography,PSG)和上气道评估是实验室检查的主要内容,其目的是评估睡眠呼吸障碍的类型、程度和上气道狭窄、阻塞位置及性质。多导睡眠监测是睡眠呼吸障碍诊断的国际通用方法,而上气道的测量分析对于外科治疗至关重要。

(一) 多导睡眠监测

多导睡眠监测(polysomnography,PSG)是当今国际公认的诊断SDB的金标准,不但可以明确SDB的类型、程度、睡眠时相或睡眠体位与睡眠呼吸障碍关系,也能评估患者的睡眠质量、心律变异性等。PSG根据监测的内容分Ⅰ~Ⅳ级,近年睡眠中心外睡眠监测(out center sleep test,OCST)得以肯定和使用。

1. 睡眠结构　1928年,Hans Berger首次阐述了睡眠和觉醒脑电波;1951年,Kleitman等发现了睡眠节律性眼动,提出了快速动眼睡眠(rapid eye movement,REM)概念,1959年,Dement和Kleitman提出了睡眠结构,即非快速动眼睡眠(none rapid eye movement,NREM)和快速动眼睡眠(REM)。

2. 多导睡眠监测　1960年,睡眠中心开始研究使用全夜生理监测,睡眠医学正式开始发展;1964年,Stephen Mitchell在Stanford大学建立了世界上第一个睡眠中心;1972年,Christian Guilleminaut加入该睡眠中心,引入呼吸监测和心电监测技术,并使之成为全夜生理监测常规,1974年该中心将这种全夜生理监测记录命名为PSG。

PSG成为当今国际公认的诊断睡眠呼吸障碍的方法。

(二) 上气道的评估

1. 临床检查　是诊断不可或缺的内容,Friedman分期是一种有用的评测方法。

2. 实验室检查　①头影测量分析;②鼻咽内窥镜检查;③上气道三维CT重建;④食管和上气道测压(esophageal pressure);⑤药物诱导睡眠内镜检查(drug-induced sleep sedation endoscopy,DISE)等。

睡眠呼吸障碍可引发系列的全身性病损,除详细的病史询问、体检和各种检测外,还应对全身系统性检查,有助于判断患者病情的严重程度。

(三) 睡眠呼吸暂停的分度

目前对于疾病严重程度的判别主要以睡眠呼吸暂停低通气指数(sleep apnea-hyponea index,AHI)和睡眠最低氧饱和度(L_{SaO_2})为指标。1999年美国睡眠医学会(AASM)列出的睡眠呼吸障碍分度为:①轻度:AHI 5~15,每分钟SaO_2>85%;②AHI 15~30,每分钟SaO_2 80%~85%;③重度:AHI>30,每分钟SaO_2<80%。

对于睡眠呼吸障碍程度的判定不但需从AHI、睡眠低氧状态来判断,还应结合日间功能受损程度综合考虑,如思睡等。

(四) 常见的睡眠呼吸障碍及诊断

1. 原发性鼾症(primary snoring,PS)　也称鼾症(snoring),以睡眠打鼾为表现,无睡眠片断,无睡眠低氧和白日思睡等,打鼾是上气道狭窄的信号,为睡眠呼吸障碍的起始间段。PSG:无睡眠片断,无睡眠低氧和白日思睡等,AHI<5。

2. **阻塞性睡眠呼吸暂停（obstructive sleep apnea,OSA）**　睡眠打鼾、憋气、频繁微觉醒或觉醒、乏力和白昼思睡等为征候群,OSA 是由于患者睡眠时上呼吸道发生狭窄或阻塞,引起通气障碍而造成睡眠低氧、高碳酸血症导致的全身器官改变。PSG 发现:频繁微觉醒或觉醒、睡眠片断、NREM Ⅰ、Ⅱ期睡眠比例增加,NREM Ⅲ、Ⅳ期和 REM 期睡眠比例减低,明显睡眠低氧等。诊断标准必须满足（A 和 B）或 C,具体如下:

A. 至少具备一项:①主诉有思睡、非恢复性睡眠、白天乏力、失眠症状;②夜间因憋、喘或呛咳而惊醒;③床伴或室友等反映患者夜间有习惯性打鼾、呼吸暂停或两者皆存在;④已确诊高血压、心境障碍、认知功能障碍、冠脉疾病、卒中、充血性心力衰竭、心房纤颤或 2 型糖尿病。

B. PSG 或 OCST 发现:阻塞性呼吸暂停事件（阻塞性和混合性呼吸暂停/低通气/呼吸努力相关的觉醒）≥5 次/h。

C. PSG 或 OCST 发现:阻塞性呼吸暂停事件≥15 次/h。

3. **上气道阻力综合征（upper airway resistance syndrome,UARS）**　因在病理生理上与 OSA 没有显著的差异,所以归入 OSA 之下。其主要表现为频繁打鼾、微觉醒、白昼思睡等症状和体征,睡眠时上气道阻力异常增加,但 AHI<5,无睡眠 SaO_2<90%事件,是鼾症的进一步发展,为 OSA 的代偿期,也称为临界 OSA。PSG 发现:频繁微觉醒和睡眠片断,但无明显睡眠低氧,食管测压试提示上气道阻力有异常的压力增加,AHI<5。

4. **中枢性睡眠呼吸暂停低通气（central sleep apnea,CSA）**　CSA 是由于反复呼吸驱动缺失所致,其与 OSA 的区别为该类患者打鼾轻微,临床上 CSA 少见。PSG 发现:频繁微觉醒或觉醒、睡眠片断,NREM Ⅰ、Ⅱ睡眠比例增加,NREM Ⅲ、Ⅳ期和 REM 期睡眠比例减低,明显睡眠低氧,中枢性呼吸暂停和低通气事件占所有呼吸暂停低通气事件的 50%以上,中枢性呼吸暂停/低通气指数≥5。

ICSD-3 将 CSA 细分为原发性和继发性两组,共八类。原发性包括:①原发性中枢性睡眠呼吸暂停;②婴儿原发性中枢性睡眠呼吸暂停;③早产儿原发性中枢性睡眠呼吸暂停。继发性包括:①CSA 伴陈施呼吸;②疾病所致 CSA 不伴陈-施氏呼吸;③高原周期性呼吸致 CSA;④药物或物质致 CSA;⑤治疗后 CSA。

5. **睡眠相关的低通气疾病（sleep related hypoventilation）**　睡眠相关的低通气疾病的主要特征是睡眠过程中通气不足,进而导致睡眠中动脉二氧化碳分压（$PaCO_2$）升高,定义为成人睡眠期 $PaCO_2$>55mmHg 并持续超过 10 分钟;或睡眠期 $PaCO_2$ 与清醒期仰卧位相比上升幅度>10mmHg 并达到 50mmHg 以上且持续超过 10 分钟。儿童 $PaCO_2$>50mmHg,占总睡眠时间的 25%以上。

睡眠相关的低通气分为原发性和继发性,包括:①肥胖低通气综合征（obesity hypoventilation syndrome,OHS）,常合并 OSA,以前也称 Pickwickian syndrome;②先天性中枢性肺泡低通气综合征;③迟发型中枢性低通气综合征伴下丘脑功能障碍;④原发性或特发性中枢性肺泡低通气综合征;⑤药物或其他物质致睡眠相关低通气综合征和疾病所致睡眠相关低通气综合征。

6. **其他**　重叠综合征（over-lap syndrome）为慢性阻塞性肺病和 OSA 的叠加。

第二节　睡眠呼吸障碍的非手术治疗

睡眠呼吸障碍的非手术治疗包括持续正压通气治疗、口腔矫治器治疗、药物治疗以及减肥治疗等。

一、正压通气治疗

自 1981 年澳大利亚悉尼大学 Sullivan 首次报道以来,气道正压通气治疗（positive airway pressure,PAP）目前被公认是最有效、创伤最小的 SDB 治疗方法。

1. **适应证**　①中、重度 OSA;②轻度 OSA 但症状明显（如白天思睡、认知障碍及抑郁等）;③OSA 和/或 OHS 患者围手术期治疗;④经手术治疗或其他治疗后仍存在 OSA;⑤睡眠低通气综合征;⑥重叠综合征。

2. **禁忌证** ①胸片或胸部 CT 发现肺大疱;②气胸或纵隔气肿;③血压明显降低(小于 90/60mmHg);④急性心肌梗死患者血流动力学指标不稳定者;⑤脑脊液漏、颅脑外伤或颅内积气;⑥急性中耳炎、鼻炎、鼻窦炎感染未控制者;⑦青光眼等。

3. **正压通气治疗的种类** 通常可分为 5 大类。

难以长期坚持依从性差是正压通气治疗的主要问题,可通过对患者的宣教和提高 PAP 治疗的舒适性等提高顺应性。

ER17-4

文档:ER17-4
正压通气治疗

二、口腔矫治器治疗

口腔矫治器(oral appliance,OA)因简便、有效、经济,现已成为睡眠呼吸紊乱的一种主要非手术治疗方法。口腔矫治器俗称止鼾器,样式繁复,但总体上可分为以下三类:①软腭保持器;②舌保持器;③下颌前移矫治器。

(一)适应证

1. 成年人轻、中度 OSA 和鼾症等患者。
2. 无颞下颌关节功能紊乱病者。
3. 无张口受限或鼻塞者。
4. 无牙周疾病或缺牙过多者。
5. 与手术或 CPAP 联用治疗重度 OSA 者。

(二)禁忌证

1. 颞下颌关节功能紊乱病患者。
2. 严重牙周炎或缺牙多患者。
3. 鼻塞患者。
4. 中枢性睡眠呼吸障碍患者。
5. 忌用于牙颌发育未完成的未成年人。

(三)治疗原理及方法

1. **软腭保持器** 通过上抬软腭、防止软腭坠入咽腔和提高软腭张力,减少软腭振动产生的鼾声而起作用,因为部件接触软腭,易致患者恶心不适和影响睡眠,且治疗效果差,现已基本淘汰。

2. **舌保持器** 利用真空负压的舌泡保持舌前位而起作用,目前已商品化(图 17-1)。

3. **下颌前移矫治器** 通过固立于上下颌牙上的装置,把下颌骨前伸并固定以此来拓展舌和软腭后气道空间,达到治疗效果。其样式繁多,各型矫治器都以前伸下颌骨为目标。根据矫治器上下颌部分是否可分离,分为一体式和分体式下颌前移矫治器;根据前伸距离能否调节又分为可调式和不可调式下颌前移矫治器。

(1)一体式下颌前移矫治器(图 17-2A):虽然这类矫治器形态千差万别,材料也可不同,但有一个共同特点,即矫治器的上下颌牙套为一体不能分离,一体式矫治器可以是可调式,也可以是不可调式。不可调式矫治器戴入口腔后,下颌即被前伸并固定,不能活动。前伸距离不能根据具体情况作调整、戴用时下颌不能活动产生不适感是这类矫治器的缺点。一体式矫治器适合于睡眠时张口呼吸的患者。

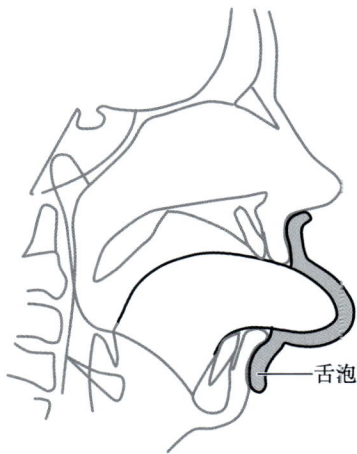

图 17-1 舌保持器

(2)分体式下颌前移矫治器(图 17-2B):正如其名,矫治器的上下颌牙套独立,分体式矫治器基本都是可调式的,虽然它们设计或样式也多种多样,但它们之间都由一可调式构件连接,矫治器戴入后下颌在前伸位但仍能有一定幅度的开闭及侧方活动,且连接装置可伸缩调节,能根据情况作一定范围的前伸幅度调节,以获得最佳效果和舒适度;这类矫治器是目前临床上应用最广泛的

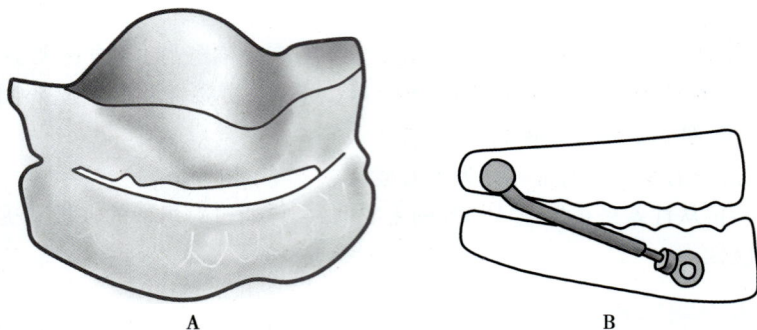

图 17-2　下颌前移矫治器
A. 下颌一体式前移矫治器　B. 下颌分体可调式前移矫治器

矫治器。

（四）主要并发症

口腔矫治器是一种可逆、安全、简单、有效的治疗方法。矫治器戴于牙上,通过施力于牙而产生作用。故对缺牙多、有牙周病的患者,可能会加重牙的创伤或牙周疾病,使牙松脱;下颌夜夜前伸对颞下颌关节也有相应力的作用,有可能造成或加重颞下颌关节功能紊乱病。对于以上疾病患者,是口腔矫治器应用的禁忌。

（五）疗效及随访

对各种程度的睡眠呼吸障碍患者,口腔矫治器都有不同程度的疗效。对于轻、中度 OSA 患者其可达到有效的治疗作用,对于重度 OSA 患者,其可能只有部分的疗效,需与其他治疗联合应用,或其他方法不能被患者接受的情况下作为一种姑息和替代治疗方法。

三、药物治疗

目前药物治疗效果不甚理想,只应用于某些特定患者,如甲状腺功能减退黏液性水肿造成的 OSA。

四、减肥治疗

肥胖的预防很重要,特别是有肥胖家族史者应从小注意。妇女产后及绝经期,男性中年以上以及疾病的恢复期都是肥胖的高发期。通过饮食控制、体育锻炼,甚至外科减重代谢手术使体重逐渐减轻达到治疗目标。

第三节　成人阻塞性睡眠呼吸障碍的外科治疗

上气道是否有足够的空间取决于以下五个方面:①颅颌骨框架的大小;②上气道周围软组织的量;③上气道开放肌群的神经肌功能状态;④呼吸中枢的驱动和调控;⑤头位和体位,治疗可针对性的进行。

一、外科治疗常用途径

外科手术被认为是治疗阻塞性睡眠呼吸障碍最有效的手段之一,手术治疗是一种积极的方法,主要的目标是扩大狭窄的上气道,解除上气道阻塞。外科治疗可从软组织减容术入手,也可进行颅颌骨框架重建,手术的选择需依据患者上气道阻塞的原因、部位、程度和性质决定。

通常软组织减容术主要用于软组织增生肥厚和占位性病变的病例,如下鼻甲消融术、腺样体和/或扁桃体切除术、腭咽成形术等;而颅颌骨框架重建则用于颅颌骨畸形,对于肥胖伴严重 OSA 患者(非占位为主原因造成),软组织减容术治疗效果有限,多最终需采用双颌大幅度前移术解决。

二、气管切开术和气管造瘘

气管切开是一种暂时解除严重 OSA 患者的应急方法。对于基层医院,气管切开不但有利于纠正患者术前缺氧状态和提高手术耐受性,同时为手术麻醉和术后呼吸道管理提供安全保障。

三、鼻腔内重建外科

鼻腔是上气道的开端,鼻腔阻塞虽然可通过张口呼吸代偿,但张口呼吸会使下颌顺时针后下旋转,使舌咽和喉咽气道更趋于狭窄,且张口呼吸对成长中的儿童牙颌面发育也会造成不利影响,形成牙颌面畸形(腺样体面容);鼻气道的通畅对于呼吸是非常重要的。鼻中隔偏曲、鼻甲肥大、鼻息肉和鼻炎(鼻窦炎)等是常见鼻阻塞原因,三线减张鼻中隔矫正术、下鼻甲低温等离子消融+骨折外移术、鼻阈扩大术和鼻窦内镜手术是常用手术方法。

四、腭垂腭咽成形术

腭垂腭咽成形术(uvulopalatopharyngoplasty,UPPP/UP3)。其方法多,主要原理是通过软组织或扁桃体切除和绷紧局部肌肉来达到口咽腔扩大的目的。手术的成功率变异范围极大,在 25%～86%,其主要原因在于手术适应证的把握,该手术只能解决口咽区段一定范围的狭窄或阻塞。腭咽闭合功能的保护是该手术的另外一个关键,软组织减容术以组织换空间,但组织过多的切除可能造成腭咽闭合不全。

1. 适应证　①口咽区形态异常造成的轻、中度 OSA,如鼾症、上气道阻力综合征和轻、中度 OSA 等;②作为治疗重度 OSA 的手术组合之一,如 UP3+口腔矫治器、UP3+正压通气治疗(扁桃体Ⅲ度或Ⅳ度肥大者,切除扁桃有利于口咽阻塞的缓解和降低 CPAP 治疗的压力,利于治疗顺应性提高),可用 Friedman 方法预估 UP3 的手术效果。

2. 禁忌证

(1) 手术治疗的绝对禁忌证:①气道阻塞不在口咽区段;②非形态学因素造成的 SDB,如上气道神经肌功能障碍为主所致的 OSA、CSA;③一般手术禁忌者,如有重要脏器严重器质性病变,难以耐受手术者;④瘢痕体质;⑤已有腭咽闭合不全所致语音障碍者。

(2) 手术治疗的相对禁忌证:①对发声有特殊要求者,如以语音为业者:歌唱家和演员等;②伴有严重低氧血症的 OSA 患者;③过度肥胖者;④年龄>65 岁或<18 岁者(对于未成年人可行侧咽成形术)。

3. 并发症及预防

(1) 术后窒息:OSA 患者长期处于低氧、高碳酸血症状态,中枢呼吸驱动性明显减弱和功能障碍,UP3 手术虽然能在一定程度上拓展口咽腔,但手术导致的局部水肿、麻醉药物作用、疼痛和局部分泌物增多等诸多不利因素,可能在术后拔管后出现呼吸道梗阻,国内临床手术的死亡病例一般都出现在拔管过程和拔管后,把握拔管时机和围术期的气道管理尤为重要,对于严重 OSA 患者通常术前需进行 CPAP 治疗、术后视具体情况留置插管 1～3 天,术后视需要可半卧位、辅以 CPAP,必要时行紧急气管切开术。

(2) 术后出血:多因手术中止血不彻底所致,术中彻底止血是预防术后大出血的关键。术后 2 周内进流食或半流食,防止因粗糙食物摩擦或大力吞咽使创口开裂、术后保持口腔卫生,预防创口感染及开裂等。术后出血在压迫不能止血的情况下,可考虑再次插管麻醉下彻底止血。

(3) 咽部不适:如咽干、咽部紧缩感、异物感、迁延性咽痛。以上大多数主诉与手术创伤和创口愈合过程中的瘢痕收缩有关,随着时间的推移这些症状会逐渐减轻和消失,但也有一些患者的这些症状难以完全消失。

(4) 腭咽闭合功能不全:出现开放性鼻音和/或进食呛咳,特别是大口进流质时,定量设计和切除是腭咽闭合功能的保障。

(5) 吞咽不畅:由于软腭的缩短,软腭推食物下行的功能减弱,保证足够的软腭和腭垂长度以及术后训练是防治关键。

文档:ER17-5
Friedman 分期

学习笔记

（6）味觉障碍舌麻木：系手术中损伤舌神经所致，手术切割和缝扎时需谨慎。

（7）鼻咽腔粘连、狭窄：手术创伤大、术后感染或瘢痕体质等是造成鼻咽瘢痕粘连闭锁的常见原因，需精巧手术、抗感染和禁忌瘢痕体质者手术。

为提高 UP3 术的成功率和降低其并发症，卢晓峰等提出了自创的计算机辅助设计的定量腭咽成形术（Q-UPPP/QUP3）。由于严格把握手术适应证及对软腭和腭垂进行定量化的切除，获得了良好的手术效果，手术成功率达到85%，并避免了腭咽闭合功能破坏的并发症。

4. UPPP/UP3 方法　该手术主要通过对腭垂、软腭和咽侧进行手术减容而解除口咽区的狭窄和阻塞（图 17-3，图 17-4）。

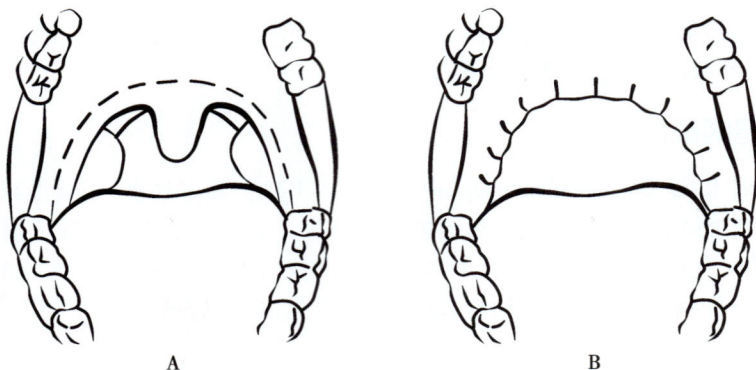

图 17-3　Simmons UPPP 术

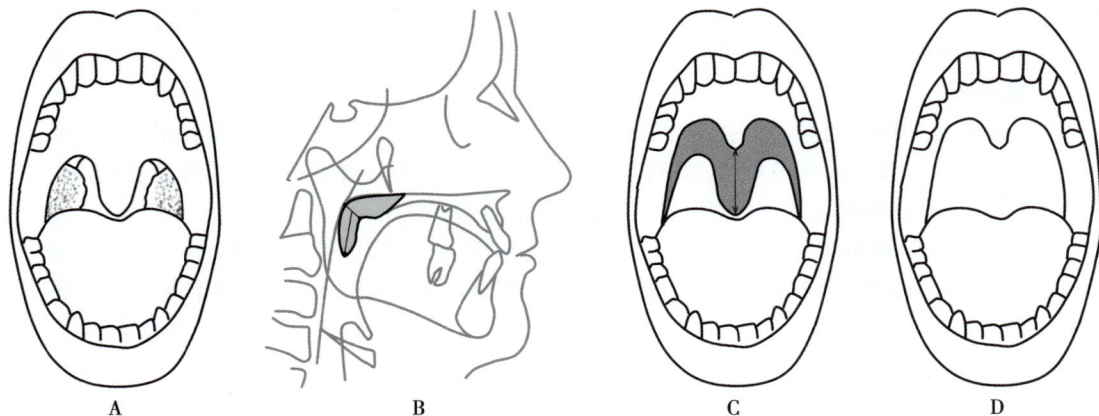

图 17-4　定量腭咽成形术

卢晓峰等 Q-UPPP/QUP3 方法主要是通过持续发/i/音的头颅定位片测量腭咽闭合点以外的软腭和腭垂长度加以切除。

五、舌骨悬吊术

舌骨是舌骨上下肌群的附丽骨骼，决定舌根的位置，对口咽腔和喉咽腔的空间维持起关键作用。舌骨悬吊术可通过切断舌骨下肌群和缩短舌骨上肌群完成，也可通过各种缝线来悬吊舌骨和舌根。前者可前上提舌骨和舌而扩大下咽腔，但随着舌的提升可能会使舌在口咽腔的堆积而使该处空间缩小；后者则因缝线逐渐切割舌体或断裂而失去悬吊作用。

六、双颌前移术

双颌前移术（bi-maxillary advancement，MMA）为 Riley 等首先报道。手术通过正颌外科手段，同时前移上下颌骨使腭后和舌后气道扩展（图 17-5，图 17-6），重度肥胖 OSA 患者可施行该手术方法，也可作为其他各种手术失败患者的二期手术方法。

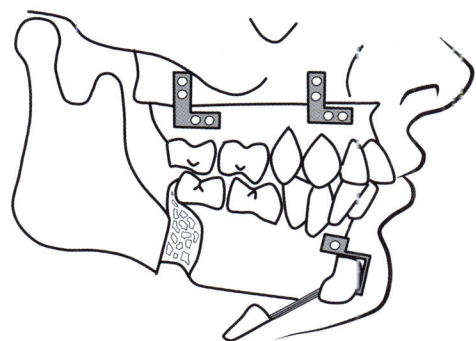

图 17-5 双颌前移

对于面型正常的患者进行双颌前移术治疗有可能造成患者的突面畸形,特别是对于黄种人和黑种人可能性更大。因为黄种人的面型特征是微凸面型、黑种人为凸面型,他们颌骨前移受相当的限制,这不同于白种人的直面型,颌骨可有较大的前移幅度而不致于造成颜面畸形,所以,在治疗设计时把握双颌前移后的颅面形态相当重要。

为了解决这个问题,通常可以通过上颌和(或)下颌牙列减数正畸方法控制双颌大幅度前旋造成的突面畸形。卢晓峰等采用 QUP3 加同期双颌大幅度前旋方法治疗肥胖伴严重 OSA 患者取得了良好的治疗效果,QUP3 手术与上颌 Le fort Ⅰ型截骨前移术的结合,有效地减少了上颌前移的幅度,逆时针前旋的下颌的大幅度前移(>12mm)则保证了上气道的有效拓展,且上下颌不同幅度的前移后有良好的咬合。

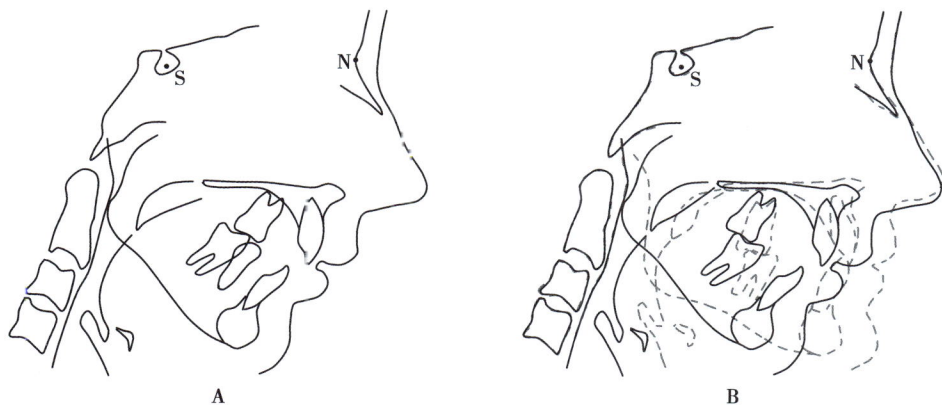

图 17-6 双颌大幅度逆时针前旋

1. **适应证** ①上下颌骨畸形继发 OSA 患者;②不能耐受 CPAP 治疗的重度 OSA 患者;③各种Ⅰ期手术失败的 OSA 患者。

2. **禁忌证** ①严重全身系统、器官疾病,外科手术禁忌者;②<16 岁或>65 岁患者;③手术区域急性炎症患者,如牙龈、牙周、根尖周急性炎症;④月经期、孕妇;⑤有严重抑郁、焦虑等精神疾患患者;⑥严重内分泌系统病症,如甲状腺功能减退症、内分泌紊乱患者。

3. **并发症及预防** ①术后窒息:见 UP3 术后窒息原因及预防;②术后出血:见前文;③颞下颌关节功能紊乱病,多系患者原有功能障碍、器质性改变或手术致髁突移位造成;④复发:大幅度颌骨前移,需要稳固的固定,否则前移颌骨受肌肉强力牵拉致后缩或后下旋移位,其解决方法见后文;⑤其他见第十三章的相关内容。

第四节 儿童睡眠呼吸障碍的诊断和治疗

睡眠相关呼吸障碍可发生于任何年龄,儿童自然亦不例外。从婴幼儿到青少年的任一时期都可出现 SDB,其原因也多种多样。

1. **气道结构狭窄或功能异常** 扁桃体及腺样体肥大是儿童 OSA 最常见的原因。从出生后 6 月到青春期间,儿童上气道淋巴组织体积增加,尤其是学龄前期,而这一时期也正是儿童 OSA 的高发期。鼻部及口咽喉部病变,如鼻炎、鼻窦炎、鼻中隔偏曲、鼻后孔闭锁、口咽部脉管瘤、巨舌症、喉软化等都可引起上气道通气不畅。另外,腭裂患者手术关闭裂隙后可能会出现夜间上气道轻微阻塞症状,咽成形术对上气道的影响更为明显。颅颌面发育畸形是儿童睡眠呼吸障碍的另一主要

学习笔记

原因。

2. 神经性因素　患有全身性神经肌肉障碍的儿童可因呼吸肌软弱无力而并发 SDB。此外,上气道神经肌肉调节机制是儿童 SDB 的一个重要病理生理基础。

3. 肥胖　与成人不同,虽然肥胖也是儿童 SDB 的致病因素之一,且 SDB 程度与肥胖程度是成比例的,但大部分 SDB 儿童可能并不肥胖,相反 SDB 患儿往往生长发育迟缓。

4. 家族遗传　遗传基因的传递决定了亲代形态和器官功能状态,在儿童 SDB 发病因素中自然见遗传的身影,许多涉及颅面形态结构畸形的先天疾病伴 OSA 等。

一、儿童睡眠呼吸障碍的临床表现

(一) 临床特点

儿童多表现为部分气道阻塞,导致 REM 睡眠期缺氧和高碳酸血症,伴随响亮的鼾声和偶尔呼吸暂停。儿童患者以多动、注意力不集中、具进攻性等行为异常为主,而很少出现成人那样的白日思睡。儿童 OSA 的一些主要特征与成人有显著差别,了解这些区别有助于临床筛选诊断。

成人与儿童睡眠呼吸障碍的区别

临床特征	成人	儿童
好发年龄	中年以后	学龄前期
性别差异	男∶女(8∶1)	男∶女(1∶1)
主要病因	肥胖	扁桃体(腺样体)肥大
体重	肥胖常见	多低于标准体重
打鼾	间歇性	持续性
口呼吸	不常见	常见
白日思睡症状	常见	不常见
神经行为表现	记忆力、认知力减退	多动症、生长发育迟缓

(二) 临床症状

1. 夜间症状

(1) 打鼾:是最常见的临床症状。儿童打鼾表现两种主要类型,一种是连续的打鼾,另一种是被响亮的喘息声或鼻息声中断的间歇性打鼾。

(2) 呼吸努力(respiratory effort)增加:绝大多数 OSA 患儿呼吸努力会增加。当呼吸道阻塞需要增加呼吸努力时,会表现出肋间隙、胸骨上凹和锁骨上凹吸气性凹陷,肋缘张开,胸廓反常内向运动,胸廓反常内向运动是儿童 OSA 诊断中的重要症状。

(3) 白日思睡:在儿童 OSA 患者中很少见,其原因:一方面儿童 REM 睡眠期时间长,受到影响后无论从量上还是质上仍可保证足够的睡眠,且儿童 OSA 以部分气道阻塞低通气为主,不易引起睡眠片段化;另一方面儿童睡眠障碍的白天症状易被幼儿白天小睡所掩盖而未被识别,且 OSA 患儿发生的微觉醒临床甚至脑电图常不易察觉。随着睡眠呼吸暂停进一步加重,影响到睡眠结构和导致睡眠片段化,其症状也将更接近成年患者。

(4) 睡眠姿态:有学者将 OSA 患儿睡眠描写成躁动不安,即睡眠过程中持续反复地身体移动、觉醒和短暂唤醒。65% 的 OSA 患儿睡眠时采用奇怪的睡姿,如颈项过伸、俯卧、半坐位、膝胸卧位等。睡眠中自发体位改变主要是为了改善气道通气。

(5) 口呼吸:64%～95% 的 OSA 患儿可伴有口呼吸,多数因扁桃体(腺样体)肥大或鼻阻塞引起,是形成"腺样体面容"的重要因素。

(6) 出汗:约 50% 的 OSA 患儿睡眠时大量出汗,而对照组儿童仅 16%。

(7) 遗尿:Brooks(2003 年)对 160 名疑有 SDB 儿童观察并行 PSG 监测后发现 66 名(41%)出现遗尿,其中 AHI≤1 的患儿遗尿发生率(17%)明显低于 AHI>1 者(47%),作者认为这是由于阻塞性睡眠呼吸暂停对觉醒反应、膀胱压力等产生的作用。

2. 日间症状　OSA 患儿相对成人很少伴随日间症状，约 14% 的患儿可出现白天思睡症状。其他日间症状还包括晨醒口干、头痛、白天疲乏等。

3. 并发症　行为认知障碍是 OSA 儿童常见症状与并发症，儿童在校表现不佳，包括多动症、学习能力差、注意力不集中、具进攻性等。Gozal 对 297 名在校表现处于末尾 10% 的一年级学生作 OSA 筛选研究，结果发现 18% 存在睡眠时气体交换异常，22% 为鼾症。腺样体（扁桃体）摘除术后，患儿在学校表现显著改善，而未治疗患儿则无改变。

生长发育迟缓是儿童 OSA 患者的一个重要并发症，患儿身材矮小、体重偏低。

儿童 OSA 随病情发展，可出现全身性的并发症，其中以心血管系统常见，包括肺源性心脏病、肺动脉高压等。OSA 纠正后，多数可以自行缓解。儿童 OSA 并发症还包括胃食管反流、误吸、漏斗胸、神经系统症状等。

二、儿童睡眠呼吸障碍的诊断

（一）病史

诊断需从全面的病史开始，其内容包括：

1. 睡眠方面　睡眠环境、就寝时间、睡眠时间、睡眠质量、睡眠姿态、身体移动、觉醒、晨唤醒情况和任何与年龄不相符的日间思睡。

2. 呼吸方面　打鼾强度、类型，喘息、鼻息声或其他噪声，有无呼吸暂停、发绀、呼吸困难、口呼吸、突发惊醒及其他呼吸困难症状。

3. 其他　生长发育异常，白天症状，行为问题、心理社会干扰、学习障碍或个性改变等。

（二）体格检查

1. 测量身高、体重和血压，观察呼吸类型，是否口呼吸。

2. 检查是否有颅颌面结构异常（尤其上、下颌骨发育不足）和神经肌肉功能异常。

3. 口鼻咽腔检查　包括牙列及咬合情况、咽部软组织结构、舌形态大小及其与口咽气道的关系、软硬腭形态、腭垂大小、腭咽闭合功能、腺样体（扁桃体）肥大程度等。排除其他上气道阻塞原因及相关综合征。

（三）辅助检查

辅助检查主要有两方面，即 PSG 和上气道评估，如颅面、上气道形态分析（头影测量、CT、MRI 等）等。

1. 多导睡眠监测　单纯临床病史不足以诊断，由于儿童 OSA 在生理结构、临床表现等方面的特异性，其 PSG 特征与成人存在一定的差异性。

成人与儿童睡眠呼吸障碍的 PSG 特征

PSG 特征	成人	儿童
阻塞类型	呼吸暂停为主	低通气为主
睡眠结构	NREM3 期和 REM 睡眠减少	多正常
OSA 出现阶段	REM 和 NREM 睡眠	REM 睡眠
皮质觉醒	每次呼吸暂停后	<50% 呼吸暂停
睡眠连续性中断	常见	不常见
治疗	CPAP、手术治疗、行为减肥治疗	大部分 T&A*，小部分 CPAP

* T&A（tonsillectomy & adenoidectomy）扁桃体和腺样体摘除术

2. 上气道评估、颅颌骨发育状态评估　常用方法包括：①头影测量分析、三维 CT 或 MRI 上呼吸道重建分析等，主要测量、分析颅颌面软硬组织结构、上呼吸道形态等，可结合 Muller 测试判断上呼吸道阻塞平面；②鼻咽纤维内镜检查，结合 Muller 测试可判断上呼吸道阻塞平面；③食管压动态监测。

3. 其他检查　①筛选检查(out-of-center sleep testing,OCST):是对睡眠呼吸障碍患者的初步筛查方法,也可作为治疗效果或跟踪随访措施,但对于轻度 SDB 患者,误差大;②检测并发症及确定严重性,对中重度 SDB 患儿应行心电图和超声心动图检查,CO_2 水平和血细胞比容测定有助于确定严重程度。

(四) 儿童 OSA 诊断标准

1. 至少一项　①打鼾;②睡眠呼吸费劲、矛盾呼吸运动或呼吸暂停;③白天思睡、多动、行为或学习障碍。

2. PSG 监测发现至少一项　①阻塞性或混合性呼吸暂停(低通气)事件 ≥ 1 次/h;②阻塞性低通气(定义为整夜睡眠时间的 25% 以上存在 $PaCO_2 > 50mmHg$)伴打鼾或吸气时鼻内压波形扁平或胸腹矛盾运动。

三、儿童阻塞性睡眠呼吸障碍的治疗

(一) 腺样体(扁桃体)肥大-病态呼吸模式-腺样体面容综合序列治疗

2~7 岁是腺样体或扁桃体增殖的高峰期,如果患儿的腺样体或扁桃体严重肥大且长期持续,其呼吸模式就会从正常的鼻呼吸模式转化为口呼吸或抬头前伴下颌呼吸模式。呼吸气流是促使颌骨发育的主要外因之一,少年儿童发育期的病态呼吸模式将改变颌面发育,形成特定类型的腺样体面容。

腺样体面容是指由于腺样体或扁桃体肥大、病态呼吸导致的一种牙颌面发育畸形,患者通常上颌骨牙弓狭窄、腭盖高拱、牙列不齐、上颌切牙突出、下颌角角度增大成高角状,𬌕平面变陡,上下颌牙弓不匹配等牙颌改变,同时外鼻狭小、唇厚外翻开唇露齿,小下颌或地包天,患儿面容缺乏表情,常被称为“痴呆面容”。

对生长发育中少年儿童的腺样体(扁桃体)肥大、不良的张口呼吸习惯必须高度警惕,由于其牙颌面也在生长发育之中,虽然腺样体、扁桃体大多会随着年龄增长而萎缩,但那时不良的口呼吸习惯已多少在牙颌上留下了印迹(图 17-7),需尽早采取相应的治疗以阻断可能发生的牙颌畸形。

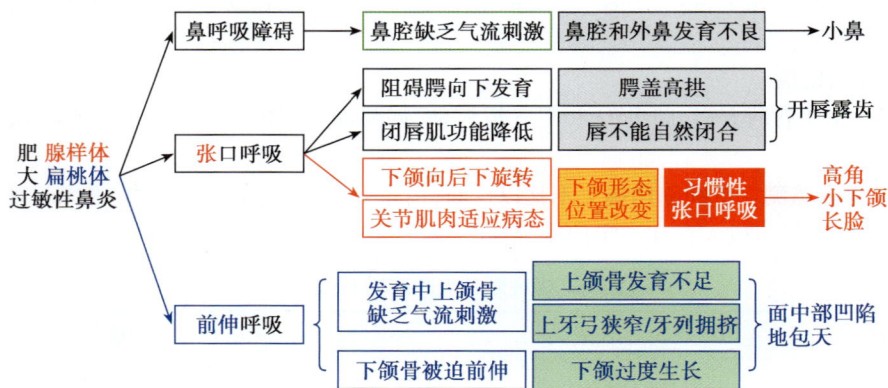

图 17-7　腺样体面容形成机制

1. 腺样体(扁桃体)切除术　腺样体和/或扁桃体肥大是儿童 OSA 的最主要原因,因此腺样体(扁桃)切除术是目前治疗儿童 OSA 的一线治疗方式,对于扁桃体和腺样体肥大合并某些其他疾病的病情复杂患儿,也可作为一线治疗方式。大多数研究报道显示,腺样体(扁桃体)切除术成功率为 75% ~ 100%。

手术适应证:①腺样体和/或扁桃体已成为病灶频繁发作,如 1 年内发作 3 次以上;出现局部或全身继发疾病,如渗出性中耳炎、鼻窦炎、肾炎、风湿性心脏病、风湿性关节炎等;②OSA、生长发育障碍、多动症、尿床;③造成病态呼吸或腺样体面容、妨碍矫正。

2. 手术方法　低温等离子射频消融是目前被广泛应用的方法,低温等离子切除是利用在人体正常盐溶液或凝胶中传导的电流来实现的。射频产生的能量激活盐溶液后,可以产生一个质子活化的区域,而活化的质子可以使组织间的分子键断裂。由于此过程中所产生的温度比较低,所以理论上可以减小热损伤和术后疼痛,减少术中出血量,但术后创面的假膜脱落时间延长,恢复时间延长。

3. 术后口腔序列矫正　通常腺样体和/或扁桃体肥大术后并不是治疗的结束,而是序列治疗的开始。应该清楚病态呼吸的危害,对于腺样体(扁桃体)切除术后的患儿,必须转口腔正畸科或口腔颌面外科随访或治疗。

腺样体(扁桃体)肥大-病态呼吸-腺样体面容治疗序列包括:①腺样体和/或扁桃体切除,打通上呼吸道;②病态呼吸习惯纠正,肌功能训练和/或正畸;③牙颌畸形的正畸和/或正颌。

(二)颅缝早闭相关综合征与 OSA 及多学科综合序列治疗

颅骨由额骨、顶骨、颞骨、蝶骨、枕骨构成。骨块间缺损区为囟门,所有囟门应该在 2 岁内闭合。颅缝为 5 块颅骨之间的缝隙,即额缝、矢状缝、冠状缝、人字缝,出生后 5~6 个月产生纤维性联合,到 30 岁以后颅缝完全骨化。

某条颅缝或多条颅缝在出生 4~6 个月内发生骨性融合即为颅缝早闭,即促使其他颅骨发生代偿性增大,形成各种头颅畸形。头颅畸形与颅缝早闭的位置、程度相关,矢状缝早闭最多见,占 60%,其次是冠状缝占 30%。

颅缝早闭发生的原因有先天性和后天性,在先天性中大多是胚胎发育过程中受不良干扰导致基因突变所致,由纤维母细胞生长因子(fibroblast growth factors,FGFs)和纤维母细胞生长因子受体(fibroblast growth factor receptors,FGFRs)基因突变所造成,少部分为常染色体显性或隐性遗传;代谢性疾病(如甲状腺功能亢进、自发性血钙过多、佝偻病)、地中海性贫血和镰状细胞性贫血等也会造成后天性颅缝早闭。颅缝早闭相关综合征的主要表现见表 17-1。

表 17-1　颅缝早闭相关综合征的主要表现

部位	共同形态/结构特征	共同症状/功能障碍
头颅	头颅畸形 颅腔容积缩小、大脑皮质萎缩	颅内压增高 头痛、呕吐、癫痫、智力缺陷
面中部	鼻低平、上气道狭窄、地包天	阻塞性、中枢性睡眠呼吸障碍
眼	突眼、斜视、睑裂外下斜	弱视失明、视神经水肿萎缩
耳	低位耳畸形、外耳道闭锁	听力缺陷
鼻	鼻腔、鼻咽腔、后鼻孔缩窄	鼻阻塞、强制性张口呼吸
口腔	腭裂、上腭弓狭窄、牙拥挤	语音障碍、腭咽闭合功能不良
脊柱四肢	脊柱弯曲、并或宽或多/曲指(趾)畸形	肢体畸形相关的功能障碍

颅缝早闭患儿面临着许多问题,关注的焦点有以下:①颅内高压和大脑发育问题;②睡眠呼吸障碍;③颅颌面畸形和功能障碍;④健康心理成长问题等。

这类患者畸形特征、程度均可不同,有轻有重,重者岌岌可危,轻者近如常人;患者就诊年龄也不同,面临的关键问题或许也有差异。此外,身体状况、经济状况也不同等,患者需要进行序列的、个体化的治疗方案。手术治疗包括:颅缝切开减压(再切开减压)、阻塞性睡眠呼吸障碍治疗、分期颅-牙颌重建、肢体畸形矫正等方面,各时期主要治疗包括:

颅缝切开减压:①3~6 月龄或 9~11 月龄;②5~8 岁颅缝再切开减压+额眶前移,额眶+面中部骨框架重建术。

阻塞性睡眠呼吸障碍治疗:①<5~8 岁,睡眠体位调整,鼻咽气道置管,正压通气治疗,气管造瘘等;②>5~10 岁,额眶前移+Le Fort Ⅲ型截骨前移术或前牵引成骨术,额眶面中部(Monobloc 截骨)前移术或前牵引成骨术。

牙颌畸形正颌正畸治疗:青春后期或成年颅面畸形矫正,进行正颌正畸联合治疗:①额眶前移+Le Fort Ⅲ型截骨前移术或前牵引成骨术,额眶面中部(Monobloc 截骨)前移术或前牵引成骨术;②Le Fort Ⅰ型截骨术+下颌矢状劈开术,和/或颏成形术。

健康心理成长问题:选择 5~10 岁行颅颌骨框架重建手术治疗其颅颌畸形,是因为:①此时患儿的颅眶区发育已达成人的 85%~90%,且恒牙胎初建,在体质上也已能耐受手术;②患儿自我评价美丑意识提高；③正是学龄期，患儿需入学进入"社会"，严重畸形的存在对人格建立和心理成长不利。正常的外形和功能行使是健康心理成长的必要因素，到学龄前儿童其自我意识和自身评价日益清晰，面对即将入学踏入社会群体生活，矫正畸形刻不容缓。来自社会、学校和家庭的人文关怀也是个重要的支持。

（三）小颌畸形及相关综合征与 OSA 及综合多学科序列治疗

小颌畸形包括小上颌和小下颌畸形，颌骨是构成上呼吸道的骨支架，小颌即意味着上气道骨性空间的狭小，患者阻塞性睡眠呼吸障碍发生区域、程度与颌骨畸形类型及程度密切相关。常见的有：颅缝相关的综合征、腺样体面容、单纯上颌发育不足、第一、第二鳃弓综合征、Pierre-Robin 序列症、Treacher Collins 综合征等和后天下颌发育不足、各种原因造成的少年儿童颞下颌关节强直等。正颌正畸和牵引成骨治疗是主要手段（见正颌牵引成骨章）。

值得一提的是 Pierre-Robin 序列症的序列治疗，下颌骨 DO 并不是首选，除非重度小下颌。国外的外科治疗推荐序列式是：唇舌粘连术、下颌 DO，气管切开造瘘已不作为常规推荐。造成患儿严重 OSA 的可以是舌后坠、小下颌或是两者叠加。对于以舌后坠为主要原因的可行唇舌粘连术，在患儿 1 岁左右松解唇舌粘连时同时修补腭裂。大多数患儿在术后缺氧得到纠正后都能获得"补偿性生长"，短期内体重身高快速增长，短小的下颌也多能显著的发育。虽然 DO 在解决 OSA 上非常有效，但对颌骨有创伤，对颌骨发育不利。婴幼儿期一次 DO 可能并不能解决患儿小颌问题，患儿到学龄前、青春期时都可能再次面临小下颌问题。我们的方案是：检查舌位，如果是舌后坠为主因的，首选唇舌粘连术。

（四）巨舌与阻塞性睡眠呼吸障碍及治疗

舌肥大或巨舌不但造成语音、吞咽功能障碍，亦或继发 OSA 和引起牙颌的发育畸形。很多疾病会造成巨舌，需要外科治疗（图 17-8）。

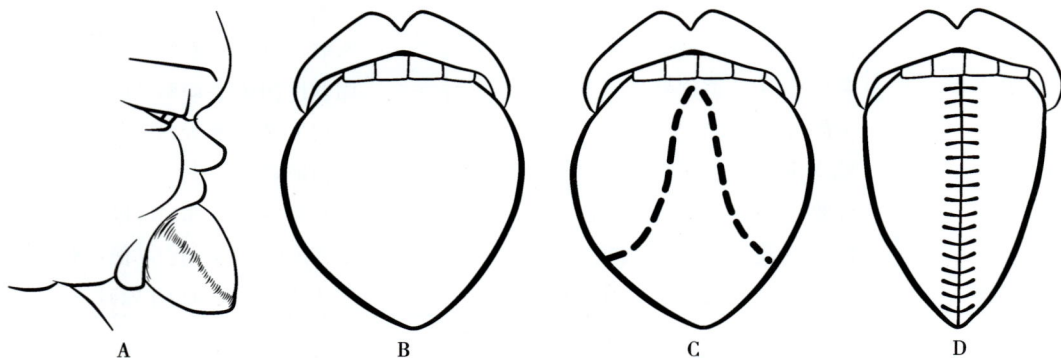

图 17-8　巨舌症的外科治疗

（五）腭咽瘢痕或闭锁

腭咽瘢痕或闭锁多系医源性创伤或感染所致，先天性罕见。腺样体和/或扁桃体手术、UPPP 手术、咽后壁瓣咽成形术和口腔天疱疮、类天疱疮感染等是其常见原因，其可造成或加重 OSA 及影响患者吞咽、语音功能。患者需进行瘢痕切除和松解，但复发率高；瘢痕切除后遗留的裸露创面是再粘连的关键，该处难以植皮，手术的关键是局部组织瓣的应用以错开咽壁与软腭鼻腔面的创面，也可留置鼻咽通气道隔离裸露的创面。

（卢晓峰　蒋灿华　于擘）

参考文献

1. MEIR H K，THOMAS R，WILLIAM C D. Principles and Practice of Sleep Medicine. 5th ed. Amstendan：Elsevier Saunders，2011.
2. American Academy of Sleep Medicine. International Classification of Sleep Disorders. 3rd ed，2014.
3. American Academy of Sleep Medicine. The AASM Manual for the Scoring of Sleep and Associated Events：rules，ter-

minology and technical specifications, 2016.

4. 邱蔚六,潘家琛,潘可风,等. TMJ真性强直伴重度呼吸障碍同期手术处理. 中华口腔科杂志,1985,20:154-157.

5. 卢晓峰,唐友盛,李青云,等.计算机辅助设计的 UPPP 手术及评价. 中国口腔颌面外科杂志,2003,1(3):138-142.

6. 卢晓峰,唐友盛,袁文化,等.睡眠呼吸障碍的正颌外科及牵张成骨治疗.中华口腔医学杂志,2005,40(1):13-15.

7. 卢晓峰,唐友盛,袁文化,等.悬雍垂腭咽成形术双颌前徙术联合治疗阻塞性睡眠呼吸暂停低通气综合征的初步报告. 中华口腔医学杂志,2007,41(4):199-202.

8. 卢晓峰,王猛,于雯雯,等. 重度 OSA 上气道骨框架重构——双颌逆时针大幅度前旋治疗. 中国口腔颌面外科杂志,2014,12(3):247-252.

9. LU X,CAI M,SHEN G,et al. Customized bifocal and trifocal transport distraction osteogenesis device for extensive mandibular reconstruction. J Craniofac Surg,2011,22(2):562-565.

10. LU X F,YU W W,WANG M,et al. Individualized therapy for treating obstructive sleep apnea in pediatric Crouzon syndrome patients. Sleep and Breathing,2016,20(3):1119-1129.

11. 卢晓峰,朱敏,王兵.颅颌面畸形伴阻塞性睡眠呼吸障碍的诊疗.临床耳鼻咽喉头颈外科杂志,2015,29(6):485-489.

12. 卢晓峰,朱敏.腺样体和扁桃体肥大-张口呼吸-腺样体面容的序列治疗.临床耳鼻咽喉头颈外科杂志,2016,30(6):451-454.

13. LU X F,YU W. Combined counterclockwise maxillomandibular advancement and UPPP surgeries for severe obstructive sleep apnea. J Craniofac Surg,2017,28(2):366-371.

14. LU X F,ZHANG H,WEI S L,et al. Counterclockwise maxillomandibular advancement:a choice for Chinese patients with severe obstructive sleep apnea. Sleep and Breathing,2017,21(4):853-860.

15. 中国医师协会睡眠医学专委会.成人 OSA 多学科诊疗指南.中华医学杂志,2018,98(24):1902-1914.

第十八章 口腔颌面微创外科

>> 导言

微创外科具备以下特点：①高精确性，不论采用何种手段，都是在影像和数字技术指导下完成的；②创伤小，体现在局部、全身和心理三方面；③高效性，它不但可替代开放性手术，部分微创手术还能完成开放性手术无法进行的操作。本章将重点介绍一些目前口腔颌面外科中相对成熟的、符合微创精神的手术。

第一节 概　　论

迄今，微创外科（minimally invasive surgery, MIS）的明确定义尚未达成共识。通常是指对机体产生较传统外科更小创伤的，能达到甚至超过传统外科效果的一切诊疗手段。包括内镜外科、介入放射外科、定向引导外科、导航外科、远程外科，甚至还包括显微外科、基因治疗和即将形成的"纳米外科"等。

口腔颌面部微创外科起步最早的应属介入放射外科，可追溯到 1904 年 Dawbon 对颜面动静脉畸形进行供血动脉的栓塞治疗。它是运用影像诊断学和临床诊疗学的基本原理，在医学影像的监控和引导下，通过各种穿刺和导管技术进行诊治疾病的一门学科。其内容包括介入诊断和介入治疗。

定向引导外科在口腔颌面外科应用较多的是利用影像学技术定向引导异物取出术和颧骨颧弓骨折复位术。

有关口腔颌面部的内镜诊治，源于 1975 年，日本学者 Ohnishi 成功地研制和临床应用了颞下颌关节镜；后经 Murakami、Sanders、McCain、Holmlund 等人的努力，目前已能对关节盘移位、骨关节病和囊内粘连等多种病变进行诸如复位缝合固定、削刨、激光切割和凝灼等手术，将颞下颌关节病的诊治水平提升到新的高度，并迎来了口腔颌面部其他疾病的多种内镜手术的发展时代。1991 年，Kats 开发了诊断性唾液腺镜和治疗性唾液腺镜，为唾液腺主导管疾病（如结石、狭窄、炎症和息肉）的诊断和治疗提供了新的方法，特别对于 X 线透射的结石、导管深部的结石和导管狭窄的诊治更有意义。1993 年，神经内镜辅助桥小脑角的血管减压术治疗原发性三叉神经痛也取得了令人鼓舞的疗效。上世纪末和本世纪初又相继涌现出颌面骨折、植骨、正颌、肿瘤、上颌窦和种植等内镜辅助手术。近来又兴起了导航手术，旨在提高手术的精确性。

至此口腔颌面微创外科的雏形已基本形成，涉及的范围有颞下颌关节外科、口腔颌面部神经外科、唾液腺外科、颌面创伤外科、正颌外科、头颈肿瘤外科和种植外科等领域，所用的主要手段有内镜技术、介入放射技术、定向引导技术和导航技术等。

微创外科是在传统外科的基础上发展起来的，虽然改变了传统外科的术式，但是并不改变外科学的本质。外科医师首先应具备传统外科的技能，在此基础上接受严格的微创外科训练，才有可能成为合格的微创外科医师。在实际工作中，两者应互相配合，术中发生意外时，应及时将微创手术转为传统手术。

第二节　颞下颌关节微创外科

一、颞下颌关节镜外科

（一）颞下颌关节镜下的正常解剖

为了便于观察、记录和研究，可将关节上、下腔分成数个解剖区域。每个区域有各自的解剖特征。由于下腔手术甚少，故仅介绍上腔的解剖分区。

1. **上后滑膜隐窝**　位于关节上腔的后分，由上方穹窿状关节窝与下方呈凹陷的滑膜面之间的腔隙组成。关节窝表面光滑、色灰白、无血管分布。滑膜与关节盘后带相延续，向后反折至关节窝；表面柔软，可见大量半透明的血管网。闭口时可见许多滑膜皱褶，当关节盘向前滑动时皱褶渐渐消失。关节盘前移时该隐窝变窄、滑膜皱褶变浅，下颌稍运动时滑膜即有过度紧张。是滑膜炎的最好发部位。

2. **上前滑膜隐窝**　位于关节上腔的前份，由上方关节结节前斜面与下方的关节盘前带和前上附着的滑膜面之间的腔隙组成，通常贴合较紧密，关节盘前移位时前隐窝加深。是囊内纤维粘连的最好发部位。

3. **关节上腔的中间腔**　位于关节上腔的中央，由上方的关节结节横嵴和部分前后斜面与下方的关节盘之间的狭窄间隙构成。关节镜下表现为色白、圆润、光滑、无血管分布，上下二个面互相紧密贴合；关节结节呈灰白，关节盘呈乳白；内侧沟宽大，外侧沟窄小。最常见的病理改变是软骨软化、软骨下淤血、软骨和骨吸收，甚至骨质裸露的骨关节病表现。

（二）颞下颌关节病变的关节镜诊断

颞下颌关节镜下可直接观察到关节面和关节腔的病损状态以协助正确诊断。

1. **关节盘移位**　覆盖是判断关节盘静态位置的主要图像。覆盖率是指当髁突静止时，关节盘相对于髁突的覆盖面，用0%～100%表示。正常的理想关节盘状况为：100%覆盖、良好的透明度、表面光滑及无盘变性。当盘移位时，覆盖率下降，盘后附着被拉长，同时可伴有透明度下降、表面粗糙、原纤维形成、穿孔、粘连和滑膜炎等。关节盘移位种类多，与临床症状密切相关的是前移位和旋转移位。

2. **骨关节炎**　关节镜的特殊性在于除证实放射性影像学诊断的较严重的骨关节炎（osteoar-thritis，OA）外，还能检出影像学漏诊的OA，尤其是那些仅有关节腔表面改变的轻度OA，临床上一些不明原因的顽固性疼痛可能就是早期OA。关节镜下的OA表现：①滑膜充血、增生、糜烂；②关节软骨面透明度改变、水肿、血管化、增生、糜烂、裂纹、骨面裸露和侵蚀；③可伴发粘连；④多见于慢性不可复性盘前移位和旋转移位的病例。

3. **粘连**　两相对关节面之间由增生或变性的纤维组织相连接的情况被称为粘连。与滑膜炎相似，多继发于ID，也见于OA或损伤性、化脓性及风湿性关节炎等病症中；部分可被MRI检出，在关节镜问世以前，人们对囊内粘连知之不多。目前已证实囊内粘连的种类很多，如细丝状、条带状、薄膜状、假囊壁等。

4. **滑膜炎**　滑膜炎正愈来愈被世人关注，是关节内紊乱（intenal disorder，ID）疼痛的主要原因，也可能是一些顽固性疼痛的原因之一。滑膜的多血管分布、增生及退变是滑膜炎的基本病理特征。滑膜多血管分布和充血可导致渗出增加，致使关节液增多（MRI T_2 加权像可清晰显示），这时的关节液中含有大量的炎性介质，从而导致疼痛，这就是关节盘移位的疼痛症状最常见的原因。此时下颌运动度被动减小，急性滑膜炎渐缓解（渗出减少和关节液吸收），疼痛减轻乃至消失，张口度改善；这一过程可反复，即急、慢性滑膜炎的转变，仿佛是该疾病有"自限性"。

关节镜观察可判断滑膜炎的病程，即急性期、亚急性期和慢性期。急性期主要表现为滑膜充血、出血及关节腔内瘀血；亚急性期可观察到滑膜增生、肥厚、充血和微细出血点，毛细血管网可延伸至关节盘表面；慢性期为滑膜肿胀、肥厚和不同程度的变性、坏死。

5. **增生**　当滑膜肥厚或向关节腔内突出时，称为"增生"，其表现形式多样。当其表现为张力大、皱褶消失、无弹性、基底呈灰白色、不透亮、折光差、表面有较粗大的毛细血管分布、质地类似于关节盘时，就是所谓的盘后区类盘样组织，也被称为假关节盘形成或关节盘后区改建。这种改变是移位的关节盘后区为了能承载应力的一种积极的反应,但同时也增加了复位的难度和降低了复位的稳定性。

6. 关节盘穿孔 上、下关节腔交通,即关节盘穿孔,多为继发于关节盘移位的盘后附着近盘后带交界处的中外 1/3 穿孔,少为盘中央穿孔(即软骨本体穿孔),偶见大面积穿孔,常伴 OA。

关节镜除可证实放射性影像学所诊断的穿孔外,还能提供有关穿孔类型和病变程度的信息,如:穿孔边缘参差不齐、充血、相应的关节面存在变性者为活动期;边缘光滑、无血管分布、相对关节面光滑无变性者,提示是静止期。

7. 运动过度 包括脱位和半脱位,多伴有关节盘移位和囊扩张,可伴有滑膜炎,少伴有 OA。

除上述外,尚需观察的指标还有:关节盘表面性质和功能,即盘退行性变、透明度改变、表面曲度改变和盘运动障碍,以此判断关节盘性质的优劣。关节上腔的内、外侧沟,及关节腔的大小和腔内游离体等情况。

(三) 颞下颌关节病变的关节镜手术

1. 适应证 TMJ 关节镜手术的适应证相当广泛,最常用于:①结构紊乱(伴张口受限的或伴疼痛性弹响的 ID);②骨关节病;③关节过度运动(关节脱位或疼痛性的半脱位);④纤维强直(囊内纤维粘连);⑤顽固性疼痛。此外,化脓性关节炎、外伤性囊内粘连、滑膜软骨瘤病等也属关节镜外科的治疗范畴。

2. 颞下颌关节镜手术术前准备 MRI 检查能最全面提供骨、关节盘、软组织及关节腔内的信息,如:关节盘移位,及其形态和长度;盘后附着厚度及类盘样变;关节腔内囊内粘连和游离体;骨组织增生、吸收和退变等。当怀疑有骨组织改变时还可进行关节片、全景片和 CT 检查,如颞下颌关节病与颌骨畸形的关系等。

3. 术式 仅介绍以下最常用的五种。

(1) 粘连松解和灌洗术:只需单套管穿刺即可,对持续性锁结患者可用一钝性探针或套管填塞器剥离关节上腔以解除关节盘对关节窝的吸盘效应和松解粘连;然后用乳酸林格氏液彻底灌洗,如尚有炎症、充血,可用糖皮质激素类药物滑膜下注射治疗。

(2) 盘前松解加关节盘复位固定术:采用类似水平褥式缝合的方法,进行自外向内的 2~3 针缝合,并使缝合牵引的方向与移位的关节盘前后向长轴完全一致(图 18-1)。为了有利于盘缝合操作能顺利进行和防止术后盘移位复发,多应进行关节盘前松解(切断盘前上附着和部分翼外肌肌腱),用射频消融切割出血少、视野清。适用于关节盘疼痛性可复性移位和有临床症状的不可复性移位的患者。

(3) 囊内清理修整术:指清除囊内粘连物、关节腔内游离体及关节腔表面程度有限的骨组织,以恢复光滑的关节面及合乎运动要求的骨轮廓。细小和菲薄的粘连只要拨断即可;粗大和厚硕的粘连用手动器械和/或射频消融清除。尽量避免作大范围的骨面修整,因为骨质裸露不但易发生粘连,也不能形成新的健康关节软骨面,除了一些尖锐的骨尖应磨除外,关节面的溃疡面可用射频

ER18-1

视频:ER18-1
颞下颌关节盘前移位的内镜检查与盘前松解

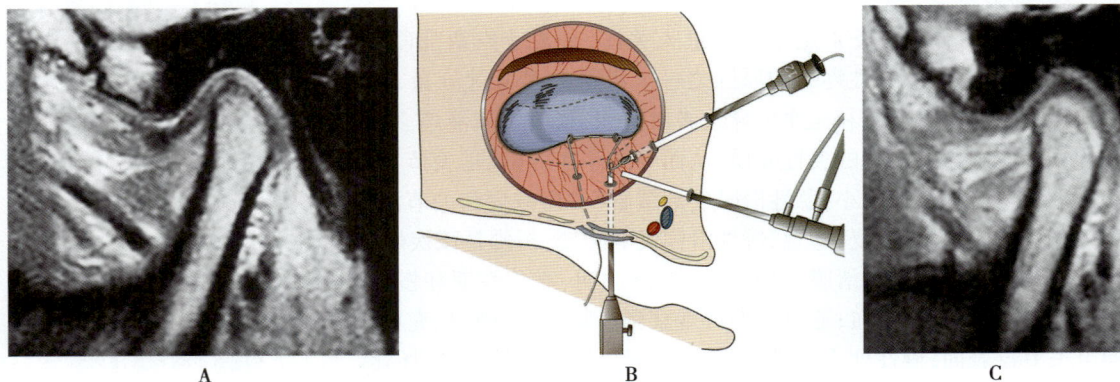

图 18-1 盘前松解加关节盘复位固定术
A. 术前关节盘前移位　B. 关节镜下盘复位缝合示意图　C. 术后 9 个月,盘髁关系正常,并右髁突顶端新骨形成

消融进行表面处理。适用于部分骨关节病和囊内粘连的治疗。

（4）盘后硬化疗术：经关节镜导向，用5%鱼肝油酸钠注射于盘后区或上腔后壁滑膜下。为了弥补瘢痕化需一定的时间后方能形成的缺陷，可采用硬化疗法与牵引缝合相结合的方法。适用于运动过度（关节脱位或疼痛性半脱位）的治疗。

（5）射频消融术：可进行诸如滑膜和韧带切开、粘连组织消融清除、关节软骨面修整、滑膜和韧带紧缩等多种手术。由于射频冷消融技术具有操作精确、残留物少、热损伤小、平整性好和同步止血等特点，故较电外科更有优势。

4. 主要并发症及其防治

（1）出血：分囊内与囊外两种，囊内较严重的出血是由于盘前松解切开过深伤及翼外肌内血管所致，经高压灌洗后即可缓解，多不影响手术过程。囊外出血往往由于套管穿刺时损伤颞浅静脉，一般经压迫后即可缓解；如不奏效，改用经皮缝扎止血。

（2）暂时性面瘫：灌洗液渗透至关节周围组织产生肿胀，有可能使面神经分支中颞支及颧支持续性受压而出现相应的面瘫症状，即额纹消失或闭眼不全。一般均在术后数小时至3天内自行缓解。

（3）耳部并发症：外耳道穿孔，系穿刺时穿破外耳道软骨前壁所致；如未及时发现，继续向深部进针，有可能造成鼓膜穿孔及术后的中耳感染，并导致永久性听力减退或丧失。

（4）器械折断：包括活检钳、剪、射频刀头、缝合针和缝合套圈等，系操作不当和器械老化所致。关节腔内的异物可用关节镜手术取出；关节外的异物可用小切口和/或透视机监控引导下取出。

二、内镜辅助手术

内镜辅助手术主要有内镜辅助髁突下骨折复位固定术（见第四节）、内镜辅助肋骨软骨植骨术等。

内镜辅助肋骨软骨植骨术应用于髁突切除后所有需肋骨软骨植骨的病例，常见的有髁突骨关节炎、强直、髁突自溶性吸收和良性髁突肿瘤等。传统的方法需耳颞前和下颌后两切口完成该手术，内镜辅助手术只要耳颞前一个切口。具体方法：通过耳颞前隐蔽切口，切除髁突或进行关节强直间隙手术；自该切口剥离咬肌附着，形成植骨空间；先在直视下固定1～2枚螺钉后，再安放穿颊拉钩，在内镜的监控下，经穿颊拉钩钻孔、螺丝固定。该植骨过程不但省时，且无需下颌后切口。不足之处是对植骨的方向不易控制，解决的办法是导航技术的介入。

三、导航及导航内镜结合手术

导航手术（navigation surgery）、导航及内镜结合手术多处于实验阶段和零星的临床应用。

应用导航技术进行颞下颌关节强直的间隙手术，以完成精确去骨和增加颅底手术的安全性是一种较有临床价值的技术；导航引导可提高关节镜手术的穿刺成功率，对于初学者的临床前训练和初期的临床应用有一定的帮助。

第三节　唾液腺镜外科

唾液腺镜外科分全内镜手术（唾液腺镜手术）和内镜辅助唾液腺腺体手术，前者是针对唾液腺导管疾病的诊治；后者是内镜辅助下颌下腺摘术除和腮腺良性肿瘤切除术。

一、唾液腺镜的临床应用

唾液腺导管镜亦称涎腺导管镜（sialendoscope）。

（一）诊断性唾液腺镜

诊断性唾液腺镜能诊断导管内多种病变，尤其是能明确导管内的各种不同的阻塞原因，特别是对常规检查无法明确的阻塞原因，如管壁增生、黏液栓子、阴性结石等。根据唾液腺镜诊断，阻塞原因分为结石和非结石两大类：结石分为阳性结石和阴性结石（根据结石与管壁的关系又分为游离与嵌入）；非结石分为管壁增生、黏液栓子、扭曲等（图18-2）。

慢性阻塞性腮腺炎以导管增生性狭窄为主；慢性阻塞性下颌下腺炎以导管内结石为主。探明

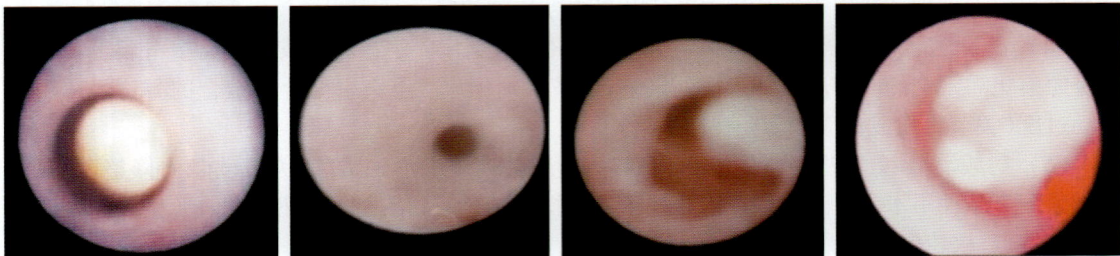

图 18-2　唾液腺导管阻塞原因
从左向右依次为结石、狭窄、息肉、黏液栓子

不同的阻塞原因为后续的同期内镜手术治疗提供了理论依据。

（二）治疗性唾液腺镜外科

1. 适应证

（1）涎石：对于腮腺，主要用于导管弯曲后的结石病例。对于下颌下腺导管结石，主要适用于结石位于下颌第二磨牙及以后者，采用唾液腺镜外科的方法有希望能保存下颌下腺。对于多发性结石和有结石复发史的病例，也可行唾液腺镜取石及探查清扫术。

（2）非结石性阻塞：临床不明原因的下颌下腺或腮腺肿胀，及造影显示有狭窄的病例，也可行唾液腺镜探查，导管扩张，支架植入等手段，从而达到解除梗阻、引流涎液及缓解症状等目的。

2. 禁忌证

（1）绝对禁忌证是急性期唾液腺炎。

（2）相对禁忌证包括：唾液腺导管腔太狭小、腺体内结石，以及结石直径大于 10mm，以致难以击碎去除者。

3. 特殊手术器械　扩张探针、抓钳、3 线及 6 线套石篮、球囊扩张器、碎石机（体内和体外）等。

4. 术式

（1）灌洗术：可用抗生素冲洗出导管内的炎症介质、细小碎屑，最后可加碘油，以延长抗生素的作用时间。

（2）涎石清除术：探针扩大导管口或切开导管中段，导入唾液腺镜到达结石位置，估计结石直径后，通过以下方法取石：①直接使用钳子、套石篮或抽吸法；②钳碎结石后抽吸；③震波碎石机碎石后，用套石篮结合抽吸方法取石。一般而言，对于直径<4mm 的结石，采用前两种方法；而对于直径>4mm 的结石，采用第三种方法。

（3）导管内震波碎石术：从内镜工作管插入碎石探头，使用液电、激光或气爆等设备发出震波进行碎石。

（4）球囊扩张加内支架植入术：适用于导管狭窄或扭曲。导管狭窄常由小涎石嵌入管壁或管腔炎症的增生和粘连引起；导管扭曲多由解剖结构异常所致。导管扩张是在唾液腺镜的引导下，将球囊准确地放在导管狭窄处，充气 90 秒钟达到 9atm，然后交替放气和充气各 60 秒钟，最后放入内支架维持 2 周。抗扭曲技术是先用球囊使扭转导管塑形，然后行导管成形术：完全分离并向前拉直导管，并将多余部分（通常前端 10mm）行导管前段切除，然后在导管扭转处导入内支架，导管缝线固定，内支架维持 2 周。

（5）导管内清理术：用于导管炎引起的管腔粘连及黏液栓子的清理，有的是用射频消融技术进行的；内支架维持 2 周。

5. 并发症　常见的并发症有：①术后肿胀，严重者术后可用数日激素；②出血和导管壁穿孔，多为操作不当引起，也可以是因为管壁炎症和狭窄。手术治疗失败的原因主要为导管局部狭窄阻碍器械通过；结石嵌入增生的导管壁无法被取出。

二、内镜辅助的唾液腺腺体手术

（一）内镜辅助腮腺良性肿瘤切除术

内镜辅助下的腮腺区良性肿瘤切除术主要采用较常规切口更小及隐蔽的切口，应用分离、提吊、扩撑的方法先建可操作空间,通过内镜引导,再用高频超声刀或其他器械沿面神经走向分离后切除肿块。该手术创伤小,术后瘢痕不明显。由于唾液腺肿瘤的病理特点及生长方式的多样性,使微创治疗受到一定的限制,手术适应证相对较窄,目前仅尝试应用于腮腺小型良性肿瘤切除术。

(二)内镜辅助下颌下腺摘除术

该手术多采用口内切口,内镜辅助,使口底深部的解剖结构可在屏幕上显示,便于操作,唯一的困难是腺体后 1/3 的血管束的处理。该方法适用于下颌下腺良性肿瘤、下颌下腺炎和腺体结石等手术。为改善口内进路的手术视野,有报道先行舌下腺摘除术,然后再行下颌下腺切除术。由于要牺牲正常的舌下腺,故目前对此术式尚有争议。

第四节　颌面部神经疾病微创外科

一、三叉神经痛微创手术

三叉神经痛微创手术分影像学导向定位射频温控热凝术和内镜手术。在穿刺的导向定位技术方面,目前又有更先进的导航技术的介入,使手术更精确和易掌握,但设备复杂和操作较繁琐。神经疾病的微创内镜手术又分内镜辅助手术和全内镜手术两类:全内镜微血管减压术是指所有过程均在内镜的指导下完成,仅有零星的报道,相关器材尚需完善;本节重点介绍内镜辅助手术。

(一)影像学导向定位射频温控热凝术

颌面部神经痛的注射疗法和射频温控热凝术都要求注射针或热凝针头能准确到位。影像学导向定位的目的就在此,现就不同的导向和定位技术介绍如下:

1. **C 臂 X 线机透视导向定位**　带荧光束的穿刺针在屏幕上显示穿刺方向及进针部位进行导向和定位,优点是既可导向,又可定位,但由于骨组织重叠和二维观察,准确的判断仍有一定的困难。

2. **X 线平片定位**　头颅侧位 X 线片只能定位无导向作用。

3. **CT 定位优点**　CT 定位能客观地显示穿刺针是否进入卵圆孔,及通过 CT 分层扫描能精确计算进针深度,但也只能定位而无穿刺过程的导向作用。

4. **导航技术目的**　导航技术是对整个穿刺过程进行精确导向,以使针尖快捷到达预定的位置,理论上是一种最佳的方法,导板引导较实时监控更易推广。

(二)内镜辅助眶下管减压术

1. **发病机制与适应证**　三叉神经痛患者中单纯第Ⅱ支痛占总量的 17%,但发病机制尚无满意解释,尽管颅内段血管神经压迫学说已被多数学者接受,但仍有约 15% 未见颅内段的压迫性病变。为此有可能存在颅外病因假说:所有颅外骨管(孔)的绝对狭窄或神经伴行血管扩张硬化导致的骨管相对狭窄均有可能引起三叉神经痛,特别是排除颅内段神经压迫病因的单支神经痛。基于此假说,应运而生了眶下管减压术。

2. **术式**　从口内上颌窦前壁进路,用小骨凿去除眶下孔、管的下壁骨板以达到减压目的,内镜辅助主要用于眶下管后段的去骨操作,有助于提高手术彻底性和减少创伤。

(三)内镜辅助颅内微血管减压术

1. **适应证**　桥小脑角的血管神经压迫是最常见的原发性三叉神经痛的病因,为此颅内微血管减压术已成为治疗该病的主要手段。总体而言,既有临床症状,又有术前磁共振血管成像证实存在的、与症状相符的颅内三叉神经根周围血管压迫的证据,即可视为手术适应证。

2. **主要手术步骤**　开颅,牵开小脑,将阻挡手术进路的岩静脉凝灼并剪断,清理三叉神经根周围的蛛网膜,用显微镜结合内镜监控系统寻找三叉神经根及其责任血管;专用神经分离器分离血管与神经,用涤纶外科修补材料折叠间隔;再沿神经长轴划开神经外膜 2~3 道(三叉神经外膜梳理术),以使神经束松解;最后用内镜检查阻隔情况和是否遗漏责任血管(图 18-3)。

3. **内镜辅助微血管减压术的优越性**　其优越性为:①具有远程光源和全方位的视角,可在不破坏血管-神经解剖关系的情况下寻找压迫点,不遗漏"死角";②入口小,减少了颅内感染的概率;③少引流脑脊液;④对小脑和神经的牵拉明显减少。

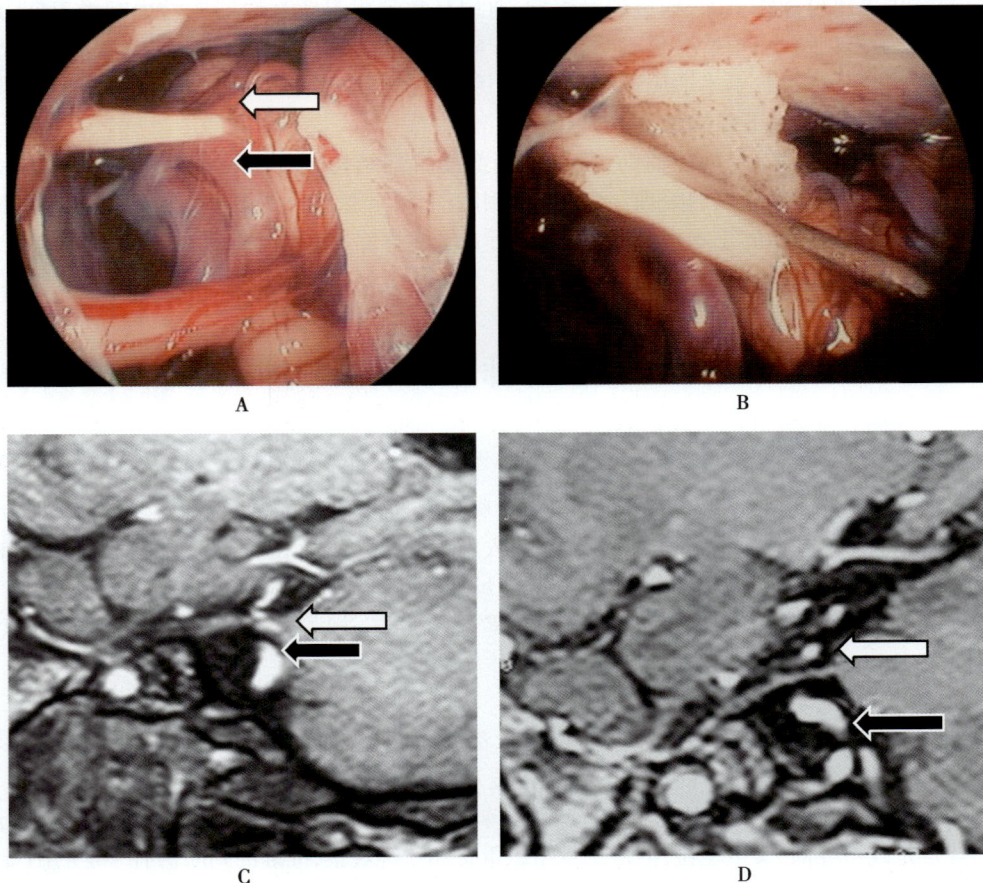

图 18-3　内镜辅助颅内微血管减压术的主要手术步骤

A. 内镜辅助寻找神经及责任血管　B. 放置间质物　C. MRI 显示血管压迫神经　D. MRI 可显示血管与神经由压迫状态变为间隔状态

二、面肌抽搐的内镜辅助微血管减压术

该手术方法基本同三叉神经痛微创手术,术中最好对面神经和听神经进行诱发电位监测,以免过度损伤。

三、舌咽神经痛的内镜辅助神经根切断术

舌咽神经痛的内镜辅助神经根切断术方法基本同三叉神经痛微创手术。之所以将舌咽神经根切断,一是舌咽神经根很细、相应的责任血管也细,不易被分离,阻隔的稳定性差;二是舌咽神经根切断后并不会引起严重的并发症。

第五节　颌面创伤微创外科

颌面创伤微创外科手术主要包括:内镜手术、X 线或 B 超引导下的微创手术、导航手术。内镜技术主要集中在下颌骨、眶周骨、颧骨颧弓等骨折的处理,但不适用于陈旧性骨折;也可用于窦腔异物的取出。X 线引导下的微创手术有颧骨颧弓骨折复位术,X 线或 B 超引导下可进行深部间隙金属或非金属异物取出术;导航手术主要应用于面中 1/3 复杂骨折的精确复位固定。

一、颌骨骨折内镜手术

(一)下颌髁突下骨折和下颌支骨折

下颌支和髁突下骨折由于处于面部较深解剖区域,单从口内进路在操作视野上有一定的困

难,口外进路又存在面神经损伤和较大瘢痕的问题。因此内镜辅助下颌支和髁突下骨折的复位与固定具有一定的临床意义。

1. **口外进路**　经下颌下小切口进路,在下颌支外侧面与咬肌内侧面之间形成手术操作空间,放置穿颊拉钩,在内镜监控下,将骨折块复位后,放置钛板,经穿颊拉钩钻孔和螺钉固定。

2. **口内进路**　经翼下颌皱襞外侧切口进路,其余步骤基本同上。

口外进路有下颌支外侧面和后缘的良好的视野(借助内镜),对于骨折复位的观察与判断更加直观与准确;但口外法在下颌下缘有 1.5cm 左右的瘢痕。口内进路更符合美容外科的要求;但口内进路缺乏对骨折复位后缘的观察,较难把握复位的准确性。

(二) 面中 1/3 骨折

1. **眶底壁骨折**　传统手术多采用下睑皮肤或睑结膜切口,其下睑撕裂、血肿、外翻、内卷、肉芽肿形成和鼻泪管损伤等并发症的发生率约为 4%。经口内上颌窦开窗术在内镜引导下行眶底壁骨折的探查和复位术,术中可明确骨折的部位、形态、大小和缺损边缘骨质的稳定性;也可行碎骨清除、眶内容物复位和自体骨或成形的植入体(Medpor 或钛网)修补眶底壁。术后将上颌窦前壁骨复位固定。同期还可治疗眶底骨折继发的上颌窦炎。

2. **眶内壁骨折**　眶内壁骨折发生率不高,但眶底壁骨折中并发眶内侧壁骨折占 10%～57%。可采用内侧睑结膜切口,内镜辅助下眶内容物复位和骨缺损修复术,可暴露整个眶内侧壁直至看到视神经;对于骨缺损,植入自体骨防止眶内容物重新嵌入筛窦即可,无需固定。但此方法需注意保护眼肉阜、泪器和眼外肌,手术难度相对较大。

3. **其他**　诸如眶外壁骨折、单纯的颧弓粉碎性骨折、有明显移位的颧骨骨折或联合骨折,以往大冠状切口仍是最常用的手术进路,内镜手术的优势是避免了冠状切口的头皮瘢痕(特别是秃发者),出血多、感染机会大和头皮麻木的缺点。其手术方法是选择颞区、耳前、外眦、唇颊沟或联合切口,按个人习惯分配工作通道和内镜通道,内镜下分离暴露骨折线、断端复位和放置钛板,经皮套管穿刺,打孔,行三点或四点固定。但不能进行大块移植骨的修复,且同样有损伤面神经的风险和复位不到位的情况。有待于经验积累和器械改进,甚至可考虑结合术中 X 线监控复位情况和导航介入确定固定位置。

二、X 线导向颧骨颧弓骨折复位术

对颧骨颧弓新鲜骨折以往多用经口内或口外小切口盲探复位,该法的主要问题是:复位的效果是术者凭经验来判断的,因而有一定的盲目性和手术失败率,优点是创伤小,局麻,用时短,恢复快。为了保存优点和克服不足,将上述手术过程在 X 线(透视机或 C 臂 X 线机)引导下进行,手术过程基本相同,所不同的是整个手术过程均在 X 线引导下进行,包括骨膜分离器的插入位置、撬动过程及复位效果。

三、微创异物取出术

深部和窦腔异物的取出是一个较棘手的问题,微创手术是指利用小切口,在影像学技术和(或)内镜技术的辅助下,快速取出深部和窦腔异物。口腔颌面部异物可分为金属类和非金属类两大类,有以下四种手术方法:

1. **X 线透视下金属异物取出术**　成年患者多在局麻下进行,在 X 线透视下,首先对异物进行十字定位,然后用直血管钳经小切口(5～10mm),在 X 线透视引导下将异物取出,其优点在于实时监测异物的位置,创伤小,用时短。但存在医患同受辐射、对邻近重要的血管和神经无法鉴别等缺陷。

2. **B 超引导下异物取出术**　适用于表浅的金属和非金属异物的取出。B 超除了能直观显示异物和手术器械,优势在于还能查明异物与头颈部大血管之间的确切关系,并且对医患无射线损害。

3. **内镜上颌窦异物取出术**　进入上颌窦内的异物或牙及牙根,尤其是传统的开窗冲洗失败的或时间长导致异物与窦壁黏膜粘连的病例,用内镜手术的优势尤为显著。具体的方法是:在上颌窦前壁开窗(直径约 1cm),内镜能轻易观察窦腔的任何部位,提供全方位视野,搜寻异物或牙根并将其取出。其最大的优点是保存了牙槽突,有利于义齿修复。

4. **X 线定位结合内镜金属异物取出术**　对于一些深部的金属异物,当 X 线透视下钳取有困难或会损伤重要血管神经时,可用 X 线定位导向结合内镜手术取出。

四、导航骨折复位固定

眶周和面中 1/3 骨折的复位及固定,传统方法往往难以达到精确对称。有报道在"镜面"成像技术的基础上,术前预制头模,预先设定钻孔位置并弯制钛板,形成虚拟手术空间,术中导航下在预定的位置钻孔并固定钛板,即便有少量骨缺损也可达到对称复位的效果。

第六节　其他口腔颌面部微创治疗

一、微创拔牙术和微创种植外科

(一) 微创拔牙术

具体见第四章。

(二) 微创种植外科

1. 内镜辅助上颌窦底增高术　内镜由上颌窦开口或前壁进入以监控上颌窦底黏膜的分离范围和植入组织的充填情况,需增高区域的上颌窦侧壁开小窗填入自体骨或生物材料,同期种植体植入。内镜辅助的方法并发上颌窦炎的几率明显下降,增加了种植成功率。

2. 导航种植手术　将 CT 辅助的导航技术引入牙种植外科,术中实时监控,使种植钉按照术前设计的理想方向和深度植入,目前已达到 0.5mm 的精确度,既保证了最佳的应力方向,又避免下牙槽神经管损伤或上颌窦底穿孔。并且已拓展至赝复体种植的应用。

二、微创正颌外科和整复外科

微创正颌外科和整复外科分内镜辅助手术和导航手术。

1. 内镜辅助手术

(1) 内镜辅助上下颌骨截骨术:内镜辅助 Le Fort Ⅱ、Ⅲ型截骨术只是在手术视野不良的区域,用内镜有一定的帮助。内镜辅助下颌支的正颌外科手术仅见实验报道。

(2) 内镜辅助安装与拆除下颌支牵引器:按不同的理解和习惯,可有:①下颌下行 2 个 1cm 切口,分别为工作通道和内镜通道进行手术;②对颞下颌关节疾病需行下颌支牵引成骨的手术,可经耳颞切口,处理关节区病变后,采用前述的类似于内镜辅助肋骨软骨移植的方法安装下颌支牵引器;③内镜辅助还可用于下颌支和下颌体部牵引器的拆除,尤其是经口内进路时,拆除那些直视下不易被看见的螺丝有较大的帮助。

(3) 内镜辅助下的面部轮廓成形术:内镜辅助下可行额骨(前发迹线后切口进路)、颧骨(颞部切口进路)、鼻骨(眉弓切口或口腔前庭切口进路)和下颌骨角部、颏部(口内翼下颌韧带和下唇颊沟切口进路)的形态修整。

(4) 内镜辅助颌面部美容手术:①面部提拉术:其切口是隐蔽于发迹线内的 4 个小切口,同样可完成分离、提拉和固定骨膜及脂肪抽吸、皮肤切除等术式;②咬肌肥大矫形手术:经口内翼下颌韧带切口和下颌下小切口,用内镜-经皮套管-颊部牵引器联合装置,口内切除咬肌内侧叶和下颌角;内镜辅助手术还用于先天性斜颈矫正术。

2. 导航手术　颌面骨畸形矫正的正颌外科手术虽然有术前模型外科的指导,若术者经验不足也难以获得预想效果。导航技术的应用使术中截骨线和固定点更加忠实于模型外科的设计,术后外形更加完美,并能避开重要的解剖结构,减少损伤。

三、口腔颌面部肿瘤的微创治疗

(一) 肿瘤微创治疗的内容

1. 肿瘤微创治疗的内容　肿瘤微创治疗不但表现在微创手术治疗,还贯穿于放疗、化疗的药物(如溶栓、化疗栓塞)治疗、消融治疗、生物基因治疗的微创导入,特别是靶向治疗等多种方法。

2. 肿瘤微创治疗的分类　①血管性微创治疗:血管内药物灌注术、血管内栓塞术、血管扩张术、血管内支架植入术等;②非血管性微创治疗:消融治疗(物理消融:射频、冷冻、激光、微波等;化学消融:无水乙醇、细胞毒性化疗药物等)、放射性粒子组织间植入治疗、内镜手术、腔道扩张成形术及支架植入术等。

(二) 口腔颌面部肿瘤的微创诊治

1. 影像学导向(定位)经皮(或黏膜)穿吸活检术 B超、CT或MRI导向(定位)细针穿吸活检,可提高肿瘤穿刺的精确性,尤其是对深部小体积肿瘤的穿吸更显优势。

2. 介入治疗

(1) 颌骨中心性血管畸形栓塞术:经股动脉或颈动脉插管,在DSA导向下进行颌骨中心性血管畸形栓塞术,有效治疗病变的同时,保存了牙颌的完整性及其生理功能。

(2) 血管内药物灌注术:经股动脉或颈动脉插管,在DSA导向下进行选择性或超选择性动脉药物灌注治疗口腔颌面部恶性肿瘤,有助于提高肿瘤区域的药物浓度。

3. 内镜辅助手术

(1) 良性唾液腺肿瘤的内镜辅助手术详见本章第三节。

(2) 内镜辅助额骨、颧骨、上颌骨、下颌骨的瘤样病变(如骨纤维异常增殖症等)的骨修整术,方法同整复外科的骨轮廓成形术。

4. 导航技术的应用

(1) 骨纤维异常增殖症的导航骨轮廓修整术,具有精确去骨的优点。

(2) 对于累及颅底的恶性肿瘤,应用导航技术进行术前分析、制订个性化的手术方案,以及手术中适时监控保存重要组织(血管和神经)和引导"彻底"清除肿瘤组织,既减少了手术并发症,又提高了治疗效果。

5. 颌骨大型良性囊性病变的开窗减压治疗 该手术尽管是一种陈旧的方法,但颇具微创治疗的精神,因为它有效地保存了骨组织和面部完整性,最大的不足之处是疗程长。目前主要运用于大型牙源性颌骨囊肿。

如前所述,口腔颌面部微创手术已由初期的单一分支学科的应用发展成目前多个亚学科的临床实践,并已初步形成一门富含科技成分的,具有鲜明特性的学科。由于其具有"微创、高精度、高效"等优势,倍受医患双方所青睐。未来的发展是:①进一步扩大适应证;②完善现有微创技术,尤其是介入诊治技术和内镜手术技术;③与数字医学相结合;④加强传播及培训工作。

(杨驰 蔡志刚)

参考文献

1. 黄志强. 微创外科进展及发展战略. 杭州:浙江科学技术出版社,2003.
2. 范新东. 口腔颌面部高流速血管畸形的诊断和介入治疗. 口腔颌面外科杂志,2006,16(2):97-101.
3. 陈敏洁,杨驰. 手术导航系统在颅颌面外科的应用. 中国口腔颌面外科杂志,2007,5(1):70-73.
4. ZHANG S Y,LIU X M,YANG C,et al. New arthroscopic disc repositioning and suturing technique for treating internal derangement of the temporomandibular joint:part Ⅱ --magnetic resonance imaging evaluation. J Oral Maxillofac Surg,2010,68(8):1813-1817.
5. YANG C,Cai X Y,Chen MJ,et al. New arthroscopic disc repositioning and suturing technique for treating an anteriorly displaced disc of the temporomandibular joint:part Ⅰ --technique introduction. Int J Oral Maxillofac Surg,2012,41(9):1058-1063.
6. YU C,ZHENG L,YANG C,et al. Cause of chronic obstructive parotitis and management by sialoendoscopy. Oral Surg Oral Med Oral Pathol Oral Radial Endo,2008,105(3):365-370.
7. GUERRISSI J O,TABOEDA G. Endoscopic excision of the submandibular gland by an intraoral approach. J Craniofac Surg,2001,12(3):299-303.
8. LIN S D,TSAI C C,LAI C S,et al. Endoscope-assisted parotidectomy for benign parotid tumers. Ann Plast Surg,2000,45(3):269-273.
9. CHEN M J,ZHANG W J,YANG C,et al. Endoscopic neurovascular perspective in microvascular decompression of trigeminal neuralgia. J Craniomaxillofac Surg,2008,36(8):456-461.
10. MEYER U,WIESMANN H P,RUNTE C,et al. Evaluation of accuracy of insertion of dental implants and prosthetic treatment by computer-aided navigation in minipigs. Br J Oral Maxillofac Surg,2003,41(2):102-108.

实习教程

实习教程一　口腔颌面外科临床检查

【目的和要求】掌握口腔颌面外科临床检查的顺序和方法。

【学时】3 学时。

【实习内容】

1. 学习临床检查的常规顺序。

2. 学习临床检查的基本方法。

3. 同学间互查,并完整一套检查结果记录资料。

【实习用品】教科书、器械盘、口镜、镊子、探针、直尺、橡皮手套或指套、电筒或额镜、扩鼻器和听诊器等。

【方法和步骤】2 位同学一组,互相进行口腔颌面外科检查并逐条书写检查结果。评定学生对口腔颌面外科临床检查方法和正确描述方法的掌握程度。

【要求】详见第二章第一节。

【实习报告与评定】评定学生对下列检查内容方法是否规范及准确程度,评分标准见下表。

口腔颌面外科临床检查评分表

内容	分值	得分
1. 口腔检查		
调节椅位及灯光	10	
主要内容:	10	
检查方法的准确性	10	
2. 颌面部检查		
主要内容:	15	
检查方法的准确性	15	
3. 颈部检查		
主要内容:	10	
检查方法的准确性	10	
4. 颞下颌关节检查		
主要内容:	5	
检查方法的准确性	5	
5. 唾液腺检查		
主要内容:	5	
检查方法的准确性	5	

学生姓名:　　　　　　　　　　　评　分:

班　　级:　　　　　　　　　　　教师签名:

　　　　　　　　　　　　　　　　日　　期:

实习教程二　口腔颌面外科门诊病历书写

【目的和要求】掌握口腔颌面外科门诊病历的书写。

【学时】3 学时。

【实习内容】

1. 学习门诊病历必需项目。

2. 学习门诊病历撰写的基本要求。

3. 学习门诊会诊申请撰写的基本要求。

4. 写 1 份门诊病历。

【实习用品】教科书、器械盘、口镜、镊子、探针、直尺、橡皮手套或指套、电筒或额镜、扩鼻器和听诊器等。

【方法和步骤】选择口腔颌面外科常见病的门诊患者 1 名,由带教老师询问和体检,学生记录并写 1 份门诊病历。

【要求】详见第二章第一节。

【实习报告与评定】评定学生书写口腔颌面外科门诊病历的质量,评分标准见下表。

口腔颌面外科门诊病历书写评分表

内容	分值	得分
1. 主诉	15	
2. 病史	25	
3. 体格检查	20	
4. 实验室检查和特殊检查	10	
5. 初步诊断	14	
6. 处理意见	14	
7. 签名	2	

学生姓名:　　　　　　　　　　　评　　分:

班　　级:　　　　　　　　　　　教师签名:

　　　　　　　　　　　　　　　　日　　期:

实习教程三　口腔颌面外科住院病历书写

【目的和要求】掌握口腔颌面外科住院病案撰写要求。

【学时】3 学时。

【实习内容】

1. 学习口腔颌面外科住院病历撰写的基本要求。

2. 写 1 份住院病历。

【实习用品】教科书、器械盘、口镜、镊子、探针、直尺、橡皮手套或指套、电筒、额镜、扩鼻器和听诊器等。

【方法和步骤】选择口腔颌面外科常见病的女性住院患者 1 名,由带教老师询问和体检,学生记录并写 1 份住院病历。

【要求】详见第二章第一节。

【实习报告与评定】评定学生书写口腔颌面外科住院病历的质量,评分标准见下表。

口腔颌面外科住院病历书写评分表

内容	分值	得分
1. 一般项目	5	
2. 主诉	8	
3. 现病史	15	
4. 既往史	8	
5. 个人史	3	
6. 月经及婚育史	3	
7. 家庭史	3	
8. 体格检查	14	
9. 实验室检查和特殊检查	5	
10. 小结	8	
11. 讨论	10	
12. 诊断	8	
13. 治疗计划	8	
14. 签名	2	

学生姓名：　　　　　　　　　　评　　分：
班　　级：　　　　　　　　　　教师签名：
　　　　　　　　　　　　　　　日　　期：

实习教程四　口腔颌面外科基本操作技术

【目的和要求】初步掌握头面颈部消毒铺巾法、基本包扎技术(3学时)、常用手术器械识别及其使用方法、切开、缝合、打结及拆线方法(3学时)。

【学时】6学时。

【实习内容】

1. 口腔颌面部消毒铺巾技术　包括消毒方法、范围,铺巾法(包头法、手术野铺巾法)。

2. 头面部基本包扎技术　包括十字交叉法和单眼包扎法。

3. 基本手术操作技术　包括辨认常用手术器械,切开(Z形切开)、缝合(Z形瓣交叉缝合)、打结及拆线。

【实习用品】11号尖刀片、刀柄、组织剪、线剪、血管钳、持针器、皮钳、铺巾钳、三角针、圆针、缝线、海绵、卵圆钳、苯扎溴铵棉球、乙醇棉球、消毒巾、绷带。

【方法和步骤】

1. 消毒铺巾　由带教老师分别对2名学生进行示教后,学生2~3人一组互相实习。

(1) 消毒方法:以苯扎溴铵棉球从术区中心开始,逐步向四周环绕涂布,但感染创口相反。涂布时不可留有空白区,避免药液流入呼吸道、眼内及耳道内。同一术区应消毒3~4遍。

(2) 消毒范围:头颈部手术消毒范围应至少达术区外10cm,四肢、躯干则需扩大到20cm,以保证有足够的安全范围为原则。

(3) 消毒巾铺置法

1) 包头法:主动或被动抬头,将2块重叠的消毒巾置于头颈下手术台上。头部放下后,将上层消毒巾分别自两侧耳前或耳后向中央包绕,使头和面上部均包于消毒巾内并以巾钳固定。

2) 手术野铺巾法:①孔巾铺置法:将孔巾之孔部对准术区而将头面部遮盖,以巾钳固定;②三角形手术野铺巾法:用3块消毒巾分别铺置,呈三角形遮盖术区周围皮肤,以巾钳固定;③四边形手术野铺巾法:以4块消毒巾分别铺置,呈四边形遮盖术区周围皮肤,以巾钳或缝线法固定。

2. 头面部基本包扎技术　由带教老师分别对2名学生进行示教后,学生2~3人一组互相实习。方法包括十字交叉法、单眼包扎法,具体包扎技术见第二章第五节。

3. 基本手术操作

(1) 正确辨认常用的手术器械,掌握正确的使用方法,注意手术刀片的拆、装及握法。

(2) 示教在海绵标本上切开、缝合、打结及拆线后,每位同学再进行操作。

1) 切开:切开时,皮肤用手绷紧或固定,注意手术刀与组织面垂直、准确、整齐、深度一致地一次切开。可进行垂直和Z形两种切开方法。

2) 缝合:垂直切口缝合两侧之组织应该等量、等宽。进针时针尖与皮肤垂直,两侧深度相同,或海绵标本上间距略小于海绵标本下间距,才能使创面轻度外翻,达到满意效果。Z形切口经Z形瓣交叉后缝合。

3) 打结:示教单手打结法和钳式打结法,要求外科结,且每个结均为顺结。

4) 拆线:拆线前应用碘酊或乙醇消毒,拆线时一手以平镊将线头提起,在一端紧贴皮肤处剪断,然后向被剪断侧拉出。注意:①如伤口有张力,可延缓几天拆线,或间隔拆线,拆线后可用蝶形胶布牵拉减张,示教蝶形胶布制作法和使用要点;②拆线时禁忌在缝线的任何地方剪断后拉出,以免将感染带入深层组织。另外,如向非剪断侧拉出线头,则有使创口裂开的危险。

【实习报告与评定】评定学生对口腔颌面外科消毒铺巾、包扎技术和缝合的操作正确与熟练程度,评分标准见下表。

口腔颌面外科基本操作技术评分表

内容	分值	得分
1. 消毒铺巾		
消毒操作	10	
消毒范围	10	
铺巾(包头法)	10	
铺巾(手术野铺巾法)	10	
2. 头面部基本包扎技术		
十字交叉法	20	
单眼包扎法	20	
3. 基本手术操作		
缝合的效果	20	

学生姓名:　　　　　　　　评　　分:

班　级:　　　　　　　　教师签名:

日　期:

(黄洪章　郑家伟)

实习教程五　口腔颌面部局部麻醉

【目的和要求】熟悉口腔各种局部麻醉的方法和步骤,初步掌握下牙槽神经阻滞麻醉。

【学时】3学时。

【实习用品】头颅标本、局麻必备的所有药品及器械。

【实习内容】

1. 结合头颅标本讲授常用局部麻醉方法。

2. 示教常用局部麻醉的方法和步骤。

3. 同学互相行下牙槽神经阻滞麻醉。

【方法和步骤】

1. 结合头颅标本讲授并示教常用局部麻醉方法。

(1) 讲授头颅标本的解剖结构,例如圆孔、卵圆孔、腭大孔、切牙孔、眶下孔、颏孔、下颌小舌、下颌孔、上颌结节等解剖部位。

（2）在上述基础上重点讲授解剖结构与局麻的关系,培养同学形象记忆的方法。

（3）总结常用局部麻醉的方法及其并发症的防治。

2. 示教局部麻醉方法和步骤

（1）局部麻醉前的准备工作:①接待患者;②核对姓名、年龄和麻醉的牙位,了解有无全身禁忌证及过敏史;③调节椅位和灯光:麻醉上颌牙时,一般上颌平面与地面成45°角;麻醉下颌牙时,下颌平面与地面平行,椅位的高度调节至术者的肘关节水平;④患者漱口;⑤铺治疗巾;⑥关掉灯光;⑦自行或请护士准备好麻醉药物及器械,将器械放在无菌托盘内;⑧洗手后戴上无菌手套。

（2）局部麻醉的操作步骤:①护士协助打开灯光;②患者张口后再次核对需麻醉的牙位;③核对麻醉药物、确定麻醉方法,检查注射针头的质量以及麻醉药物是否含有杂质或变色;④用干棉球擦干注射部位,然后用1%碘伏消毒进针部位;⑤按正确的麻醉方法注射麻醉药,注射前应排除针筒内气泡,在回抽无血的情况下缓慢注射并注意观察患者面色;⑥注射完毕后询问患者是否有不适,并应随时注意观察患者有无晕厥等麻醉并发症;⑦麻醉显效检查:刺激患者的牙龈无疼痛感或下唇、舌体有麻木感。

3. 同学间互相行阻滞麻醉(下牙槽神经阻滞麻醉)。

（1）要求同学按照老师示教局麻的方法和步骤进行操作。

（2）在操作过程中,强调操作要领及无菌观念。

（3）检查麻醉效果。对麻醉失败者,应分析进针点、进针方向、进针角度及进针深度等方面是否有错误。

【实习报告与评定】下牙槽神经阻滞麻醉操评分标准见下表。

下牙槽神经阻滞麻醉操作步骤及麻醉效果评分表

评分内容	分值	得分
调节椅位及灯光	10	
漱口	5	
铺巾	5	
麻药及器械准备	10	
洗手和/或戴手套	5	
消毒	5	
排空针筒内气泡	5	
进针点	10	
进针角度	10	
进针深度	10	
回抽	5	
注射	10	
麻醉效果	10	

学生姓名: 评 分:

班 级: 教师签名:

日 期:

（尚政军 郭传瑸）

实习教程六 急性下颌智齿冠周炎病例诊治及口内脓肿切开引流术

【目的和要求】熟悉急性下颌智齿冠周炎的病因、临床特点、诊断及治疗;熟悉口内脓肿的诊断方法和口内切开引流术的操作步骤。

【学时】3学时。

【实习内容】

1. 急性下颌智齿冠周炎病例诊治示教。

2. 口内脓肿切开引流术示教。

【实习用品】消毒盘、口镜、镊子、5mL注射针筒、冲洗针头、生理盐水、3%过氧化氢溶液、碘伏、碘甘油、11号尖刀片、刀柄、口内外消毒用具、表面麻醉药物、血管钳、碘仿纱条。

【方法和步骤】

1. 急性下颌智齿冠周炎病例诊治示教

（1）询问病史：患者就诊的主要原因、有无诱发因素、主要症状、演变过程、伴随症状、诊疗经过等。

（2）体格检查：测体温，酌情行血常规检查。检查通常以颌面部为主。

1）口外检查：①面部是否对称；②有无肿胀、压痛，有无波动感，并酌情行穿刺检查；③表面皮肤有无充血，皮温有无升高；④头颈部淋巴结有无肿大，并检查其大小、质地、活动度、压痛情况等。

2）口内检查：

①记录张口度，轻度受限：上下颌切牙切缘间距仅可置入两横指，约2~3cm；中度受限：上下颌切牙切缘间距仅可置入一横指，约1~2cm；重度受限：上下颌切牙切缘间距小于一横指，约<1cm。

②下颌智齿萌出情况及排列方向，智齿和邻牙有无龋坏。局部冠周软组织情况。

③X线检查了解阻生牙的萌出方向、位置、牙根形态、牙周和颌骨情况以及下颌第二磨牙颈部有无龋坏等。

（3）诊断：根据病史、症状、体检及辅助检查，正确诊断冠周炎及其并发症。并根据病例分析下颌智齿冠周炎的扩散途径。

（4）治疗

1）全身药物治疗：根据局部炎症程度（是否伴有骨髓炎和间隙感染）及全身情况，选择合适抗菌药物和全身支持治疗。

2）局部治疗：

①保持口腔清洁：可用含漱剂或温热生理盐水含漱

②龈袋冲洗上药：用生理盐水、3%过氧化氢溶液或含漱剂10~15mL，局部冲洗将龈瓣内食物残渣和炎症渗出物冲洗干净。冲洗时用弯形平头针，将针头插入龈瓣间隙内缓慢冲洗，用棉球蘸干患部，局部置棉球或纱布隔湿，用镊子将碘甘油或碘伏渗入龈瓣内，溢出部分用棉球擦干，以免灼伤黏膜。嘱患者15分钟内勿漱口，以免局部药物浓度下降。

③如龈瓣已形成脓肿，应及时行切开引流。

④若伴有间隙感染和/或骨髓炎，需进行相应治疗。

2. 口内切开引流术示教（以牙槽脓肿为例）

（1）切开引流术前准备工作：与拔牙术前准备基本相同。

（2）口内切开引流术操作步骤

1）灯光、椅位和头位调节同拔牙术。

2）消毒：戴手套后用镊子先自口内病灶区用苯扎溴铵棉球消毒3次，再用碘伏口外消毒3次，将镊子弃置于器械盘外。

3）麻醉：①黏膜下脓肿用表面麻醉：以干纱布擦干麻醉区，用2%利多卡因或2%地卡因局部涂布1分钟左右；②骨膜下脓肿采用黏膜下浸润麻醉：将2%利多卡因0.5~1.0mL注射于黏膜下组织，注意不要太深，以免注射进脓腔。

4）切排：在脓肿最低处和/或最膨隆处，用11号尖刀片切开脓肿区黏膜（黏膜下脓肿）或黏骨膜（骨膜下脓肿），用血管钳探入脓腔，扩大引流口以利于引流。要求动作准确、迅速、轻柔。

5）置引流条：脓液引流后，向脓腔内置入碘仿纱条或引流皮片引流，留置引流条末端约0.5cm长在引流口外。要求将引流条一次置入脓腔底部，切忌反复塞入，以免堵塞引流口，致引流不畅。引流条通常每天或隔天更换，直至肿胀消退、无脓液渗出为止。

6）嘱咐患者术后注意事项。

【实验报告与评定】 评定学生对急性下颌智齿冠周炎病例诊治情况;评定学生对口内脓肿切开引流术的有关知识的熟悉程度。评分标准见下表。

急性下颌智齿冠周炎病例诊治及口内脓肿切开引流术的有关事项评分表

内容	分值	得分
口外检查要点	20	
口内检查要点	30	
急性下颌智齿冠周炎扩散途径	20	
局部治疗有哪几方面	25	
口内引流应置何种引流条	5	

学生姓名: 评　　分:

班　　级: 教师签名:

日　　期:

实习教程七　颌面部间隙感染病例诊治及脓肿口外切开引流术

【目的和要求】 了解颌面部间隙感染的病例诊治、病史书写以及脓肿口外切开引流术。

【学时】 3学时。

【实习内容】

1. 复习并示教颌面部间隙感染的病史采集、检查、读片方法及治疗原则。

2. 复习口腔颌面部感染手术治疗的目的,以及切开引流的目的、指征和操作要求。

3. 颌面部脓肿的诊断方法及口外切开引流术示教。

【实验用品】 消毒盘、口镜、镊子、5mL注射针筒、冲洗针头、生理盐水、碘伏、苯扎溴铵棉球、11号尖刀片、刀柄、口内外消毒用具、2%利多卡因麻醉剂、血管钳、橡皮引流条。

【方法和步骤】

1. 颌面部间隙感染的病史采集、检查、读片方法及治疗。

(1) 病史采集要点

1) 主诉要点:局部红、肿、热、痛、牙关紧闭、发热、寒战、呼吸、吞咽困难等,及其发病时间。

2) 病史:疾病发生的时间及其经过,病程系缓慢进行或急剧发展,注意发病原因,如发病之前有无牙痛、上呼吸道感染、外伤等。发病以后有无发热、寒战、局部肿痛、开口受限、口底抬高、吞咽及语言障碍、呼吸困难等症状,以及这些症状的部位、程度及性质,并分析目前患者的主要症状及健康状态。曾进行过何种治疗,效果如何。

3) 既往史:过去是否曾患感染性疾病,有无牙痛、龋病、残根、牙周病、智齿冠周炎、扁桃体炎、上呼吸道感染、颌骨骨髓炎、淋巴结炎等病史;有无手术、外伤史。

(2) 检查要点

1) 全身状况:体温、脉搏、呼吸、血压、营养发育、神志、面容,有无中毒、脱水、贫血、昏迷及严重呼吸障碍的现象。

2) 一般检查:全身皮肤状态有无感染灶、出血点、脱水等。必要时作心、肺、肝、脾等内脏器官及神经系统的检查。

3) 局部检查:口腔颌面部的系统检查。明确肿胀所在的解剖部位及其范围,检查肿胀部位的皮肤色泽及弹性、有无浸润、有无凹陷性水肿、有无压痛点及波动感、有无口腔及颌骨的功能障碍,如咬合关系、张口度及颞下颌关节运动的状态。

4) 实验室检查:血液(血红蛋白、粒细胞计数、细菌培养)、尿液(常规检查及镜检所见,如红细胞、脓细胞、管型等)、脓液(脓肿穿刺液或分泌物检查,如涂片镜检、细菌培养、细菌鉴定及其对各种抗生素的敏感度)。

（3）X线读片:了解是否伴有骨质破坏,是否合并骨髓炎 CT 检查可了解脓肿是否形成及形成部位。

（4）诊断:结合以上收集的资料,首先分析感染的来源。然后根据局部检查的结果,结合筋膜间隙的应用解剖,确定间隙感染所在部位。

如果考虑到全身其他脏器已发生并发症,如肺炎、毒血症、脑脓肿、化脓性脑膜炎、海绵窦血栓等,应提出相应的诊断依据。

（5）治疗:制订治疗计划必须考虑到全身情况。若全身情况欠佳,应及时予全身支持治疗。在局部治疗中,判断有否切开引流手术指征。不同间隙感染,需不同的手术切口。除注重引流彻底性外,还应重视保护颜面的重要解剖结构以及容貌等。

（6）讨论:联系实际病例分析病因、临床症状、诊断、鉴别诊断、治疗方法。

2. 复习口腔颌面部感染手术治疗的目的,以及切开引流的目的、指征和操作要求。

3. 口外切开引流术示教

（1）口外切开引流术前准备:与拔牙术前准备基本相同。

（2）复习口外脓肿切开的原则。

（3）口外切开引流手术步骤

1）灯光、椅位和头位调节同拔牙术。

2）消毒:戴手套后用苯扎溴铵棉球自切口区由内向外消毒三次,将镊子弃置于器械盘外。

3）麻醉:2%利多卡因局部浸润麻醉。

4）切开:用 11 号刀片切开脓肿区皮肤及皮下组织,长度以充分达到引流目的又不超过脓肿边缘为好。切口部位应选择在脓肿最低隐蔽处,与皮纹方向相一致,避免损伤重要的血管、神经。

5）引流:用血管钳钝性分离至脓腔,充分引流,引流的脓液应做细菌培养及药敏试验。

6）置引流条:脓液引流后,置橡皮引流条,敷料覆盖创面。要求将引流条一次置入脓腔底部,不宜填塞过紧,不要折叠,保持伸展。敷料应根据脓液的量来定,以脓液不能渗透表层敷料为好。

7）嘱咐患者术后注意事项。

【实习报告与评定】 评定学生完成的颌面部间隙感染病例门诊病历情况;评定学生对口外脓肿切开引流术的有关事项的了解程度。评分标准见下表。

颌面部间隙感染病例门诊病历及口外脓肿切开引流术的有关事项评分表

内容	分值	得分
主诉	5	
现病史(含有意义的既往史)	5	
检查(含有意义的实验室检查和影像学检查)	10	
诊断	10	
治疗方案	10	
局部治疗有哪几方面	10	
口腔颌面部感染的手术治疗目的	10	
切开引流的目的	20	
脓肿口外切开引流的手术原则	20	

学生姓名:　　　　　　　　　　评　　分:

班　　级:　　　　　　　　　　教师签名:

　　　　　　　　　　　　　　　日　　期:

（胡勤刚　汤炜）

实习教程八　牙及牙槽骨损伤结扎与固定

【目的和要求】熟悉牙损伤后松动、脱位及牙槽骨骨折的 X 线表现、诊断、处理原则及固定方法。

【学时】3 学时。

【实习内容】

1. 复习牙及牙槽骨损伤的检查方法及其 X 线表现。

2. 牙及牙槽骨损伤后的结扎方法。

【实习用品】头颅标本、典型牙及牙槽骨损伤的 X 线片,结扎丝、成品牙弓夹板、持针器、钢丝剪、牙颌模型。

【方法和步骤】

1. 复习牙及牙槽骨损伤的情况　如牙脱位、牙槽骨骨折等。并复习脱位牙的处理原则,脱位牙及牙槽骨骨折后的复位固定方法及其适应证。

2. 读片　牙脱位及牙槽骨骨折的 X 线片。

3. 在牙颌模型上进行各种结扎法

（1）金属丝结扎法:用一根长结扎丝围绕损伤牙及其两侧 2~3 个健康牙的唇(颊)舌侧,作一总的环绕结扎;再用短的结扎丝在每个牙间作补充垂直向结扎,使长结扎丝圈收紧。

（2）8 字结扎法:用一根长结扎丝一折二后,一根由唇(颊)侧穿过牙间隙,围绕损伤牙舌侧自另一侧牙间隙穿出;另一根围绕损伤牙唇侧后穿入牙间隙,围绕邻牙舌侧后自牙间隙穿出,最后将二结扎丝扎紧。

（3）牙弓夹板固定法:先将脱位的牙或牙槽骨复位后,再将成品牙弓夹板弯成与局部牙弓一致的弧度,与每个牙相紧贴,夹板的长度应为脱位牙或牙槽骨加上相邻两侧至少两个牙以上的长度,然后用 0.25~0.30mm 直径的不锈钢丝结扎,将每个牙与夹板固定在一起;先结扎健康牙,后结扎脱位牙,所有结扎丝的头,在扭紧后剪短,并推压至牙间隙处,以免刺激口腔黏膜。

【实习报告与评定】评定学生对三种常用结扎方法的熟悉程度,评分标准见下表。

三种常用金属丝结扎方法效果评分表

内容	分值	得分
金属丝结扎法		
结扎位置的准确性和整体外形	10	
牢固程度	10	
垂直结扎丝的断端处理	10	
8 字结扎法		
结扎位置的准确性和整体外形	10	
牢固程度	10	
垂直结扎丝的断端处理	10	
牙弓夹板结扎法		
结扎位置的准确性和整体外形	10	
牢固程度	10	
垂直结扎丝的断端处理	10	
牙弓夹板是否与牙面贴合	10	

学生姓名:　　　　　　　　　　　评　　分:

班　　级:　　　　　　　　　　　教师签名:

　　　　　　　　　　　　　　　　日　　期:

实习教程九　颌骨骨折的牙弓夹板颌间牵引固定

【目的和要求】熟悉上下颌骨、颧骨、颧弓等骨折的 X 线表现,初步掌握颌间牵引固定方法。

【学时】3 学时。

【实习内容】

1. 阅读上、下颌骨,颧骨,颧弓等骨折的 X 线片。

2. 带钩牙弓夹板的外形弯制、结扎和橡皮圈牵引。

【实习用品】头颅标本,典型上、下颌骨骨折片的 X 线片,结扎丝、牙弓夹板、持针器、钢丝剪、牙颌模型、橡皮圈。

【方法和步骤】

1. X 线片读片及骨折种类　华特位、上下颌骨正侧位片、全景片、颧弓切线位片,讲授正确的读片方法。骨折种类:上颌骨 Le Fort Ⅰ、Ⅱ、Ⅲ型骨折;下颌骨正中联合、颏孔、下颌角、髁突颈部骨折;颧骨、颧弓骨折。

2. 带钩夹板制作

（1）金属丝的选择:常用 0.25~0.3mm 直径的细钢丝。

（2）选取两根与上、下颌牙列长度相等的成品带钩牙弓夹板,上颌钩向上,下颌钩向下,用器械将夹板弯制成与牙列弧度相适应的弧度,两侧尾端弯制圆钝,防止刺伤黏膜。

3. 带钩牙弓夹板的结扎和橡皮圈牵引

（1）沿牙颌模型的牙弓外形弯制夹板:将弯制好的上颌夹板挂钩向上安放于上颌牙弓的颊侧牙颈部,由一侧第二磨牙颊侧,经中切牙颈部直到另一侧第二磨牙颊侧为止,并使挂钩与牙长轴呈 35°~45°角,上颌夹板挂钩向上,末端离开牙龈 2~3mm,以免挂橡皮圈时压伤牙龈,使夹板与每个牙至少有一点接触。同样方法作好下颌夹板,但必须挂钩向下。

（2）栓结夹板:将细钢丝由每个牙齿的近远中牙间隙,自唇侧近中间隙向腭侧穿出,然后自腭侧从牙齿远中间隙穿出,注意穿过牙龈时勿刺破龈乳头或牙龈,尽量拉紧钢丝,穿好所有需要结扎的牙齿,将每个牙的金属丝的两股向铝丝夹板的上下分开,并依次将每个结扎丝扭紧。在扭紧钢丝时,应顺时针方向扭转,扭时稍加拉力,使扭结均匀而紧密,剪断多余之钢丝留下 3mm 末端,并推压至牙间隙处,以免损伤口腔黏膜,钢丝栓结后检查牙弓夹板的牢固度,挂钩不压迫牙龈。

（3）安置橡皮圈:将上、下颌模型根据咬合关系合拢,用内径 4~6mm,厚度 1.5~2mm 的橡皮圈(可用输液管剪成),于适当的方向,连结上、下颌牙弓夹板的挂钩,使咬合关系稳定并产生与骨折错位方向相反的牵引力。

【实习报告与评定】评定学生带钩铝丝夹板的制作和橡皮圈牵引的效果,评分标准见下表。

成品牙弓夹板的外形弯制、结扎和橡皮圈牵引结果的评分表

内容	分值	得分
夹板弯制		
钩位置	10	
夹板长度	10	
外形弯制		
外形是否与牙面贴合	10	
挂钩与牙体长轴的成角	10	
夹板结扎		
挂钩的方向	10	
夹板的长度	10	
结扎位置(末端不压牙龈)和整体外形	10	
结扎牢固程度	10	
垂直结扎丝的断端处理	10	
安放橡皮圈的方向和牵引力量	10	

学生姓名:　　　　　　　　　　评　　分:

班　　级:　　　　　　　　　　教师签名:

　　　　　　　　　　　　　　　日　　期:

实习教程十　下颌骨颏旁骨折的坚固内固定术

【目的和要求】熟悉下颌骨颏旁骨折的牵引钉颌间牵引固定方法,金属接骨板的内固定方法和固定程序。

【学时】3 学时。

【实习内容】

1. 熟悉颌间牵引钉恢复并维持咬合关系的方法。

2. 熟悉金属接骨板坚固内固定的方法和程序。

【实习用品】

1. 树脂头颅带上下颌牙列的模型,下颌骨骨折模型。

2. 颌间牵引钉、钢丝、小型钛板、5mm 螺钉、工具、微型动力系统等。

3. 橡皮圈、针持、血管钳、钢丝剪若干。

【方法与步骤】

1. 颌间牵引钉的固定　于上下颌中切牙之间、两侧上下颌第一、第二磨牙之间,以微动力钻头打六个相对应的孔,选取 8mm 长颌间牵引钉,分别旋入,然后用橡皮圈或金属丝做颌间牵引或结扎固定,恢复上、下颌骨咬合关系的广泛接触位。

2. 下颌骨体部骨折的坚固内固定　将骨折的下颌骨复位,在恢复并维持咬合关系的基础上,选择长四孔小钛板,弯制并使之与下颌骨骨折表面贴附,维持并放置在正确的位置,符合骨折固定的理想线,不能损伤颏神经、不能距牙根过近,以微型骨钻打孔,分别旋入四颗 5mm 单皮质螺钉,注意打孔要垂直骨面,固定螺钉时注意咬合关系的变化。

3. 下颌骨体部骨折固定效果的检查　骨折固定后,检查咬合关系有无变化,是否移位,骨折线是否复位,拆除颌间牵引固定的橡皮圈或剪断颌间固定的钢丝,推动下颌骨与上颌骨咬合关系对合,检查咬合关系恢复及维持的效果。

【实习报告与评定】检查学员牵引钉颌间牵引固定及下颌骨体部骨折的程序、方法及固定后的效果,评分标准见下表。

颌间牵引钉及小钛板下颌骨骨折内固定效果评分表

内容	分值	得分
颌间牵引钉固定		
牵引钉的位置	10	
牵引钉的方向	10	
咬合关系的复位及维持		
咬合关系恢复	10	
钢丝结扎的牢固度	10	
下颌骨骨折小钛板固定		
接骨板的弯制	10	
接骨板放置的位置	10	
接骨板的贴合程度	10	
钛钉的位置	10	
骨折固定的程序	10	
骨折复位的效果	10	

学生姓名:　　　　　　　　　　　评　　分:

班　　级:　　　　　　　　　　　教师签名:

日　　期:

（刘彦普　田磊）

实习教程十一　口腔颌面部肿瘤

【目的和要求】　初步掌握专科病史的采集、写法及要求;熟悉口颌颈部肿物的检查方法、淋巴结检查方法、正确的读片方法及不同性质肿瘤的 X 线、CT 和 MRI 表现、活组织检查。

【实习内容】

1. 专科病史的写法及要求。

2. 示教口颌颈部肿物的检查方法。

3. 复习淋巴结检查方法。

4. 正确的读片方法及不同性质肿瘤的 X 线、CT 和 MRI 表现。

5. 示教活组织检查方法。

6. 以良性肿瘤为例写一份门诊专科病history。

7. 以舌癌为例写一份恶性肿瘤专科病history。

【实习用品】　专科病史,典型的良、恶性肿瘤病例(含舌癌病例)。典型的口腔颌面部软组织良、恶性肿瘤的 X 线平片、CT 和 MRI 图片;典型的颌骨良、恶性肿瘤的 X 线平片、CT 和 MRI 图片。活组织检查所需的手术器械(无菌手套、一次性使用口腔器械盒、乙醇棉球、局麻药物及注射器、11 号尖刀片及刀柄、血管钳和持针器、缝针及线、纱布若干等),直尺、口镜、镊子、橡皮指套或手套。

【方法和步骤】

1. 专科(门诊)病史的写法及要求

(1) 主诉:见实习教程二、实习教程三。

(2) 病史:见实习教程二、实习教程三。

(3) 检查:以口腔颌面部检查为主,如有全身性疾病时应作必要的体检如心脏听诊、测量血压等。专科检查先口外再口内。

1) 口外检查内容:面部对称情况,如肿瘤累计面部,则应记录周杰、直径大小(厘米)、色泽、性质、活动度以及是否有功能障碍(包括感觉及运动)。必要时图示。淋巴结有无肿大,如肿大应记录部位、数目、性质、活动度及有无压痛等(检查方法见实习教程一)。另外如有颞下颌关节,唾液腺等疾病应作相应的检查。

2) 口内检查内容:张口度、张口型、病变部位、周界、大小、性质等,溃疡者应注意深部浸润块的大小及活动度。对于黏膜、牙列以及牙体、牙周情况亦应记录。

3) 记录特殊检查的结果。

4) 诊断:根据病史及检查分析结果作出诊断,包括肿瘤部位、良恶性、组织来源,恶性肿瘤还应作 TNM 分类。如暂时不能诊断者,可作出初步印象。

5) 处理:治疗计划或进一步检查意见。

6) 签名:医师签名;实习医师应有上级医师签名。

2. 复习淋巴结检查方法并作相应的检查记录,见实习教程一。

3. 正确的读片方法及不同性质肿瘤的 X 线、CT 和 MRI 表现。

(1) 正确的读片方法见《口腔颌面医学影像诊断学》教材的相关内容。

(2) 教师示教阅读典型的口腔颌面部软组织良、恶性肿瘤的 X 线平片、CT 和 MRI 图片。

(3) 教师示教阅读典型的颌骨良、恶性肿瘤的 X 线平片、CT 和 MRI 图片。

4. 活组织检查(穿吸或切取)　选择需活组织检查的病例 1 名,教师示教。穿吸活检适用于肿瘤深在表浅组织完整者;切取活检适用于肿瘤表浅有溃疡者。

(1) 体位:患者一般取坐位或半卧位,术者佩戴帽子、口罩,戴无菌手套。

(2) 消毒:常规先口内后后外消毒、铺巾,注意病灶区消毒不宜使用有色消毒液。

(3) 麻醉:可采用表面涂敷麻醉或神经干组织麻醉,避免使用局部浸润麻醉(后者可能挤压肿瘤组织,易致转移或组织变形)。

(4) 无论穿吸或吸取都应注意手法轻柔,尽量减少对肿瘤组织的刺激。

(5) 穿吸过程中始终保持穿刺针筒内负压,并作多方向穿吸,穿吸物应注射于滤纸上,立即送病理科请细胞学或组织学检查。

（6）切取物应包括周围正常组织及肿瘤组织，切取应在溃疡边缘进行，不可从溃疡中心切取，以免无法作出病例诊断。术中注意使用新刀片，避免钳夹，以免造成组织机械性损伤而影响病理诊断。

（7）术后伤口可用纱条轻轻压迫 10~15 分钟以防出血，如压迫止血无效可以电凝彻底止血。

（8）注意事项：①术区消毒应用无色液体；②术中应动作轻柔，减少对肿瘤的刺激；③切取标本不可挤压、钳夹，以免影响诊断。

5. 以良性肿瘤为例写一份门诊病历。

6. 以舌癌为例写一份恶性肿瘤专科病历。

7. 肿瘤专科病历的专科检查表一份（各院校可自行制订）。

【实习报告和评定】

1. 评定学生完成的以良性肿瘤患者为例的门诊病历。

2. 评定学生完成的以舌癌为例写一份恶性肿瘤患者专科病历。

（张陈平　韩正学　季彤）

实习教程十二　唾液腺疾病

【目的和要求】掌握正确的唾液腺疾病专科病史采集、临床检查及正规的病历书写方法；掌握急慢性唾液腺炎症、唾液腺结石病、舌下腺囊肿、唾液腺常见良、恶性肿瘤的临床表现、诊断及治疗原则；熟悉涎瘘、舍格伦综合征、黏液囊肿及唾液腺良性肥大的临床表现、诊断及治疗原则；了解腮腺囊肿、流行性腮腺炎及 HIV 相关唾液腺疾病的临床表现及治疗方法，了解唾液腺内镜取石技术及唾液腺内镜辅助下切开取石技术。

【实习内容】示教慢性唾液腺炎症、唾液腺结石病、舍格伦综合征、唾液腺肿瘤病例各 1 例。示教内容包括病史采集、临床检查及相关影像学检查。分组报告、讨论典型病例，并各自书写一份规范化病历。

【实习用品】一次性口腔检查托盘、口镜、镊子、手套、示教患者的临床及相关影像学资料、空白专科病历等。

【方法和步骤】

1. 慢性阻塞性腮腺炎病史采集及临床检查示教

（1）问诊：①发病、患病时间；②智牙萌出情况、不良义齿修复史；③腮腺反复肿胀，"进食综合征"（肿胀与进食有关）；④腮腺肿胀发作频率；⑤晨起感腮腺区发胀，自己稍加按摩后即有"咸味"液体自导管口流出，随之局部感到松快；⑥对于生活质量的影响（如口臭是否影响正常工作、生活等）；⑦患者既往就诊情况等。

（2）腮腺专科检查：①腮腺肿胀，能扪到腮腺轮廓，中等硬度，轻微压痛；②导管口轻微红肿，挤压腮腺可从导管口流出混浊的"雪花样"或黏稠的蛋清样唾液，有时可见黏液栓子；③有时可在颊黏膜下扪及粗硬、呈索条状的导管；④对侧腮腺同样方法检查。

（3）下颌下腺检查：检查下颌下腺是否肿胀、硬度、压痛，导管及导管口。

2. 病例示教慢性阻塞性腮腺炎、下颌下腺结石病、唾液腺肿瘤及舍格伦综合征病例各 1 例。

（1）教师示教腮腺及下颌下腺专科检查：①腮腺及下颌下腺的位置、体表投影；②腮腺及下颌下腺导管口位置；③如何挤压腺体观察导管口流出分泌物；④腮腺及下颌下腺导管的体表投影；⑤观看腮腺及下颌下腺造影 X 线片。

（2）同学之间相互检查腮腺及下颌下腺，寻找导管口，挤压腺体观察导管口流出分泌物（清亮唾液、混浊唾液或脓液）；在面颊部寻找腮腺导管的体表投影。

（3）上述病例均应有完整的临床病历及相关影像学资料。示教时结合临床检查及影像学表现作出临床诊断及治疗方案。

（4）要求同学在教师指导下，完成一份专科病历的书写（慢性阻塞性腮腺炎或下颌下腺结石病或舍格伦综合征或唾液腺肿瘤）。

3. 唾液腺专科检查病历　见附表。

【实习报告与评定】评定学生对唾液腺专科检查方法的掌握程度及专科病历书写是否规范，评分标准如下表。

内容	分值	得分
1. 慢性阻塞性腮腺炎病史采集	20	
2. 唾液腺专科检查	40	
3. 专科病历书写	40	
（慢性阻塞性腮腺炎或下颌下腺结石病或舍格伦综合征或唾液腺肿瘤）		

学生姓名：　　　　　　　　　　　　　评　分：

班　　级：　　　　　　　　　　　　教师签名：

日　　期：

（俞光岩）

附表　唾液腺疾病专科病历评分表

| 门诊病历号 | | X 线片号 | |

姓名　　　　　性别　　　　　年龄　　　　　婚姻　　已/未/离/丧

职业　　　　　籍贯　　　　　民族

本人地址　　　　　　　邮编　　　　　　　电话

初诊时间　　　年　　月　　日　　　　　　药物过敏情况

主诉（10 分）

现病史（12 分）（见前【方法和步骤】中问诊部分内容）

专科检查（40 分）（见【方法和步骤】中唾液腺专科检查部分内容）

影像学检查（5 分）（包括普通 X 线检查及 CT、MRI 检查）

既往史（2 分）（同口腔颌面外科住院病案书写要求）

家庭史（1 分）（同口腔颌面外科住院病案书写要求）

全身情况（1 分）（同口腔颌面外科住院病案书写要求）

诊断（15 分）

治疗计划（15 分）

学生姓名：　　　　　　　　　　　　　评　分：

班　　级：　　　　　　　　　　　　教师签名：

日　　期：

实习教程十三　颞下颌关节疾病

【目的和要求】掌握正确的颞下颌关节病专科病史采集、临床检查及正规的病历书写方法；掌握颞下颌关节骨关节病、关节盘前移位、关节强直及关节脱位的诊断及治疗原则；了解需与颞下颌关节紊乱病相鉴别的较常见疾病。

【实习内容】示教颞下颌关节骨关节病、可复性盘前移位、不可复前移位病例各 1 例。示教内容包括病史采集、临床检查及相关影像学诊断。要求同学相互模拟临床检查，报告、讨论临床及影像学检查结果，并各自书写一份规范化病历，与教师所书写病历进行对照。

【实习用品】一次性口腔检查托盘、口镜、镊子、mm 刻度直尺、手套、示教患者的临床及相关影像学资料、空白专科病历等。

【方法和步骤】

1. 颞下颌关节紊乱病病史采集及临床检查示教

（1）问诊：包括发病、患病时间；主要临床表现（有无关节弹响、疼痛及疼痛部位和性质、开口障碍及头痛等症状）；对于生活质量的影响（如是否影响正常工作、进食、讲话等）；有无风湿、类风湿病史或其他可能累及关节的全身疾病;其他关节情况;有无夜磨牙史(若有,需询问已发现时间);有无紧咬牙史(若有,需询问已存在时间);有无偏侧咀嚼习惯;精神心理状况(睡眠状况、有无抑郁、焦虑等心理障碍表现等)。此外,尚应询问患者既往医学史,全身状况等。

(2)颞下颌关节专科检查

1)双侧上、下颌骨是否对称,上、下颌中线有无偏斜,若有偏斜则应记录偏斜程度(以 mm 或 cm 记录)。

2)关节运动检查:

①开口度:在患者最大开口时,以直尺测量上下颌中切牙间的垂直距离(以 mm 或 cm 记录)。若开口有偏斜,则应测量上颌中切牙与其相对应牙齿的垂直距离。此后,尚应测量被动最大开口度。

②侧方运动度:以上下颌中切牙中线为标准测量双侧侧方运动度。

③髁突运动度:将双手无名指或示指置于双侧髁后区,嘱患者作开闭口运动及双侧方运动,判断髁突的滑动运动及侧方运动状态。

④下颌前伸运动:观察前伸时下颌有无偏斜及偏斜程度。

⑤开、闭口型:观察患者在开闭口运动时下颌切牙中线轨迹。

3)关节声响:将双手无名指或示指置于双侧髁后区,嘱患者作开闭口、前伸及双侧方运动。关节声响包括弹响、摩擦音、破碎音及难以描述的一些杂音。应注意关节声响是发生在开闭口的初期、中期或末期,抑或关节声响为连续性。弹响关节检查应注意开闭口过程中有无绞锁。

4)关节压痛点:可以同时检查双侧关节,双侧触压力应适度且应尽量相同,便于比较。一般应常规检查关节外侧、髁突后区、关节结节及外耳道前壁。压痛检查结果一般可分为 0~3 级。0 级为无痛,3 级为疼痛无法忍受。

5)咀嚼肌检查:最常需进行检查的咀嚼肌为咬肌、颞肌、翼内肌、胸锁乳突肌及翼外肌。前 4 块肌肉可用触诊检查。对翼外肌的检查,临床上常采用一种激惹试验,即检查者将拇指置于患者下颌中线,嘱患者对抗检查者拇指的压力前伸。引发出的翼外肌疼痛多表现在患侧耳前区深部。

6)检查:按 Angle 分类记录𬌗型。同时应记录牙缺失及早接触的情况。

7)颈椎及相关肌肉检查:应检查颈椎前、后及侧方运动度,注意是否有运动受限。触诊相关肌肉,检查有无压痛等。

8)全身其他关节检查:特别是患者存在可能累及颞下颌关节及其他关节的系统性疾病者,尤应注意。

2. 病例示教

(1)颞下颌关节紊乱病可复性、不可复性盘前移位及骨关节病病例各 1 例。对于急性不可复性盘前移位、开口受限患者,示教关节腔内注射 2% 利多卡因 2mL,手法复位,恢复正常开口度,转变为可复性盘前移位。

(2)颞下颌关节强直病例 1 例。

(3)以关节模型模拟颞下颌关节前脱位,理解其发生过程及复位方法。同学之间相互模拟关节前脱位的复位方法。

(4)上述病例均应有完整的临床病历及相关影像学资料。示教时结合临床检查及影像学表现诊断、治疗。

3. 要求同学在教师指导下,完成一份颞下颌关节紊乱病病历的书写。

4. 颞下颌关节专科检查病历　见附表。

【实习报告与评定】评定学生对颞下颌关节专科检查方法的掌握程度及专科病历书写是否规范,评分标准如下表。

内容	分值	得分
1. 颞下颌关节紊乱病病史采集	20	
2. 颞下颌关节专科检查	20	
3. 颞下颌关节紊乱病病历书写	40	

学生姓名:　　　　　　　　　　　评　　分:

班　　级:　　　　　　　　　　　教师签名:

　　　　　　　　　　　　　　　　日　　期:

附表　颞下颌关节疾病专科病历评分表

门诊病历号			X 线片号	
姓名	性别	年龄	婚姻	已/未/离
职业	籍贯	民族		
本人地址		邮编	电话	
初诊时间　　年　月　日			药物过敏情况	

主诉(10 分)

现病史(12 分)(见前【方法和步骤】中问诊部分内容)

专科检查(40 分)(见【方法和步骤】中颞下颌关节专科检查部分内容)

影像学检查(5 分)包括普通 X 线检查及 CT、MRI 检查

既往史(1 分)(同口腔颌面外科住院病案书写要求)

家庭史(1 分)(同口腔颌面外科住院病案书写要求)

全身情况(1 分)(同口腔颌面外科住院病案书写要求)

诊断(15 分)

治疗计划(15 分)

学生姓名：　　　　　　　评　　分：

班　级：　　　　　　　　教师签名：

　　　　　　　　　　　　日　　期：

(马绪臣　张益　张震康)

实习教程十四　先天性唇腭裂与面裂

【目的和要求】

1. 掌握腭裂和牙槽突裂的临床分类、手术适应证。

2. 熟悉腭-心-面综合征的临床表现、语音障碍的临床分类和治疗原则。

3. 了解临床随访目的、方法和重要性。

【学时】 3 学时。

【实习内容】

1. 学习腭咽部的解剖、生理特点,主要肌肉以及腭部的主要血管和神经名称。

2. 学习腭裂、牙槽突裂、腭-心-面综合征的常用临床检查方法和治疗原则。

3. 熟悉腭裂、牙槽突裂、腭-心-面综合征的主要临床治疗过程及治疗过程中的注意事项。

4. 了解临床随访在腭裂、牙槽突裂、腭-心-面综合征患者治疗中的重要性。

【实习用品】 教科书、参考书、国内外唇腭裂的知名网站。

【方法和步骤】

1. 由授课主讲老师讲述腭裂、牙槽突裂及腭-心-面综合征的理论课内容。

2. 由带教老师带学生到专科病房见习,加深和巩固理论课的内容。

3. 由小讲课老师分别结合病例讲述腭裂、牙槽突裂及腭-心-面综合征的临床表现和治疗原则。

4. 由带教老师带领学生在专科病房,结合具体病例,由学生进行相应的临床诊断,并简单叙述主要治疗原则。

5. 由带教老师说明随访在腭裂、牙槽突裂及腭-心-面综合征治疗过程中的作用和重要性。

【实习报告与评定】 评定每一位学生对腭裂、牙槽突裂及腭-心-面综合征知识点掌握、熟悉和了解的程度,评分标准见下表。

评分标准

内容	分值	得分
1. 腭裂、牙槽突裂的临床分类	20	
2. 腭裂或牙槽突裂的手术适应证	25	
3. 语音治疗的主要方法	20	
4. 腭-心-面综合征的临床表现,治疗原则	20	
5. 临床随访目的、方法、意义	15	

学生姓名:　　　　　　　　　　　　评　　分:

班　　级:　　　　　　　　　　　教师签名:

　　　　　　　　　　　　　　　　日　　期:

（石　冰）

实习教程十五　牙颌面畸形

【目的和要求】掌握正确的正颌外科专科病史的采集、常见牙颌面畸形的检查诊断及矫治计划的初步制定,了解常见牙颌面畸形的影像学表现。学会专科检查与记录方法,并能书写一份完整专科病历。

【学时】3学时。

【实习内容】

1. 示教牙颌面畸形专科病例,包括问诊、专科检查。实习同学互相检查口腔颌面部专科情况。

2. 示教阅读常见牙颌面畸形患者的影像学图片的正确方法并了解其表现特征。

3. 示教专科病历的记录与书写要求。

4. 完成一份专科病历的书写。

5. 组织观看一部正颌外科教学录像(条件许可时)。

【实习用品】口镜、镊子、直尺、量角器、常见牙颌面畸形的头侧位X线片、牙模型和面像照片(上颌前突、下颌发育过度、下颌发育不足以及双颌畸形等),专科病历。

【方法和步骤】选择上颌前突、下颌前突或下颌发育不足等常见牙颌面畸形的患者,教师示教询问病史和检查,同学记录,并书写病历。

1. 颌骨发育畸形患者的病史采集和临床专科检查示教。

(1) 病史

1) 患者的主诉及治疗要求。

2) 现病史:致畸原因、发展经过及现状。曾治疗否、治疗方式和效果。

3) 既往史:了解有无创伤史、邻近组织感染、吮吸拇指、吐舌、咬舌、口呼吸不良习惯等历史。

4) 家庭史:有无遗传史。

5) 了解患者求治的动机。

(2) 专科检查:坐位,头颈部肌肉放松,向前平视,自然面容。

1) 正面观:①面部左右对称否;②面高比例:面上、中、下1/3的垂直高度基本相等;③上唇长度正常为20~23mm,上唇自然放松时的露齿程度为2~3mm,微笑时露齿7mm左右;④唇颏部关系协调,正常唇颏比例约为1:2。

2) 侧面观:①面型:有直面、凹面和凸面型三种;②鼻唇角:正常为90°~110°;③审美平面(鼻尖至颏前点的连线):正常上唇突点在该线后方的0~1mm,下唇突点在该线的±1mm。

3) 牙列情况:①牙:前牙覆𬌗覆盖、缺失牙、畸形牙及龋齿;②牙弓:形态,拥挤度,后牙关系的安氏分类;

③牙周检查:牙周病及口腔卫生状况。

4）颞下颌关节:①开口度与开口型检查;②关节区压痛及弹响;③下颌运动与咀嚼肌情况。

2. 示教　阅读常见颌骨发育畸形的影像学图片的方法并讲解其特征性表现。通过头颅侧位 X 线片,在头影描迹图上识别并标出 S、N、A、B 点的位置,测量 SNA、SNB 与 ANB 的角度大小及其临床意义。

3. 讲明正颌外科专科病历书写要求。

4. 书写一份完整的专科病史。

【实习报告与评定】评定学生书写一份颌骨发育畸形专科病历的质量,评分标准见下表。

正颌外科病历书写

内容	分值	得分
1. 主诉	10	
2. 病史	15	
3. 体格检查	15	
4. 专科检查	30	
5. 实验室检查	10	
6. 初步诊断	10	
7. 治疗计划	10	

学生姓名:　　　　　　　　　　　　评　　分:

班　　级:　　　　　　　　　　　　教师签名:

日　　期:

（王大章　沈国芳　祝颂松）

实习教程十六　牵张成骨技术在口腔颌面外科的应用

【目的和要求】掌握颌骨牵张器的种类、基本组成和颌骨牵张成骨的适应证,熟悉颌骨牵张成骨的临床经过。

【学时】3 学时。

【实习内容】

1. 学习颌骨牵张器的种类、基本组成。

2. 学习颌骨牵张成骨的适应证。

3. 学习颌骨牵张成骨的临床经过。

4. 下颌骨牵张成骨术模型示教。

【实习用品】教科书、上颌骨牵张器、下颌骨牵张器、牵张起子、钛钉、兔颌骨。

【方法和步骤】

1. 由带教老师分别介绍颌骨牵张器的种类和基本组成。

2. 由同学分别介绍颌骨牵张成骨的适应证,然后由带教老师进行归纳总结。

3. 由带教老师分别介绍颌骨牵张成骨的临床经过。

4. 由带教老师进行下颌骨牵张成骨术的模型示教,然后由学生五人一组进行兔下颌骨牵张成骨术外科操作。

【实习报告与评定】评定学生对颌骨牵张成骨知识点的掌握和技术操作的熟练程度,评分标准见下表。

内容	分值	得分
1. 颌骨牵张器的种类	10	
2. 颌骨牵张器的基本组成	10	
3. 颌骨牵张成骨的适应证	15	
4. 颌骨牵张成骨的适应证	15	
5. 颌骨牵张成骨的临床经过	10	
6. 下颌骨牵张成骨外科操作	40	

学生姓名：　　　　　　　　　　　　　评　　分：

班　　级：　　　　　　　　　　　　　教师签名：

日　　期：

（周诺　王兴）

实习教程十七　口腔颌面部后天畸形和缺损

【目的和要求】 了解制备全厚皮片和随意皮瓣的方法及其作用。

【实习内容】

1. 示教全厚皮片制备和再植。

2. 示教移位皮瓣（又称对偶三角皮瓣或 Z 形瓣）的制备及缝合。

3. 示教滑行皮瓣（又称推进皮瓣）的制备和缝合。

4. 示教旋转皮瓣的制备及缝合。

【实习用品】 大白兔或大白鼠一只,消毒及铺巾用品,2% 戊巴比妥钠、注射用品、11 号尖刀片、刀柄、血管钳、组织剪、持针钳、线剪、三角线、缝线、凡士林纱布、碘仿沙条、美蓝。

【方法和步骤】

1. 动物称重,麻醉(2.5% 戊巴比妥钠按 50mg/kg 进行腹腔麻醉),备皮(剃除所有胸腹部及背部毛),消毒、铺巾。

2. 全厚皮片制备和再植　腹部取全厚皮片后,再重新缝合至原缺损区,凡士林纱布加碘仿纱条制成相应大小的包后,打包。

3. 移位皮瓣制备和缝合　按 60° 角制备 Z 形皮瓣,形成两个相对的三角皮瓣,彼此交换位置后缝合。

4. 滑行皮瓣制备和缝合　第一种是 Y 形切开皮肤,潜行分离后,作 V 形缝合;第二种是 V 形切开皮肤,潜行分离后作 Y 形缝合。

5. 旋转皮瓣制备和缝合　制备一较大的皮肤缺损区,设计一有足够长的旋转半径的邻近皮瓣,切开、分离、旋转缝合。注意旋转点的选择及旋转角度不宜过大。

【实习报告与评定】 评定学生对全厚皮片和随意皮瓣的有关基础知识的了解,评分标准见下表。

内容	分值	得分
1. 皮片及局部皮瓣（基本知识）	20	
2. 备皮、消毒、铺巾	20	
3. 全厚皮片制备、缝合、包扎	30	
4. 某一种局部皮瓣	30	

学生姓名：　　　　　　　　　　　　　评　　分：

班　　级：　　　　　　　　　　　　　教师签名：

日　　期：

实习教程十八　RP 技术制订手术方案和模拟手术

【目的和要求】 了解应用 RP 技术制作的三维模型在协助制订手术方案和模拟手术的过程和作用。

【实习内容】

讲解和示教应用 RP 技术制作的三维模型在协助制订手术方案和模拟手术的整个过程。

【实习用品】 RP 技术制作的三维模型(下颌骨、髂骨或腓骨),重建钛板、钛钉及配套塑形工具,动力系统、钢尺、美蓝。

【方法和步骤】

1. 将 RP 技术制作的下颌骨和髂骨或腓骨模型互相比较,初步确定髂骨或腓骨的切取位置和长度。

2. 在下颌骨模型上用美蓝画线标出截骨线。

3. 根据下颌骨模型颊侧面形态弯制重建钛板,截骨线两侧至少保留 3 个以上固定孔,用动力系统钻孔后,用钛钉固定重建板。

4. 取下重建板,按标记的截骨线行下颌骨节段性切除,并用重建板重新固定下颌骨缺损两端。

5. 测量下颌骨缺损的长度,以下颌骨切除标本为模板,在髂骨或腓骨上切取相应的移植骨块。

6. 根据下颌骨切除标本和重建板的弧度,设计移植髂骨或腓骨的截开部位和角度,用美蓝画线标出截骨线,并按画线截骨塑形。

7. 在塑形完成的移植髂骨或腓骨上钻孔,用钛钉固定。

8. 磨改锐利的下颌骨断端和移植骨边缘,完成下颌骨重建。

【实习报告与评定】 评定学生对 CAS 有关基础知识的了解。

(孙坚　李吉辰)

附　录

附录一　口腔癌和口咽癌的国际抗癌联盟（UICC）第 8 版 TNM 分类分期（2017）

T　原发肿瘤 N　区域性淋巴结 M　远处转移
一、唇和口腔癌的 TNM 分期 此分类适用于唇红部的鳞癌和口腔鳞癌，小唾液腺癌，需组织病理证实
（一）解剖分区（anatomical sites and subsites）
唇 　1. 上唇，唇红表面 　2. 下唇，唇红表面 　3. 口角
口腔 　1. 颊黏膜 　　（1）上下唇内侧黏膜 　　（2）颊黏膜表面 　　（3）磨牙后区 　　（4）上下颌牙龈颊沟 　2. 上颌牙龈 　3. 下颌牙龈 　4. 硬腭 　5. 舌 　　（1）轮廓状乳头前的舌背部和舌侧缘（舌前 2/3） 　　（2）舌腹部 　6. 口底
（二）临床分类（clinical classification，cTNM）
Tx——原发肿瘤不能评估 T0——原发灶隐匿 Tis——原位癌 T1——肿瘤最大直径≤2cm，浸润深度（depth of invasion，DOI）≤5mm* T2——肿瘤最大直径≤2cm 且 5mm<DOI≤10mm，或者 2cm<肿瘤≤4cm 且 DOI≤10mm T3——肿瘤最大直径>4cm，或者 DOI>10mm T4a——局部中度浸润的疾病 　　　　（唇）肿瘤侵犯骨皮质、下牙槽神经、口底，或颏部及鼻部皮肤 　　　　（口腔）肿瘤穿透下颌骨骨皮质或侵犯上颌窦，或侵犯面部皮肤 T4b——局部非常广泛浸润的疾病 　　　　肿瘤侵犯咀嚼肌间隙、翼板或颅底，和/或包绕颈内动脉 注：牙龈原发肿瘤仅浅表地侵蚀骨或牙槽突，不归纳为 T4a

Nx——不能评估有无区域淋巴结转移

N0——无区域淋巴结转移

N1——同侧单个淋巴结转移,最大径≤3cm,且 ENE(−)

N2——淋巴结转移

N2a——同侧单个淋巴结转移,3cm<最大径≤6cm,且 ENE(−)

N2b——同侧多个淋巴结转移,最大径≤6cm,且 ENE(−)

N2c——双侧或对侧淋巴结转移,最大径≤6cm,且 ENE(−)

N3a——转移淋巴结最大径>6cm,且 ENE(−)

N3b——单个或多个淋巴结转移,且 ENE(+)

注:淋巴结外侵犯(extranodal extension,ENE)是指转移淋巴结累及表面皮肤,或累及软组织伴有深部肌肉或邻近结构的粘连及固定,或出现神经受累的临床表现;中线部位转移淋巴结应列为同侧转移

M0——无远处转移

M1——有远处转移

(三) 病理分类(pathological classification,pTNM)

pT 分类与临床分类一致

pN——区域淋巴结

选择性颈淋巴清扫的组织标本检查通常包括 10 个或更多的淋巴结;根治性或改良根治性颈淋巴清扫的组织标本检查通常包括 15 个或更多的淋巴结

pNx——不能评估有无区域淋巴结转移

pN0——无区域淋巴结转移

pN1——同侧单个淋巴结转移,最大径≤3cm,且 ENE(−)

pN2——淋巴结转移

pN2a——同侧单个淋巴结转移,最大径≤3cm,且 ENE(+);或 3cm<最大径≤6cm,且 ENE(−)

pN2b——同侧多个淋巴结转移,最大径≤6cm,且 ENE(−)

pN2c——双侧或对侧淋巴结转移,最大径≤6cm,且 ENE(−)

pN3a——转移淋巴结最大径>6cm,且 ENE(−)

pN3b——同侧单个淋巴结转移,最大径>3cm,且 ENE(+);或同侧、对侧或双侧多个淋巴结转移,且任意 1 个 ENE(+)

(四) 临床分期(clinical stage)

0 期	Tis	N0	M0
Ⅰ 期	T1	N0	M0
Ⅱ 期	T2	N0	M0
Ⅲ 期	T3	N0	M0
	T1,T2,T3	N1	M0
ⅣA 期	T4a	N0,N1	M0
	T1,T2,T3,T4a	N2	M0
ⅣB 期	任何 T	N3	M0
	T4b	任何 N	M0
ⅣC 期	任何 T	任何 N	M1

二、口咽癌的 TNM 分期

此分类适用于鳞状细胞癌,需组织病理证实

解剖分区(anatomical sites and subsites)

1. 前壁(舌会厌区)

（1）舌根部（舌后缘至轮廓状乳头部或舌后1/3）

（2）会厌谷

2. 侧壁

（1）扁桃体

（2）扁桃体窝和咽（前）柱

（3）扁桃体窝和咽（后）柱

3. 后壁

4. 上壁

（1）软腭的口腔面

（2）腭垂（悬雍垂）

P16 阴性的口咽癌

（一）临床分类（clinical classification，cTNM）

适用于 P16 阴性口咽鳞癌、未做 P16 免疫组化的口咽癌

原发肿瘤（T）

Tx——原发肿瘤不能评估

T0——原发灶隐匿

Tis——原位癌

T1——肿瘤≤2cm

T2——2cm<肿瘤最大径≤4cm

T3——肿瘤最大径>4cm，或侵犯会厌的舌面

T4a——中等晚期或局部疾病

　　　　肿瘤侵犯喉、舌的外部肌肉、翼内肌、硬腭或下颌骨

T4b——非常晚期局部疾病

　　　　肿瘤侵犯翼外肌、翼板、鼻咽侧壁、颅底或包绕颈动脉

注：舌根或会厌谷的原发肿瘤侵犯至会厌舌面黏膜并不意味着侵犯喉

区域淋巴结（N）

Nx——区域淋巴结不能评估

N0——无区域淋巴结转移

N1——同侧单个淋巴结转移，最大径≤3cm 且 ENE（－）

N2——同侧单个淋巴结转移，3cm<最大径≤6cm 且 ENE（－）；或同侧多个淋巴结转移，最大径≤6cm 且 ENE（－）；或双侧
　　　或对侧淋巴结转移，最大径≤6cm 且 ENE（－）

N2a——同侧单个淋巴结转移，3cm<最大径≤6cm 且 ENE（－）

N2b——同侧多个淋巴结转移，最大径≤6cm，且 ENE（－）

N2c——双侧或对侧淋巴结转移，最大径≤6cm，且 ENE（－）

N3——转移淋巴结最大径>6cm，且 ENE（－）；同侧单个淋巴结转移，最大径>3cm，且 ENE（＋）；同侧、对侧或双侧多个淋巴
　　　结转移，且任意 1 个 ENE（＋）

N3a——转移淋巴结最大径>6cm，且 ENE（－）

N3b——转移的单个或多个淋巴结 ENE（＋）

注：淋巴结外侵犯（ENE）是指转移淋巴结累及表面皮肤，或累及软组织伴有深部肌肉或邻近结构的粘连及固定，或出现神
经受累的临床表现；中线部位转移淋巴结应列为同侧转移

远处转移（M）

M0——无远处转移

M1——有远处转移

（二）病理分类（clinical classification，pTNM）

pT 分类与临床分类一致

区域淋巴结（N）

pNx——区域淋巴结不能评估

pN0——无区域淋巴结转移

pN1——同侧单个淋巴结转移，最大径≤3cm 且 ENE（-）

pN2——同侧单个淋巴结转移，最大径≤3cm 且 ENE（+），或 3cm<最大径≤6cm 且 ENE（-）；或同侧多个淋巴结转移，最大径≤6cm 且 ENE（-）；或双侧或对侧淋巴结转移，最大径≤6cm 且 ENE（-）

pN2a——同侧单个淋巴结转移，最大径≤3cm 且 ENE（+），或 3cm<最大径≤6cm 且 ENE（-）

pN2b——同侧多个淋巴结转移，最大径≤6cm，且 ENE（-）

pN2c——双侧或对侧淋巴结转移，最大径≤6cm，且 ENE（-）

pN3——转移淋巴结最大径>6cm 且 ENE（-）；同侧单个淋巴结转移，最大径>3cm，且 ENE（+）；同侧、对侧或双侧多个淋巴结转移，且任意 1 个 ENE（+）

pN3a——转移淋巴结最大径>6cm 且 ENE（-）

pN3b——转移淋巴结最大径>3cm 且 ENE（+），或多个同侧、或任意对侧、或双侧淋巴结 ENE（+）

（三）临床分期（clinical stage）

0 期	Tis	N0	M0
Ⅰ 期	T1	N0	M0
Ⅱ 期	T2	N0	M0
Ⅲ 期	T3	N0	M0
	T1，T2，T3	N1	M0
ⅣA 期	T1，T2，T3	N2	M0
	T4a	N0，N1N2	M0
ⅣB 期	任何 T	N3	M0
	T4b	任何 N	M0
ⅣC 期	任何 T	任何 N	M1

P16 阳性的口咽癌

（一）临床分类（clinical classification，cTNM）

免疫组化 P16 阳性的口咽鳞癌

原发肿瘤（T）

Tx——原发肿瘤不能评估

T0——原发灶隐匿

Tis——原位癌

T1——肿瘤最大径≤2cm

T2——2cm<肿瘤最大径≤4cm

T3——肿瘤最大径>4cm，或侵犯会厌的舌面

T4——中等晚期或局部疾病

　　　肿瘤侵犯喉、舌的外部肌肉、翼内肌、硬腭、下颌骨、翼外肌、翼板、鼻咽侧壁、颅底或包绕颈动脉

注：舌根或会厌谷的原发肿瘤侵犯至会厌舌面黏膜并不意味着侵犯喉

区域淋巴结（N）

Nx——区域淋巴结不能评估

N0——无区域淋巴结转移

N1——单侧转移淋巴结≤6cm

N2——对侧或双侧转移淋巴结≤6cm

N3——转移淋巴结的最大径>6cm

远处转移(M)

M0——无远处转移

M1——有远处转移

(二) 病理分类(clinical classification,pTNM)

pT 分类与临床分类一致

区域淋巴结(N)

pNx——区域淋巴结不能评估

pN0——无区域淋巴结转移

pN1——淋巴结转移≤4 个

pN2——淋巴结转移>4 个

(三) 临床分期(clinical stage)

0 期	Tis	N0	M0
I 期	T1,T2	N0,N1	M0
II 期	T1,T2	N2	M0
	T3	N0,N1,N2	M0
III 期	T1,T2,T3	N3	M0
	T4	任何 N	M0
IV 期	任何 T	任何 N	M1

(四) 病理分期(pathological stage)

0 期	Tis	N0	M0
I 期	T1,T2	N0,N1	M0
II 期	T1,T2	N2	M0
	T3	N0,N1	M0
III 期	T3,T4	N2	M0
IV 期	任何 T	任何 N	M1

附录二　大唾液腺癌的 TNM 分类分期（AJCC，2017）

评价 TNM 可借助以下方法：

T　原发肿瘤

N　区域淋巴结

M　远处转移

一、TNM 临床分类

Tx——原发肿瘤不能评估

T0——无原发肿瘤证据

Tis——原位癌

T1——肿瘤最大径≤2cm，无腺体实质外侵犯

T2——肿瘤最大径>2cm，≤4cm，无腺体实质外侵犯

T3——肿瘤最大径>4cm，和/或有腺体实质外侵犯

T4——中等晚期或非常晚期局部病变

T4a——中等晚期局部病变：肿瘤侵犯皮肤、下颌骨、外耳道和/或面神经

T4b——非常晚期局部病变：肿瘤侵犯颅底和/或翼板，和/或包绕颈动脉

注：腺体实质外侵犯是指临床或肉眼可见的软组织或神经受侵证据，但不包括上述 T4a 和 T4b 提到的组织结构受侵；仅有显微镜下证据，分类时不作为腺体实质外侵犯

N 分类——同唇和口腔癌，请参见附录一

M 分类——同唇和口腔癌，请参见附录一

二、临床分期

0 期	Tis	N0	M0
Ⅰ 期	T1	N0	M0
Ⅱ 期	T2	N0	M0
Ⅲ 期	T3	N0	M0
	T0~3	N1	M0
ⅣA 期	T4a	N0~N1	M0
	T0~T4a	N2	M0
ⅣB 期	任何 T	N3	M0
	T4b	任何 N	M0
ⅣC 期	任何 T	任何 N	M1

中英文名词对照索引

G

H

K

Z